Cirugía de la mano
Urgencias

Cuarta edición

Cirugía de la mano
Urgencias

Cuarta edición

Michel Merle

Profesor universitario. Ex Jefe del Service de Chirurgie Plastique et Reconstructrice e l'appareil locomoteur, CHU de Nancy. Directeur de l'Institut Européen de la Main, Centre Hospitalier Kirchberg. Luxemburgo.

Gilles Dautel

Profesor universitario. Jefe del Service de Chirurgie Plastique et Reconstructrice de l'appareil locomoteur, CHU de Nancy.

Marcelo Racca

Cirujano ortopedista, cirujano de la mano y del miembro superior. SOS MANO Córdoba. Hospital Privado de Córdoba. Córdoba, Argentina.

Ilustraciones de C. Witt-Deguillaume y C. Martínez

EDICIONES
journal

Merle, Michel
Cirugía de la mano: Urgencias / Michel Merle, Gilles Dautel, Marcelo Racca.
4ª ed. - Ciudad Autónoma de Buenos Aires: Journal, 2017.
522 p.: 28x21,5 cm.

ISBN 978-987-3954-31-3

1. Cirugía. I. Dautel, Gilles. II. Racca, Marcelo. III. Título.
CDD 617

Esta edición en español de Cirugía de la mano: Urgencias, de Michel Merle, Gilles Dautel y Marcelo Racca, se publica en acuerdo con Elsevier Masson SAS. Publicado originalmente en idioma francés como:
Chirurgie de la main. L'urgence, 4ª edición. ISBN 9782294750298

Viamonte 2146 1"A" (C1056ABH) CABA, Argentina
ediciones@journal.com.ar | www.edicionesjournal.com

Producción editorial: Ediciones Journal S.A.
Diagramación: Diego Stegmann
Diseño de tapa: Le Voyer

Traducción y revisión: Dr. Marcelo Racca

IMPORTANTE: se ha puesto especial cuidado en confirmar la exactitud de la información brindada y en describir las prácticas aceptadas por la mayoría de la comunidad médica. No obstante, los autores, traductores, correctores y editores no son responsables por errores u omisiones ni por las consecuencias que puedan derivar de poner en práctica la información contenida en esta obra y, por lo tanto, no garantizan de ningún modo, ni expresa ni tácitamente, que ésta sea vigente, íntegra o exacta. La puesta en práctica de dicha información en situaciones particulares queda bajo la responsabilidad profesional de cada médico.

Los autores, traductores, correctores y editores han hecho todo lo que está a su alcance para asegurarse de que los fármacos recomendados en esta obra, al igual que la pauta posológica de cada uno de ellos, coinciden con las recomendaciones y prácticas vigentes al momento de publicación. Sin embargo, puesto que la investigación sigue en constante avance, las normas gubernamentales cambian y hay un constante flujo de información respecto de tratamientos farmacológicos y reacciones adversas, se insta al lector a verificar el prospecto que acompaña a cada fármaco a fin de verificar cambios en las indicaciones y la pauta posológica y nuevas advertencias y precauciones. Esta precaución es particularmente importante en los casos de fármacos que se utilizan con muy poca frecuencia o de aquéllos de reciente lanzamiento al mercado.

Libro de edición argentina
Impreso en India - Printed in India, 10/2016
Replika Press PVT Ltd, Haryana, 131028

Queda hecho el depósito que establece la Ley 11.723
Se imprimieron 1000 ejemplares

Agradecimientos

A la memoria del profesor Jacques Michon, del profesor J. W. Littler y del profesor H. J. Buncke, que me trasmitieron tan generosamente su conocimiento.

A la donación André Bouriez.

A Michel y Yseult Bouriez y sus hijos Christian, Hélène y Ghislain, que por su patrocinio contribuyen a formar al más alto nivel a las nuevas generaciones de cirujanos de la mano.

Al doctor Raymond Lies, cirujano, director general honorario del Centre Hospitalier Kirchberg de Luxemburgo, que nos ha permitido desarrollar el Departamento de Cirugía de la mano y crear el primer servicio SOS Mano en el Gran Ducado de Luxemburgo, así como el Medical Training Center.

A Beat LEU, que por su apoyo ha permitido la difusión internacional de este libro en varios idiomas.

A la doctora Sylvie Merle-Michon, que ha asegurado la relectura de este tratado.

Colaboradores

Baeckelmans, Ivo

Médico anestesista-reanimador. Centre Hospitalier Kirchberg. Luxemburgo.

Camps, Christophe

Ex médico de planta hospitalaria, CHU de Nantes. Cirujano ortopedista, cirujano de la mano, Institut Europeen de la Main-Nancy-Maxeville y Centre Hospitalier Kirchberg. Luxemburgo.

Chardel, Philippe

Ex asistente-Jefe de residentes, CHU de Nancy, Service de Chirurgie Plastique et Reconstructrice de l'appareil locomoteur, Clinique Keraudren. Brest.

Colling, Emile

Médico anestesista-reanimador. Centre Hospitalier Kirchberg. Luxemburgo.

Dap, François

Profesor universitario y médico de planta hospitalaria, Service de Chirurgie Plastique et Reconstructrice de l'appareil locomoteur, CHU de Nancy.

Dautel, Gilles

Profesor universitario. Jefe del Service de Chirurgie Plastique et Reconstructrice de l'appareil locomoteur, CHU de Nancy.

Durand, Alexandre

Ex asistente-Jefe de residentes, CHU de Reims. Cirujano ortopedista, cirujano de la mano, Institut Européen de la Main, Médipôle Gentilly-Saint-Jacques, Nancy-Maxéville.

Galeazzi, Jean Pierre

Médico anestesista-reanimador. Centre Hospitalier Kirchberg. Luxemburgo.

Isel, Micheline

Ortesista-kinesioterapeuta, mecánica ortopedista, Institut Européen de la Main, Centre Hospitalier Kirchberg. Luxemburgo.

Jager, Thomas

Ex asistente-Jefe de residentes, CHU de Nancy. Cirujano ortopedista, cirujano de la mano, Institut Européen de la Main, Centre Hospitalier Kirchberg. Luxemburgo.

Lallemand, Bernard

Cirujano ortopedista, Institut Européen de la Main, Centre Hospitalier Kirchberg. Luxemburgo.

Lahiri, Amitabha

Médico de planta hospitalaria, Department of Hand and Reconstructive Microsurgery, National University Hospital. Singapur.

Lim, Aymeric Y.T.

Profesor Asociado, ex Jefe del Department of Hand and Reconstructive Microsurgery, National University Hospital. Singapur.

Loda, Guillermo

Profesor. Miembro Fundador y Ex Presidente de la Sociedad Argentina y Sud Americana de Cirugía de Mano. Miembro de la Academia de Cirugía de Francia. Miembro de Honor de la Sociedad Francesa de Cirugía de la Mano. Buenos Aires, Argentina.

Merle, Michel

Profesor universitario. Ex Jefe del Service de Chirurgie Plastique et Reconstructrice e l'appareil locomoteur, CHU de Nancy. Directeur de l'Institut Européen de la Main, Centre Hospitalier Kirchberg. Luxemburgo.

Ooi, Adrian
Médico de planta hospitalaria, Department of Plastic, Reconstructive and Aesthetic Surgery, Singapore General Hospital. Singapur.

Racca, Marcelo
Cirujano ortopedista, cirujano de la mano y del miembro superior. SOS MANO Córdoba. Hospital Privado de Córdoba. Córdoba, Argentina.

Vaienti, Luca
Profesor, Director de la Chaire de Chirurgie Plastique et Reconstructrice à l'université de Milán y del Instituto policlínico San Donato Milanese. Milán, Italia.

Valle, Pablo
Cirujano ortopedista, cirujano de la mano y del miembro superior. SOS MANO Córdoba. Hospital Privado de Córdoba. Córdoba, Argentina.

Voche, Philippe
Ex médico de planta hospitalaria, Service de Chirurgie Plastique et Reconstructrice de l'appareil locomoteur, CHU de Nancy. Clinique Notre-Dame de La Merci, Saint-Raphaël.

Welter, Jo
Médico anestesista-reanimador. Centre Hospitalier Kirchberg. Luxemburgo.

Prefacio de la cuarta edición

Desde la primera edición de este tratado de *Cirugía de la mano* dedicado a la urgencia, en 1992, esta disciplina ha conocido un desarrollo extraordinario a nivel internacional. Todos los países de economía moderna están organizados con unidades de cirugía de la mano, tanto en el sector público como en el privado. Los servicios de atención de urgencias se han convertido en vigías que deben reconocer una desvascularización de un dedo o de una mano que impone una atención microquirúrgica rápida.

El cirujano de la mano tiene una formación multidisciplinaria, ya que debe ser a la vez ortopedista, plástico, neurocirujano y microcirujano. Su formación le impone conocer la anatomía y la biomecánica de la mano, los principios de cicatrización tendinosa y de la regeneración nerviosa. El refinamiento de los protocolos de reeducación y de las ortesis implica también una perfecta colaboración entre los cirujanos, los ortesistas, los fisiokinesioterapeutas y los terapistas ocupacionales.

Esta cuarta edición se enriquece en la mayoría de los capítulos de nuevas técnicas quirúrgicas privilegiando aquellas que permiten una movilización precoz, casi siempre bajo la protección de una ortesis. En las indicaciones hemos tenido en cuenta también el contexto socioeconómico, que demanda privilegiar las técnicas que favorecen a un rápido retorno a las actividades profesionales.

Thomas Jager, formado también en la Escuela de Nancy, ha contribuido por su conocimiento y su experiencia a enriquecer este trabajo con numerosos casos clínicos ilustrados de documentos de gran calidad.

El cirujano de la mano debe ser ambicioso en su accionar para tratar una lesión de la mano, lo que le impone estar rodeado de un verdadero equipo que acepte trabajar en la urgencia. El profesor Lim, junto con su equipo del Hospital Universitario Nacional de Singapur, desarrolló, al principio de este tratado, la microcirugía de urgencia. Queremos agradecerle por hacernos partícipes de su remarcable experiencia en lo que concierne al sector de atención de una unidad de cirugía de la mano.

También queremos agradecerles a todos nuestros amigos que por su pasión, su competencia y su bilingüismo aceptaron realizar la traducción al idioma de sus países, en particular al profesor Stefan Rehard de Fráncfort, quien ha trabajado por la edición en alemán; al Profesor Guillermo Loda de Buenos Aires y al doctor Marcelo Racca de Córdoba (Argentina), por las ediciones en castellano; al Profesor Luca Vaienti de Milán, por la edición en italiano; y al profesor Aymeric Lim, por la edición en inglés. Solo los grandes cirujanos de la mano perfectamente bilingües pueden llevar a cabo este enorme trabajo.

La editorial Elsevier-Masson nos ofrece una vez más el aporte de su competencia y permite beneficiar este trabajo de una nueva presentación particularmente atrayente. Gracias a ellos.

Michel Merle

Prólogo de la cuarta edición

Le bastará al lector tan solo con sostener entre sus manos esta obra.
Le bastará tan solo con hojear sus páginas para percibir su contenido.
El lector podrá sentir, entonces, el deseo de compenetrarse
dentro de sus enseñanzas y atesorar conocimientos.

La relevancia del autor, su enorme experiencia en el tema y la forma clara y habitual con que se expresa hacen que la lectura de este libro sea excitante, incluso, para el especialista más avezado.

En lo personal, me declaro un profundo admirador de una virtud que debe tener todo científico "el saber y el saber trasmitir". Esto es lo que logran los autores de esta obra al tratar con gran claridad los temas, que se presentan como abordados por primera vez. El escritor argentino Jorge Luis Borges afirma: "No solo es autor quien primero lo dice, sino también quien lo sabe decir".

El profesor Michel Merle es un heredero privilegiado de una generación de Maestros en Cirugía de la Mano. Maestros que surgen de la Escuela Francesa, cuyos pioneros —los profesores Raoul Tubiana, Marc Iselin, J. Gosset y. J. Michon, entre otros— difundieron los progresos de la especialidad en el mundo entero.

Tras la Segunda Guerra Mundial, los adelantos científicos tuvieron un desarrollo exponencial en el manejo de la traumatología de la mano, y se consideraron como objetivos prioritarios los aspectos funcional y estético.

Paul Verdan (Suiza), Moberg E. (Suecia), Hilgenfeldt O. y Buck-Gramcko D. (Alemania), Morelli y Brunelli G. (Italia), Pulvertaf T. (Inglaterra), Vainio K. (Finlandia), entre otros maestros, completan el panorama europeo de la cirugía de la mano. En los Estados Unidos, Sterling Bunnell, Littler W. y Kleinert H, junto con otros científicos, terminaron por dar jerarquía y relevancia a la especialidad. Más adelante, en 1960, con los trabajos de Jacobson J.H. y Suarez E.L., surge la era de la microcirugía, que traerá enormes avances a la especialidad.

Gracias al desarrollo de las técnicas microquirúrgicas, el trasplante de tejidos y los reimplantes de mano y dedos, las estrategias reconstructivas permitieron alcanzar logros anteriormente impensables.

Los trasplantes digitales modificaron el enfoque filosófico y la estrategia en la reconstrucción de la mano. Los aloinjertos de manos en pacientes biamputados se hallan en constante desarrollo y están unidos a la evolución permanente de los tratamientos inmunológicos mediante la combinación de drogas apropiadas.

El ingenio quirúrgico del cirujano de mano se evidencia y se hace posible sobre sólidas bases anatómicas. Se trata, pues, de verdaderos arquitectos, que mediante la utilización de materiales biológicos y el conocimiento profundo de la biología funcional logran el salvataje de una mano gravemente lesionada.

En este tratado científico se muestra una serie de posibilidades reconstructivas frente a una amplia gama de variedades de complejas situaciones traumáticas. Con respecto a esto, el profesor Merle desarrolla conceptos que considero fundamentales; por ejemplo, el de "todo en un tiempo con movilización precoz", que es uno de los fundamentos actuales de la cirugía reconstructiva moderna; o el concepto de "dedo banco", que se suma como una fuente inagotable en el proceso creativo de la reconstrucción.

El profesor Michel Merle con reconocida autoridad difunde sus conocimientos del Arte y la Ciencia de la cirugía de la mano en el mundo entero. La traducción al castellano de esta obra por el Dr. Marcelo Racca, así lo ratifica. Confío en que los especialistas han de valorar este enorme esfuerzo.

Me enorgullece escribir el prólogo de esta obra, que será de gran utilidad para mis colegas hispanoamericanos.

Prof. Dr. Guillermo Loda
Miembro Fundador y Ex Presidente de la Sociedad
Argentina y Sud Americana de Cirugía de Mano.
Miembro de la Academia de Cirugía de Francia.
Miembro de Honor de la Sociedad
Francesa de Cirugía de Mano.

Siglas

AA	Arteria axilar
AC	Arteria carótida
ACIS	Arteria circunfleja ilíaca superficial
AINES	Antiinflamatorios no esteroideos
ALR	Anestesia locorregional
ALRIV	Anestesia locorregional por vía intravenosa
AO (grupo)	*Arbeitsgemeinschaft für Osteosynthesefragen*
AP	Anteroposterior
APL	Abductor *pollicis longus*
CESUM	Confederación Europea de Servicios de Urgencia de la mano
CMC	Articulación carpometacarpiana
D1	Primer dedo
D2	Segundo dedo
D3	Tercer dedo
D4	Cuarto dedo
D5	Quinto dedo
DDP	Discriminación de dos puntos
DPP	Distancia pulpejo-palmar
ECMES	Enclavijado centromedular elástico estable
ECRB	Extensor *carpi radialis brevis*
ECRL	Extensor *carpi radialis longus*
EIAS	Espina ilíaca anterosuperior
EPL	Extensor *pollicis longus*
F1	Primera falange
F2	Segunda falange
F3	Tercera falange
FCP	Flexor común profundo
FCR	Flexor *carpi radialis*
FCS	Flexor común superficial
FCU	Flexor *carpi ulnaris*
FESUM	Federación Europea de Servicios de Urgencias de la mano
FPL	Flexor *pollicis longus*
FT	Factor tisular

GHOISS	*Ganga Hospital Open Injury Severity Score*
HBPM	Heparina de bajo peso molecular
IF	Articulación interfalángica
IFD	Articulación interfalángica distal
IFP	Articulación interfalángica proximal
IFSSH	*International Federation of Societies for Surgery of the Hand* (Federación Internacional de Sociedades de Cirugía de la Mano)
IM	Intramuscular
IOP	Interóseo posterior (colgajo)
IV	Intravenoso
LCC	Ligamento colateral cubital
LDR	Ligamento dorsorradial (o de Kuhlmann)
LIM	Ligamento intermetacarpiano
LIMD	Ligamento intermetacarpiano dorsal
LLE	Ligamento lateral interno
LLI	Ligamento lateral externo
LOAS	Ligamento oblicuo anterior superficial
LOP	Ligamento oblicuo posterior
MESS	*Mangled Extremity Severity Score*
MF	Articulación metacarpofalángica
MTC	Metacarpiano
OMS	Organización Mundial de la Salud
ORL	Otorrinolaringología
PDS	Polidioxanona
PL	*Palmaris longus*
PR	Punto de rotación
RM	Resonancia magnética
SAM	*Short arc motion*
TC	Tomografía computarizada
TCU	Tendón conformador universal
TM	Articulación trapeciometacarpiana
TSTMP	Tratamiento en un solo tiempo con movilización precoz
TTPK	Tiempo de activación parcial de la tromboplastina
vWF:	Factor de von Willebrand

Índice

Agradecimientos V
Colaboradores VII
Prefacio de la cuarta edición IX
Prólogo de la cuarta edición XI
Siglas XIII

1 Anestesia locorregional del miembro superior 1
J.P. Galeazzi - I. Baeckelmans - E. Colling - J. Welter
¿Qué es la anestesia locorregional? 2
Acondicionamiento de los heridos en el marco de la urgencia 2
Anestesia locorregional en cirugía ambulatoria 2
Localización de los nervios: Material técnico 5
Bloqueos pléxicos del miembro superior 11
Bloqueos tronculares del miembro superior 20
Bloqueo interdigital 23
Alternativas a la anestesia locorregional 24
Conclusiones 24

2 La microcirugía de urgencia 27
A. Ooi - A. Lahiri - A Y. T Lim - P. Valle
Atención inicial de un paciente bajo el espectro de la microcirugía 28
Principios quirúrgicos 36
La tríada de Virchow 38
Conclusiones 42

3 Instrumental y material técnico 47
G. Dautel
Composición de las cajas 48
Material de sutura 51
Medios ópticos de ayuda a la disección 51

4 Evaluación de las lesiones y estrategia 53
M. Merle
Evaluación de las lesiones 54
Evaluación quirúrgica 55
Estrategia 57
Conclusiones 61

5 Esguinces y luxaciones de los dedos 63
F. Dap - M. Merle - T. Jager
Con la colaboración de M. Isel
Esguinces y luxaciones de la articulación metacarpofalángica del pulgar 64
Esguinces y luxaciones de las articulaciones interfalángicas proximales de los dedos largos 78
Conclusiones 86

6 Luxaciones y fracturas luxaciones de las articulaciones carpometacarpianas de los dedos largos y del pulgar 89
P. Chardel - T. Jager
Luxaciones y fracturas luxaciones de las articulaciones carpometacarpianas de los dedos largos 90
Luxación de la articulación trapeciometacarpiana 101

7 Fracturas de los metacarpianos y de las falanges 109
M. Merle - M. Racca - T. Jager
Con la colaboración de M. Isel - B. Lallemand - P. Voche
Fisiología y fisiopatología 111
Examen clínico y radiográfico 113
Métodos de tratamiento 115
Las fracturas por nivel de lesión: mecanismo, clasificación y abordaje terapéutico 125
Las complicaciones de las fracturas de la mano 157
Conclusiones 159

8 Revascularización 163
G. Dautel - P. Valle
Diagnóstico de una desvascularización 164
Principios generales de la etapa quirúrgica de revascularización digital 164
Casos particulares 167
Revascularizaciones proximales 172

9 Pérdidas de sustancia digital y de la mano ... 175
G. Dautel
Pérdidas de sustancia de los pulpejos ... 176
Reconstrucción del segmento mediodigital palmar ... 209
Reconstrucción de las pequeñas pérdidas de sustancia dorsal ... 221
Pequeñas pérdidas de sustancia del dorso de la mano ... 253
Pequeñas pérdidas de sustancia de la palma de la mano ... 255
Etiología de las grandes pérdidas de sustancia de la mano ... 258
Estrategia general en las grandes pérdidas de sustancia de la mano ... 259
Técnicas de cobertura de las grandes pérdidas de sustancia de la mano ... 260
Estrategia e indicaciones en las grandes pérdidas de sustancia de la mano ... 302

10 Lesiones de los tendones flexores ... 309
M. Merle - M. Racca
Con la colaboración de M. Isel
Anatomía. Biomecánica y nutrición de los tendones flexores de los dedos ... 310
Mecanismo de las lesiones ... 317
Métodos de tratamiento ... 324
Vendajes, férulas y técnicas de movilización protegida ... 337
Los diferentes tipos de ortesis en las lesiones de los flexores ... 344
Resultados ... 345
Conclusiones ... 346

11 Lesiones del aparato extensor ... 349
M. Racca - L. Vaienti- M. Merle
Con la colaboración de M. Isel - C. Camps - A. Durand
Características, anatomía, biomecánica y cicatrización ... 350
Evaluación de las lesiones ... 353
Evaluación de las lesiones y naturaleza de los traumatismos ... 353
Técnicas de reparación ... 355
Indicaciones ... 371
Resultados ... 373
Conclusiones ... 373

12 Amputaciones transitorias y amputaciones definitivas ... 377
G. Dautel
Amputaciones definitivas[3] ... 378
Amputaciones transitorias ... 383

13 La uña traumática ... 385
G. Dautel
Anatomía y fisiología ... 386
Objetivos del tratamiento quirúrgico ... 387
Mecanismo de las lesiones ungueales ... 387
Material para el tratamiento de las lesiones ungueales ... 388
Tratamiento de las lesiones ungueales[18,19,21,22] ... 388

14 Lesiones de los nervios ... 401
M. Merle - M. Racca - L. Vaienti
Con la colaboración de A. Durand - B. Lallemand
Argumentos a favor de la reparación primaria ... 402
Anatomía quirúrgica y fisiología ... 403
Factores que determinan los resultados de una reparación nerviosa ... 404
Evaluación de las lesiones ... 405
Material técnico ... 405
Técnicas quirúrgicas ... 406
Cuidados posoperatorios ... 414
Elección de la técnica quirúrgica en función del tipo y el nivel de la lesión ... 416
Reeducación ... 420
Resultados ... 424

15 Reimplantes digitales ... 427
G. Dautel - P. Voche
Material ... 428
Condiciones de traslado ... 430
Equipo quirúrgico y preparación de la intervención ... 431
Técnicas microquirúrgicas adaptadas a los reimplantes digitales ... 431
Preparación para el reimplante ... 434
Etapas técnicas de un reimplante en la segunda falange ... 437
Reimplantes especiales ... 440
Vendajes, cuidados posoperatorios y seguimiento ... 468
Complicaciones y reintervenciones ... 468
Indicaciones ... 470

16 Reimplante de la mano ... 473
G. Loda
Con la colaboración de M. Merle
Principios generales ... 474
Principios técnicos ... 476
Cuidados posoperatorios ... 481
Indicaciones ... 482
Resultados ... 482
Aloinjertos de mano ... 483
Conclusiones ... 483

17 El "dedo banco" ... 485
G. Dautel
Posibilidades teóricas del "dedo banco" ... 486
Aplicaciones prácticas ... 488

18 Apósitos y vendajes ... 495
G. Dautel
Reglas comunes ... 496
Casos particulares ... 499

19 Tratamiento quirúrgico de las infecciones de la mano ... 503
T. Jager
Fisiopatología y generalidades ... 504
El panadizo ... 505
Tratamiento ... 507
Flemón de las vainas y tenosinovitis infecciosas ... 508
Artritis sépticas de la mano ... 512
Infección de los compartimientos de la mano ... 513
Mordeduras en la mano ... 514
Conclusiones ... 516

Índice de términos ... 517

1

Anestesia locorregional del miembro superior

J.P. Galeazzi - I. Baeckelmans - E. Colling - J. Welter

¿Qué es la anestesia locorregional? 2
Acondicionamiento de los heridos en el marco de la urgencia 2
Anestesia locorregional en cirugía ambulatoria 2
Localización de los nervios: Material técnico 5
Bloqueos pléxicos del miembro superior 11
Bloqueos tronculares del miembro superior 20
Bloqueo interdigital 23
Alternativas a la anestesia locorregional 24
Conclusiones 24

La cirugía de la mano puede, en la mayoría de los casos, ser realizada bajo anestesia locorregional (ALR) gracias a los progresos y a la fiabilidad de las técnicas. Solo la ALR permite mantener un diálogo entre el paciente y el equipo medicoquirúrgico durante la intervención lo que facilita la atención y el seguimiento, especialmente en ambulatorio.

En este capítulo, se describen los avances de la ecografía y el lugar preponderante que ha tomado en la ALR, junto con el retroceso progresivo de la neuroestimulación como único procedimiento. En efecto, si bien la ecografía es capaz de hacer visible la anatomía y sus variaciones, no es infalible, por lo que requiere, además, que se la asocie a la neuroestimulación.

¿Qué es la anestesia locorregional?

Las primeras descripciones de ALR se remontan a los años 1800 con William Halsted y Richard Hall.

La ALR consiste en depositar anestésico local en las fibras nerviosas, con la ayuda de una aguja conectada a un neuroestimulador y guiada actualmente por la ultrasonografía, el cual permitiría el bloqueo de la conducción del flujo nervioso de forma temporaria y reversible. Esto permite anestesiar solo la parte del cuerpo en la zona en la cual tendrá lugar el acto quirúrgico.

Para llevar a cabo una ALR es indispensable conocer perfectamente la anatomía descriptiva y topográfica del sistema nervioso.

En estos últimos años, el desarrollo de la farmacología aplicada a los anestésicos locales ha permitido obtener productos más seguros; la utilización de nuevas agujas y de nuevos catéteres, junto con la neuroestimulación combinada con la ecografía, permitieron a la ALR responder con más seguridad y precisión, y menos efectos secundarios o complicaciones ligados a los problemas de este tipo de anestesia en el marco de la cirugía de la mano de urgencia o programada.

Pero sin dudas, la gran revolución en la práctica de la ALR es el aporte de la ecografía, que le permite al anestesiólogo un desempeño más seguro, ya que puede seguir la trayectoria de la aguja hacia el nervio y evitar complicaciones mayores con estructuras vecinas.

Acondicionamiento de los heridos en el marco de la urgencia

Sobre el lugar mismo de un accidente que afecte gravemente un miembro, los primeros gestos son de una importancia capital para el avenir de la atención del paciente.

El miembro traumatizado será protegido por un vendaje compresivo (sin algodón) no demasiado ajustado según el riesgo hemorrágico. Habitualmente, no habrá de colocarse un torniquete, salvo en ciertos casos bien particulares: presencia de un distrés respiratorio o cardíaco vital asociado a una lesión hemorrágica del miembro, varios heridos sobre el lugar del accidente, insuficiente número de socorristas, etc. El torniquete debe ser ancho y estar ajustado de forma tal que desaparezca el pulso radial. Es imperioso tomar nota, en relación con el herido, de la hora en que se colocó el torniquete. En el miembro superior, el torniquete es a menudo inútil, y hasta nocivo; un simple vendaje compresivo es casi siempre suficiente.

No deberá administrarse ningún producto antiséptico ni antibiótico sobre la herida, como tampoco se deberá efectuar ningún aporte hídrico, ya que este paciente será dirigido lo más rápidamente posible hacia un centro especializado.

En caso de sección completa, todos los segmentos serán recogidos y colocados en un contenedor isotérmico a baja temperatura, o en una bolsa plástica cerrada, que será depositada sobre un lecho de hielo. En ningún caso, los segmentos deberán ser enterrados en el hielo, puestos sobre este o hundidos en un medio líquido cualquiera, y tampoco deberán limpiarse.

El herido será cubierto con una manta y el miembro lesionado deberá colocarse en forma sobreelevada e inmovilizado de manera tal que disminuya el dolor y el estrés.

Anestesia locorregional en cirugía ambulatoria

Información

En caso de cirugía reglada, la consulta preanestésica tendrá lugar en las semanas precedentes a la intervención con las mismas exigencias que para una anestesia general. En efecto, en cualquier momento, puede ser necesario convertir una ALR en una anestesia general. Solo en los casos donde la anamnesis y el examen clínico hacen suponer un problema con la hemostasia, será requerido un examen de laboratorio complementario. Se deberá realizar un examen neurológico y consignarlo en la historia clínica antes de la realización del bloqueo, sobre todo en los casos de urgencia.

Por último, le será suministrada al paciente una ficha de información, la cual deberá firmar, una vez leída y comprendida (*v.* "Anexo").

Instalación

A su llegada, el paciente será instalado en una sala reservada para la realización y la vigilancia de las ALR. Sería deseable que esté en ayunas, lo que no es siempre posible en el marco de la urgencia. En nuestro servicio, antes del listado de verificación de la OMS o, incluso, antes de cualquier sedación, se le realizará una marca que permita identificar claramente el lado y el sitio que se va a operar.

El paciente deberá ser monitorizado, se le colocará una vía intravenosa y también se le administrará oxígeno, tal como ocurre para una anestesia general. Recibirá una ligera sedación por vía intravenosa, que le permita mantener un contacto verbal indispensable para detectar una inyección intraneural o una intoxicación con los anestésicos locales.[20] En el caso de una fractura, a veces es necesaria una sedación complementaria con ketamina.

Desarrollo

La asepsia será rigurosa (campo quirúrgico, rasurado, barbijo, guantes estériles, gel y uso de sondas de ecografías estériles). Se buscarán los reparos anatómicos clásicos y la neuroestimulación, junto con la ecografía, permitirá verificar el posicionamiento preciso de la aguja y del catéter, buscando las respuestas motoras correspondientes a los nervios concernientes.

Una prueba aspirativa de seguridad verificará que no se está en el espacio intravascular. La inyección del anestésico local será lenta, siempre manteniendo el contacto verbal.

De acuerdo con el producto utilizado, el adormecimiento del miembro es progresivo dentro de los veinte a cuarenta minutos luego de la inyección (a veces, aún más rápido desde la utilización del ecografía). Este se controla testeando la motricidad y la sensibilidad del brazo, del antebrazo o de la mano. Si es necesario, un bloqueo troncular complementario será realizado antes de transferir el paciente a la sala de operaciones. En caso de falla, será necesario recurrir a una anestesia general.

El anestesiólogo estará presente durante todo el acto quirúrgico.

En el quirófano, el paciente podrá elegir quedarse totalmente despierto, lo que permitirá al cirujano comunicarse con él o demandar una ligera sedación o también escuchar música a través de auriculares.

La vigilancia posoperatoria seguirá en la sala de recuperación de anestesia.

La terapéutica para el tratamiento del dolor se hace mediante la asociación de analgésicos por vía intravenosa u oral en los casos de bloqueos de corta duración. Los pacientes ambulatorios, antes de su salida, recibirán una prescripción con los analgésicos y también con las recomendaciones (*v.* "Anexo").

El retorno al domicilio se hace en forma rápida, aun con bloqueo motor, acompañado de otra persona y respetando las recomendaciones de la hospitalización de día. Las consignas consisten en colocar el brazo en un cabestrillo el tiempo que dure el bloqueo motor, y en tener cuidado con las superficies calientes para evitar quemaduras en el miembro anestesiado.

Ventajas de la anestesia locorregional

Sobre el dolor

El alivio del dolor es inmediato, lo que permite un diagnóstico radiológico en las mejores condiciones de confort, y también la exploración de las heridas antes de la cirugía propiamente dicha.

La analgesia posoperatoria es más eficaz, de mayor duración según los productos utilizados.[8,15]

La disminución de la respuesta al estrés quirúrgico se obtiene por el bloqueo de los aferentes nociceptivos posoperatorios.

La movilización pasiva precoz es habitual y acelera la restauración de la función. El malestar y los problemas de sueño, debidos al dolor, son reducidos considerablemente.

Limitación de efectos secundarios

La ALR permite la reducción de los problemas de somnolencia, depresión respiratoria, náuseas o vómitos[8] y de prurito causado por los morfínicos. De la misma manera, las reacciones hiperálgicas que pueden tener ciertos pacientes a los morfínicos son reducidas.[3,13] Las funciones inmunológicas perioperatorias son preservadas y los fenómenos de retención urinaria desaparecen al igual que los problemas de la vigilia, salvo en los casos donde fue realizada una sedación importante. La gran estabilidad hemodinámica es la mejor ventaja que ofrece esta práctica; y, por último, el paciente puede beber y alimentarse más rápido.

Reducción de los riesgos

La ALR disminuye los riesgos de regurgitación si el paciente no está en ayunas. No existe la posibilidad, por supuesto, de traumatismo dentario, dolor faríngeo o disfonía, relacionado con la manipulación de la vía aérea.

Las funciones respiratorias están preservadas y el hecho de que no hay ventilación asistida hace desaparecer los riesgos de barotrauma y de atelectasia.

Alta

El tiempo de hospitalización es muy corto. Algunas horas después del acto quirúrgico, el paciente puede retornar a su domicilio, acompañado. Él estará todavía bajo el bloqueo residual sensitivomotor, lo que hará que su confort posoperatorio sea aún mejor.

Criterios económicos

La ALR presenta la ventaja de tener un costo inferior, ya que se trata de una técnica más simple y que necesita de una vigilancia menos intensiva que la de una anestesia general. También porque se gana tiempo, debido a que los pacientes son ambulatorios, y porque hay una reducción considerable de infecciones nosocomiales.

Otros

La ALR es posible en todas las edades a partir de los siete años. Es bien soportada por las personas mayores y aun es preferible a una anestesia general. Gracias a que permite una movilidad precoz, la ALR reduce de manera significativa los riesgos tromboembólicos posoperatorios.

Contraindicación de la ALR

Hay pocas contraindicaciones a la ALR. La negativa del paciente debe ser siempre respetada. Las contraindicaciones pueden ser del orden general o local.

El conocimiento de una alergia a los anestésicos locales o los adyuvantes, una infección generalizada con signos sistémicos, un estado de shock hemorrágico, un peligro vital, un estado de coma o múltiples fracturas, prohíben la práctica de la ALR.

Sobre el plano local, la ALR no podrá ser administrada si, en el sitio de punción, se observa una infección, una suciedad importante o un desgarro tisular. La contraindicación será relativa cuando, por el acto quirúrgico, el paciente deba estar en una posición difícil (decúbito ventral o lateral).

Por supuesto, esta técnica debe ser realizada por anestesiólogos particularmente formados y bien entrenados.

La mayoría de las enfermedades sistémicas como la diabetes, las enfermedades inflamatorias, la epilepsia, una obesidad importante, no son más que contraindicaciones relativas, en donde hay que evaluar cada caso en particular. Por otra parte, cada tipo de bloqueo anestésico tiene sus contraindicaciones propias, lo que será visto en los apartados respectivos.

Se prestará una especial atención a los pacientes bajo tratamiento anticoagulante o antiagregante.

Antes de realizar una ALR, la interrupción deberá ser evaluada seriamente en términos de riego-beneficio.

- Para la suspensión de los antiagregantes, nosotros seguimos las recomendaciones europeas actuales, que son de tres días para la aspirina, cinco días para el clopidogrel y el ticagrelor, y siete días para el prasugrel.
- La ingesta de aspirina no es más considerada como una contraindicación real a la realización de bloqueos periféricos superficiales.
- En lo que concierne a los anticoagulantes (ya sea los antivitamina K o los nuevos anticoagulantes orales), es posible realizar bloqueos más periféricos, ya que son accesibles a la compresión hemostática: bloqueo axilar y supraclavicular. Para el bloqueo infraclavicular es una contraindicación. El bloqueo interescalénico es muy discutido, aunque nosotros recomendamos no realizarlo si el paciente está recibiendo anticoagulantes. Las modalidades de interrupción del tratamiento están fundadas sobre las recomendaciones europeas y van de dos a cuatro días.

Anestésicos y adyuvantes

Anestésicos locales

Los anestésicos locales actúan bloqueando los canales sódicos en las neuronas, lo que tiene por consecuencia el bloqueo del potencial de acción, por ende la transmisión neuronal. Estos productos potencialmente tóxicos, solo pueden ser utilizados en un medio especializado, dentro de una estructura equipada de material de reanimación.

Más que la cantidad de producto utilizado, es la velocidad de inyección la que es peligrosa. Ella debe hacerse entonces muy lenta (5 mL por minuto), junto con una prueba aspirativa para verificar que no se está en el espacio intravascular. El monitoreo cardíaco y el contacto verbal con el paciente son dos buenos medios de vigilancia frente a una eventual intoxicación con los anestésicos locales.

La Tabla 1.1 resume las dosis recomendadas de anestésicos locales durante la primera inyección para un bloqueo del miembro superior en un adulto de alrededor de 70 kg en buen estado de salud.

Estas dosis son dadas a título indicativo y comparativo según los productos utilizados. Hay estudios todavía en curso, que evalúan las dosis máximas autorizadas de los anestésicos más recientes, especialmente en mujeres embarazadas.

Tabla 1.1 Dosis máximas inyectables de anestésicos locales

Anestésicos	Dosis máxima para el bloqueo del miembro superior en un adulto de alrededor de 70 kg
Lidocaína 1%-2%	400 mg
Lidocaína con epinefrina	500 mg
Mepivacaína 1%-2%	350-400 mg
Ropivacaína 0,2%-0,75%-1%	225-300 mg
Levobupivacaína 0,125%-0,5%	150 mg

Signos de intoxicación

Recordamos que la toxicidad es principalmente debida a la inyección demasiado rápida del anestésico o la inyección intravascular directa, o a una reabsorción demasiado rápida.

Ella puede ser de tipo neurológico y manifestarse por cefaleas, alteraciones del comportamiento o del lenguaje, desasosiego, acúfenos, gusto metálico en la boca, parestesias periorales y hasta convulsiones.

En caso de toxicidad cardíaca, se observan desde alteraciones del ritmo hasta el paro cardíaco.

La bupivacaína, ampliamente utilizada en el pasado, ya no lo es más a causa de que su toxicidad demanda una reanimación rápida y difícil.

La ropivacaína y la levobupivacaína son preferencialmente utilizadas en la actualidad, ya que son mucho más seguras. En veinte mil ALR realizadas en ocho años, observamos algunos casos de intoxicación neurológica que llegaron solo a una crisis epiléptica, y ningún caso de toxicidad cardíaca.

Adyuvantes

La utilización de adyuvantes tiene como consecuencia inmediata disminuir los efectos neurotóxicos directos de los anestésicos locales, cualquiera sea el tipo.

Los únicos adyuvantes realmente útiles son la adrenalina, la clonidina[11] y más recientemente la dexametasona.[43]

- La adrenalina, en dosis de 5 mcg por milímetro de anestésico, permite prolongar el bloqueo y enlentecer la reabsorción plasmática (sobre todo útil con anestésicos locales de corta duración-poco interés para los otros).
- La clonidina, que prolonga la duración del bloqueo, se administra en dosis de 0,5 a 1 mcg por kg de peso. Su efecto es dosis-dependiente.
- La dexametasona, inyectada en el perineuro junto con los anestésicos locales o de forma intravenosa en el momento de realizar un bloqueo, en dosis de 8 mg, 6 mg o 4 mg, prolonga la duración de los bloqueos alrededor del 50%.[10,12,43]

Demora y tiempo de acción

La demora y sobre todo la duración de un anestésico local dependen del espacio anatómico en cuestión, de su volumen, de su estructura y su vascularización, de la proximidad de la inyección en relación con el nervio, del producto elegido, de la asociación de un adyuvante o no, de la cantidad administrada y, por supuesto, de la difusión circunferencial y longitudinal alrededor del nervio. La Tabla 1.2 recoge en orden creciente los anestésicos más utilizados.

Gracias a la ecografía, nuestra práctica va hacia una reducción de los volúmenes, de las concentraciones y de las combinaciones de anestésicos locales.

Localización de los nervios: Material técnico

Lo que no hacemos más

Técnicas de parestesias

Este principio, que consiste en tocar el nervio con la aguja, ha sido abandonado porque produce lesiones neurológicas.

Punción transarterial

Utilizada hasta hace poco para realizar un bloqueo axilar, esta técnica presenta demasiados riesgos de lesiones neurológicas y vasculares para seguir utilizándola.

Prácticas actuales y material utilizado

Neuroestimulación

Esta técnica permite localizar los nervios periféricos que proporcionan la motricidad y la sensibilidad de los miembros, y, por lo tanto, los territorios que el cirujano desea estén anestesiados.

La neuroestimulación consiste en aplicar una corriente eléctrica de baja intensidad (menor de 2,5 mA) por

Tabla 1.2 Demora y duración de acción de los anestésicos locales

Anestésicos	Nombre comercial	Demora de acción en minutos	Duración del bloqueo en minutos
Lidocaína 1,5%	Xylocaïne®	5-10	45-120*
Mepivacaína 2%	Scandicaïne®	15-20	60-240*
Ropivacaína 0,5%	Naropeine®	10-25	240-720*
Levobupivacaína 0,5%	Chirocaïne®	15-30	240-720*

* Gran variabilidad interindividual.

intermedio de una aguja situada en proximidad de los nervios que se quieren anestesiar. La aguja está conectada a un neuroestimulador.

Esta técnica tiene únicamente un rol complementario, adicional, sobre todo en caso de baja ecogenicidad.

La neuroestimulación en forma exclusiva solo es recomendada en los centros que carecen de los equipos de ultrasonido.

Agujas

Nosotros utilizamos únicamente agujas de bisel corto (20°-30°), ya que brindan una mejor percepción cuando se traspasan los diferentes planos tisulares y conllevan un bajo riesgo de penetrar los nervios. Las lesiones nerviosas son, más a menudo, asociadas al empleo de agujas con bisel largo (Figura 1.1).

Nuestra preferencia es más hacia las agujas aisladas, es decir envueltas sobre toda la superficie exterior por un material aislante (teflón). Esto aporta una mayor precisión en la localización del nervio, una estimulación únicamente por la punta de la aguja y la utilización de una intensidad de corriente más baja.

Catéteres

La colocación de un catéter en contacto con un nervio permite realizar inyecciones iterativas o una perfusión continua de anestésico local si el cirujano quiere una anestesia de larga duración. La introducción de este catéter es similar a la de la aguja, solo cambia el material. Actualmente, debido a las potenciales complicaciones (sobre todo, infecciosas) no somos partidarios de la utilización de catéteres.

Neuroestimulador

Los neuroestimuladores más comúnmente utilizados son lo que producen una corriente de salida constante y regulable, un impulso eléctrico de tipo rectangular monofásico y una pantalla de control de la emisión de corriente (Figura 1.2). Los diferentes ajustes posibles son muy precisos y conciernen a la intensidad de estimulación (0,05 a 5 mA), a la duración de impulso (0,1 a 1 ms) y a la frecuencia de estimulación (1 Hz o 2 Hz). Además, este aparato está equipado con una alarma visual y sonora de mal funcionamiento.

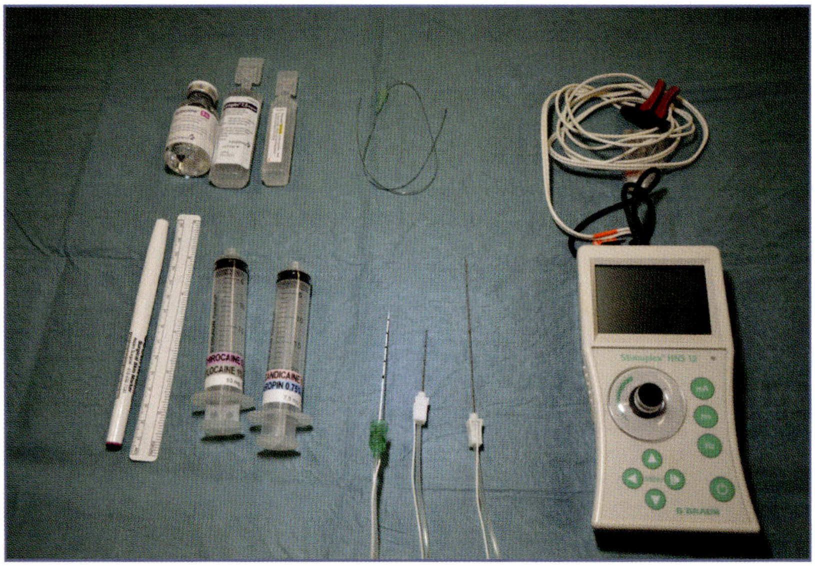

Figura 1.1 Material.

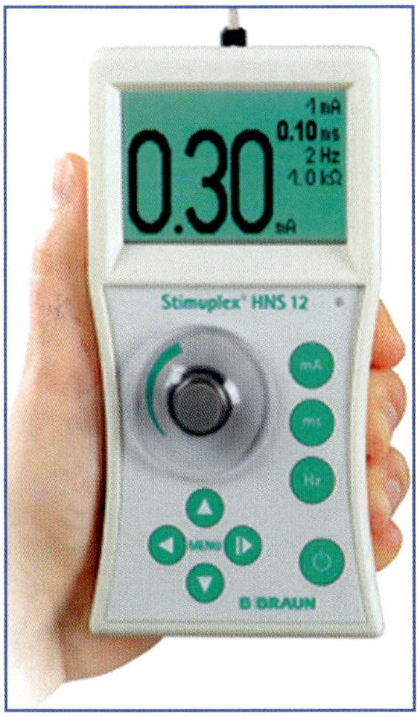

Figura 1.2 Neuroestimulador.

La neuroestimulación no es dolorosa, ya que la intensidad de la corriente es muy baja.

Cuando la aguja se aproxima al nervio buscado, los impulsos eléctricos desencadenan una respuesta motora específica de ese nervio bajo la forma de contracciones musculares al ritmo de una o dos por segundo.

Los nervios puramente sensitivos responden a la neuroestimulación con parestesias.

A un nervio dado, corresponde un movimiento específico. La progresión de la aguja hacia el nervio entraña un aumento de la contracción muscular. El anestesiólogo disminuye entonces la intensidad de la corriente eléctrica hasta obtener el movimiento más neto con la intensidad más baja (0,3 mA a 0,5 mA). En ese momento, la aguja se encuentra aproximadamente a un milímetro del nervio. Los productos anestésicos son inyectados muy lentamente (5 mL por minuto).

La anestesia de un solo nervio o bloqueo troncular (mediano, radial, cubital) afectará al territorio del nervio en cuestión. Para anestesiar la totalidad del miembro, hará falta repetir la inyección sobre varios nervios o más bien realizar un bloqueo del plexo, en la raíz del miembro; hablamos entonces de los bloqueos pléxicos (interescalénico, supraclavicular, infraclavicular y axilar).

Ecografía

Del mismo modo que ya no se puede concebir realizar un abordaje vascular sin ecografía, no deberían realizarse más ALR sin este aporte, ya que es una fuerte recomendación de buenas prácticas clínicas.[26] Existen aparatos muy eficientes que ofrecen imágenes de gran calidad, los que alcanzan la alta definición, que permiten visualizar en forma precisa los nervios y sus envolturas, junto con las estructuras vasculares, musculares, pleurales y sus variantes anatómicas.

La ecografía permite controlar la difusión del anestésico y reducir la dosis, además de disminuir el riesgo de inyección intravascular o intraneural, y limitar las contracciones musculares dolorosas.

Gracias a la ecografía, el anestesiólogo con su aguja y su neuroestimulador, no se conduce más como "un ciego con su perro". Él observa la aguja acercarse al nervio en tiempo real y puede, por eso, evitar dañar las estructuras vecinas en riesgo.

A la visión ecográfica, los nervios tienen un aspecto variable según el sitio. En la región interescalénica y supraclavicular, están constituidos por fascículos más bien hipoecogénicos (aspecto negro); en cambio, son más bien hiperecogénicos (aspecto más claro, debido a la presencia de tejido conjuntivo) en la región infraclavicular, axilar y troncular. A menudo, tienen forma de cinta en cortes longitudinales y son ovales en cortes transversales. Son más fácilmente localizables en cortes transversales y están menos sujetos a la anisotropía que los tendones.

Las arterias y las venas son hipoecogénicas o anecogénicas, pero por supuesto, las arterias son pulsátiles y, además, son poco compresibles, contrariamente a lo que ocurre con las venas. Siempre es posible acoplar el Doppler para identificar mejor a las arterias y las venas. El tejido graso es hiperecogénico.

Durante la inyección del anestésico es conveniente realizar con la sonda ecográfica la maniobra "del ascensor", lo que permite visualizar correctamente la difusión del producto.

Si la aguja se adentra más allá del perineuro, es decir en el espacio intraneural, la inyección provocará la separación de los fascículos, un abombamiento y un aspecto hipoecogénico del nervio. A veces, pero no sistemáticamente, puede haber una manifestación de dolor por parte del paciente. Entonces habrá que retirar la aguja y reposicionarla.

En la actualidad, al igual que en varios otros equipos, no utilizamos más la neuroestimulación en forma exclusiva; siempre la asociamos a la ecografía.

En nuestro servicio se utiliza un ecógrafo portátil (Figura 1.3) y sondas de ecografía lineales de alta frecuencia (8 MHz a 13 MHz) con una alta resolución, pero que no sobrepasa algunos centímetros de penetración bajo la piel. Estas sondas sirven perfectamente para las regiones interescalénica, supraclavicular, axilar y para los nervios periféricos. Para visualizar estructuras más profundas, como la región infraclavicular, nosotros utilizamos sondas convexas de baja frecuencia (3 MHz a 8 MHz) que permiten una penetración de más de 4 cm bajo la piel (Figura 1.4).

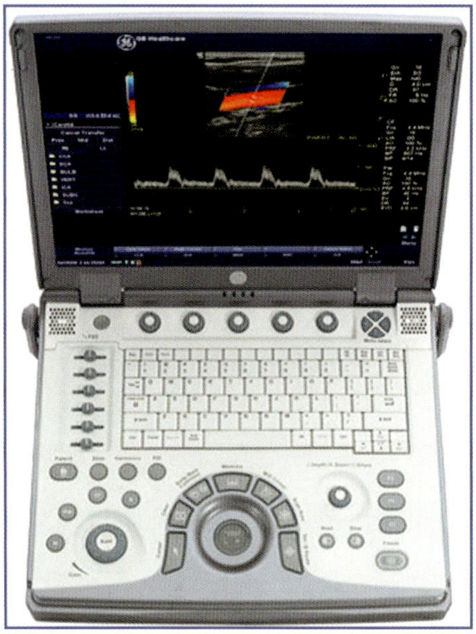

Figura 1.3 Ecógrafo portátil.

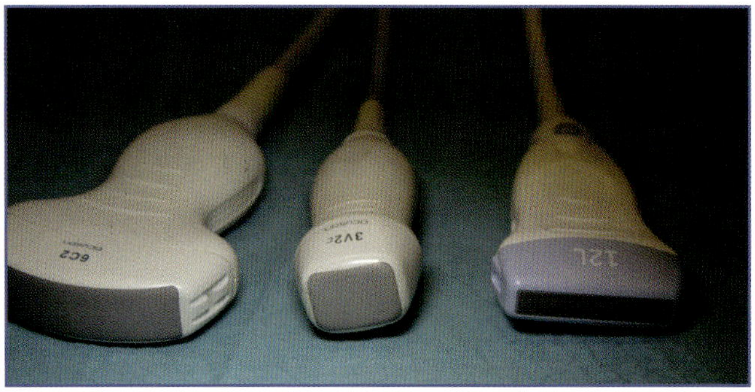

Figura 1.4 Material (diferentes tipos de sondas ecográficas).

En plano o fuera de plano

A veces es difícil ver la aguja en toda su longitud a causa de la extrema fineza del haz ultrasónico (1 mm) o en razón de una angulación de la aguja superior a los 45° con respecto este haz.

El método en plano (*in plane*) es fiable, ya que guía a la aguja en el plano del ultrasonido y obliga al operador a seguir las estructuras anatómicas por las cuales debe atravesar esta aguja.

El método fuera de plano (*out plane*) se focaliza sobre el extremo de la aguja y presta menos atención a las estructuras vecinas.[16]

El conocimiento de las dos técnicas y el pasaje posible de una a la otra durante el transcurso del procedimiento constituye una garantía de seguridad y de éxito.

Varios estudios han demostrado que si no se visualiza la punta de la aguja, se tiende a ir más profundo de lo que se piensa, lo que entraña un riesgo de inyección intraneural que no es despreciable, aun en ecografistas de experiencia.[16]

Cuando se detallen los diferentes bloqueos, se describirán principalmente los procedimientos en plano.

Como ayuda a la realización de los bloqueos, pueden recomendarse diferentes medios complementarios, tales como la hidrolocalización, la hidrodisección, el desplazamiento de los tejidos por los movimientos de la aguja y la utilización de agujas hiperecogénicas. Estas últimas se utilizan sobre todo para los bloqueos profundos, ya que son muy molestas en los bloqueos superficiales por exceso de reverberación.

¿Cuáles son las respuestas que deben buscarse por la neuroestimulación?

Cuando se realiza un bloqueo pléxico o troncular, se deben buscar siempre las respuestas motrices específicas de cada nervio. Con rigor y constancia, el anestesiólogo buscará estas respuestas sin ambigüedad.

La estimulación del nervio musculocutáneo provoca la contracción del bíceps, por ende, la flexión del antebrazo sobre el brazo (Figura 1.5); esta misma sobre el nervio cubital, genera la contracción del cubital anterior (*flexor carpi ulnaris*) con flexión e inclinación cubital de la muñeca, así como

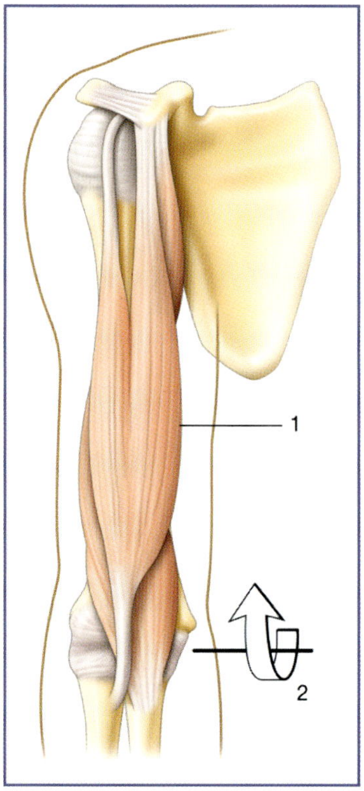

Figura 1.5 Estimulación del nervio musculocutáneo. 1: Contracción del bíceps. 2: Flexión del antebrazo sobre el brazo.

también la flexión del cuarto y quinto dedo (Figura 1.6). Cuando se estimula el nervio mediano, se obtiene la contracción del palmar mayor (*flexor carpi radialis*) y del menor (*palmaris longus*), que provoca la flexión de la muñeca y de los dedos (Figura 1.7). En el nervio radial, la respuesta concierne al extensor largo del pulgar (*extensor pollicis longus*), el extensor radial largo y corto del carpo (*extensor carpi radialis longus y brevis*) y al extensor cubital del carpo o cubital posterior (*extensor carpi ulnaris*); esta provoca la supinación del antebrazo, la extensión de la muñeca y de los dedos, especialmente el pulgar (Figura 1.8).

¿Qué bloqueo para que cirugía?

Para elegir el bloqueo que mejor se adapte, el conocimiento de la inervación cutánea o dermatomas es insuficiente; también es necesario conocer la inervación muscular o miotomas y la inervación ósea o esclerotomas (Figuras 1.9-1.11).

El tipo de intervención elegida por el cirujano condicionará la utilización o no del manguito neumático y de su posición. La característica ambulatoria o no de la intervención, su duración, la intensidad conocida del dolor posoperatorio y las eventuales contraindicaciones locales o generales, guiarán al anestesiólogo en sus elecciones técnicas (Tabla 1.3).

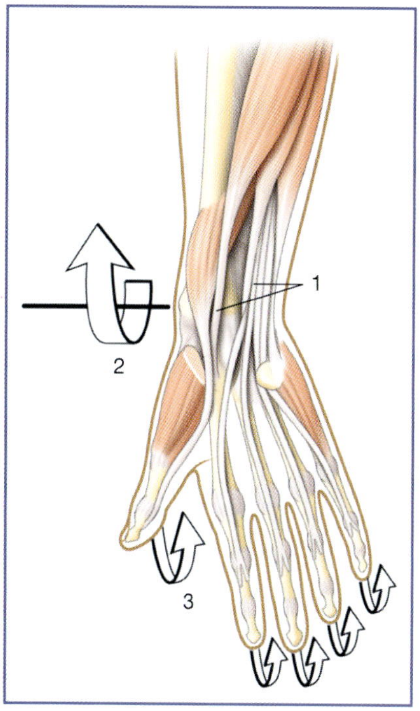

Figura 1.7 Estimulación del nervio mediano. 1: Contracción del palmar mayor y del palmar menor. 2: Flexión de la muñeca. 3: Flexión de los dedos.

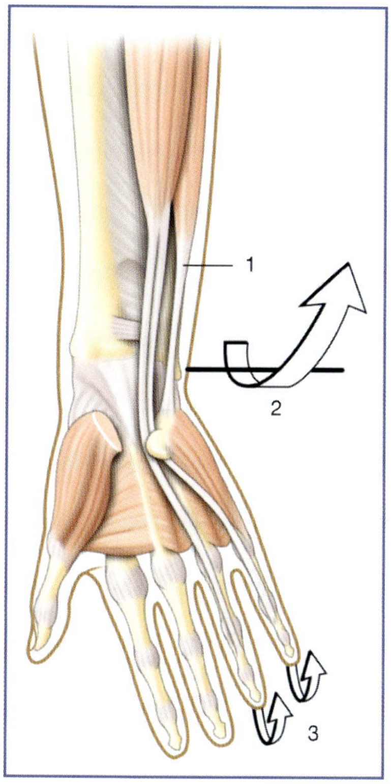

Figura 1.6 Estimulación del nervio cubital. 1: Contracción del cubital anterior. 2: Flexión e inclinación cubital de muñeca. 3: Flexión de los dedos cuarto y quinto.

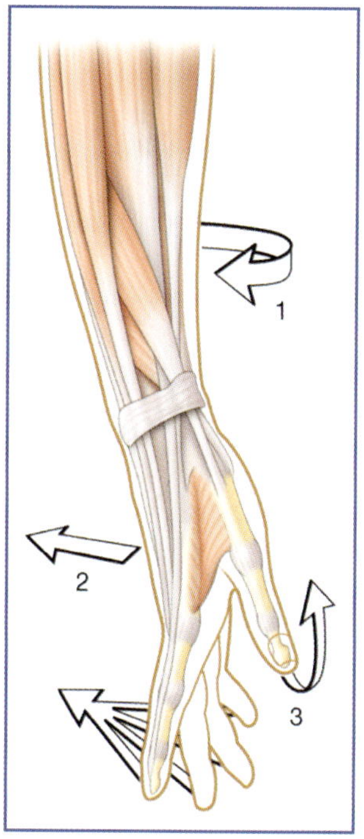

Figura 1.8 Estimulación del nervio radial. 1: Supinación del antebrazo. 2: Extensión de la muñeca. 3: Extensión de los dedos y particularmente del pulgar.

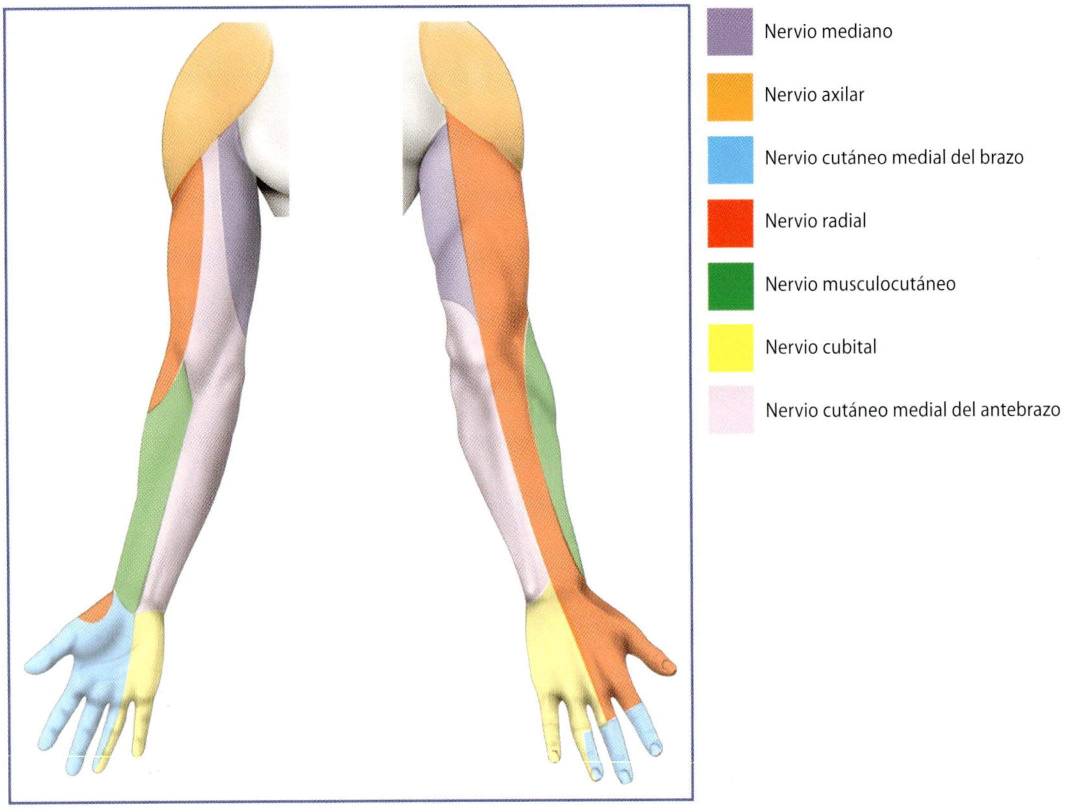

Figura 1.9 Dermatomas.

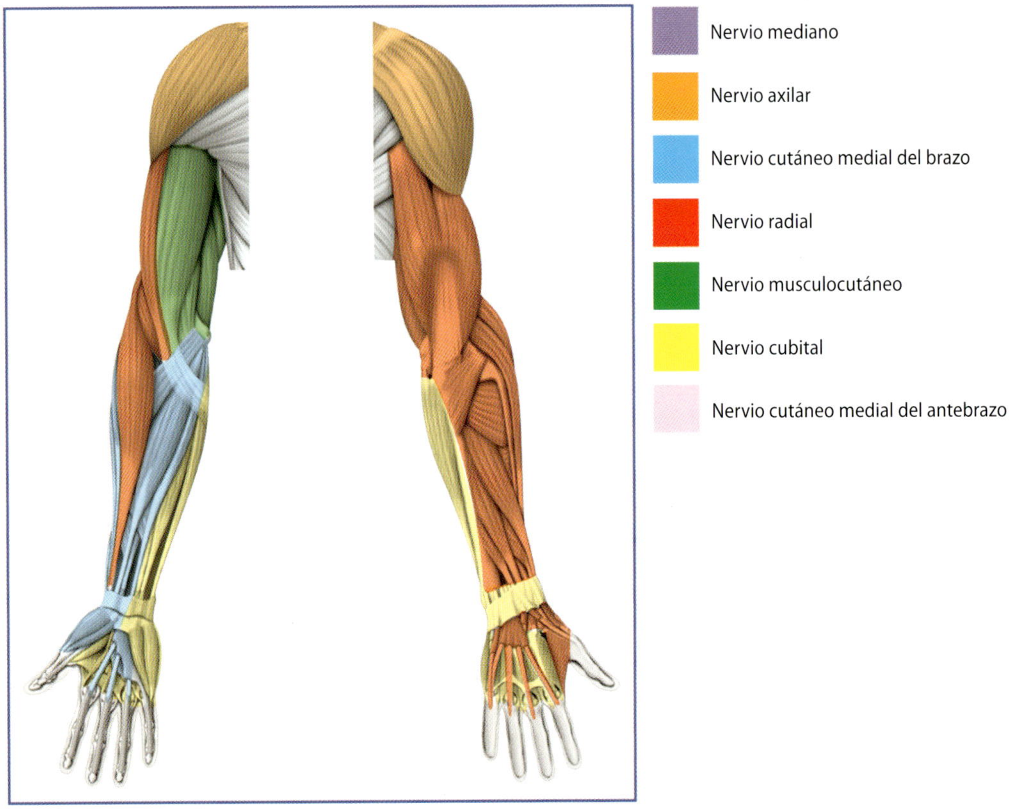

Figura 1.10 Miotomas.

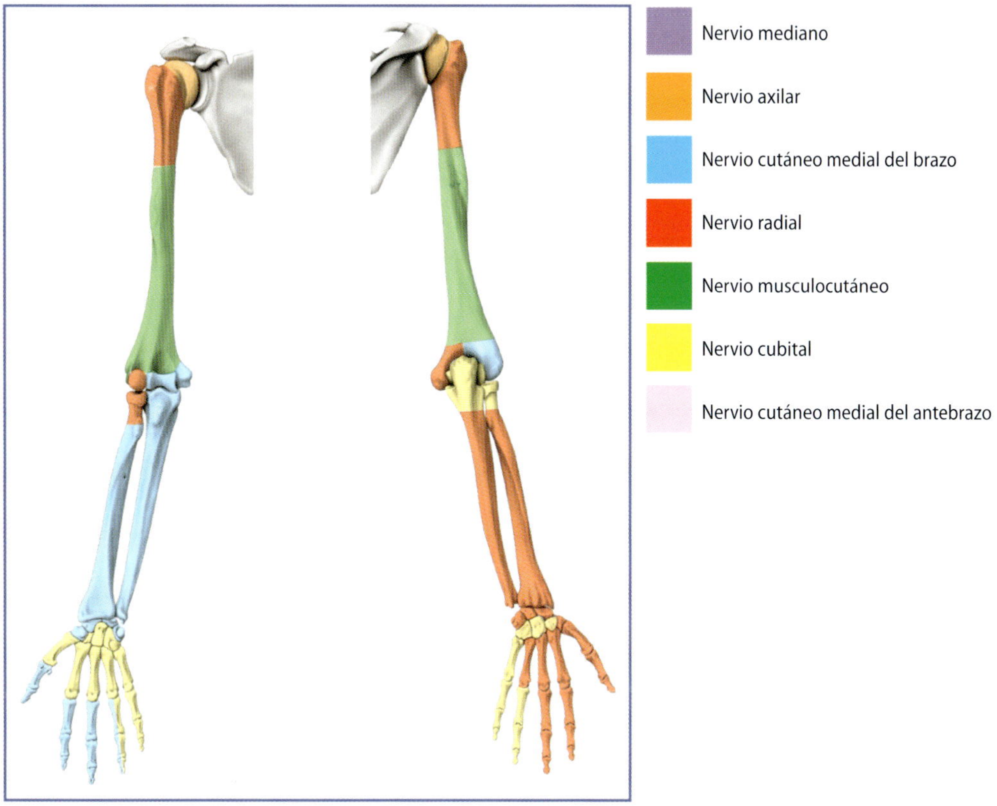

Figura 1.11 Esclerotomas.

Tabla 1.3 Los diferentes bloqueos anestésicos

Sitio quirúrgico	Bloqueo clásico	Alternativa
Hombro- clavícula	Bloqueo interescalénico	Bloqueo supraclavicular
Brazo	Bloqueo interescalénico	Bloqueo supraclavicular, infraclavicular
Codo	Bloqueo axilar	Bloqueo supraclavicular, infraclavicular
Antebrazo	Bloqueo axilar	Bloqueo supraclavicular, infraclavicular
Muñeca	Bloqueo axilar	Bloqueo supraclavicular, infraclavicular
Mano	Bloqueo axilar	Bloqueo supraclavicular, infraclavicular, troncular
Dedos	Bloqueo axilar o troncular	Bloqueo supraclavicular, infraclavicular

Bloqueos pléxicos del miembro superior

Describiremos ahora sucesivamente: el bloqueo interescalénico, el supraclavicular, el infraclavicular y, finalmente, el axilar.

Anatomía del plexo braquial y de los nervios del miembro superior

El plexo braquial se presenta como un triángulo en donde el vértice ocupa la fosa axilar y la base está aplicada sobre las apófisis transversas de la columna cervical.

Las raíces del plexo braquial nacen de la médula espinal por los agujeros de conjunción desde C5 a T1, a veces de C4 a T2. Ellas caminan entre los músculos escaleno anterior y medio, y se dirigen hacia abajo y hacia afuera en dirección del hueco axilar, pasando debajo de la clavícula (Figura 1.12).

Estas raíces se anastomosan en el espacio interescalénico en tres troncos: superior, medio e inferior. El tronco superior nace de la fusión de las raíces C5 y C6. El tronco medio proviene de C7 y el troco inferior, de la unión de C8 con T1.

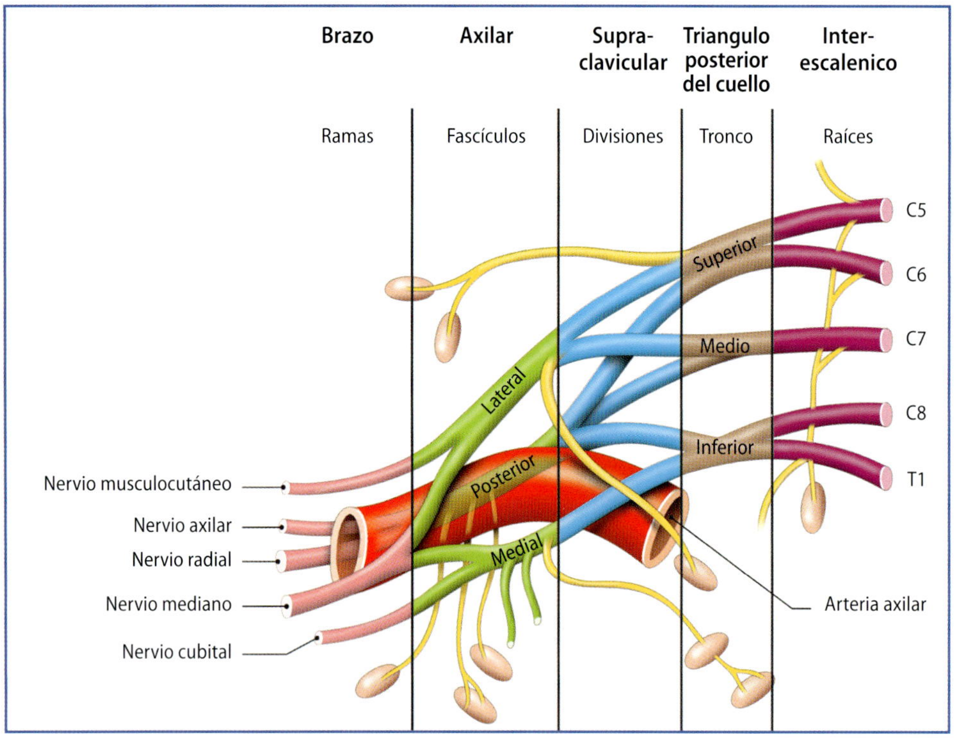

Figura 1.12 Anatomía del plexo braquial.

Detrás de la clavícula, cada tronco se divide en dos segmentos: anterior y posterior. En la fosa axilar, las divisiones se combinan en tres fascículos: uno lateral, uno medial y uno posterior. Cerca del borde inferior del pectoral menor, los fascículos dan nacimiento a ocho ramas terminales.

El nervio musculocutáneo y la raíz lateral del nervio mediano nacen del fascículo lateral. El fascículo medial da nacimiento a la raíz medial del nervio mediano, al nervio cubital y a los nervios cutáneos medial del brazo y del antebrazo. Del fascículo posterior provienen los nervios axilar y radial.

Nervio radial

El nervio radial proviene de las raíces C5 a T1. La rama principal del fascículo posterior inerva el conjunto de los elementos de la cara posterior del brazo y del antebrazo. Inicialmente medial en referencia al eje del brazo, este discurre por la cara posterior de la arteria axilar donde va rápidamente alejándose para penetrar en el compartimento posterior del brazo. Allí contornea al húmero por su cara posterior en el surco de torsión radial y encuentra la cara lateral del brazo donde pasa entre el músculo supinador largo (*braquioradialis*), lateralmente, y el braquial anterior, medialmente.

El nervio radial se divide debajo del pliegue del codo en una rama superficial sensitiva y una profunda motora. La rama sensitiva desciende a lo largo de la cara anterolateral del antebrazo y termina en el tercio inferior de la cara lateral del antebrazo en una red de fibras subcutáneas destinada a los tegumentos del pulgar y de la cara dorsal de la mano. La rama motora atraviesa el músculo supinador corto, discurre por el compartimento posterior del antebrazo e inerva a los músculos contenidos en este compartimento y termina en la cara dorsal de la muñeca.

Nervio axilar (raíz C5)

Segunda rama terminal del fascículo posterior, inerva la cara posterolateral del muñón del hombro y el músculo deltoides.

Nervio musculocutáneo (raíz C5-C6)

Nacido del fascículo lateral, el nervio musculocutáneo se separa del eje vasculonervioso, perfora el músculo coracobraquial y camina entre el bíceps que está hacia adelante y el braquial anterior que esta hacia atrás. Este da, en su trayecto braquial, el nervio diafisario del húmero, junto con ramas destinadas a los músculos coracobraquial, bíceps y braquial. En la parte distal del brazo, el nervio musculocutáneo se sitúa en el surco bicipital lateral. En el antebrazo, este se vuelve subcutáneo y da una rama anterior para la región anterolateral del antebrazo (nervio cutáneo lateral del antebrazo) y una rama posterior para la inervación de la cara posterolateral del antebrazo y del carpo.

Nervio mediano (raíz C6-T1)

El nervio mediano nace de la fusión de una rama originada desde el fascículo lateral y otra que viene del fascículo medial. A lo largo del brazo, discurre paralelamente a la arteria humeral. En el codo, en el surco bicipital medial, es siempre paralelo y medial a la arteria humeral. Este da en ese lugar sus primeras ramas colaterales, que participan en la inervación del codo. En el antebrazo discurre entre los flexores superficial y profundo de los dedos. Inerva el conjunto de los músculos anteriores del antebrazo con la excepción del cubital anterior y de los dos fascículos mediales del flexor común profundo. El nervio mediano alcanza la muñeca, pasa por el canal carpiano y participa de la inervación de los tegumentos de los cuatro primeros dedos, de los músculos tenares y de los huesos de la mano.

Nervio cubital (raíz C8-T1)

El nervio cubital proviene del fascículo medial. En la axila, discurre primero por la cara posteromedial de la arteria y después se aleja para pasar al compartimento posterior. Este alcanza el codo por su cara posterior y se desliza en el surco epitrocleo-olecraniano, donde participa en la inervación del codo. En el antebrazo, el nervio cubital anima al cubital anterior y a los dos fascículos mediales del flexor común profundo.

Cuando llega a la muñeca, penetra en la mano, pasa por el canal de Guyon y se divide en dos ramas.

La rama superficial es sensitiva e inerva los tegumentos de la parte medial de la mano junto al cuarto y quinto dedo. La rama profunda, motora, da vida a un cierto número de músculos intrínsecos: aductor del pulgar, la porción profunda del flexor corto del pulgar, el abductor, flexor corto y oponente del quinto dedo, como así también ciertos interóseos y lumbricales.

Nervio cutáneo medial del brazo y cutáneo medial del antebrazo

Estos dos nervios nacen del fascículo medial. El nervio cutáneo medial del brazo tiene inicialmente un trayecto paralelo al del nervio cubital, después se separa para inervar los tegumentos de la parte medial del brazo.

El nervio cutáneo medial del antebrazo discurre por el tejido subcutáneo grasoso del brazo y se divide en varias ramas sensitivas que inervan los tegumentos de la parte medial del antebrazo.

Bloqueo interescalénico

En 1970, Winnie[46] describió el bloqueo interescalénico, que, en la actualidad, es corrientemente practicado. Teniendo en cuenta la gravedad de ciertas complicaciones (punción de la arteria vertebral, espinal), la técnica fue modificada por Meier.[27] En 1990, Pippa y cols.[29] describieron una aproximación dorsal. El bloqueo interescalénico bajo control ecográfico fue descrito por Chan y cols.[5] en el 2003. Capral y cols.[17] demostraron la superioridad del bloqueo por ecografía comparado al bloqueo por estimulación eléctrica.

Indicaciones y contraindicaciones del bloqueo interescalénico

Este bloqueo es utilizado de forma casi electiva en la cirugía clásica y artroscópica de hombro, de preferencia a la anestesia intrarticular.[35,36] Su tasa de éxito es superior al 90%. A menudo, se debe completar este con una anestesia subcutánea de la cara posterior del hombro para insensibilizar los territorios cutáneos de T1.

La cirugía de la clavícula y del tercio superior del brazo se benefician igualmente de esta técnica, de la misma manera que las reducciones en la urgencia de las luxaciones de hombro y las movilizaciones de los hombros rígidos (hombros congelados).

La simpaticolisis para la cirugía vascular postraumática de la mano y el síndrome doloroso regional complejo entran dentro de la indicación de bloqueo interescalénico.

Las principales contraindicaciones a este bloqueo en orden general son las siguientes: insuficiencia respiratoria aguda o crónica, neumotórax y la parálisis del recurrente, del frénico contralateral o de ambos.

Sobre el plano local, es decir homolateral, los antecedentes de cirugía carotídea o de vaciamiento ganglionar prohíben esta técnica. En caso de tratamiento anticoagulante, nosotros no recomendamos este bloqueo.

Reparo ecográfico y realización de un bloqueo interescalénico

Se ubica al paciente acostado en decúbito supino, en posición semisentado, los brazos al lado del cuerpo y la cabeza ligeramente rotada hacia el costado opuesto a la punción. Se imponen todas las condiciones habituales de asepsia.

Se utiliza una sonda lineal de alta frecuencia (8 MHz a 13 MHz).

Para localizar el plexo de un enfoque ecográfico, la sonda debe posicionarse a la altura del cartílago cricoide, sobre la cara lateral del cuello. La arteria carótida común y la vena yugular interna constituyen el reparo anteromedial.

El músculo esternocleidomastoideo es fácilmente identificado. Cuando se desplaza la sonda en dirección posterolateral, se revelan los músculos escalenos anterior y medio (cubiertos por la masa del esternocleidomastoideo). Dentro del sillón interescalénico debe buscarse un alineamiento vertical de las raíces nerviosas superpuestas unas sobre otras ("en fila india" o "en pila de platos").

En esta zona las raíces nerviosas tienen un aspecto hipoecogénico, redondas u ovaladas, en número de tres a cinco, en el seno de estructuras hiperecogénicas correspondientes a las fascias de los músculos escalenos.

La aguja de 5 cm es introducida en el plano ultrasonoro (Figuras 1.13 y 1.14). Se inyecta sobre la cara lateral y medial del paquete que forman estos tres troncos. Para este bloqueo, son suficientes alrededor 12 cm^3 a 20 cm^3. El operador inyecta muy cerca de los troncos y en forma selectiva, lo que permite disminuir la dosis de anestésico y, por lo tanto, el riesgo de parálisis frénica.[4] En efecto este nervio está situado sobre el borde anterior del músculo escaleno anterior, por ende muy cerca de los troncos. La estimulación no es obligatoria, ya que la correcta localización es confirmada por la contracción del deltoides, del tríceps o del bíceps durante la inyección.

Aproximación interescalénica mediante neuroestimulación exclusiva

Para identificar los nervios por anestesiar mediante la neuroestimulación exclusiva, la punción se hace en el eje del cuello, hacia abajo, ligeramente hacia el interior y hacia atrás, por delante o por detrás de la vena yugular al nivel del cartílago cricoides (Figuras 1.15 y 1.16). El anestesiólogo, colocado en la cabecera del paciente, le solicita elevar un instante la cabeza, lo que contrae los músculos del cuello y, en efecto, sobresale el esternocleidomastoideo. Entonces, palpa la fosa entre el escaleno anterior y medio (*v.* Figura 1.13) y le demanda al paciente que realice una expiración forzada con la glotis cerrada (maniobra de Valsalva) a fin de poner en evidencia la vena yugular.

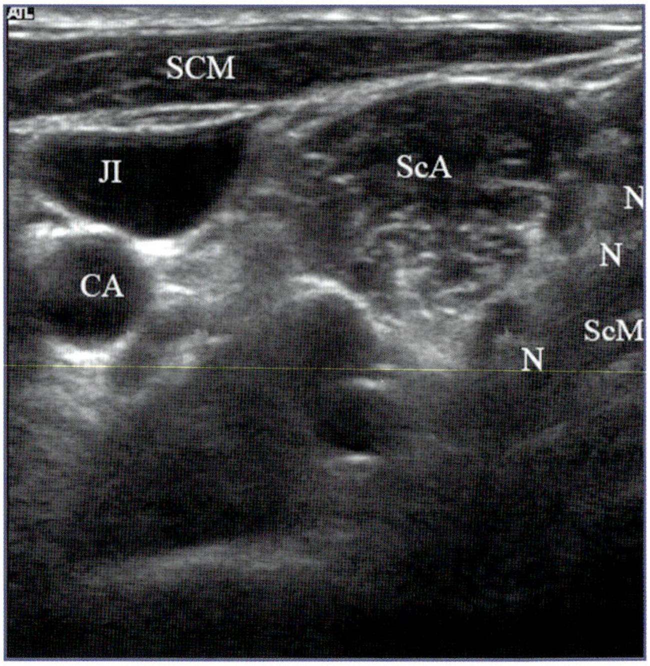

Figura 1.14 Ecografía transversa de la región interescalénica. SCM: Músculo esternocleidomastoideo. JI: Vena yugular interna. CA: Arteria carótida. ScA: Músculo escaleno anterior. ScM: Músculo escaleno medio. N: Nervios en el espacio interescalénico: aspecto en "pila de platos".

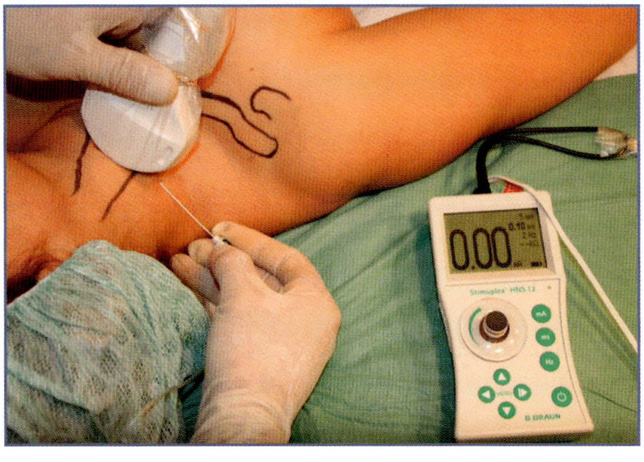

Figura 1.13 Sonda sobre el espacio interescalénico con aproximación por el borde lateral.

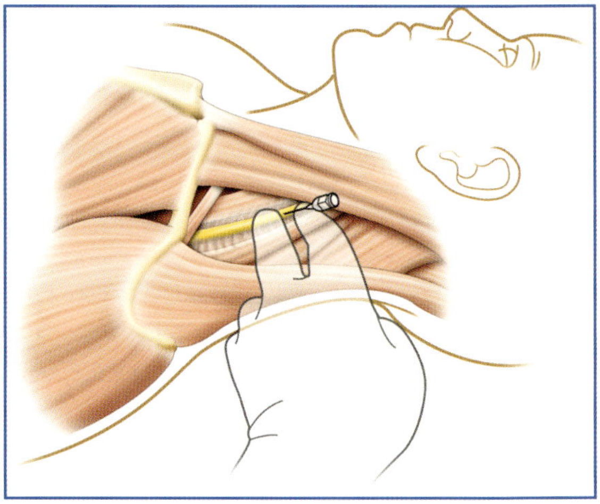

Figura 1.15 Región interescalénica.

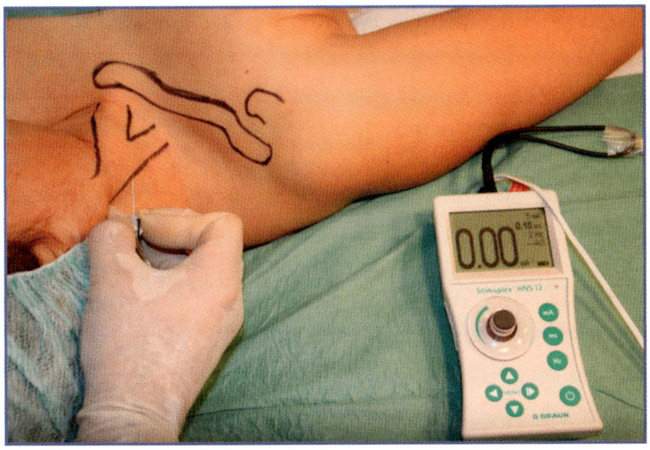

Figura 1.16 Aproximación interescalénica solo con la neuroestimulación.

Se utiliza una aguja o un catéter corto de 5 cm. Los troncos nerviosos están muy superficiales, es excepcional tener que profundizar la aguja más de 3 cm, la clave está en realizar con esta una suerte de desembarco. Si se observa una estimulación del nervio frénico, se impone una orientación más posterior y lateral. Si se obtiene una estimulación de los músculos posteriores del hombro (trapecio) y de la clavícula (nervio del serrato anterior y torácico largo), se deberá tomar una dirección más anterior. Si la aguja encuentra una fuerte resistencia es porque se está en contacto con la apófisis transversa de C6 (tubérculo de Chassaniac) y, por lo tanto, muy posterior; o sobre la primera costilla, por ende, demasiado profundo.

Complicaciones del bloqueo interescalénico

La parálisis hemidiafragmática es la complicación más frecuente de este bloqueo,[41,42] lo que puede llevar a la reducción del 25% de la función pulmonar, felizmente regresiva.

La disfonía por bloqueo del nervio recurrente y el síndrome de Claude-Bernard-Horner son relativamente frecuentes y regresan espontáneamente y sin secuelas cuando se detiene la administración de los anestésicos locales.

Otras complicaciones imponen una vigilancia más estrecha, tal como es el caso del reflejo de Bezold-Jarisch, que se traduce en una bradicardia y una hipotensión y que se produce, sobre todo, en la cirugía de un paciente en posición sentado. Se puede observar, igualmente, la aparición de una insuficiencia respiratoria por parálisis diafragmática,[41,42] o un neumotórax, en caso de utilizar agujas demasiado largas. Puede ocurrir también una punción vascular accidental (vena yugular externa o arteria vertebral) o un bloqueo bilateral, debido a una inyección o a una difusión dentro del espacio peridural cervical.[40]

Bloqueo supraclavicular

Históricamente, esta técnica fue descrita por primera vez en 1911 por Kulenkampff.[23] A causa del porcentaje elevado de complicaciones, especialmente de neumotórax, el bloqueo supraclavicular ha sido practicado únicamente a pequeña escala. Luego del avenimiento de la ecografía y los trabajos de Kapral en 1993[18] y de Chan en el 2003,[6] se practica en forma rutinaria y la incidencia de neumotórax es casi nula en manos experimentadas.[28]

Indicaciones y contraindicaciones del bloqueo supraclavicular

Si bien este bloqueo puede ser utilizado para la cirugía del hombro, con la condición de que el volumen utilizado sea suficiente, la indicación de elección es la cirugía del brazo, el codo, el antebrazo y la mano. Puede realizarse en pacientes ambulatorios.

Las contraindicaciones a este bloqueo son, entre otras, de orden local y conciernen a los antecedentes de cirugía carotídea, de vaciamiento ganglionar homolateral, a cirugía del plexo braquial o de la primera costilla. La insuficiencia respiratoria grave puede ser una contraindicación, considerando el riesgo de bloqueo del nervio frénico, que es alrededor del 30%.[38]

Reparo ecográfico y realización de un bloqueo supraclavicular

Para un reparo de los nervios por ecografía, utilizamos una sonda lineal de alta frecuencia ubicada en la fosa supraclavicular, paralela o con un ángulo de aproximadamente 20° o 30° con respecto a la clavícula, con el fin de obtener una imagen en un corte transversal de la arteria subclavia y del plexo braquial. La arteria subclavia, la primera costilla y el domo pleural son fácilmente identificados. La arteria subclavia reposa sobre el domo pleural.

En esta zona, los troncos nerviosos tienen un aspecto hipoecogénico y son redondos u ovalados. Ellos se sitúan en una posición posterolateral y superficial con respecto a la arteria subclavia y dan un aspecto de "lanzamiento de globo" (Figuras 1.17 y 1.18) (en inglés se habla de *cluster*, 'racimo'). La arteria es pulsátil y se ve por encima de la primera costilla. De ser necesario, no debe dudarse en utilizar el Doppler color y, eventualmente, la neuroestimulación frente a una imagen hipoecogénica que pueda corresponder, ya sea a una estructura nerviosa o a una vascular. En efecto, muy frecuentemente el plexo es atravesado por arterias y venas, como la arteria dorsal de la escápula, rama de la arteria subclavia (que debe buscarse rutinariamente).

La aguja es introducida a partir de la extremidad lateral de la sonda, siguiendo la técnica en plano. La inyección deberá realizarse desde la profundidad hacia la superficie, porque, a la inversa, provocaría un desplazamiento aún más profundo de los troncos nerviosos.

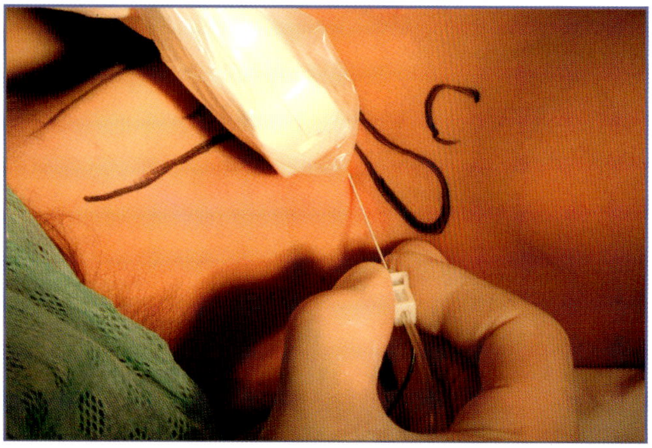

Figura 1.17 Sonda en la región supraclavicular con aproximación lateral.

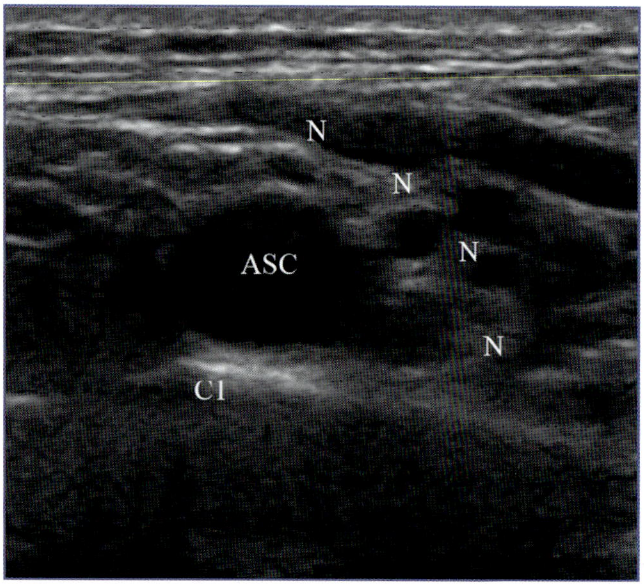

Figura 1.18 Ecografía de la región supraclavicular. N: Nervio: Aspecto de "lanzamiento de globo". ASC: Arteria subclavia. C1: Primera costilla.

Se debe comenzar con la inyección en el ángulo formado por la arteria y la primera costilla,[37] luego, continuar debajo del plexo y retirar la aguja para redirigirla por encima del plexo, más horizontalmente.[39]

Al final, todo el plexo es "bañado" por el anestésico local, que proporciona un efecto de producto de contraste en la visión ecográfica.

Aproximación supraclavicular mediante neuroestimulación exclusiva

El paciente, en decúbito dorsal, con la cabeza ligeramente rotada hacia el lado opuesto a aquel en que será hecha la punción. El anestesiólogo le solicita elevar un poco la cabeza para hacer sobresalir el borde lateral del esternocleidomastoideo. El sitio de punción se sitúa a lo largo de este borde, entre 1 cm y 3 cm por encima del borde superior de la clavícula.

Si se utiliza solo la neuroestimulación, preferimos la técnica del hilo de plomo de Brown,[2] que consiste en punzar en el borde lateral del esternocleidomastoideo, en una dirección anteroposterior estricta con una profundidad que no sobrepase los 30 mm a 45 mm.

Si no se obtiene ninguna respuesta motora a esta profundidad, nosotros punzamos nuevamente con un ángulo más cefálico, al comienzo de 5° y que no sobrepase los 30°. Si nuevamente no hay ninguna respuesta, volvemos a punzar en sentido caudal con un ángulo de 20° como máximo para evitar el domo pleural (Figuras 1.19 y 1.20).

Complicaciones del bloqueo supraclavicular

Las complicaciones que pueden producirse en el curso de este bloqueo son principalmente debidas a las dificultades

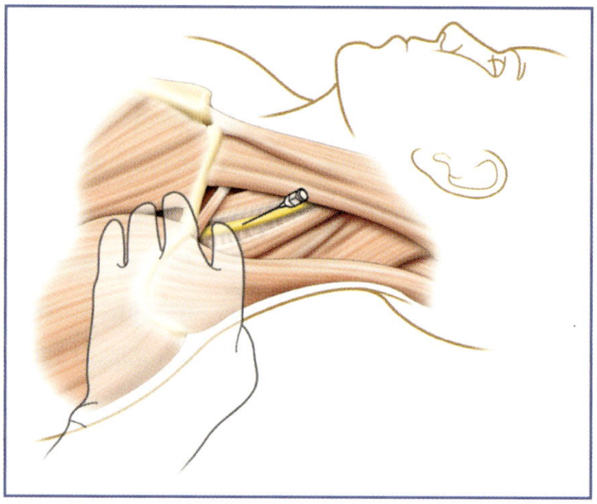

Figura 1.19 Región supraclavicular.

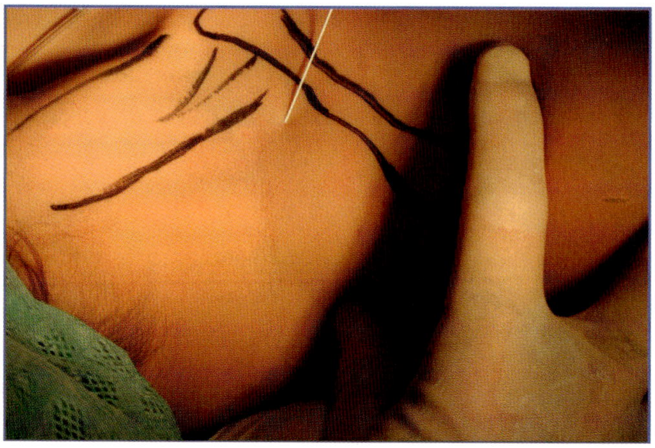

Figura 1.20 Aproximación supraclavicular con el neuroestimulador únicamente.

técnicas, como la punción de la arteria subclavia o la vena yugular interna. En lo que concierne al tratamiento con anticoagulantes, este bloqueo es posible, ya que las estructuras vasculares son accesibles a una compresión hemostática aunque se recomienda una gran prudencia en razón del número de venas y arterias que emergen de la arteria subclavia y atraviesan el plexo.

Como en el bloqueo interescalénico, podemos encontrar un bloqueo del nervio recurrente, un síndrome de Claude - Bernard - Horner o una parálisis diafragmática.

El riesgo más importante sigue siendo el neumotórax en caso de punción demasiado profunda.[3] Perlas no experimentó ningún neumotórax en 510 casos consecutivos.[28] Bruel registró un neumotórax sobre 300 bloqueos practicados en un periodo de cuatro años.[4]

El diagnóstico de neumotórax puede descartarse cuando el signo ecográfico de "deslizamiento pleural" está presente en las zonas anteriores, en un paciente en decúbito dorsal.[24,44]

Bloqueo infraclavicular

Este bloqueo fue descrito por primera vez a comienzos del siglo XX.[16] Quedó en desuso hasta estos últimos años por temor a la punción vascular y, sobre todo, al neumotórax.

La descripción de nuevas vías de abordaje más distales con respecto al domo pleural[2,19,30,34] y la utilización de la ecografía permitieron identificar las estructuras nerviosas de forma más segura y le devolvieron a esta técnica un lugar importante.[14]

Indicaciones y contraindicaciones del bloqueo infraclavicular

El bloqueo infraclavicular es utilizado para la cirugía del brazo a partir del tercio medio del húmero, del codo, del antebrazo, de la muñeca, de la mano y de los dedos.

Es particularmente apreciado en traumatología, ya que puede realizarse sin movilizar el miembro afectado, ni retirar el material de contención si el extremo de los dedos queda visible.

La reacción a la neuroestimulación es, entonces, de menor amplitud y menos dolorosa.

Los antecedentes de vaciamiento ganglionar no impiden su realización; en cambio, está contraindicada en presencia de algún trastorno de la coagulación en razón del riesgo de punción de la arteria subclavia en un lugar donde la compresión es imposible.

Reparo ecográfico y realización de un bloqueo infraclavicular

Como para los bloqueos precedentes, el paciente yace en decúbito dorsal, la cabeza ligeramente hacia el lado opuesto a la punción, el brazo por anestesiar al lado del cuerpo o sobre el abdomen.

Si bien se describieron varios abordajes[2,19,30,34], los medioclaviculares deberían ser evitados a causa del riesgo de neumotórax. Es preferible elegir una vía paracoracoidea en la fosita infraclavicular, por lo tanto extratorácica, evitando orientar la aguja demasiado medial. Esta fosita es limitada por la apófisis coracoides hacia afuera, por el borde inferior de la clavícula hacia arriba y por el borde lateral del pectoral mayor hacia abajo y hacia adentro (Figura 1.21).

La sonda ecográfica se coloca en posición parasagital, hacia adentro del proceso coracoideo, perpendicular al trayecto de la arteria axilar. Como consecuencia de la mayor profundidad de las estructuras, la frecuencia de la sonda debe regularse entre 5 MHz y 10 MHz.

Los músculos pectorales mayor y menor forman el plano superior; el pulmón es fácilmente identificable. En esta zona, los fascículos nerviosos son hiperecogénicos en posición lateral, medial y posterior alrededor de la arteria. Esta y la vena son hipoecogénicas y dan una imagen de "cañón de fusil" (Figura 1.22).

El punto de punción ideal se sitúa sobre el extremo cefálico de la sonda. La progresión de la aguja se hace según un ángulo de 45° en dirección posterocaudal (Figura 1.23) siguiendo el gran eje de la sonda (contrariamente a la aproximación vertical que se hace con la neuroestimulación sola). Es importante señalar que la sonda puede, a veces, entorpecer una introducción más vertical de la aguja. El anestésico se aplica en el fascículo posterior bajo la arteria, lo que

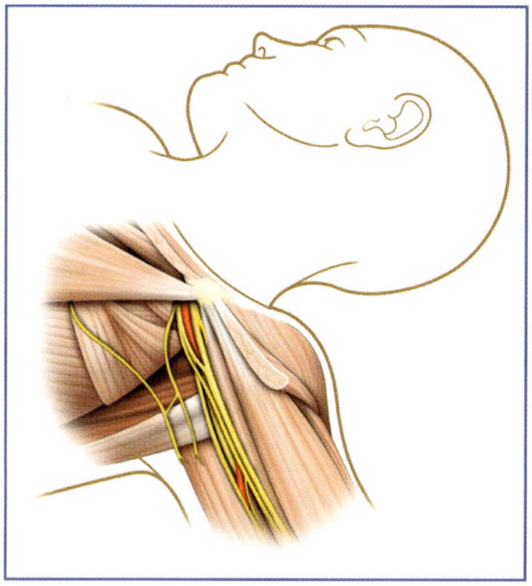

Figura 1.21 Región infraclavicular.

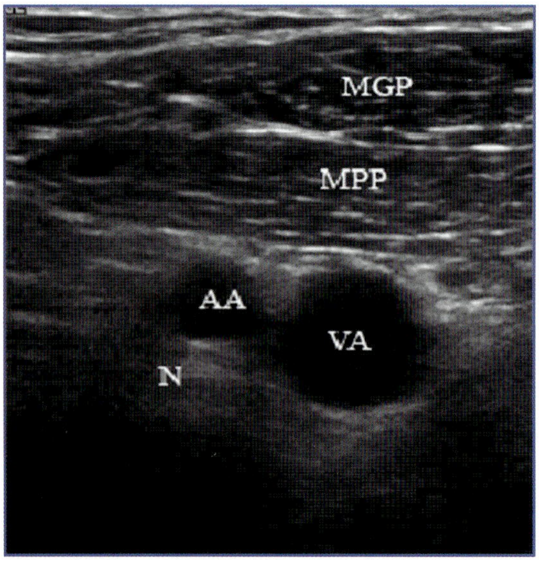

Figura 1.22 Imagen ecográfica infraclavicular en un corte transverso. MGP: Músculo pectoral mayor. MPP: Músculo pectoral menor. AA: Arteria axilar. VA: Vena axilar. N: Troncos nerviosos.

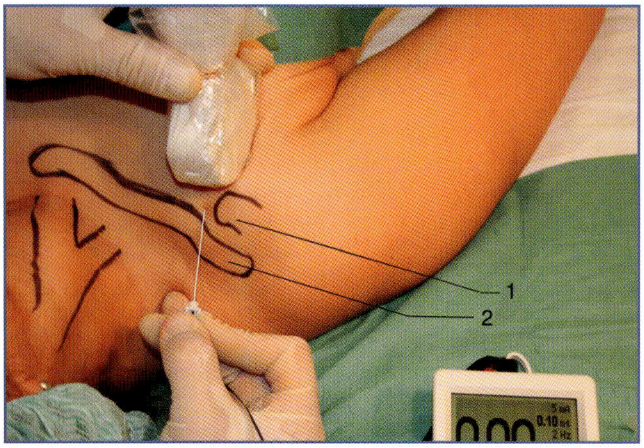

Figura 1.23 Sonda en la región infraclavicular y aproximación posterocaudal. 1: Apófisis coracoides. 2: Clavícula.

generalmente es suficiente para asegurar un bloqueo completo. Otra de las técnicas, igualmente eficaz, consiste en rodear la arteria con una serie de inyecciones. La utilización del neuroestimulador puede facilitar el reparo del fascículo posterior, principalmente.

Aproximación infraclavicular mediante neuroestimulación exclusiva

El punto de punción se sitúa sobre el borde inferior de la clavícula, a 1 cm o 2 cm medial con respecto a la apófisis coracoides.

Cuando el reparo de los nervios se realiza solo con la neuroestimulación, el anestesiólogo punza estrictamente en sentido vertical según la técnica de Raj[30] (Figuras 1.21 y 1.24). Este alcanza, en un primer tiempo, el nervio musculocutáneo, que hay que sobrepasar para ir a buscar más en profundidad los otros fascículos nerviosos.

La extensión del codo, la muñeca y los dedos confirma la respuesta radial distal. La respuesta distal del mediano es confirmada por la flexión de la muñeca, y la del segundo y tercer dedo por la contracción del palmar mayor y menor.

Una buena respuesta radial da los mejores resultados sobre el plano anestésico. Las respuestas de tipo mediano o cubital pueden ser suficientes, pero son menos constantes.

Es necesario un complemento del nervio musculocutáneo (flexión del antebrazo sobre el brazo). Para disminuir la incomodidad del torniquete, es preciso insensibilizar el nervio cutáneo braquial y el intercostobraquial.

Complicaciones del bloqueo infraclavicular

La principal complicación de este bloqueo es la punción de los vasos subclavios o axilares al nivel de la fosita coracoidea. Este riesgo es del 2% al 4%.

Una orientación demasiado medial de la aguja puede ocasionar un neumotórax.[45]

Estos riesgos son casi nulos después de la utilización de la ecografía.

Bloqueo axilar

Es la técnica de anestesia del miembro superior más utilizada actualmente en cirugía ambulatoria.

La punción transarterial o la búsqueda de parestesias han sido abandonadas por los anestesiólogos, ya que originan lesiones vasculares o neurológicas.

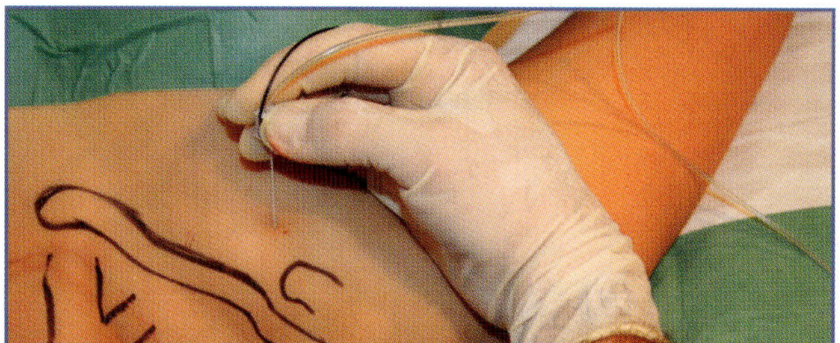

Figura 1.24 Aproximación infraclavicular con el neuroestimulador únicamente.

La neuroestimulación con aguja aislada ha hecho que esta técnica sea muy popular en razón de su baja morbilidad comparada con las anestesias más proximales.

Un buen conocimiento de la anatomía y de los diferentes tipos de respuestas musculares permite bloquear selectivamente varios nervios y obtener así una excelente anestesia.[21,22,25,13]

Indicaciones y contraindicaciones del bloqueo axilar

El bloqueo axilar es la técnica de elección para la cirugía ambulatoria del codo, del antebrazo, de la muñeca, de la mano y de los dedos. También es utilizado para obtener una analgesia que permita la movilización del miembro operado, lo que de otra manera sería muy doloroso.

Las contraindicaciones a este bloqueo son locales: los antecedentes de vaciado ganglionar axilar y las adenopatías o infecciones del hueco axilar homolateral.

Reparo ecográfico y realización de un bloqueo axilar

El paciente está acostado sobre la espalda, el brazo en abducción de 90° y en rotación externa. El antebrazo está flexionado en supinación entre 90° y 120° (Figura 1.25). El reparo se realiza con la ayuda de una sonda de 8 MHz a13 MHz, ya que el plexo es superficial en esta zona.

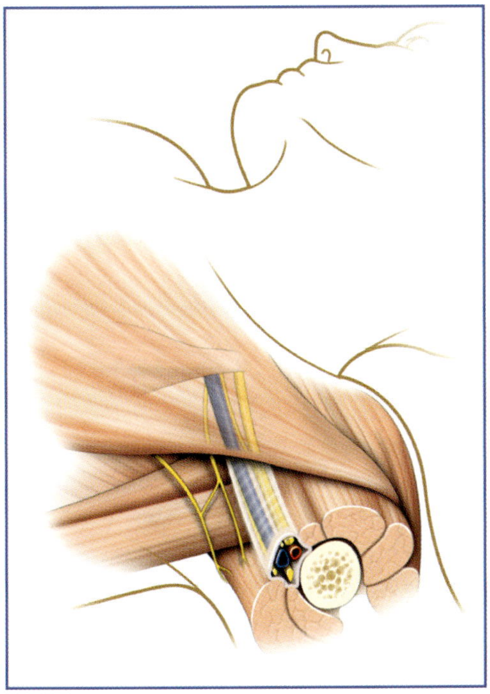

Figura 1.25 Región axilar.

La sonda se coloca perpendicularmente a la fosa axilar, tan proximal como sea posible. La arteria axilar, elemento central del paquete vasculonervioso, es fácilmente identificable, ya que es pulsátil. Alrededor de la arteria se localizan las venas braquiales, la vena basílica (muy sensible a la presión de la sonda), así como los nervios radial, cubital y mediano. Aquí los nervios adoptan un aspecto de "panal de abejas". La mayoría de las veces, el nervio radial se encuentra posterior a la arteria, el nervio cubital se ubica medial y posterior, y el nervio mediano lo hace anterior y lateral (Figura 1.26).

El nervio musculocutáneo, más lateral (de aspecto hiperecogénico), se encuentra entre los músculos bíceps y coracobraquial (Figura 1.27). El nervio cutáneo medial del antebrazo acompaña a la vena basílica. Es importante señalar la gran frecuencia de variantes anatómicas en esta región.[9,32] En efecto, la disposición convencional solo se ve en los dos tercios de los casos.[1] También hay que remarcar que la posición de los nervios, sobre todo la del mediano, varía en función de la posición del antebrazo.[33]

Una aguja corta (menos de 5 cm) es introducida en el eje de la sonda. Esta aproximación en plano es la que nosotros recomendamos, ya que permite una óptima visibilidad del paquete vasculonervioso y de la aguja. Entonces, la aproximación hacia el plexo es perpendicular a la practicada con la neuroestimulación sola (Figura 1.28).

Es más fácil comenzar por inyectar el anestésico local alrededor de los nervios más profundos, a continuación, en los otros nervios y finalmente retirar la aguja. A diferencia de otros, preferimos las inyecciones múltiples alrededor de la arteria axilar en cada uno de los nervios.

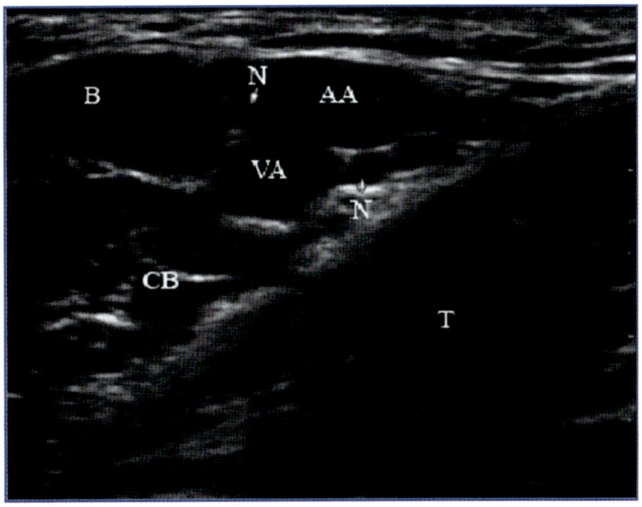

Figura 1.26 Región axilar en un corte transverso. AA: Arteria axilar. VA: Vena axilar. B: Bíceps. T: Tríceps. N: Nervio. CB: coracobraquial.

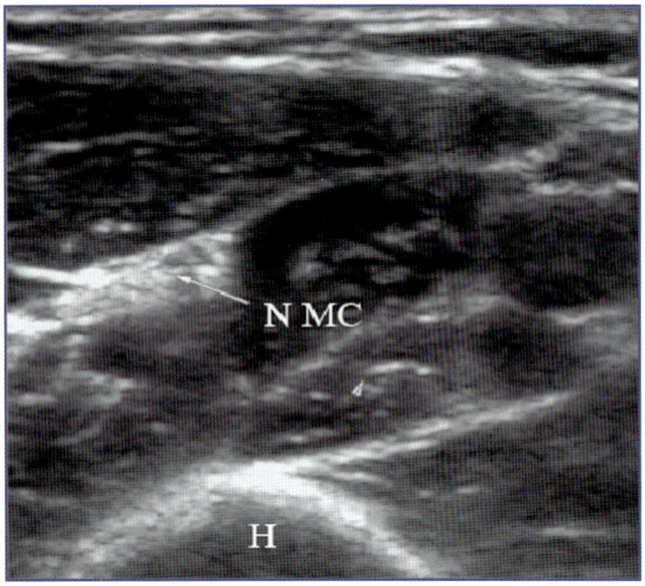

Figura 1.27 Nervio musculocutáneo en la región del bíceps braquial. NMC: Nervio musculocutáneo. H: Húmero.

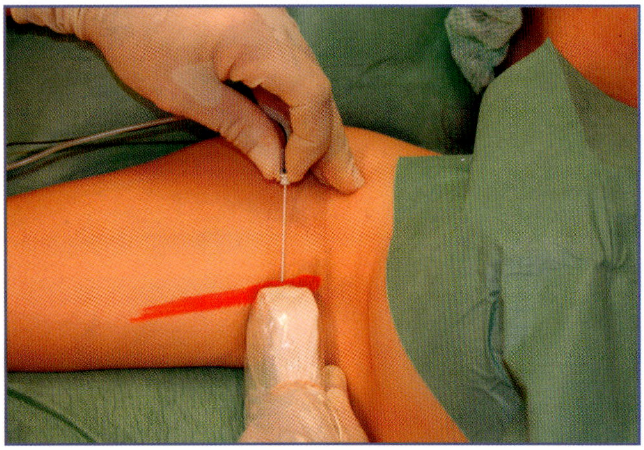

Figura 1.28 Sonda en posición transversa con respecto a la arteria axilar.

Aproximación axilar mediante neuroestimulación exclusiva

Se flexiona el antebrazo en supinación entre 90° y 120°. El anestesiólogo palpa el hueco axilar para identificar la arteria axilar, el músculo coracobraquial y el borde inferior del pectoral mayor (Figura 1.25).

Se punza sobre el borde inferior del pectoral mayor donde la arteria es más fácilmente identificable. Si se realiza únicamente la neuroestimulación, la aguja se dirige tangencialmente a la arteria y hacia lo alto del hueco axilar (Figura 1.29).

Se buscarán las respuestas musculares selectivas de los nervios musculocutáneos mediano, radial y cubital.

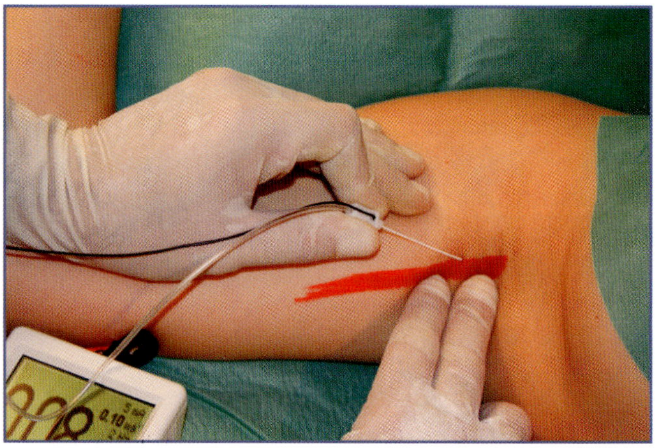

Figura 1.29 Aproximación axilar con la neuroestimulación únicamente.

Sabiendo que las variaciones anatómicas son frecuentes en esta región, ya no se recomienda el uso de esta técnica en forma exclusiva, salvo como complemento de imágenes ecográficas.

Complicaciones del bloqueo axilar

El único riesgo del bloqueo axilar es la punción de la arteria axilar que provoca un hematoma del hueco axilar. Ya que se trata de un bloqueo superficial y que es accesible a la compresión hemostática, este puede realizarse incluso en pacientes bajo tratamiento anticoagulante o antiagregante.

Bloqueos tronculares del miembro superior

Los bloqueos tronculares, muy útiles en la práctica cotidiana de la ALR, son realizados a menudo como complemento de un bloqueo pléxico insuficiente. En función del territorio no anestesiado, se pueden bloquear más distalmente los nervios mediano, radial o cubital al nivel troncular.

El procedimiento se realizará en el pliegue del codo o en la muñeca para una cirugía aislada de la mano. Estos bloqueos pueden asociarse entre ellos o también a los bloqueos pléxicos para obtener una anestesia perfecta.

Un bloqueo cubital solo es suficiente para un acto limitado al dedo meñique; la combinación del radial y mediano se recomienda para el pulgar, y la de mediano y cubital se asocia para una intervención en el mayor y en el anular.

Estos bloqueos son particularmente interesantes en caso de contraindicación de un bloqueo pléxico.

No obstante, la utilización de bloqueos tronculares combinados presenta el inconveniente de que los pacientes sufren múltiples punciones y la incomodidad del torniquete en el territorio cutáneo que no pudo ser insensibilizado.

Los bloqueos tronculares demandan las mismas precauciones que los otros bloqueos, a saber, la asepsia, la colocación de una vía intravenosa y la vigilancia por monitoreo.

El reparo por neuroestimulación se efectúa en el pliegue del codo para el mediano, el radial y el cubital. La ecografía permite el reparo de los nervios en el pliegue del codo y su seguimiento hasta la muñeca. En el tercio inferior del antebrazo, los nervios mediano y cubital pueden ser estimulados; no es el caso del radial, que es únicamente sensitivo en esta área.

Bloqueo del nervio mediano

Recuerdo anatómico

En el pliegue del codo, el nervio mediano está situado entre el borde medial del tendón del bíceps y el borde lateral del pronador redondo. La arteria humeral discurre a lo largo del borde lateral del nervio mediano.

A continuación, este pasa por el antebrazo entre el palmar mayor (*flexor carpi radialis*, 'flexor radial del carpo') y el palmar largo (*palmaris longus*, 'palmar menor') para penetrar en el retináculo de los flexores en el canal carpiano. En el compartimento medio de la mano, el mediano se divide en ramos destinados a los músculos tenares y en nervios digitales palmares comunes.

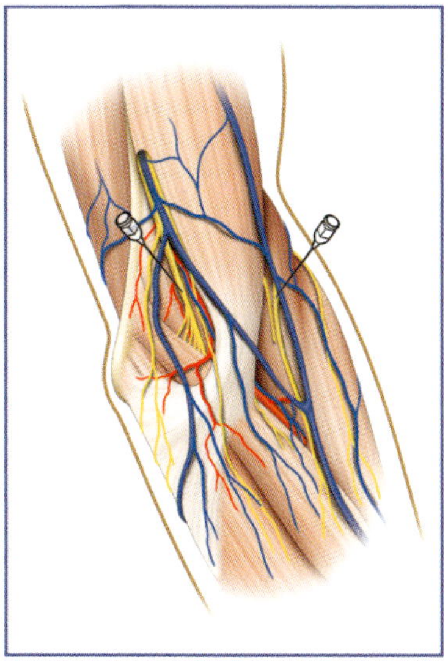

Figura 1.30 Región del pliegue del codo. Nervio mediano y nervio radial.

El bloqueo del nervio mediano en el pliegue del codo

El paciente en decúbito dorsal, el brazo en abducción de 90° y la mano en supinación. El anestesiólogo repara el pliegue del codo y el tendón del bíceps. Este remonta a 3 cm proximal al pliegue del codo para palpar la arteria humeral y punza tangencialmente con respecto a la piel y medialmente a la arteria (Figura 1.30).

A una profundidad de 1 cm a 3 cm se obtiene la respuesta motriz característica con una contracción del flexor radial del carpo, la flexión de los dedos y la pronación del antebrazo. Con la ecografía, se buscará el nervio desplazando la sonda de un lado y del otro de la arteria humeral y constataremos que, muy a menudo, este está pegado a la parte medial de la arteria y que tiene una forma ovalada característica en el corte transversal (Figura 1.31). El nervio será bloqueado entonces mediante una inyección de 5 mL a 10 mL de anestésico local.

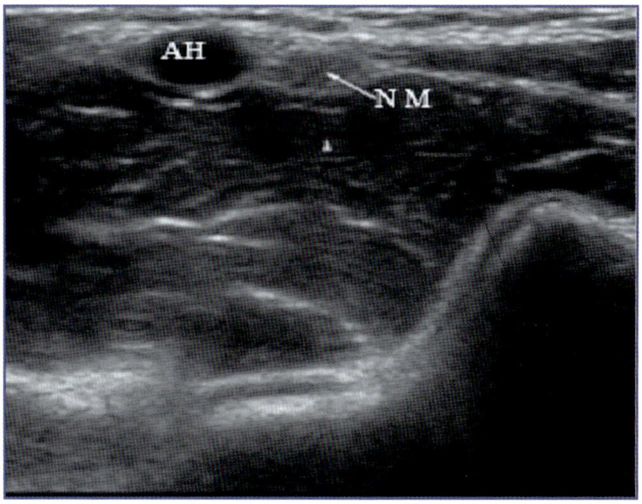

Figura 1.31 Ecografía del pliegue del codo. AH: Arteria humeral. NM: Nervio mediano en el pliegue del codo.

El bloqueo del nervio mediano en la muñeca

El paciente se dispone en la misma posición que la enunciada precedentemente. La flexión contra resistencia de la muñeca hace sobresalir de la piel el tendón del palmar menor hacia medial y lateralmente al tendón del palmar mayor (Figura 1.32). El punto de punción es a 5 cm por encima de la primera línea de flexión de la muñeca, entre estos dos tendones. Una aguja de 25 mm es introducida a 45° en dirección cefálica. La respuesta buscada es la contracción de los músculos tenares.

Una inyección de 4 mL a 5 mL es suficiente.

Bloqueo del nervio radial

Recuerdo anatómico

En la zona del codo, el nervio radial está situado en el surco bicipital externo, entre el bíceps y el músculo braquiorradial (*braquioradialis*), entre 1 cm y 3 cm por encima del pliegue del codo. Este nervio se divide en dos ramas, una

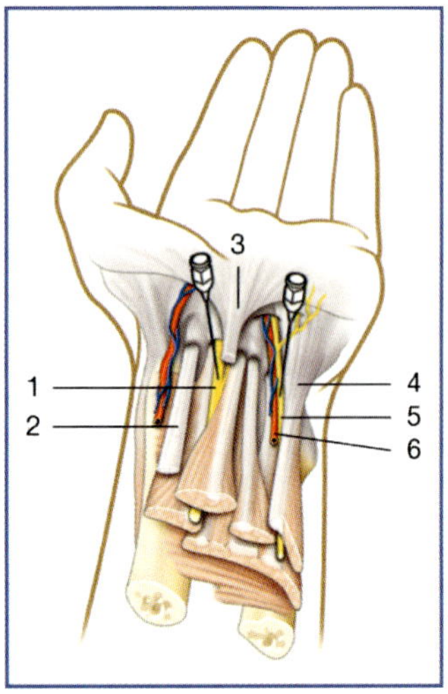

Figura 1.32 Nervio mediano y nervio cubital. 1: Nervio mediano. 2: Flexor radial del carpo (*flexor carpi radialis*, FCR). 3: Ligamento anular del carpo. 4: Flexor cubital del carpo (*flexor carpi ulnaris*, FCU). 5: Nervio cubital. 6: Arteria cubital.

superficial sensitiva y una profunda motora. La rama superficial desciende hasta el antebrazo contra la cara profunda del braquiorradial, pasa bajo el tendón de este músculo para ganar la cara lateral del antebrazo y termina por dividirse en ramas digitales dorsales. La rama profunda tiene un trayecto lateral y posterior para emerger al nivel del musculo supinador corto y dar las ramas terminales que inervan los músculos extensores de la muñeca y de los dedos.

El bloqueo del nervio radial en el pliegue del codo

El paciente, acostado sobre la espalda, con el brazo en abducción y la mano en supinación. El punto de punción está a 3 cm por encima del pliegue del codo y lateralmente con respecto al tendón del bíceps. La aguja se introduce en dirección cefálica y a una profundidad de 2 a 3 cm.

La respuesta esperada es la extensión de la muñeca y de los dedos o una supinación del antebrazo. En la ecografía el nervio está aislado, no presenta ninguna estructura vascular en proximidad, lo que lo hace fácilmente identificable. La inyección será de 5 mL a 10 mL.

El bloqueo del nervio radial en la muñeca

Se trata de un bloqueo puramente sensitivo, por lo tanto, sin neuroestimulación. El sitio de punción está a 3 cm por encima de la parte superior de la tabaquera anatómica, sobre la cara externa del antebrazo (Figura 1.33). Una infiltración subcutánea de 4 mL a 5 mL de anestésico, por un lado, y, por el otro, del borde externo del antebrazo permite la sedación de este nervio.

Bloqueo del nervio cubital

Recuerdo anatómico

En la cara posterior del codo, el nervio cubital pasa a través del canal epitrocleo-olecraneano, por detrás del epicóndilo medial. Sigue su trayecto entre los dos vientres del cubital anterior. En el tercio inferior del antebrazo, camina entre la arteria cubital lateralmente y el cubital anterior medialmente. En la muñeca, el nervio pasa por dentro del canal cubital y se divide en dos ramas. La rama profunda inerva al aductor y a los fascículos profundos del flexor corto del pulgar, entre otros.

El bloqueo del nervio cubital en el pliegue del codo

El paciente en decúbito dorsal, el brazo en abducción de 90° y flexionado a 60°. El sitio de punción es siempre a distancia del canal epitrocleo-olecraneano, con el propósito de evitar el riesgo de parestesias secuelares muy desagradables. Existen dos vías posibles: Se traza una línea que pasa entre el cóndilo medial y el olecranon en la prolongación del surco cubital y se punza a 3 cm por encima de esta línea, en dirección cefálica, o bien a 3 cm por debajo, en dirección caudal (Figuras 1.34 y 1.35).

La respuesta buscada es una flexión del anular y del meñique, o una aducción del pulgar. Bajo ecografía, el nervio tendrá un aspecto triangular característico en un corte transversal. El bloqueo se obtiene con una inyección de 5 mL a 10 mL.

El bloqueo del nervio cubital en la muñeca

Se instala al paciente en decúbito dorsal con el brazo en abducción y el antebrazo en supinación. El sitio de punción está situado proximal con respecto al primer pliegue de flexión de muñeca, a unos 3 cm a 5 cm aproximadamente de este pliegue, sobre el borde medial del antebrazo y hacia atrás en relación con el cubital anterior (*v.* Figura 1.32).

La aguja de neuroestimulación, que es introducida perpendicularmente a la piel, busca una contracción de los músculos hipotenares o una aducción del pulgar. El nervio será bloqueado con una inyección de 4 mL a 5 mL.

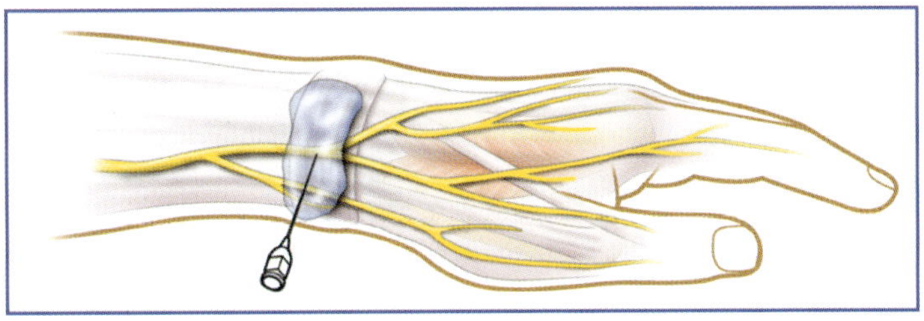

Figura 1.33 Bloqueo del nervio radial en la muñeca.

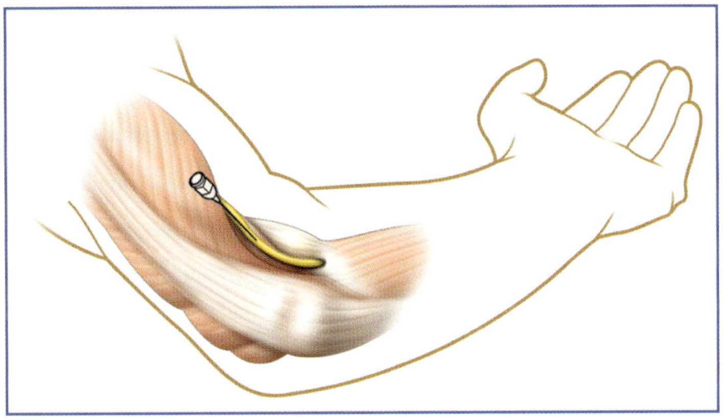

Figura 1.34 Sitio de punción del nervio cubital por debajo de la línea que une al cóndilo medial con el olecranon.

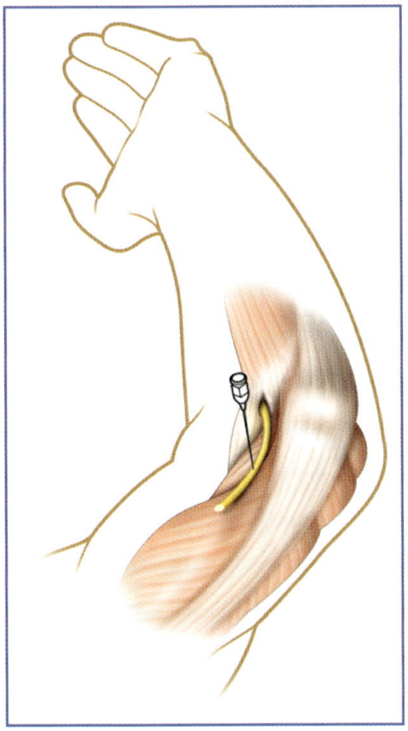

Figura 1.35 Sitio de punción del nervio cubital por encima de la línea que une al cóndilo medial con el olecranon.

Bloqueo interdigital

Hablamos bien de un bloqueo interdigital y no de una anestesia local digital. En efecto, la anestesia en anillo de un dedo, aunque es muy eficaz, es muy dolorosa para el paciente. Además, si el volumen de anestésico inyectado es demasiado importante, existe un riesgo de isquemia del dedo por hiperpresión tisular. Los adyuvantes como la adrenalina son formalmente proscriptos en este tipo de anestesia de las extremidades, siempre a causa de este mismo riesgo isquémico.

El anestesiólogo coloca su pulgar en la cara dorsal de la comisura y el índice en la cara palmar. La aguja es introducida en la cara dorsal de la comisura, rasante al pulgar del operador, según un eje oblicuo dirigido hacia la punta del índice, que está situado en la cara palmar. A un centímetro de profundidad se inyectan 3 mL a 5 mL del anestésico, y se repite la operación en la otra comisura para bloquear los dos nervios colaterales (Figura 1.36).

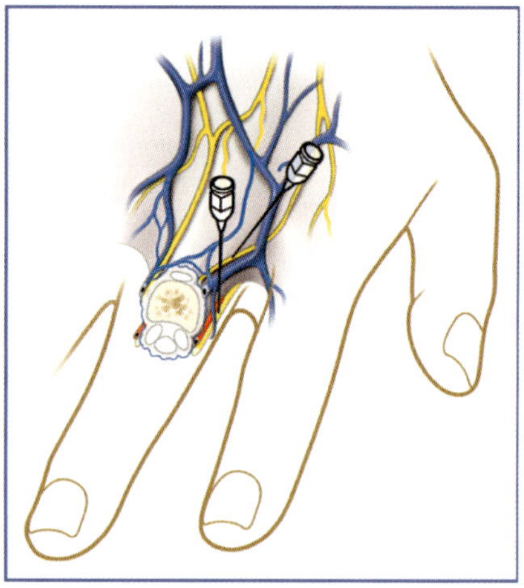

Figura 1.36 Bloqueo interdigital.

Este bloqueo es realizado proximal a la división del nervio interdigital en nervios colaterales, lo que provoca entonces una hemianestesia de los dos dedos adyacentes al que debe ser operado.

Las indicaciones del bloqueo interdigital son limitadas a los gestos simples que no necesitan más que un tiempo de isquemia muy corto, o que no la necesitan.

Alternativas a la anestesia locorregional

Anestesia general

La anestesia general es un estado comparable al sueño provocado por la inyección intravenosa o la administración por vía respiratoria, con la ayuda de un dispositivo apropiado, de vapores de medicación anestésica.

Es utilizada en caso de contraindicación a la ALR, cuando esta última es insuficiente o si el paciente lo desea. Está frecuentemente acompañada de náuseas y vómitos, lo que retarda el retorno al domicilio.

Anestesia locorregional por vía intravenosa (ALRIV)

Esta técnica o bloqueo de Bier, cirujano alemán que la describió en 1905, consiste en la inyección por vía intravenosa de un anestésico local en el miembro aislado de la circulación general por un torniquete arterial, luego de que el miembro haya sido vaciado de sangre.

Este bloqueo está indicado para una intervención en el brazo o en el antebrazo de una duración máxima de treinta a sesenta minutos.

Esta técnica presenta un riesgo de toxicidad general a los anestésicos locales en caso de soltar prematuramente el torniquete. Es dolorosa en la zona del torniquete y no existe analgesia posoperatoria. La única sustancia autorizada en la actualidad para practicar esta anestesia es la lidocaína al 0,5% (40 mL), por lo que la duración de acción es corta.

Conclusiones

La práctica ambulatoria de la cirugía de la mano está en plena expansión desde hace varios años, gracias a los progresos realizados en el campo de la ALR.

La ecografía ha revolucionado la práctica de la ALR. La neuroestimulación "exclusiva" se utiliza cada vez menos, aunque todavía es útil como complemento de seguridad indispensable a la ecografía, ya que no es una técnica infalible.

Los aspectos esenciales para la realización de un bloqueo del miembro superior siguen siendo un buen conocimiento de la anatomía y sus variaciones, así como la adquisición de la sonoanatomía.

El bloqueo axilar es el procedimiento más utilizado en ALR.

La cirugía ambulatoria y la ALR están particularmente adaptadas a la cirugía de la mano que, por su frecuencia y su impacto funcional, representa un importante problema de salud pública. Estas técnicas colaboran en el control de los costos por la ausencia de hospitalización y por el menor riesgo de infecciones nosocomiales.

Muchos progresos quedan todavía por realizar en el campo del dolor posoperatorio, particularmente en su componente crónico, en el tratamiento del síndrome de algoneurodistrofia (síndrome doloroso regional complejo tipo 1) y de la hiperalgesia. El objetivo es el de prolongar la analgesia posoperatoria para permitir una movilización rápida y eficaz, y reducir las secuelas.

Anexo: Ficha de información al paciente

Señor/a, usted será operado bajo anestesia locorregional, por favor lea atentamente esta ficha informativa.

- En la sala de operaciones usted podrá ver, escuchar y hablar con todo el equipo médico-quirúrgico, pero si esto a usted lo/a angustia o interfiere en su confort, siempre es posible realizar sedación o hacerle escuchar música.
- En caso de un bloqueo locorregional ineficaz (lo que sucede a veces), será necesario practicarle una anestesia general, pero esta no hará que se retrase su retorno al domicilio.
- En el quirófano, la temperatura es generalmente baja para reducir los riesgos de infección.
- Aunque la cirugía es, por lo general, corta, la duración de la hospitalización ambulatoria no podrá ser inferior a tres o cuatro horas.
- El brazo operado "dormirá" durante 1 h, 6 h, 12 h o 24 h o más, según su metabolismo, el producto utilizado, la duración de la analgesia deseada y el momento de evaluación neurológica deseado por los cirujanos.
- Con el fin de evitar cualquier lesión, luego de la operación habrá que mantener el brazo en un pañuelo o cabestrillo, hasta que este recupere toda la fuerza.
- Será necesario estar atento a no colocar el brazo anestesiado sobre una superficie caliente (radiador, cocina, etc.).
- Será necesario mantener la mano operada ligeramente sobreelevada para disminuir el edema.
- En la noche, habrá que colocar el miembro operado de manera tal que no haya riesgo de compresión.
- Comenzar a tomar los medicamentos analgésicos desde que el brazo comienza a "despertarse". Antes de su salida, le será prescripta una receta con los analgésicos.
- No deberá conducir en tanto que el brazo no esté completamente despierto (24 h, aprox.).
- Puede notar hematomas en los sitios de punción. Estos desaparecerán en algunos días.
- Usted puede, de manera excepcional, presentar una dificultad respiratoria (neumotórax). Deberá acudir de manera urgente al hospital.
- Usted puede presentar una sensación de hormigueo, cosquilleo o pinchazos en el brazo o en los dedos, que persisten a veces varios días, pero siempre transitorios.

Firma y aclaración del paciente

Referencias

[1] Berthier Fl, Lepage D, Henry Y, Vuillier F, Christophe JL, Boillot A, Samain E, Tatu L. Anatomical basis for ultrasound-guided regional anaesthesia at the junction of the axilla and the upper arm. Surg Radiol Anat. 2010 Mar;32(3):299-304.
[2] Borgeat A, Ekatodramis G, Dumont Ch. An evaluation of the infraclavicular block via a modified approach of the Raj technique. Anesth Analg 2001 ; 93 : 436-441.
[3] Brown DL, Cahill DR, Bridenbaugh LD. Supraclavicular nerve block : anatomic analysis of a method to prevent pneumothorax. Anesth Analg 1993 ; 76(3) : 530-534.
[4] Brull R, Chan VW. The corner pocket revisited. Reg Anesth Pain Med. 2011 May-Jun;36(3):308.
[5] Chan VW. Applying ultrasound imaging to interscalene brachial plexus block. Reg Anesth Pain Med. 2003;28:340–3.
[6] Chan VW, Perlas A, Rawson R, Odukoya O. Ultrasound-guided supraclavicular brachial plexus block. Anesth Analg. 2003;97:1514–7.
[7] Chauvin M, Lejus C, Scherpereel P, et al. Control of immediate postoperative pain in patients who received remifentanil during balanced anaesthesia for severely painful surgery. Br J Anaesth 1998 ; 80 (suppl. 1) : A613.
[8] Chung F, Mezei G. Factors contributing to a prolonged stay after ambulatory surgery. Anesth Analg 1999 ; 89 : 1352-1359.
[9] Christophe JL, Berthier F, Boillot A, Tatu L, Viennet A, Boichut N, Samain E. Assessment of topographic brachial plexus nerves variations at the axilla using ultrasonography. Br J Anaesth. 2009;103:606-12. 32
[10] Desmet M, Braems H, Reynvoet M, Plasschaert S, Van Cauwelaert J, Pottel H, Carlier S, Missant C, Van de Velde M. I.V. and perineural dexamethasone are equivalent in increasing the analgesic duration of a single-shotinterscalene block withropivacaine for shouldersurgery: a prospective, randomized, placebo-controlledstudy.Br J Anaesth. 2013 Sep;111(3):445-52.
[11] Eledjam JJ, Deschodt J, Viel EJ, Lubrano JF, Charavel P, d'Athis F, du Cailar J. Brachial plexus block with bupivacaine : effects of added alpha-adrenergic agonists : comparison between clonidine and epinephrine. Can J Anaesth 1991 ; 38(7) : 870-875.
[12] FredricksonFanzca MJ1, Danesh-Clough TK, White R. Adjuvant dexamethasone for bupivacainesciatic and ankle blocks: results from 2 randomized placebo-controlled trials. Reg Anesth Pain Med. 2013 Jul-Aug;38(4):300-7.
[13] Guntz E, Dumont H, Roussel C, Gall D, Dufrasne F, Cuvelier L, Blum D, Schiffmann SN, Sosnowski M. Effects of remifentanil on N-methyl-D-aspartate receptor : an electrophysiologic study in rat spinal cord. Anesthesiology 2005 ; 102(6) : 1235-1241.
[14] Hadzic A, Arliss J, Kerimoglu B, Karaca PE, Yufa M, Claudio RE, Vloka JD, Rosenquist R, Santos AC, Thys DM. A comparison of infraclavicular nerve block versus general anesthesia for hand and wrist day-case surgeries. Anesthesiology 2004 ; 101(1) : 127-132.
[15] Hadzic A, Williams BA, Karaca PE, Hobeika P, Unis G, Dermksian J, Yufa M, Thys DM, Santos AC. For outpatient rotator cuff surgery, nerve block anesthesia provides superior same-day recovery over general anesthesia. Anesthesiology 2005 ; 102(5) : 1001-1007.
[16] Helayel PE, de Oliveira Filho GR, da Conceição DB, Garzel IS, Pavei P, Ceccon MS. Learning curves and mathematical models for interventional ultrasound basic skills .Anesth Analg. 2008 Feb;106(2):568-73.

[17] Kapral S, Greher M, Huber G, Willschke H, Kettner S, Kdolsky R, Marhofer P. Ultrasonographic guidance improves the success rate of interscalene brachial plexus blockade. Reg Anesth Pain Med 2008;33:253-258.

[18] Kapral S, Krafft P, Eibenberger K, Fitzgerald R, Gosch M, Weinstabl C. Ultrasound-guided supraclavicular approach for regional anesthesia of the brachial plexus. Anesth Analg. 1994;78:507–13.

[19] Kilka HG, Geiger P, Mehrkens HH. Die vertikale infraclaviculäre Blockade des plexus brachialis. Anesthesist 1995 ; 44 : 339-344.

[20] Kinirons BP, Bouaziz H, Paqueron X, Ababou A, Jandard C, Cao MM, Bur ML, Laxenaire MC, Benhamou D. Sedation with sufentanil and midazolam decreases pain in patients undergoing upper limb surgery under multiple nerve block. Anesth Analg 2000 ; 90(5) : 1118-1121.

[21] Koscielniak-Nielsen ZJ, Stens-Pedersen HL, Lippert FK. Readiness for surgery after axillary block : single or multiple injection techniques. Eur J Anaesthesiol 1997 ; 14(2) : 164-171.

[22] Koscielniak-Nielsen ZJ, Nielsen PR, Nielsen SL, Gardi T, Hermann C. Comparison of transarterial and multiple nerve stimulation techniques for axillary block using a high dose of mepivacaine with adrenaline. Acta Anaesthesiol Scand 1999 ; 43(4) : 398-404.

[23] Kulenkampff, D (1911). "Zur Anästhesierung des Plexus Brachialis" (sur l'anesthésie du plexus brachial). Zentralblatt fur Chirurgie (en allemand) 38: 1337–40.

[24] Lichtenstein DA, Meziere G, Lascols N, et al. Ultrasound diagnosis of occult pneumothorax. Crit Care Med 2005 ; 33 : 1231-8.

[25] Lavoie J, Martin R, Tetrault JP, Cote DJ, Colas MJ. Axillary plexus block using a peripheral nerve stimulator : single or multiple injections. Can J Anaesth 1992 ; 39(6) : 583-586.

[26] Marhofer P, Greher M, Kapral S. Ultrasound guidance in regional anaesthesia. Review article. British Journal of Anaesthesia 2005 ; 94(1) : 7-17.

[27] Meier G, Bauereis C, Heinrich C. (Interscalene brachial plexus catheter for anesthesia and postoperative pain therapy. Experience with a modified technique.) (article en allemand). Anaesthesist 1997 ; 46(8) : 715-719.

[28] Perlas A, Lobo G, Lo N, Brull R. Chan VW, Karkhanis R. Ultrasound-guided supraclavicular block: outcome of 510 consecutive cases. Reg Anesth Pain Med 2009; 34:171-176.

[29] Pippa P, Cominelli E, Marinelli C, Aito S. Brachial plexus block using the posterior approach. Eur J Anaesthesiol 1990;7:411–20.

[30] Raj PP, Montgomery SJ, Nettles D, Jenkins MT. Infraclavicular brachial plexus block--a new approach. Anesth Analg 1973 ; 52(6) : 897-904.

[31] Remérand F, Laulan J, Couvret C, Palud M, Baud A, Velut S, Laffon M, Fusciardi J. Is the musculocutaneous nerve really in the coracobrachialis muscle when performing an axillary block ? An ultrasound study. AnesthAnalg2010;110:1729-34.

[32] Retzl G, Kapral S, Greher M, Mauritz W. Ultrasonographic findings of the axillary part of the brachial plexus. Anesth Analg 2001;92:1271–5.

[33] Ruzic Y, Beylacq L, Lasserre A, Maurette P, Nouette-Gaulain K. Description échographique de la localisation des nerfs du plexus brachial au creux axillaire en fonction de la position de l'avant-bras. Paris, SFAR 2011; R024.

[34] Sims JK. A modification of landmarks for infraclavicular approach to brachial plexus block. Anesth Analg 1977 ; 56(4) : 554-555.

[35] Singelyn FJ, Seguy S, Gouverneur JM. Interscalene brachial plexus analgesia after open shoulder surgery : Continous versus patient controlled infusion. Anesth Analg 1999 ; 89 : 1216-1220.

[36] Singelyn JF, Lhotel L, Fabre B. Pain relief after arthroscopic shoulder surgery. A comparaison between intraarticular analgesia, suprascapular nerve block and interscalene brachial plexus block. Anesthesia and Analgesia 2004 ; 99 : 589-592.

[37] Soares LG, Brull R, Lai J, Chan VW. Eight ball, corner pocket: the optimal needle position for ultrasound-guided supraclavicular block. Reg Anesth Pain Med. 2007 Jan-Feb;32(1):94-5

[38] Steven D. Petrar, MD, Michael E. Seltenrich, MD, Stephen J. Head, MD, and Stephan K. W. Schwarz, MD, PhD . Hemidiaphragmatic Paralysis Following Ultrasound-Guided Supraclavicular Versus Infraclavicular Brachial Plexus Blockade .Regional Anesthesia and. Pain Medicine • Volume 40, Number 2, March-April 2015.

[39] Techasuk W1, González AP, Bernucci F, Cupido T, Finlayson RJ, Tran DQ. A randomized comparison between double-injection and targeted intracluster-injection ultrasound-guided supraclavicular brachial plexus block. Anesth Analg. 2014 Jun;118(6):1363-9.

[40] Tetzlaff JE, Yoon HJ, Dilger J, Brems J. Subdural anaesthesia as a complication of an interscalene brachial plexus block. Case report Reg Anesth 1994 ; 19 : 357-359.

[41] Urmey WF1, Talts KH, Sharrock NE.One hundred percent incidence of hemidiaphragmatic paresis associated with interscalene brachial plexus anesthesia as diagnosed by ultrasonography. Anesth Analg. 1991 Apr;72(4):498-503.

[42] Verelst P, van Zundert A. Incidence of phrenic nerve block after interscalene brachial plexus block. Reg Anesth Pain Med. 2011 Jul-Aug;36(4):411-2;

[43] Vieira PA1, Pulai I, Tsao GC, Manikantan P, Keller B, Connelly NR. Dexamethasone with bupivacaine increases duration of analgesia in ultrasound-guided interscalene brachial plexus blockade. Eur J Anaesthesiol. 2010 Mar;27(3):285-8.

[44] Volpicelli G. Sonographic diagnosis of pneumothorax. Intensive Care Med. 2011;37(2):224.

[45] Whiffler K. Coracoid block : a safe and easy technique. Br J Anaesth 1981 ; 53 : 845-848.

[46] Winnie AP. Interscalene brachial plexus block. Anesth Analg 1970 ; 49 : 455-466.

2

La microcirugía de urgencia

A. Ooi - A. Lahiri - A Y. T Lim - P. Valle

Atención inicial de un paciente bajo el espectro de la microcirugía 28
Principios quirúrgicos 36
La tríada de Virchow 38
Conclusiones 42

La microcirugía es una técnica que ha sido poco difundida hasta la década de 1970. Desde entonces forma parte del arsenal técnico de todo cirujano que se dedique a la cirugía reparadora y reconstructiva, así como a la traumatología de urgencia y a la cirugía secundaria[40,46].

En el campo de la cirugía de la mano, la microcirugía ha transformado, entre otras cosas, el resultado funcional de los traumatismos de la mano[53].

El impacto socioeconómico de estas técnicas es importante, ya que permiten reimplantar la mano o los dedos de un herido condenado a la amputación, y revascularizar tejidos condenados a la necrosis[49]*. Estas técnicas microquirúrgicas han contribuido al desarrollo del concepto de reparación global de un traumatismo complejo de la mano, tal como lo describimos en el Capítulo 4 (Tratamiento en un solo tiempo con movilización precoz [TSTMP])*[45,13].

Este aporte técnico necesita estar perfectamente integrado en los equipos médicos y paramédicos que se ocupan de las urgencias. La evaluación del paciente permitirá determinar si su estado es compatible con la utilización de técnicas microquirúrgicas en función de su traumatismo.

Recordamos también los principios fundamentales de la práctica de la microcirugía en la urgencia y como esta se inserta en el marco de una reparación global reflexiva y jerarquizada.

Por último, hay que insistir, mas allá del acto técnico, sobre la necesidad del trabajo en equipo para manejar lo mejor posible las consecuencias de las variaciones hemodinámicas, la alteración del endotelio o de la pared vascular, frecuentemente subestimada, y el estado de hipercoagulabilidad que se instala en el transcurso de una intervención muchas veces larga y que puede llevar a la trombosis. Esta tríada de Virchow es muy difícil de controlar y pude conducir al fracaso.

Atención inicial de un paciente bajo el espectro de la microcirugía

La organización de los servicios de urgencias es esencial para la atención de un herido en la mano que necesite del aporte de las técnicas microquirúrgicas. Actualmente, muchos países cuentan con servicios de urgencias de la mano, lo que permite una admisión directa del herido y reduce así el tiempo de isquemia o de desvascularización total de los tejidos. Para los servicios de urgencias en general, es imprescindible que el emergentólogo identifique desde la admisión misma al paciente que presente una hipovascularización o una desvascularización total para poner en conocimiento en forma inmediata al cirujano de mano. Muy frecuentemente se pierde demasiado tiempo en las unidades de urgencias bajo el pretexto de que se trata de una herida de la mano sin compromiso vital. Por otra parte, en presencia de una herida aparentemente benigna, muchas veces, el cirujano emergentólogo toma la decisión de intervenir al herido en la guardia de urgencias y se encuentra con un cuadro peor de lo previsto, y sin las competencias ni las capacidades técnicas para reparar un pedículo vasculonervioso con técnicas microquirúrgicas.

Una buena organización de todo el equipo quirúrgico, un perfecto conocimiento de los antecedentes y de las necesidades del paciente herido y una correcta evaluación de la naturaleza del traumatismo, permiten desarrollar una estrategia exitosa sobre el plano funcional (Figura 2.1).

El equipo

Los primeros auxilios realizados sobre el lugar del accidente y durante la admisión al servicio de urgencias deben preservar lo mejor posible el miembro amputado y detener la hemorragia sin realizar ningún tipo de ligadura en los vasos.

Sobre el muñón de amputación, es suficiente con aplicar compresas húmedas con solución fisiológica y realizar un vendaje compresivo. Si la hemorragia persiste, puede colocarse un maguito hemostático en la raíz del brazo para evitar así una estrangulación de los tejidos que altere las estructuras vasculares. Se debe registrar precisamente la hora de colocación y no debe excederse de las dos horas. El o los dedos amputados serán envueltos con compresas húmedas con solución fisiológica y luego colocados en una bolsa plástica hermética. Este envoltorio será, a su vez, colocado en un recipiente con hielo, lo que asegura su refrigeración a + 4°C y prolonga la tolerancia de los tejidos a la desvascularización (Figura 2.2). En los casos de amputaciones más proximales del miembro superior, la tolerancia es menor, debido a

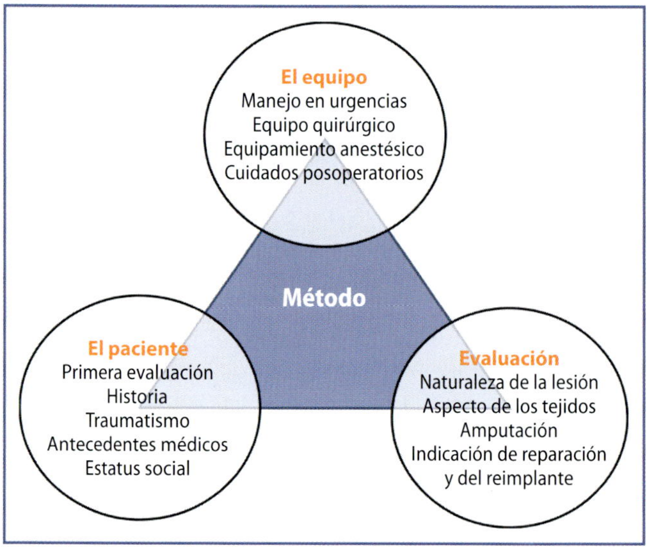

Figura 2.1 Organización necesaria para la atención de un herido que va a beneficiarse de una microcirugía.

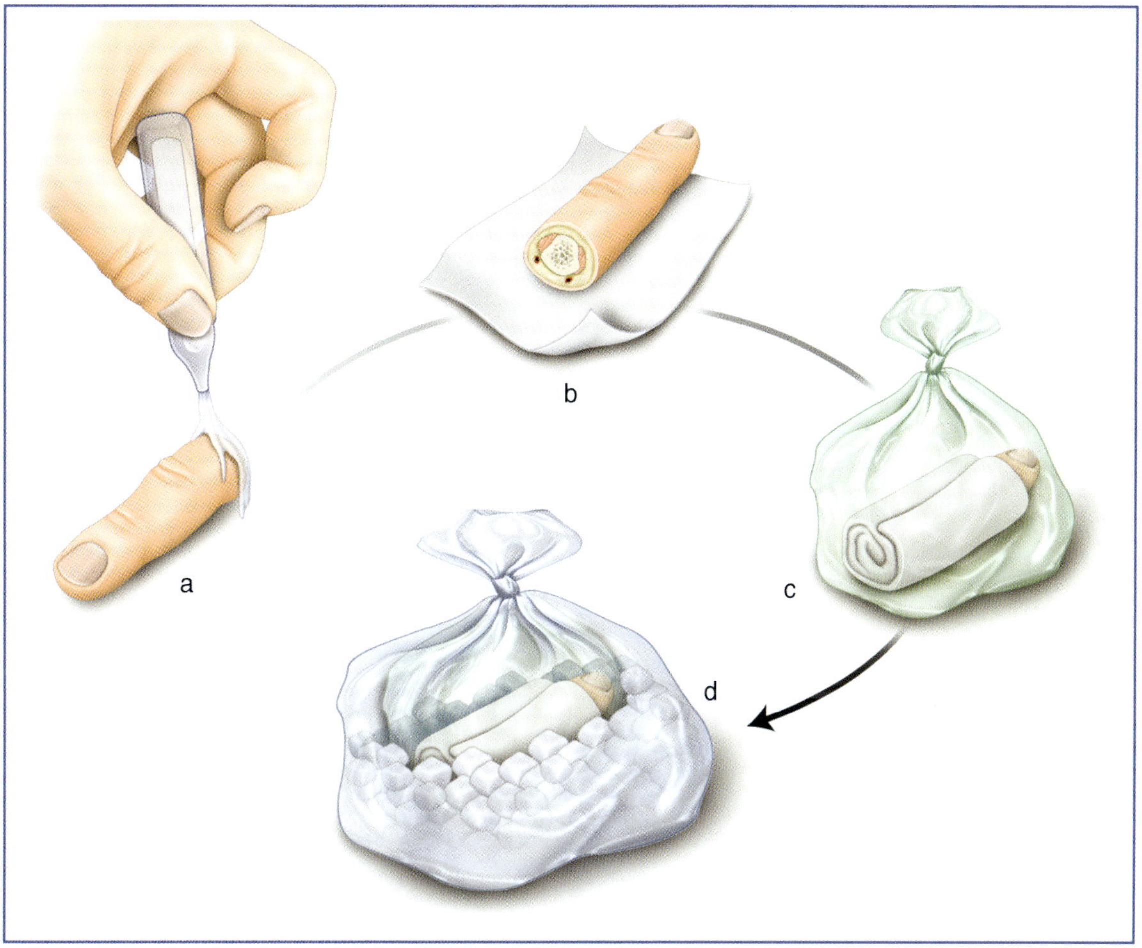

Figura 2.2 Acondicionamiento de un dedo amputado. Descontaminación con solución fisiológica (a), el dedo es envuelto en una compresa húmeda (b), luego se coloca todo en una bolsa plástica cerrada sin líquido (c) y, por último, se coloca esta bolsa con el segmento amputado en otra bolsa o recipiente con hielo (d).

que la masa muscular es mucho más sensible a la isquemia (Tabla 2.1).

Durante la atención inicial, el equipo de urgencias no debe decidir sobre la viabilidad de un reimplante. El único que puede tomar esta decisión y justificarla en función de los antecedentes y de la naturaleza de las lesiones es el cirujano de mano frente al paciente herido. Si este se encuentra alejado del servicio de urgencias, es imperativo reunir rápidamente toda la información que figura en la Tabla 2.2[68] mientras el herido arriba al nosocomio.

Si se diera el caso de amputaciones múltiples o bilaterales, esta información permite convocar a un segundo equipo de cirugía de la mano. Por último, es muy útil tomar fotografías y transferirlas por vía telefónica, ya que una descripción oral no siempre permite informar sobre la realidad de los daños.

Es importante que los equipos especializados en cirugía de la mano dediquen tiempo para formar e informar a las enfermeras, socorristas, paramédicos y médicos laborales y emergentólogos sobre la rapidez y la eficacia de la atención

Tabla 2.1 Tolerancia de los tejidos desvascularizados en hipotermia y en normotermia[50,55]

Segmento amputado	Tiempo de isquemia en hipotermia (horas)	Tiempo de isquemia en normotermia (horas)
Dedo	24	12
Muñeca hasta la mitad del antebrazo	16	8
Antebrazo hasta el tercio inferior del brazo	14	7
Parte proximal hasta la mitad del brazo	12	6
Tejido:		
▪ Piel y tejido subcutáneo	12	6
▪ Músculo	8	2
▪ Hueso	24	3

Tabla 2.2 Información que debe reunirse durante el envío de un paciente amputado o desvascularizado a un centro especializado[68]

Información concerniente a la lesión
1- Hora de la lesión, a fin de determinar el tiempo de isquemia. 2- Mecanismo de la lesión. 3- Nivel de la lesión. 4- Radiografía del muñón y del segmento amputado. 5- Traumatismos asociados. 6- Estado hemodinámico.
Información concerniente al paciente
1- Edad. 2- Miembro dominante. 3- Trabajo y actividades recreativas. 4- Antecedentes médicos (diabetes y enfermedades vasculares). 5- Tratamiento y medicaciones en curso. 6- Alergias. 7- Vacunas. 8- Tabaquismo 9- Hora de la última alimentación.

de un herido grave de la mano, con el fin de evitar alargar el tiempo de isquemia y los errores de orientación en los establecimientos médicos no especializados.

El soporte técnico

La microcirugía exige la utilización de medios ópticos de aumento como las lupas binoculares o el microscopio quirúrgico.

Las lupas binoculares

Las lupas binoculares de aumento son suficientes para la exploración de los tejidos y para reparar vasos de más de 2 mm de diámetro. Existen en el mercado varios modelos, los que varían entre la potencia de magnificación y el campo de visión[4]. Hay que tener en cuenta que la mayoría de las lupas de aumento son difíciles de soportar en cirugías de larga duración, debido su peso. Una distancia de trabajo de alrededor de 40 cm es confortable para la mayoría de los cirujanos. Un aumento de 2,5X es una buena magnificación para los desbridamientos y la disección de los tejidos. La reparación de estructuras más pequeñas se efectúa con un aumento de 4X.

El microscopio quirúrgico

La reparación de la mayoría de los vasos y nervios de menos de 2 mm será efectuada con un microscopio quirúrgico equipado con un doble puesto de trabajo con el fin de que el asistente se encuentre en el mismo universo visual que el cirujano. La magnificación utilizada se sitúa entre 5X y 24X. El dominio del funcionamiento del microscopio debe ser conocido de antemano por el conjunto de los miembros del equipo y no ser un descubrimiento en el momento de la intervención. El desarrollo de cámaras de video de muy alta definición reemplazará próximamente a los microscopios gracias a las pantallas de visión 3D, que permitirá una mejor visión de profundidad del campo quirúrgico, lo que disminuye la fatiga visual del cirujano.

La instalación del cirujano en el microscopio es muy importante, ya que una buena postura evitará la aparición de dolores dorsolumbares. La altura de su silla será ajustada de modo tal que pueda alcanzar la pedalera que controla la magnificación visual (*zoom*) y el foco, sin moverse. Con el objeto de asegurar una buena estabilidad de las manos, los antebrazos reposarán sobre un rollo de campos de tela, lo que facilitará los movimientos de las muñecas y el desempeño de los instrumentos de microcirugía en la pinza tridigital[1,51]. El asistente procederá de la misma manera con el objeto de poder ayudar con la sección de los hilos de sutura, de sostener los *clamps* vasculares, etc. (Figura 2.3).

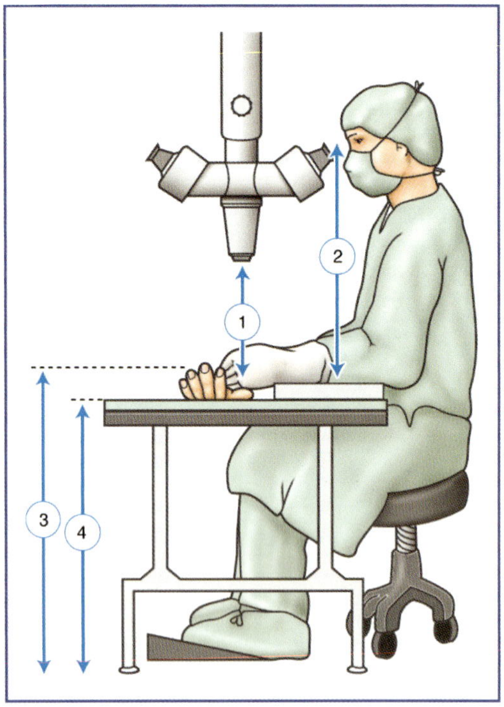

Figura 2.3 Instalación del cirujano frente al microscopio: (1) La distancia focal del microscopio debe estar adaptada a la cirugía de la mano con el fin de facilitar el gesto instrumental del cirujano. (2): La inclinación del binocular permite una instalación confortable para evitar dorsolumbalgias. (3 y 4): La mesa de mano y el plano de trabajo son regulados en altura con el objeto de que el antebrazo del cirujano repose de manera distendida sobre un campo de tela enrollado a fin de mejorar la estabilidad.

El instrumental de microcirugía

El instrumental de microcirugía debe ser perfecto. Este se compone de un portaagujas, un par de microtijeras (curva y recta), un juego de pinzas finas (micropinzas) y de dilatadores de vasos[48]. En un principio, los instrumentos clásicos de microcirugía eran las pinzas de un relojero y luego el instrumental de un oftalmólogo. Posteriormente, se realizaron mejoras que posibilitaron el confort y la precisión quirúrgica mediante instrumentos más livianos, confeccionados en titanio (amagnético) y equipados con mangos redondos de 10 mm de diámetro (Biover®). El gesto quirúrgico es facilitado entonces por la rotación de los instrumentos en una pinza tridigital (pulgar, índice y mayor) (Figura 2.4 y Tabla 2.3).

Tabla 2.3 Instrumental Biover® para la microcirugía

Objeto	Función
Microportaagujas (sin cremallera)	Manipulación de las agujas de 50 a 130 micras
Micropinza sin dientes	Manipulación suave de los tejidos blandos
Micropinza con dientes	Manipulación de los nervios cicatriciales
Dilatador de vasos	Dilatación no traumática de los vasos
Microtijera recta	Recorte de los vasos
Microtijera curva	Disección de los tejidos
Clamps vasculares de baja presión (simple o doble)	Estabilización de los extremos de los vasos, sin dañar su estructura

Los clamps *vasculares de baja presión*

El tiempo de revascularización puede ser largo por las múltiples anastomosis arteriales y venosas, y por la realización de puentes. Con el fin de evitar una lesión del endotelio arterial y venoso que invita a la trombosis, conviene utilizar *clamps* de presión controlada, diseñados de manera específica para las arterias y las venas en función de su diámetro[16]. Estos son descartables, debido a que se ha encontrado que las limpiezas y las esterilizaciones múltiples de las abrazaderas metálicas alteran sus características mecánicas. Los *clamps* de uso único, simple o doble Biover®, están destinados a las arterias que van de los 0,5 mm a más de 2 mm de diámetro, con presiones respectivas de 40 g/mm^2 a 120 g/mm^2. Lo mismo ocurre para los *clamps* venosos, en los que la presión va desde los 15 g/mm^2 a 40 g/mm^2 (Figura 2.5).

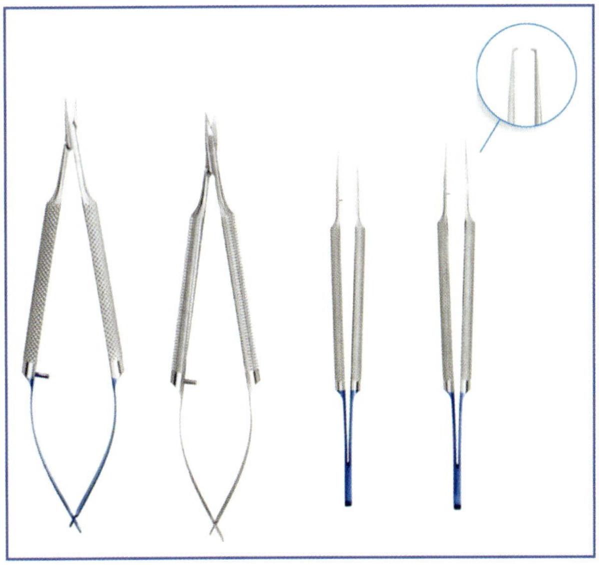

Figura 2.4 Instrumental de microcirugía de titanio con cuerpo redondo Biover®. La pinza con microdientes está destinada únicamente a la manipulación de los nervios cicatriciales.

Durante la reparación quirúrgica el campo operatorio debe ser irrigado (jeringa con un catéter o aguja oftalmológica) con el fin de que la visión bajo microscopio permanezca limpia y que se evite la desecación de los tejidos. La coagulación bipolar y la utilización de microclips aseguran una perfecta hemostasia, ya que la formación de un hematoma es una complicación que puede necesitar de una reintervención. Los palillos equipados de microesponjas (microtampones) evitan la inundación del campo quirúrgico al momento de realizar las microsuturas. Una compresa húmeda y un recipiente plástico con solución fisiológica deben estar accesibles en todo momento para la limpieza de los microinstrumentos.

Los hilos de sutura

Los hilos de sutura son monofilamentos no reabsorbibles que van desde los 8/0 para los vasos, tales como la arteria braquial, hasta los 11/0 para los vasos mas distales de los dedos (Tabla 2.4).

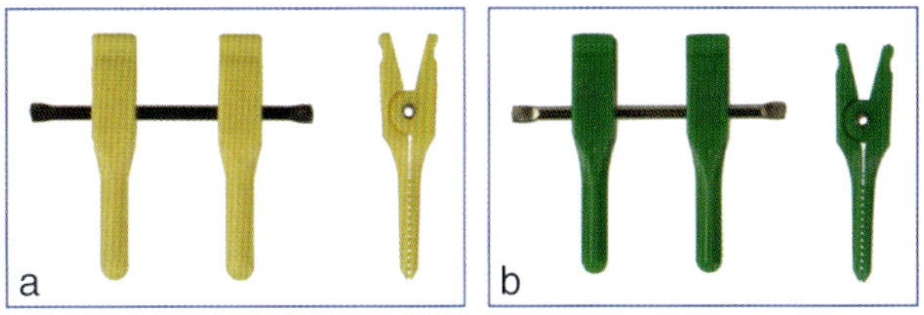

Figura 2.5 Microclamps Biover® de presión controlada. Doble y simple (*amarillo*: arterial; *verde*: venoso).
a. Micropinzas doble para las venas.
b. Micropinzas simple para las arterias.

Tabla 2.4. Microagujas, microsuturas y utilización recomendada[11]

Sutura (monofilamento)	Aguja (micras)	Vasos
8/0	130	Radial y cubital
9/0	100	De la palma de la mano
10/0	75	Digitales
11/0	50	Niños

La anestesia

El anestesiólogo encargado de un paciente que va a requerir microcirugía debe estar formado para la realización de una anestesia locorregional, lo que permite comenzar rápidamente con la intervención, brindar una buena analgesia y una vasodilatación y continuar eventualmente, si es necesario, con una anestesia general. Estas intervenciones de larga duración exigen que el paciente sea mantenido en normotermia, normovolemia y conserve una buena diuresis. En caso de un reimplante del miembro superior, la revascularización es un momento delicado, ya que hay que controlar la liberación de mioglobina, como consecuencia de la rabdomiólisis y compensar las pérdidas sanguíneas. La instalación de un bajo débito sanguíneo puede conducir a la trombosis y, como consecuencia de ello, al fracaso del reimplante.

Es fundamental establecer una buena comunicación dentro del equipo de anestesia desde el momento mismo que una cirugía de reconstrucción o de reimplantación se está llevando a cabo, ya que permitirá lo siguiente:

- Reducir el tiempo de traslado desde el servicio de urgencias al quirófano.
- Comenzar con un protocolo para una cirugía de larga duración.
- Disponer del equipamiento necesario para realizar una anestesia locorregional, mediante un bloqueo con asistencia ecográfica (*v.* Capítulo 1) o una anestesia general[6,44], con el monitoreo pertinente.
- Anticipar la necesidad de una transfusión sanguínea en caso de un macrorreimplante.
- Instalar confortablemente al paciente sobre la mesa operatoria, con una manta calefaccionada, para asegurar la protección de los puntos de apoyo (occipital, sacro y codos) y colocar una sonda vesical para apreciar la diuresis durante la cirugía y en el posoperatorio.

Vigilancia en cuidados intensivos

Si el paciente operado debe ser vigilado en el posoperatorio en la sala de cuidados intensivos, es importante que el anestesiólogo y el cirujano indiquen con precisión su estado hemodinámico, y las pruebas para vigilar la vascularización del segmento reparado o reimplantado.

Los médicos residentes de guardia tienen un rol importante en la vigilancia regular del paciente. Ellos deben aprender a reconocer ciertos signos que indican problemas, tales como una disminución de la temperatura, cambios en el color de los tegumentos, etc[12]. Se debe disponer de un equipamiento mínimo, tal como un dispositivo para calentar el segmento reimplantado y un aparato de ultrasonido portátil[24,36]. Si el problema no puede ser resuelto en la cama del paciente, es necesario disponer en todo momento de un quirófano para efectuar una reintervención para revisar las suturas microquirúrgicas.

El paciente (Figura 2.6)

Evaluación inicial

Los pacientes con amputaciones mayores o mutilaciones de los miembros, a menudo, se presentan en el contexto de un politraumatismo, donde el pronóstico vital está en juego. Los exámenes complementarios, como las pruebas sanguíneas, las radiografías, la tomografía, etc. deben realizarse según las necesidades. El grupo sanguíneo y las pruebas de compatibilidad deben realizarse de igual modo en el departamento de urgencias.

Después de asegurar las funciones vitales del paciente, es decir, la ventilación, la respiración y la circulación, se debe evaluar el estado del miembro por reconstruir o reimplantar teniendo en cuenta que emprender un gesto quirúrgico de tal magnitud y de larga duración no debe poner en juego la vida del paciente.

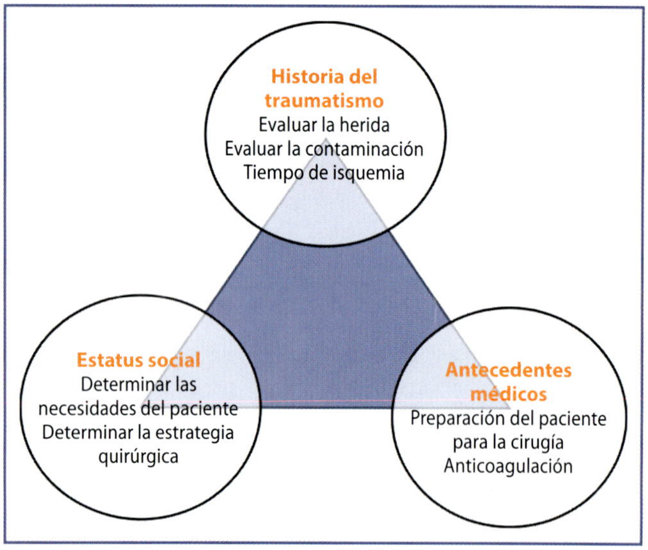

Figura 2.6 Historia del accidente, antecedentes médicos y estatus social del accidentado.

Anamnesis

Circunstancias del accidente

Se debe registrar la hora del accidente, a fin de evaluar con precisión el tiempo de isquemia. Es importante conocer el mecanismo de lesión, ya que una sección neta será más simple y más rápida de tratar que un aplastamiento o una avulsión. Las lesiones producidas con estos mecanismos necesitarán de un acortamiento del miembro, de un desbridamiento importante y de la realización de puentes vasculares[60].

El entorno en el cual se ha producido la lesión permitirá evaluar el grado de contaminación tisular.

Antecedentes médicos

La evaluación del estado general del paciente es importante ya que va a influenciar indiscutiblemente en la estrategia operatoria.

La diabetes, la hipertensión, una arterioesclerosis "severa", un tratamiento anticoagulante[10], un tabaquismo de más de quince cigarrillos/día[67] un alcoholismo crónico, una patología psiquiátrica, etc. son importantes restricciones a la realización de una microcirugía vascular. El paciente lesionado y su entorno deben estar perfectamente informados de las contraindicaciones y de las posibles complicaciones.

Demandas sociales y económicas del placiente

El cirujano debe tener en cuenta la profesión del paciente, sus actividades recreativas y sociales. Los trabajadores manuales y los trabajadores independientes, según la cobertura social que posean, y que varía de un país a otro, no siempre pueden beneficiarse de una convalecencia prolongada sin poner en peligro su actividad o su empleo. En cambio, la práctica de un instrumento musical justifica un reimplante muy distal de un dedo. La mujer, por razones sociales, estéticas y psicológicas deseará el reimplante o la reconstrucción, incluso si el cirujano no puede garantizar un resultado funcional útil.

Informar al paciente: El contrato entre el enfermo y su cirujano

La decisión de reimplantar o reconstruir un miembro superior no siempre se basa sobre un algoritmo decisional estricto. Se trata de un contrato que hay que hacer con el paciente para garantizar una buena comprensión de los riesgos y los beneficios de la cirugía. Estos incluyen los riesgos perioperatorios y el tiempo que demandará la reeducación. El enfermo debe estar al tanto de los riesgos del fracaso del reimplante o la revascularización, con su consecuencia inmediata: la amputación.

En este punto, es conveniente explicar que existen cirugías de reconstrucción secundaria, con técnicas de osteoplastia o de transferencias de algún dedo del pie.

En cualquier caso, si el paciente es incapaz de comprometerse en un esquema terapéutico que implique su participación activa en cada una de las etapas, es conveniente que el cirujano limite el tratamiento a una única intervención.

Evaluación de la herida

Es conveniente realizar la evaluación de las lesiones cuando el paciente está sedado y bajo el efecto de un bloqueo axilar, lo que permite la colocación del manguito neumático a presión controlada. Por razones médico-legales y educativas, es conveniente tomar fotografías de las lesiones.

Este examen permite determinar si se trata de una herida neta que solo necesita una modesta *toilette* o de una herida ligeramente contusa que impone una limpieza más importante. En ambos casos, la reparación directa de los tejidos es posible.

El aplastamiento de los tejidos es de gestión más difícil, ya que se necesita determinar la extensión de las lesiones que requerirán una *toilette* más profunda, con una evaluación más precisa de los pedículos vasculonerviosos, los que a su vez podrán necesitar puentes vasculares o injertos nerviosos.

La avulsión es el mecanismo lesional más grave, debido a que produce lesiones a diferentes niveles, en función de la resistencia a la tracción de los tejidos. Los nervios se rompen de una manera diferente a la de los vasos y los tendones. La piel puede arrancarse y generar un verdadero desguantamiento del miembro. En este caso, la prioridad será realizar en un primer tiempo la estabilización del esqueleto, para luego llevar a cabo la revascularización y la cobertura de los tejidos nobles mediante un colgajo o un vendaje sintético temporario (Integra®).

En los traumatismos complejos, cuando el miembro ha sido atrapado por una máquina, estos tipos de lesiones pueden estar asociadas, lo que torna la reparación más compleja y obliga al empleo varios tiempos quirúrgicos.

Evaluación del daño tisular

Los cinco grupos tisulares involucrados por un traumatismo son la piel, los nervios, los vasos sanguíneos, los tendones/músculos y los huesos/articulaciones. Cada tejido debe ser cuidadosamente examinado a fin de determinar la pérdida de sustancia que existirá como consecuencia del desbridamiento y que necesitará de una reconstrucción.

- Es aquí donde interviene la experiencia del cirujano, en particular para lo que concierne al revestimiento cutáneo.
- El estado neurológico periférico es evaluado mediante una prueba sensitiva con la ayuda de un clip para papel. La ausencia de percepción corresponde a una lesión nerviosa, y la ausencia de sudoración de los tegumentos orienta también hacia una lesión grave[25]. Más difíciles son las pruebas motoras, ya que el nivel de la lesión impide cualquier evaluación (*v.* Capítulo 14).
- El estado de los ejes vasculares es apreciado por el color de los tegumentos, su temperatura y el relleno capilar. Una escarificación de la piel permite evaluar el sangrado. Un examen con ecografía Doppler puede ayudar a la evaluación de la vascularización del brazo y del antebrazo, lo que permitirá o no la realización de colgajos (*v.* Capítulo 8).
- Músculos y tendones: Una pérdida de la cascada fisiológica de las cadenas digitales significa la rotura de los tendones flexores, en tanto que la caída en flexión de uno o de varios dedos significa la interrupción de la continuidad de los tendones extensores. Más delicada es la evaluación del daño muscular. La contusión, el aspecto hemático y su color pueden orientar sobre el nivel lesional.
- Huesos y articulaciones: Las lesiones osteoarticulares requieren de una examen radiográfico, y muchas veces tomográfico, y pueden realizarse, incluso, luego de la realización de un bloqueo axilar, ya que una de las claves del resultado funcional dependerá de la reconstrucción de los ejes y de la longitud del esqueleto, como lo describiremos en los Capítulos 6 y 7.

Al término de la evaluación de las lesiones el cirujano podrá establecer un protocolo quirúrgico y evaluar la duración aproximada de su realización (Tabla 2.5).

Amputaciones

El reimplante proximal a la articulación radiocarpiana es considerado como "mayor" (*v.* Capítulo 16). Cuando la lesión es más distal, las amputaciones pueden describirse según las zonas de flexión: interfalángica distal (IFD), interfalángica proximal (IFP) y metacarpofalángica (MF). Para los reimplantes más distales, al nivel de la tercera falange, nos remitimos a la clasificación en cuatro zonas detallada en el Capítulo 15. Por mucho, nosotros somos partidarios de los reimplantes distales a la IFP, ya que son los que proporcionan los mejores resultados funcionales, en cambio para las amputaciones de la base de un solo dedo, la indicación del reimplante es discutible, debido a que se genera demasiada rigidez.

La decisión de salvar un miembro

Las decisiones concernientes a la amputación o el salvamento de un miembro superior siguen diferentes paradigmas. Incluso, si las indicaciones límite de un reimplante del miembro superior pueden generar un resultado funcional decepcionante, hay que admitir que este resultado será mejor que el de una prótesis.

En los casos de revascularización de un miembro superior amputado entre el tercio medio del antebrazo y el hombro, es esencial tener en cuenta el tiempo de isquemia en normotermia. Más allá de las seis horas, la puesta en marcha de la circulación en el miembro puede dar origen a complicaciones fatales, tales como la hiperpotasemia y la mioglobinuria, las que pueden desencadenar un paro cardíaco o una insuficiencia renal.

Se propusieron diferentes sistemas de puntuación para predecir las probabilidades de sobrevida de un miembro reimplantado, como, por ejemplo, el *Mangled Extremity Severity Score* (MESS) y el *Ganga Hospital Open Injury Severity Score* (GHOISS)[19,26,52]. Descritos inicialmente para las lesiones del miembro inferior, el GHOISS es validado y aceptado para el miembro superior y proporciona una buena guía para la evaluación y el pronóstico de estas lesiones. Se trata de un sistema de puntuación que se basa en tres componentes:

- Revestimiento cutáneo y fascias.
- Huesos y articulaciones.
- Músculos, tendones y nervios.

Este sistema también proporciona líneas directrices para el método de reconstrucción y el tiempo necesario (Tabla 2.6). La decisión última en cuanto a la restauración del miembro por microcirugía depende del contrato entre el cirujano y el paciente, y estos sistemas de puntuación solo sirven de guía al cirujano.

Indicaciones y contraindicaciones de un reimplante

La evaluación a largo plazo de los reimplantes permitió definir mejor las indicaciones y contraindicaciones, que están resumidas en la Tabla 2.7. En los niños, en caso de un traumatismo único de un miembro, se deben ampliar la indicaciones[14]. Es conveniente también respetar las demandas de un reimplante por causas sociales, estéticas y psicológicas. En pacientes psicológicamente frágiles, ciertas amputaciones definitivas pueden conducir a mecanismos de exclusión funcional total de la mano.

Tabla 2.5 Evaluación de las lesiones y duración quirúrgica

Lesión de dedos/mano/brazo	Amputación	Pérdida de sustancia	Protocolo quirúrgico
Piel (60 minutos)			
Pulgar IF	++	Múltiples niveles	1- Desbridamiento
Índice MF	+	2 cm	2- Escisión de la zona amputada
Mayor MF	+	1 cm	3- Transposición del índice al pulgar al nivel de F1
Palma cubital	+	Venas dorsales preservadas salvo el pulgar	4- Cierre primario o injerto de piel
Nervio (90 minutos)			
Pulgar IF	++	2 cm	1- Recorte de los extremos nerviosos
Índice MF	++	1 cm	2- Sutura primaria o injerto nervioso
Mayor MF	++	1 cm	
Palma cubital	-		
Arterias (90 minutos)			
Pulgar IF	++	2 cm	1- Recortar en zona sana
Índice MF	++	1 cm	2- Realizar una prueba de flujo sobre el extremo proximal
Mayor MF	++	1 cm	3- Anastomosis término-terminal
Palma cubital	+	0,5 cm	4- Injerto venoso
Tendones y músculos (120 minutos)			
Pulgar IF	++	1 cm	1- Desbridamiento
Índice MF	++	1 cm	2- Transposición del índice al pulgar, reparación del FPL, y del EPL , o flexor superficial del 4.to del anular
Mayor MF	++	1 cm	3- Reparación primaria con la técnica de las 6 hebras + *surjet* epitendinoso
Palma cubital	+	0.5 cm	
Hueso y articulación (90 minutos)			
Pulgar IF	++	2 cm	1- Desbridamiento y acortamiento
Índice MF	++	3 cm cuello MTC	2- Amputación proximal del índice
Mayor MF	++	1 cm cuello MTC	3- Transposición de F2 del índice sobre F1 del pulgar
Palma cubital	++ (cuello 4.to y 5.to MTC)	-	4- Reducción y osteosíntesis con clavijas

Referencias: IF: Interfalángica; MF: Metacarpofalángica; F1: Primera falange; F2: Segunda falange; FPL: Flexor largo del pulgar (*flexor pollicis longus*); EPL: Extensor largo del pulgar (*extensor pollicis longus*); +: Amputación parcial; ++: Amputación total.

Tabla 2.6 *Ganga Hospital Open Injury Severity Score*[52]

Ganga Hospital Open Injury Severity Score	Puntaje
Piel y fascia	
Heridas sin pérdida cutánea:	
▪ Alejada del foco de fractura	1
▪ Sobre el foco de fractura	2
Heridas con pérdida cutánea:	
▪ Alejada del foco de fractura	3
▪ Sobre el foco de fractura	4
Herida circular con pérdida de sustancia cutánea	5
Esqueleto : hueso y articulaciones	
Fractura transversa/oblicua, fragmento en "ala de mariposa" < 50% de la circunferencia	1
Fractura en ala de mariposa > 50% de la circunferencia	2
Fractura conminuta sin pérdida ósea	3
Fractura con pérdida ósea < a 4 cm	4
Fractura con pérdida ósea > a 4 cm	5
Músculos – Tendones - Nervios	
Herida parcial músculo-tendinosa	1
Sección completa, pero reparable, de unidades músculo-tendinosas	2
Lesión irreparable de unidades músculo-tendinosas/ pérdida parcial de un compartimento/lesión completa de un nervio	3
Pérdida de unidades músculo-tendinosas de un compartimento	4
Pérdida de dos o más compartimentos o amputación incompleta	5
Factores de comorbilidad (agregar 2 puntos a cada ítem presente)	
1- Herida con intervalo del desbridamiento > a 12 h 2- Contaminación con componentes orgánicos, aguas servidas, herida agrícola 3- Edad > a 65 años 4- Diabetes controlada/Riesgos anestésicos en relación con enfermedades cardiorrespiratorias 5- Politraumatismo que compromete el tórax o el abdomen, con un ISS > a 25/Embolia grasa 6- Hipotensión con una tensión sistólica < a 90 mm/Hg al momento de la admisión 7- Otra herida mayor en el mismo miembro/síndrome compartimental	

*Las heridas con un puntaje de 14 o menos deben estar sujetas a una tentativa de conservación, en tanto que las que presenten uno de 17 o más deben ser condenadas a una amputación primaria. Los pacientes que obtengan un puntaje entre estos dos valores deberán ser evaluados por un equipo especializado, caso por caso.

Tabla 2.7 Indicaciones y contraindicaciones de un reimplante

	Indicaciones	Contraindicaciones relativas
Factores relacionados con el paciente	▪ Amputación en un niño ▪ Deseos del paciente	▪ Alto riesgo quirúrgico ▪ Auto-amputación (con enfermedad psiquiátrica activa) ▪ Fumador
Características de la lesión	▪ Pulgar ▪ Dedos múltiples ▪ Amputaciones al medio de la palma ▪ Amputación de un dedo único en zona 1	▪ Amputaciones multinivel ▪ Contaminación extrema ▪ Arrancamiento/ aplastamiento grave ▪ Amputación única de un dedo proximal a la IFP ▪ Tiempo de isquemia en normotermia ▪ > a 12 h para el reimplante de un miembro ▪ > a 24 h para el reimplante de un dedo

Principios quirúrgicos

Una vez definido el protocolo quirúrgico según los criterios enunciados en la Tabla 2.5, el paciente debe ser instalado con los campos quirúrgicos colocados de manera tal que se pueda acceder a los posibles sitios donantes en caso de toma de injerto de piel, de colgajos, de injertos venosos o nerviosos, etc.

Además, cualquier pieza tisular que no está destinada al reimplante o la revascularización será preservada durante todo el acto quirúrgico, ya que puede servir de injerto venoso, nervioso, de piel y de hueso, según el principio del dedo banco desarrollado en el Capítulo 17.

Las diferentes etapas de la intervención quirúrgica

La Figura 2.7 resume las tres etapas quirúrgicas esenciales para llevar a cabo un reimplante o una reconstrucción luego de una herida compleja. Conviene insistir sobre el primer tiempo quirúrgico de la *toilette* y desbridamiento de los tejidos dañados de manera irreversible, ya que dejar en su lugar a un tejido que se necrosará irremediablemente, es condenar al paciente a la infección y a la pérdida del segmento comprometido. La experiencia del cirujano es en este punto primordial.

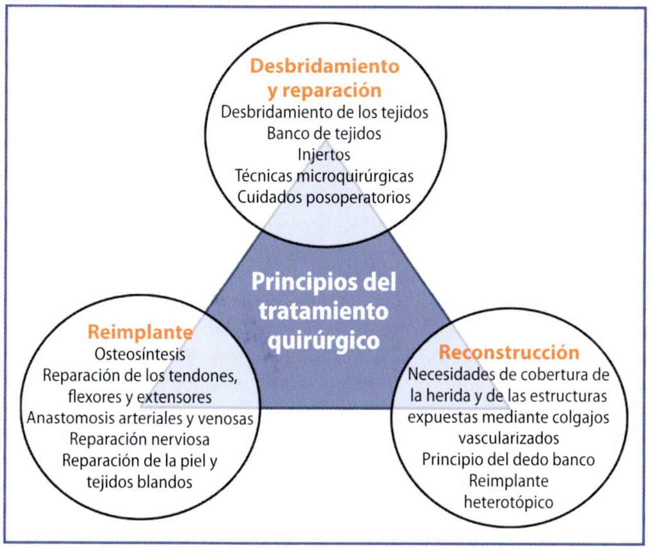

Figura 2.7 Las tres etapas quirúrgicas del tratamiento de un reimplante o de un traumatismo complejo.

La estabilización del esqueleto fracturado debe ser rápida, simple, sólida y no debe generar molestias sobre el sitio quirúrgico donde tendrá lugar el tiempo de la microcirugía y de la reparación de los tendones. Las técnicas de osteosíntesis se desarrollan en el Capítulo 7.

La reparación de los tendones flexores y extensores se expone en los Capítulos 10 y 11.

Las técnicas de revascularización mediante sutura directa, puentes, suturas término-terminales son detalladas en los Capítulos 8, 15 y 16.

La reparación de los nervios es un momento importante, ya que es la clave para restaurar la función sensitiva y motora. El acortamiento del esqueleto al momento de la osteosíntesis permite a menudo una sutura microquirúrgica directa que será siempre superior a un injerto nervioso, como se detalla en el Capítulo 14.

Por último, numerosas soluciones son propuestas en el Capítulo 9 para asegurar una cobertura cutánea de calidad.

Vigilancia posoperatoria luego de una microcirugía vascular

Las primeras horas posoperatorias son particularmente importantes para asegurar la buena perfusión de los tejidos. El personal de cuidados intensivos debe estar entrenado para reconocer una hipovascularización arterial o una congestión venosa. Solo una reintervención rápida sobre los ejes vasculares permitirá restaurar la vitalidad de los tejidos. La Tabla 2.8 establece las constantes que deben vigilarse.

Reeducación

En cuanto se adquiera una vascularización de calidad es posible contemplar una reeducación pasiva de las cadenas digitales para evitar la instalación de rigidez y de adherencias de los tendones flexores y extensores. Al final de la

Tabla 2.8 Parámetros de vigilancia posoperatoria de un miembro reimplantado o revascularizado

Parámetros del paciente	Valor ideal
Presión arterial media	> 60 mmHg
Volemia: ▪ Diuresis ▪ Presión venosa central	 >0,5 mL/kg/h 10-15 mmHg
Hemoglobina posoperatoria	9-10 g/dL
Temperatura central del paciente	36,5-37,5 °C
Parámetros del miembro operado	
Color	Piel rosada: ▪ Pálida: hipocirculación arterial ▪ Azul/púrpura: Estasis venosa
Tiempo de llenado capilar	1-2 segundos
Temperatura del miembro revascularizado: ▪ Absoluta ▪ Diferencia con el nivel de base	 > a 28 °C < a 2 °C
Aspecto del revestimiento cutáneo	Duro ▪ Blando: pobre circulación arterial ▪ Tenso/congestivo/edematoso: pobre circulación venosa
Punción con aguja / escarificación	Sangrado claro y rojo en dos a tres segundos ▪ > a 3 s: pobre circulación arterial ▪ Sangre espesa y oscura: pobre circulación venosa
Vigilancia con ecografía Doppler	▪ Identificación de los ejes vasculares funcionales ▪ Vigilancia de la anastomosis con un aparato Doppler portátil

primera semana el paciente recibe una ortesis en material termomoldeable que estabiliza la muñeca en ligera extensión y protege los dedos en posición intrínseco plus. Es importante que esta ortesis evite todos los puntos de compresión de los ejes vasculares reparados. El miembro operado debe estar en todo momento sobreelevado a la altura del corazón para favorecer el retorno venoso y disminuir el edema. Varias veces por día, el fisioterapeuta emprenderá una movilización pasiva de todas las cadenas articulares y utilizará el efecto tenodesis generado por la movilización de la muñeca, si es que el nivel de la lesión lo permite. La reeducación activa puede comenzar entre la cuarta y la sexta semana según los protocolos descritos en los Capítulos 10 y 11.

Cirugía secundaria

Los resultados funcionales pueden resultar decepcionantes luego de una cirugía de reimplante o de reconstrucción en un paciente con un traumatismo complejo. Lo más frecuente es que se trate de rigideces articulares en las interfalángicas (IF), y con menos frecuencia en las MF, debido a que estas están habitualmente protegidas por ortesis dinámicas. Las adherencias tendinosas restringen la excursión de los flexores y de los extensores. Cuando la rehabilitación se estanca, después de tres o cuatro meses del posoperatorio, es legítimo proceder a una tenoartrolisis. Es preferible que el mismo cirujano que realizó la cirugía previa lleve a cabo estas intervenciones, ya que sabe exactamente donde están las zonas de reparación de los vasos y nervios. Es también una oportunidad para realizar retoques estéticos sobre los colgajos o injertos que fueron realizados en primera intención.

Evaluación de los resultados

Gracias a la cuantificación de los resultados funcionales de los reimplantes es posible ser más precisos en las indicaciones quirúrgicas.

El índice (*score*) de Tamai es indiscutiblemente el más preciso[62]. Este evalúa la movilidad, la sensibilidad, las actividades de la vida cotidiana, el grado de satisfacción de los pacientes y la reinserción laboral.

La tríada de Virchow

Si la calidad del procedimiento microquirúrgico es esencial para restablecer la circulación sanguínea, la sostenibilidad del éxito depende mucho del manejo de las variaciones hemodinámicas, de la alteración del endotelio o de la pared vascular, frecuentemente subestimada, y del estado de hipercoagulabilidad que se instala en el transcurso de una intervención quirúrgica de larga duración[61]. El anestesiólogo tiene un papel primordial antes de la intervención, durante y en el posoperatorio para restringir al máximo los riesgos de trombosis, lo que implica de su parte un perfecto conocimiento de los mecanismos de coagulación. El conocimiento de la tríada de Virchow[66], resumida en la Figura 2.8, es obligatorio para todo el equipo interviniente.

El mecanismo de coagulación es complejo, debido a que se asocian una vasoconstricción, una agregación de las plaquetas y la producción en cascada de los factores de coagulación.

Cuando se produce una herida en un vaso, el tono de la pared vascular desaparece. La prostaciclina y los factores endoteliales, que, en condiciones normales, regulan el tono de las fibras musculares, disminuyen levemente y dejan actuar a los factores vasoconstrictores secretados por el endotelio. Esta vasoconstricción reduce el flujo sanguíneo y favorece la hemostasia[43]. Las plaquetas van a ligarse a las glicoproteínas situadas sobre el colágeno. La liberación del factor de Von Willebrand (vWF) provoca la producción de integrina que refuerza la unión entre las plaquetas y la matriz extracelular y el transporte del factor VIII. Este proceso de coagulación intrínseca necesita combinarse con el mecanismo de coagulación extrínseca, de este modo el factor VII va a fijarse al factor tisular (FT) que lo encuentra sobre los leucocitos y los fibroblastos[57]. La combinación del proceso extrínseco con el intrínseco va a permitir la transformación de la protrombina en trombina, que conduce, a su

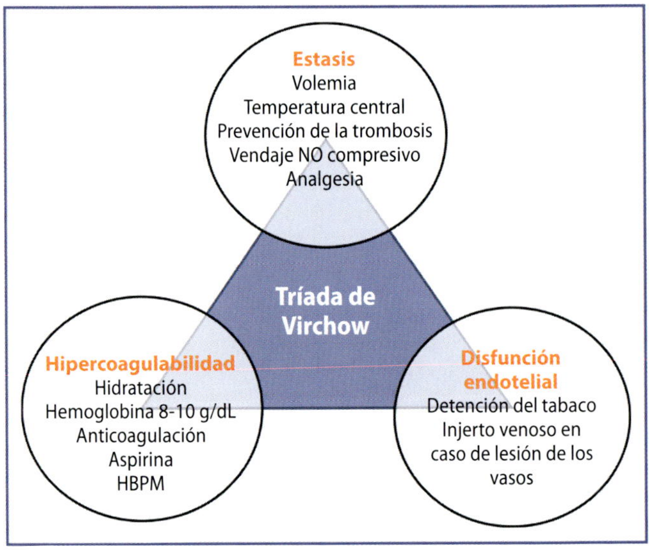

Figura 2.8 La tríada de Virchow.

vez, a la formación de fibrina; esta última se asocia con las plaquetas agregadas y produce el coágulo (Figura 2.9).

La estasis sanguínea

La estasis es una de las complicaciones temida por el microcirujano, debido a que esta alteración del flujo sanguíneo va a desencadenar la producción por el endotelio de sustancias protrombínicas en los vasos[42]. Este estado hemodinámico combinado con un decúbito prolongado y con una alteración de débito cardíaco conduce a la trombosis.

La volemia

La deshidratación y la hipovolemia deben evitarse aun si el débito cardíaco parece satisfactorio[27]. La pérdida sanguínea será compensada mediante una transfusión o la administración de macromoléculas e, incluso, será anticipada por el anestesiólogo durante un macrorreimplante, ya que al momento de la reanudación de la circulación estas pérdidas sanguíneas pueden ser importantes. La colocación de una vía venosa central y un catéter arterial son muy útiles para controlar la volemia y evitar así la sobrecarga de los pacientes que presenten una insuficiencia cardíaca o una nefropatía crónica. Además, la colocación de una sonda vesical asegura el control de la diuresis.

El espasmo vascular

El espasmo y la vasoconstricción se encuentran frecuentemente al término de las microanastomosis, cuando se libera el *clamp*. Esto se encuentra en el 5% al 10% de las intervenciones y compromete más a las venas que a las arterias[20]. La utilización *in situ* de vasodilatadores, como los inhibidores de la fosfodiesterasa como el clorhidrato de papaverina, los antagonistas cálcicos como la nicardipina o el verapamilo y los antagonistas sódicos como la lidocaína a menudo resultan eficaces, sin embargo, las venas son menos sensibles a estos agentes vasodilatadores[72]. La papaverina es la más comúnmente utilizada en forma tópica a una concentración de 30 mg/mL[71], pero exclusivamente en la zona perivascular, ya que presenta un efecto negativo sobre la función endotelial[22,70].

Las anastomosis microquirúrgicas

La realización de una técnica perfecta evita el desgarro del endotelio y la estenosis producida por los puntos irregulares y asimétricos. La rapidez de ejecución evita la

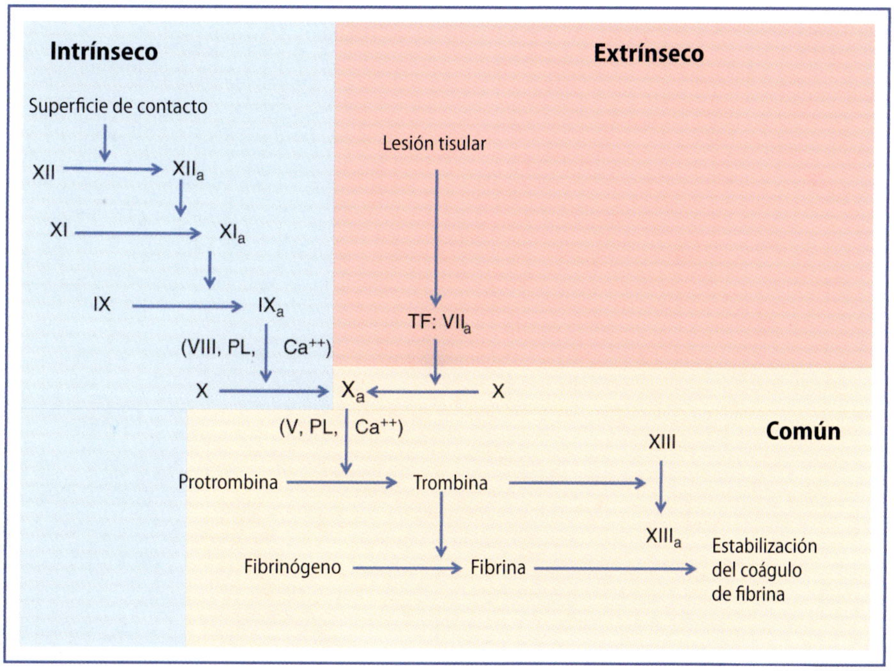

Figura 2.9 Las tres etapas de la coagulación.
XII. Factor de Hageman o factor de contacto
XI. Tromboplastina plasmática
IX. Factor de Christmas o antihemofilia B
VII. Proconvertina
XIII. Factor de estabilización de la fibrina
PL. Plaquetas
Ca++. Iones de calcio
TF. Factor tisular
a. Forma activa

desecación de los tejidos y la utilización de un instrumental microquirúrgico atraumático y de pinzas vasculares de presión controlada limitarán la aparición de espasmos y de bajo débito (*v.* capítulo 8).

Finalmente, la estanquidad de la sutura debe ser perfecta para evitar la formación de un hematoma que dé origen a una compresión y a un vasoespasmo de los pedículos.

Normotermia

Durante estas intervenciones de larga duración es imperativo mantener al paciente en normotermia[33,59]. La caída de la temperatura central provoca vasoconstricción e hipercoagulabilidad. Son indispensables un colchón o una manta térmica, lo mismo que el calentamiento de los líquidos de perfusión. Solo el fragmento que se va a revascularizar estará enfriado a 4 °C.

Profilaxis de la trombosis venosa

La inmovilización prolongada sobre la mesa operatoria y un decúbito prolongado durante los primeros días del posoperatorio acrecientan el riesgo de trombosis venosa. A título profiláctico es conveniente colocar medias o calcetines de compresión o bien realizar una presoterapia[35,56]. La terapia con heparina de bajo peso molecular también forma parte de la prevención, como lo describiremos más delante en este capítulo.

Analgesia

La activación del sistema nervioso simpático lleva igualmente a la vasoconstricción[69]. Desde la admisión, el paciente deberá ser sedado. La realización de un bloqueo axilar de larga duración (24 h) es lo más eficaz. Luego puede colocarse una bomba de morfina. Una vez autorizada la ingesta oral, el paciente se beneficiará con un tratamiento de paracetamol y codeína.

Complicaciones del manguito hemostático y del vendaje

Sobre el lugar del accidente, un socorrista puede tener la mala idea de colocar un torniquete en la raíz del miembro con un lazo estrecho y muy cerrado, lo que produce un daño parietal o endotelial de los vasos, lo que genera así una segunda lesión, que impide la puesta en marcha de la circulación del miembro. Esta información debe ser imperativamente conocida por el equipo quirúrgico.

Por otro lado, la colocación al comienzo de la intervención de un manguito neumático de presión controlada, exageradamente cerrado, puede provocar una estasis venosa, incluso después de retirado.

Por último, es imperativo que sea el cirujano mismo quien realice el vendaje al final de la intervención, con el objeto de evitar lo puntos de compresión de los ejes vasculares, colocando compresas húmedas que faciliten el drenaje sanguíneo por capilaridad.

Alteraciones endoteliales

Como ha sido detallado precedentemente, la alteración endotelial inicia el proceso de trombosis junto con la agregación plaquetaria y la activación de los factores de coagulación intrínseco y extrínseco que conducen a la formación del coágulo[8]. La lesión del endotelio es aquí de origen traumático, pero puede estar agravada por una hipertensión arterial, una ateromatosis o por tabaquismo. Es importante que el cirujano evalúe si estos vasos pueden beneficiarse de una reparación microquirúrgica directa o de uno o varios micropuentes. En caso de lesiones extensas, será entonces preferible renunciar a la tentativa de un reimplante o una revascularización, ya que estará condenada al fracaso.

Detención del tabaco

Los estudios efectuados sobre grandes cohortes, demostraron que el fracaso de un reimplante de los dedos es más grande en los fumadores que en los no fumadores (el 61,1% frente al 96,7% de tasa de éxito)[17]. La forma más grave de tabaquismo conduce a la endarteritis obliterante. En el posoperatorio, el simple hecho de fumar entraña una caída del débito sanguíneo del 40%. Sobre un endotelio dañado por el tabaco, este bajo débito no puede más que provocar una trombosis[47,65,67].

Dejar de fumar es una necesidad absoluta antes y después de la cirugía y, en caso de una negativa del paciente, es preferible renunciar a cualquier microcirugía vascular.

Extensión de lesiones vasculares

En función del mecanismo traumático, las lesiones de los vasos pueden estar a distancia de la herida o del nivel de amputación. Este es el caso de las avulsiones o de los aplastamientos. Es primordial saber evaluar el débito sanguíneo después de un primer abordaje. Una arteria sana sangra en forma continua durante varios segundos sin disminución del débito, en cambio una lesión de la íntima se manifestará por una caída rápida del débito hasta su extinción total. Una rotura de la subadventicia se manifestará por un hematoma en "anillo" y por un aspecto tortuoso del vaso (*ribbon sign*). La inspección detallada de la luz vascular puede mostrar signos de disección de la endarteria. En caso de duda, es preferible recortar los vasos en zona sana y restablecer la continuidad mediante micropuentes[5,38].

Hipercoagulabilidad

El estado de hipercoagulabilidad es una consecuencia directa del traumatismo. Esto va a afectar todos los factores de la coagulación. La instalación de una hipovolemia y de una hiperviscosidad coloca al enfermo en una situación crítica para beneficiarse de una microcirugía vascular.

El tabaquismo

Recordamos que los fumadores presentan un débito sanguíneo disminuido y una degradación del endotelio vascular.

La volemia

La deshidratación provoca un aumento del hematocrito y, por lo tanto, una resistencia a la circulación. El riesgo de trombosis se incrementa, debido a que las plaquetas y los factores de coagulación se adhieren más fácilmente a las células endoteliales[15]. Las macromoléculas deben perfundirse con criterio y la volemia debe seguirse de cerca, particularmente durante el período preoperatorio y el posoperatorio. Esto puede controlarse mediante el seguimiento de la diuresis. El nivel de hemoglobina posoperatoria deberá situarse alrededor de 9-10 g/dL, lo que asegura un buen transporte de oxígeno.

La utilización de anticoagulantes

La utilización de anticoagulantes en microcirugía es controversial, ya que no existe un consenso para aplicar un protocolo bien definido[2].

La principal complicación de la utilización de anticoagulantes es la de provocar un sangrado que dé origen a un espasmo o una compresión de los ejes vasculares reparados.

El 80% de las trombosis vasculares sobrevienen durante las primeras 48 h que siguen a la intervención[30]. La trombosis arterial se produce principalmente durante el primer día del posoperatorio y es atribuida a la agregación plaquetaria, en tanto que la trombosis venosa se produce generalmente después del primer día y se debe a la acumulación de fibrina producida por el desencadenamiento de la cascada de los factores de coagulación[39,41]. Los agentes profilácticos están destinados a reducir la función de las plaquetas, a aumentar la circulación sanguínea, a reducir la viscosidad de la sangre y a reducir la formación de fibrina. La Tabla 2.9 resume las ventajas y los inconvenientes de los anticoagulantes más comúnmente utilizados.

Tabla 2.9 Los anticoagulantes comúnmente utilizados

Anticoagulante	Acción	Efectos secundarios
Aspirina	▪ Inhibición de las plaquetas	▪ Sangrado durante el curso de la intervención ▪ Intolerancia digestiva
Heparina	▪ Inhibición de la formación de fibrina ▪ Vasodilatación	▪ Hematoma ▪ Trombocitopenia inducida por heparina
Heparina de bajo peso molecular	▪ Inhibición de la formación de fibrina ▪ Vasodilatación	▪ Similar a la heparina, efectos menores
Dextrano	▪ Inhibición de las plaquetas y de la adhesión endotelial ▪ Hipervolemia	▪ Anafilaxia ▪ Hipervolemia que provoca edema pulmonar y cerebral

La aspirina

La aspirina funciona inhibiendo la ciclooxigenasa, que es la enzima responsable de la conversión del ácido araquidónico en prostaglandinas y en tromboxanos. El tromboxano A2 genera vasoconstricción y agregación plaquetaria. Una pequeña dosis de aspirina bloquea de manera irreversible la formación de tromboxano A2 en las plaquetas[58]. La dosis mínima para una supresión completa del tromboxano A2 en los adultos es de 100 mg. Su efecto por vía oral es rápido (generalmente en 15 min)[32].

La aspirina es eficaz para prevenir la trombosis cuando es administrada antes de la intervención quirúrgica, pero también lo es dentro de las 24 h posoperatorias[21]. A dosis más elevadas no hay beneficios adicionales, debido a que la prostaciclina ya se encuentra inhibida.

Uno de los efectos secundarios de la aspirina es un aumento del sangrado en el campo quirúrgico, que puede dar origen a complicaciones temibles para los ejes vasculares reparados. La sobredosis provoca gastritis e insuficiencia renal. La dosis media prescripta para un adulto es de 100 mg por día.

La heparina sistémica

La trombosis arterial se debe a la agregación de las plaquetas por medio de filamentos de fibrina. Las trombosis venosas están formadas por glóbulos rojos y aparecen en regiones de bajo débito. La heparina no fraccionada se une al cuerpo de la antitrombina III, lo que potencializa su efecto por 1000 y provoca una inhibición de los factores de coagulación como la trombina, el factor V y el factor VIII, que bloquean así la formación de fibrina[54]. Por otro lado, la heparina favorece la vasodilatación gracias a la producción de monóxido de nitrógeno[28].

La heparina mejora el débito arterial[23,29]. El bolo clásicamente prescripto es de 100-150 U/kg. Su eficacia se mide por el tiempo de activación parcial de la tromboplastina (TTPK). La eficacia terapéutica se sitúa a dos veces su valor normal.

Los efectos secundarios de la heparina son el sangrado y la formación de hematomas que pueden causar una compresión local sobre el pedículo vascular. La trombocitopenia inducida por heparina impone la detención del tratamiento.

Para evitar estos riesgos en el posoperatorio, nuestro protocolo se limita a inyectar un bolo intravenoso de 5000 U de heparina durante la intervención, en el momento mismo de liberar las pinzas vasculares luego de la realización de las microsuturas, y únicamente en los pacientes con un alto riesgo trombogénico. La heparinoterapia se detiene al final de la intervención.

Heparina tópica

La heparina es administrada con eficacia también en forma tópica[63]. Las soluciones de irrigación tienen de 50 U/mL a 100 U/mL. Con una concentración superior a 250 U/mL, el paciente verá alterado el valor de su TTPK[31]. Este tipo de heparina es comúnmente utilizado como solución de irrigación durante la intervención para prevenir la trombosis y para generar un campo de microcirugía limpio. Esta solución permite un lavado prudente de la luz de los vasos y la evacuación del trombo que se forma en la espera de que llegue el momento de la intervención, sin dañar el endotelio.

Heparina de bajo peso molecular

La heparina de bajo peso molecular (HBPM) está formada por la hidrólisis de la heparina en mucopolisacáridos compuestos de glicosaminoglicanos. Este producto tiene los mismos efectos antitrombínicos que la heparina, pero con un menor riesgo de formación de hematomas y de trombocitopenia y su vida media es más larga[7]. Su administración se lleva a cabo por medio de una inyección subcutánea o bien de forma tópica. Es el único método de anticoagulación que está estadísticamente probado que disminuye el riesgo de trombosis[37]. En la práctica microquirúrgica en el adulto la dosis profiláctica es de 40 mg iv. una vez por día. Si no hay contraindicaciones, el tratamiento comienza el primer día del posoperatorio. La ventaja es la prevención de la trombosis venosa profunda, que puede sobrevenir en pacientes inmovilizados. La dificultad de la HBPM es mantener su eficacia terapéutica, ya que tiene un menor efecto sobre el TTPK.

Dextranos

Los dextranos son polímeros ramificados de dextrosa de masa molecular muy elevada (60 000 a 70 000 Da) que pertenecen al grupo de los coloides. El más utilizado es el dextrano-40 de peso molecular 40 000 Da.

Su acción consiste en fijarse a las plaquetas, a los glóbulos rojos y al endotelio vascular, lo que evita la trombosis. Lo dextranos aumentan la volemia por sus efectos osmóticos y disminuyen la viscosidad de la sangre por hemodilución[3]. Los dextranos se administran por vía intravenosa y son eficaces en la prevención de la trombosis arterial y venosa. El problema con los dextranos es que permanecen en la circulación sistémica por un largo período y que tienen efectos secundarios devastadores, tales como la anafilaxia, los aumentos del volumen sanguíneo, el edema pulmonar y cerebral y la insuficiencia renal aguda[18,73]. Por consiguiente, su uso se ha restringido. Su abrupta y súbita detención luego de una intervención microquirúrgica produce, por efecto rebote, una hiperviscosidad sanguínea que provoca una trombosis brutal de los ejes vasculares reparados[9].

Conclusiones

La vigilancia médica y quirúrgica de un paciente que se ha beneficiado de una microcirugía vascular es una cuestión de equilibrio entre la necesidad de una anticoagulación y los riesgos de sangrado o el desarrollo de un hematoma.

La vigilancia del paciente operado y del miembro reconstruido debe ser, por parte del cirujano y de un personal bien formado, particularmente cuidadosa. Cada equipo debe dejar registrado con claridad y precisión los protocolos de vigilancia (Tabla 2.10) con el objeto de reducir al máximo las tasas de fracaso y, sobre todo, no retardar el tiempo de la reintervención de una anastomosis vascular trombosada.

Tabla 2.10 Protocolo de microcirugía del departamento de microcirugía reconstructiva de la mano. National University Hospital Singapour

	Recomendaciones	Finalidad
Antes de la operación	▪ Detención imperativa del tabaco	▪ Minimizar las alteraciones endoteliales y los espasmos vasculares
En el transcurso de la operación	▪ Normotermia ▪ No vasopresores ▪ Diuresis > a 5 mL/kg/h ▪ Hemoglobina de 8-10 g/dL	▪ Vasodilatación ▪ Buena circulación sistémica ▪ Perfusión adecuada de los tejidos, con reducción de la viscosidad sanguínea
	▪ Anticoagulación ▪ Heparina tópica: 100 U/mL para irrigación	▪ Disminuir el riesgo de trombosis y buena irrigación del campo quirúrgico
	5000 U en bolo de heparina para los casos de riesgo trombótico o en las revisiones de las suturas vasculares	▪ La trombosis es más grave que el desarrollo de un hematoma
Después de la operación	Normotermia y lámpara de calor para el miembro operado. ▪ Analgesia adaptada ▪ Primeras 24 h bloqueo de nervios periféricos, opiáceos y derivados	▪ Vasodilatación ▪ Prevenir los espasmos vasculares, facilitar el flujo sanguíneo a nivel de las anastomosis
	▪ Diuresis > a 5 mL/kg/h ▪ Hemoglobina de 8-10 g/dL	▪ Circulación sanguínea estabilizada con una buena microcirculación , reduciendo la viscosidad sanguínea ▪ Reducir la vasoconstricción
	▪ Anticoagulación: ▪ Aspirina 100 mg /día para los primeros días del posoperatorio ▪ Dosis terapéutica subcutánea de HBPM para los casos de riesgo y las reexploraciones	▪ Prevenir la trombosis arterial y venosa y minimizar el sangrado posoperatorio ▪ Función en forma sinérgica con la aspirina para prevenir las trombosis posoperatorias en los pacientes de alto riesgo

Referencias

[1] Acland R. Techinical prerequisites and training in microsurgery: technique of small vessel anastomosis. In: Meyer V, Black M, eds. Microsurgical procedures. Edinburgh: Churchill Livingstone; 1991.

[2] Askari M, Fisher C, Weniger FG et al. Anticoagulation therapy in microsurgery: a review. J Hand Surg 2006;31A:836–846.

[3] Atik M. Dextran 40 and dextran 70: a review. Arch Surg 1967;94:664-72.

[4] Baker JM, Meals RA. A practical guide to surgical loupes. J Hand Surg Am 1997;22:967–974.

[5] Bayramicli M, Tetik C, Sonmez A, et al. Reliability of primary vein grafts in lower extremity free tissue transfers. Ann Plast Surg 2002;48:21–9.

[6] Berger A, Tizian C, Zenz M. Continuous plexus blockade for improved circulation in microvascular surgery. Ann Plast Surg 1985;14:16–9.

[7] Bijsterveld NR, Hettiarachchi R, Peters R, Prins MH, Levi M, Buller HR. Low-molecular weight heparin in venous and arterial thrombotic disease. Thromb Haemost 1999;82:139-47.

[8] Blann AD. How a damaged blood vessel wall contibutes to thrombosis and hypertenasion. Pathophysiol Haemost Thromb. 2004;33:445-8.

[9] Brookes D, Okeefe P, Buncke HJ. Dextran-induced acute failure after microvascular muscle transplantation. Plast Reconstr Surg 2001;108:2057-60.

[10] Carr ME. Diabetes mellitus: a hypercoagulable state. J Diabetes Complications 2001;15:44-54.

[11] Chang DS, Janis JE, Garvey PB. Basics of microsurgery. In: Janis JE, ed. Essentials of Plastic Surgery. 2nd ed. Florida: Taylor & Francis Group, LLC;2014:75-86.

[12] Chen KT, Mardini S, Chuang DC, et al. Timing of presentation of the first signs of vascular compromise dictates the salvage outcome of free flap transfers. Plast Reconstr Surg 2007;120:187–195.

[13] Chen SH, Wei FC, Chen HC, Chuang CC, Noordhoff MS. Emergency free flap transfer for reconstruction of acute complex extremity wounds. Plast Reconstr Surg 1992;89:882–8.

[14] Chung KC, Alderman AK. Replantation of the upper extremity: indications and outcomes. J Am Soc Surg Hand 2002;2:78-94.

[15] Danesh J, Collins R, Peto R, Lowe GDO. Haematocrit, viscosity, erythrocyte sedimentation rate: meta-analyses of prospective studies of coronary heart disease. Eur Heart J 2000;21:515-20.
[16] Dap F, Bigard O, Dumontier C, Marchal L, Bour C, Merle M, Michon J. Ann Chir Main. 1989;8(3):265-8.
[17] Dec W. A meta-analysis of success rates for digit replantation. Tech Hand Up Extrem Surg. 2006;10(3):124 –129.
[18] Disa JJ, Polvora VP, Cordeiro PG. Dextran-related complications in head and neck microsurgery: do the benefits outweigh the risks? A prospective randomized analysis. Plast Reconstr Surg 2003;112:1534-9.
[19] Durham RM, Mistry BM, Mazuski JE, Shapiro M, Jacobs D. Outcome and utility of scoring systems in the management of the mangled extremity. Am J Surg. 1996;172:569-73.
[20] Evans GR, Gherardini G, Gurlek A, et al. Drug-induced vasodilation – the effects of nicardipine papaverine lidocaine on the rabbit carotid artery. Plast Reconstr Surg 1997;100:1475-81.
[21] Flordal PA. Pharmacological prophylaxis of bleeding in surgical patients treated with aspirin. Eur J Anaesthesiol 1997;14:38-41.
[22] Gao YJ, Yang H, Teoh K, et al. Detrimental effects of papaverine on the human internal thoracic artery. J Thorac Cardiovasc Surg 2003;126:179-85.
[23] Greenberg BM, Masem M, May JW Jr. Therapeutic value of intravenous heparin in microvascular surgery: An experimental vascular thrombosis study. Plast Reconstr Surg 1988;82:463-72.
[24] Harrison DH, Girling M, Mott G. Experience in monitoring the circulation in free–flap transfers. Plast Reconstr Surg 1981;68:543–555.
[25] Harrison S H. The tactile adherence test estimating loss of sensation after nerve injury. Hand 1974;6:148–9.
[26] Helfet DL, Howey T, Sanders R, Johansen K. Limb salvage versus amputation. Preliminary results of the Mangled Extremity Severity Score. Clin Orthop Relat Res. 1990;256:80-6.
[27] Heppell RM, Berkin KE, McLenachan JM, Davies JA. Hemostatic and hemodynamic abnormalities associated with left atrial thrombosis in non-rheumatic atrial fibrillation. Heart 1997;77:407-11.
[28] Hirsh J, Warkentin TE, Shaughnessy SG, et al. Heparin and low-molecular-weight heparin: mechanisms of action, pharmacokinetics, dosing, monitoring, efficacy, and safety. Chest 2001;119:64S-94S.
[29] Hsia J, Hamilton WP, Kleiman N, et al. A comparison between heparin and low-dose aspirin as adjunctive therapy with tissue plasminogen activator for acute myocardial infarction: Heparin-Aspirin Reperfusion Trial (HART) Investigators. N Eng J Med 1990;323:1433-7.
[30] Ichinose A, Tahara S, Terashi H, Nomura T, Omori M. Short-term postoperative flow changes after free radial forearm flap transfer: possible cause of vascular occlusion. Ann Plast Surg 2003;50:160.
[31] Jackson MR, Clagett GP. Antithrombotictherapy in peripheral arterial occlusive disease. Chest. 2001 Jan;119:283S-299.
[32] Jimenez AH, Stubbs ME, Tofler GH, Winther K, Williams GH, Muller JE. Rapidity and duration of platelet suppression by enteric-coated aspirin in healthy young men. Am J Cardiol. 1992 15;69:258-62.
[33] Johnson JM, Minson CT, Kellogg DL Jr. Cutaneous vasodilator and vasoconstrictor mechanisms in temperature regulation. Compr Physiol 2014;4:33-89.
[34] Jones NF. Intraoperative and postoperative monitoring of microsurgical free tissue transfers. Clin Plast Surg 1992;19:783–797.
[35] Kakkos SK, Caprini JA, Geroulakos G, Nicolaides AN, Stansby GP, Reddy DJ. Combined intermittent pneumatic leg compression and pharmacological prophylaxis for prevention of venous thromboembolism in high-risk patients. Eur J Vasc Endovasc Surg 2009;37:364-5.
[36] Khouri RK, Shaw WW. Monitoring of free flaps with surface–temperature recordings: is it reliable? Plast Reconstr Surg 1992;89:495–9.
[37] Khouri RK, Sherman R, Buncke HJ, Feller AM, Hovius S, Benes CO, et al. A phase II trial of intraluminal irrigation with recombinant human tissue factor pathway inhibitor to prevent thrombosis in free flap surgery. Plast Reconstr Surg 2001;107:408-15.
[38] Kim, W. K., Lim, J. H., and Han, S. K. Fingertip replantations: Clinical evaluation of 135 digits. Plast. Reconstr. Surg 1996;98:470-6.
[39] Kroll SS, Schusterman MA, Reece GP, Miller MJ, Evans GR, Robb GL, Baldwin BJ. Timing of pedicle thrombosis and flap loss after free-tissue transfer. Plast Reconstr Surg 1996;98:1230-3.
[40] Lahiri A, Lim AY, Qifen Z, BH Lim. Microsurgical skills training: a new concept for simulation of vessel-wall suturing. Microsurgery 2005;25:21-4.
[41] Li X, Cooley BC. Effect of anticoagulation and inhibition of platelet aggregation on arterial versus venous microvascular thrombosis. Ann Plast Surg 1995;35:165-9.
[42] Lopez JA, Chen J. Pathophysiology of venous thrombosis. Thromb Res 2009;123:S30-4.
[43] Loscalzo J. Endothelial injury, vasoconstriction, and its prevention. Tex Heart Inst J 1995;22:180-4.
[44] Mezzatesta JP, Scott DA, Schweitzer SA, Selander DE. Continuous axillary brachial plexus block for postoperative pain relief: intermittent bolus versus continuous infusion. Reg Anesth 1997;22:357–62.
[45] Michon J, Foucher G, Merle M. Traumatismes complexes de la main. Traitement tout en un temps avec mobilisation précoce. Chirurgie 1977;103:956-964.
[46] Mucke T, Borgmann A, Ritschl LM, et al. Microvascular training of medical students and surgeons – a comparative prospective study. J Craniomaxillofac Surg 2013;41:187-90.
[47] Netscher DT, Clamon J. Smoking: adverse effects on outcomes for plastic surgical patients. Plast Surg Nurs. 1994;14(4):205–210.
[48] Nunley JA. Microscopes and microinstruments. Hand Clin 1985;1:197–204.
[49] O'Sullivan ME, Colville J. The economic impact of hand injuries. J Hand Surg Br. 1993 Jun;18(3):395-8.
[50] Oragui E, Parsons A, White T, et al. Tourniquet use in upper limb surgery. Hand 2011;6:165-173.
[51] Pederson WC. Principles of Microvascular Surgery. In: Wolfe SW, Hotchkiss RN, Pederson WC, Kozin SH, ed. Green's Operative Hand Surgery. 6th ed. Philidelphia: Churchill Livingstone;2011:1552-84.
[52] Rajasekaran S, Naresh Babu J, Dheenadayalan J, Shetty AP, Sundarajan SR, Kumar M, et al. A score for predicting salvage and outcome in Gustilo type-IIIA and type-IIIB open tibial fractures. J Bone Joint Surg Br. 2006;88:1351–60.

[53] Rinker B, Vasconez HC, Mentzer Jr RM. Replantation: Past, present and future. J Ky Med Assoc 2004;102:247-53.
[54] Rosenberg RD. Actions and interactions of antithrombin and heparin. N Engl J Med 1975;292:146-51.
[55] Sabapathy SR, Satbhai NG. Microsurgery in the urgent and emergent management of the hand. Curr Rev Musculoskelet Med 2014;7:40–46.
[56] Sachdeva A, Dalton M, Amaragiri SV, Lees T. Graduated compression stockings for prevention of deep vein thrombosis. Cochrane Database Syst Rev 2014;17:12.
[57] Saha D, S S, Sergeeva EG, Ionova ZI, Gorbach AV. Tissue factor and atherothrombosis. Curr Pharm Des 2015;21:1152-7.
[58] Salemark L, Wieslander JB, Dougan P, Arnljots B. Effects of low and ultra low oral doses of acetylsalicylic acid in microvascular surgery. An experimental study in rabbit. Scand J Plast Reconstr Surg Hand Surg 1991;25:203-11.
[59] Scharbert G , K alb ML , Essmeister R , Kozek-Langenecker SA . Mild and moderate hypothermia increases platelet aggregation induced by various agonists: A whole blood in vitro study. Platelets 2010;21:44–8.
[60] Sebastin SJ, Chung KC: Replantation strategies of the hand and upper extremity. Grabb and Smith's Plastic Surgery 7th Edition. Eds: Thorne C et al. Lippincott. 839-53.
[61] Shores JT, Lee WPA. Microsurgical complications in the upper extremity. Hand Clin 2010;26:291-301.
[62] Tamai S. Twenty years' experience of limb replantation – review of 293 upper extremity replants. J Hand Surg Am 1982;7:549-56.
[63] Tangphao O, Chalon S, Moreno HJ, Abiose AK, Blaschke TF, Hoffman BB. Heparin-induced vasodilation in human hand of veins. Clin Pharmacol Ther 1999;66:232-8.
[64] Urbaniak JR, Roth JH, Nunley JA, Goldner RD, Koman LA. The results of replantation after amputation of a single finger. J Bone Joint Surg Am 1985;67:611-9.
[65] van Adrichem LN, Hovius SE, van Strik R, van der Meulen JC. Acute effects of cigarette smoking on microcirculation of the thumb. Br J Plast Surg. 1992;45:9 –11.
[66] Virchow, R. (1856). "Thrombose und Embolie. Gefässentzündung und septische Infektion". *Gesammelte Abhandlungen zur wissenschaftlichen Medicin* (in German). Frankfurt am Main: Von Meidinger & Sohn. pp. 219–732. Matzdorff AC, Bell WR (1998). *Thrombosis and embolie (1846-1856)*. Canton, Massachusetts: Science History Publications.
[67] Wei DH, Strauch RJ. Smoking and hand surgery. J Hand Surg Am 2013;38:176-9.
[68] Win TS, Henderson J. Management of traumatic amputations of the upper limb. BMJ 2014;348:g255.
[69] Woo KY. Chronic wound-associated pain, psychological stress, and wound healing. Surg Technol Int. 2012;22:57-65.
[70] Yavus S, Celkan Am Goncu T, et al. Effect of papaverine applications on blood flow of the internal mammary artery. Ann Thorac Cardiovasc Surg 2001;7:84-8.
[71] Yu JTS, Patel AJK, Malata CM. The use of topical vasodilators in microvascular surgery. J Plast Reconstr Aesthet Surg 2011;64:226-8.
[72] Zhang J, Lipa JE, Black CE, et al. Pharmacological characterization of vasomotor activity of human musculocutaneous perforator artery and vein. J Appl Physiol 2000;89:2268-75.
[73] Zwaveling JH, Meulenbelt J, van Xanten NHW, Hené RJ. Renal failure associated with the use of dextran-40. Neth J Med 1989;35:321-6.

3

Instrumental y material técnico

G. Dautel

Composición de las cajas 48
Material de sutura 51
Medios ópticos de ayuda a la disección 51

La práctica de la cirugía de la mano requiere de una instrumentación adecuada. Los instrumentos utilizados deberán tener un tamaño que se adapte a las estructuras tisulares que se manejan, su empuñadura deberá ser ergonómica para la precisión y el confort del gesto quirúrgico, y serán de escasa longitud, ya que se trata de una cirugía que se practica en "superficie".

En este capítulo, solo describiremos los instrumentos necesarios para la cirugía corriente de la mano; los instrumentos requeridos para la osteosíntesis y la microcirugía serán detallados en los capítulos correspondientes.

Composición de las cajas

Las intervenciones que se realizan en la cirugía de la mano de urgencia son extremadamente variadas, desde operaciones que duran algunos minutos, como la exploración simple de una herida seguida de una sutura, hasta operaciones más ambiciosas, como la transferencia tisular libre realizada en el marco de la urgencia.

Dado este espectro tan amplio, el instrumental requerido es muy variable. Es necesario entonces, para facilitar el trabajo de esterilización, disponer de cajas con instrumental diverso que se adapte por su contenido a un grupo de intervenciones.

Instrumental de uso corriente para la cirugía de la mano

Fuera del instrumental específico requerido para la realización de una intervención ósea o microquirúrgica, los instrumentos de uso corriente se preparan, en nuestra práctica, en dos presentaciones diferentes.

La caja básica de la cirugía de la mano denominada "canal carpiano" representa de hecho el instrumental mínimo requerido para los pequeños gestos de urgencias, como la exploración de una herida cutánea, la sutura tendinosa, etc. Esta caja se compone de los siguientes instrumentos:

- Dos mangos de bisturí adaptados a las hojas 11, 15 y 23 (Figura 3.1 a).
- Dos portaagujas, uno de ellos de tipo Tubiana (*v.* Figura 3.1 a).
- Dos pinzas de disección tipo Adson, una sin dientes, de bordes finos, y la otra con tres dientes (*v.* Figura 3.1 b).
- Un juego de pinzas hemostáticas (pinzas de Kelly) (*v.* Figura 3.1 c).
- Dos separadores estándar "de Farabeuf" (*v.* Figura 3.1 d).
- Dos separadores de tipo "Senn-Miller" (*v.* Figura 3.1 d).
- Un juego de separadores de piel en forma de gancho, denominado "de Gillies", simple y doble (*v.* Figura 3.1 d).
- Un separador en gancho denominado "separador para tendones" (*v.* Figura 3.1 d).
- Un par de tijeras de "Mayo" (*v.* Figura 3.1 e).
- Un par de tijeras finas para disección, de bordes curvos y extremos romos (*v.* Figura 3.1 e).
- Un par de tijeras finas de disección de tipo "Stevens" (*v.* Figura 3.1 e).

Esta caja es suficiente para realizar la mayoría de las pequeñas intervenciones cotidianas que se realizan en el ámbito de la urgencia. Cuando se planifica una operación más compleja, se recurrirá a una caja llamada "de mano" en donde la composición es más completa.

Además de los instrumentos ya citados en la caja del "canal carpiano", esta caja dispone de los siguientes elementos:

- Una pinza plana Terrier, útil para la manipulación y moldeado de las agujas de Kirschner y los plomos del Barb Wire.
- Dos pinzas de Kocher con dientes.
- Una pinza de Museux.
- Dos pinzas de disección suplementarias (una de Adson con dientes y extremo en bandeja, y otra Adson con rama ancha y tungsteno) (*v.* Figura 3.1 b).
- Una cureta pequeña (cucharilla) (Figura 3.2).
- Un instrumento específico llamado "legra o raspador para tendones" (*v.* Figura 3.2), utilizado en las tenolisis.
- Una pinza llamada de "Michon", parecida a la Kelly, pero de bordes rectos, finos y sin dientes (*v.* figura 3.2).
- Un disector (*v.* Figura 3.1 c).

Instrumental para la cirugía ósea

Cuando en una cirugía se debe realizar algún "gesto" óseo, el instrumental descrito será completado con los instrumentos presentes en la denominada "caja ósea" (Figura 3.3).

Solo están presentes en esta caja las agujas de Kirschner. Los otros elementos específicos necesarios para una osteosíntesis (placa, tornillos, material endomedular, etc.) se presentan en forma separada, en función de las necesidades requeridas por la intervención.

Esta caja de cirugía ósea presenta los siguientes elementos:

- Una punta cuadrada.
- Un juego de legras curvas, con su extremo cuadrado.
- Dos pinzas de reducción (Daviers) de pequeños fragmentos, con cremallera y bordes redondos.
- Una legra de bordes redondos o espátula.
- Dos separadores de doble acodadura, denominados separadores "a pico" o "americanos".
- Una serie de impactores para injertos de esponjosa.

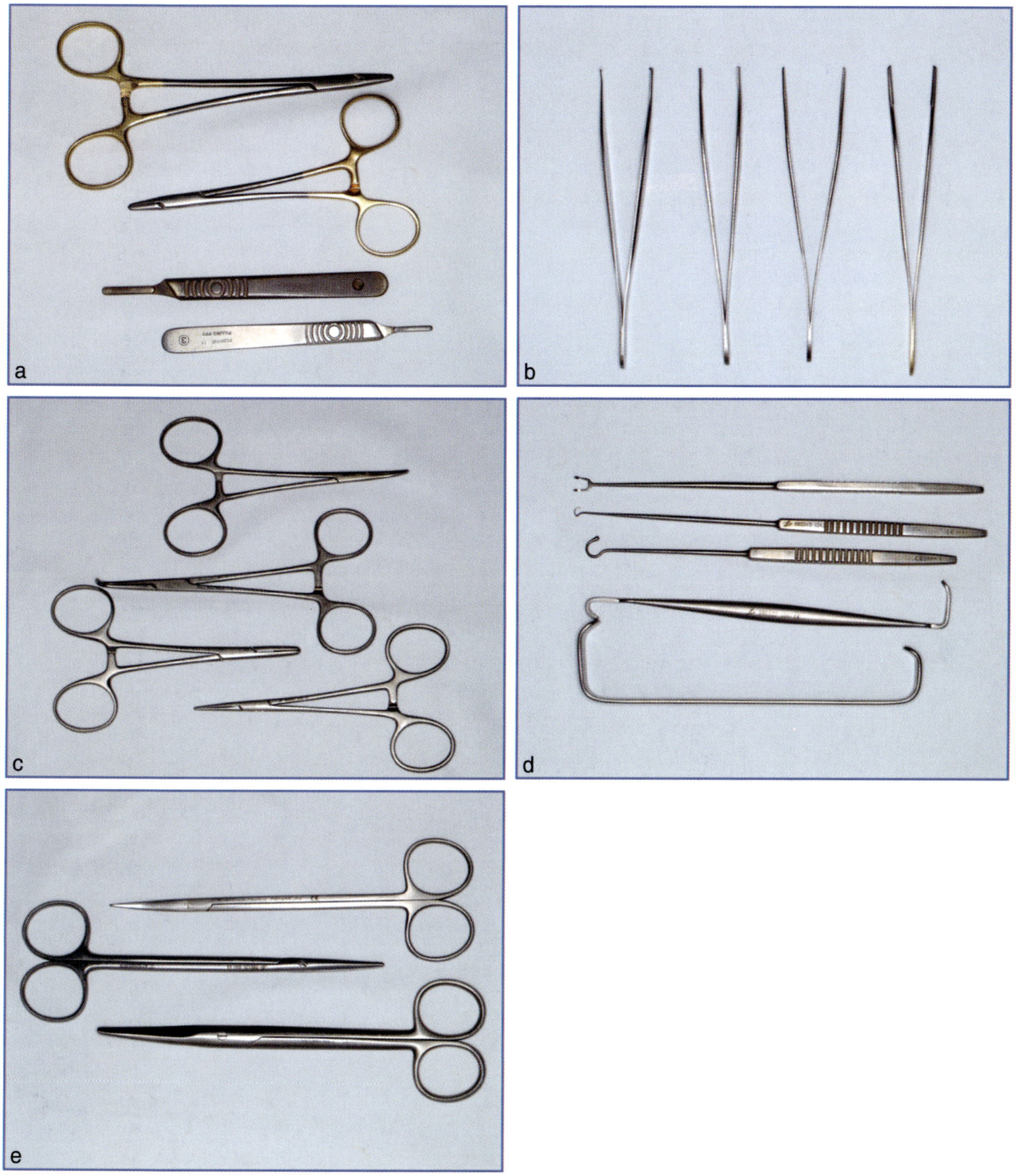

Figura 3.1 Instrumentos corrientes para la cirugía de la mano (de arriba hacia abajo).

a Portaagujas de Tubiana y portaagujas clásico; mangos de bisturí para las hojas 11, 15, 23 y 24.

b Pinzas de disección (de izquierda a derecha): pinza de tipo Adson con dientes; pinza "multidentada"; pinza de disección tipo Adson sin dientes; pinza de disección "vascular" con ramas de Tungsteno.

c Pinza hemostática de tipo "Kelly"; disector vascular; pinza de Terrier; pinza recta fina de Michon.

d Separadores de piel en forma de gancho, simple y doble, denominado "de Gillies"; separador en gancho denominado "separador para tendones"; separador de Senn-Miller; separador de Farabeuf.

e Tijera de disección fina de Stevens; tijera de disección con extremo romo; tijera de Mayo.

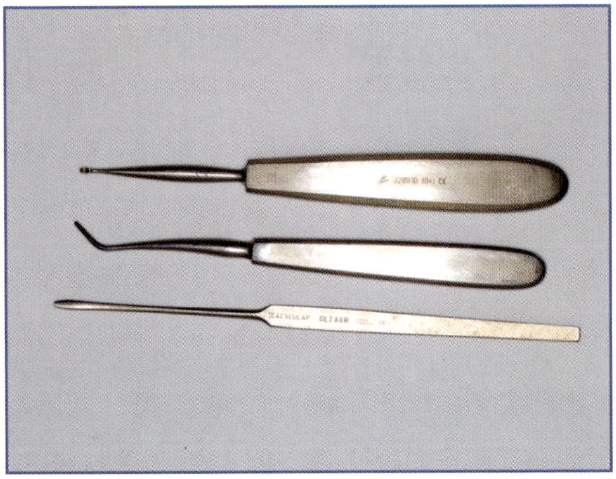

Figura 3.2 Instrumentos complementarios para la cirugía de la mano.
De arriba hacia abajo: cureta fina denominada en "grano de arroz"; legra o raspador para tendones de Michon; espátula roma para tenolisis.

- Un juego de escoplos (5 mm, 8 mm, 12 mm) y un escoplo denominado "de escafoides"
- Un martillo.
- Una pinza de Liston.
- Una gubia de bordes rectos.
- Una gubia de bordes curvos.
- Serie de agujas de Kirschner de 4, 6, 8, 10, 12, 14, 18, 22 y 24 décimas de milímetros.

Instrumental específico

Además de los elementos presentes en las dos cajas precedentes, un cierto número de instrumentos están disponibles en forma separada, ya que su utilización es menos frecuente y habitual:

- Los separadores autoestáticos son de tipo Volkman, separadores con dientes articulados.

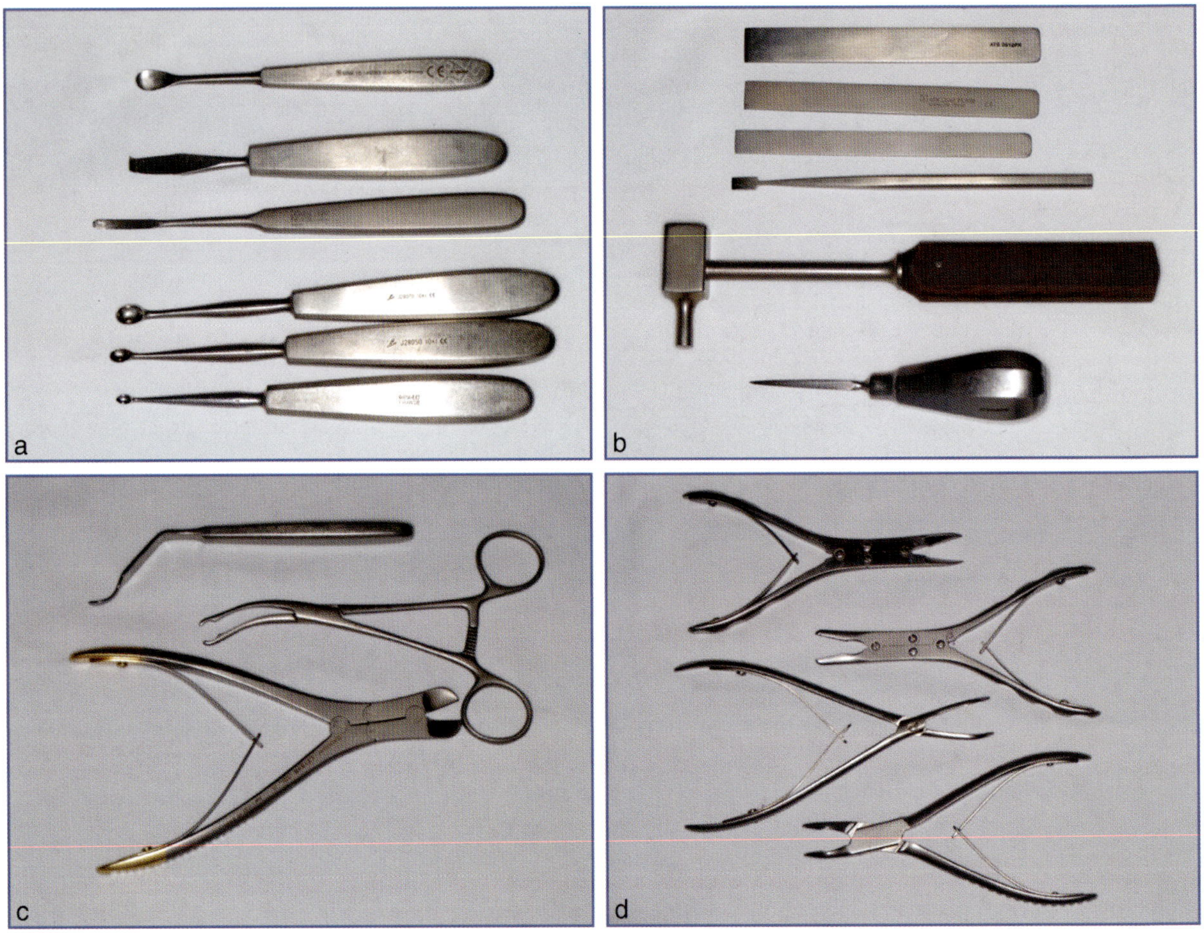

Figura 3.3 Instrumentos complementarios para la cirugía ósea.
a De arriba hacia abajo: espátula redonda; legra curva de punta cuadrada; legra fina recta; curetas.
b Escoplos (1 a 3); escoplo denominado "de escafoides"; martillo; punta cuadrada.
c Separador americano de doble acodadura; pinza de reducción o "Daviers" de tipo Verbrugge; Pinza corta clavijas.
d Pinza de Liston; pinza gubia recta; pinza gubia fina recta, denominada "Finlandesa"; pinza gubia curva.

- Aparato para la electrocoagulación bipolar: Esta coagulación bipolar es utilizada únicamente en cirugía de la mano, y excluye cualquier coagulación monopolar. El modelo que nosotros utilizamos dispone de una pinza de bordes finos y rectos.
- Motores neumáticos de cierre o bloqueo automático, disponibles en distintas marcas, adecuados para las distintas cirugías de osteosíntesis en la mano. Pueden bloquear las agujas de Kirschner como las mechas de pequeño calibre, utilizadas en las osteosíntesis con placa y tornillos.
- Dermatomos: El uso de dermatomos a batería se impone cada vez más, lo que permite la obtención más fácil de injertos de espesor y ancho calibrado.
- *Stripper* para tendones: En alguna cirugía se utiliza el *stripper* de Brand para tomar un injerto tendinoso del palmar menor.

Material de sutura

Todos los hilos de sutura utilizados en cirugía de la mano se presentan en forma individual, estériles y enhebrados.

Sutura cutánea

En la mayoría de los casos, las suturas cutáneas de las heridas de la mano se realizan utilizando un hilo monofilamento, no absorbible. Nuestra preferencia, el Eticrin®, es un monofilamento de poliamida negro. Este hilo, a menudo, se utiliza en sus calibres 3/0 y 4/0, enhebrado en una aguja de 3/8 curva.

Sin embargo, el empleo de hilos no absorbibles para las suturas cutáneas, está ahora en competencia con los hilos de reabsorción rápida (Vicryl rapide®). Este hilo, que es una poliactina y que se elimina en un proceso de hidrólisis, no provoca reacción inflamatoria local. Los hilos de sutura colocados en la piel se eliminan por sí solos en la fase de limpieza de la herida, a los 12-15 días de posoperatorio.

La utilización de esta nueva sutura evita la fase de retirada de puntos, con el consiguiente ahorro de tiempo.

Sutura tendinosa

Para la sutura de los tendones flexores y extensores, en ciertas zonas topográficas, hemos adoptado el uso de bucles o lazos de tipo Tsuge. Estos lazos están formados por un hilo de polidioxanona (PDS®) enhebrado con una aguja 4/8.

En nuestra práctica los calibres 4/0 y 5/0 permiten hacer frente a todas las situaciones de sutura tendinosa.

En la zona II, cuando se realiza una sutura continua epitendinosa (*surjet*) bajo el microscopio, utilizamos un hilo de tipo Prolene® (polipropileno). Los calibres utilizados para este tipo de sutura comprenden desde el 6/0 al 8/0.

Cuando la morfología del tendón extensor no autoriza al uso de un bucle de tipo Tsuge, la sutura se realiza utilizando puntos en cuadro de PDS® (polidioxanona). Los calibres 3/0 y 4/0 son los más usados en el aparato extensor.

Preferimos este hilo de PDS® para todas las suturas tendinosas, ya que se elimina esencialmente por hidrólisis y genera escasa reacción inflamatoria. Este derivado del poliéster tiene un plazo de reabsorción compatible con la duración de la cicatrización tendinosa.

Sutura subcutánea

Cuando una sutura del plano subcutáneo debe ser realizada, nosotros utilizamos otra variedad de Vicryl® donde la demora en la reabsorción es superior a la del Vicryl rapide® destinado a la sutura cutánea. Los calibres 3/0 y 4/0 son los más comúnmente utilizados.

Otras suturas

En todos los casos donde se requiere un anclaje sólido y duradero, se utiliza un hilo trenzado de poliéster no absorbible (Mersutures®). Con este hilo, nosotros realizamos la fijación de las transferencias tendinosas, así como también los cerclajes óseos en el marco de una osteosíntesis compleja.

El hilo de acero se utiliza en forma de monofilamento moldeable para la realización de cerclajes óseos.

El *catgut* normal o crómico ha desaparecido totalmente de nuestro arsenal.

Medios ópticos de ayuda a la disección

Microscopio quirúrgico

La disección de estructuras vasculares, nerviosas o tendinosas de la mano se puede tornar dificultosa si solo se utiliza la vista como control. La utilización de medios ópticos de magnificación se vuelve indispensable y ofrece al cirujano cierto confort y una mayor seguridad en los movimientos. El uso del microscopio quirúrgico se vuelve necesario cada vez que se requiere un importante aumento óptico. Aunque en la bibliografía se encuentre una serie de casos de colgajos libres hechos solo con el uso de una lupa binocular, probablemente se trate de un ejercicio de estilo impuesto por la indisponibilidad de un microscopio quirúrgico. Durante el tiempo quirúrgico de la microanastomosis, la comodidad que aporta un campo visual fijo y un aumento variable, son bienes preciados. Las características de estos microscopios quirúrgicos adaptados a la cirugía de la mano se detallan en el Capítulo 15.

Lupas binoculares

Se trata de un sistema óptico de magnificación montado sobre unos anteojos. Las ópticas pueden ser fijas en su posición, las cuales son ajustadas por el fabricante de acuerdo con la medida de separación interpupilar del usuario, quien también elegirá el grado de aumento y el diámetro del campo visual. Otros fabricantes ofrecen un sistema regulable, lo que permite a cada usuario ajustar las lupas a su visión. El diámetro del campo visual es un elemento primordial de confort, por lo que se recomienda la elección del mayor diámetro posible, si se presenta esta opción. En lo que concierne a la magnificación, no existe una recomendación unívoca. Un factor de aumento de 3 o 4 nos parece aconsejable toda vez que las lupas binoculares estén destinadas a ser utilizadas como intermediarias entre la visión "del ojo desnudo" y la magnificación del microscopio quirúrgico.

4

Evaluación de las lesiones y estrategia

M. Merle

Evaluación de las lesiones 54
Evaluación quirúrgica 55
Estrategia 57
Conclusiones 61

Los traumatismos de la mano son frecuentes e involucran al 30% de los accidentes de trabajo, así como también a una parte importante de los accidentes domésticos y los que ocurren durante el tiempo libre. Si bien en Francia se registran 400 000 casos anuales de lesiones de la mano en el ámbito laboral, el cálculo del número total de lesionados es mucho mayor y se sitúa alrededor de 1 400 000, de los cuales, 620 000 corresponden a casos serios o graves que necesitan atención en un medio especializado. El costo anual de esta traumatología para la sociedad es de alrededor de mil millones de euros.

Por descuido o negligencia, muchas de las heridas de la mano son erróneamente etiquetadas como menores, basándose únicamente en la lesión cutánea, por lo cual si no son examinadas con la suficiente atención en el departamento de urgencias, estas pueden acarrear consecuencias funcionales y, por lo tanto, a cirugías secundarias donde los resultados son a menudo inferiores a los obtenidos mediante una reparación primaria.

El examen clínico de una mano lesionada es realmente difícil, pero debe permitir detectar lo siguiente:

- *Las lesiones vasculares mayores, responsables de la desvascularización tisular.*
- *Las lesiones tendinosas, que, con frecuencia, son evidentes en los tendones flexores, pero más difíciles de diagnosticar en las lesiones aisladas del aparato extensor.*
- *Las lesiones nerviosas, que generalmente se manifiestan por una alteración sensitiva, ya que las pruebas motoras muchas veces se tornan imposibles por el dolor.*
- *Las lesiones óseas y del sistema musculotendinoso.*

Estos argumentos clínicos deben ser lo suficientemente alarmantes para convencer al paciente de la necesidad de realizar una evaluación completa de las lesiones en el quirófano.

Solo al cabo de este examen hecho en profundidad, el cirujano podrá establecer su estrategia quirúrgica. Esta ha evolucionado en forma considerable luego de la aparición de las técnicas microquirúrgicas, de las posibilidades de realizar osteosíntesis de pequeños fragmentos y de la reparación de los tendones flexores y extensores, que autoricen una movilidad posoperatoria precoz.

Si M. Iselin[4] preconizó el concepto de "urgencia con operación diferida" en un momento en que los cirujanos estaban poco interesados en la mano, fue para determinar los límites de la necrosis y derivar al paciente a un cirujano competente. Este concepto de la urgencia fue contradicho, a partir de 1965, por J. Gosset y J. Michon[3], quienes consideraron que la reparación primaria de las heridas de la mano pone al paciente en resguardo de las complicaciones, en particular del edema, el síndrome compartimental y la necrosis, que es fuente de infección, en la medida que la "toilette" y el desbridamiento fuesen completos.

La aparición de la microcirugía vascular detuvo, naturalmente, estas discusiones académicas. Hoy en día resulta evidente que restablecer la circulación es salvar los tejidos de la necrosis, es facilitar la consolidación ósea y la cicatrización tendinosa, preservar los espacios de deslizamiento, limitar la esclerosis cicatricial y favorecer la regeneración nerviosa.

Este aporte técnico considerable ha llevado a que los equipos quirúrgicos tengan los mismos imperativos que están ligados a la cirugía vascular, es decir, a restablecer la continuidad de los vasos en la urgencia, sobre todo en las primeras seis horas posteriores al traumatismo.

Desde 1979, los servicios de urgencia de la mano están organizados en Francia y en Europa bajo la sigla CESUM (Confederación Europea de Servicios de Urgencia de la Mano) y luego FESUM (Federación Europea de Servicios de Urgencia de la Mano) para responder a estos imperativos. La experiencia nos ha demostrado que el tratamiento en la "urgencia real" de las lesiones de la mano, junto con el aporte de las técnicas microquirúrgicas, permiten acortar de manera considerable la duración de la incapacidad funcional, disminuir las secuelas y reducir en más del 30% las reintervenciones. El beneficio de tal estrategia terapéutica es evidente tanto para el paciente lesionado como para las arcas de los seguros médicos.

Este capítulo podrá parecer intimidante por el aspecto descriptivo de las diferentes lesiones, pero tiene su utilidad, ya que es necesario ser precisos en la evaluación de las lesiones y ser objetivos en el enfoque terapéutico.

En la urgencia, el cirujano está obligado a resolver los tres problemas principales de cualquier lesión:

- *Estabilizar las fracturas del esqueleto.*
- *Revascularizar los tejidos.*
- *Garantizar la cobertura cutánea de la herida.*

No resolver o fracasar en uno de estos tres niveles terapéuticos significa exponer al paciente a temibles complicaciones y a una cirugía secundaria, cuyos resultados son aleatorios.*

Evaluación de las lesiones

Clasificación de las heridas de la mano

La variedad de traumatismos de la mano hace difícil el establecimiento de una clasificación completa y, a la vez, fácil de utilizar. Sin embargo, es simple separar las heridas netas o francas de las contusas.

Las **heridas netas**, en general provocadas por puntazos o cortes, deben clasificarse en dos categorías:

- Las heridas simples, que afectan solo a los tegumentos.
- Las heridas complejas, en las que junto a las lesiones cutáneas, se asocian lesiones del esqueleto, de los pedículos vasculonerviosos y del aparato músculo-tendinoso.

Una herida puntiforme neta puede crear lesiones pluritisulares.

* Michel Merle, Gilles Dautel. La main traumatique. Tome 2. Chirurgie secondaire, le poignet traumatique. Ed. Masson.

Las **heridas contusas** implican la noción de aplastamiento, de arrancamiento, de dilaceración y se observan, sobre todo, en el ámbito artesanal e industrial.

Por el interrogatorio, se podrá precisar la hora y el mecanismo del traumatismo, la contaminación, que será mayor luego de una mordedura animal o humana, y que contraindica el cierre primario. De igual modo, las heridas producidas por vegetales son causantes de complicaciones sépticas.

Ciertos traumatismos ocasionan lesiones específicas que requieren un tratamiento apropiado. Este es el caso de las heridas por arma de fuego, explosión, inyección bajo presión, quemaduras y aplastamientos por rodillos, prensa, desguantamiento, etc.

Primera evaluación de la mano herida

El paciente lesionado debe ser objeto de una primera evaluación clínica antes de realizar cualquier tipo de anestesia y de colocar un manguito neumático. La exploración será efectuada en la sala de curaciones, con el paciente acostado. Se comienza por humedecer el vendaje colocado en la urgencia para retirarlo después.

El aspecto de las heridas nos indicará si estas se encuentran dentro de las clasificadas como netas o contusas.

El examen clínico debe ser realizado con paciencia, pidiendo al paciente que reproduzca los gestos normales de una mano intacta. Esta evaluación motora no siempre es fácil de realizar a causa del dolor y de las lesiones del esqueleto.

El examen sensitivo es más concluyente y la prueba de discriminación de dos puntos permite, normalmente, evaluar el estado del sistema nervioso periférico.

El estado vascular de la mano se aprecia mediante la velocidad de recoloración del lecho ungueal y por el llenado de los pulpejos luego de su compresión. En general, una desvascularización completa es evidente, en cambio, cuando es parcial, la prueba de Allen realizada en la muñeca nos permite conocer el aporte respectivo de las arterias radial y cubital.

Mucho más delicada es la evaluación clínica de los tejidos después de una contusión; solo mediante una exploración quirúrgica se podrá evaluar la vitalidad y el compromiso definitivo de los tejidos. La experiencia del cirujano juega aquí un rol esencial, ya que la sobrestimación de la vitalidad tisular conducirá ineludiblemente a la necrosis y a la infección, y agravará aún más el pronóstico funcional.

Al término de esta evaluación clínica, es importante explicarle al paciente, con delicadeza y mesura, la naturaleza de las lesiones aparentes y también aclararle que solo la exploración quirúrgica permitirá afinar el diagnóstico. Es en este punto donde se podrá explicar la estrategia quirúrgica y su finalidad. En caso de que sea imposible conservar uno o varios dedos, es importante precisarle que una amputación puede ser temporaria, para que luego pueda beneficiarse secundariamente de una reconstrucción mediante un trasplante de dedos del pie, una pulgarización, un alargamiento, etc.

Mediante esta evaluación inicial, el paciente puede comprender que el equipo quirúrgico es coherente en su estrategia, pero también, que su cooperación en el posoperatorio será un elemento esencial para su rehabilitación funcional y psicológica.

Evaluación quirúrgica

Preparación

Luego de la anestesia del miembro, que en general es con un bloqueo axilar, se coloca el manguito neumático y se insufla solo por sobreelevación del miembro, sin la utilización de la venda de Esmarch. A continuación, se cepilla la herida para retirar cualquier agente contaminante y, luego, se lava con abundante cantidad de solución fisiológica, pero se evita el uso de cualquier tipo de antiséptico que altere los vasos o los nervios (Figura 4.1). Este tiempo de preparación debe ser realizado por el cirujano, ya que le permite evaluar los tejidos, su grado de contusión y contaminación.

Exploración quirúrgica

Se deben explorar todos los tejidos, plano por plano, desbridar el revestimiento cutáneo y la aponeurosis con el objetivo de identificar todas las lesiones y de proceder a la escisión de los tejidos muertos y los condenados definitivamente a la necrosis.

La contusión tisular adopta múltiples formas según la naturaleza del tejido comprometido y del traumatismo. Puede limitarse a la simple atrición de los bordes cutáneos, pero también puede ser el resultado de un aplastamiento extenso, de una avulsión, de un despegamiento, que conducirán igualmente a la necrosis tisular.

La observación minuciosa de los tejidos debe tomar en cuenta su aspecto, la transformación de la textura y de la elasticidad a fin de proceder con certeza a la hora de la escisión.

Los anglosajones utilizaban el término "desbridar", mientras que Michon prefería el término "escisión electiva"[7]. La finalidad de esta exploración es la de lograr una herida aséptica y eliminar los cuerpos extraños y los tejidos desvitalizados. El riesgo de limitar esta escisión electiva es el de cubrir una zona condenada a la necrosis, lo que conducirá seguramente a una infección.

Revestimiento cutáneo

La evaluación de la vitalidad del revestimiento cutáneo es siempre delicada y necesita de la experiencia. Hay que estar atento a las equimosis, porque, por limitadas que

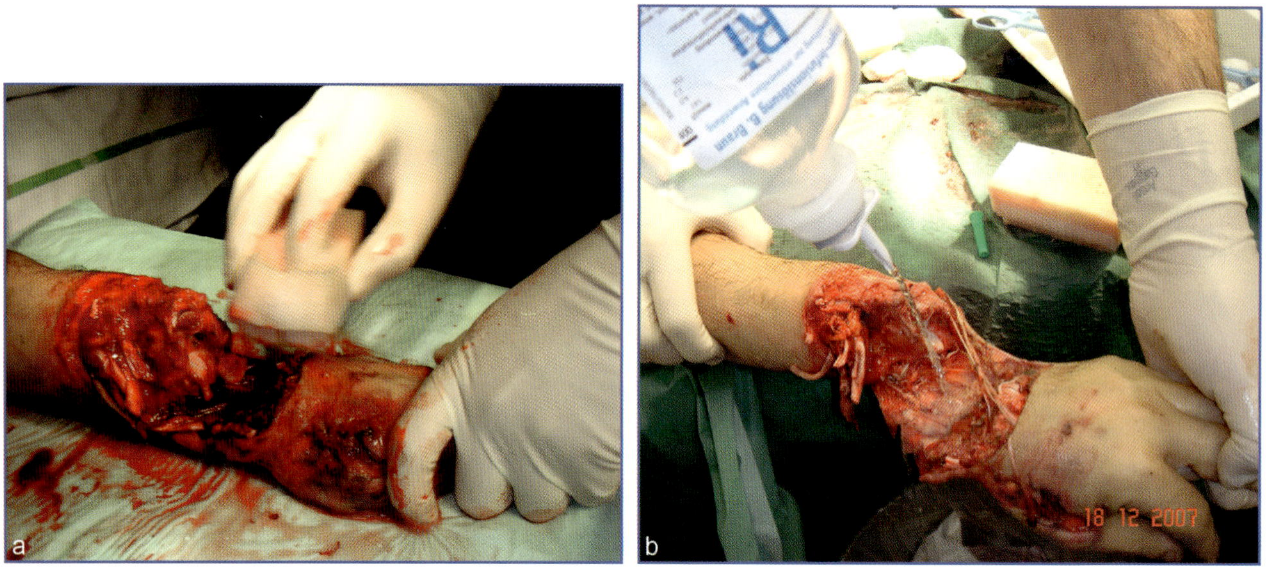

Figura 4.1 Antebrazo aplastado por una camioneta. **a** La mano es cepillada bajo bloqueo axilar y manguito neumático. **b** Luego del cepillado, la mano es lavada con tres a cuatro litros de solución fisiológica.

parezcan, pueden transformarse secundariamente en escaras profundas. El despegamiento cutáneo traduce una rotura de la red vascular perforante con el riesgo de instalación de un hematoma subcutáneo.

Cuando estos despegamientos generan colgajos "al contrario", es decir, con pedículo distal, el tercio proximal va a necrosarse, por lo que es preferible su extirpación. Debería procurarse que el colgajo restante quede sin demasiada tensión.

Una vez finalizada la evaluación y la escisión electiva, el paciente estará a salvo de una necrosis cutánea. En caso de duda, será necesario considerar una revisión de la zona de escisión a las 48 h con el fin de autorizar una cobertura definitiva por un injerto o un colgajo.

Músculos

El examen de las masas musculares debe ser meticuloso, en particular para los músculos interóseos, y se recomienda comenzar por la práctica de las aponeurotomías dorsales y palmares.

Luego de una contusión, las masas musculares se encuentran dilaceradas, con una coloración vino tinto, como si se tratara de una verdadera explosión. Estas deben extirparse totalmente sin ninguna concesión, ya que todo tejido necrótico remanente puede inducir a complicaciones sépticas por anaerobios. Por otro lado, si se dejan áreas musculares desvitalizadas, estas provocarán una esclerosis que hará retraer los espacios intermetacarpianos y producirá rigidez de las articulaciones, lo que tornará aleatoria la cirugía secundaria de tenolisis, artrolisis, injertos nerviosos y tendinosos, debido al entorno fibroso.

Vasos

La contusión vascular es frecuentemente subestimada, y solo mediante la observación de la pared bajo un microscopio se hacen evidentes los signos de edema y de rotura de la subadventicia. El retiro del manguito hemostático, después de la desobstrucción y el lavado de la luz del vaso, permite evaluar el flujo arterial. Si este último no se mantiene estable durante treinta segundos a un minuto, es porque existe proximalmente un espasmo o una rotura de la subadventicia. En los Capítulos 8, 15 y 16, dedicados a la revascularización y reimplantes, se describe la importancia de realizar de primera intención los puentes de los ejes arteriales, si es que existe la mínima duda en cuanto a la contusión vascular.

Nervios

De la misma manera, evaluar la extensión de la contusión nerviosa, es un problema delicado. El hematoma que se presenta bajo el epineuro, junto con la palpación, son indicativos de tal extensión. Generalmente suele subestimarse la contusión nerviosa, y es por eso que resulta arriesgado querer restablecer en la urgencia la continuidad luego de la resección. En el Capítulo 14, se detallará la conducta que deberá tenerse en estos casos.

Fracturas del esqueleto y heridas articulares

En presencia de fracturas conminutas conviene ser económicos, bastará con retirar los fragmentos óseos pulverizados y totalmente libres. En cambio, los grandes fragmentos serán conservados en la medida en que el entorno tisular sea de calidad para asegurar la revascularización y la consolidación ósea.

Las heridas articulares y las luxaciones abiertas deben ser cuidadosamente exploradas, lavadas, descontaminadas y solo podrán cerrarse si la puerta de entrada ha sido extirpada y si no existe riego de necrosis secundaria del revestimiento cutáneo. Es prudente realizar una inmovilización posoperatoria de las lesiones articulares en una posición funcional.

Tendones y sus vainas

En caso de apertura de la vaina sinovial de los tendones flexores, será necesario realizar una escisión electiva del tejido dañado y lavar la vaina remanente con antibióticos. La contusión de los tendones es casi siempre evidente y la reparación primaria o secundaria dependerá de la amplitud de la escisión.

Al término de esta evaluación quirúrgica, la herida que ha sido explorada en profundidad, será abundantemente lavada con solución fisiológica y se retirará el manguito neumático. Durante la fase de vasodilatación, una compresa ayudará en la hemostasia, que podrá completarse con la coagulación bipolar de los vasos que no puedan repararse por microcirugía.

Estrategia

El plan de reparación y de reconstrucción en urgencia de una mano lesionada debe estar perfectamente claro una vez realizada la evaluación de las lesiones. El orden de las prioridades terapéuticas es el siguiente: estabilización del esqueleto, revascularización y reconstrucción de la cobertura cutánea. Según la naturaleza de las lesiones, las reparaciones musculotendinosas y nerviosas serán efectuadas en la urgencia o en forma secundaria.

En 1976, G. Foucher, J. Michon y yo mismo hemos desarrollado este concepto de reparación, en un solo tiempo quirúrgico, de los diferentes tejidos lesionados, utilizando técnicas quirúrgicas que permitan una movilidad precoz[5,6]. Este concepto, descrito bajo la sigla TSTMP (Tratamiento en un solo tiempo con movilización precoz) es, a la vez, exigente y beneficioso para el paciente. Es exigente porque impone al cirujano un perfecto dominio de todas las técnicas quirúrgicas y microquirúrgicas que persiguen la misma finalidad: la movilidad precoz. Exige también un desbridamiento completo de los tejidos contusos condenados a la necrosis. Este concepto terapéutico que ha sido adoptado por la mayoría de los equipos de cirugía de la mano es beneficioso, ya que la reparación en un solo tiempo operatorio disminuye el número de intervenciones secundarias[1], por otro lado, la movilización precoz reduce el edema posoperatorio y su corolario de dolor, rigidez y adherencias de los planos de deslizamiento.

En lesiones complejas, es poco razonable empeñarse en revascularizar un dedo que se sabe que no recuperará la función; es el caso particular de un índice que quedará rígido y que será expuesto nuevamente al trabajo. En estos casos, la amputación es legítima y deberá hacerse luego de haber determinado la estrategia de reconstrucción futura: la amputación podrá ser definitiva o, por el contrario, temporaria para facilitar la reconstrucción secundaria mediante un trasplante de un dedo del pie, una pulgarización, traslocación, etc. (*v.* Capítulo 12).

El segmento amputado deberá ser bien evaluado, ya que si en él subsisten fragmentos tisulares sanos, estos podrán facilitar la reconstrucción de un dedo vecino. Este principio del "dedo banco" es particularmente útil para reconstruir las pérdidas de sustancia ósea, vasculonerviosa, cutánea y tendinosa.

Estabilización del esqueleto

La movilización precoz de las fracturas del esqueleto metacarpofalángico exige una reducción anatómica y una osteosíntesis sólida.

Las fracturas expuestas de los metacarpianos y de las falanges se tratan con técnicas de osteosíntesis endomedular, por ejemplo con clavijas, y con menos frecuencia por osteosíntesis con material de oposición (*v.* Capítulo 7).

Las fracturas articulares son exigentes y deben ser reducidas en forma anatómica; en cambio, la pérdida de sustancia articular metacarpofalángica será tratada mediante un implante Neuflex® en la medida que la cobertura cutánea esté asegurada. En las interfalángicas proximales, la reconstrucción articular será secundaria. En estos casos, es útil mantener el espacio articular mediante el uso de un fijador externo distractor, como el Ligamentotaxor® (Arex), o dos clavijas en cruz para facilitar luego una reconstrucción articular por medio de un implante o por una transferencia articular vascularizada.

Las pérdidas de sustancia ósea extraarticular metacarpofalángica pueden ser reparadas en la urgencia mediante el uso de injerto en la medida que la cobertura cutánea sea de calidad. El injerto óseo puede provenir de la aplicación del principio del "dedo banco"[2], de la cresta del cúbito y, con menor frecuencia, de la cresta ilíaca, pero ante la menor duda en cuanto al desbridamiento y la cobertura cutánea, es preferible mantener la pérdida de sustancia en los metacarpianos por un enclavijado transversal y en las falanges por un fijador externo para realizar secundariamente el injerto óseo.

Revascularización

La microcirugía vascular ha revolucionado la traumatología de la mano. Actualmente, el imperativo vascular hace que toda herida de la mano deba ser considerada como una "verdadera urgencia".

Los beneficios de la revascularización son numerosos, por eso hemos resumido su impacto sobre los diferentes tejidos en la Figura 4.2.

Revascularizar significa salvar de la necrosis a la mayoría de los tejidos no contusos, es mejorar la consolidación ósea, la cicatrización tendinosa, favorecer el entorno tisular que habrá de participar en la revascularización de los tejidos vecinos. También es facilitar la regeneración nerviosa. Pero revascularizar no es solamente reparar los ejes arteriales, es también asegurar el retorno venoso y, por lo tanto, evitar o limitar la estasis, el dolor y el edema.

Deben utilizarse todos los medios técnicos para que los ejes arteriales se reintegren al circuito: puentes, colgajos arterializados (colgajo chino), etc. Lo mismo sucede con el retorno venoso, que debe beneficiarse también de puentes o de colgajos portadores de venas (colgajo *cerf-volant* o "en barrilete") (*v.* Capítulos 8 y 15).

Para evitar cualquier obstáculo a la perfusión de los tejidos y a la función del retorno venoso, recordamos la necesidad de realizar una aponeurotomía de todas las masas musculares para protegerlas así del síndrome compartimental.

Cobertura cutánea

Esta es una fase esencial de la intervención, ya que de su éxito dependerá la calidad del resultado quirúrgico.

La cirugía de los colgajos cutáneos ha hecho progresos considerables gracias a la microcirugía, pero, sobre todo, gracias a los numerosos trabajos anatómicos que permitieron poner en evidencia unidades tisulares vascularizadas.

El arsenal terapéutico a disposición del cirujano se ha enriquecido, tanto sea para las pérdidas de sustancia digitales (colgajos heterodigitales, colgajos en islas, etc.) como para las grandes pérdidas de sustancia del dorso y de la palma de la mano (colgajos pediculados: chino e interóseo posterior, colgajos libres: paraescapular, serrato mayor, braquial externo, etc.) (*v.* Capítulo 9).

Lo más frecuente es que los colgajos locales sean realizados en la urgencia; si la elección conduce a la realización de un colgajo libre, es prudente esperar 48 h para confirmar o

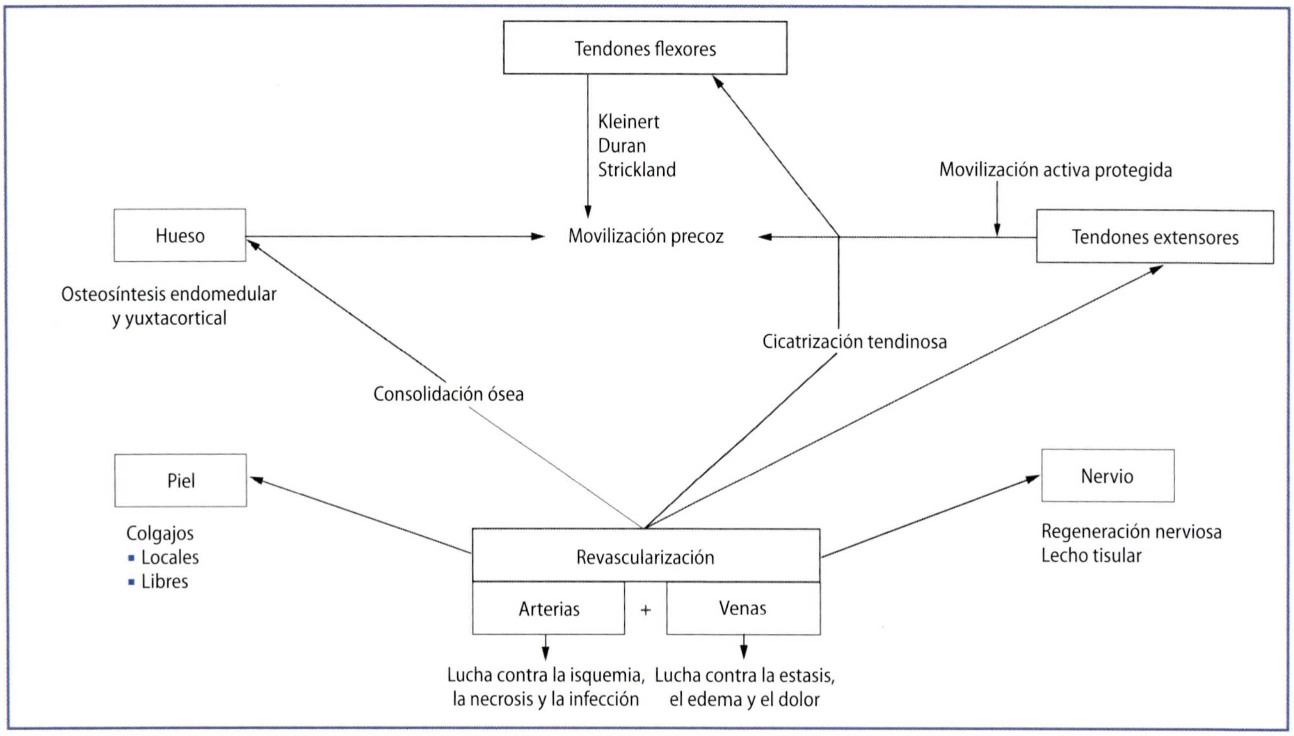

Figura 4.2 Beneficio de la aplicación del tratamiento en un solo tiempo con movilización precoz (TSTMP) para cada tejido.

completar el desbridamiento y determinar la elección de los vasos receptores. Esperar más tiempo es favorecer la aparición de una granulación que alterará todas las superficies de deslizamiento de los tendones y lo más seguro es que provocará el fracaso de la tenolisis, incluso a distancia del accidente inicial.

Lesiones tendinosas

Un mejor conocimiento de la biomecánica y de la cicatrización tendinosa ha permitido proponer, para las secciones francas o netas de los tendones, técnicas de sutura primaria simples y poco isquemizantes.

Los progresos funcionales han sido adquiridos gracias a las técnicas de movilización protegida, que utilizan ortesis y colocan las masas musculares en posición de relajación.

Así, la técnica de Kleinert permite la extensión activa de los dedos contra la resistencia de un elástico palmar. Este movimiento produce el desplazamiento de algunos milímetros, sin tensión, de la sutura de los tendones flexores. La técnica de Duran utiliza la misma ortesis de estabilización en flexión de muñeca y de las metacarpofalángicas empleada para la técnica de Kleinert, pero en este caso la movilización de la cadena digital es pasiva. El protocolo de Strickland es más eficiente, ya que autoriza una movilización activa, pero solo está destinado a pacientes educables y receptivos, con una sección tendinosa neta (*v.* Capítulo 10).

Incluso, el aparato extensor se beneficia de estos principios de movilización protegida luego de una reparación en zona 3 a 8 (*v.* Capítulo 11).

Las pérdidas de sustancia tendinosa del aparato extensor son a menudo reparables en la urgencia gracias a las múltiples plastias tendinosas, como, por ejemplo, la de Snow, Foucher, Aiache, Burkhalter y Merle que permiten hacer frente a la mayoría de estas pérdidas de sustancia digitales. En cambio, en el dorso de la mano, las grandes pérdidas de sustancia exigen una reparación secundaria mediante un injerto. Si existe una lesión ósea con riesgo de adherencias periósticas, es preferible preparar el terreno para un injerto secundario e implantar una varilla de silicona (tendón conformador universal, TCU Arex®). No obstante, este tipo de procedimiento es lícito, solo cuando esté solucionado el problema de la cobertura cutánea.

En el aparato flexor, los problemas son dobles, ya que, por una parte, conviene restaurar las poleas fundamentales del canal digital, es decir al menos la A2 y la A4, y por otro lado, hay que restablecer al menos un eje vascular si se quiere obtener secundariamente la revascularización del injerto tendinoso. Por último, un tendón conformador universal (TCU Arex®) en silicona será implantado desde el antebrazo hasta fijarse sobre la base de la tercera falange para preparar la neovaina que recibirá el injerto tendinoso al menos ocho semanas más tarde.

Otra vez más, será la calidad de los tegumentos la que determine si se puede realizar o no la reconstrucción parcial del aparato flexor en la urgencia.

Lesiones musculares

Es raro que se pueda reparar una lesión muscular de los intrínsecos, ya que toda retracción en su longitud se traducirá en una limitación funcional de la cadena digital. Si el músculo es viable, la cicatrización será espontánea. Si está desvitalizado, es imperativa su escisión, para considerar en forma secundaria una o varias transferencias tendinosas con el fin de corregir el déficit.

Lesiones nerviosas

La reparación primaria microquirúrgica de las lesiones netas ha demostrado una superioridad con respecto a todas las técnicas de reparación secundaria.

Es en la urgencia donde existen todas las chances de respetar la orientación global del nervio y de lograr su revascularización y la de su entorno tisular. A través de nuestra experiencia, hemos podido demostrar que la reparación sistemática de los ejes vasculares en forma primaria es garantía de un resultado útil. Esto es una verdadera urgencia, y no es justificable hacer esperar varios días a un paciente que presenta una lesión de un nervio y de una arteria asociada.

En cambio, la contusión y la pérdida de sustancia nerviosa implican una segunda intervención, realizada dos o tres meses más tarde, cuando el entorno tisular lo permita. En estos casos, es útil preservar en la primera intervención, la orientación global del nervio mediante una sutura epineural y fijar las extremidades nerviosas a la aponeurosis o al hueso si es que existe una pérdida de sustancia (*v.* Capítulo 14).

Traumatismos específicos

Aplastamiento por rodillos

Frecuentes en la industria siderúrgica y las imprentas, así como en las máquinas secadoras a rodillos, las lesiones de los tegumentos son graves, debido a la importancia del despegamiento cutáneo. El edema se instala rápidamente y es necesario realizar de forma urgente las aponeurotomías de los compartimentos musculares, así como las incisiones de descarga, con la apertura del canal carpiano y del canal de Guyon.

El pronóstico depende de la duración del aplastamiento y de la rapidez de los primeros gestos quirúrgicos, que tienen como finalidad luchar contra el edema y restaurar la cobertura cutánea. El pronóstico será más desalentador si se asocian fracturas y lesiones tendinosas.

Prensas calientes

Se producen lesiones por contusión, como en el caso de los traumatismos por rodillos, pero hay que agregar aquí las quemaduras profundas. Estas lesiones necesitan también una descompresión quirúrgica de los compartimentos musculares, del canal carpiano y del canal de Guyon, así como la escisión de los tejidos quemados.

La solución terapéutica para obtener una cobertura cutánea exige secundariamente la realización de colgajos libres o a distancia.

Heridas por arma de fuego y por explosión

Las lesiones provocadas por proyectiles o detonaciones son de extrema gravedad, ya que la onda de choque crea lesiones profundas y extensas que comprometen todos los tejidos. En la urgencia, la evaluación de las lesiones es difícil de realizar, ya que la pólvora provoca un verdadero tatuaje en los tejidos, donde su vitalidad no siempre es evidente. Es raro que se pueda realizar un desbridamiento completo de primera intención, en estos casos hay que ser económicos e intentar preservar todo el capital tisular que sobrevive para luego considerar una reconstrucción secundaria que permita obtener, al menos, una pinza funcional. El problema cutáneo siempre está presente y por lo general se resuelve dentro de las 48 horas por medio de un colgajo libre o un colgajo a distancia (Figura 4.3).

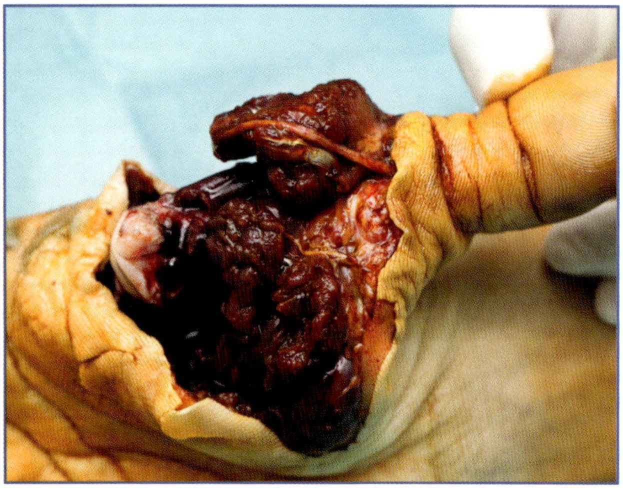

Figura 4.3 Lesiones de la columna del pulgar y de la primera comisura producidas por la explosión de un petardo.

Heridas agrícolas

Los traumatismos provocados por las cosechadoras y las trilladoras, en general, son muy graves, ya que la mano recibe múltiples contusiones al quedar bloqueada en la máquina. A la gravedad de las lesiones tisulares se le agrega una contaminación séptica particularmente virulenta. El lavado y cepillado de la mano herida debe ser riguroso y repetido. La escisión de los tejidos dañados se hará sin concesiones.

Teniendo en cuenta el grado de contaminación y que el desbridamiento raramente es completo de primera intención no es prudente realizar la cobertura cutánea en la urgencia. En estos casos, conviene repetir las curaciones y los desbridamientos cada 48 horas hasta que el subsuelo sea propicio para su cobertura.

Lesiones por inyección de alta presión

Se considera que el revestimiento cutáneo puede ser transfixiado aplicando una presión de 7 bares. Los inyectores industriales producen presiones que pueden alcanzar entre los 200 y 700 bares (pistola para engrasar, de pintura, inyector diesel, etc.). Las inyecciones de alta presión producen lesiones temibles, sobre todo si son minimizadas por el aspecto puntiforme de la puerta de entrada, lo que retarda su atención terapéutica. En la urgencia, es imperativo conocer la presión de inyección, la naturaleza y la cantidad del producto inyectado. El examen clínico debe evaluar el estado neurovascular de la mano y de los dedos. El examen radiográfico permite determinar la extensión de la difusión del producto. Wong y cols.[8] propusieron un protocolo terapéutico según la gravedad de la inyección:

- Para las inyecciones de aceite a baja presión sin difusión del producto confirmado radiográficamente, sugieren una simple cobertura antibiótica y se condiciona al paciente para una intervención quirúrgica en caso de extensión de las lesiones.
- En cambio, cuando las lesiones tisulares son más importantes, pero no entrañan alteraciones neurovasculares, conviene realizar una descompresión de todas las estructuras del dedo por medio de una larga incisión de Brunner. También se debe realizar una aponeurotomía de todos los compartimentos comprometidos y efectuar un desbridamiento completo. Las incisiones deben quedar abiertas (Figura 4.4).
- En las inyecciones de muy alta presión originadas a menudo por pistolas de pintura o de solventes, las lesiones son muy graves y extensas, lo que impone una gran apertura de todas las estructuras comprometidas, teniendo en cuenta las alteraciones del sistema neurovascular. Conviene evacuar la mayor cantidad posible del

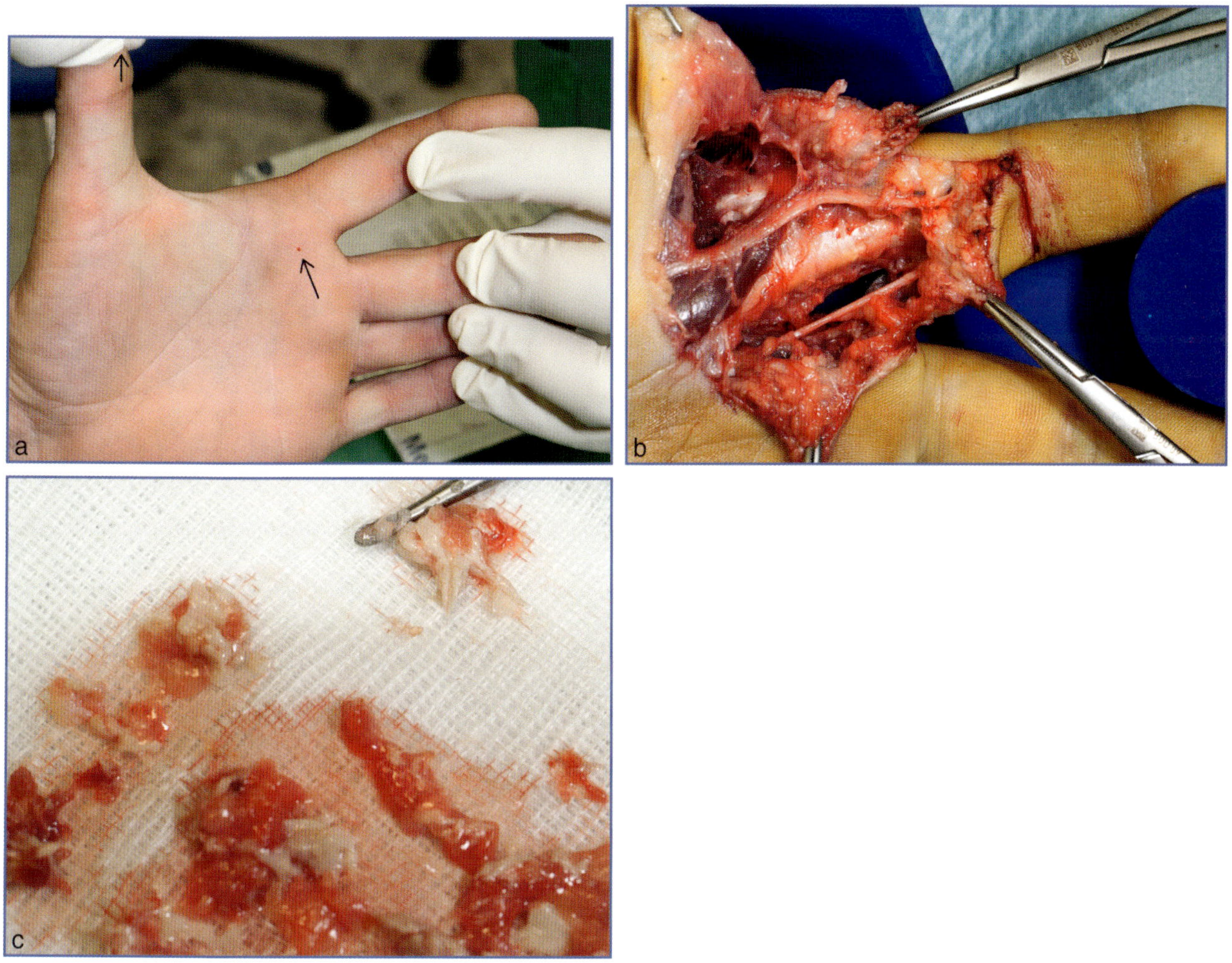

Figura 4.4 Inyección de aceite bajo presión. **a** Inyección puntiforme en la base del índice. **b** La infiltración de los espacios requirió una amplia apertura palmar y dorsal, debido a la migración del aceite por la comisura. **c** La grasa adherida a los tejidos impuso un desbridamiento extenso.

producto inyectado sin utilizar solventes y respetar los desbridamientos cada 24 h. La desvascularización de una cadena digital conduce a la amputación en un 50% de los casos. Por motivos médico-legales es importante informar al paciente de este riesgo, ya que a menudo cuesta comprender que por una lesión puntiforme al ingreso hospitalario, se pueda finalizar con una cirugía radical.

Conclusiones

Los traumatismos de la mano deben recibir un tratamiento apropiado en la urgencia, efectuado por cirujanos entrenados en este tipo de cirugías y que dispongan del material técnico adecuado.

En las heridas netas se aplica sin reservas el concepto de TSTMP. En cambio, en las heridas complejas, donde se asocian contusiones y lesiones tisulares múltiples, debe hacerse una evaluación clínica y quirúrgica de todos los tejidos comprometidos, con el objetivo de determinar la mejor estrategia quirúrgica. Si no es posible reparar en la urgencia las pérdidas de sustancia nerviosa y tendinosa, el cirujano deberá ponerse manos a la obra para resolver los problemas fundamentales, es decir, la estabilización de las fracturas metacarpofalángicas, la revascularización de los ejes principales de la mano y de los dedos, y la reparación de las pérdidas de sustancia cutánea.

Estas tres prioridades son indisociables e indispensables para que el herido pueda obtener, luego de una primera intervención, un resultado funcional aceptable, o bien, para situarlo en las mejores condiciones tisulares para recibir un gesto secundario de reconstrucción nerviosa, tendinosa y ósea.

La experiencia del cirujano es entonces imprescindible para poder lograr un desbridamiento de calidad y para concebir la mejor estrategia quirúrgica que permitirá al paciente recuperar un mínimo de función útil de su mano que sea compatible con su retorno a la vida laboral.

Referencias

[1] del Pinal F. Severe mutilating injuries to the hand : guidelines for organizing the chaos. *J Plast Reconst Aest Surg* 2007 ; 7 : 816-827.
[2] Foucher G, Braun F, Merle M, Michon J. Le « doigt-banque » en traumatologie de la main. *Ann Chir* 1970 ; 34-39 : 693-698.
[3] Gosset J, Michon J. *Traitement des plaies fraîches de la main.* 67e congrès de chirurgie 1965.
[4] Iselin M. Enseignement tiré de 5 ans d'expérience de la méthode d'urgence différée (UOD) dans les plaies des extrémités des membres. *Mém Acad Chir* 1964 ; 20 : 540.
[5] Merle M, Dautel G. Early surgical management of complex injuries of the hand and wrist, in : *Surgical Techniques in Orthopaedics and Traumatology*, 2000, 55-330B-10, p. 8. Editions scientifi ques et médicales Elsevier.
[6] Michon J, Foucher G, Merle M. Traumatismes complexes de la main. Traitement tout en un Temps avec Mobilisation Précoce. *Chirurgie* 1977 ; 103 : 956- 964.
[7] Michon J. Lésions associées. Technique opératoire. In : R. Tubiana, Traité de chirurgie de la main. Masson, Paris, 1984, vol. 2, p. 122-141.
[8] Wong T.C., Ip F.K. and Wu W.C. High-pressure injection injuries of the hand in a chinese population. *J Hand Surg* 2005 ;30B ;6 :588-592.

5

Esguinces y luxaciones de los dedos

F. Dap - M. Merle - T. Jager

Con la colaboración de M. Isel

Esguinces y luxaciones de la articulación metacarpofalángica del pulgar 64

Esguinces y luxaciones de las articulaciones interfalángicas proximales de los dedos largos 78

Conclusiones 86

Los esguinces y las luxaciones de los dedos son frecuentes y comprometen esencialmente a las articulaciones interfalángicas proximales (IFP) de los dedos largos, a la articulación metacarpofalángica (MF) del pulgar y, con menos frecuencia, a las articulaciones MF de los dedos largos. Es una patología que requiere mucha atención en el examen clínico y radiológico, por lo que convendría su realización bajo anestesia local[13]*. En ausencia de inestabilidad, estas lesiones reciben muy a menudo un tratamiento ortopédico. Desafortunadamente, los medios de contención son frecuentemente excesivos e inmovilizan indebidamente a las articulaciones vecinas, que no demandan tratamiento. El refinamiento de las ortesis, realizadas a medida, permiten tratar la mayoría de las lesiones y limitar así el riesgo de la principal complicación, todavía muy frecuente: la rigidez*[11]*.*

La cirugía tiene indicaciones estrictas y bien establecidas, en particular para las entorsis-luxaciones del pulgar, donde la secuela de mayor riesgo es la laxitud. La inestabilidad dolorosa de la metacarpofalángica del pulgar necesita una estabilización por ligamentoplastia de reconstrucción, antes que la artrosis imponga una artrodesis definitiva.

La aparición de los arpones o anclas reabsorbibles[30] *han hecho desaparecer del arsenal terapéutico el principio del pull out de Bunnel*[4] *y de su derivado el Barb wire*[29]*.*

En todos los casos, el examen clínico es esencial para establecer el grado de lesión:[13] *la prueba de estabilidad se realiza, si es necesario, bajo anestesia local de modo que exista la posibilidad de obtener una movilización activa por parte del paciente. Este examen comprende la estabilidad o inestabilidad activa, es decir, la capacidad del paciente de reproducir eventualmente una subluxación o luxación, así como la estabilidad o inestabilidad pasiva. En este último caso, el examinador comprueba la estabilidad lateral y anteroposterior, siempre de manera bilateral y comparativa.*

Esguinces y luxaciones de la articulación metacarpofalángica del pulgar

Anatomía y fisiología

La articulación metacarpofalángica del pulgar es de tipo condilar con 3 planos de movimiento: inclinación lateral interna y externa, rotación axial y flexión-extensión, que es el movimiento principal, de amplitud variable de un individuo a otro.

La función del pulgar requiere una buena estabilidad lateral de la articulación aportada por los ligamentos, la cápsula articular y los músculos.

Los dos ligamentos laterales, interno y externo, comprenden dos fascículos (Figura 5.1):

- El fascículo principal metacarpofalángico, sólido, poderoso, tenso en flexión y relajado en extensión. Este fascículo es responsable de la estabilidad lateral de la articulación en flexión.
- El fascículo accesorio, que se divide en metacarposesamoideo y sesamoideo-falángico, está, en cambio, tenso en extensión y relajado en flexión. Es el responsable de la estabilidad lateral en extensión.

Los músculos tenares internos y externos terminan sobre la primera falange y los sesamoideos, con expansiones laterales dorsales hacia el aparato extensor, constituyen un verdadero manto extensor. El flexor corto del pulgar sobre el sesamoideo externo, el fascículo oblicuo del aductor sobre el sesamoideo interno, se oponen activamente a la hiperextensión. El aductor del pulgar, por su inserción directa sobre la primera falange cerca del ligamento lateral interno y por su expansión lateral dorsal, posee una acción antiabducción activa. El mismo mecanismo existe hacia afuera con los músculos abductor corto y flexor corto del pulgar, que luchan activamente contra la aducción.

La estabilidad lateral de la articulación metacarpofalángica está, por ende, ligada a la acción combinada del conjunto capsuloligamentario y muscular, pero los músculos solos no pueden compensar una rotura ligamentaria lateral.

Esguinces

Estas lesiones son frecuentes en la traumatología deportiva, principalmente en el esquí y los deportes con pelota, pero también en la marcha nórdica, más recientemente desarrollada, en donde se utilizan bastones[22]. Los esguinces de la articulación metacarpofalángica del pulgar exponen a graves secuelas funcionales ligadas a la inestabilidad de la pinza lateral (*pollici*-digital).

Esguince del ligamento lateral interno (LLI)

La entorsis interna de la MF es la primera lesión del miembro superior en los esquiadores. Su mecanismo es doble[26,37]; por una caída con el pulgar "clavado" en la nieve, o bien por una caída con golpe del bastón sobre la primera falange. Esta lesión se encuentra igualmente en los deportes con pelota: voleibol, futbol, balonmano y baloncesto, etc. Los anglosajones lo llaman también *gamekeeper's thumb*, es decir "pulgar de guardabosques", quien se lesiona el ligamento lateral interno cuando mata al conejo, agarrando fuertemente con la primera comisura, el cuello y la cabeza del animal, lo que provoca una fuerte extensión de la columna cervical[5].

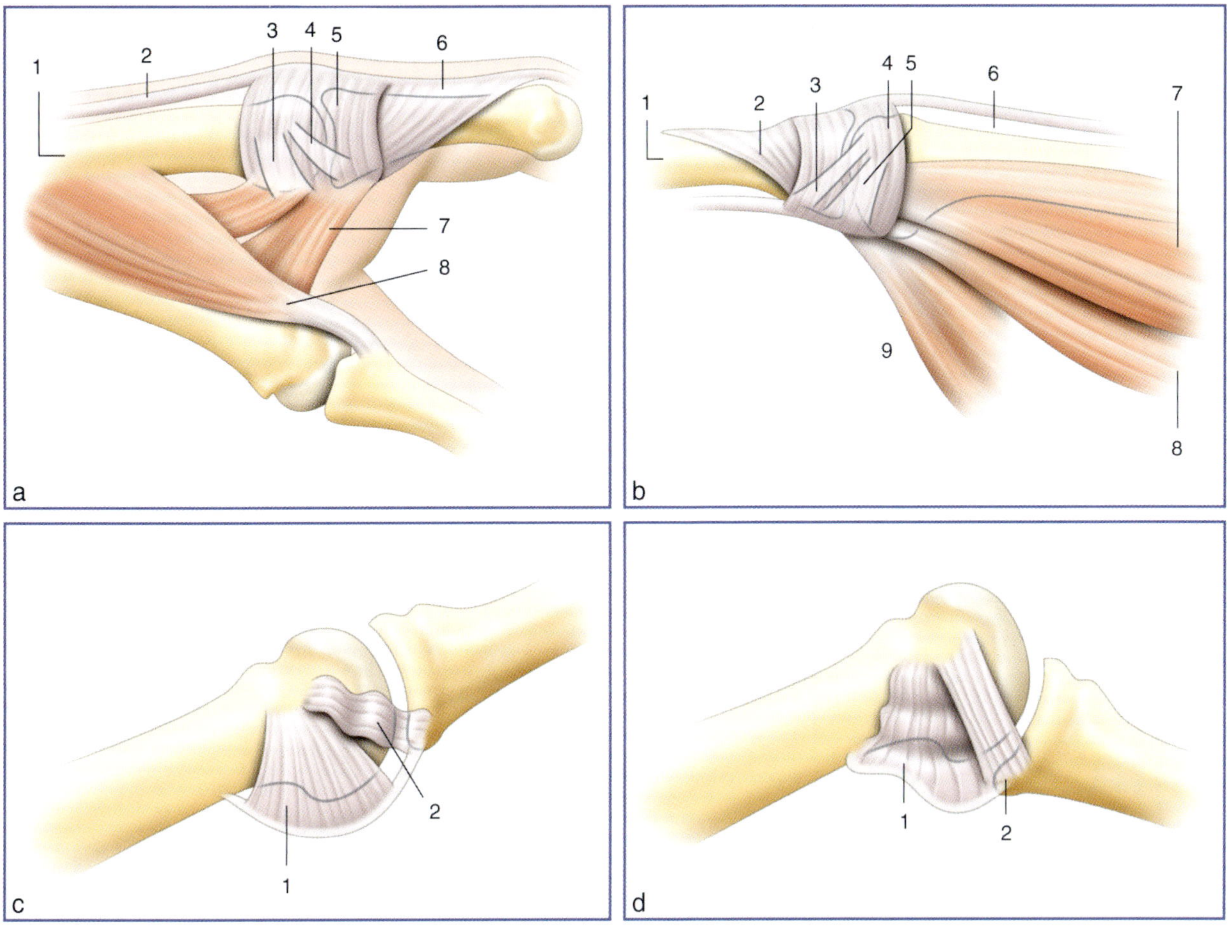

Figura 5.1

a Vista de la cara lateral interna de la MF del pulgar. 1: Primer metacarpiano; 2: Extensor largo; 3: Ligamento lateral accesorio; 4: Ligamento lateral principal; 5: Fibras transversales del manto extensor; 6: Fibras oblicuas del manto extensor; 7: Aductor; 8: Primer interóseo dorsal.

b Vista de la cara lateral externa de la MF del pulgar. 1: Falange proximal; 2: Fibras oblicuas del manto extensor; 3: Ligamento lateral principal; 4: Fibras transversales del manto extensor; 5: Ligamento lateral accesorio; 6: Extensor corto; 7: Flexor corto superficial; 8: Flexor corto profundo; 9: Aductor.

c y **d** En extensión de la MF, el ligamento accesorio está tenso y el ligamento principal está distendido. Se produce lo opuesto cuando la MF está en flexión. 1: Ligamento lateral accesorio; 2: ligamento lateral principal.

En todos los casos, la abducción violenta o el valgo de la metacarpofalángica produce una distención o rotura del complejo capsuloligamentario cubital en la inserción distal sobre la primera falange, en el 90% de los casos[7].

El problema esencial del esguince del ligamento lateral interno es la ausencia de cicatrización espontánea en casos de rotura completa, debido al efecto Stener[41,42] (*v. más adelante* Figura 5.6 a). El músculo aductor, además de sus inserciones en la base de la primera falange y sobre el sesamoideo interno, presenta una expansión fibrosa que llega hasta el aparato extensor del pulgar y recubre el ligamento lateral interno. En caso de rotura del ligamento, su parte proximal se retracta y pasa por encima de la expansión del aductor. Esta expansión se interpone entre las dos partes del ligamento roto e impide toda cicatrización espontánea aun si el pulgar es inmovilizado. Solo una intervención quirúrgica puede restablecer el trayecto inicial del ligamento debajo de la expansión.

El cuadro clínico de la entorsis es evocador: dolor difuso o localizado sobre el lado interno de la articulación, edema, hematoma e impotencia funcional de la columna del pulgar.

Se deben realizar radiografías simples (frente y perfil de la articulación metacarpofalángica del pulgar) antes de realizar cualquier maniobra en búsqueda de laxitud articular con el fin de diagnosticar un eventual arrancamiento óseo sin desplazamiento[24]. En estos casos se debe evitar toda movilización articular, por lo que el tratamiento consiste en la inmovilización durante cuatro semanas, lo que permite la consolidación ósea y la estabilidad del ligamento lateral interno que le es solidario. En cambio, conviene renunciar a la estricta inmovilización con yeso, cuando el fragmento óseo esté desplazado, aunque sea ligeramente (menos de 2 mm), ya que se asocia una rotación del fragmento. La seudoartrosis es una de las complicaciones que altera el resultado funcional, por eso es preferible asegurar mediante

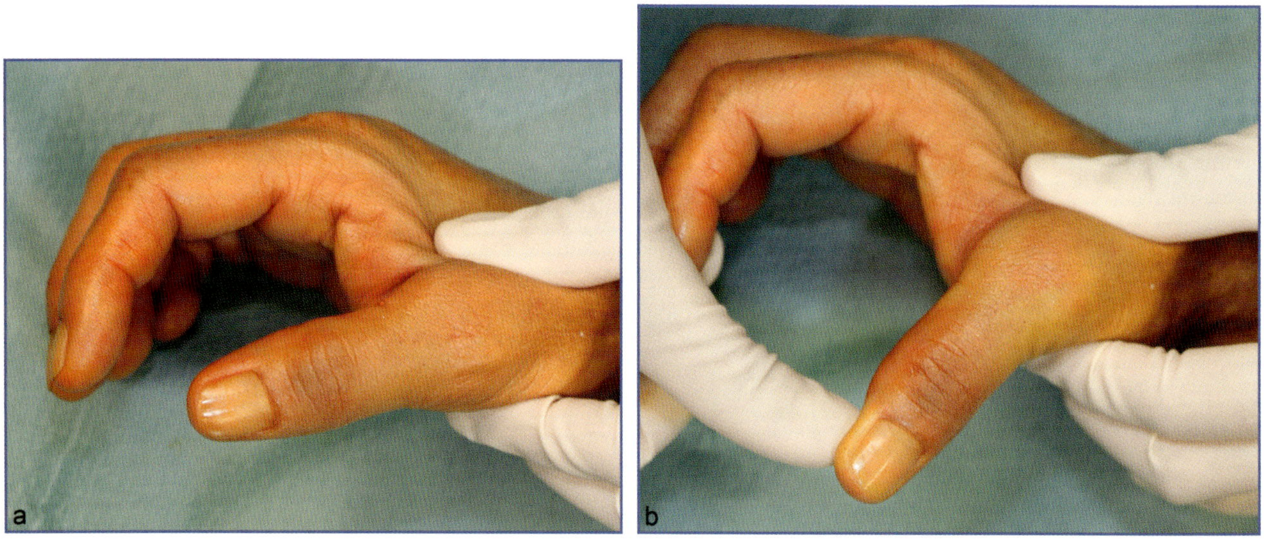

Figura 5.2 Prueba de laxitud clínica del ligamento lateral interno de la articulación metacarpofalángica del pulgar. Si la laxitud es evidente, confirma la rotura ligamentaria y exige una intervención quirúrgica.

una intervención quirúrgica la fijación del fragmento, como lo han demostrado Dinowitz y cols[8]. Si el fragmento es pequeño es preferible resecarlo y reinsertar el ligamento en el lecho falángico cruento ocasionado por la fractura por medio de un arpón o ancla Minilock®.

La dificultad esencial reside en el diagnóstico de la gravedad del esguince, es decir, la evaluación de la laxitud articular. El examen clínico busca de manera bilateral esta laxitud, de manera comparativa, llevando a la articulación metacarpofalángica en valgo. Habitualmente, esta maniobra es muy dolorosa por lo que, a menudo, se requiere el uso de anestesia local. La prueba se realiza en flexión para distender el ligamento colateral accesorio y verificar el fascículo principal del ligamento lateral interno. La rotura ligamentaria es confirmada mediante un examen comparativo y minucioso, que tiene en cuenta una hiperlaxitud constitucional eventual. La rotura es confirmada también por un par de argumentos: laxitud lateral superior a 40° o una laxitud de 20° superior a la del lado opuesto. El examen se enfocará igualmente en buscar una "detención suave" durante la prueba, que traduce, como en la rodilla, una limitación de la desviación máxima por la puesta en tensión musculotendinosa, más que por un ligamento eficaz. Esta sensación subjetiva debe ser absolutamente confrontada al plano ligamentario sano del lado opuesto (Figura 5.2). Si la articulación es igualmente inestable en extensión, el ligamento colateral accesorio está igualmente comprometido. Rotella y Urpi, demostraron en radiografías de frente que la pérdida de paralelismo entre los sesamoideos y la cabeza del metacarpiano se corresponde con una rotura total del ligamento[36]. Este estudio fue confirmado por Rochet y cols., quienes mostraron que el efecto Stener fue correlacionado con el desplazamiento de los sesamoideos[35].

Cuando el diagnóstico de esta lesión no puede ser afirmado por la clínica y las radiografías dinámicas estándares, el aporte de la ecografía puede ser útil. Jones y cols. correlacionaron la rotura del ligamento lateral interno visualizada por ecografía con las constataciones quirúrgicas en un 94% de los casos[20], mientras que en el servicio de urgencias el diagnóstico clínico y radiológico solo fue afirmado en un 45% de los casos. En otra serie de veinticinco casos, Hahn y cols. observaron un 28% de falsos positivos de un efecto Stener[17]. Cuando la resonancia magnética (RM) se convierta en un examen de rutina en la traumatología de la mano, la evaluación de las lesiones será indiscutiblemente facilitada, debido a que este examen es de mucho mejor rendimiento que la ecografía[18,23]. En caso de duda, es preferible proceder a la exploración quirúrgica del plano ligamentario para no pasar por alto una lesión de Stener, donde la intervención tardía será más difícil y el resultado final será menos alentador que una reparación inmediata.

En las radiografías, la presencia de un fragmento óseo desplazado de la base cubital de la primera falange corresponde al arrancamiento del ligamento lateral interno en su inserción distal (Figura 5.3). Puede asimismo observarse

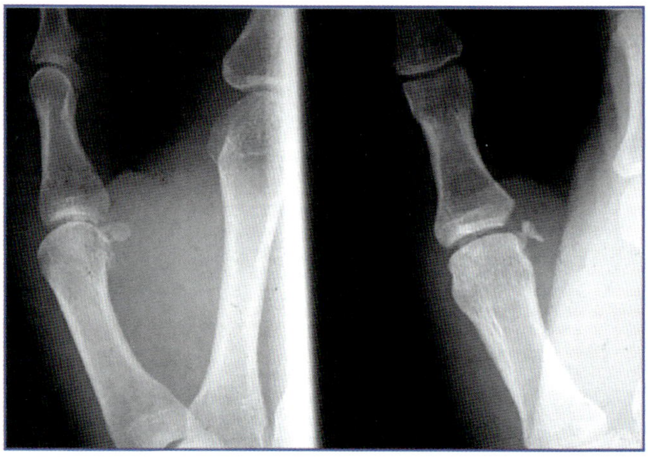

Figura 5.3 La existencia de un fragmento óseo desplazado, en la base de la primera falange indica un esguince grave. El tratamiento es quirúrgico. Resultan inútiles las pruebas de laxitud.

una subluxación espontánea palmar que confirma el desgarro de la cápsula articular dorsal. Si las radiografías simples son normales, se efectúan placas comparativas en valgo forzado bajo anestesia local. La presencia de un espacio articular importante y asimétrico permite objetivar la rotura ligamentaria.

El tratamiento de una entorsis metacarpofalángica fresca, es decir ocurrida antes del décimo día, depende del examen clínico y radiográfico (Figura 5.4): en caso de un esguince benigno, o sea, una simple distención del ligamento, sin laxitud importante ni arrancamiento óseo, será suficiente con la inmovilización de la articulación metacarpofalángica durante cuatro semanas, ya sea mediante un yeso o con material termomoldeable (ortesis) (Figura 5.5). La muñeca quedará libre así como la articulación interfalángica del pulgar y las articulaciones metacarpofalángicas

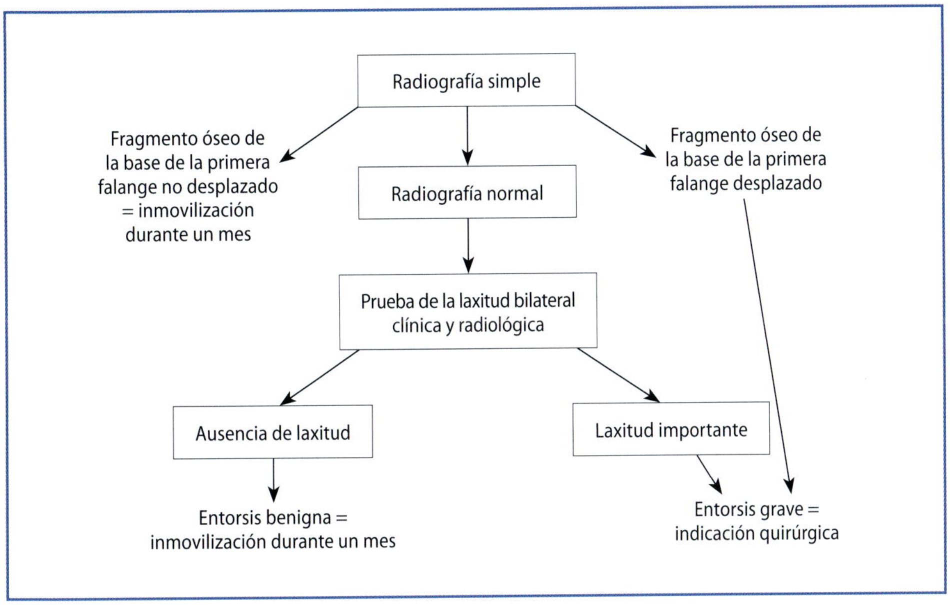

Figura 5.4 Actitud terapéutica frente a un esguince del ligamento lateral interno de la articulación metacarpofalángica del pulgar.

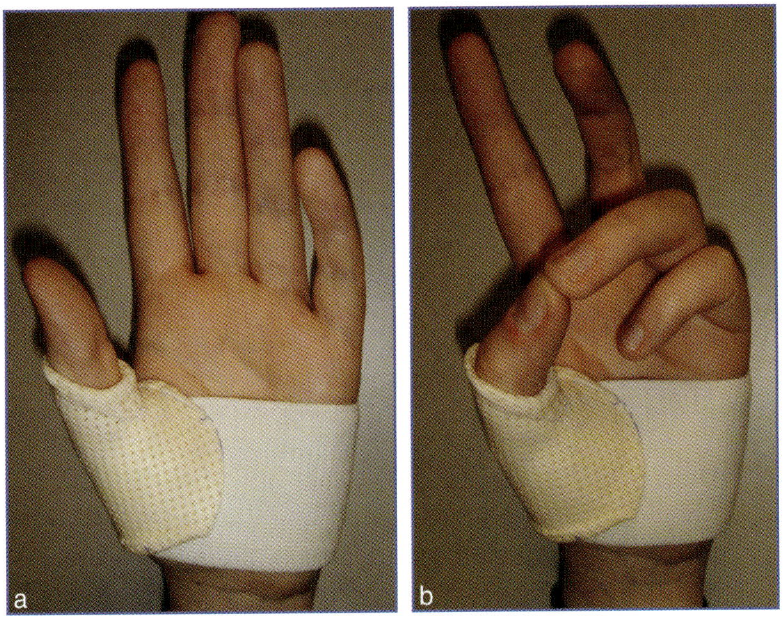

Figura 5.5 Ortesis de estabilización de la articulación metacarpofalángica del pulgar, que autoriza la pinza *pollici*-digital.

de los dedos largos. La primera comisura se deja abierta en posición funcional de la mano, teniendo en cuenta de no imprimir un movimiento de abducción de la articulación metacarpofalángica[9]. Esta inmovilización permite la cicatrización del ligamento y asegura la estabilidad articular.

En caso de un esguince grave, es decir, una laxitud importante por rotura del ligamento colateral cubital principal, la indicación quirúrgica es formal. La reparación debe realizarse dentro de los diez primeros días posteriores al traumatismo, pues, de lo contrario puede resultar ineficaz[25]. El riesgo es entonces la evolución hacia una laxitud articular y luego hacia la artrosis.

Técnica de reparación del ligamento colateral cubital

La intervención, que se lleva a cabo en forma ambulatoria, se efectúa bajo anestesia locorregional (bloqueo axilar) y manguito hemostático. La disección se realiza con ayuda de las lupas binoculares. La incisión es dorsolateral, cubital, de aproximadamente 3 cm sobre la interlínea metacarpofalángica. La rama sensitiva del nervio radial, a veces responsable de disestesias posoperatorias prolongadas, debe ser identificada y protegida durante toda la intervención, apartándola en monobloque junto con el tejido celular subcutáneo adyacente. Muchas veces, se descubre el muñón del ligamento lateral interno retraído por encima de la parte proximal del manto extensor (*v.* Figura 5.6 a). La etapa siguiente comprende la incisión parcial de la expansión del aductor del pulgar al nivel de las fibras oblicuas, a uno o dos milímetros del borde lateral del extensor largo. Para facilitar su reparación al final de la intervención (*v.* Figura 5.6 b), esta expansión es reclinada gracias a hilos de tracción. La evaluación de la lesión detecta entonces la desinserción del ligamento en la base de la primera falange (55% de los casos), el arrancamiento de un fragmento óseo de la base de la primera falange (30% de los casos) y menos frecuentemente una rotura en pleno cuerpo del ligamento (15% de los casos)[26].

Se busca sistemáticamente un desgarro capsular articular dorsal reclinando el aparato extensor, como así también la posibilidad de una lesión de la placa palmar. Las lesiones cartilaginosas son bastante excepcionales.

En caso de rotura del cuerpo del ligamento se efectúa la sutura simple, utilizando un hilo de reabsorción lenta.

La desinserción distal en la base de la primera falange es reparada con la ayuda de un arpón reabsorbible Minilock Mitek®. Se efectúa un orificio previamente con una broca de 2 mm en la base de la primera falange, en la zona de arrancamiento del ligamento lateral interno. Este orificio estará orientado de manera oblicua hacia afuera y hacia la parte distal de la falange. Después de colocar el arpón y de verificar su solidez por tracción de los dos hilos, se pasarán las dos agujas por el extremo distal del ligamento roto, una hebra pasará en forma directa y la otra hará un pasaje en *locking loop* en el ligamento. Este artificio permite el deslizamiento del hilo en el arpón y la fuerte atracción del ligamento al sitio de inserción por medio del bucle realizado. Luego se anudarán las dos hebras entre ellas (*v.* Figuras 5.6 c y 5.6 d). Esto permite poner en tensión el ligamento y aplicarlo sólidamente contra la base de la falange. De ser necesario, se efectuarán algunos puntos de refuerzo de PDS® 3/0 entre el borde superior del ligamento y la cápsula dorsal.

En caso de arrancamiento óseo, es preferible no atravesar este fragmento con las agujas, los hilos se pasan únicamente por el ligamento (Figuras 5.7 y 5.8). Una pequeña clavija puede entonces completar el montaje y estabilizar el fragmento propiamente dicho, si es que el tamaño lo permite. Con frecuencia se prefiere la escisión de un pequeño fragmento, ya que esto ofrece una interfase esponjosa de calidad para la reinserción ligamentaria en la zona cruenta. Entonces, los riesgos de seudoartrosis y de conflicto residual son eliminados. Varios puntos complementarios pueden ser efectuados entre el ligamento y las estructuras de alrededor. La brecha de la cápsula dorsal es suturada con un hilo reabsorbible de PDS® 4/0 para prevenir cualquier subluxación palmar. La estabilidad de la articulación metacarpofalángica es verificada intraoperatoriamente. El manto extensor es suturado mediante puntos separados con hilo absorbible 3/0; se mantiene flexionada la interfalángica del pulgar para evitar la rigidez de esta última. El cierre de la piel se realiza con puntos separados o por un *surjet* intradérmico (Figura 5.9).

Al fin de la intervención se coloca una férula de yeso sobre el vendaje compresivo. Al tercer día será remplazada por una ortesis termomoldeable y se dejarán libres la articulación interfalángica, la muñeca y las metacarpofalángicas de los dedos largos (*v.* Figura 5.5 a y 5.5 b).

Con menor frecuencia, se bloquea la articulación metacarpofalángica mediante una clavija de artrodesis temporaria por cuatro semanas[9]. Se recurre a esta técnica cuando, al finalizar la intervención, la reparación nos parece frágil o la estabilidad insuficiente. Por razones laborales, dejar la clavija por debajo de la piel puede ser útil, ya que permite el retorno al trabajo al cabo de quince días luego de la operación. Esta clavija se coloca en la articulación metacarpofalángica, con una flexión de 10° y ligera aducción.

En el posoperatorio inmediato, se aconseja la movilización activa de la interfalángica para favorecer la excursión de la expansión del aductor.

Los medios de estabilización (ortesis y clavijas) son retirados entre la cuarta y la sexta semana, en función del cumplimento y la disciplina a la hora de respetar el protocolo de rehabilitación y el uso de la ortesis. Se permite entonces la movilización articular con la ayuda de la reeducación para luchar contra la rigidez, con la constante limitación de la flexión. Recomendamos el uso nocturno de una ortesis durante dos semanas suplementarias, así como durante las actividades que sobrecargan la sutura, a fin de protegerla y como medida antiálgica. Frecuentemente, es necesaria una ortesis dinámica de movilidad de pulgar para recuperar de forma completa las amplitudes articulares.

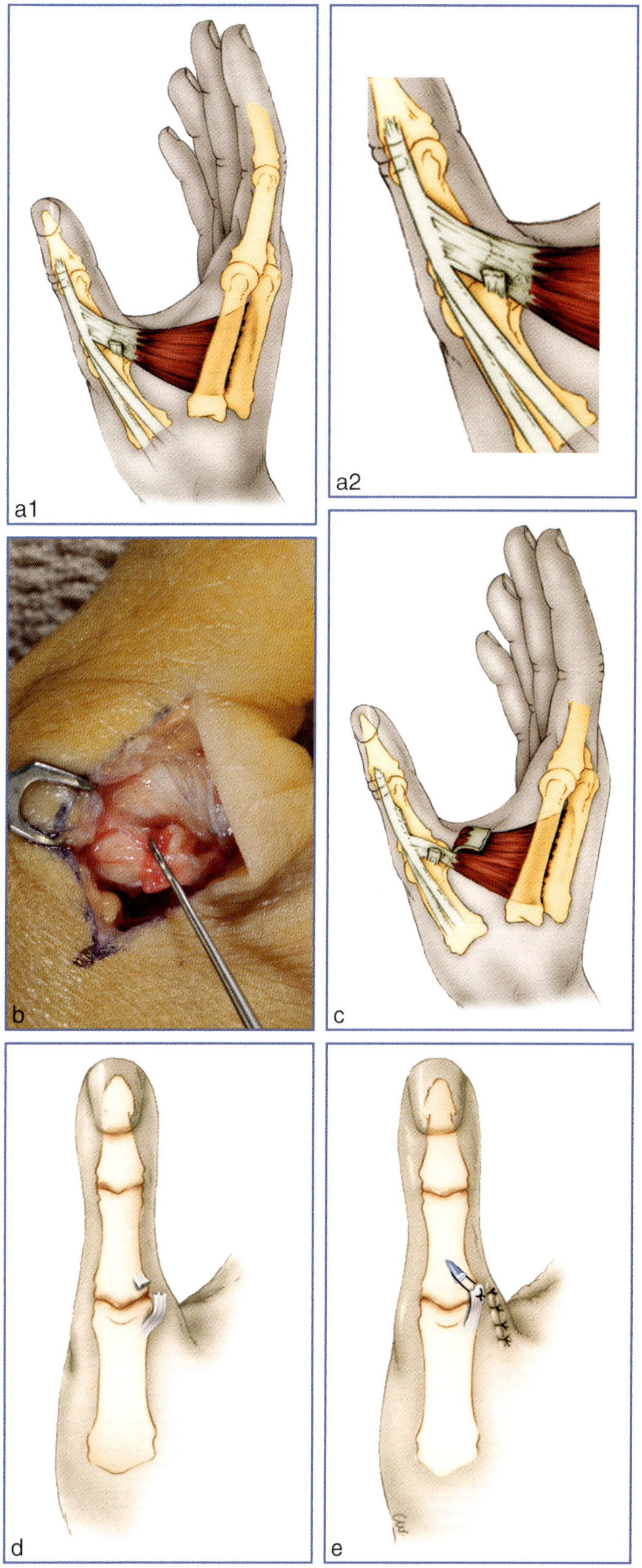

Figura 5.6 Esguince grave de ligamento lateral interno de la MF del pulgar.

a, b Efecto Stener, el ligamento (elevado por el gancho [*crochet*]) está detrás del manto extensor.

c Apertura de las fibras oblicuas del manto extensor del aductor.

d y **e** Reinserción del ligamento lateral interno de la MF del pulgar por un anclaje intraóseo reabsorbible Minilock Mitek®.

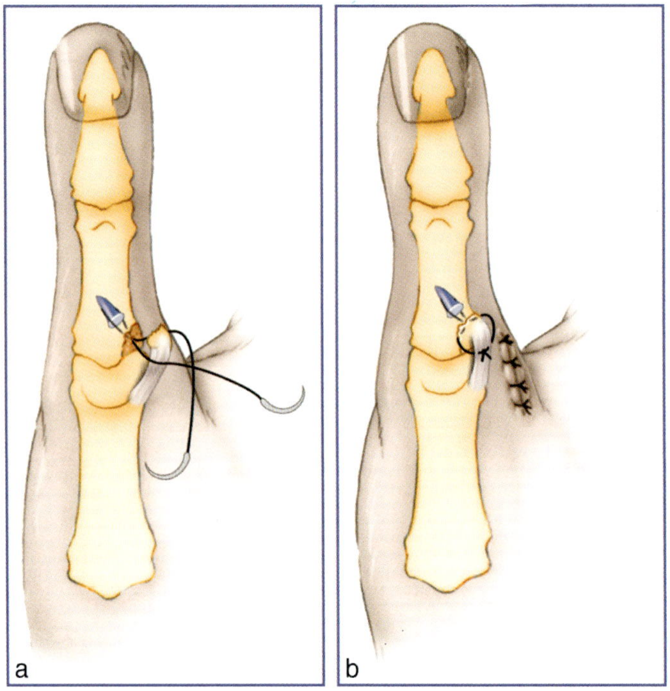

Figura 5.7 Reinserción del ligamento lateral interno de la MF del pulgar por un anclaje intraóseo reabsorbible Minilock Mitek®.
a Avulsión del ligamento en la base de la primera falange.
b Fijación del ligamento.

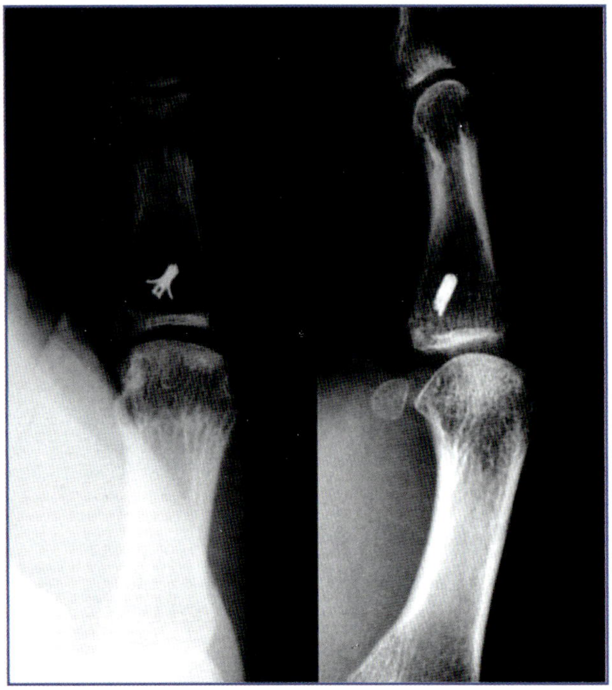

Figura 5.8 Rotura del ligamento lateral interno de la MF del pulgar reinsertado por un ancla intraósea de titanio Mitek®: radiografías de frente y perfil.

El retorno a las actividades sin restricciones, por lo general, tiene lugar después de dos meses de iniciado el tratamiento.

Esguince del ligamento lateral externo (LLE)

Según las series publicadas, el esguince del ligamento lateral externo es menos frecuente que el del ligamento lateral interno (10% a 40%)[7,10,28]; pero cuando no es diagnosticado o mal tratado, este conlleva las mismas complicaciones: inestabilidad con dolor, luxación palmar, pronación, pérdida de fuerza y evolución hacia la artrosis[9,32].

El mecanismo de la lesión es la aducción violenta del pulgar al nivel de la metacarpofalángica, que da como resultado una desinserción del ligamento lateral externo sobre la base de la primera falange (29%) o sobre la cabeza metacarpiana (55%) y, con menos frecuencia, la rotura del cuerpo (16%)[7]. La cápsula articular dorsal se desgarra con frecuencia, por ende, interviene como factor de la luxación palmar de la primera falange. Además, bajo la influencia del aductor del pulgar se instala una pronación.

La anatomía del aparato capsuloligamentario externo de la MF del pulgar no es una imagen en espejo del aparato interno. Las inserciones musculotendinosas del flexor corto y abductor corto del pulgar son menos sólidas que la del

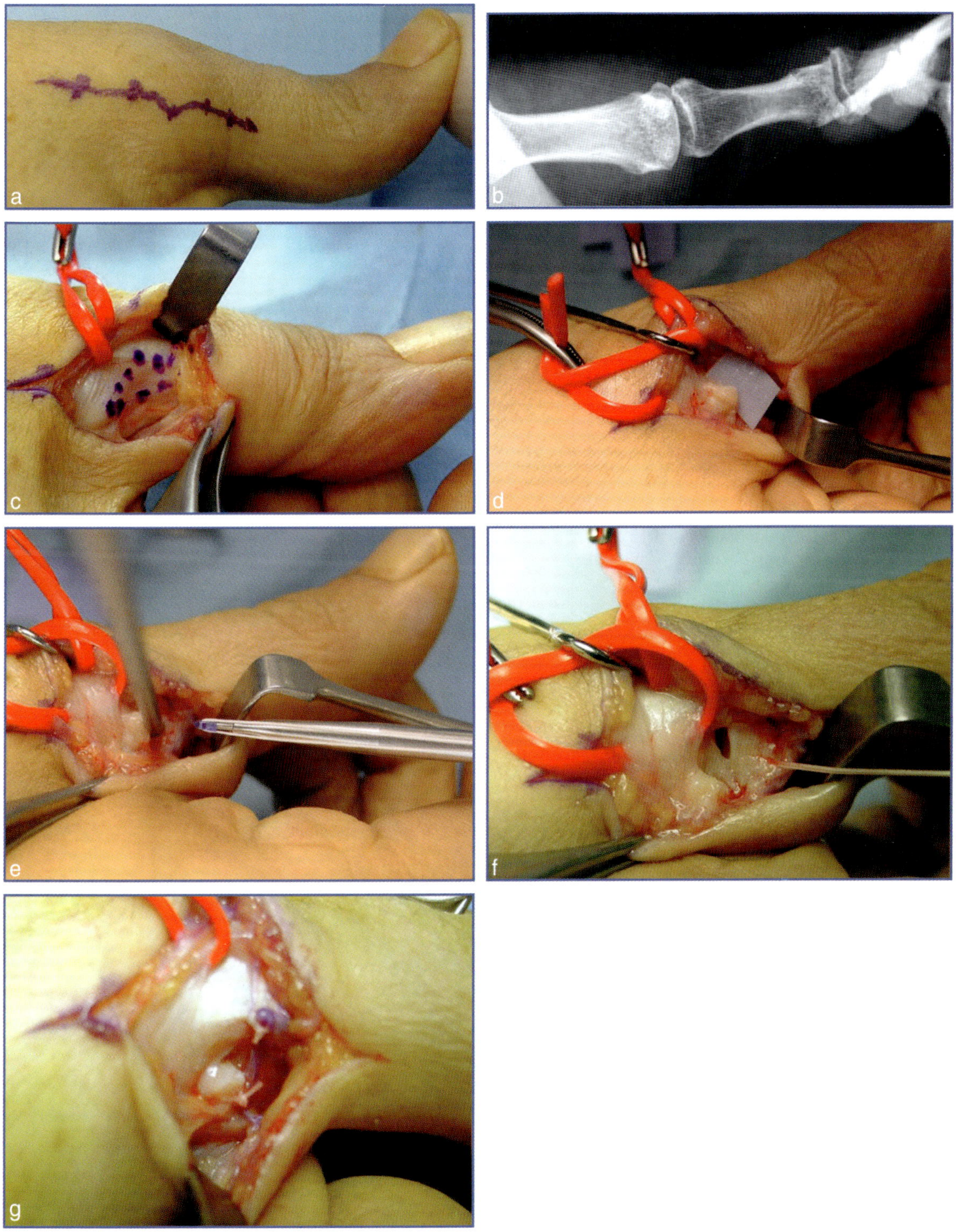

Figura 5.9 Reinserción del ligamento lateral interno de la MF del pulgar por un arpón o ancla Minilock Mitek®.

a La vía de abordaje es dorsolateral, hecha sobre la interlínea metacarpofalángica.

b La laxitud es evidente en la radiografía; existe un efecto Stener porque los sesamoideos permanecen paralelos a la interlínea articular (signo de Rotella y Urpi negativo).

c Se incide las fibras oblicuas del manto extensor para formar un colgajo triangular con base dorsal.

d El ligamento lateral interno está detrás de las fibras transversales (efecto Stener).

e Se expone la base de la primera falange. Con una mecha de 2 mm, se prepara el orificio para la introducción del arpón o ancla reabsorbible Minilock Mitek®.

f Una tracción sobre los hilos verifica la solidez del anclaje. El ligamento lateral será pasado bajo las fibras transversales del manto extensor (*vessel loop rojo*).

g Sutura del ligamento.

aductor. La estabilidad de la MF también es proporcionada por la placa palmar y los sesamoideos que reciben las inserciones del fascículo profundo del extensor corto sobre el lado radial y del aductor sobre el lado cubital. Las expansiones aponeuróticas de abductor corto y del aductor proporcionan la estabilidad dorsal del extensor largo del pulgar. El fascículo principal del ligamento lateral externo se inserta dorsalmente sobre el cóndilo de la cabeza del metacarpiano y se dirige oblicuamente hacia la parte palmar del tubérculo de la primera falange y se confunde con el fascículo accesorio. La expansión aponeurótica del abductor corto recubre al ligamento principal. Por otro lado, la inserción del tendón del abductor corto es dorsal con respecto al eje de rotación de la MF, lo que evita entonces la producción de un efecto Stener cuando se produce la rotura del ligamento principal, en tanto que sobre el lado interno de la MF el aductor es palmar, por lo que el ligamento roto se retrae sobre la porción proximal y dorsal del manto extensor.

La rotura conjunta de los fascículos principal y accesorio del ligamento lateral externo y de la cápsula dorsal generan una subluxación palmar de la primera falange con un efecto de pronación bajo la acción del aductor, ya que sus inserciones son palmares. Dentro de los primeros días posteriores al traumatismo el cuadro clínico es dominado por el dolor, el edema y la rigidez articular. El examen clínico y radiográfico bajo anestesia local permite evaluar el grado de inestabilidad en aducción y en el plano anteroposterior. Esto debe ser comparativo con respecto al lado sano. Una laxitud en aducción superior a 30° asociada a una subluxación palmar de más de 3 mm[28] confirma el diagnóstico de rotura total e impone una intervención quirúrgica. Por el contrario, en ausencia de inestabilidad, el esguince será tratado con una ortesis que inmovilice estrictamente la MF, lo que permite, al mismo tiempo, la movilización activa de la interfalángica del pulgar.

La vía de abordaje quirúrgica es dorsolateral radial, hecha sobre la articulación MF. Conviene proteger la pequeña rama sensitiva dorsal del nervio radial. La incisión del manto extensor se realiza en forma parcial y proximal, a cierta distancia del extensor corto para acceder a la cara lateral y dorsal de la cabeza del metacarpiano. Si la rotura ligamentaria es distal, las fibras oblicuas serán las incididas para abordar el tubérculo lateral de la primera falange. Es necesario intentar preservar a lo largo de la reparación ligamentaria una parte del manto extensor con el fin de asegurar la estabilidad del aparato extensor y evitar la pérdida de la amplitud articular de la interfalángica del pulgar.

Si la rotura del ligamento principal se produce en la cabeza del metacarpiano o sobre la base de la primera falange, la reinserción se lleva a cabo mediante un ancla o arpón reabsorbible Minilock Mitek® habiendo realizado previamente, por intermedio de una broca, un orifico de 2 mm. La inserción metacarpiana se efectúa a 1 mm o 2 mm hacia atrás del eje de rotación del cóndilo, la inserción falángica se realiza entre 3 mm y 5 mm de la interlínea articular equidistante del tubérculo lateral y de la cortical palmar[14]. Cuando la rotura ligamentaria se produce en el cuerpo, se realiza una sutura con PDS® 3/0. La cápsula dorsal es suturada igualmente con PDS® 3/0, o en caso de imposibilidad, se la fija con una o dos anclas reabsorbibles MicroFix Mitek®, lo que requiere un orificio previo de 1,3 mm.

La inmovilización posoperatoria se realiza mediante una ortesis estática que autoriza la movilización de la interfalángica, y con menor frecuencia mediante una artrodesis temporaria de la MF a 10° de flexión por intermedio de una clavija de Kirschner de 12/10, que se deja por debajo de la piel, y que permite el retorno al trabajo a los quince días del posoperatorio. La inmovilización se mantiene por un periodo de cuatro semanas y luego se continúa con una férula estática por dos semanas suplementarias (Figura 5.10).

Laxitud crónica de la metacarpofalángica del pulgar

La reparación primaria de la rotura ligamentaria debe ser efectuada con una demora máxima de diez días[25]. Más allá, la calidad del ligamento disminuye y, por lo tanto, la solidez de la reparación se torna aleatoria. La laxitud crónica produce un deterioro funcional de la pinza *pollici*-digital, con dolor y pérdida de fuerza, en donde la evolución a largo plazo tiende a la artrosis. El tratamiento de las laxitudes crónicas se lleva a cabo mediante las reconstrucciones ligamentarias en un primer tiempo, y si la artrosis ya está presente, la única alternativa es la artrodesis. La laxitud de ligamento lateral interno es por mucho, la más frecuente y la más invalidante; también existe aquella del ligamento lateral externo y ambas pueden ser tratadas ya sea por una plástica de avance capsuloligamentario[7] o por una ligamentoplastia.

Ligamentoplastia de reconstrucción del ligamento lateral interno

Las técnicas de las ligamentoplastias son pasivas o activas. La técnica de Sakellarides[38,43] es una técnica de reconstrucción activa, que utiliza un desdoblamiento del extensor corto del pulgar desinsertado en distal, en la primera falange, para ser pasado por un túnel transóseo en la base de esta primera falange, antes de ser reinsertado sobre el muñón del ligamento lateral interno.

Nosotros preferimos dejar intacto el aparato extensor y utilizar la técnica de reconstrucción pasiva de Littler[16]. Su principio es la reconstitución, gracias a túneles transóseos,

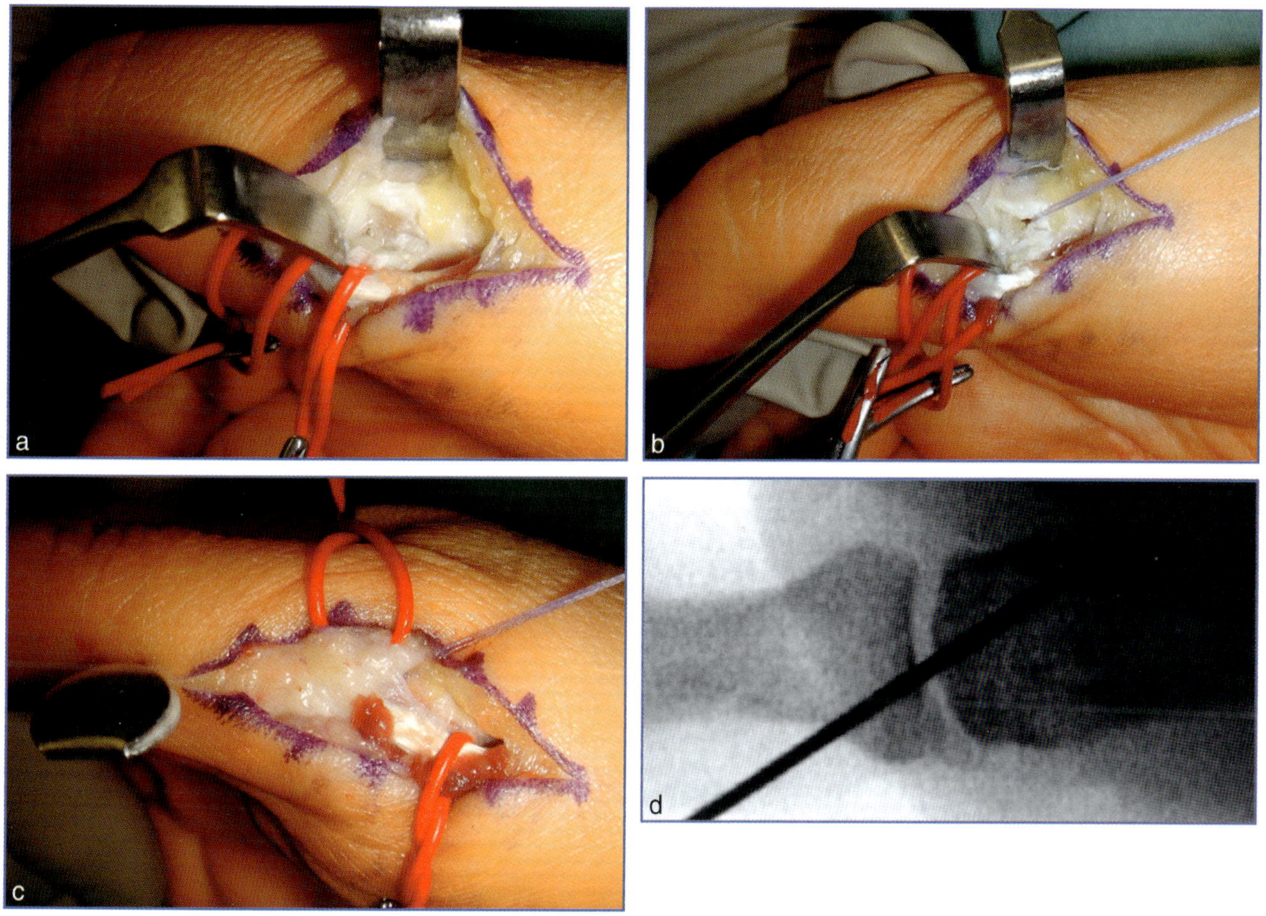

Figura 5.10 Esguince grave de la MF por rotura del ligamento lateral externo al nivel de la cabeza del metacarpiano.
a El flexor corto y el abductor corto son reclinados para acceder a la cara externa del primer metacarpiano. La rotura del ligamento es total, así como la rotura de la cápsula dorsal.
b Introducción de un arón o ancla reabsorbible Minilock Mitek® para fijar el ligamento lateral externo.
c La cápsula dorsal es fijada con un arpón MicroFix Mitek®.
d Las reparaciones son protegidas por una clavija de artrodesis temporaria de 12/10, que fija la MF a 10° de flexión.

de la anatomía y de la fisiología del ligamento lateral interno. El abordaje es idéntico al de la cirugía primaria, que respeta el nervio colateral cubital del pulgar. La incisión debe ser lo bastante larga como para exponer la base de la primera falange y el cuello del primer metacarpiano. Se incide parcialmente el manto extensor al nivel de las fibras oblicuas sobre el borde cubital del extensor largo del pulgar y después es reclinado. Se expone el ligamento lateral interno y se resecan los resabios distales y proximales. Se examinan las superficies articulares y, si se descubre una artrosis durante el procedimiento, puede imponerse una artrodesis definitiva. Un túnel anteroposterior es perforado en la cara interna y proximal de la primera falange (Figura 5.11 a). Los dos orificios realizados con la ayuda de una minifresa son unidos entre sí, teniendo la precaución de no ingresar al espacio intrarticular y de preservar un punto óseo sólido. El segundo túnel se perfora en el cuello del primer metacarpiano en un plano transversal perpendicular al precedente. Se hace sobresalir el punzón sobre la piel del lado radial del cuello del metacarpiano. Una pequeña incisión con una hoja de bisturí permite exteriorizarlo. Se agrandan ambos túneles con la cureta para admitir el injerto tendinoso, en particular el túnel metacarpiano, ya que deberá aceptar el pasaje de las dos hebras tendinosas. El injerto tendinoso ideal es el palmar menor (*palmaris longus*), que se obtiene con un *stripper* de Brandt. En caso de ausencia de este, hay que elegir entre el plantar delgado, un extensor de un dedo del pie o de la mitad del flexor radial del carpo (palmar mayor).

El injerto es pasado por el túnel falángico; este trayecto constituye la base de un triángulo en donde la punta es el orificio cubital del túnel metacarpiano. Los dos extremos tendinosos son unidos y pasados a través del túnel metacarpiano para salir por la piel del lado radial (*v.* Figura 5.11 b).

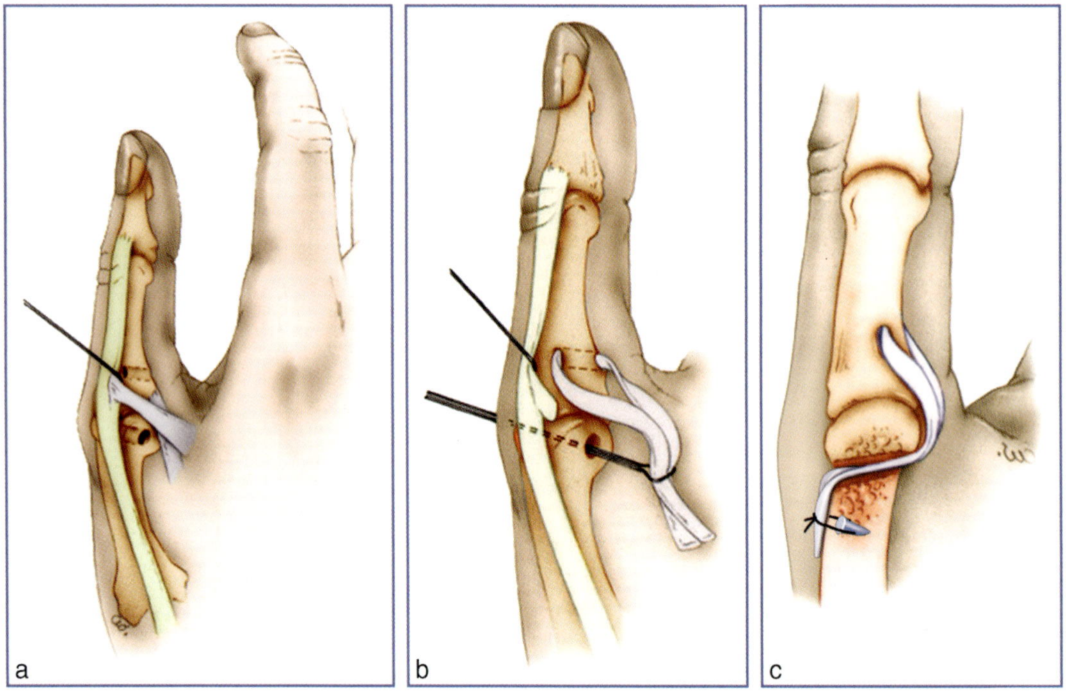

Figura 5.11 Laxitud crónica del ligamento lateral interno de la MF del pulgar: ligamentoplastia de reconstrucción según Littler.

a Se realizan dos túneles, uno anteroposterior en la base de la primera falange y el otro perpendicular al precedente a través del cuello del primer metacarpiano.

b Se pasa el injerto tendinoso a través de la primera falange, luego se introducen los dos extremos en el túnel metacarpiano, que forman así un triángulo de base distal.

c El ajuste de la tensión de la ligamentoplastia es confiado a un arpón o ancla reabsorbible Minilock Mitek®.

Esta técnica tiene la ventaja de permitir el ajuste de la tensión de la ligamentoplastia hacia el fin de la intervención para estabilizar la metacarpofalángica en inclinación lateral y en un plano dorsopalmar. Las extremidades del tendón son fijadas en la cara lateral del metacarpiano con la ayuda de un arpón o ancla Minilock Mitek® (*v.* Figura 5.11 c).

El manto extensor es suturado con un hilo PDS® 3/0, flexionando la interfalángica del pulgar. Una clavija de artrodesis temporaria metacarpofalángica es colocada a 10° de flexión para proteger la reparación ligamentaria. Conviene colocarla bajo visión directa con el fin de evitar dañar la ligamentoplastia. La inmovilización y el cuidado posoperatorio son los mismos que para la reparación en urgencia con una férula termomoldeable durante seis semanas y, luego, una reeducación prolongada. La pérdida de flexión metacarpofalángica es frecuente, pero sobre la primera columna, el resultado funcional es más importante con respecto a la estabilidad que en cuanto a la movilidad (Figura 5.12).

Las ligamentoplastias están indicadas en las laxitudes crónicas del ligamento lateral interno o externo, sin artrosis, en función del grado de laxitud, del dolor, de la pérdida de fuerza y de la ocupación del paciente. En los que tienen un trabajo manual pesado, la ligamentoplastia se distiende frecuentemente con el tiempo, por lo que la artrodesis debe ser discutida en primera intención. Frente a una rotura detectada más allá del decimo día, no hay que dudar en realizar de primera intención una ligamentoplastia, ya que el aparato ligamentario está sin vigor, retraído y con sus cualidades mecánicas alteradas.

Capsuloplastia de avance y la ligamentoplastia de reconstrucción del ligamento lateral externo

En las inestabilidades crónicas envejecidas, Coyle[7] retoma un viejo concepto: moviliza según el lugar de la rotura, en distal o en proximal, un colgajo capsuloligamentario libre de tejido cicatricial y lo fija en forma transósea. En esta serie, el autor excluyó un 16% de los casos, debido a que estos requirieron directamente una ligamentoplastia, a causa de la carencia de un capital tisular suficiente. Con esta técnica se logró suprimir el dolor en el 87% de los casos, el 92% de los operados tuvieron una pinza y un cierre normal y el 79% alcanzó un sector de movilidad normal. Nuestra experiencia confirma este estudio. Contrariamente a las reparaciones tardías del ligamento lateral interno que tienden al fracaso, el complejo ligamentario lateral externo que es objeto de menos exigencias puede ser movilizado y reinsertado secundariamente para disminuir la inestabilidad. Nosotros hemos

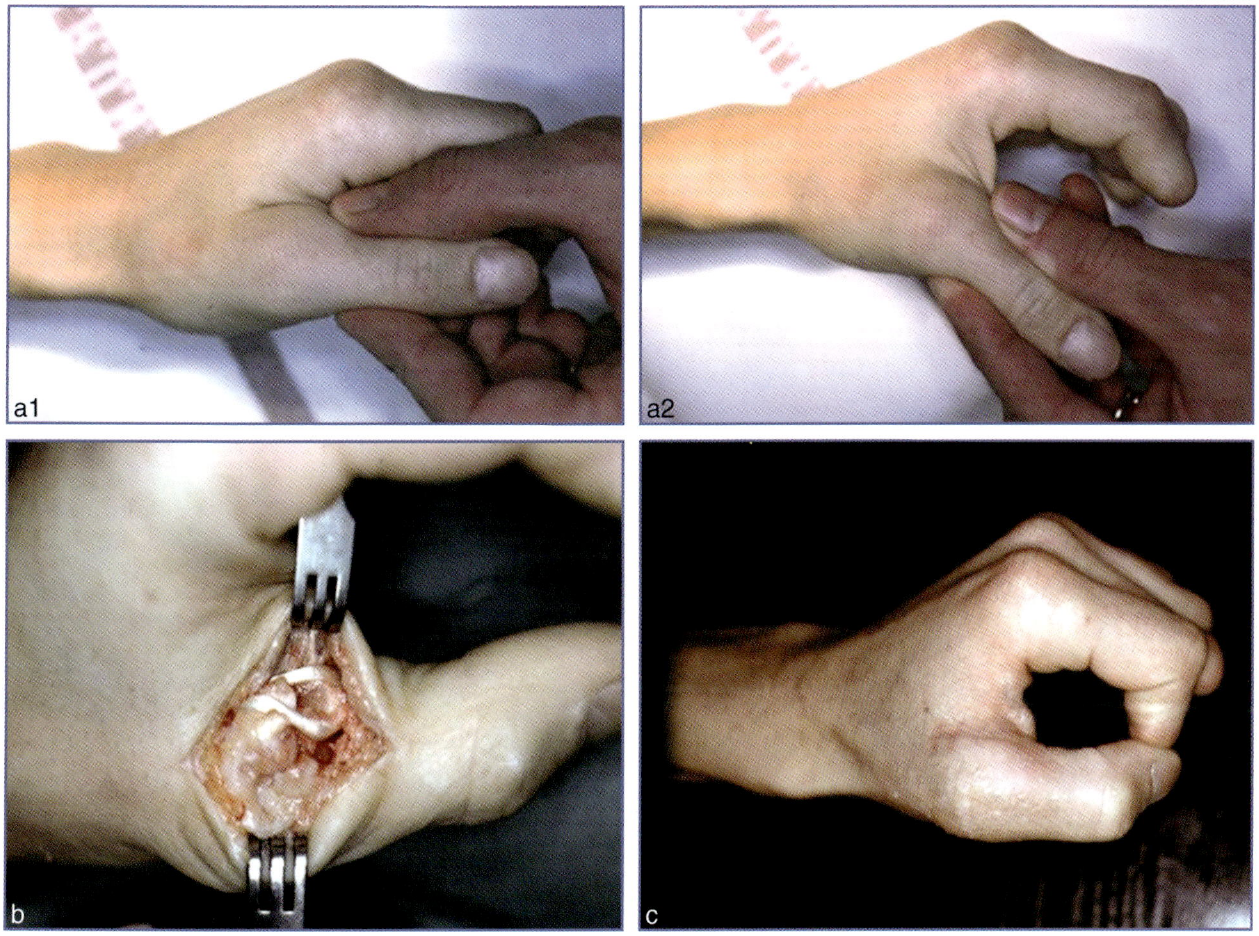

Figura 5.12. Ligamentoplastia según Littler.

a Prueba de laxitud crónica del ligamento lateral interno de la MF del pulgar.

b El palmar menor es pasado a través del túnel transóseo en la base de la primera falange y después transversalmente en el eje de la cabeza del primer metacarpiano.

c Resultado a tres meses, con una pinza pulgar-índice estable.

simplificado la técnica, fijando el colgajo capsuloligamentario con uno o dos arpones Minilock Mitek®. Sistemáticamente, se bloquea la MF con una clavija de artrodesis temporaria a 10° de flexión, vigilando que la luxación palmar esté bien reducida, y se la deja seis semanas.

En las inestabilidades graves y en un trabajador manual, preferimos la ligamentoplastia, que es realizada de manera idéntica a la del ligamento lateral interno según Littler[16], utilizando de preferencia el palmar menor. Catalano[6] obtiene los mismos resultados funcionales comparando la reparación primaria de las lesiones agudas con una serie de ligamentoplastias operadas tardíamente. Cualquiera sea el método, subsisten algunos grados de déficit de extensión y una decena de grados en flexión. No se debe tensar demasiado la ligamentoplastia y los dos orificios óseos realizados en la base de la primera falange deben ser minuciosamente ubicados para que el injerto tendinoso pueda trabajar en isometría.

Artrodesis de la metacarpofalángica del pulgar*

Reservada para las inestabilidades crónicas con degeneración artrósica, la artrodesis es realizada por vía externa dorsorradial si la decisión fue tomada en el preoperatorio. En caso de decisión intraoperatoria en el curso de una ligamentoplastia, en razón del descubrimiento de una artrosis, la intervención será continuada por vía cubital, pero se tornará más delicada.

La artrodesis se realiza a 10° o 15° de flexión, con una ligera pronación para favorecer el afrontamiento de los pulpejos del pulgar y del índice. Las superficies articulares son resecadas en forma moderada con una gubia o con una sierra oscilante. La estabilización se realiza con dos clavijas de Kirschner en cruz más un cerclaje de alambre, lo que autoriza la movilización inmediata. El cerclaje puede ser realizado con un hilo metálico o con un doble hilo de PDS® 2/0, anudado según el principio del *nice knot*[3] que

* Michel Merle, Gilles Dautel. La main traumatique. Tome 2. Chirurgie secondaire, le poignet traumatique. Ed. Masson. Capítulo 2.

ofrece una estabilidad, una compresión y una resistencia suficientes, con lo que se evita un nuevo abordaje extenso para la ablación del material. El aparato extensor es cuidadosamente reconstruido hacia el fin de la intervención. La movilización posoperatoria de la interfalángica es esencial. La consolidación ósea se consigue al final del segundo mes, lo que autoriza la extracción del material.

Luxación de la articulación metacarpofalángica del pulgar

Luxaciones posteriores

En su descripción magistral de 1876, Farabeuf distinguió tres tipos de luxación posterior (Figura 5.13):

- La luxación simple incompleta.
- La luxación simple completa.
- La luxación compleja.

Anatomopatología

La base de la primera falange es solidaria al fibrocartílago glenoideo que contiene los dos huesos sesamoideos unidos entre sí por la cincha sesamoidea. Sobre los sesamoideos se insertan los ligamentos laterales accesorios.

Durante la hiperextensión de la metacarpofalángica, la primera falange arrastra consigo el conjunto fibrocartílago-sesamoideo por detrás de la cabeza del primer metacarpiano. La rotura de la placa palmar es habitualmente proximal, lo que compromete al conjunto de los sesamoideos y su cincha, pero esta rotura también puede sobrevenir a través de los huesos sesamoideos o más distalmente.

En la luxación simple completa, la cabeza del metacarpiano se encaja dentro de un ojal limitado, hacia adentro por el aductor y el flexor largo del pulgar y hacia afuera por el flexor corto del pulgar. La cincha sesamoidea está en contacto directo y estrecho con la cara dorsal del cuello del metacarpiano. Se explican así los peligros de las maniobras de reducción mal realizadas. La colocación en flexión inicial de la primera falange cierra el ojal y puede llevar a la irreductibilidad de la luxación. En cambio, la hiperextensión inicial de la primera falange abre el ojal por relajación de los músculos tenares y permite el paso de la cincha sesamoidea por debajo de la cabeza del metacarpiano después de reducir la luxación.

Se puede igualmente facilitar la apertura del ojal por la flexión de la articulación interfalángica del pulgar y la flexión de la muñeca, lo que distiende el flexor largo del pulgar[9]. Excepcionalmente el pulgar puede estar luxado fuera de la cabeza metacarpiana. En este tipo de traumatismo, los ligamentos laterales interno y externo permanecen a menudo intactos y las fracturas suelen ser excepcionales.

Luxación simple incompleta

El mecanismo de la lesión es la hiperextensión forzada producida por un traumatismo directo sobre la cara palmar del pulgar.

La primera falange se encuentra subluxada sobre la mitad posterior de la cabeza del primer metacarpiano. Persiste todavía un contacto articular entre la base de la falange y la cabeza del metacarpiano, la cincha sesamoidea ha franqueado el reborde articular anterior de la cabeza del metacarpiano.

La luxación simple incompleta es poco frecuente, favorecida al parecer, por una configuración particular de la cabeza del metacarpiano, que posee dos vertientes (anterior y posterior) separadas por una línea transversal[40].

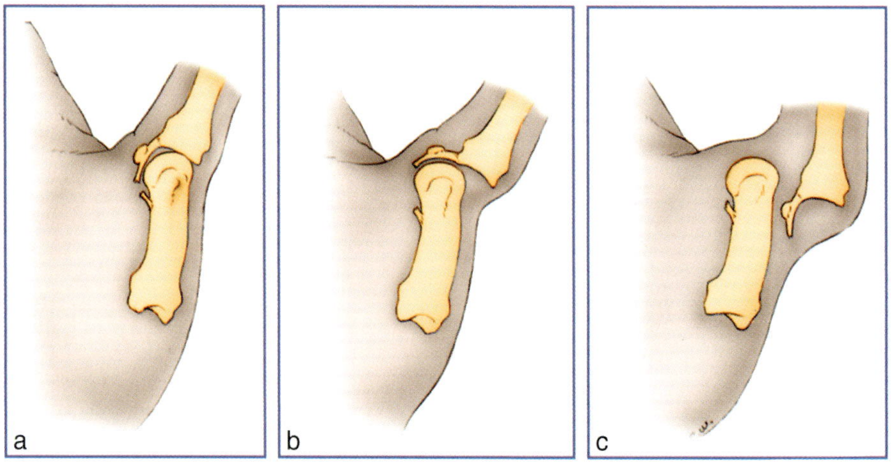

Figura 5.13 Los tres tipos de luxación posterior de la MF del pulgar (según Farabeuf).
a Luxación simple incompleta.
b Luxación simple completa.
c Luxación compleja.

Clínicamente, la falange forma un ángulo obtuso con respecto al metacarpiano. La impotencia funcional es completa con la aparición de un edema súbito y una cabeza metacarpiana que se palpa hacia adelante. La radiografía confirma el diagnóstico. La reducción es fácil por tracción de la primera falange en el eje del primer metacarpiano, la cincha sesamoidea retoma fácilmente su posición inicial.

Las pruebas de estabilidad lateral confirman la integridad de ambos ligamentos y el tratamiento consistirá en inmovilización durante cuatro semanas. Excepcionalmente, la existencia de una inestabilidad lateral impone una intervención quirúrgica.

Luxación simple completa

Se trata de la forma anatómica más frecuente, en donde la base de la primera falange se desplaza hacia atrás de la cabeza del metacarpiano. Los sesamoideos en continuidad con la falange reposan sobre la cabeza del metacarpiano por su cara cartilaginosa. La cincha sesamoidea queda entonces por delante de la falange.

Clínicamente, la deformación es evidente con un pulgar en forma de "z", es decir, la falange esta en ángulo recto con respecto al metacarpiano y existe una flexión interfalángica (Figura 5.14). La impotencia funcional es total, con edema en rápida progresión. La cabeza del metacarpiano es fácilmente palpable bajo la piel, en la cara palmar. El examen radiográfico muestra la luxación con las relaciones normales conservadas entre la falange y los sesamoideos.

La reducción se efectúa bajo anestesia locorregional. Se trata de una maniobra precisa, perfectamente descrita por Farabeuf, para evitar la encarcelación de los sesamoideos. Esta comprende una ligera tracción y, en especial, una presión posterior sobre la falange que sigue el eje del primer metacarpiano. Conviene mantener la falange en ángulo recto con el metacarpiano, así como el contacto entre ellos. Esto permite abrir el ojal y autorizar el pasaje hacia delante de la cincha sesamoidea y de la falange. Una vez que la reducción es obtenida, se realizan las pruebas de estabilidad de manera bilateral y comparativa en extensión y en flexión metacarpofalángica.

En caso de estabilidad lateral está recomendado el tratamiento ortopédico. En cambio, la rotura del ligamento lateral interno o externo exige una intervención quirúrgica.

La actitud terapéutica comprende entonces aquella de un esguince grave del ligamento lateral interno y externo. Una radiografía de control verifica sistemáticamente la calidad de la reducción. Es prudente realizar una artrodesis temporaria de la MF a 10° de flexión por cuatro semanas.

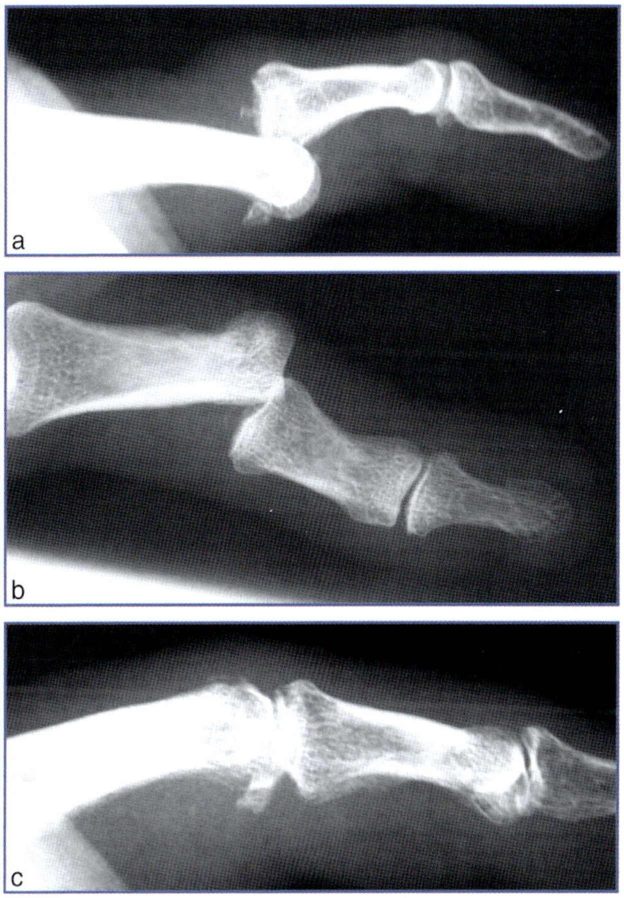

Figura 5.14 Luxación posterior de la MF del pulgar: forma simple completa.
a y **b** Aspecto radiográfico (pulgar en "z").
c Luego de la reducción, se observan en la vecindad de la placa palmar pequeños fragmentos óseos, testimonio de su arrancamiento. El riesgo de rigidez es elevado.

Luxación compleja

La luxación compleja se produce como resultado de las maniobras intempestivas durante el intento de reducción. Los sesamoideos, junto con el cartílago glenoideo, son encarcelados detrás de la falange, en el cuello metacarpiano. Los sesamoideos tienen contacto con la cara dorsal del metacarpiano, pero por su cara no cartilaginosa.

Clínicamente, la deformación es menos marcada que en la luxación simple completa, ya que el metacarpiano y la falange están alineados. En general, el pulgar es muy doloroso y se encuentra edematizado, debido a los múltiples intentos de reducción. Este parece más corto. La hiperextensión es posible, pero la flexión metacarpofalángica es imposible. El examen radiográfico confirma la luxación con los sesamoideos en posición dorsal sobre el cuello del metacarpiano y dados vuelta.

Bajo anestesia locorregional, el intento de reducción ortopédica consiste en recolocar la primera falange en 90° con respecto al metacarpiano. El objetivo es reubicar la placa glenoidea y los sesamoideos hacia delante de la falange y así retornar a la situación de la luxación simple completa.

Sin embargo, la reducción ortopédica es imposible cuando los sesamoideos son secuestrados o en el caso de interposición capsular o muscular (flexor largo del pulgar). La indicación quirúrgica es, en este caso, indiscutible e imperativa.

La vía de abordaje es perfectamente lateral interna o externa. Se secciona la cincha intersesamoidea y se liberan los elementos interpuestos. Se reduce la luxación y luego se sutura la cincha sesamoidea. Las pruebas de estabilidad lateral comprueban si existe la rotura de algunos de los ligamentos laterales, en cuyo caso debe repararse.

Luxaciones anteriores

Las luxaciones anteriores de la articulación metacarpofalángica del pulgar representan el 10% de las luxaciones metacarpofalángicas. Se producen por un traumatismo directo en la cara dorsal de la primera falange mientras la metacarpofalángica está flexionada.

La luxación anterior se acompaña de una rotura de las estructuras dorsales, cápsula dorsal y manto extensor del aparato extensor. Existe un equivalente del ojal, la cabeza del metacarpiano penetra entre el extensor corto del pulgar hacia afuera y el extensor largo hacia adentro. La placa glenoidea y los sesamoideos se mantienen habitualmente intactos, lo mismo que los ligamentos laterales. Por lo tanto, la articulación metacarpofalángica es lateralmente estable.

Clínicamente, la deformación es clara, la cabeza del metacarpiano se percibe subcutánea en la cara dorsal y la primera falange sobresale hacia delante. Se observa una hiperextensión de la segunda falange. El examen radiográfico confirma el diagnóstico y comprueba si el desplazamiento es puramente anterior o si existe una desviación del eje lateral anterointerno o anteroexterno asociado.

Bajo anestesia locorregional, esta luxación se reduce mediante una tracción suave en el eje de la columna del pulgar. Se realiza una radiografía de control que confirma la reducción y se realizan las pruebas de estabilidad. La tendencia a la subluxación anterior impone una reparación quirúrgica de los elementos dorsales lesionados, ya sea utilizando una sutura con hilo PDS® 3/0 o mediante el uso de anclas o arpones reabsorbibles MicroFix Mitek®. Raras veces, el secuestro de las estructuras dorsales impide la reducción de la luxación y exige una reducción quirúrgica (Figura 5.15).

En cualquier caso, la inmovilización será de cuatro semanas luego del tratamiento ortopédico o quirúrgico, mediante una ortesis estática que deja libre la interfalángica del pulgar. Si después de la sexta semana existe una rigidez en extensión, se aconseja utilizar durante el día una ortesis dinámica de flexión de la MF.

Esguinces y luxaciones de las articulaciones interfalángicas proximales de los dedos largos

Anatomía y fisiología de la articulación interfalángica proximal

La estabilidad de la articulación interfalángica proximal, articulación de tipo troclear, está provista por la cápsula articular reforzada por los ligamentos laterales interno y externo, la placa palmar y la vaina de los flexores, la bandeleta mediana, las bandeletas laterales, así como el ligamento triangular del aparato extensor.

Los ligamentos laterales forman un abanico desde la cabeza de la primera falange hasta la base de la segunda falange y los bordes laterales de la placa palmar (Figura 5.16). El fascículo principal se extiende entre la primera y la segunda falange con una inserción sobre la extremidad distal de la placa palmar. El fascículo accesorio se extiende desde la primera falange hasta el borde lateral de la placa palmar y a la vaina de los flexores. Los ligamentos laterales le proveen a la articulación su estabilidad lateral, tanto en flexión como en extensión.

La placa palmar corresponde al engrosamiento de la parte anterior de la cápsula articular. Esta se inserta sobre la segunda falange en distal y sobre el cuello de la primera falange en proximal. Durante la flexión articular, la placa palmar desliza sobre los cóndilos y se pliega en dirección proximal. En extensión, la placa palmar se tensa y evita el *recurvatum* articular (*v.* Figura 5.16).

La vaina de los flexores está en continuidad con los ligamentos laterales y permite reforzar la inserción de la placa palmar en la segunda falange. La unión de estos tres elementos —ligamentos laterales, placa palmar y vaina fibrosa de los flexores— representa la clave para la estabilidad interfalángica proximal[11]. Si los tres elementos se mantienen intactos, no es posible luxación alguna.

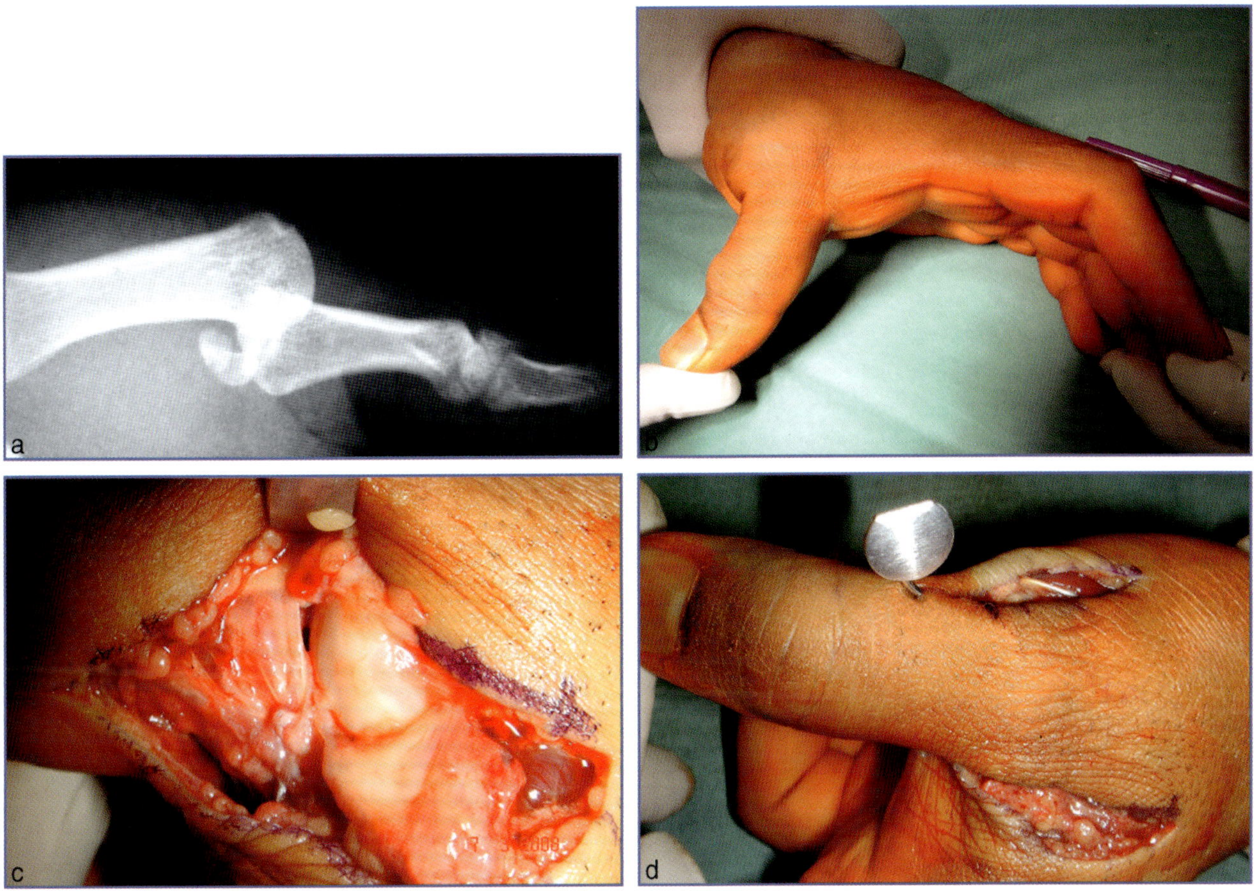

Figura 5.15 Luxación anterior de la MF del pulgar.

a En la radiografía, se observa la luxación junto con una fractura de la base de la segunda falange.

b Luego de la reducción, la articulación es inestable en el plano anteroposterior y sobre ambos costados.

c La cabeza del primer metacarpiano tiene rotas todas sus inserciones capsuloligamentarias.

d Reparación de los elementos ligamentarios por una doble vía de abordaje, los ligamentos colaterales son reinsertados por medio de anclas o arpones Minilock Miteck® y la cápsula articular por medio de MicroFix Mitek®. Una clavija de artrodesis temporaria de 12/10 estabiliza la articulación MF a 10° de flexión por cuatro semanas.

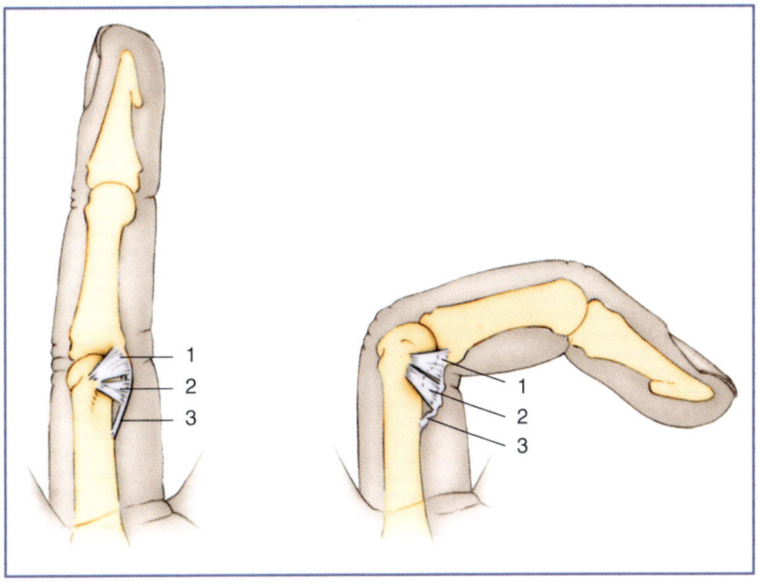

Figura 5.16 Los ligamentos laterales de la IFP de los dedos. El fascículo principal (1) se inserta sobre la base de la segunda falange y la parte distal de la placa palmar (3). El fascículo accesorio (2) se inserta sobre el borde lateral de la placa palmar. La placa palmar se pliega en flexión y se tensa en extensión.

Esguinces

Esguinces laterales

Los esguinces laterales se producen principalmente en el cuarto y quinto dedo[1]. El traumatismo es, en general, un choque indirecto lateral (pelota) sobre un dedo en extensión.

La articulación se presenta con edema y hematoma. El dolor y la impotencia funcional son moderados. La laxitud articular nunca es importante, debido a la integridad de la placa palmar. El examen radiográfico nos revela, a veces, un pequeño arrancamiento óseo sobre la base lateral de la segunda falange, que evidencia la lesión ligamentaria.

El tratamiento es casi exclusivamente ortopédico: colocación de una férula posterior durante las primeras 48 h si el dolor es importante, y, luego, la movilización del dedo en sindactilia durante quince días. La sindactilia proporciona la estabilidad y la movilidad articular gracias a la fijación de dos dedos vecinos y privilegia el dedo adyacente de tamaño similar a fin de facilitar la movilización completa. Esto permite la cicatrización ligamentaria sin comprometer la movilidad normal del dedo (Figura 5.17).

El tratamiento quirúrgico es de indicación excepcional: arrancamiento de un fragmento óseo voluminoso, lo que representa entonces una verdadera fractura articular, o laxitud lateral mayor, testimonio de una lesión mucho más extensa. En este contexto se realizará una reinserción del ligamento con la ayuda de arpones Mitek®. El plano ligamentario puede reforzarse realizando un *surjet* entre la bandeleta lateral del extensor y la porción superior del ligamento principal.

La reparación es protegida por una ortesis estática durante algunos días, antes de la confección de la sindáctila.

Esguinces de la placa palmar

Los esguinces de la placa palmar representan el traumatismo articular más frecuente de la mano. Resultado de un mecanismo de hiperextensión, se producen en particular en la práctica de deportes con pelota (balonmano, voleibol, baloncesto, etc.).

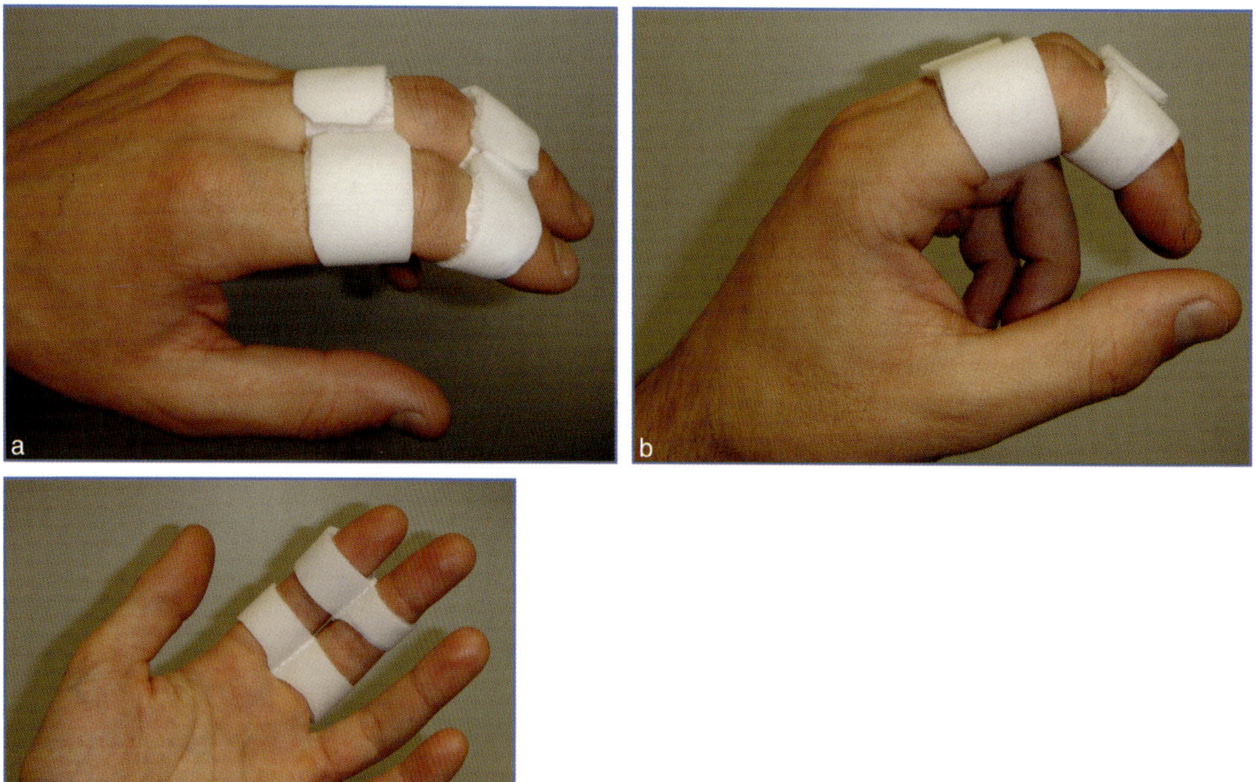

Figura 5.17 Esguince lateral de la IFP del índice tratada por sindactilia con el mayor.

a y **b** El dedo vecino es la mejor ortesis dinámica.

c Los dos anillos de Velcro® están colocados sobre la primera y segunda falange; prestar atención a la costura palmar de los anillos que asegura el estricto paralelismo de los dedos.

El cuadro clínico se presenta con hematoma, dolor intenso e impotencia funcional del dedo. El hematoma es con frecuencia voluminoso y difunde hacia la cara palmar al nivel de la interfalángica proximal. El examen clínico se torna difícil, debido al dolor. Se puede observar, sin embargo, que este aumenta con la hiperextensión y que no existe laxitud lateral.

El examen radiográfico evidencia un pequeño fragmento óseo en el 30% al 40 % de los pacientes al nivel de la base de la segunda falange, lo que indica el arrancamiento de la placa palmar (Figura 5.18). Excepcionalmente, se trata de un fragmento óseo voluminoso, lo que se corresponde entonces con una verdadera fractura articular y sobrepasa el estadio de esguince. La existencia de un fragmento óseo

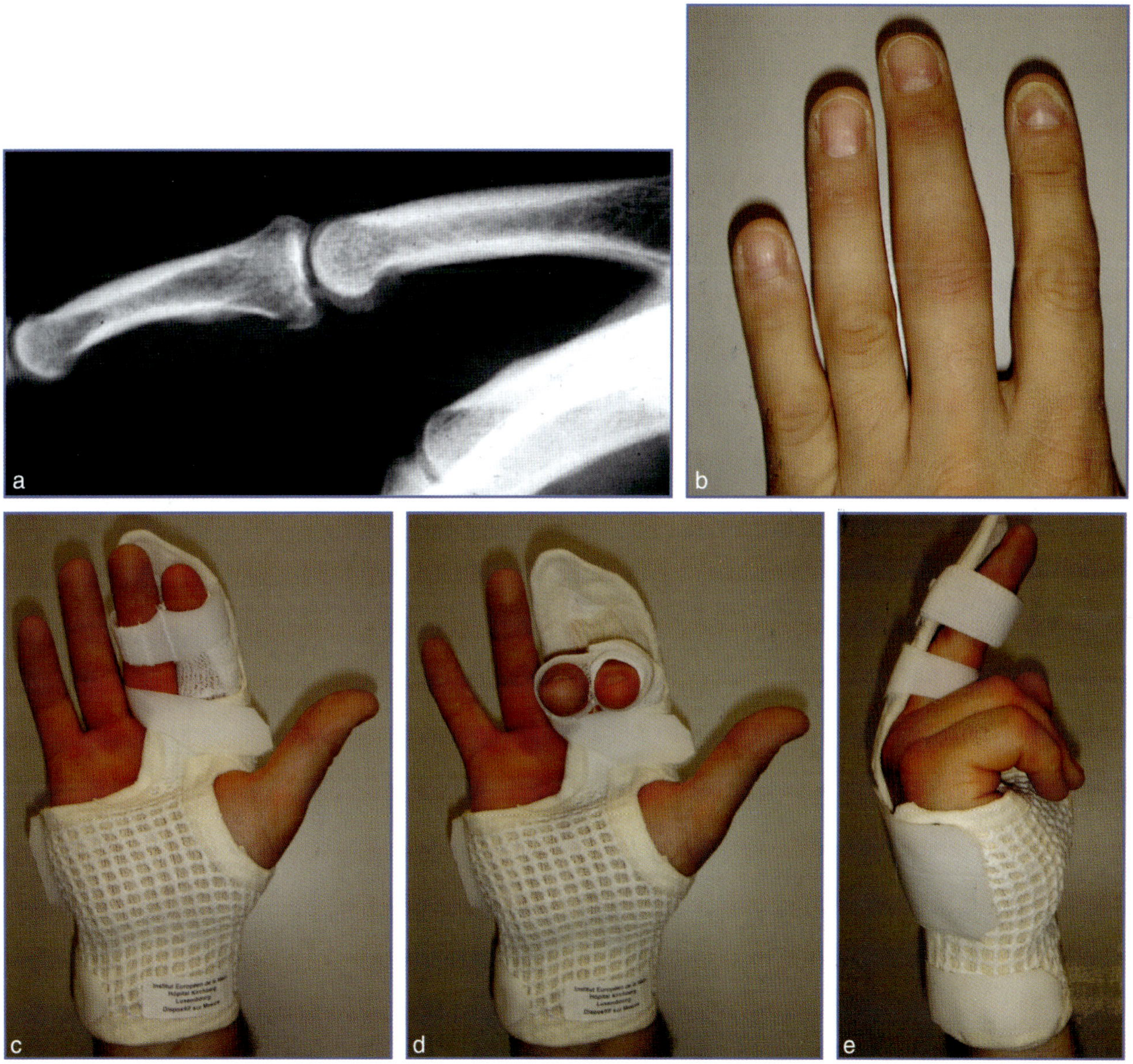

Figura 5.18 Esguince palmar de la articulación IFP.

a Pequeño arrancamiento óseo de la base de la segunda falange.

b Aspecto clínico de un esguince del IFP del mayor; el edema persistirá durante varios meses.

c y **d** Tratamiento por movilización precoz bajo protección de una ortesis con detención dorsal. El mayor es movilizado junto al índice en sindactilia, solidarizados por dos Velcro®.

e Fuera de los períodos de movilización activa, las articulaciones interfalángicas son mantenidas en extensión contra la ortesis con la ayuda de una banda de Velcro® con el fin de evitar la rigidez en flexión.

superior a un tercio de la superficie articular, con subluxación dorsal o sin esta, impone un tratamiento quirúrgico. La intervención permite reinsertar este fragmento, reconstituir la integridad de la superficie articular y estabilizar la placa palmar que le es solidaria. El abordaje es palmar y la fijación se realiza con clavijas de Kirschner o con un tornillo para microfragmentos de 1 mm.

Como consecuencia de una lesión de la placa palmar, sería esperable un riesgo de laxitud en hiperextensión, aunque en realidad es mayor el riesgo de rigidez. La cicatrización de la placa palmar se produce espontáneamente con tendencia a la retracción, por lo tanto, a una rigidez de la interfalángica proximal en flexión. Diferentes estudios clínicos[31,34] demostraron la superioridad de la movilización precoz sobre la inmovilización estricta durante tres o cuatro semanas. Aunque las radiografías revelen la presencia de un pequeño arrancamiento óseo, la actitud debe ser la misma, es decir, la movilización precoz.

Puede proponerse la siguiente secuencia terapéutica (*v.* Figura 5.18):

- Cuando la lesión es poco dolorosa, puede proponerse inicialmente una autorreeducación, que consiste en una movilización inmediata utilizando una sindactilia. Un dedal de compresión hecho en lycra será adaptado secundariamente para luchar contra el edema.
- Cuando la lesión es más dolorosa, se confecciona una ortesis estática con detención dorsal (*dorsal stop*) que ubique la MF en flexión de 30° y las articulaciones interfalángicas en extensión contra la ortesis, por medio de una banda de Velcro®. Si el edema es moderado, el paciente puede limitarse a utilizar una teja dorsal que bloquee la IFP a 0°. Esta inmovilización estricta se limita siempre a los primeros días. Luego debe promoverse la movilización en sindactilia lo más rápidamente posible. No debe dudarse en adaptar un tratamiento antiálgico o adjuntar una corticoterapia para permitir al paciente movilizar la IFP lo más confortable y eficazmente posible. El seguimiento de estos pacientes necesita un control desde la segunda semana para detectar precozmente una rigidez en flexión de una articulación (*flessun*). Esto impone una reeducación dirigida por un profesional y la colocación de ortesis dinámicas de extensión o de flexión, en función del sector de la movilidad perdida (Figura 5.19). Las actividades deportivas pueden retomarse a partir de la sexta semana, bajo la cobertura de una sindactilia funcional para los deportes de riesgo (deportes de contacto).
- En todos los casos, el paciente será advertido de las secuelas clásicas de todo esguince digital: persistencia casi definitiva de un aumento en el volumen articular, dolor crónico e intolerancia al frío durante, al menos, un año.

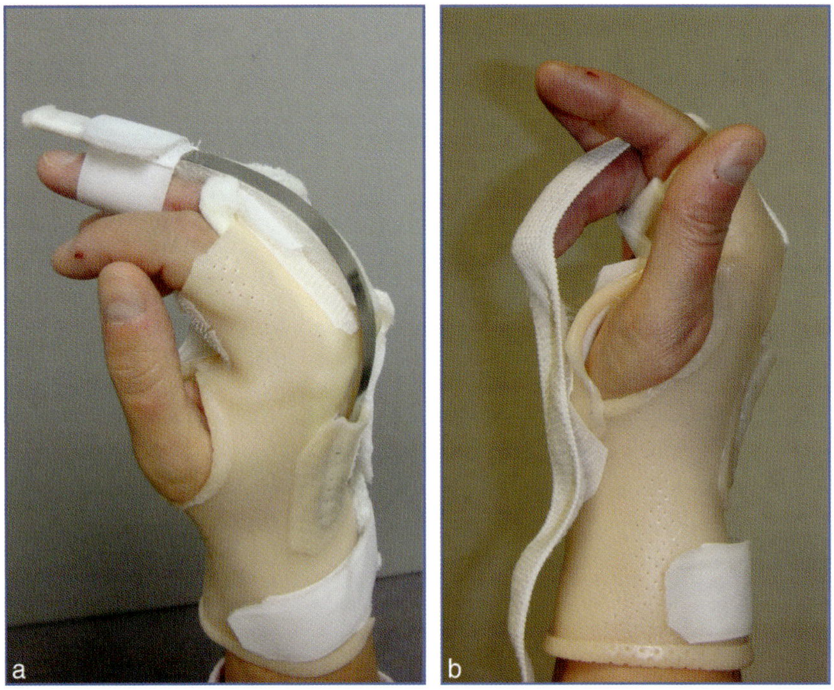

Figura 5.19 Las secuelas, como la rigidez en flexión o en extensión, serán tratadas por una ortesis dinámica mixta, con una lámina de Levame amovible de extensión (**a**) o una banda elástica de flexión global (**b**).

Luxaciones de las articulaciones interfalángicas proximales de los dedos largos

Tres tipos de desplazamiento son posibles:

- Luxación dorsal.
- Luxación lateral.
- Luxación palmar.

Luxaciones dorsales

Por lejos, la más frecuente de las luxaciones interfalángicas proximales es la luxación dorsal, que se acompaña de una desinserción de la placa palmar sobre la base de la segunda falange y de un desgarro completo o incompleto, que puede llegar a la rotura de uno de los ligamentos laterales, en función de la importancia del desplazamiento. Con menor frecuencia, la placa palmar se rompe en su porción proximal, al nivel de sus frenos (*check-rein*).

Clínicamente, la deformación es evidente luego de producirse un golpe violento en hiperextensión (Figura 5.20). Existe un componente de rotación de la segunda falange con respecto a la primera. La reducción es fácil y se efectúa muy a menudo sin anestesia en el lugar del accidente, lo que explica que muchas de estas luxaciones sean vistas tardíamente, en la etapa de secuelas.

Una vez que la luxación es reducida, el tratamiento depende de la estabilidad lateral y anteroposterior de la articulación. Lo más frecuente, es que no exista una inestabilidad lateral y que se observe una ligera hiperextensión de 20° a 30° de la interfalángica proximal[39]. El tratamiento es entonces idéntico al de un esguince de la placa palmar, es decir, ortopédico con movilización precoz. La protección con una ortesis estática con detención dorsal y la colocación del dedo en sindactilia autoriza la movilización precoz; este es el mejor método para evitar la rigidez articular (*v.* Figura 5.18).

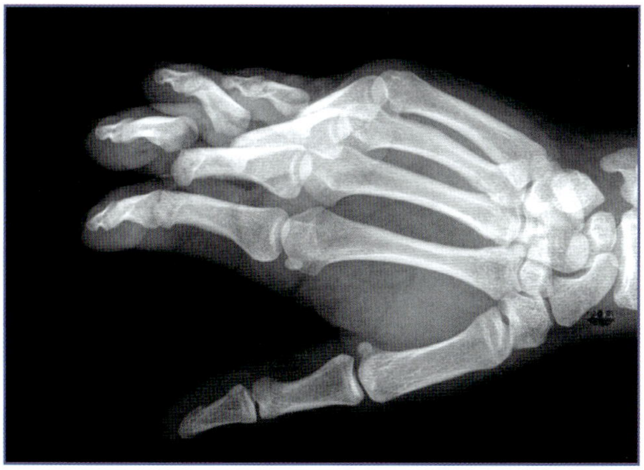

Figura 5.20 Triple esguince dorsal tratado por una ortesis estática con detención dorsal y colocación en sindactilia de los cuatro dedos largos.

Con menor frecuencia, se plantea un tratamiento quirúrgico ante la ausencia de una reducción satisfactoria o la existencia de una inestabilidad mayor con reproducción de la luxación en los movimientos activos y pasivos. Sin embargo, conviene ser muy prudente a la hora de las indicaciones quirúrgicas. La vía de abordaje es anterior, según Brunner. El ligamento roto es suturado y la placa palmar reinsertada por medio de un ancla MicroFix Mitek® o fijada lateralmente a los ligamentos colaterales.

La existencia de un importante fragmento óseo de la base de la segunda falange, superior a un tercio de la superficie articular, exige la reinserción quirúrgica. Sin embargo, esta resulta a veces imposible. En estos casos, Eaton y Littler[12] recomendaron la ablación del fragmento óseo, con movilización de la placa palmar para cubrir la pérdida de sustancia articular. Actualmente el avance con reinserción se lleva a cabo mediante un ancla MicroFix® (*v.* Capítulo 7).

La cirugía de la placa palmar entraña particularmente el riesgo de rigidez en flexión. En todos los casos, la reeducación es prolongada y exige el uso de una ortesis dinámica de extensión durante cuatro meses como mínimo (*v.* Figura 5.19).

Habrá que seleccionar siempre el protocolo terapéutico que autorice una movilización precoz realizando una sindactilia con el dedo vecino, la que es la mejor ortesis dinámica. Una ortesis estática con detención dorsal impide la hiperextensión. Arora y cols.[2] mostraron a través de una serie de cien pacientes, que la degeneración artrósica postraumática se produce en menos del 6% de los casos.

Luxaciones laterales

El mecanismo de producción es el choque lateral sobre un dedo en extensión. Se produce la rotura del ligamento lateral principal con un desgarro parcial de la inserción distal de la placa palmar. Luego de la reducción, se evalúa la estabilidad articular, lo que permite diferenciar las articulaciones estables —que serán tratadas mediante movilización precoz— de las inestables lateralmente, que serán sometidas a una reparación quirúrgica del ligamento colateral (Figura 5.21).

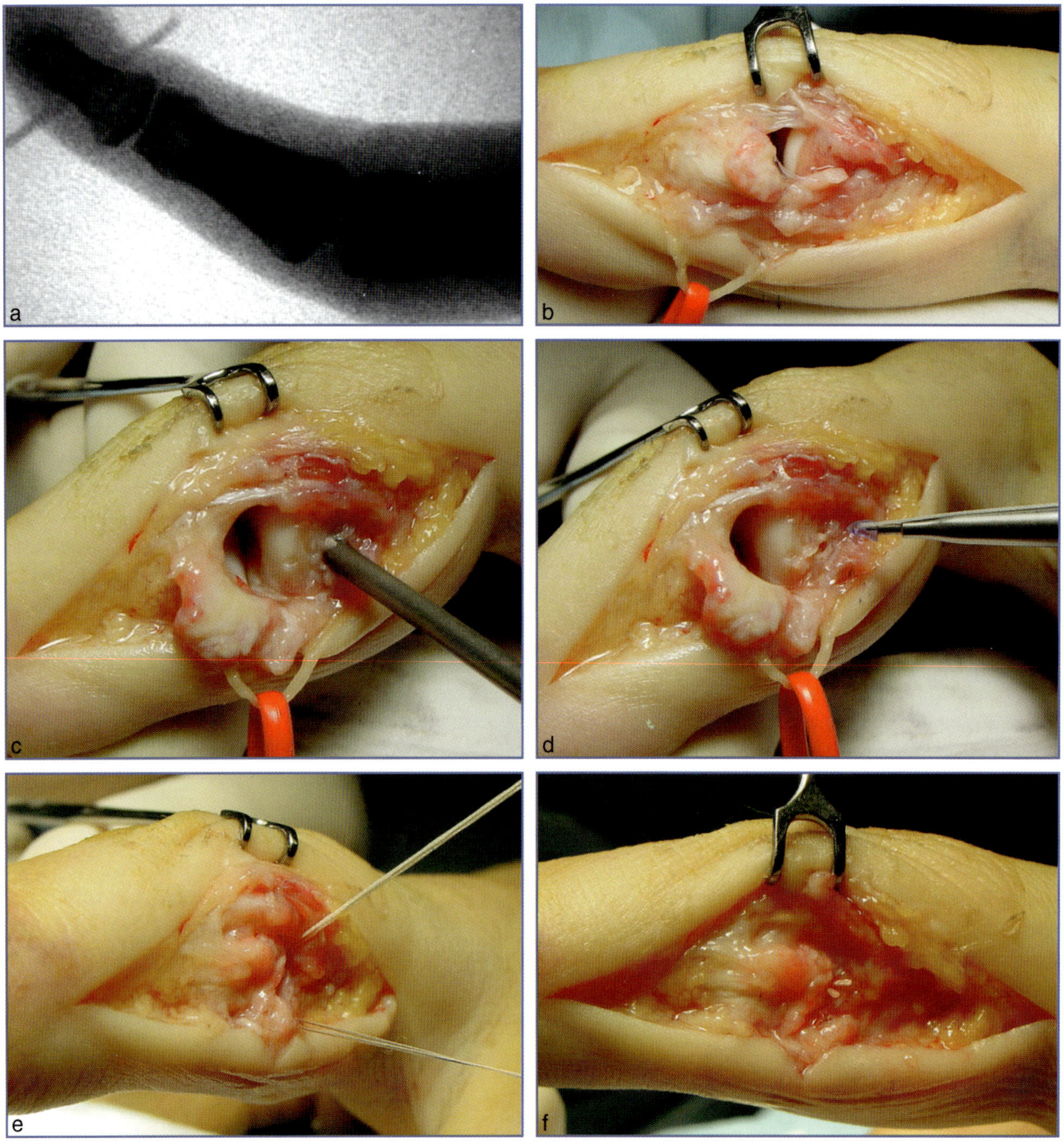

Figura 5.21 Luxación lateral de la IFP con rotura del ligamento lateral externo y de la placa palmar.
a Comprobación de la inestabilidad bajo intensificador de imágenes.
b Aspecto de las lesiones por una vía de abordaje dorsolateral de la IFP.
c Realización del orificio de 1,3 mm para la introducción del arpón o ancla reabsorbible MicroFix MiteK®.
d El ancla MicroFix® que va a fijar el ligamento principal.
e La segunda ancla va a servir de fijación de la placa palmar.
f Aspecto de la reparación que autoriza la movilización precoz en sindactilia bajo la protección de una ortesis estática con detención.

Luxaciones palmares

Estas lesiones poco frecuentes son causadas por un traumatismo violento en hiperflexión, asociado a un componente lateral. Existe una desinserción de la bandeleta mediana del tendón extensor con rotura de la lámina triangular y una desinserción parcial de las fibras más dorsales del ligamento colateral principal[39]. La articulación pivotea sobre el plano ligamentario opuesto intacto y la cabeza de la primera falange pasa a través de las bandeletas laterales y forma, así, un verdadero ojal. La bandeleta lateral puede encarcelarse debajo del cóndilo de la cabeza de F1 y provocar que la luxación sea irreductible. Cuando la gravedad de la lesión es desconocida y se practica una reducción simple, puede encontrarse un verdadero efecto Stener en el 21% de los casos, con la bandeleta lateral del extensor separando el ligamento de su sitio de inserción[21].

Curiosamente, a pesar de la gravedad de las lesiones tendinosas y capsuloligamentarias, el diagnóstico y la atención terapéutica se realizan muy a menudo en forma tardía, lo que explica en parte, un resultado funcional incompleto[33].

Luego de la reducción ortopédica, se evalúa la estabilidad esencialmente en los movimientos activos[13]. La persistencia de una buena extensión activa corresponde a lesiones limitadas, en particular sin rotura de la lámina triangular. El tratamiento ortopédico puede realizarse con la inmovilización de la interfalángica proximal en extensión hasta la cicatrización del aparato extensor. En cambio, la pérdida de la extensión activa impone un tratamiento quirúrgico, con reinserción de la bandeleta mediana sobre la segunda falange por intermedio de un arpón o ancla MicroFix Mitek® asociada, la mayoría de las veces, a una artrodesis temporaria por cuatro semanas (Figura 5.22 a y b). El riesgo de una deformación en ojal como secuela es importante, por lo que exige el uso nocturno y prolongado de una ortesis dinámica de extensión en la interfalángica proximal. Para evitar tales secuelas nuestra evolución terapéutica fue en sentido de la exploración quirúrgica casi sistemática.

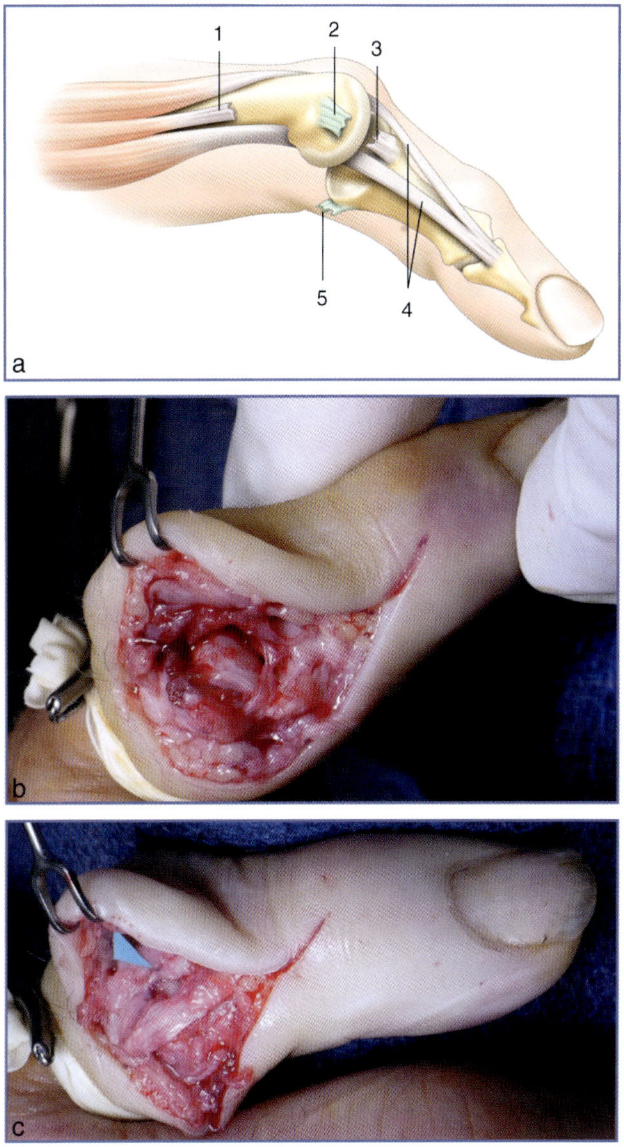

Figura 5.22 Mecanismo de lesión de las luxaciones palmares.
a La bandeleta lateral está encarcelada en la articulación IFP e impide todo intento de reducción por maniobras externas. La bandeleta mediana está rota. 1: Retracción de la bandeleta mediana rota; 2: Ligamento colateral; 3: Inserción de la bandeleta mediana del extensor; 4: Bandeletas laterales; 5: Inserción distal del ligamento colateral.
b El cóndilo de F1 del quinto dedo pasa entre la bandeleta lateral y la bandeleta mediana rota.
c Luego de la reducción y reinserción de la bandeleta mediana, el aparato extensor esta nuevamente en posición anatómica.

Luxación metacarpofalángica de los dedos largos

Si bien son muy raras, las luxaciones metacarpofalángicas de los dedos largos ameritan ser conocidas, con el fin de evitar cualquier maniobra intempestiva que lleve a la irreductibilidad de la luxación. La cápsula articular de las articulaciones metacarpofalángicas está reforzada hacia delante por la placa palmar en continuidad lateralmente con el ligamento transverso profundo, pero no posee freno, como en el caso de las interfalángicas proximales.

Luxaciones dorsales

El segundo rayo es afectado preferentemente antes que el quinto[13,27,40]. Se trata siempre de un mecanismo de hiperextensión violenta del dedo que rompe la placa palmar en proximal. El riesgo primordial es el secuestro de la placa entre la cabeza del metacarpiano y la base de la primera falange. En el índice, los flexores se ubican del lado cubital del cuello metacarpiano, quedan dentro de la polea A1 y el lumbrical se desplaza habitualmente hacia el lado radial. En el meñique, el flexor corto y el abductor corto del quinto dedo permanecen del lado cubital y los flexores se desplazan hacia el lado radial[9,15].

Luxaciones dorsales incompletas o simples

La placa palmar queda delante de la cabeza del metacarpiano, lo que permite la reducción por una maniobra externa. Clínicamente, la metacarpofalángica está en hiperextensión de 60° a 80° con una desviación hacia fuera del índice y hacia dentro del meñique. El examen radiográfico en la proyección anteroposterior puede inducir a error; solo una incidencia de perfil puede detectar un ensanchamiento del espacio metacarpofalángico.

El intento de reducción se realiza bajo anestesia locorregional, evitando la hiperextensión de la metacarpofalángica para no correr el riesgo de que la placa palmar quede secuestrada en la articulación, y provocar, entonces, una luxación completa irreductible. La muñeca es flexionada para distender los flexores y el operador ejerce una presión desde dorsal hacia palmar sobre la base de la primera falange hasta la reducción. Se procede a la movilización precoz con una ortesis que limite la hiperextensión.

Luxaciones dorsales completas o complejas

La cabeza del metacarpiano es palpable y sobresale en la palma de la mano[9]. Se observa un acortamiento del dedo en cuestión. El tratamiento es siempre quirúrgico por una vía de abordaje palmar oblicua, distal en referencia al pliegue palmar distal. Hay que tener cuidado con los paquetes vasculonerviosos que están tensos y sobreexpuestos. El gesto esencial es la apertura de la polea A1, lo que permite la reducción de los tendones flexores. Conviene explorar las superficies articulares en busca de lesiones osteocondrales. La inmovilización es por dos o tres semanas en posición intrínseco plus de las metacarpofalángicas (Figura 5.23).

Luxaciones palmares

Las luxaciones metacarpofalángica palmares de los dedos largos son excepcionales. La reducción es siempre quirúrgica y por vía dorsal, y permite la liberación de las estructuras interpuestas, como la cápsula articular dorsal o la placa palmar.

Conclusiones

Los esguinces y luxaciones de los dedos constituyen patologías cotidianas consideradas erróneamente como benignas. Estas necesitan una atención especializada y rigurosa en el plano diagnóstico y terapéutico, y especial atención en la vigilancia del tratamiento ortopédico y de su corolario, la utilización de una ortesis. Es importante educar al paciente sobre el mecanismo funcional de la cadena digital lesionada e informarle sobre las eventuales secuelas que puedan devenir, en particular, el edema residual y la posibilidad de rigidez.

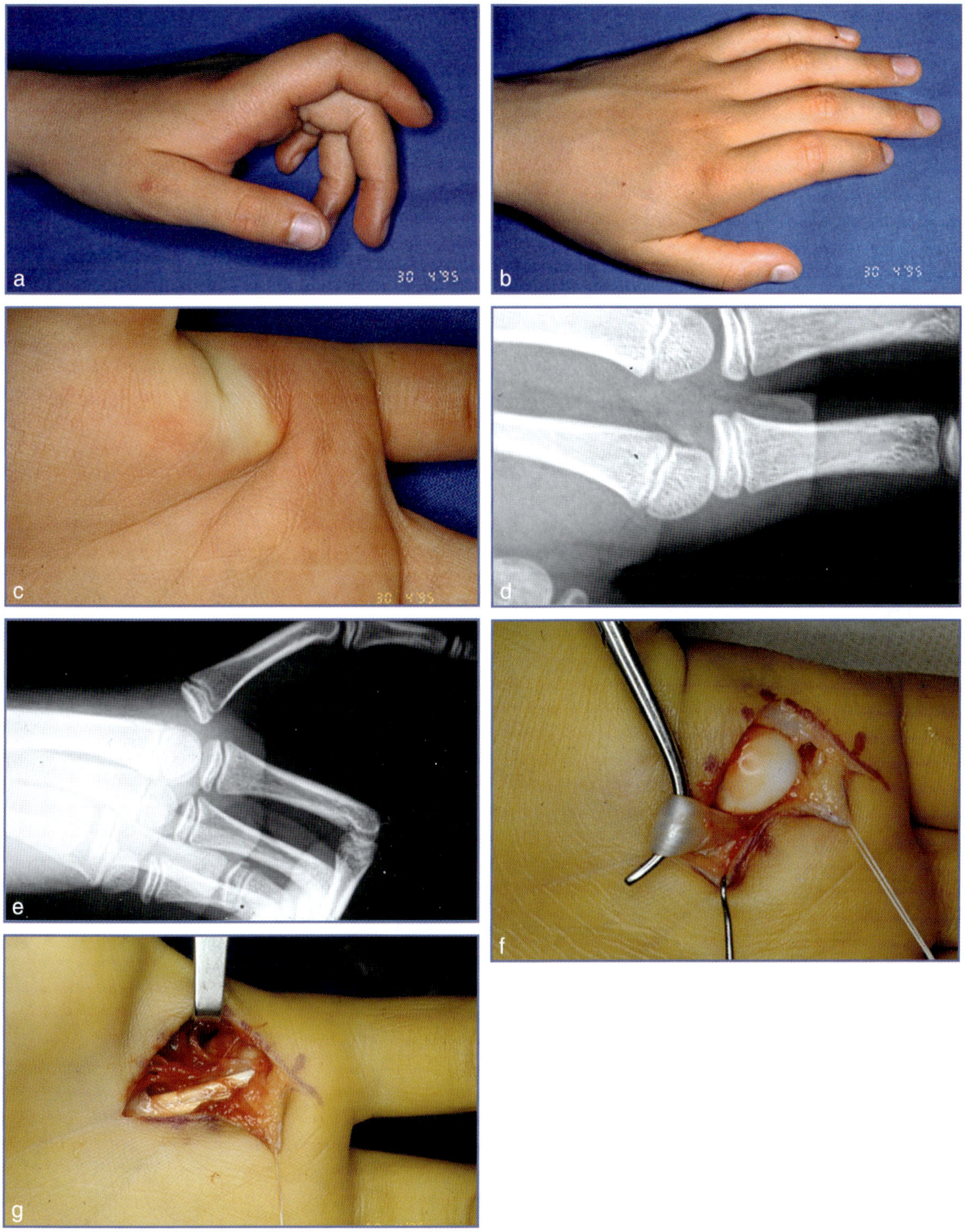

Figura 5.23 Luxación completa dorsal de la metacarpofalángica del índice (observación del Dr. Saint-Cast).
a De perfil se nota la hiperextensión moderada de la metacarpofalángica y la ligera flexión de las interfalángicas.
b De frente, se observa un acortamiento aparente del dedo.
c La cabeza metacarpiana sobresale en la palma de la mano y genera una palidez isquémica.
d La radiografía de frente es de difícil interpretación, las tomadas en tres cuartos son más demostrativas.
e La radiografía de perfil hace el diagnóstico evidente.
f El abordaje quirúrgico palmar encuentra a los flexores sobre el lado cubital del cuello del segundo metacarpiano. Apertura de la polea A1 para reducir los tendones flexores.
g Visión intraoperatoria después de la reducción.

Referencias

[1] Alnot JY, Leroy P. Entorse et luxation de la main et des doigts. *Encycl Méd Chir Paris, Appareil locomoteur*, 1979 ; 14047 : D 10, 3.

[2] Arora R, Angerman P, Fritz D, Hennerbichler A, Gabi M, Lutz M. Dorsolateral dislocation of the proximal interphalangeal joint : closed reduction and early active motion versus static splinting. *Handchir Microchir Plast Chir* 2007 ; 39 : 225-228.

[3] Boileau P, Delattre O, Vogels J. Application du *Nice Knot* à la chirurgie de la main. *EMC* ,.2011.10.051
[4] Bunnel S. *Surgery of the Hand*. Lippincott, Philadelphia, 1956, 3e éd.[4] Campbell B. Gamekeeper's thumb. *J Bone Joint Surg* 1955 ; 37B : 148-149.
[5] Campbell B. Gamekeeper's thumb. *J Bone Joint Surg* 1955 ; 37B : 148-149.
[6] Catalano LW, Cardon L, Patenaude N, Barron OA, Glickel SZ. Result of surgical treatment of acute and chronic grade III tears of the radial collateral ligament of the thumb metacarpophalangeal joint. *J Hand Surg* 2006 ; 31A : 68-75.
[7] Coyle MP. Grade III radial collateral ligament injuries of the thumb metacarpophalangeal joint : treatment by soft tissue advancement and bony reattachment ; *J Hand Surg* 2003 ; 28A : 14-20.
[8] Dinowitz M, Trumble T, Hanel D, Vedder NB, Gilbert M. Failure of cast immobilization for thumb ulnar collateral ligament avulsion fractures. *J Hand Surg* 1997 ; 22A : 1057-1062.
[9] Dray J, Eaton RG. Dislocations and ligament injuries in the digits. *In:* DP. Green, *Operative Hand Surgery*. Churchill Livingstone, 1993, vol. 1, p. 67-798.
[10] Durham JW, Khury S, Kim MH. Acute and late radial collateral ligament injuries of the thumb metacarpophalangeal joint. *J Hand Surg* 1993 ; 18A : 232-237.
[11] Eaton RG, Littler JW. Joint injuries and their sequelae. *Clin Plast Surg* 1976 ; 3 : 85-98.
[12] Eaton RG, Malerich MM. Volar plate arthroplasty of the proximal interphalangeal joint : a review of ten year's experience. *J Hand Surg* 1980 ; 5(3) : 260-268.
[13] Eaton RG. Lésions récentes et anciennes des ligaments des doigts. *In :* R. Tubiana. *Traité de chirurgie de la main*, Masson, Paris, 1984, vol. 2, p. 751-770.
[14] Edelstein DM, Kardashian G, Lee SK. Radial collateral ligament injuries of the thumb. *J Hand Surg* 2008 ; 33A : 760-770.
[15] Gilbert A. Luxations métacarpo-phalangiennes chez l'enfant *In :* R. Tubiana, *Traité de chirurgie de la main*. Masson, Paris, 1984, vol. 2, p. 796-800.
[16] Glickel SZ, Malerich M, Pearce SM, Littler JW. Ligament replacement for chronic instability of the ulnar collateral ligament of the metacarpal joint of the thumb. *J Hand Surg* 1993 ; *18 A* : 930-941.
[17] Hahn P, Schmitt R, Kall S. Stener lesion yes or no? Diagnosis by ultrasound. *Handchir Mikrochir Plast Chir* 2001 ; 33 : 46-48.
[18] Hergan K, Mittler C, Oser W. Ulnar collateral ligament : differentiation of displaced an nondisplaced tears with US and MR imaging. *Radiology* 1995 ; 194 : 65-71.
[19] Isel M, Merle M. Orthèse de la Main et du Poignet. Protocoles de rééducation. Elsevier Masson; 2012.
[20] Jones MH, England SJ, Muwanga CL, Hildreth T. The use of ultrasound in the diagnosis of injuries of the ulnar collateral ligament of the thumb. *J Hand Surg* 2000 ; 25 B : 29-32.
[21] Journé A, Dana C, Kilinc AS, Nourissat G, Doursounian L. PIP joint volar rotatory dislocation: An anatomical study to explore extensor system lesions and the Stener effect. *Chir Main*. 2013 ;32(3):176-9.
[22] Knobloch K, Vogt PM. Nordic pole walking injuries-nordic walking thumb as novel injury entity. *Sportverletz Sportschaden* 2006 ; 20 : 137-142.
[23] Lohman M, Vasenius J, Kivisaari A, Kivisaari L. MR, imaging in chronic rupture of the ulnar collateral ligament of the thumb. *Acta Radiol* 2001 ; 42 : 10-14.
[24] Louis DS, Huebner JJ, Hanklin EM. Rupture and displacement of the ulnar collateral ligament of the metacarpophalangeal joint of the thumb. *J Bone Joint Surg* 1986 ; 68(9) : 1320-1326.
[25] Marin Braun F, Merle M. Conduite à tenir devant une entorse de la métacarpo- phalangienne du pouce. *Lettre chir* 1985 ; 42 : 3-4.
[26] Massart P, Bezes H. L'entorse grave de la métacarpo-phalangienne du pouce au cours des accidents de ski. *Ann Chir Main* 1984 ; 3(2) : 101-112.
[27] May J, Rohrich RJ, Sheppard J. Closed complex dorsal dislocation of the middle finger metacarpophalangeal joint : anatomic considerations and treatment. *Plast Recontr Surg* 1984 ; 82(4) : 690-693.
[28] Melone CP, Beldner S, Basuk RS. Thumb collateral ligament injuries. An anatomic basis for treatment. *Hand Clin* 2000 ; 16 : 345-357.
[29] Merle M. La réparation primaire du ligament collatéral cubital de l'articulation métacarpo-phalangienne du pouce à l'aide du barb-wire de Jenning's. *AnnChir Main* 1987 ; 6(2) : 170-172.
[30] Merle M, Duteille F, Rehazrt S, Wilson SW, Ferreira B. Use of Mitek anchors in the digits. *Tech Hand Up Extrem Surg* 2004 ; 189-200.
[31] Moutet F, Massart P, Frere G. Intérêt de la mobilisation immédiate dans les arrachements de la plaque palmaire des interphalangiennes proximales. *Ann Chir Main*, 1984 ; 3(3) : 221-226.
[32] Moutet F, Guinard D, Lebrun Ch, Bello-Champel P, Massart P. Les endorses de la métacarpo-phalangienne du pouce : une expérience de plus de mille cas. *Ann Chir Main* 1989 ; 8(2) : 99-109.
[33] Peimer CA, Sullivan DJ, Wild DR. Palmar dislocation of the proximal interphalangeal joint. *J Hand Surg* 1984 ; 9A : 39-48.
[34] Phair IC, Quinton DN, Allen MJ. The conservative management of volar avulsion fractures of the P.I.P. joint. *J Hand Surg* 1989 ; 14(2) : 168-170.
[35] Rochet S, Gallinet D, Garbuio P, Tropet Y, Obert L. Rupture of the thumb ulnar collateral ligament of the metacarpophalangeal joint : is it possible to operate according to the position of sesamoids on dynamic X-ray. *Chir Main* 2007 ; 26 : 200-205.
[36] Rotella JM, Urpi J. A new method of diagnosing metacarpophalangeal instabilities of the thumb. *Hand Clin* 2001 ; 17 : 45-60.
[37] Saffar P, Meriaux JL. Les entorses graves du ligament collatéral interne de la métacarpo-phalangienne du pouce. *Rev Chir Orthop* 1983 ; supp. II, 69 : 97-103.
[38] Sakellarides HT, De Weese JW. Instability of the metacarpophalangeal joint of the thumb : reconstruction of the collateral ligament using the extensor pollicis brevis. *J Bone Joint Surg* 1976 ; 58A : 106-112.
[39] Schernberg F, Elzein F, Gillier P, Gerard Y. Les luxations des articulations interphalangiennes proximales des doigts longs : étude anatomo-clinique et deduction thérapeutique. *Ann Chir Main* 1982 ; 1(1) : 18-28.
[40] Sedel L. Luxations de l'articulation métacarpo-phalangienne du pouce et des doigts. *In :* R. Tubiana, *Traité de chirurgie de la main*. Masson, Paris, 1984, vol. 2,p. 790-796.
[41] Stener B. Displacement of the ruptured ulnar collateral ligament of the metacarpophalangeal joint of the thumb. A clinical and anatomical study. *J Bone Joint Surg* 1962 ; 44 B : 872.
[42] Stener B. Entorses récentes de l'articulation métacarpo-phalangienne du pouce. *In :* R. Tubiana, *Traité de chirurgie de la main*. Masson, Paris, 1984, vol. 2, p. 770-778.
[43] Tropet Y, Brientini JM, Menez D, Vichard Ph. Instabilité chronique de l'articulation métacarpo-phalangienne du pouce sans arthrose. À propos de seize observations. *Ann Chir Main* 1989 ; 8(3) : 223-229.

6

Luxaciones y fracturas-luxaciones de las articulaciones carpometacarpianas de los dedos largos y del pulgar

P. Chardel - T. Jager

Luxaciones y fracturas luxaciones de las articulaciones carpometacarpianas de los dedos largos 90

Luxación de la articulación trapeciometacarpiana 101

Las articulaciones carpometacarpianas (CMC) de los dedos largos nunca gozaron del mismo nivel de interés que su homóloga el pulgar. Sin embargo merecen una especial atención, ya que su única similitud con la trapeciometacarpiana (TM) se limita a la simple posición anatómica de la mano. Las diferencias son importantes, en particular con respecto a las lesiones, ya que, si bien la fractura es más frecuente en la primera columna (fracturas de Bennett y de Rolando), es la luxación la que predomina en los últimos cuatro rayos. También existen diferencias anatómicas, ya que la movilidad y la posición separada y aislada del pulgar con respecto a los dedos largos, se opone al bloque carpometacarpiano extremadamente compacto y prácticamente fijo.

Esto explica una vulnerabilidad mucho mayor y, por ende, una mayor frecuencia de las lesiones TM, en comparación con las luxaciones CMC, que son infrecuentes, y que se estiman en menos del 1% de los traumatismos de la mano[17].

Hay que reconocer que, luego de un siglo y medio de las primeras descripciones[4,6,14,59]*, menos de trescientas observaciones han sido publicadas hasta el momento*[48]*, lo que explica un poco su puesta fuera de escena.*

No obstante, si se consideran los casos que no han sido publicados y los que pasaron desapercibidos, estas lesiones están lejos de ser excepcionales. Estas deben ser sistemáticamente buscadas, ya que todos los autores concuerdan con la dificultad que plantea su diagnóstico, pero también con el excelente pronóstico si se tratan precozmente. Al contrario, el impacto sobre la función de la mano puede ser muy importante si la lesión pasa desapercibida o no es reducida[5,31,43,55,61]*, y su cronicidad hace que el tratamiento sea más delicado y los resultados más aleatorios*[23,35,36].

Las luxaciones carpometacarpianas del pulgar deben ser igualmente diagnosticadas y tratadas precozmente, ya que las consecuencias funcionales sobre la pinza pollici-digital pueden ser temibles.

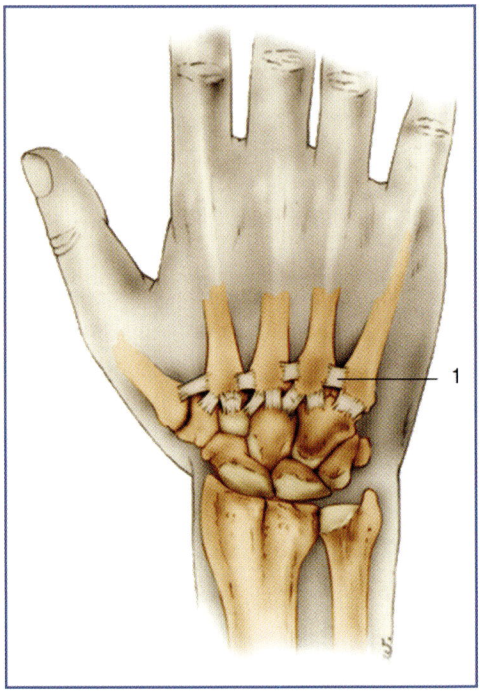

Figura 6.1 Anatomía del aparato ligamentario carpometacarpiano dorsal. 1: ligamentos intermetacarpianos.

Luxaciones y fracturas luxaciones de las articulaciones carpometacarpianas de los dedos largos

Anatomía

Las articulaciones CMC son complejas y diferentes según el nivel considerado. Los factores de estabilidad, en la cara palmar, son articulares y ligamentosos. Estas articulaciones presentan un plano dorsal muy resistente, y los ligamentos intermetacarpianos cumplen una función esencial (Figuras 6.1 y 6.2). Las inserciones tendinosas desempeñan un papel de obenque, que agrega un efecto compresivo dinámico. Todo esto lleva a un conjunto extremadamente resistente.

A la imagen del pie, la mano presenta un sistema de espátulas y un sistema de columnas[15]. La segunda fila de

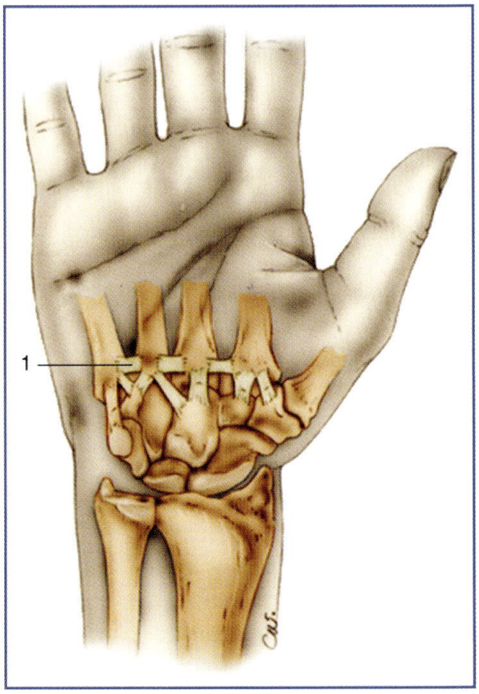

Figura 6.2 Anatomía del aparato ligamentario carpometacarpiano palmar. 1: ligamentos intermetacarpianos.

los huesos del carpo, estabilizada por el ligamento anular anterior del carpo[56], forma un sólido arco transversal que sirve de fundación a las bases de los metacarpianos. Los metacarpianos representan los arcos longitudinales, que vienen y se encajan, y es clásico distinguir el bloque fijo de la segunda y tercera articulación CMC, del bloque relativamente móvil de la cuarta y la quinta CMC.

La interlínea articular del índice con el trapecio y el trapezoide, y la del mayor con el hueso grande, es globalmente horizontal, cercada y ajustada, por lo que es muy congruente. Cada base metacarpiana recibe dos ligamentos por cara, dispuestos en triangulación, y que provienen de los huesos de carpo antes citados. El plano dorsal, extremadamente fuerte, está reforzado por la inserción del extensor radial largo del carpo o primer radial (*extensor carpi radialis longus*) sobre el segundo metacarpiano, y del extensor radial corto del carpo o segundo radial (*extensor carpi radialis brevis*) sobre el tercer metacarpiano. En la cara palmar, el flexor radial del carpo o palmar mayor (*flexor carpi radialis*) con una inserción bifurcada sobre las dos bases, sirve de contrabalance. Esta configuración permite solo 1° de libertad en flexo-extensión para la segunda CMC y 3° para la tercera CMC[26,36,38]. Por lo tanto, por su posición central y su rigidez, este bloque representa la piedra angular del sistema[20,30].

El complejo ganchosometacarpiano es diferente, ya que está conformado por dos articulaciones en "silla modificada"[5,10,22,38,43,44,69] y por un plano ligamentoso dorsal más laxo[43]. Esto permite de 10° a 15° de flexo-extensión para la cuarta CMC, siguiendo un eje prácticamente paralelo al tercer rayo, debido a una orientación transversal de la interlínea entre la base del cuarto metacarpiano y la carilla articular radial del ganchoso. Es de interés hacer notar la existencia de configuraciones anatómicas a menudo diferentes en esa zona, especialmente la posibilidad de una interfase con el hueso grande, que aumenta la estabilidad de este metacarpiano[67]. La quinta articulación CMC, constituida por la base del quinto metacarpiano y la carilla articular del ganchoso, posee mayor movilidad. La flexo-extensión varía entre 20° y 30°[28,30,44,45,48,49], a lo que hay que agregar la posibilidad de algunos grados de rotación[56]. Esto, combinado con una orientación articular más oblicua[28], permite un movimiento de oposición, que es el origen del efecto de convergencia del quinto rayo hacia el tubérculo del escafoides, y también permite ampliar el arco metacarpiano durante el agarre, indispensable para conservar la fuerza[5,11,35,36,48,56,69]. La disposición ligamentaria es idéntica a la del bloque vecino, excepto por la presencia de un ligamento único sobre la cara dorsal de la quinta CMC. Sobre la cara palmar, el flexor cubital del carpo o cubital anterior (*flexor carpi ulnaris*), mediante el ligamento pisimetacarpiano[28], tiende a oponerse a la fuerte tracción que impone la inserción del extensor cubital del carpo o cubital posterior (*extensor carpi ulnaris*) sobre la cara dorsal de la base del quinto metacarpiano.

Finalmente, la cohesión terminal del conjunto se lleva a cabo mediante los poderosos ligamentos intercarpianos palmares y dorsales que unen las bases entre ellos.

Clasificación

Las luxaciones CMC se diferencian según el número de rayos comprometidos y el sentido del desplazamiento de la luxación de las bases con respecto a los huesos del carpo.

Se distinguen entonces las luxaciones de las espátulas:

- Completas, cuando todos los dedos están luxados.
- Parciales, cuando compromete dos o tres rayos.
- Aisladas, cuando interesa a un solo rayo.

El desplazamiento puede ser alguno de los siguientes:

- Dorsal (Figura 6.3).
- Palmar (Figura 6.4).
- Lateral (Figura 6.5).
- Divergente, representa una luxación dorsal y palmar (Figura 6.6).

Todas las combinaciones son posibles y han sido ya reportadas. Existe, sin embargo, un predominio de ciertos tipos de lesiones que se explican por la presencia de líneas de debilidad anatómica[54] o de zonas de fuerza predominante, factores de inestabilidad.

Así, las luxaciones dorsales son, por mucho, las más frecuentes, y esto a pesar de tener un plano ligamentario posterior más resistente. Pero su función es justamente oponerse al efecto de expulsión dorsal de las bases metacarpianas durante el agarre[54], a lo que se añade la acción de los extensores del carpo, más numerosos y más fuertes que sus homólogos palmares[22,44,45,60,62].

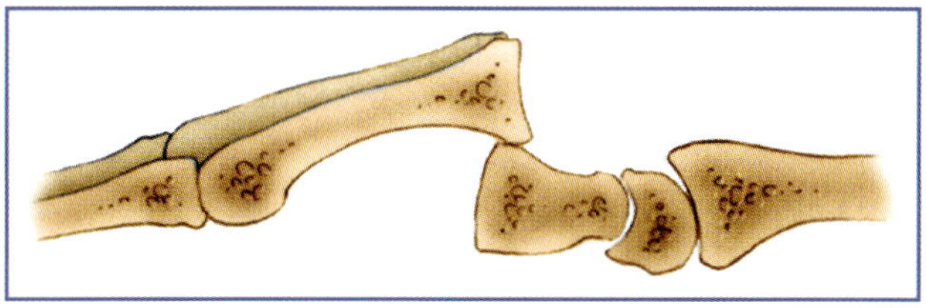

Figura 6.3 Luxación dorsal de las bases metacarpianas.

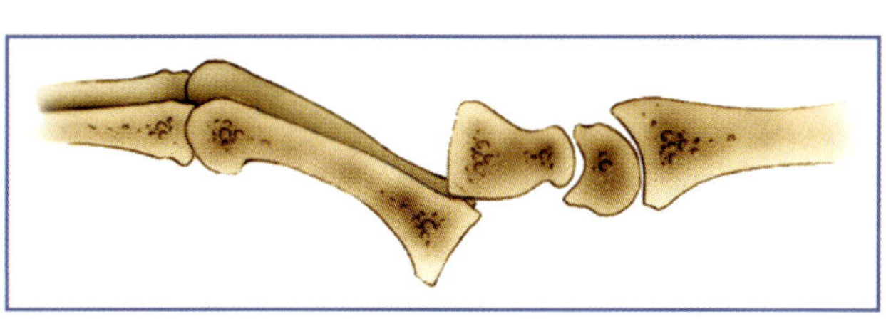

Figura 6.4 Luxación palmar de las bases metacarpianas.

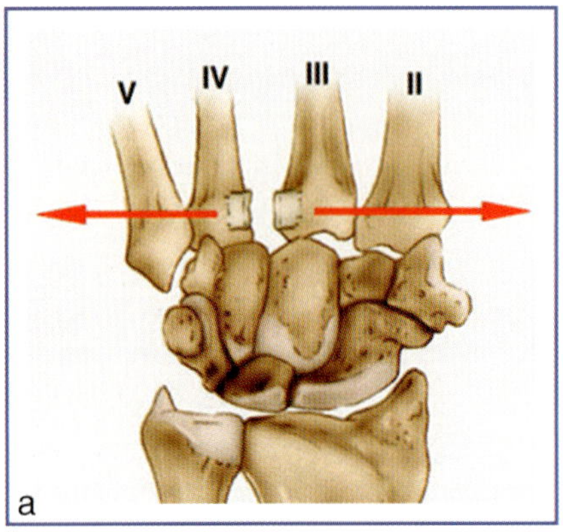

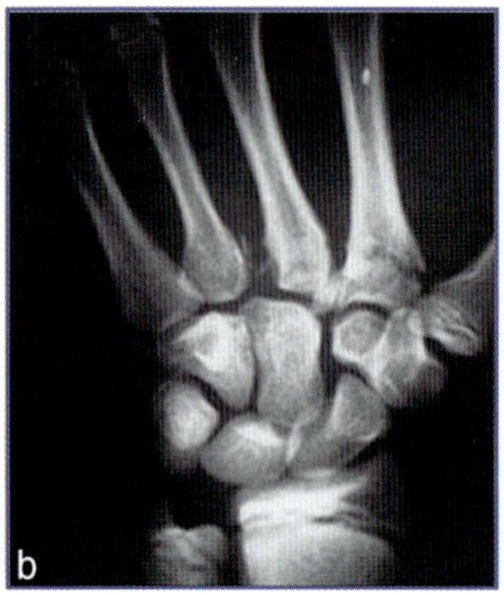

Figura 6.5 Luxación lateral.
a Vista palmar de una luxación lateral por rotura de los ligamentos intermetacarpianos del tercer espacio.
b Vista de frente (AP) de una luxación lateral.

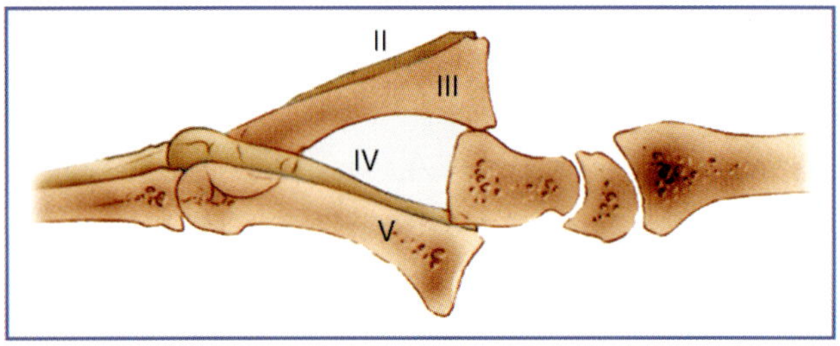

Figura 6.6 Luxaciones divergentes. Los dos bloques metacarpianos pueden divergir por rotura de los ligamentos intermetacarpianos del tercer espacio. M2 y M3 se luxan hacia la cara dorsal, M4 y M5 se luxan hacia la cara palmar.

Continúan, por orden de frecuencia, las siguientes:

- Las luxaciones palmares[30,38,48,66,70].
- Las luxaciones laterales, comprometen sobre todo al quinto rayo, más bien en una configuración radiopalmar[28,50] que cúbitopalmar[5,11,50], y aun más raras son las lesiones de varios metacarpianos[25,33] (*v.* Figura 6.5 a, b).
- Finalmente, las excepcionales luxaciones divergentes (cinco casos identificados), que asocian casi siempre un desplazamiento dorsal del segundo y tercer metacarpiano con un desplazamiento palmar del cuarto y quinto metacarpiano[1,27,29,43] (*véase más adelante* Figura 6.26), salvo un caso de luxación dorsal del segundo metacarpiano y palmar del tercero, cuarto y quinto metacarpianos[39].

Si tomamos el número de rayos comprometidos, ninguna categoría de entre las luxaciones espatulares completas, parciales o aisladas, es más frecuente una que la otra[36,48,49,69]. Por el contrario, en el seno de los últimos dos grupos, las lesiones CMC cubitales son netamente predominantes y comprometen al cuarto y quinto metacarpiano[16,44,46,49,55,61,64] (Figura 6.7), pero sobre todo de forma aislada al quinto metacarpiano[2,10,11,13,22,31,41,45,50,55]. La movilidad y la laxitud ligamentosa de la articulación ganchosometacarpiana explican esta mayor fragilidad, así como la posición bordante de estos rayos que están más expuestos a los traumatismos. El segundo solamente, y el segundo y tercer metacarpianos son a continuación los más afectados[33,66]. La luxación del tercer metacarpiano, del cuarto o del tercero y el cuarto metacarpianos son muy infrecuentes[34,37], ya que están protegidos por su posición central. En cuanto a la excepcional lesión de tres rayos, el bloque del segundo, tercero y cuarto metacarpiano[23,34] es de manera paradojal más afectado que el bloque del tercero, cuarto y quinto[49].

Finalmente, hacemos notar que hay varios casos descritos de luxación de los cinco metacarpianos[3,19,24,39,57], por lo tanto, la forma de desplazamiento palmar sigue siendo anecdótica[42].

Mecanismo

Para desorganizar esta estructura anatómica tan sólida se necesita un traumatismo extremadamente violento. Estas lesiones se encuentran a menudo en el contexto de un paciente politraumatizado, en general, como consecuencia de un accidente de la vía pública (automóvil y, sobre todo, de motocicleta) o de una caída de gran altura.

Biomecánicamente, durante las luxaciones espatulares completas se produce la rotura de los ligamentos palmares y dorsales, ya que experimentalmente, esta es solo reproducida luego de la sección de estos dos planos ligamentosos[2,30,48,59,71].

Las luxaciones espatulares parciales o aisladas implican un compromiso de tres planos ligamentosos, ya que estas necesitan, además, la rotura de los ligamentos intermetacarpianos entre los rayos afectados y los indemnes[2,11,41,50,66] (Figura 6.7 y 6.8). Estos ligamentos tienen una importancia capital en la conservación de la estabilidad:

- Experimentalmente, su presencia impide una luxación espatular parcial a pesar de la sección de los planos palmares y dorsales[2].
- Luego de un traumatismo, su indemnidad da como resultado una luxación "fallida" (Figura 6.9), lo que confirma las constataciones experimentales.

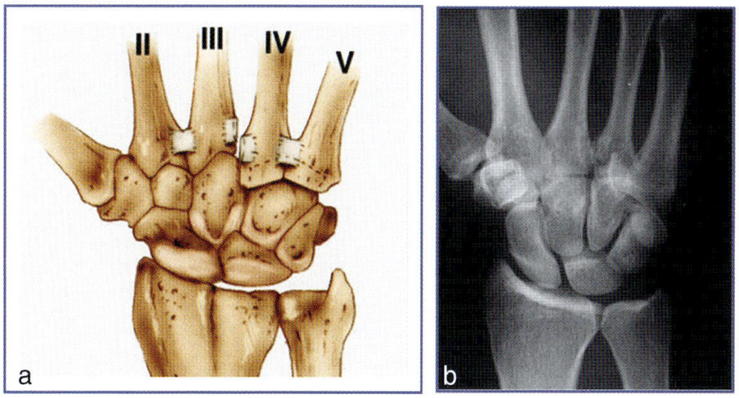

Figura 6.7 Luxación dorsal.
a Luxación dorsal del cuarto y quinto metacarpiano luego de la rotura de los ligamentos intermetacarpianos del tercer espacio.
b Vista de frente (AP) de una luxación dorsal del cuarto y quinto metacarpiano.

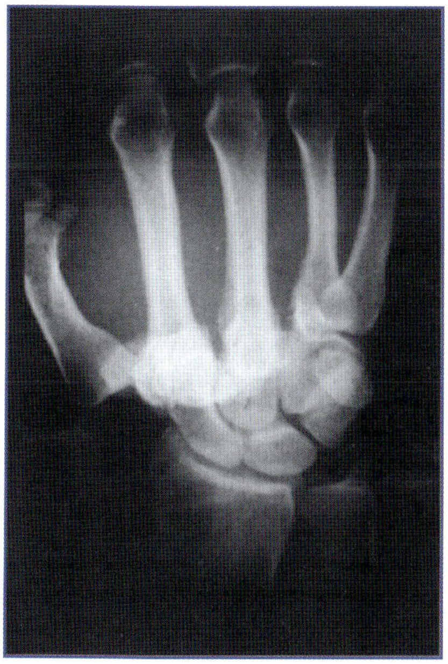

Figura 6.8 Luxación dorsal del segundo y tercer metacarpiano, asociada a una luxación TM.

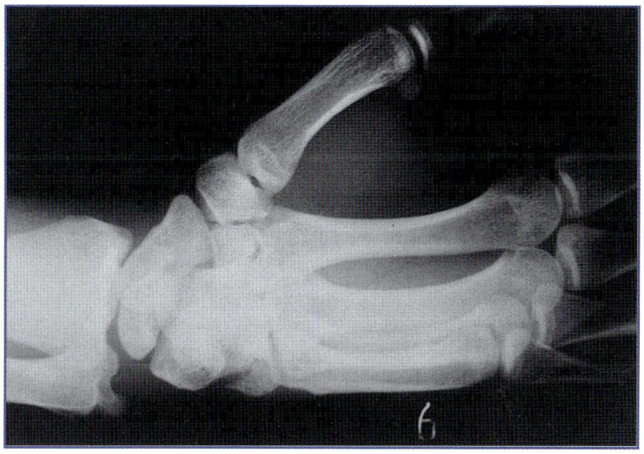

Figura 6.9 Luxación del cuarto y quinto metacarpiano "fallida": fractura dorsal del ganchoso sin luxación de los metacarpianos gracias a la integridad de los ligamentos intermetacarpianos del tercer espacio.

- Finalmente, estos se comportan como estabilizadores reduccionales, ya que la fijación de la segunda y tercera articulación CMC ha demostrado ser, en la mayoría de los casos, suficiente para estabilizar las luxaciones completas[9,43,62].

Las fracturas luxaciones de las articulaciones CMC responden a los mismos principios, lo que demuestra la resistencia de los planos ligamentarios. Las formas más clásicas son las siguientes:

- El equivalente a la fractura de Bennett del quinto metacarpiano, donde la indemnidad de los ligamentos entre el cuarto y quinto metacarpiano entraña una fractura-arrancamiento del extremo medial de la base del quinto metacarpiano[5,13,45,60] (Figura 6.10).
- Las fracturas luxaciones ganchosometacarpianas, donde la integridad del plano ligamentario posterior produce una fractura coronal y despegan una capota dorsal a expensas del ganchoso[10,22,23,31,33,37,44,46,47,58,61,65] (Figura 6.11).

Sin embargo, el mecanismo de la lesión es aún poco conocido, principalmente porque los diferentes tipos de luxación no tienen mecanismos unívocos, y también porque es difícil de precisar por parte de los pacientes. No obstante, dos mecanismos son mencionados con frecuencia:

- Directo, por apoyo sobre las bases de los metacarpianos, lo que provoca una luxación anterior si la fuerza es dorsal, y una luxación posterior si la fuerza es palmar (Figuras 6.12 y 6.13).
- Indirecto, la fuerza es trasmitida desde las cabezas de los metacarpianos hacia las bases y el carpo. La luxación será palmar si la muñeca está en extensión en el momento del impacto y dorsal si la muñeca está en flexión (Figuras 6.14 y 6.15). Este mecanismo parece ser el origen de casi la totalidad de las observaciones concernientes a las luxaciones o fracturas-luxaciones ganchosometacarpianas. La similitud de los mecanismos reportados

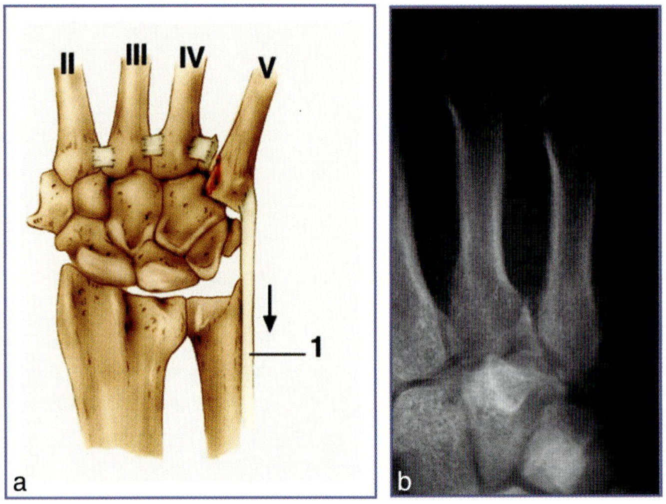

Figura 6.10 Fractura-luxación de la base del quinto metacarpiano.

a Bajo el efecto de tracción del cubital posterior (*extensor carpi ulnaris*) el quinto metacarpiano se luxa hacia arriba y hacia atrás. El fragmento óseo solidario a los ligamentos intermetacarpianos del cuarto espacio no se desplaza.

b Equivalente de la fractura de Bennett del quinto metacarpiano.

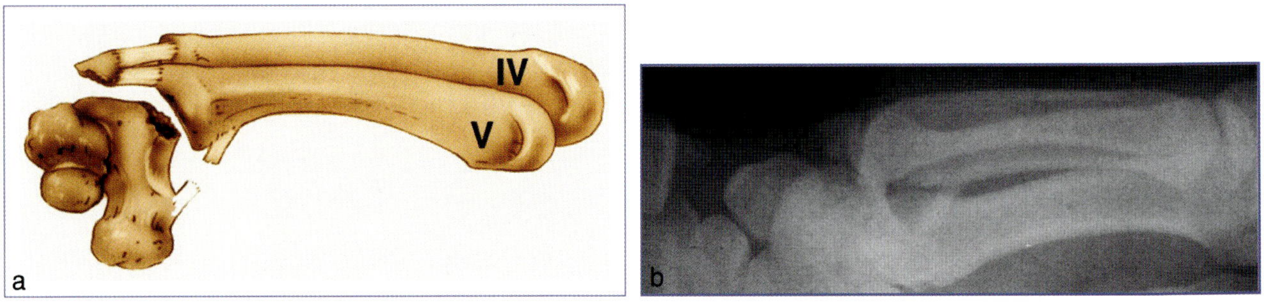

Figura 6.11 Vista lateral de una fractura-luxación del cuarto y quinto metacarpiano arrastrando un fragmento óseo del ganchoso.

a Los dos metacarpianos permanecen solidarios. Esta fractura-luxación se acompaña de una rotura del ligamento palmar.

b Incidencia oblicua que muestra la fractura-luxación del cuarto y del quinto metacarpiano con un fragmento óseo del ganchoso.

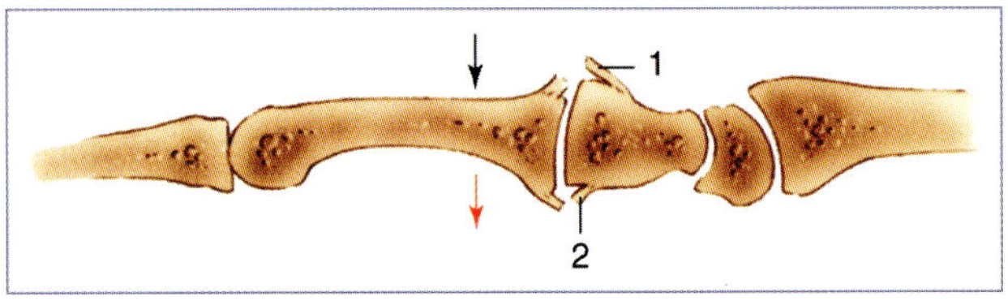

Figura 6.12 El impacto directo dorsal entraña una luxación palmar por rotura del aparato ligamentoso dorsal (1) y palmar (2).

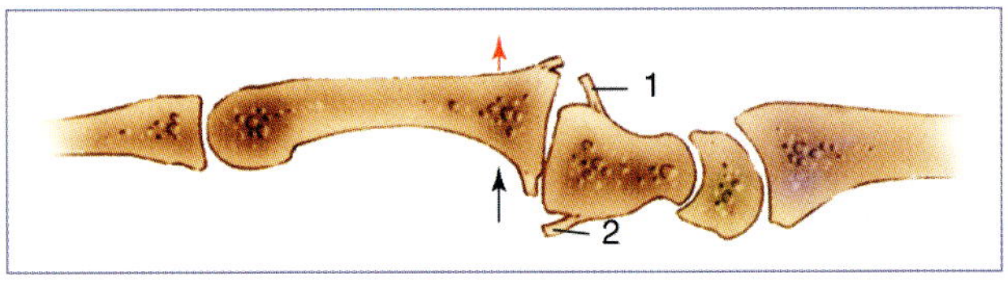

Figura 6.13 El impacto directo palmar entraña una luxación dorsal por rotura del aparato ligamentoso dorsal (1) y palmar (2).

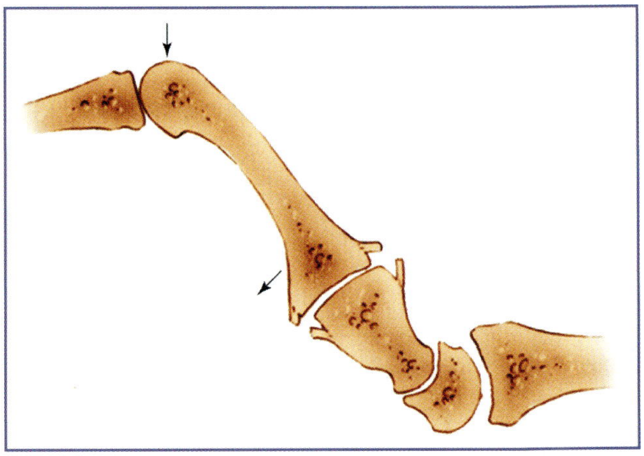

Figura 6.14 Luxación palmar por impacto indirecto, estando la muñeca en extensión.

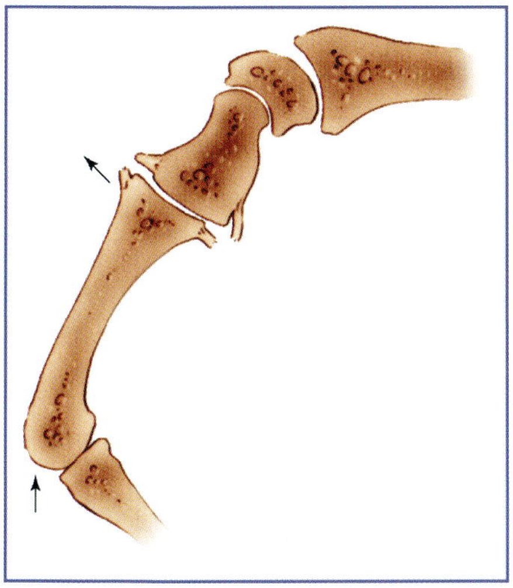

Figura 6.15 Luxación dorsal por impacto indirecto, estando la muñeca en flexión.

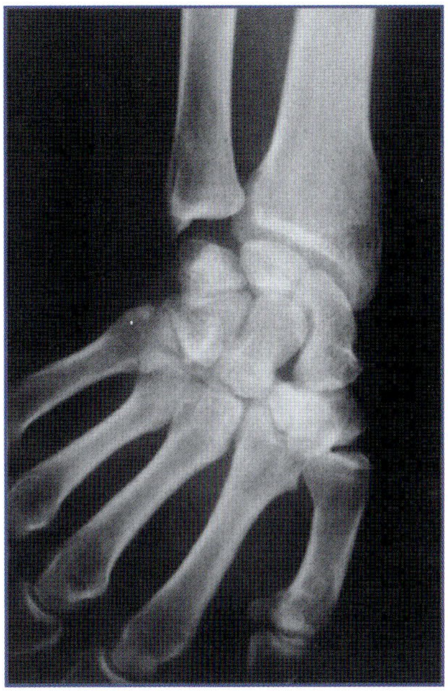

Figura 6.16 Inclinación cubital de una muñeca normal, que muestra al ganchoso atrapado entre las bases del cuarto y quinto metacarpiano y el piramidal.

en la bibliografía es remarcable, ya que casi siempre se trata de un golpe de puño aplicado contra una superficie dura, lo que explica probablemente la frecuencia de la mano dominante y de hombres jóvenes[10,22,31,37,44,47,55,65]. La menor resistencia del ganchoso con respecto al plano ligamentario posterior alude a una línea de debilidad de este hueso en el plano coronal[8]. Thomas y Birch[65] demostraron que esta lesión se produce como consecuencia de un golpe violento sobre las cabezas del cuarto y quinto metacarpiano con la muñeca en flexión e inclinación cubital. El ganchoso se encuentra entonces atrapado entre el piramidal y las dos bases metacarpianas (Figura 6.16); el impacto provoca la fractura y la flexión, el desplazamiento dorsal. Perez[52], sobre una serie de traumatismos de la mano del boxeador, reafirma que el golpe menos traumatizante se realiza con la cabeza del segundo y tercer metacarpiano, con la muñeca recta y ligeramente extendida. Cain y cols.[10] han precisado el mecanismo observando las fracturas del cuarto metacarpiano asociadas a una fractura-luxación ganchosometacarpiana localizada en el quinto rayo. En primer lugar, es el impacto que recibe de la cabeza del cuarto metacarpiano lo que provoca su fractura, y su acortamiento permite trasladar la fuerza hacia el quinto. El grado de flexión del quinto rayo al momento del golpe va a definir el tipo y la importancia de la conminución de la fractura del ganchoso. Una flexión mínima provoca una fractura con un gran fragmento y una conminución importante. El tamaño del fragmento y de la conminución disminuye a medida que la flexión se acentúa, hasta alcanzar una luxación pura por rotura de los ligamentos dorsales. En nuestra experiencia, un impacto concomitante sobre la cabeza del cuarto y del quinto metacarpiano lleva a una subluxación dorsal de los dos rayos.

Pero la transmisión de la fuerza sobre toda la superficie articular ganchosometacarpiana arranca un fragmento dorsal del ganchoso e involucra sus dos carillas articulares metacarpianas (*v.* Figura 6.11).

Se han evocado otros mecanismos, como, por ejemplo, el aplastamiento transversal de la arcada metacarpiana, como puede darse en el caso de la muñeca del manillar del motociclista[48]. La fuerza aplicada sobre la cara palmar del arco, y la muñeca en hiperextensión, provoca la rotura del plano ligamentario anterior y, a continuación, una fractura dorsal por compresión o una rotura del plano posterior abre la puerta para la luxación dorsal espatular completa[23] (Figura 6.17). La presencia de un reloj de pulsera durante el traumatismo genera un desplazamiento inverso, ya que este se comporta como un tope entre las bases de los metacarpianos y el esqueleto antebraquial e induce a una luxación palmar[42,62].

Al final, las luxaciones divergentes se explican bien por un mecanismo de torsión, representado por una supinación de la arcada metacarpiana alrededor de un eje que pasa entre el tercer y el cuarto metacarpiano[27] (Figura 6.18) o por un impacto directo seguido de una torsión[1].

Diagnóstico

Tiene la reputación de ser muy difícil, y esto es avalado por varias publicaciones que señalan que muchas de estas lesiones no son diagnosticadas en la primera consulta, incluso fuera de un contexto de un politraumatismo donde la atención puede estar focalizada sobre un problema

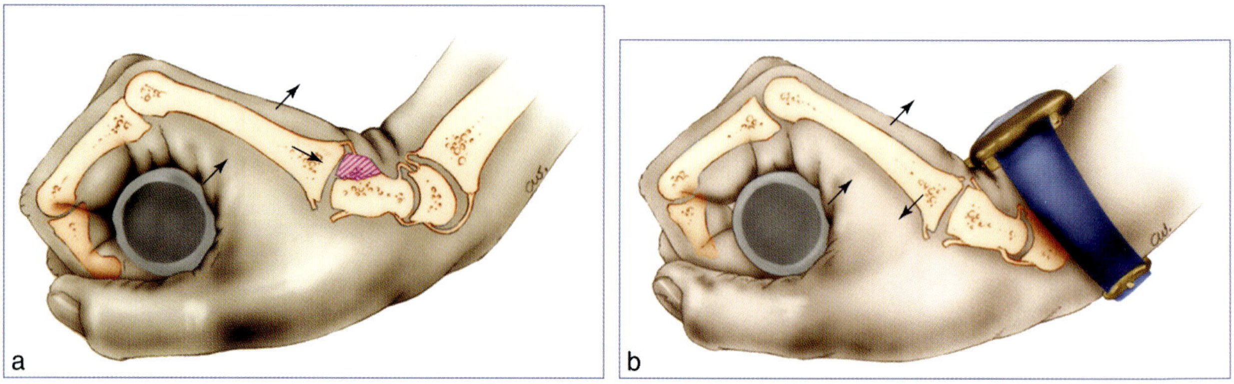

Figura 6.17 Mecanismo de luxación dorsal y palmar.

a El manillar de una bicicleta transmite a través de la arcada metacarpiana con la muñeca en extensión, las fuerzas que provocan una luxación dorsal con fractura del ganchoso.

b Mecanismo de luxación palmar del ciclista/motociclista. El contraapoyo del reloj pulsera sobre la muñeca en extensión reenvía las fuerzas luxantes hacia el lado palmar y se produce la rotura ligamentaria dorsal y palmar.

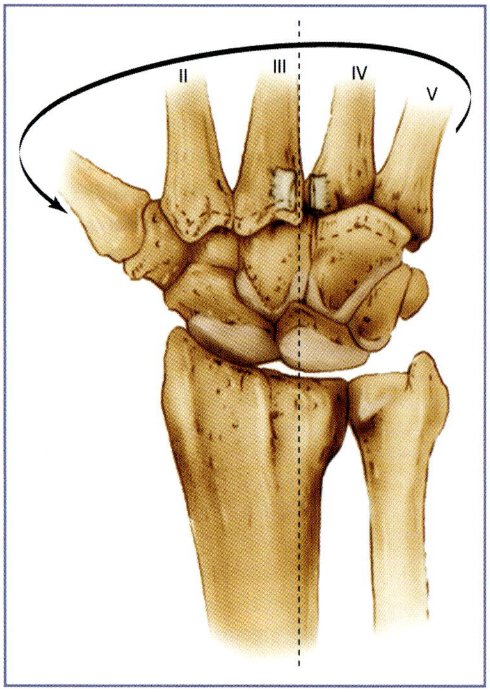

Figura 6.18 Mecanismo de las luxaciones divergentes. La torsión de la arcada metacarpiana alrededor de un eje situado en el tercer espacio intermetacarpiano entraña la rotura de los ligamentos intermetacarpianos. El segundo y tercer metacarpiano se luxan hacia el lado dorsal, el cuarto y quinto metacarpiano se luxan hacia el lado palmar del carpo.

vital[8,16,23,25,31,43,44,47,55,65]. Esto se explica porque los signos clínicos muy a menudo son pobres y porque las radiografías, a veces, son engañosas o las incidencias son inadecuadas.

Signos clínicos

El cuadro clínico es el de una impotencia funcional y dolorosa de la mano, acompañado por un edema voluminoso siempre presente y de instalación rápida. Este puede ser global o localizado sobre la cara dorsal de la mano, y no es otra cosa que el reflejo de las lesiones subyacentes y de la violencia del traumatismo. Por lo tanto, esto hace difícil el examen clínico, ya que oculta los relieves óseos durante la palpación y enmascara con mucha frecuencia las deformidades[16,31,55]. Los aspectos clásicos de la mano en "dorso de tenedor" en las luxaciones posteriores (Figura 6.19), las depresiones de las cabezas metacarpianas en las luxaciones anteriores y el acortamiento de los rayos luxados son raramente visibles. Por lo tanto, estos signos se observan solo en las luxaciones con grandes desplazamientos[9,11,41,69] las que están lejos de ser las más frecuentes. Por eso hay que aferrarse más bien a buscar un punto doloroso exquisito sobre la interlínea CMC afectada[10,22] a veces acompañado de un resalto que indica la reducción. Por último, si se puede precisar el mecanismo del traumatismo, este puede servirnos como un elemento de orientación.

Radiografías

Las radiografías siguen siendo el examen esencial.

En la proyección anteroposterior (AP), la desaparición de la interlínea articular CMC, por superposición de las bases de los metacarpianos luxados con la segunda fila de los huesos del carpo correspondiente, debe hacernos evocar inmediatamente el diagnóstico[16,31,37] (Figura 6.20). Fisher y cols.[21] insistieron sobre la pérdida de paralelismo de las superficies articulares y compararon los espacios entre los huesos del carpo y las bases de los metacarpianos con una "M" mayúscula, o "línea M". La dificultad radica en la necesidad de una incidencia AP estricta, realizada con la mano

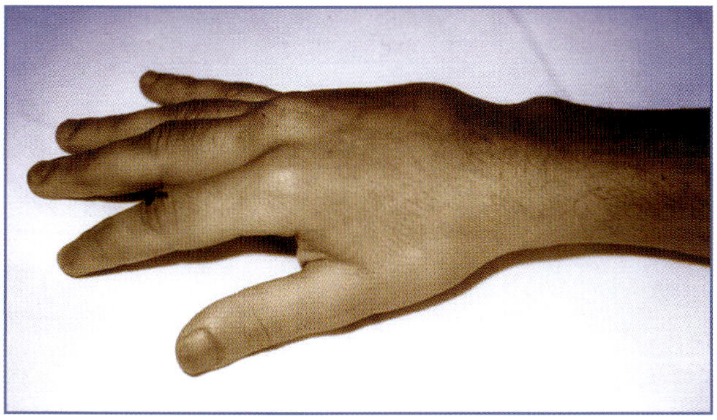

Figura 6.19 Aspecto clínico de la mano en "dorso de tenedor" después de una luxación dorsal del cuarto y quinto metacarpiano.

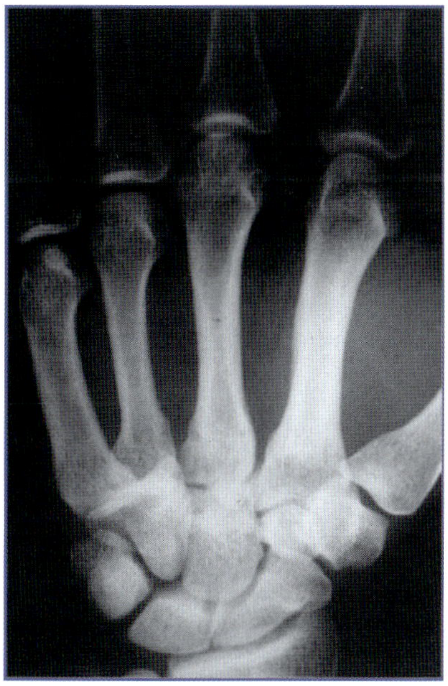

Figura 6.20 Desaparición de la interlínea articular después de una luxación dorsal del cuarto y quinto metacarpiano sobre una radiografía de frente (AP).

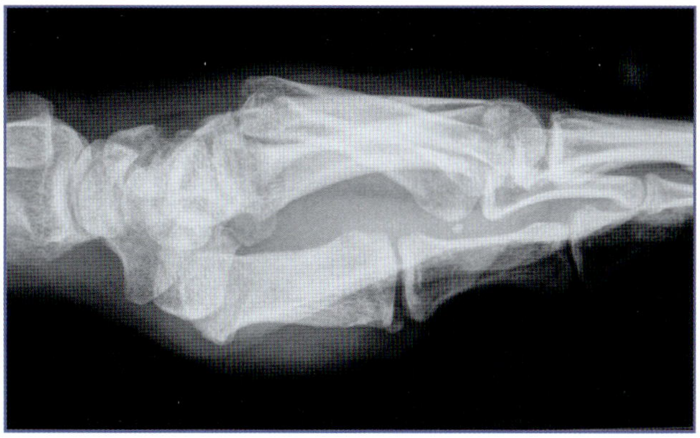

Figura 6.21 Luxación dorsal del cuarto y quinto metacarpiano: observe sobre el perfil el aspecto "hundido" de los dos últimos metacarpianos responsables del aumento del ángulo longitudinal M2-M5 y M2-M4.

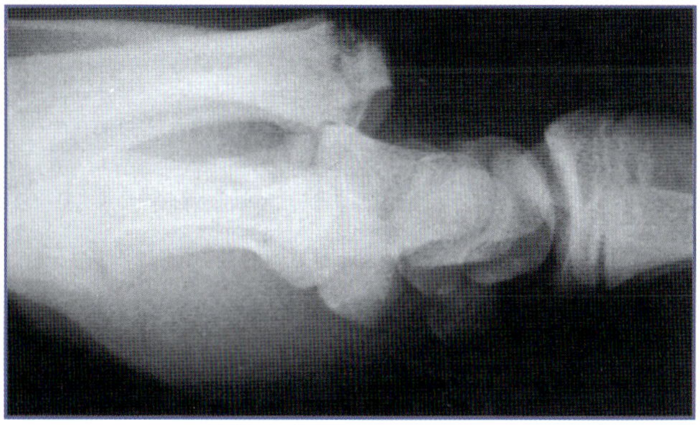

Figura 6.22 Lesión visible sobre un perfil estricto, en el caso de una luxación con un gran desplazamiento.

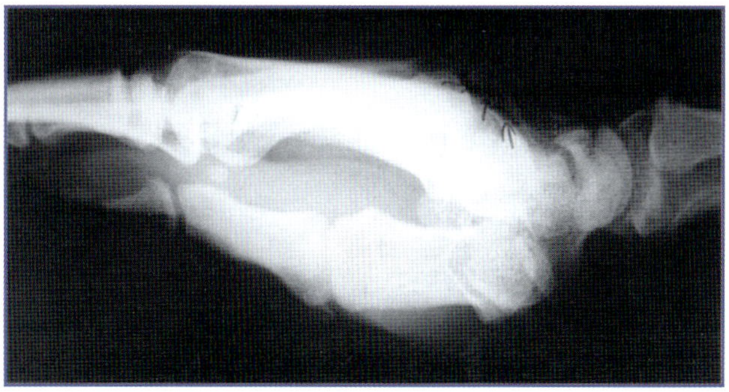

Figura 6.23 Luxacion poco visible sobre un perfil estricto: luxación del cuarto y quinto metacarpiano con un fragmento del ganchoso.

en posición plana y la muñeca en posición neutra, a veces difícil de obtener en un contexto traumático. La "línea metacarpiana oblicua" de Chmell y cols.[12], trazada tangencialmente a las superficies articulares de las cabezas del tercer, cuarto y quinto metacarpianos es más interesante, ya que pone en evidencia el acortamiento de los rayos luxados o subluxados. Parkinson y cols.[51] recomiendan medir el ángulo entre el eje longitudinal del segundo y el quinto metacarpiano sobre una radiografía de perfil. En caso de luxación dorsal del quinto metacarpiano, el ángulo aumenta con respecto al lado sano (Figura 6.21).

En efecto, sobre un perfil estricto, la lesión es perfectamente visible en el caso de una luxación espatular completa[29,38,48] o parcial con gran desplazamiento[16,31,64] (Figura 6.22). Pero la base del tercer metacarpiano cubre muy a menudo las subluxaciones de los rayos cubitales y las fracturas carpianas (Figura 6.23).

Por lo tanto, las radiografías oblicuas tienen una importancia capital, ya que su ausencia es el origen de la gran mayoría de lesiones no diagnosticadas en la urgencia. Las incidencias realizadas entre 30° y 45° de pronación permiten visualizar perfectamente la articulación ganchosometacarpiana[5,7,10,11,22,28,37] (Figura 6.24), y en torno a los 30° de supinación para la segunda y tercera articulación CMC[7,28].

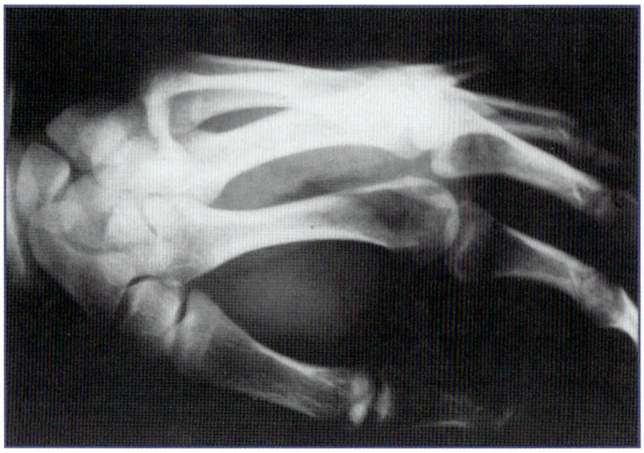

Figura 6.24 Incidencia oblicua que muestra perfectamente la luxación del cuarto y quinto metacarpiano.

Tomografía

La tomografía puede ser muy útil en caso de duda diagnóstica o en caso de fracturas asociadas si las radiografías son de difícil interpretación a causa de las superposiciones. Esta nos muestra perfectamente las luxaciones y permite un análisis muy preciso de las fracturas carpianas y metacarpianas, con frecuencia subestimadas por la radiología convencional. Su importancia en el ámbito de las lesiones de la articulación ganchosometacarpiana ha sido señalada en varios estudios[28,47,55,56], las mejores incidencias fueron las longitudinales para el cuarto rayo, y las longitudinales oblicuas para el quinto[55] (Figura 6.25 a-c). La reconstrucción tridimensional permite una visión del conjunto, y puede precisar la superficie de ciertos fragmentos, como la fractura en capota dorsal del ganchoso (*v.* Figura 6.25 d-e).

Lesiones asociadas

Nosotros no describiremos aquí las lesiones locales de la muñeca y de la mano, numerosas y variadas, en el contexto de un traumatismo de alta energía.

Paradójicamente, la exposición osteoarticular es poco frecuente[38,48], si se dejan de lado las explosiones o "las manos de las minas", ya que se salen de este apartado y que ambas son lesiones difusas y múltiples.

Las lesiones osteoligamentarias están presentes en más de la mitad de los casos[43,48] y las fracturas de los metacarpianos son tan frecuentes que su presencia impone un análisis sistemático de la CMC. El sitio del trazo de fractura más habitual es diafisario o epifisario proximal, el impacto-compresión de los traumatismos axiales puede dar como resultado una verdadera explosión de las bases metacarpianas (*v.* Figura 6.25 b). Todos los huesos de la segunda fila del carpo pueden llegar a lesionarse, incluso los de la primera fila, las falanges y los dos huesos del antebrazo[3,16,45,49,50,55,63]. Son clásicas las luxaciones de las interfalángicas, metacarpofalángicas y de la radiocubital distal. En cuanto a las luxaciones intracarpianas, estas pueden ser de formas muy diversas[54,71].

Las lesiones nerviosas, raras pero no excepcionales, representan un factor de mal pronóstico de estas luxaciones, ya que la ausencia de recuperación conduce siempre a un mal resultado. Estas son dominadas por la lesión de la rama profunda motriz del nervio cubital, casi siempre como resultado de una fractura del ganchoso, al nivel del gancho, del cuerpo o de la cara dorsal[33,43,53]. Las luxaciones o fracturas-luxaciones de los rayos cubitales pueden también ser una de las causas, ya sea que el desplazamiento se produzca tanto hacia palmar como a dorsal[25,33,43]. Esta es aún más rara luego de la luxación del bloque del segundo y tercer metacarpiano[43]. El mecanismo puede ser una contusión más o menos importante, una compresión por el hematoma o el edema, o una fibrosis intraneural, lo que lleva a una parálisis progresiva[33]. La conservación de la sensibilidad y la dificultad para realizar las pruebas motoras sobre una mano traumatizada, plantean el problema del diagnóstico en la urgencia[25,53]. La prueba de "cruzar los dedos" de Earle[18], que pone de manifiesto la imposibilidad de cruzar el mayor por encima del índice parece ser la más fiable y la más fácilmente realizable[53]. Esta alteración impone una exploración quirúrgica de urgencia o antes de los seis meses en caso de ausencia de recuperación, luego de un diagnóstico tardío[25,33,43].

Las lesiones del nervio mediano son mucho más raras y se presentan bajo la forma de un canal carpiano agudo[70] o subagudo[23], habitualmente de buen pronóstico.

También se informó sobre algunos casos de laceraciones tendinosas, sobre todo de los extensores de los dedos[56].

Tratamiento

La diversidad de estas lesiones no permite tomar una conducta terapéutica universal, por lo que el tratamiento será considerado más bien, caso por caso. Tampoco existe un consenso sobre este tópico y ciertas clasificaciones complejas muestran bien la dificultad que existe, sobre todo, a la hora de elegir el método de fijación que mejor se adapte[32]. Sin embargo, es posible extraer ciertos principios que se apliquen a las diferentes formas clínicas.

La facilidad con que se reducen estas luxaciones es unánime. Una tracción progresiva a foco cerrado, acompañada de una presión sobre las bases de los metacarpianos es, generalmente, suficiente, salvo en los raros casos en donde existe una interposición ligamentaria[16,29,49,63].

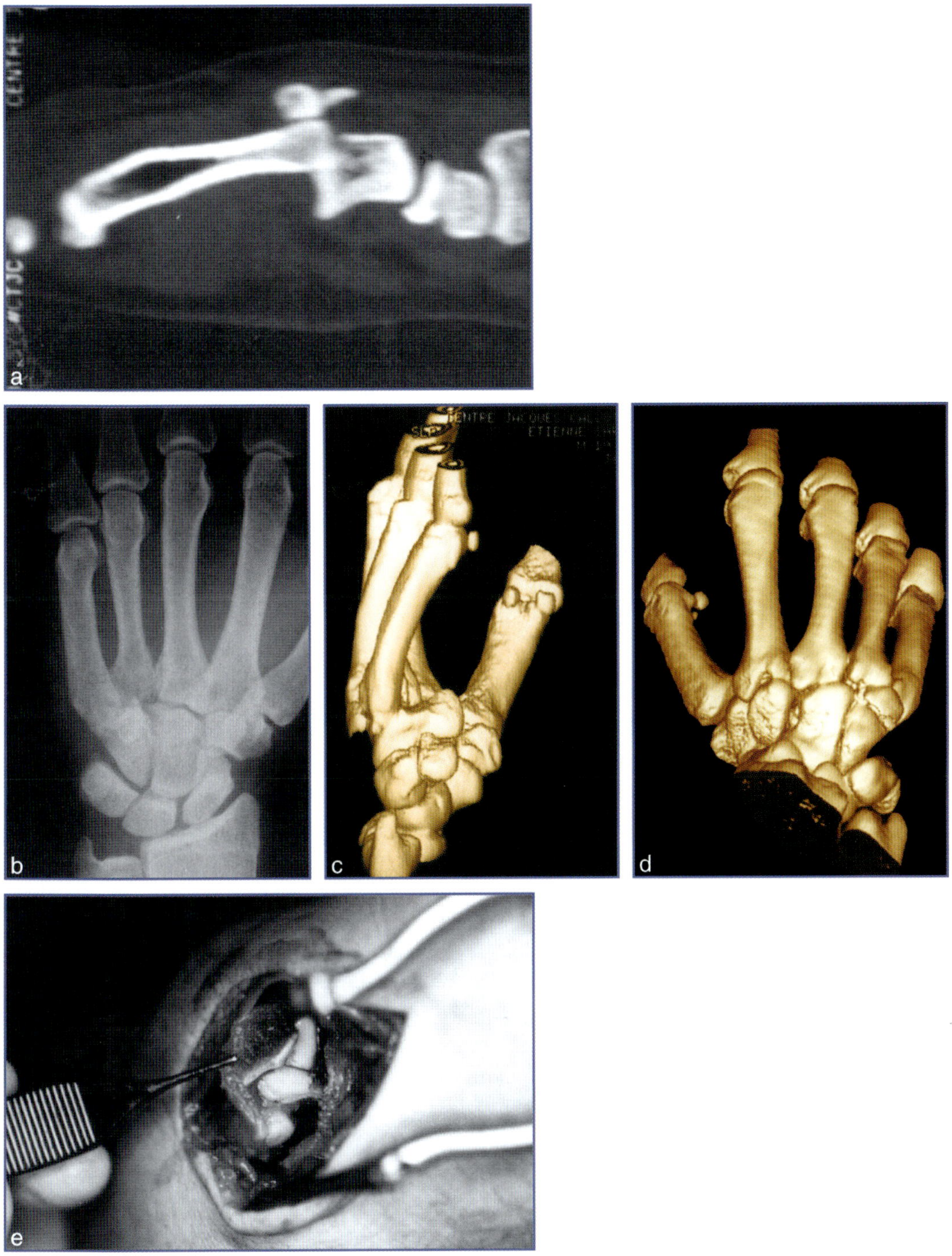

Figura 6.25
a Tomografía: Incidencia longitudinal oblicua en donde se observa la luxación dorsal del quinto metacarpiano y un fragmento del ganchoso.
b Correspondencia radiográfica de frente (AP) en donde se observa que la fractura de la base del cuarto metacarpiano es ampliamente subestimada.
c Reconstrucción tridimensional de tres cuartos que muestra la luxación del cuarto y quinto metacarpiano y un fragmento del ganchoso.
d Reconstrucción tridimensional de frente (AP) en donde se observa que la superficie del fragmento del ganchoso compromete a las dos superficies articulares.
e Visión intraopertoria o perioperatoria. Fragmento del ganchoso en la pinza. Plano ligamentoso dorsal intacto, bien visible. Base del quinto metacarpiano (a derecha) y base del cuarto metacarpiano (a izquierda) multifragmentados.

Que estas luxaciones sean incoercibles, es también conocido, ya que las fuerzas que ejercen los extensores o los flexores de la muñeca reproducen los desplazamientos[56,64].

Además, el tratamiento mediante una simple inmovilización está para nosotros proscripto y nos parece también criticable en presencia de una fractura-luxación[49,61,63].

A pesar de ciertos éxitos[23,33,49,62,69], esta técnica debe quedar como anecdótica, ya que el edema hace difícil y peligroso un moldeado correcto. Esto implica también que el seguimiento se realice de manera muy regular, con controles radiológicos frecuentes y cambios de yeso periódicos. Cerca de un tercio de los casos requieren una revisión quirúrgica mediante fijación interna, debido a un desplazamiento secundario[49].

Para las luxaciones puras, la reducción cerrada y la fijación cruenta mediante un enclavamiento percutáneo siguen siendo en la actualidad una cuestión de escuela.

Nosotros hemos sido siempre partidarios de un abordaje quirúrgico desde el principio, ya que permite lo siguiente:

- Una reducción y una estabilización bajo control directo, por ende más precisa.
- Una revisión de la interlínea, lo que permite la remoción de fragmentos óseos o condrales intraarticulares[10,46]; y puede realizarse una artrodesis de entrada, si las lesiones osteocondrales son mayores.
- Una sutura o una aproximación de los extremos ligamentarios.
- El tratamiento de eventuales lesiones tendinosas u óseas que pasaron desapercibidas.
- El drenaje del hematoma.

La vía de abordaje dorsal es comúnmente utilizada cualquiera sea la naturaleza del desplazamiento. Las lesiones neurológicas, por el contrario, deben ser abordadas por una vía palmar complementaria. Nuestra preferencia es una incisión longitudinal mediana para las luxaciones espatulares completas y centradas sobre los rayos luxados para las formas parciales o aisladas. Esta nos ofrece siempre una visión suficiente y nos permite proteger la red venosa dorsal, la cual no sería respetada por una incisión transversal[56]. Se debe prestar una especial atención para no lesionar las ramas sensitivas dorsales radiales y cubitales[22,46,58].

La estabilización por enclavijado de las interlíneas CMC sigue siendo la mejor técnica[34,38,43,48,69]. Este puede ser oblicuo e intramedular, según lo propuesto por Wagner[68] para las fracturas de Bennett[38] o en cruz, como es nuestra preferencia (*v.* Figura 6.26). La colocación lateral de las clavijas permite respetar el deslizamiento de los tendones extensores sin correr el riesgo de lesionar los elementos nobles palmares. En caso de luxación espatular completa, la estabilización del segundo y tercer espacio CMC es, a menudo, suficiente en razón de la integridad de los ligamentos intermetacarpianos[9,43]. En el caso contrario, en la luxación divergente, todas las articulaciones deben ser enclavijadas. Cuando la luxación es parcial o aislada, es preferible agregarle al montaje transarticular, un enclavijado transversal intermetacarpiano que toma como apoyo al rayo indemne adyacente.

La inmovilización posoperatoria varía de forma considerable, según los autores. Una férula de yeso palmar, reemplazada luego de la desaparición del edema por una ortesis extraíble de material termomoldeable, con la muñeca en posición neutra y las cabezas de los metacarpianos libres para una autorreeducación precoz de los dedos, es para nosotros el mejor tratamiento posoperatorio. A partir de la cuarta semana se comienza con una reeducación controlada y más intensiva, seguida de la ablación de las clavijas a la sexta semana.

En presencia de lesiones asociadas, sus tratamientos específicos imponen muy frecuentemente un acto quirúrgico a cielo abierto.

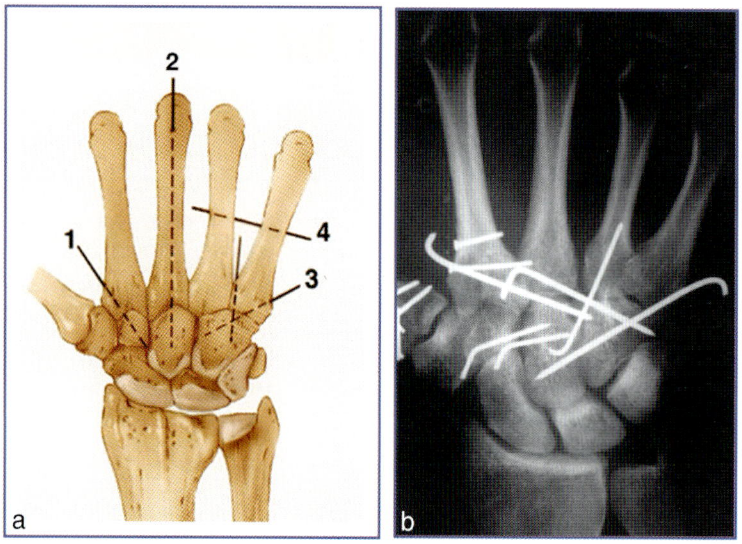

Figura 6.26

a Las diferentes técnicas de enclavijado. 1: Oblicuo; 2: Intramedular de Wagner; 3: En cruz; 4: Transversal.

b Luxación espatular dorsal completa con luxación de la segunda fila del carpo y fractura del primer metacarpiano.

Para las fracturas-luxaciones dominadas por el compromiso de los dos últimos rayos cubitales, el tratamiento quirúrgico nos parece indispensable, dictado por la necesidad de restaurar *ad integrum* todas las articulaciones móviles.

En presencia de una fractura-luxación ganchosometacarpiana, será el tamaño del fragmento dorsal del ganchoso el que oriente la técnica de fijación:

- Cuando es pequeño, únicamente se puede utilizar un enclavijado, y el montaje que mejor se adapta es el mismo que el descrito para las luxaciones parciales o aisladas[10,23,31,33,37,65].
- Cuando es más voluminoso, la técnica de elección es la fijación mediante un tornillo en compresión (tornillo cortical de 1,5 mm) que exime de cualquier enclavijado complementario[22,44,46,58,61]. Cuando es posible, colocamos un segundo tornillo para brindar un perfecto control rotacional de la fractura y una excelente oposición a las fuerzas de arrancamiento, que autoriza una reeducación inmediata de la muñeca y de los dedos sin inmovilización (Figura 6.27). No obstante, conviene verificar la integridad de los ligamentos dorsales, ya que las desinserciones parciales o totales han sido descritas[10,44].

La reducción del equivalente de una fractura de Bennett del quinto rayo se obtiene fácilmente luego de una distracción. Un enclavijado transversal entre el cuarto y el quinto metacarpiano es, en general, suficiente para estabilizar el conjunto[45,60]. Una síntesis complementaria nos parece aconsejable, muy a menudo mediante un enclavijado, ya que excepcionalmente su tamaño autoriza la colocación de un tornillo (Figura 6.28).

Finalmente, las lesiones intraarticulares son a veces tan conminutas que pueden justificar una artrodesis de primera intención. El aporte óseo es indispensable, ya que se debe intentar conservar el largo del rayo interesado (Figura 6.29). La cuarta y, sobre todo, la quinta articulación CMC deberá ser artrodesada en ligera flexión para conservar la curvatura de la arcada metacarpiana[28,36] (Figura 6.30).

Por lo tanto, tratadas precozmente según reglas simples, pero estrictas, el pronóstico de estas lesiones es generalmente excelente.

Luxación de la articulación trapeciometacarpiana

Anatomía

La articulación TM en una articulación en "silla de montar", que ofrece a la vez una gran movilidad y una excelente estabilidad a la base del pulgar. Esta articulación posee un sistema ligamentoso y tendinoso complejo.* Bettinger[1] describió unos dieciséis ligamentos alrededor de la TM. Hacemos notar que, según Eaton[3], el papel de estabilizador principal fue confiado inicialmente al ligamento palmar oblicuo (Figura 6.31 a) y que la función importante del complejo ligamentoso dorsal fue descubierta más recientemente (ligamento dorsal oblicuo) (*v.* Figura 6.31 b). Finalmente, el bloqueo estable del pulgar se debe a la conjunción de una tensión de los ligamentos posteriores y a un enclavamiento del pico metacarpiano en el receso trapeciano anterior durante la rotación automática del pulgar al final de la oposición[5,6].

Contexto

Gracias a la gran estabilidad de esta articulación, las luxaciones TM son raras, casi excepcionales, por lo que su abordaje es todavía objeto de controversias. El traumatismo causal es casi siempre violento y ocasiona en la mayoría de los casos una luxación posterior o posterorradial. Se distinguen dos grupos de lesiones; por un lado, las infrecuentes luxaciones cerradas aisladas de la TM y, por el otro, las lesiones provocadas por los estallidos pluritisulares que producen la clásica "mano de petardo", donde la luxación TM es lo más comúnmente encontrado. Es indispensable obtener a término una cicatrización ligamentaria que ofrezca una excelente estabilidad de la base del pulgar para evitar el desarrollo de una inestabilidad crónica. En ese caso, las fuerzas repetitivas de cizallamiento contra la superficie del cartílago TM, por el gran deslizamiento de la base del primer metacarpiano sobre la silla trapeciana, darán lugar a la aparición de rizartrosis, lo que produce el estadio 1 de la clasificación de Dell[3]. No hay que olvidar la gran magnitud de las fuerzas que se ejercen sobre esta pequeña superficie articular (hasta diez veces la fuerza de la pinza pulgar-índice) y que van a precipitar la evolución artrósica.

Luxación trapeciometacarpiana aislada

Esta lesión es muy rara y su tratamiento todavía está sujeto a controversias[8]. Algunos son partidarios de una reducción cerrada simple[9], mientras que otros prefieren una actitud agresiva de reinserción ligamentaria o ligamentoplastia sistemática[5] para restaurar la estabilidad, ya que no se conforman con una simple fibrosis periarticular. Trumble[7] encontró mejores resultados en el caso de una ligamentoplastia, pero son pocos los pacientes estudiados

* Detallado en forma exhaustiva en. Michel Merle, Gilles Dautel. La main traumatique. Tome 2. Chirurgie secondaire, le poignet traumatique. Ed. Masson.Vease el algoritmo de toma de decisiones desarrollado (Capítulo 3) .

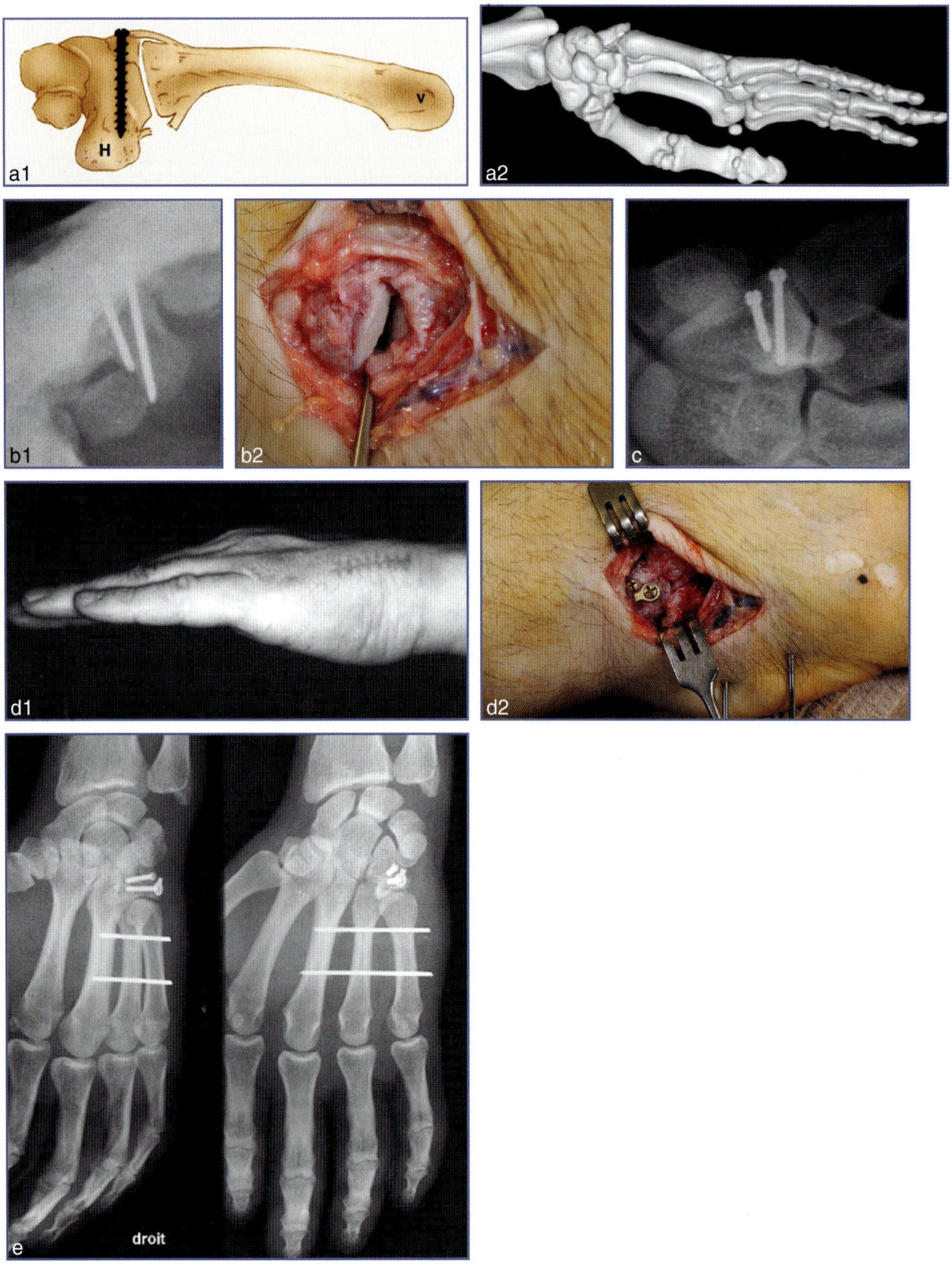

Figura 6.27

a, **b** Fractura desplazada del ganchoso.

c, **d**, **e** Estabilización del ganchoso por medio de dos tornillos corticales de 1,7 mm, donde uno estabiliza el fragmento por medio de una microplaca consola. Dos clavijas transmetacarpianas M4-M5 neutralizan las fuerzas en flexión.

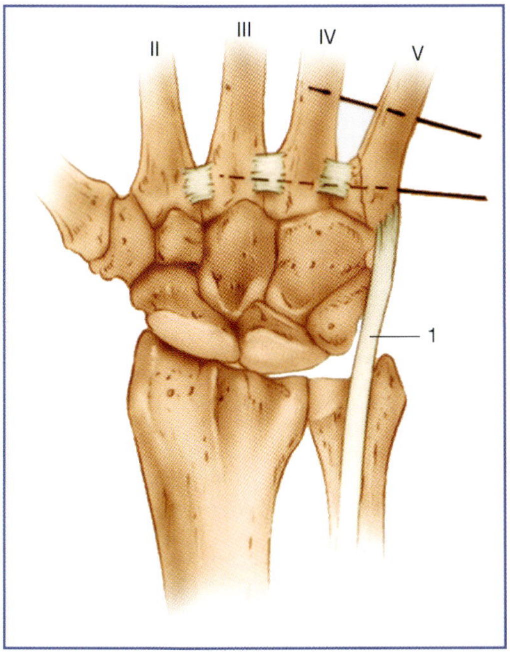

Figura 6.28 Enclavijado de una fractura-luxación del quinto metacarpiano (fractura de Bennett del quinto). 1: Cubital posterior (*extensor carpi radialis*).

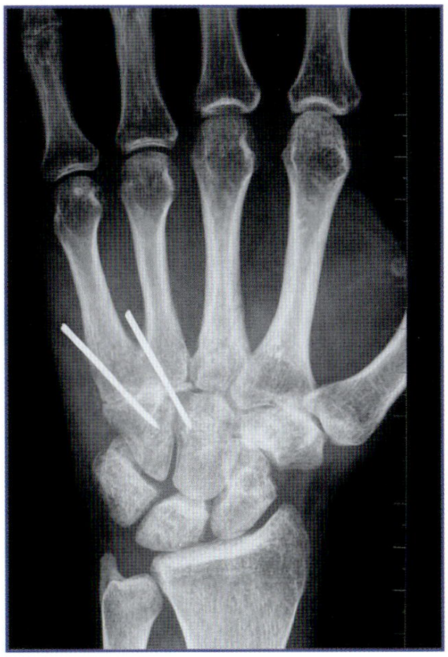

Figura 6.30 Artrodesis de la articulación CMC del cuarto y quinto rayo por medio de clavijas roscadas oblicuas en el marco de una luxación dorsal pasada inicialmente desapercibida.

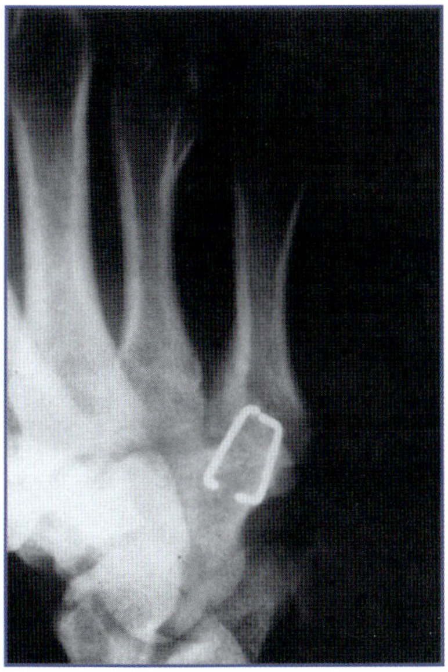

Figura 6.29 Artrodesis de la articulación CMC del quinto rayo por medio de dos grampas.

como para recomendar esta actitud en forma dogmática. También es importante remarcar la posibilidad de luxaciones espontáneas reducidas (o reducidas por el paciente), por lo que las pruebas de provocación son indispensables si este diagnóstico es sospechado.

Luego de la reducción, nosotros proponemos un enclavijado trapecio-metacarpiano o intermetacarpiano M1-M2 para proteger la cicatrización del aparato ligamentario (Figura 6.32). En los casos donde existe una inestabilidad mayor, preferimos realizar una ligamentoplastia según Eaton, con reinserción capsular dorsal complementaria, utilizando arpones Mitek® (Figura 6.33). La inmovilización o la clavija deberán ser retiradas luego de seis semanas para poder comenzar con la reeducación. En los casos donde no se realizó una ligamentoplastia de primera intención, un examen a distancia deberá pesquisar una inestabilidad TM residual. De existir, esta necesitará una corrección secundaria antes del desarrollo de la artrosis.

Luxación trapeciometacarpiana en el contexto de una mano afectada por una explosión

La luxación TM no es más que uno de los componentes de un traumatismo pluritisular. La clasificación de Coulet y Chammas[2] detalla las lesiones por explosión. El **grado 1** concierne a las lesiones musculo-cutáneas puras; el **grado 2**, a las lesiones osteoarticulares del pulgar y del índice sin afectación de la TM; el **grado 3**, cuando afecta la articulación TM; y el **grado 4** se debe a la amputación o desvascularización del pulgar. Estas lesiones son consecutivas a la utilización festiva o criminal de elementos explosivos de fuerte poder, adquiridos en comercios o de fabricación artesanal (Figura 6.34). Una explosión provoca la disociación entre el pulgar y los dedos largos, y, por lo general, afecta a la primera comisura, donde los músculos y el revestimiento cutáneo son literalmente "volados". La lesión se completa con el compromiso del índice o el dedo medio, que pueden estar amputados o presentar fracturas o luxaciones múltiples abiertas, asociadas frecuentemente a una

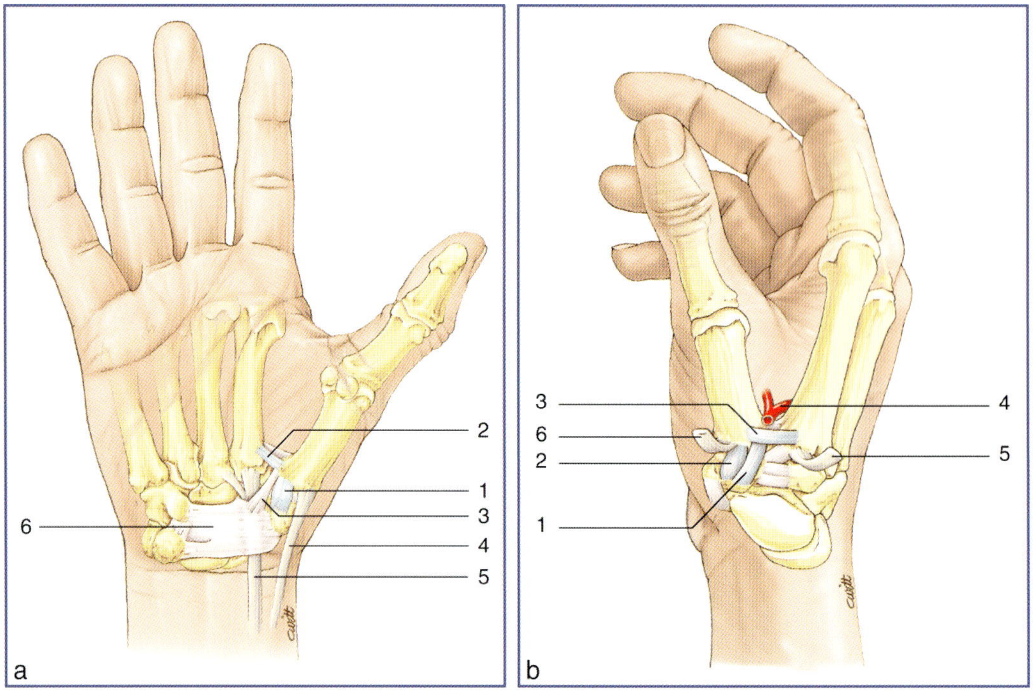

Figura 6.31 Las estructuras ligamentarias de la articulación trapeciometacarpiana.

a Los ligamentos palmares. 1: Ligamento oblicuo anterior superficial (LOAS); 2: Ligamento intermetacarpiano (LIM); 3: Ligamento colateral cubital (LCC); 4: Abductor largo del pulgar (*Abductor pollicis longus*, APL); 5: Flexor radial del carpo (*Flexor Carpi Radialis*, FCR); 6: Ligamento Anular del carpo.

b Los ligamentos dorsales. 1: Ligamento oblicuo posterior (LOP); 2: Ligamento de Kuhlmann o dorsorradial (LDR); Ligamento intermetacarpiano dorsal (LIMD); 4: Arteria radial; 5: *Extensor carpi radialis longus (ECRL)*; 6: APL.

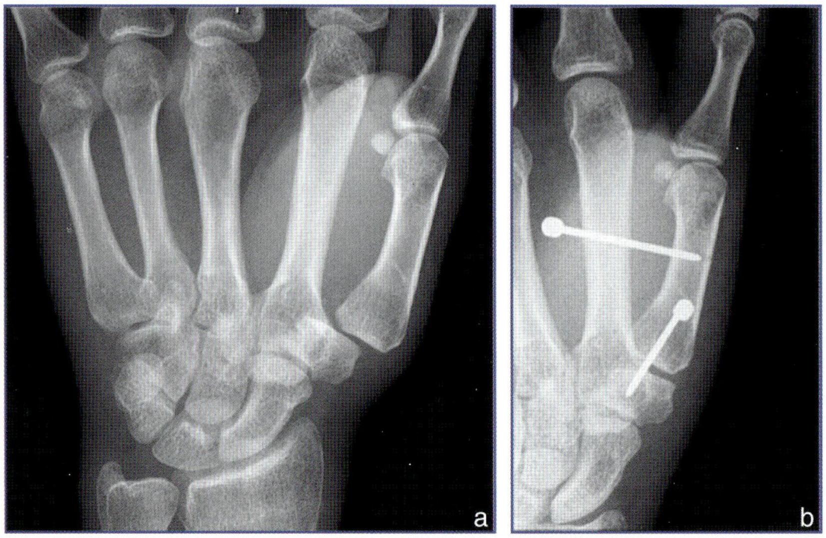

Figura 6.32

a y **b** Luxación TM aislada, inmovilizada con una clavija M1-M2 y una T-MTC.

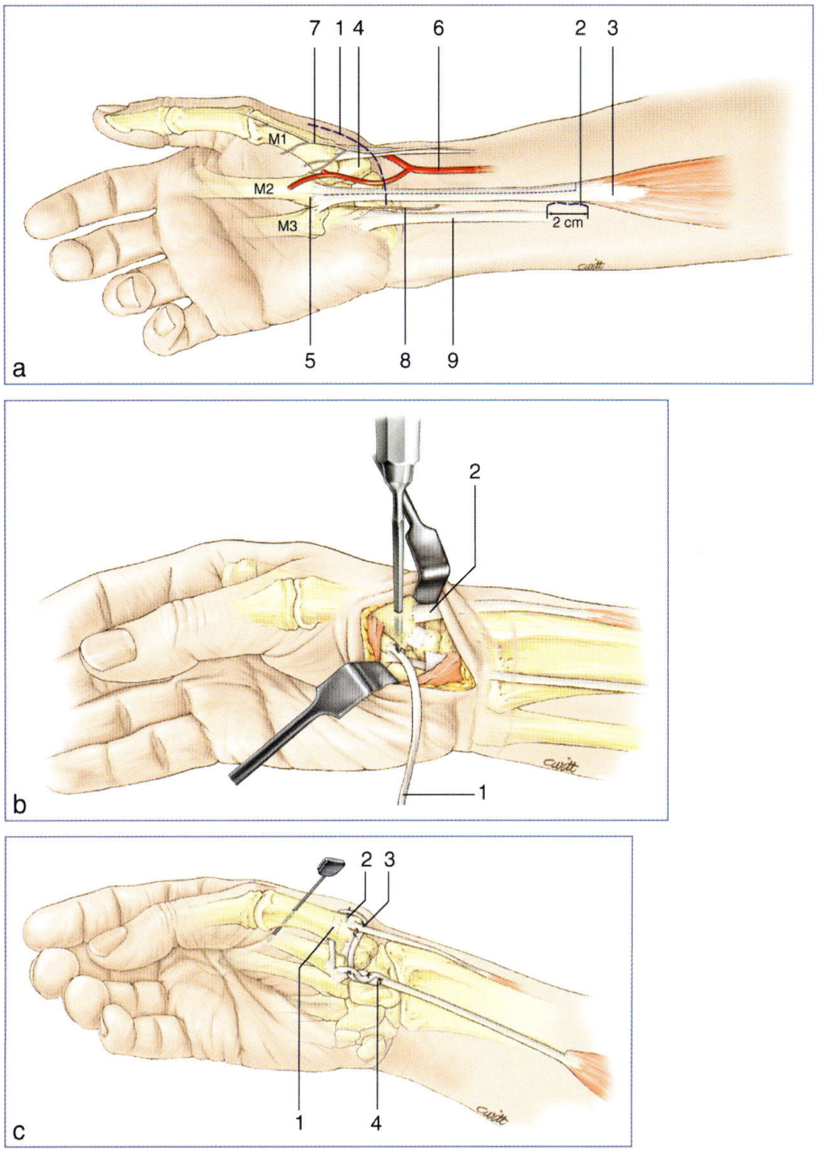

Figura 6.33 Ligamentoplastia de Eaton-Littler en la que se emplea la mitad del FCR.

a 1: Vía de abordaje tenar; 2: Incisión de 2 cm de largo sobre la unión musculotendinosa del FCR para tomar su mitad radial; 3: FCR; 4: Trapecio; 5: Inserción del FCR en la base del segundo metacarpiano (MTC); 6: Arteria radial; 7: Rama superficial del nervio radial; 8: Rama cutáneo-palmar del nervio mediano; 9: Palmar menor (*Palmaris longus*, PL).

b El tendón es extraído hasta su inserción metacarpiana (1); 2: APL.

c Se pasa el hemitendón por el túnel transóseo (1), luego se le imprime tensión sin exceso y se lo sutura al periostio o se lo fija por medio de un arpón Minilock de Mitek (2). La ligamentoplastia cruza por delante del APL y se la fija por medio de algunos puntos a la base capsular del primer MTC (3) para ser finalmente suturada según la técnica de Pulvertaft al tendón del FCR remanente (4). Una clavija de Kirschner intermetacarpiana M1-M2 fija el primer metacarpiano en antepulsión por seis semanas.

desvascularización. Hay que prestar mucha atención a las luxaciones carpometacarpianas de los dedos largos, ya que pueden pasar desapercibidas frente a la multiplicidad de las lesiones. Por el lado del pulgar, la luxación TM es clásica, con destrucción completa del plano ligamentario palmar y compromiso del pedículo colateral palmar cubital. El desplazamiento suele ser importante, pero si las radiografías no son concluyentes, esta lesión deberá ser buscada sistemáticamente.

El abordaje quirúrgico inicial debe ser realizado en la urgencia por un cirujano entrenado. Este comenzará con una *toilette* y desbridamiento de las lesiones, para continuar luego con una reparación lo más completa posible, según el principio del tratamiento en un solo tiempo con movilidad precoz (TSTMP). La estabilización del esqueleto con clavijas, la reparación microquirúrgica de los pedículos, las reconstrucciones tendinosas y, finalmente, la cobertura cutánea sobre mayor número posible de rayos, realizado en

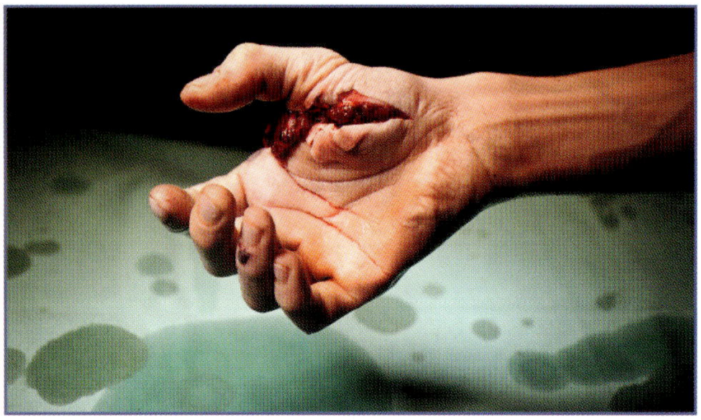

Figura 6.34 Luxación abierta TM por la explosión de un petardo.

un solo tiempo quirúrgico, resulta esencial. Aquí, la luxación TM solo es un elemento más del cuadro. Teniendo en cuenta la gravedad de la destrucción ligamentaria TM frecuentemente observada y la amplia exposición ofrecida por la herida, nosotros proponemos de primera intención una estabilización por ligamentoplastia transósea, utilizando un hemi-FCR según la técnica de Eaton-Littler[4]. Se coloca un vendaje compresivo y se lucha contra el edema utilizando las medidas posicionales. Unos días más tarde, es aconsejable realizar una nueva cirugía (*second look*) quirúrgico a fin de completar el desbridamiento tisular y para proceder, si es necesario, a la cobertura cutánea de la primera comisura por medio de un colgajo interóseo posterior (IOP). No hay que dudar en colocar una clavija M1-M2, según Iselin, para proteger la primera comisura de toda retracción fibromuscular. La movilización de los dedos será autorizada en función de las lesiones presentes y estará enmarcada por un equipo de reeducación especializado. La TM del pulgar podrá ser solicitada a partir de la sexta semana de la reconstrucción ligamentaria.

Referencias

[1] Agarwall A, Agarwall R. An unusual farm injury : divergent carpometacarpal joint dislocations. J Hand Surg 2005 ; 30B(6) : 633–4.
[2] Berg EE, Murphy DF. Ulnopalmar dislocation of the fifth carpometacarpal joint. Successful closed reduction : review of the literatura and anatomic reevaluation. J Hand Surg 1986 ; 11A : 521–5.
[3] Bergfield TG, DuPuy TE, Aulicino PL. Fracture-dislocations of all five carpometacarpal joints : a case report. J Hand Surg 1985 ; 10A : 76–8.
[4] Bettinger P.C., Linscheid R.L., Berger R.A., Cooney W.P., An K.N.. An anatomic study of the stabilizing ligaments of the trapezium and trapeziometacarpal joint. J Hand Surg 1999 ; 24(4) : 786–98.
[5] Blandin N. Luxation incomplète du troisième métacarpien en haut. J des Connaissances Méd-Chir 1844 ; 12 : 177–9.
[6] Bora FW, Didizian NH. The treatment of injuries to the carpometacarpal joint of the little finger. J Bone Joint Surg 1974 ; 56A : 1459–63.
[7] Bourguet. Observations pour servir à l'histoire des luxations des doigts de la main. Obs. VIII. Luxation incomplète du second métacarpien en avant sans division des téguments ; réduction le sixième jour de l'accident. Rev Méd Chir 1853 ; 14 : 94–5.
[8] Bouriat P, Foucher G. Les incidences radiographiques en chirurgie de la main. Ann Chir Main 1989 ; 8(1) : 67–77.
[9] Bowen TL. Injuries of the hamate bone. Hand 1973 ; 5 : 235–8.
[10] Breiting V. Simultaneous dislocation of the bases of the four ulnar metacarpals upon the last row of carpals. Hand 1983 ; 15 : 287–9.
[11] Cain JE, Shepler TR, Wilson MR. Hamatometacarpal fracturedislocation : classification and treatment. J Hand Surg 1987 ; 12A : 762–7.
[12] Chen VT. Dislocation of carpometacarpal joint of the little finger. J Hand Surg 1987 ; 12B : 260–3.
[13] Chmell S, Light TR, Blair SJ. Fracture and fracture-dislocation of ulnar carpometacarpal joint. Orthop Rev 1982 ; 11 : 102–7.
[14] Chong AKS, Chew WYC. An isolated ring finger metacarpal shaft fracture ? Beware an associated little finger carpometacarpal jointdislocation. J Hand Surg 2004. J Hand Surg 2004 ; 29(6) : 629–31.
[15] Cooper A. OEuvres chirurgicales traduites par Chassaignac et Richelot ; 1837. p. 121.
[16] Costagliola M, Micheau Ph, Mansat Ch, et al. Les luxations carpométacarpiennes. Ann Chir 1966 ; 20 : 1466–86.
[17] Coulet B, Lacombe F, Daussin PA, Chammas M. Treatment of blast injuries of the hand. Chir Main 2004 ; 23(5) : 215–23.
[18] De Beer J de V, Maloon S, Anderson P, et al. Multiple carpometacarpal dislocations. J Hand Surg 1989 ; 14B : 105–8.
[19] Dell PC, Brushart TM, Smith RJ. Treatment of trapeziometacarpal arthritis : results of resection arthroplasty. J Hand Surg 1978 ; 3A : 243–9.
[20] Dobyns JH, Linscheid RL, Cooney WP. Fractures and dislocations of the wrist and hand, then and now. J Hand Surg 1983 ; 8 : 687–90.
[21] Earle AS, Vlastou C. Crossed fingers and other tests of ulnar nerve motor function. J Hand Surg 1980 ; 5 : 560–5.
[22] Eaton RG, Littler JW. Ligament reconstruction for the painful thumb carpometacarpal joint. J Bone Joint Surg, 1973 ; 55(8) : 1655–66.
[23] Edmunds JO. Traumatic dislocations ans instability of the trapeziometacarpal joint of the thumb. Hand Clin, 2006 ; 22(3) : 365–92.
[24] Edmunds JO. Current concepts of the anatomy of the thumb trapeziometacarpal joint. J Hand Surg 2011 ; 36(1) : 170–82.
[25] Edwards A, Pike J, Bird J. Simultaneous carpometacarpal joint dislocation of the thumb and all four fingers. Injury 2000 ; 31 : 116–8.
[26] El-Bacha A. The carpometacarpal joints (excluding the trapeziometacarpal). In : Tubiana R, editor. The Hand. Vol. 1. Philadelphia : W. B. Saunders ; 1981. p. 158–68.
[27] Fischer MR, Rogers LF, Henrix RW. Carpometacarpal dislocations. Crit Rev Diagn Imaging 1984 ; 22 : 95–126.
[28] Freeland AE, Finley JS. Displaced dorsal oblique fracture of the hamate treated with a cortical mini lag screw. J Hand Surg 1986 ; 11A : 656–8.
[29] Garcia-Elias M, Bishop AT, Dobyns JH, et al. Transcarpal carpometacarpal dislocations, excluding the thumb. J Hand Surg 1990 ; 15A : 531–40.

[30] Gerard F, Tropet Y, Obert L. Trapezo-metacarpal and metacarpophalangeal dislocation of the thumb associated with a carpometacarpal dislocation of the four fingers. Chir Main 1999 ; 18 : 205–8.
[31] Gore DR. Carpometacarpal dislocation producing compression of the deep branch of the ulnar nerve. J Bone Joint Surg 1971 ; 53A : 1387–90.
[32] Gunther SF. The carpometacarpal joints. Orthop Clin North Am 1984 ; 15 : 259–77.
[33] Gunther SF, Bruno PD. Divergent dislocation of the carpometacarpal joints : a case report. J Hand Surg 1985 ; 10A : 197–201.
[34] Gurland M. Carpometacarpal joint injuries of the fingers. Hand Clin 1992 ; 8 : 733–44.
[35] Hartwig RH, Louis DS. Multiple carpometacarpal dislocations. J Bone Joint Surg 1979 ; 61A : 906–8.
[36] Harwin SF, Fox JM, Sedlin ED. Volar dislocation of the bases of the second and third metacarpals : A case report. J Bone Joint Surg 1975 ; 57A : 849–51.
[37] Henderson JJ, Akafa MAM. Carpometacarpal dislocation. An easily missed diagnosis. J Bone Joint Surg 1987 ; 69B : 212–4.
[38] Hocker K. Die verletzung des hamatometakarpalen gelenkes : Behandlungsrichtlinien anhand eines neuen klassifikationsschemas. Akt Traumatol 1994 ; 24 : 169–72.
[39] Howard FM. Ulnar nerve palsy in wrist fracture. J Bone Joint Surg 1961 ; 43A : 1197–201.
[40] Hsu JD, Curtis RM. Carpometacarpal dislocation on the ulnar site of the hand. J Bone Joint Surg 1970 ; 52A : 927–30.
[41] Imbriglia JE. Chronic dorsal carpometacarpal disocation of the index, middle, ring and little finger : A case report. J Hand Surg 1979 ; 4 : 343–5.
[42] Joseph RB, Linscheid RL, Dobyns JH, et al. Chronic sprains of the carpometacarpal joints. J Hand Surg 1981 ; 6 : 172–80.
[43] Kimura H, Kamura S, Akai M, et al. An unusual coronal fracture of the body of the hamate bone. J Hand Surg 1988 ; 13A : 743–5.
[44] Kleinman WB, Grantham SA. Multiple volar carpometacarpal joint dislocation : Case report of traumatic volar dislocation of the medial four carpometacarpal joints in child and review of the literature. J Hand Surg 1978 ; 3 : 377–82.
[45] Kneife F. Simultaneous dislocations of the five carpometacarpal joints. Injury 2002 ; 20 : 295–6.
[46] Kumar R, Malhotra R. Divergent fracture-dislocation of the second carpometacarpal joint and the three ulnar carpometacarpal joints. J Hand Surg 2001 ; 26A : 123–9.
[47] Laforgia R, Specchiulli F, Mariani A. Dorsal dislocation of the fifth carpometacarpal joint. J Hand Surg 1990 ; 15A : 463–5.
[48] Latifi M, Chafik R, Madhar M, et al. La luxation carpométacarpienne antérieure complète des doigts. À propos d'un cas. Chir Main 2005 ; 24 : 106–8.
[49] Lawlis JF, Gunther SF. Carpometacarpal dislocation : Longterm follow- up. J Bone Joint Surg 1991 ; 73A : 52–9.
[50] Liaw Y, Kalnins G, Kirsh G, et al. Combined fourth and fifth metacarpal fracture and fifth carpometacarpal joint dislocation. J Hand Surg 1995 ; 20B : 249–52.
[51] Lilling M, Weinberg H. The mechanism of dorsal fracture dislocation of the fifth carpometacarpal joint. J Hand Surg 1979 ; 4 : 340–2.
[52] Loth TS, McMillan MD. Coronal dorsal hamate fractures. J Hand Surg 1988 ; 13A : 616–8.
[53] Marck KW, Klasen HJ. Fracture-dislocation of the hamatometacarpal joint : A case report. J Hand Surg 1986 ; 11A : 128–30.
[54] Masquelet AC, Nordin JY, Savary L, et al. À propos d'un cas de luxation antérieure des quatre derniers métacarpiens. Ann Chir Main 1986 ; 5(1) : 63–6.
[55] McCarthy C.M, Awan H.M. Trapeziometacarpal dislocation without fracture. J Hand Surg 2014 ; 39(11) : 2292–3.
[56] Mueller JJ. Carpometacarpal dislocations : Report of five cases and review of the literature. J Hand Surg 1986 ; 11A : 184–8.
[57] North ER, Eaton RG. Volar dislocation of the fifth metacarpal : Report of two cases. J Bone Joint Surg 1980 ; 62A : 657–9.
[58] Parkinson RW, Patron RW. Carpometacarpal dislocation : an aid to diagnosis. Injury 1992 ; 23 : 187–8.
[59] Perez G. Pathologie de la main du boxeur. Approche technique de la traumatologie. In : Allieu Y, editor. La main du sportif. Monographies du Groupe d'étude de la main. Paris : Expansion scientifique française ; 1995. p. 63–8.
[60] Peterson P, Sacks S. Fracture-dislocation of the base of the fifth metacarpal associated with injury to the deep motor branch of the ulnar nerve : A case report. J Hand Surg 1986 ; 11A : 525–8.
[61] Polveche G, Cordonier D, Thery D, et al. Une variété rare de luxation du carpe : La luxation verticale externe. Ann Chir Main 1995 ; 14(3) : 159–66.
[62] Pullen C, Richardson M, McCullough K, et al. Injuries to the ulnar carpometacarpal region : Are they being underdiagnosed ? Aust NZ J Surg 1995 ; 65 : 257–61.
[63] Rawles JD. Dislocations and fracture-dislocations at the carpometacarpal joints of the fingers. Hand Clin 1988 ; 4 : 103–12.
[64] Resnick SM, Greene TL, Roeser W. Simultaneous dislocation of the five carpometacarpal joints. Clin Orthop Relat Res 1985 ; 192 : 210–4.
[65] Roth JH, de Lorenzi C. Displaced intra-articular coronal fracture of the body of the hamate treated with a Herbert screw. J Hand Surg 1988 ; 13A : 619–21.
[66] Roux J. Luxation des os du métacarpe dans leur articulation carpométacarpienne. Un Méd Frat Franç 1848 ; 224.
[67] Sandzen SC. Fracture of the fifth metacarpal : Resembling Bennett's fracture. Hand 1973 ; 5 : 49–51.
[68] Schuhl JF, Frère G. Fractures verticales de l'os crochu. Ann Chir Main 1983 ; 2(3) : 273–6.
[69] Sedel L. Les luxations carpo-métacarpiennes. À propos de 11 cas. Ann Chir 1975 ; 29(5) : 481–9.
[70] Shephard E. Carpo-metacarpal dislocation : Report of four cases. J Bone Joint Surg 1960 ; 42B : 772–7.
[71] Simonian PT., Trumble TE. Traumatic dislocation of the thumb carpometacarpal joint : early ligamentous reconstruction versus closed reduction and pinning. J Hand 1996 ; 21(5) : 802–6.
[72] Storm JO. Traumatic dislocation of the fourth and fifth carpometacarpal joints : A case report. J Hand Surg 1988 ; 13B : 210–1.
[73] Thomas AP, Birch R. An unusual hamate fracture. Hand 1983 ; 15 : 281–6.
[74] Thomas WO, Gottliebson WM, D'Amore TF, et al. Isolated palmar displaced fracture of the base of the index metacarpal : A case report. J Hand Surg 1994 ; 19A : 455–6.
[75] Viegas SF, Crossley M, Marzke M, et al. The fourth carpometacarpal joint. J Hand Surg 1991 ; 16A : 525–33.
[76] Wagner CJ. Method of treatment of Bennett's fracture dislocation. Am J Surg 1950 ; 80 : 230–1.

[77] Watt N, Hooper G. Dislocation of the trapezio-metacarpal joint. J Hand Surg Br 1987 ; 12(2) : 242–5.
[78] Waugh RL, Yancey AG. Carpometacarpal dislocations : With particular reference to simultaneous dislocation of the bases of the fourth and fifth metacarpals. J Bone Joint Surg 1948 ; 30A : 397–404.
[79] Weiland AJ, Lister GD, Villarreal-Rios A. Volar fracture-dislocations of the second and third carpometacarpal joints associated with acute carpal tunnel syndrome. J Trauma 1976 ; 16 : 672–5.
[80] Weiss C, Laskin RS, Spinner M. Irreductible radiocarpal dislocation : a case report. J Bone Joint Surg 1970 ; 52A: 562-4.

7

Fracturas de los metacarpianos y de las falanges

M. Merle - M. Racca - T. Jager

Con la colaboración de M. Isel - B. Lallemand - P. Voche

Fisiología y fisiopatología 111

Examen clínico y radiográfico 113

Métodos de tratamiento 115

Las fracturas por nivel de lesión:
mecanismo, clasificación y abordaje terapéutico 125

Las complicaciones de las fracturas de la mano 157

Conclusiones 159

La reducción y la estabilización de las fracturas del esqueleto metacarpofalángico son indispensables para permitir la movilización precoz, que es el mejor medio para luchar contra el edema, la rigidez articular y también las adherencias tendoperiósticas.

La duración media de la suspensión del trabajo para el tratamiento de una fractura de la primera falange es, según Barton[3,4], de 4,3 a 8,4 semanas; estas variaciones se deben a la localización de la lesión en la región diafisaria o articular y a la naturaleza del traumatismo. No puede desconocerse la incidencia socioeconómica de estas lesiones, la cual justifica la elección del tratamiento quirúrgico que permite una movilización precoz.

Este capítulo no pretende abogar en favor de la osteosíntesis a ultranza, ya que consideramos que el 80% de las fracturas deben ser tratadas ortopédicamente. Pero, si se desea recurrir a la osteosíntesis, su realización técnica debe ser perfecta y permitir, por una parte, la reducción anatómica y, por otra, ser suficientemente sólida para permitir una movilización activa precoz.

Aunque ya desde principio del siglo XX Albin Lambotte utilizaba el enclavado de las fracturas de los metacarpianos (MTC), las principales etapas evolutivas de la osteosíntesis del esqueleto de la mano fueron las siguientes:

Clifford[16], Nemethi[77], y Lister[65] desarrollaron la técnica de Robertson[87], que consiste en realizar un abordaje directo del foco de fractura para estabilizarlo, asociando el enclavijado y el cerclaje.

Evrard[26] propone el enclavado intramedular del MTC en 1973. Foucher[28] adaptará este principio y agregará el empleo de cemento para el tratamiento de reimplantes digitales y fracturas complejas.

Kilbourne y Paul[57] en 1958 fueron los precursores de la fijación con tornillos de los pequeños huesos. Tupper[112] y después Michon[75] presentaron microbulones de 1 mm de diámetro destinado al tratamiento de las fracturas articulares. Ikuta y Tsuge en 1974 utilizaron en su momento tornillos de pequeño tamaño.

El grupo AO (Arbeitsgemeinschaft für Osteosynthesefragen) *con Simoneta[101], Heim y Pfeiffer[39] desarrollaron en los años 1970 abundante material destinado a la mano, pero, debido a su volumen y a su implantación por debajo del aparato extensor, este material fue responsable de numerosos déficit funcionales y de roturas del aparato extensor.*

La preocupación por la miniaturización, llevó a Foucher, Merle, Michon[30,31] y a Constantinesco[17], basados en estudios biomecánicos, al desarrollo de material miniaturizado, teniendo en cuenta las bajas fuerzas de tensión aplicadas en las cadenas digitales y a la necesidad de interferir lo menos posible en las superficies de deslizamiento tendinoso. En los últimos treinta años, este concepto de miniaturización fue ampliamente retomado y desarrollado con la utilización de titanio, de microtornillos canulados, etc.

El arsenal terapéutico incluye también el uso de fijadores externos, cuyo ejemplo más rudimentario es la utilización de clavijas solidarizadas con cemento acrílico (Crockett)[19]. *Allieu[1] desarrolló una generación de tutores externos adaptados a la mano, pero aclaró que su uso debe limitarse al salvataje de traumatismos complejos. Por el contrario, Schiund y Burny[55,95] promovieron el uso extensivo de estos fijadores externos. Más recientemente han aparecido modelos de fijadores dinámicos adaptados a las fracturas articulares, donde el más elaborado y el de más fácil colocación es el Ligamentotaxor® desarrollado por AREX®[79,92,106].*

Los materiales reabsorbibles son de uso más reciente. Desde 1989 nosotros hemos desarrollado y utilizado clavijas intramedulares de ácido poliláctico de alta resistencia[113]. Esta generación de implantes de reabsorción lenta precede a la puesta a punto de minitornillos con las mismas características[116], cuya utilización es todavía muy limitada.

Este inventario de métodos de osteosíntesis muestra que la miniaturización del material ha permitido ser más ofensivos en los tratamientos. Desde 1961, Robins[88] había definido perfectamente el campo de aplicación de la osteosíntesis, preconizándola para las fracturas diafisarias de falange que no respondían al tratamiento ortopédico, a las fracturas articulares y yuxtaarticulares y a los traumatismos complejos. Para el abordaje terapéutico de las fracturas de los MTC y de las falanges, se necesita un perfecto conocimiento de la biomecánica de la mano y de los mecanismos de deformación. El esquema terapéutico debe separar las fracturas cerradas de las fracturas abiertas con lesiones asociadas. Estos son dos universos diferentes, cada uno con un árbol de decisión terapéutica.

Para lo que concierne a las fracturas cerradas, los estudios aleatorizados más recientes demostraron que para las fracturas de cuello del quinto MTC con una angulación de 40° o 50° tratadas ortopédicamente, se obtiene un resultado equivalente al de la serie tratada quirúrgicamente por un enclavijado en ramillete[102]. Del mismo modo, para las fracturas espiroideas de los MTC, con un acortamiento inferior a 5 mm y con el ligamento inter-MTC intacto, el resultado funcional obtenido solo con la movilización precoz, sin el uso de férula ni ortesis, es más rápido que el logrado con la osteosíntesis, además sin las complicaciones inherentes a cualquier cirugía[33,56,122]. Estas opciones terapéuticas son privilegiadas por nuestros colegas de Europa del norte, que sin dudas se basan en sus series clínicas, pero colocan ante todo el costo de las intervenciones quirúrgicas. Por nuestra parte, no es aconsejable tolerar en exceso las angulaciones y los acortamientos de las cadenas digitales, ya que pueden terminar por resentir la función y el aspecto estético de la mano.

Cuando las fracturas articulares o periarticulares son inestables, es preferible privilegiar la osteosíntesis percutánea con clavijas o microtornillos canulados[64]*. Solo los casos de fracaso de la osteosíntesis o de imposibilidad técnica deben conducir a un abordaje directo de la fractura, sabiendo que la colocación de cualquier material, incluso el de perfil más bajo, predispone a la formación de adherencias con el aparato extensor y a la rigidez articular. Por otro lado, el tratamiento de las fracturas articulares muy conminutas pueden beneficiarse de un sistema de tracción dinámica. Las fracturas abiertas implican un abordaje quirúrgico, ya que frecuentemente se producen como consecuencia de traumatismos directos, contaminantes y, además, involucran otras estructuras (cobertura cutánea, tendones, pedículos neurovasculares). La reducción y la estabilización de estas fracturas son un requisito previo para garantizar el tratamiento de las lesiones asociadas mediante técnicas compatibles con una movilización precoz. Debido a que existe un riesgo importante de infección, se debe realizar un desbridamiento quirúrgico completo seguido de una cobertura cutánea mediante el colgajo local o a distancia que mejor se adapte al defecto. Cualquier otro protocolo no podrá más que conducir a una cirugía secundaria de tenolisis, de artrolisis, de corrección de consolidaciones viciosas o de seudoartrosis, con el riesgo de un fracaso funcional.*

Fisiología y fisiopatología

Arcos de la mano

La mano presenta dos arcos: uno transversal, que corresponde a las articulaciones metacarpofalángicas (MF), y otro longitudinal, centrado en el tercer rayo. Estos dos arcos de concavidad palmar le confieren a la mano la forma de cúpula que favorece la prensión. El segundo y tercer MTC son fijos y están sólidamente unidos a la segunda hilera del carpo; el primero, el cuarto y el quinto, en cambio, son móviles y contribuyen a ahuecar la mano y a mejorar la prensión.

Los MTC fijos (M2 y M3) no toleran deformaciones en su orientación, por lo que debe recurrirse a todos los medios terapéuticos para restaurar su anatomía.

Los MTC cuarto y quinto toleran mejor las deformidades posfractura, gracias a la movilidad carpometacarpiana y a la posibilidad de hiperextensión de las articulaciones MF.

La fuerza de prensión de la mano queda preservada si se restaura el arco metacarpiano. Por lo tanto, es preferible reducir las fracturas oblicuas y espiroideas con el objeto de restablecer la longitud y el eje de los MTC. Meunier[74] demostró que un acortamiento de solo 2 mm de un MTC provoca una pérdida del 8% de la fuerza de la función intrínseca. Observó, además, que la pérdida de fuerza era del 55% cuando el acortamiento era de 10 mm. Low[68] notó una disminución de la función extrínseca desde los 3 mm de acortamiento y a partir de los 30° de angulación palmar.

En los dedos largos, la articulación MF alcanza una flexión activa de 90°, y las articulaciones interfalángicas proximales (IFP) y distales (IFD), una flexión de 100° y 70°, respectivamente.

Cada cadena digital tendrá esta función solo si la longitud del MTC y de las falanges sigue la serie de Fibonacci (0, 1, 1, 2, 3, 5, 8, 13, 21, etc.). Así, la longitud de la primera falange es la suma de la longitud de las falanges media y distal, lo cual implica un tratamiento que restaure la longitud estricta de cada uno de los componentes del esqueleto. En este contexto, Strauch[105] informó una pérdida de 7° de extensión cada 2 mm de acortamiento del esqueleto.

Las cadenas digitales largas, aparentemente paralelas cuando están en extensión, convergen en flexión hacia el tubérculo del escafoides. La aparición de un trastorno de rotación de 5° conlleva a una alteración funcional, sobre todo cuando un cabalgamiento digital se asocia al defecto de rotación. El pulgar preserva lo esencial de su función en tanto la articulación trapeciometacarpiana esté libre y la primera comisura no sufra retracción; además, el pulgar tolera cierto grado de rigidez e, incluso, el bloqueo de las articulaciones MF e IF.

Mecanismos de deformación

Han sido perfectamente descritos y analizados por Mac Nealy y Lichtenstein[69].

Fracturas de los metacarpianos

La acción de los tendones flexores y de los músculos interóseos produce una flexión palmar del fragmento óseo distal, con apertura dorsal del foco de fractura (Figura 7.1). Esta deformación es aún más pronunciada en el caso de fracturas que comprometen el cuello de los MTC.

Los interóseos inducen también una rotación axial del fragmento distal. El segundo y tercer MTC tienen tendencia a la pronación (rotación cubital), mientras que el cuarto y el quinto tienden a la supinación (rotación radial). Estas deformaciones pueden pasar inadvertidas cuando los dedos se hallan en extensión. Únicamente colocando los dedos largos en flexión se observará la deformación, que se traduce por la superposición del rayo fracturado sobre el vecino (Figura 7.2).

En cualquier intento de reducción de la fractura se debe verificar que se restaure la convergencia de los dedos largos hacia el tubérculo del escafoides.

Por su poder de contracción, los interóseos acortan los MTC que presentan trazos de fracturas oblicuas largas o espiroideas.

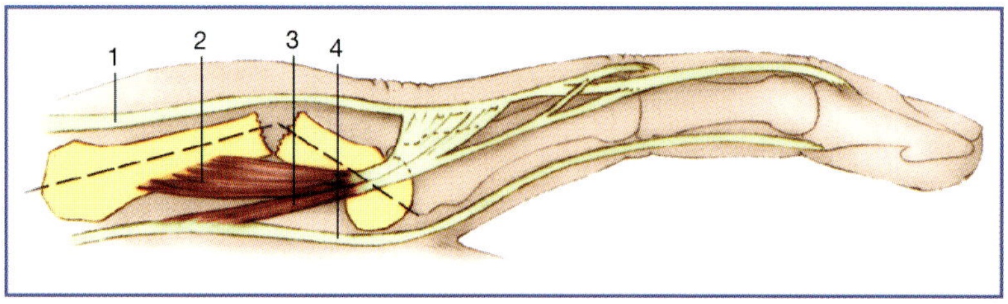

Figura 7.1 Por la acción conjugada de los interóseos y los tendones flexores, el fragmento distal de los MTC se flexiona. 1: Tendón extensor; 2: Interóseos; 3: Lumbrical; 4: Tendones flexores.

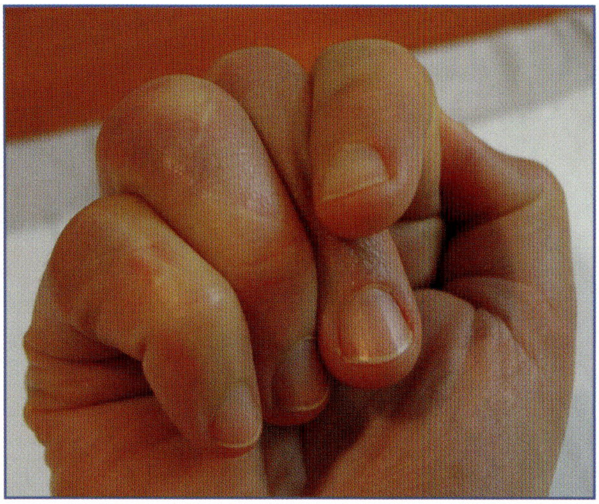

Figura 7.2 Cabalgamiento del dedo índice sobre el dedo medio. Consecuencia de una fractura de la diáfisis del segundo MTC con alteración rotacional.

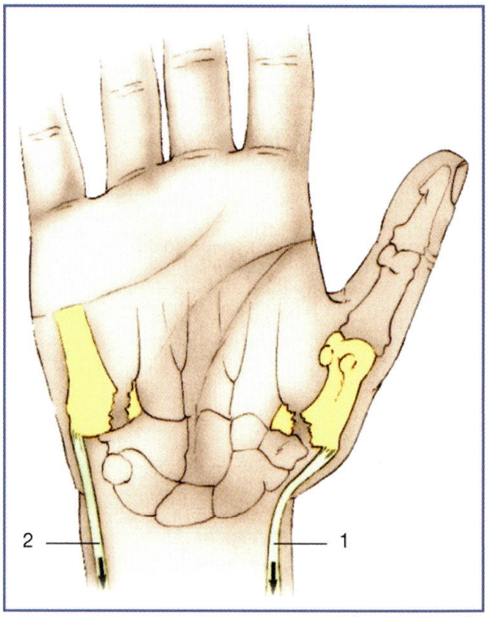

Figura 7.3 En las fracturas de Bennett, el primer MTC se desplaza hacia arriba y hacia atrás por la acción del abductor largo del pulgar (1). El mismo mecanismo se produce en las fracturas articulares de la base del quinto MTC por la acción del cubital posterior (2).

En la fractura de Bennett[5], el primer MTC se desplaza hacia arriba y afuera por la acción del abductor largo del pulgar y de los músculos tenares (Figura 7.3).

La fractura de la base del quinto MTC es equivalente a la anterior, pero el desplazamiento es producido por la acción del cubital posterior (*v.* Figura 7.3).

Los traumatismos directos y axiales en los MTC de los dedos largos originan fracturas-luxaciones de su base. El fragmento óseo palmar se mantiene solidario de los huesos del carpo. Bajo la acción de los radiales, el segundo y tercer MTC se luxan hacia arriba y hacia atrás con mayor facilidad y originan una protuberancia dorsal en "dorso de tenedor", a menudo, enmascarada por la presencia de edema y hematoma.

Fracturas de las falanges

Fracturas diafisarias de la primera falange (F1)

Bajo la acción de los interóseos, se flexiona el fragmento proximal y, por acción de las bandeletas laterales del aparato extensor, se coloca en extensión el fragmento distal, lo que produce un *recurvatum* con apertura palmar del foco de fractura (Figura 7.4).

La inclinación lateral del fragmento distal es clínicamente más evidente y se debe a la naturaleza del traumatismo y de la línea de fractura. En cambio, la rotación axial es frecuente y no puede diagnosticarse clínica ni radiográficamente si los dedos se hallan en extensión.

Fracturas diafisarias de la segunda falange (F2)

Cuando el trazo de fractura es proximal respecto a la inserción del tendón flexor superficial, el fragmento proximal es atraído en extensión por la bandeleta media del tendón extensor y el fragmento distal se flexiona, debido a la acción del flexor superficial. La deformación origina una angulación con apertura dorsal del foco de fractura (Figura 7.5).

En cambio, una fractura distal a la inserción del tendón flexor superficial inclinará el fragmento proximal en flexión y el fragmento distal en extensión, lo que originará una apertura palmar (Figura 7.6).

Tiempos de consolidación

Clásicamente[76], los tiempos de consolidación son de tres a cinco semanas para los MTC y las fracturas epifisarias, de cinco a siete semanas para las fracturas diafisarias de la primera falange, de siete a diez semanas para la segunda falange y de tres a cuatro semanas para las fracturas de la tercera falange. La osteosíntesis directa duplicaría estos tiempos[32]. Finalmente, ciertos factores anexos pueden modificar estos tiempos, como lo son el compromiso articular, la importancia, el mecanismo y la energía del traumatismo causal, la presencia de lesiones asociadas, la contusión de los tejidos blandos, la conminución del foco y las lesiones de los pedículos vasculonerviosos entre otros. La edad del paciente, su estado metabólico y un eventual tabaquismo[70] intervienen en el pronóstico, así como la calidad de la reducción de la fractura y de la osteosíntesis.

Examen clínico y radiográfico

Examen clínico

Las deformidades de la mano luego de una fractura no son fáciles de evidenciar, ya que el edema o el hematoma pueden ocultarlas. La deformidad en *recurvatum* de las falanges puede ser diagnosticada fácilmente. Por el contrario, las fracturas oblicuas o espiroideas son inaparentes en un dedo en extensión. Solo la flexión prudente del dedo permitirá ver su desviación rotatoria. La flexión de las articulaciones metacarpofalángicas hace aparecer el arco de los MTC. En el caso de una fractura del cuello de un metacarpiano, el

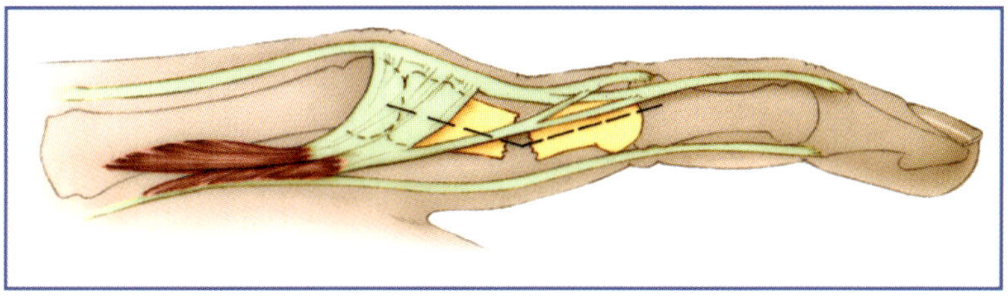

Figura 7.4 Por la acción de los interóseos, el fragmento proximal de una fractura diafisaria de la primera falange se flexiona y produce una angulación con apertura palmar del foco de fractura.

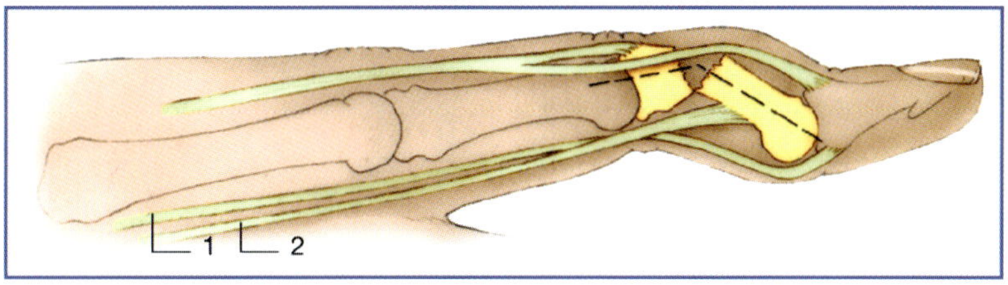

Figura 7.5 La fractura de la segunda falange situada proximal a la inserción del tendón flexor superficial produce una angulación con apertura dorsal del foco de fractura. 1: Flexor profundo; 2: Flexor superficial.

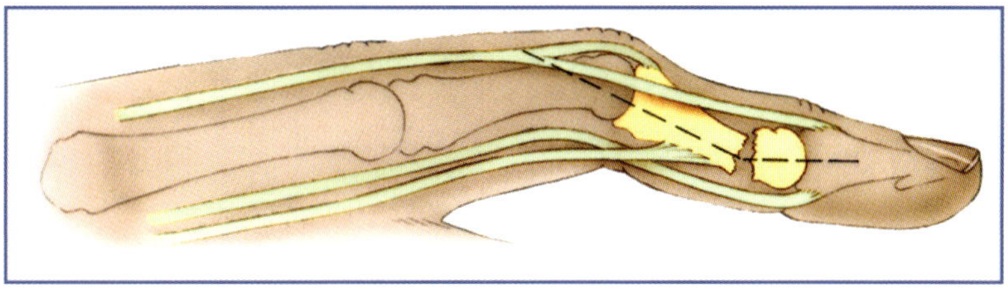

Figura 7.6 La fractura de la segunda falange situada distal a la inserción del tendón flexor superficial produce una angulación con apertura palmar del foco de fractura.

relieve de la cabeza se borra y, si la báscula es importante, esta será palpable en la palma de la mano en relación con el pliegue palmar distal, lo que producirá una molestia en los trabajadores manuales de fuerza. El examen clínico deberá completarse con la evaluación del aparato tendinoso y de los pedículos vasculonerviosos.

Examen radiográfico

El análisis radiográfico de una fractura debe ser cuidadoso y no se debe limitar a una simple incidencia de frente y de perfil de la mano.

Para los MTC, las incidencias oblicuas a 30°, 45° y 60° permiten despejar las superposiciones óseas que se observan en la proyección de perfil (Figura 7.7). Sobre la incidencia de frente se buscará una anomalía de la cascada metacarpiana con un acortamiento que debería despertar sospechas, si ninguna lesión es evidente. Una incidencia de perfil estricto es muy útil, a pesar de las superposiciones, para evaluar la brecha interfragmentaria, en caso de fractura oblicua larga, y para descartar una luxación carpometacarpiana asociada, frecuentemente difícil de diagnosticar en las proyecciones oblicuas y de frente.

Para el pulgar, se utilizarán las incidencias de Kapandji:[53]

- El **frente estático** (Figura 7.8): El antebrazo y la mano reposan sobre el borde cubital; la mano, en semipronación; la muñeca, en extensión de 15°; el plano coronal del pulgar debe estar paralelo al plano de la mesa. El rayo incidente debe ser vertical oblicuo, inclinado 30° en proximal, y centrado sobre la articulación metacarpofalángica.

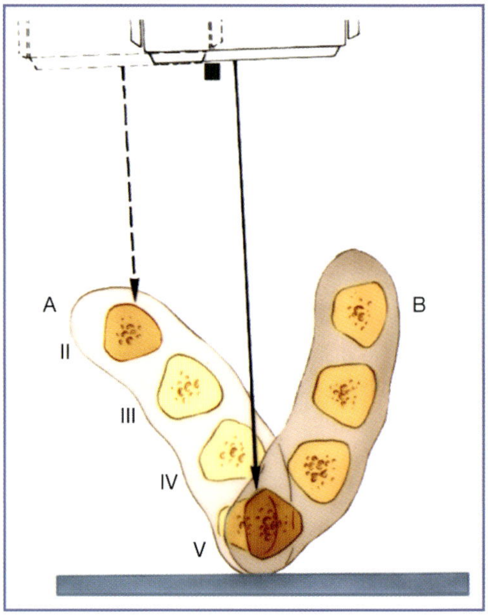

Figura 7.7 La visualización del segundo y del quinto MTC se efectúa de perfil, colocando la mano a 30° de pronación (A) y de supinación (B), respectivamente.

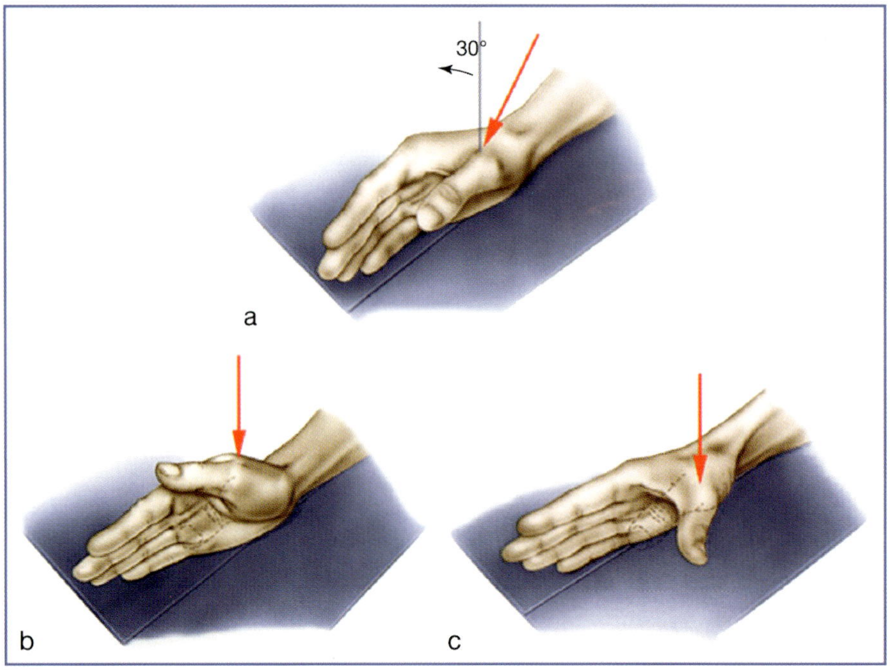

Figura 7.8 Incidencias radiográficas de frente de la columna del pulgar según Kapandji. **a** Incidencia estática. **b** Incidencia dinámica en retropulsión. **c** Incidencia dinámica en antepulsión.

- El **perfil estático** (Figura 7.9): La muñeca se coloca en inclinación radial y en extensión de 20°; el pulgar, en línea con el borde radial del antebrazo; la mano, en pronación. El pulgar y el antebrazo apoyan sobre el borde radial, los dedos flexionados para sobreelevar el metacarpo 30° en relación con el plano de la mesa. El rayo incidente es vertical, centrado sobre la metacarpofalángica.
- Las **proyecciones dinámicas** retoman las posiciones de las incidencias estáticas, con el pulgar en hiperabducción y, luego, en hiperaducción para el frente, pulgar en hiperflexión y luego en hiperextensión para el perfil.

La incidencia de Brewerton[11] propuesta inicialmente para evaluar las lesiones erosivas encontradas en las cabezas de los MTC en la artritis reumatoide, encuentra un gran interés en la evaluación de las lesiones traumáticas de las articulaciones metacarpofalángicas. La mano es colocada apoyando su cara dorsal sobre la placa radiográfica y se dejan las articulaciones metacarpofalángicas flexionadas a 65° y el rayo inclinado 15° hacia el lado cubital de la mano (Figura 7.10).

Métodos de tratamiento

La variedad de fracturas y sus consecuencias funcionales exigen la elección de una terapéutica adaptada. Tubiana[110,111] ha jerarquizado los distintos métodos en siete categorías:

- Movilización inmediata.
- Inmovilización con férula.
- Reducción ortopédica y movilización precoz.
- Reducción ortopédica, osteosíntesis con clavijas a foco cerrado y ortesis.
- Reducción ortopédica, osteosíntesis con fijador externo.
- Reducción a cielo abierto, con osteosíntesis mínima que no autoriza una movilización precoz.
- Osteosíntesis sólida, movilización inmediata.

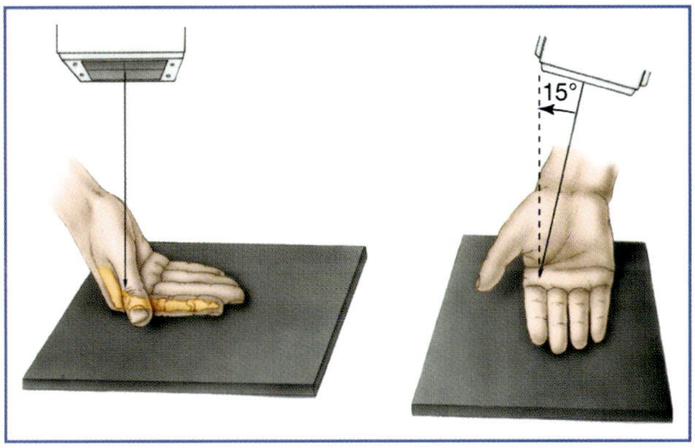

Figura 7.10 La incidencia de Brewerton coloca las articulaciones metacarpofalángicas a 65° de flexión y el rayo se inclina a 15° sobre la cara cubital de la mano. Esta incidencia permite evidenciar fracturas metacarpofalángicas, pero también es útil para el diagnóstico de las fracturas de la base de la primera falange del cuarto y quinto rayo.

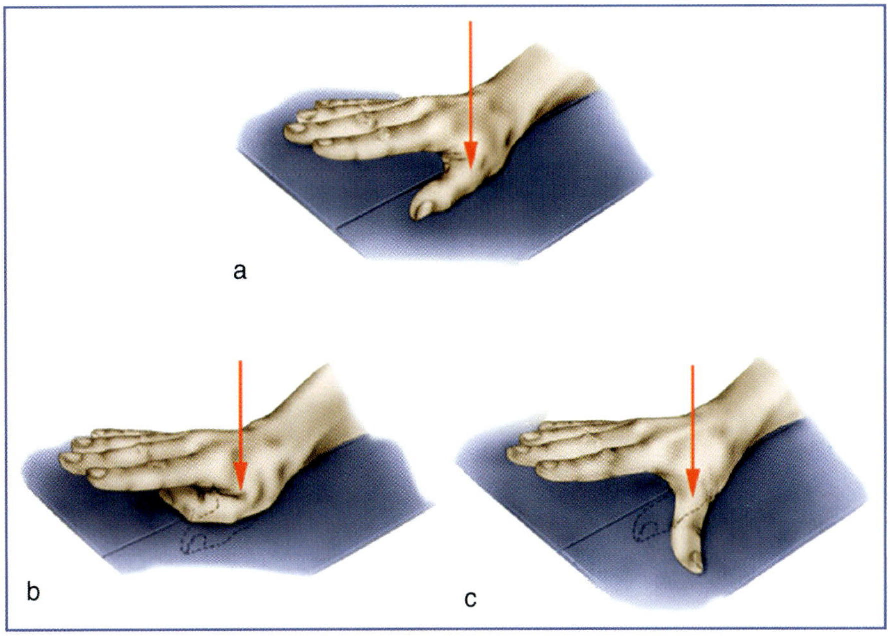

Figura 7.9 Incidencias radiográficas de perfil de la columna del pulgar según Kapandji. **a** Incidencia estática. **b** Incidencia dinámica en flexión. **c** Incidencia dinámica en extensión.

Nos parece más didáctico detallar el tratamiento en función de la estabilidad del foco de fractura y de la osteosíntesis propuesta, según un orden de agresividad quirúrgica y de gravedad creciente:

- Tratamiento funcional.
- Tratamiento ortopédico con reducción previa o sin esta.
- Tratamiento percutáneo con clavijas o tornillos.
- Tratamiento con osteosíntesis directa estable.
- Tratamiento con fijación externa.
- Tratamiento de espera o de estabilización precaria.

La gran mayoría de las fracturas cerradas estables se consolidarán con un tratamiento ortopédico o funcional. La función puede permanecer correcta con una deformación de la mano que no afecta la prensión. Los impactos médico-legales y económicos de la cirugías, tomando en cuenta los riesgos quirúrgicos, los costos de los implantes y los gastos de hospitalización, refuerzan a algunos países a seguir y desarrollar esta actitud conservadora. Por nuestra parte, haciendo abstracción de estos elementos sociales, las indicaciones quirúrgicas se acrecientan gracias al mejoramiento continuo del material de osteosíntesis, a la mejor comprensión del estrés biomecánico y de la fijación de las fracturas. Por otro lado, los pacientes insisten en obtener un resultado funcional y estético rápido a fin de reducir el período de inactividad.

En cambio, cabe recordar que la cirugía debe ofrecer al paciente un resultado al menos igual al de un tratamiento conservador. El paciente que se va a tratar debe estar informado de las diferentes posibilidades terapéuticas con los plazos y los resultados esperados, a fin de poder elegir con total conocimiento de causa. La adhesión del paciente a su tratamiento resultará de la comprensión del programa planeado. El cirujano debe, entre otras cosas, evocar los riesgos infecciosos, la necesidad de proceder a la ablación del material y no debe evitar mencionar los riesgos técnicos (lesión tendinosa, nerviosa, desborde de los tornillos, etc.).

Tratamiento funcional

El tratamiento funcional hace referencia a un tratamiento inmediato y prudente. Weeks[117], junto con de la Caffinière y Mansat[21], observaron que una cuarta parte de los casos de rigidez digital se debían a una fractura del esqueleto de la mano.

La movilización precoz, incluso inmediata, es el mejor método para luchar contra el edema y la rigidez articular y para preservar el espacio de deslizamiento tendinoso. Para facilitar la movilización del dedo fracturado y protegerlo a la vez de amplitudes anormales, la colocación en sindactilia con el dedo vecino mediante uno o dos anillos elásticos de Elastoplast® o de una banda de Velcro® unidos entre ellos, constituye la mejor ortesis dinámica (Figura 7.11).

Tratamiento ortopédico

El tratamiento ortopédico, con reducción previa o sin esta, necesita de una inmovilización de la mano en una posición que conlleve un mínimo de rigidez. La inmovilización con férula es necesaria para las fracturas inestables, pero produce una importante rigidez articular y, en especial, consolidaciones viciosas, cuando las articulaciones MF no se flexionan entre 40° y 60° y las IFP no han sido mantenidas en extensión. Todavía se confían demasiados dedos a un bajalenguas, el que jamás debería haber salido del área de otorrinolaringología (ORL).

Por lo tanto, hay que respetar la posición de inmovilización, denominada de protección, ya que previene las rigideces articulares al mantener tensos todos los ligamentos colaterales. Se trata de la posición "**intrínseco plus**": las MF se mantienen flexionadas entre 40° y 60° y las IF se mantienen en extensión o en muy ligera flexión (15° máximo).

Las diferentes inmovilizaciones son deducidas de esta posición de base.

La inmovilización de la mano respeta el adagio ortopédico de estabilización del segmento lesionado y de la articulación suprayacente y subyacente.

Inmovilización con esfera o "bola" de Bonvallet

La inmovilización con esfera o "bola" de Bonvallet pertenece a la historia de la cirugía[8]. Se venda la mano cerrada sobre una bola de yeso. La posición es próxima a la posición

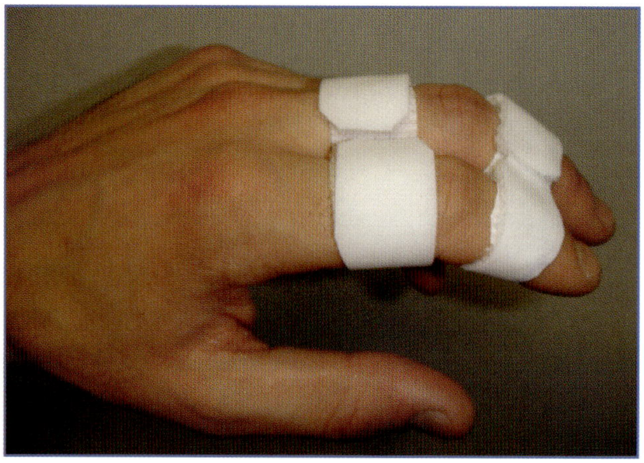

Figura 7.11 La colocación en sindactilia del dedo portador de una fractura estabilizada con el dedo vecino intacto es la mejor ortesis dinámica que asegura un resultado funcional rápido. Se cierran dos anillos de Velcro® sobre F1 y F2.

de protección, pero hay poca tolerancia cutánea y el seguimiento radiográfico es difícil. La reeducación de los segmentos digitales indemnes es imposible. Esta técnica rudimentaria todavía encuentra indicaciones excepcionales en cirugía humanitaria o donde la colaboración del paciente es imposible de obtener (niños muy pequeños, demencia, etc.).

La utilización de ortesis en material termoformable

Actualmente, el uso de ortesis en material termoformable es ampliamente aceptado, debido a que estas se adaptan a medida a la anatomía del paciente y permiten la liberación de los rayos o las articulaciones no lesionadas a fin de limitar la rigidez. Estas ortesis pueden ser remodeladas para adaptarse a la disminución del edema y, también, pueden recortarse si es que el avance de la consolidación autoriza la liberación de segmentos digitales suplementarios[45] (Figuras 7.12 y 7.13).

Por regla general, tres semanas son suficientes para estabilizar el foco de fractura. Después de ese período, una reeducación activa con el uso de ortesis dinámicas permitirá restaurar la función. Son necesarias de tres a seis semanas para restaurar un sector útil de movilidad y, pasado ese tiempo, se puede realizar el trabajo con resistencia.

El tratamiento ortopédico y el tratamiento funcional no significan un abandono terapéutico y la elección del método correcto es indispensable para esperar un buen resultado. De hecho, la mayoría de las fracturas de la mano pueden responder a un tratamiento conservador.

Tratamiento percutáneo con clavijas o tornillos

Se propone este tratamiento cuando la reducción por maniobras externas es satisfactoria. El hecho de no abordar el foco de fractura hace que no haya desvascularización fragmentaria, que no existan adherencias sobre el trayecto quirúrgico y que se preserve el hematoma y sus preciados factores de crecimiento.

Está indicado en caso de fracturas simples desplazadas, donde la estabilidad conferida a menudo permite la movilidad precoz.

A la inversa, también encuentra su lugar en caso de fracturas muy conminutas, en las cuales un abordaje para realizar una osteosíntesis directa tiene pocas chances de éxito. El objetivo es entonces restaurar la longitud y el eje del segmento óseo lesionado, incluso si el montaje no permite siempre una movilización precoz. En el mismo sentido, permitirá la estabilización de una fractura que presente un revestimiento

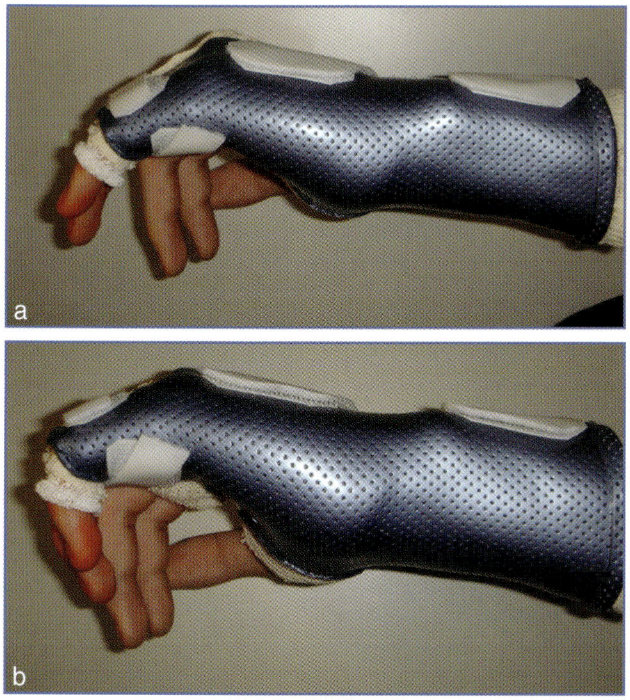

Figura 7.12 a Ortesis estática de inmovilización antebraquidigital para las fracturas de los MTC. La muñeca es estabilizada a 20° de extensión, las MF entre 40° y 60° de flexión. El soporte dorsal culmina sobre la cabeza de la primera falange, y en la cara palmar, al nivel de la mitad de la primera falange. **b** Colocación en sindactilia con el dedo vecino de la cadena digital fracturada para facilitar la flexión activa de la IFP y la IFD.

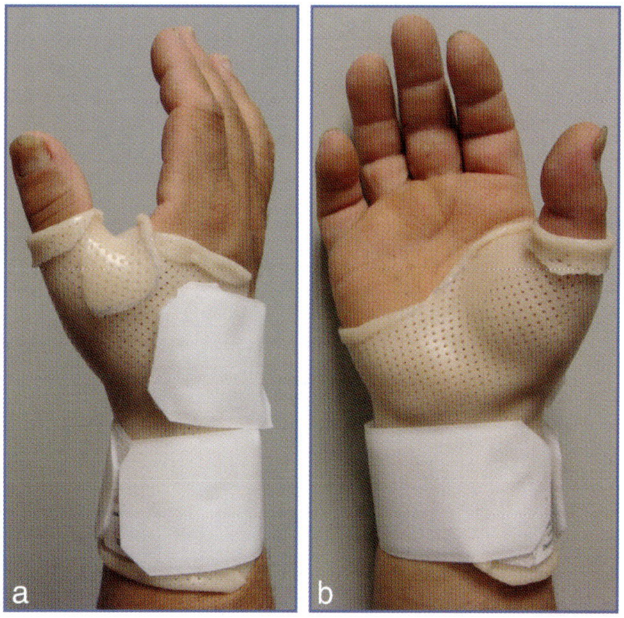

Figura 7.13 a y **b** Ortesis estática de inmovilización para una fractura del primer metacarpiano. Se estabiliza la articulación MF a 20° de flexión. La articulación trapeciometacarpiana está fija en abducción y antepulsión.

cutáneo contuso o lesionado, que no autorice un abordaje quirúrgico para una osteosíntesis directa (Figura 7.14).

Enclavijado axial y cruzado

Pratt[83] y Von Saal[90] alentaron el uso de clavijas de Kirschner en cirugía de la mano. De preferencia, las clavijas serán introducidas en el borde dorsolateral del dedo, teniendo la precaución de no lesionar ni bloquear el aparato extensor (Figura 7.15).

Las clavijas de 10/10 mm y 12/10 mm se introducen por medio de un motor potente pero de baja velocidad para evitar calentar el hueso cortical.

Las clavijas deben evitar bloquear las articulaciones sanas, por lo que se prefiere un enclavijado oblicuo que penetre por las caras laterales de las cabezas de los MTC y de las falanges.

Una sola clavija no es suficiente para estabilizar el foco de la fractura y puede, además, comportarse como un eje de rotación. La segunda clavija debe introducirse por el lado opuesto para realizar el montaje en cruz, pero hay que mantener la compresión axial del foco de la fractura en el momento de su introducción, para evitar que se origine una diastasis en dicho foco.

Cuando el enclavijado de una fractura inestable resulta difícil, se recomienda introducir una clavija axial temporal para restaurar la alineación. Una vez colocada las dos clavijas en cruz, el montaje es suficientemente sólido para prescindir de la clavija axial. Este montaje, denominado en "Torre Eiffel" y propuesto por Tubiana, facilita el trabajo del cirujano y protege al paciente de la formación de una consolidación viciosa (Figura 7.16). En las proximidades de una articulación, las clavijas obstaculizan el juego cápsulo-ligamentario y el riesgo de lesión de los pedículos vasculonerviosos no es despreciable. Finalmente, hay que remarcar que la tasa de infección,

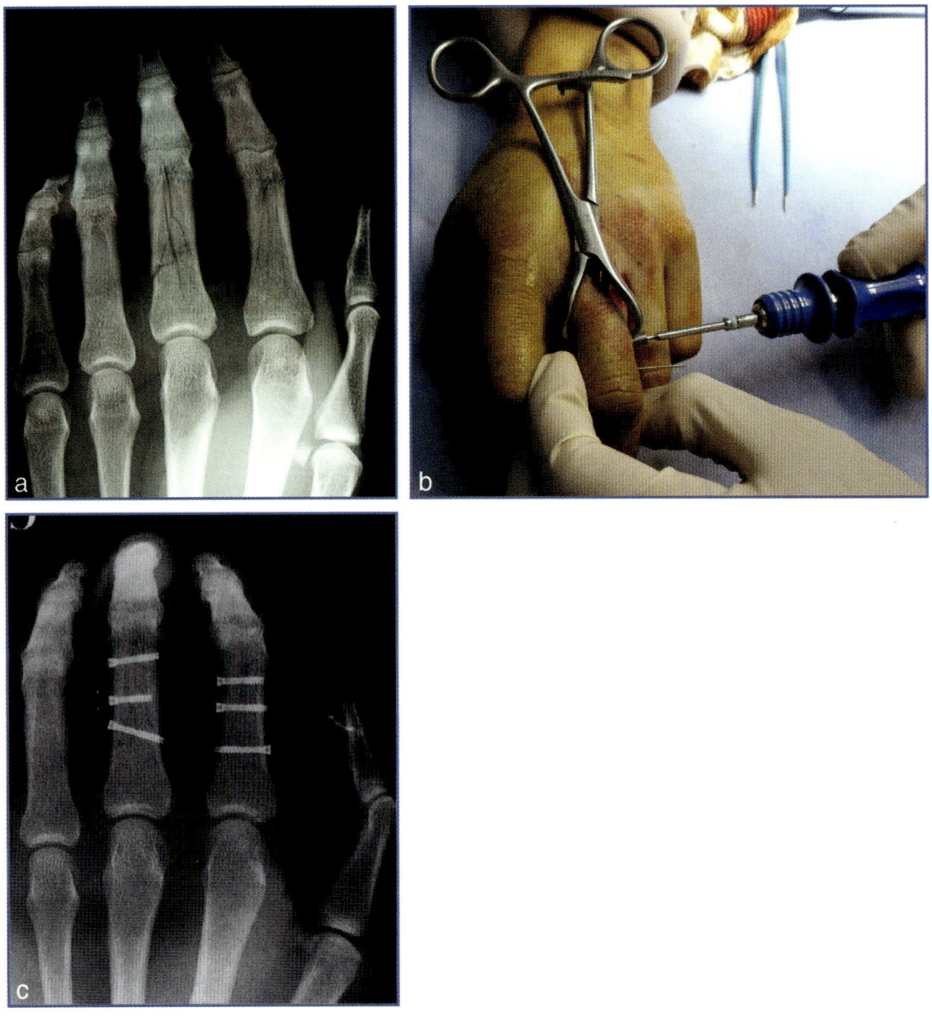

Figura 7.14. a Fractura conminuta de F1 del segundo y tercer dedo. **b** Estabilización con tornillos canulados percutáneos (Biotech-Ortho®). La pinza de reducción facilita la colocación de la clavija-guía. **c** Resultado a los dos meses.

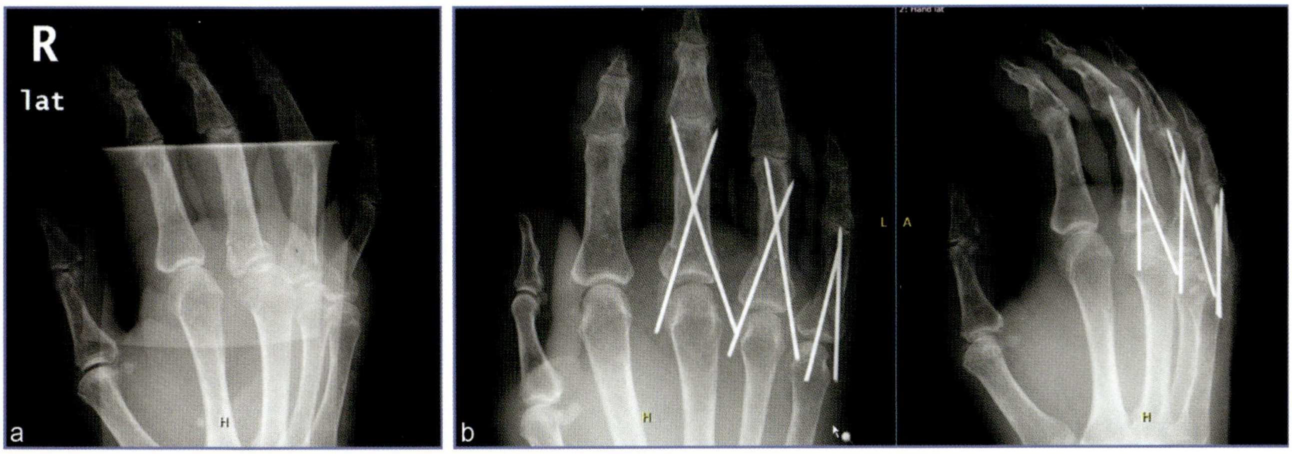

Figura 7.15 a y **b** Fractura de las falanges proximales de D3 a D5: osteosíntesis con un enclavijado en cruz de las falanges.

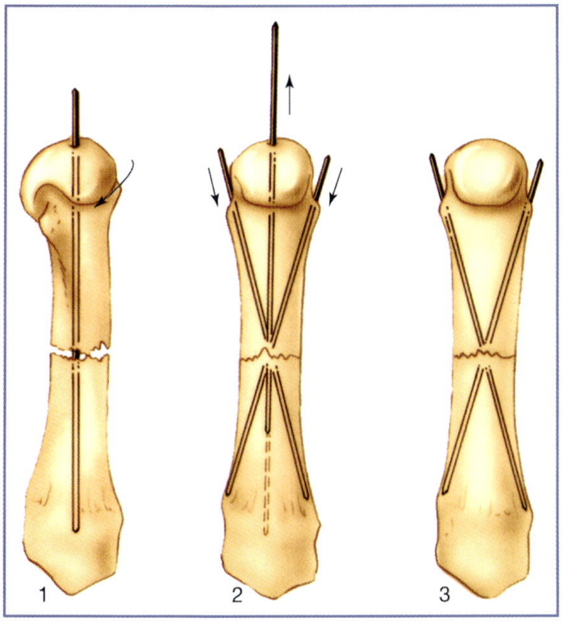

Figura 7.16 Osteosíntesis con foco cerrado mediante clavijas de Kirschner de una fractura diafisaria. El montaje denominado "Torre Eiffel" según Tubiana, comienza por la reducción y el alineamiento del esqueleto mediante una clavija axial (1). Dos clavijas oblicuas son introducidas por las tuberosidades del cuello (2). Durante estas maniobras, conviene mantener la compresión del foco de fractura para evitar que se produzca una diastasis. Finalmente, se retira la clavija axial (3).

de seudoartrosis y de consolidación viciosa siguen siendo relativamente altas (25,3%)[32].

Enclavijado fasciculado de los metacarpianos y las falanges

Este enclavijado fasciculado retoma el principio la osteosíntesis elástica defendida por Hackethal y Ender. Para las fracturas extraarticulares de la base del primer MTC, Kapandji[54] propuso un doble enclavijado cruzado ascendente, donde las clavijas son introducidas por las caras laterales de la cabeza del primer MTC (Figuras 7.17 y 7.18). Una técnica similar es utilizable para las falanges intermedias; esta respeta el apoyo sobre los tres puntos de los enclavijados centromedulares elásticos estables (ECMES) de Metaizeau[59,62]. Para el quinto MTC, Foucher[27,29] utiliza un enclavijado fasciculado múltiple introducido por una ventana cortical en la base del quinto MTC (Figura 7.19).

Enclavijado transversal de los metacarpianos (Figura 7.20)

En 1973, Lamb[60] publicó su experiencia con el enclavijado transversal de las fracturas inestables de los MTC. Hizo así justicia a una antigua idea poco conocida de Berkmann y Myles[6]. El MTC sano constituye un fijador externo "biológico" que permite la estabilización del rayo

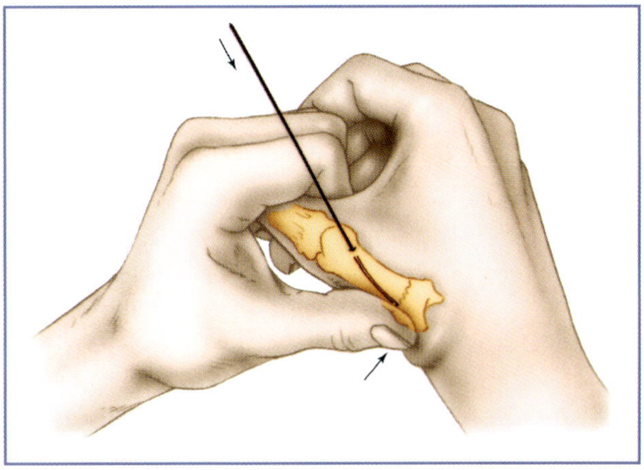

Figura 7.17 Principio de reducción y estabilización mediante un enclavijado a foco cerrado de las fracturas cerradas proximales del primer MTC (según Kapandji).

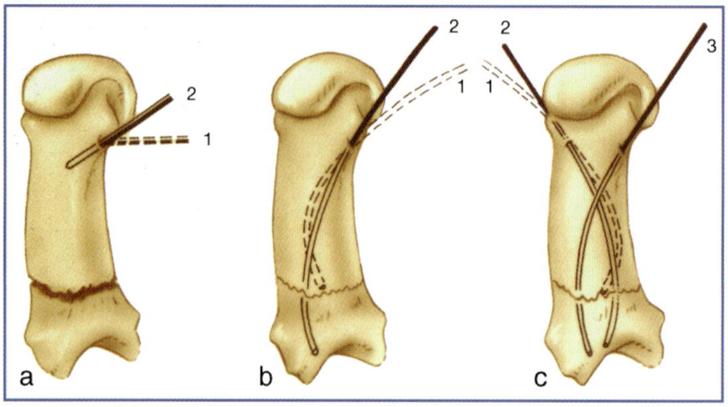

Figura 7.18 Técnica de Kapandji. **a** Se prepara el orificio de entrada de la clavija con la ayuda de un instrumento de punta cuadrada, primero transversalmente (1) y luego en dirección oblicua (2). **b** La primera clavija, con un extremo redondeado, es introducida hasta el foco de fractura (1), luego, tras la reducción y la compresión, se la empuja hasta la base del primer MTC (2). **c** La segunda clavija (3) es introducida según el mismo principio.

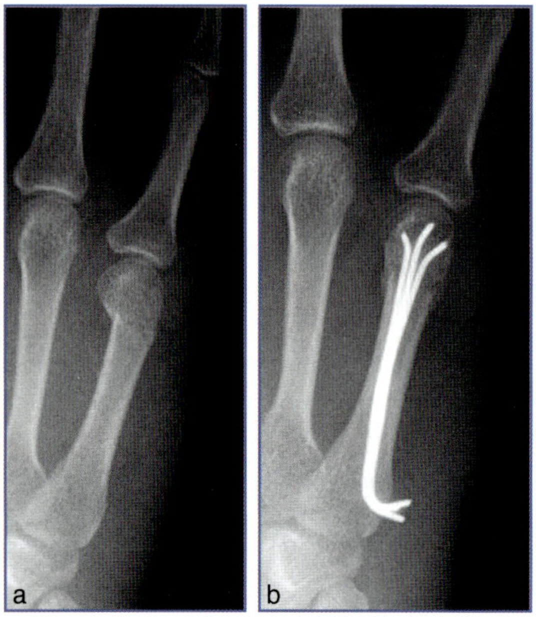

Figura 7.19 a y **b** Enclavijado fasciculado en "ramillete", según Foucher, de una fractura del cuello del quinto metacarpiano.

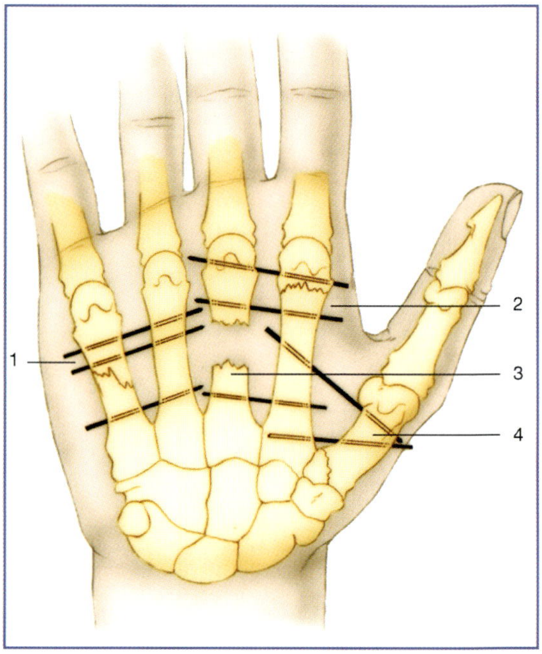

Figura 7.20 Los enclavijados transversales de los MTC tienen múltiples indicaciones. 1: Fractura inestable; 2: Fractura del cuello; 3: Pérdida de sustancia ósea permanente; 4: Fractura de Bennett tratada por un enclavijado divergente (M. Iselin).

fracturado y mantiene su longitud y su eje. Furlong[33] lo utiliza para estabilizar las fracturas inestables del cuello del quinto MTC (*v.* Figura 7.20-2). James[49] (*v.* Figura 7.20-1) la recomienda también para el tratamiento de las fracturas inestables de los MTC. El uso de este método tiende a desarrollarse para tratar las fracturas-luxaciones de los MTC, así como también para mantener la longitud cuando hay pérdida de sustancia ósea (Figura 7.21 y *v.* Figura 7.20-3). Es el mejor método para neutralizar las fuerzas en flexión palmar que desarrollan los interóseos sobre el fragmento distal de los MTC fracturados. Johnson[50] propone el enclavijado transversal único para tratar las fracturas de Bennett (*v.* Figura 7.20-4). Iselin[46], con el mismo concepto utiliza dos clavijas divergentes para estabilizar mejor el primer MTC y evitar la retracción de la primera comisura.

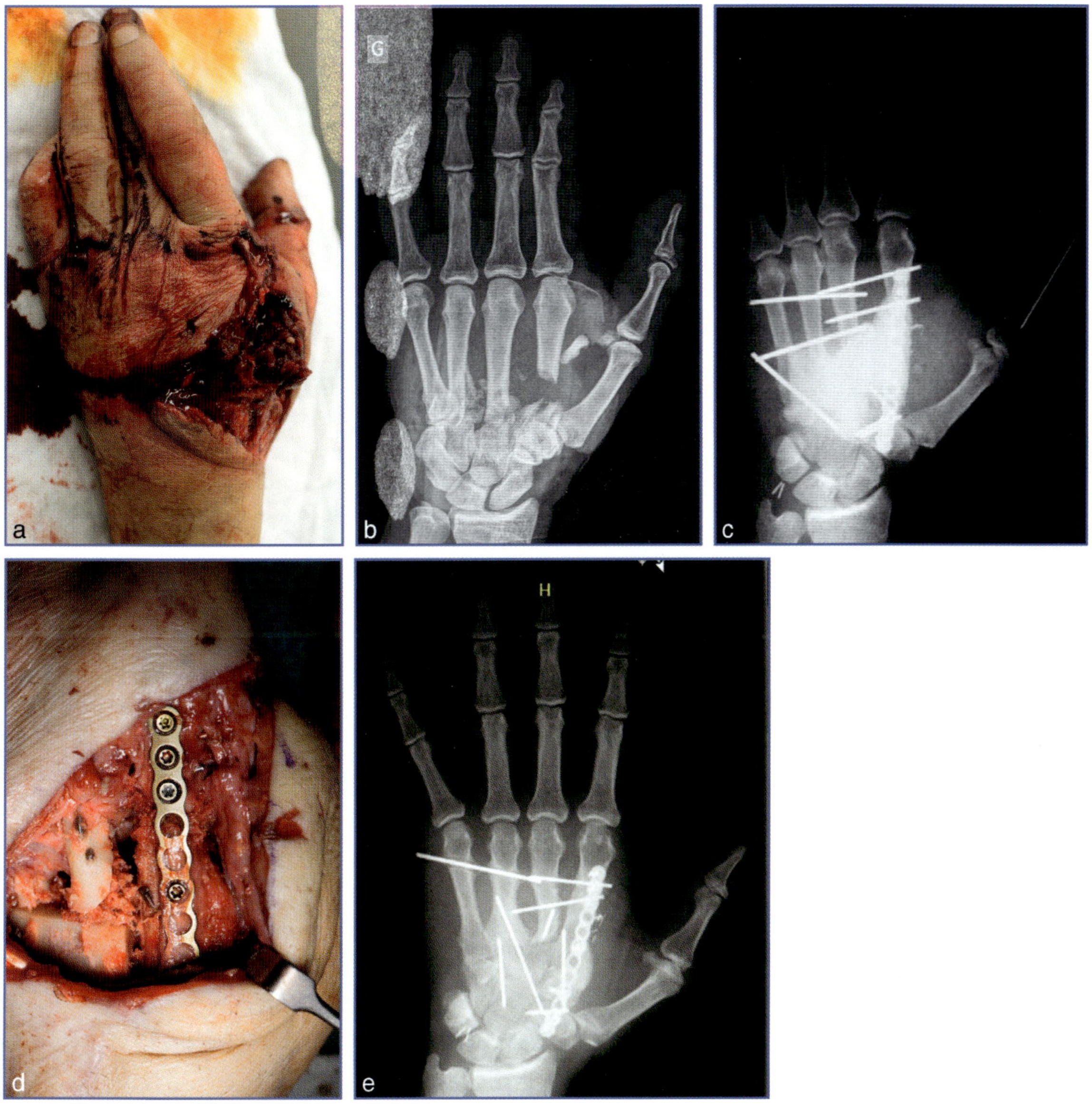

Figura 7.21. **a** y **b** Pérdida de sustancia del segundo, tercero y cuarto MTC, sostenidos con clavijas transversales e inclusión de un espaciador de cemento. **c** y **d** El segundo tiempo quirúrgico consiste en una cobertura cutánea con un colgajo interóseo posterior e inclusión de un injerto óseo tomado de la cresta ilíaca y fijado con una placa. **e** Resultado luego de la consolidación.

Tratamiento con osteosíntesis directa estable

Después del entusiasmo inicial generado por la aparición del material AO, muchos usuarios señalaron el aspecto demasiado voluminoso de dicho material, en particular los tornillos y las placas que, atornilladas a las caras dorsales de los MTC y las falanges, lesionaban el aparato extensor.

Heim y Pfeiffer[39], los promotores de este método, observaron en 1974 que el tratamiento de las fracturas de falange con este material proporcionaban al final resultados pocos satisfactorios y que la operación misma podía resultar muy difícil.

Sin embargo, los estudios biomecánicos demostraron que las fuerzas ejercidas sobre la cadena digital durante los movimientos de flexión y extensión fueron mínimas.

A partir de estos resultados, Foucher y Merle desarrollaron junto con Osteo® un material de aposición miniaturizado, que luego fue reproducido por la mayoría de los fabricantes. Stryker-Leibinger® (Figura 7.22) y Depuy-Synthes® han desarrollado masivamente placas y tornillos. En la práctica, los tornillos de 1,2 mm, 1,7 mm y 2,3 mm de diámetro y las placas rectas en "L" o en "T" de 0,55 y 1 mm de espesor permiten responder a diferentes situaciones de la osteosíntesis. Estas placas fraccionables son suficientemente maleables para ser moldeadas y aplicadas "a medida", lo más cerca posible del hueso (Figura 7.23).

La osteosíntesis de la mano responde a los principios biomecánicos enunciados por la AO y a los montajes

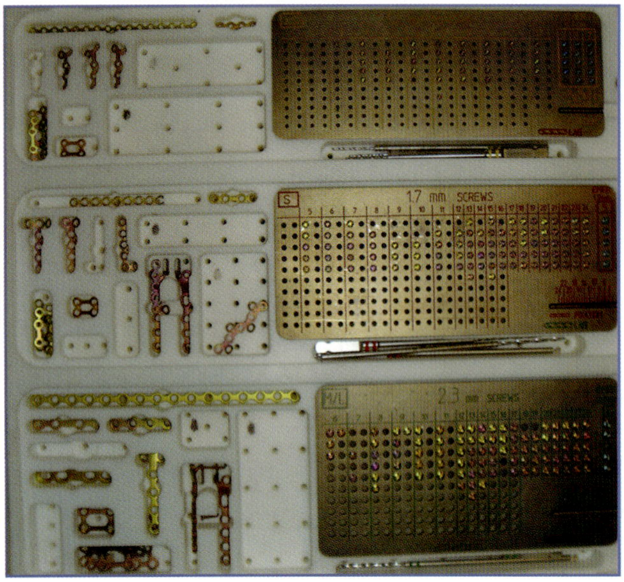

Figura 7.22 Material de osteosíntesis de aposición miniaturizado (Stryker-Lebinger). Los tornillos corticales autorroscantes de titanio (1,2 mm, 1,7 mm y 2,3 mm de diámetro) facilitan la osteosíntesis de pequeños fragmentos.

clásicos. Estabilidad primaria, contacto y, si es posible, compresión interfragmentaria, restauración de la longitud y de los ejes son las palabras clave. El tornillo en compresión directa, perpendicular al trazo de fractura, es utilizado para las fracturas oblicuas o espiroideas largas. Las fracturas oblicuas y espiroideas cortas necesitan un tornillo interfragmentario compresivo con una palca de neutralización. Las fracturas complejas combinan tornillos, placas y cerclajes con hilos para reunir los fragmentos intermediarios a la placa.

Las placas se colocan sobre la cara dorsolateral de las falanges para evitar las adherencias tendinosas (Figura 7.24). La aplicación dorsal pura del material expone al doble del riesgo de adherencias del extensor sobre la placa y a un eventual bloqueo del tendón flexor por un tornillo demasiado largo. En los MTC, la implantación es lateral en el segmento más distal y más bien dorsal a la altura de la diáfisis media y proximal para oponerse a las fuertes tensiones en flexión. Durante los últimos años, la ingeniería ha permitido aportar el sistema de tornillos bloqueados a las miniplacas. Esto simplifica el tratamiento de las lesiones muy

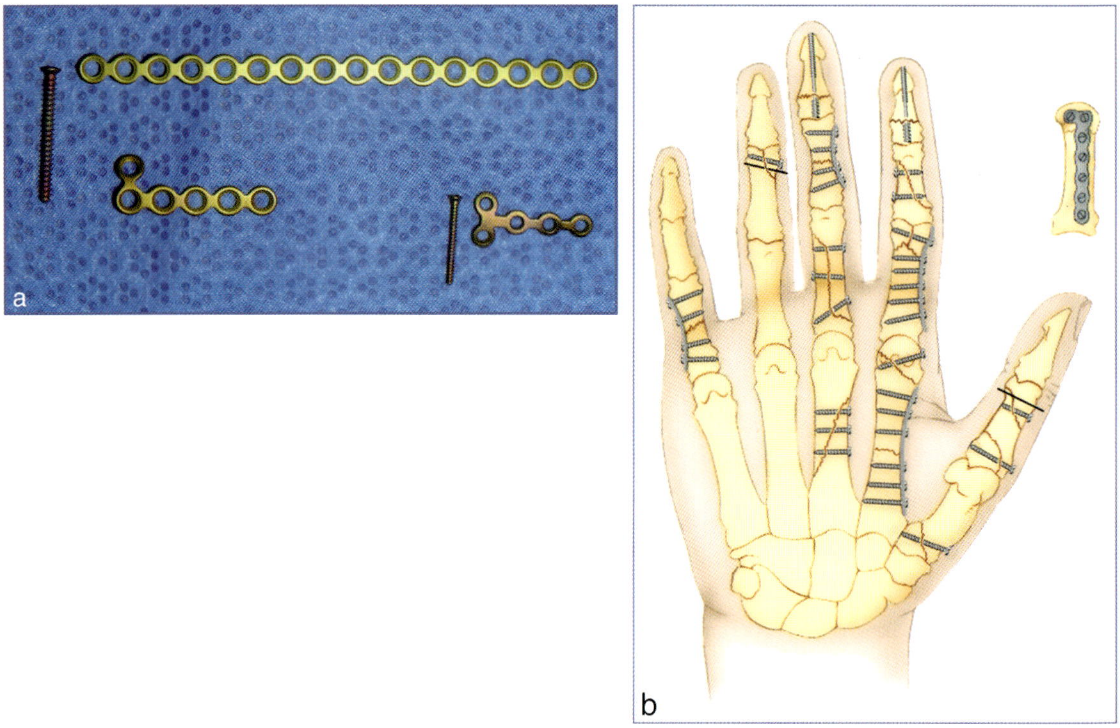

Figura 7.23. a Las placas rectas, en "L" y en "T" (que pueden cortarse), se fijan con tornillos de 1,2 mm y 1,7 mm, lo que permite resolver la mayoría de las osteosíntesis. **b** Las indicaciones son las siguientes:

- Fracturas de la columna del pulgar: Fractura de Bennett con tornillos canulados. Fractura articular de la base de F1. Fractura metafisaria F1, tornillos + clavijas.
- Fracturas oblicuas largas o espiroideas: tornillo cortical.
- Fractura de la base de F3: Colocación de un tornillo esponjoso o un Screw2®.
- Fractura diafisaria de un MTC, F1 y F2: Osteosíntesis con una placa lateral.
- Fractura bicondílea: Osteosíntesis con una placa lateral en "L".
- Fractura unicondílea: Osteosíntesis con un tornillo esponjoso y una clavija de Kirschner antirrotatoria.

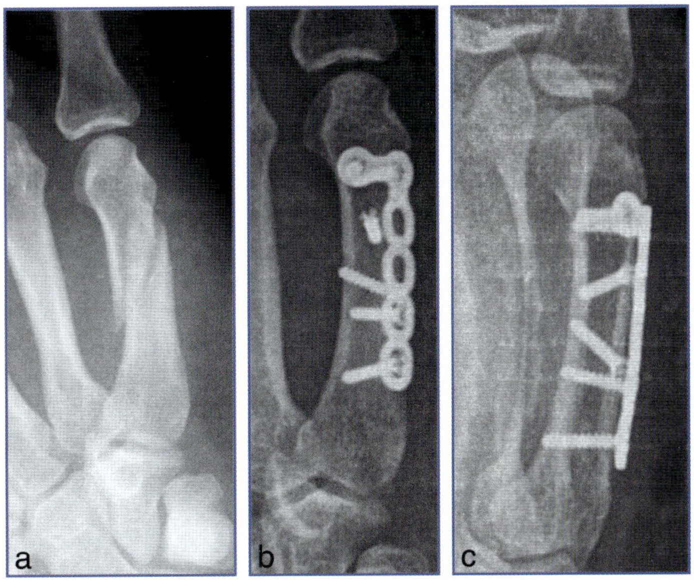

Figura 7.24 a-c Placa en "L" dorsolateral sobre una fractura espiroidea del quinto metacarpiano.

conminutas y epifisarias multifragmentarias, y ofrece una mayor estabilidad que permite una movilización precoz.

Tratamiento con fijador externo

En la mano, el uso del fijador externo es limitado. Está prácticamente restringido a las lesiones multitisulares y a las fracturas de las articulaciones IFP. En 1974 Crockett[19] propuso la utilización de un tutor externo para fijar las artrodesis de los dedos utilizando agujas de Kirschner solidarizadas entre sí con cemento acrílico.

Scott y Mulligan[96] y posteriormente la escuela de Vilain especificaron sus indicaciones en los traumatismos complejos de la mano y en las osteoartritis (Figura 7.25). En 1973, Allieu[1] adaptó para la mano el principio de la fijación externa de Hoffman y recomendó el montaje en cuadro simple con clavijas frontales de transfixión para la columna del pulgar.

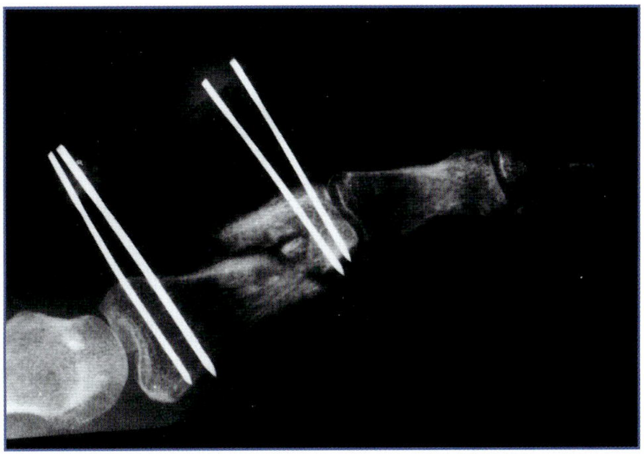

Figura 7.25 Fractura abierta conminuta de la primera falange del quinto dedo, tratada con un fijador externo cementado, denominado de "Beaubourg".

Para utilizar el tutor externo en los dedos largos y preservar el juego articular se recomienda usar clavijas dorsales oblicuas, solidarizadas mediante pequeñas barras de acople. El minifijador de Hoffman permite tal montaje sobre la cadena digital y es compatible con la movilización, pero su aplicación es delicada cuando se trata de colocar las clavijas en pequeños fragmentos óseos yuxtaarticulares. En estos casos, es necesario recurrir al esqueleto vecino y puentear las articulaciones sanas. Por lo tanto, su utilización debe reservarse a los traumatismos complejos de la columna del pulgar, cuando las pérdidas de sustancia ósea y cutánea no puedan tratarse en la urgencia (Figura 7.26). Para el primer MTC, el fijador Mini-Penning Orthofix® permite una estabilización con la ayuda de un sistema minirraíl "listo para usar", donde el tamaño de las fichas utilizadas es reservado casi exclusivamente al pulgar.

Más recientemente han aparecido procedimientos de fijación externa dinámicas más o menos complejos que autorizan una movilización articular bajo distracción. Estos dispositivos son indicados esencialmente en los estallidos de la articulación IFP, con el montaje de Suzuki[106] o el Ligamentotaxor® (AREX®) desarrollado por Pélissier[79] (Figura 7.27, y *v.* más adelante Figuras 7.49 y 7.50).

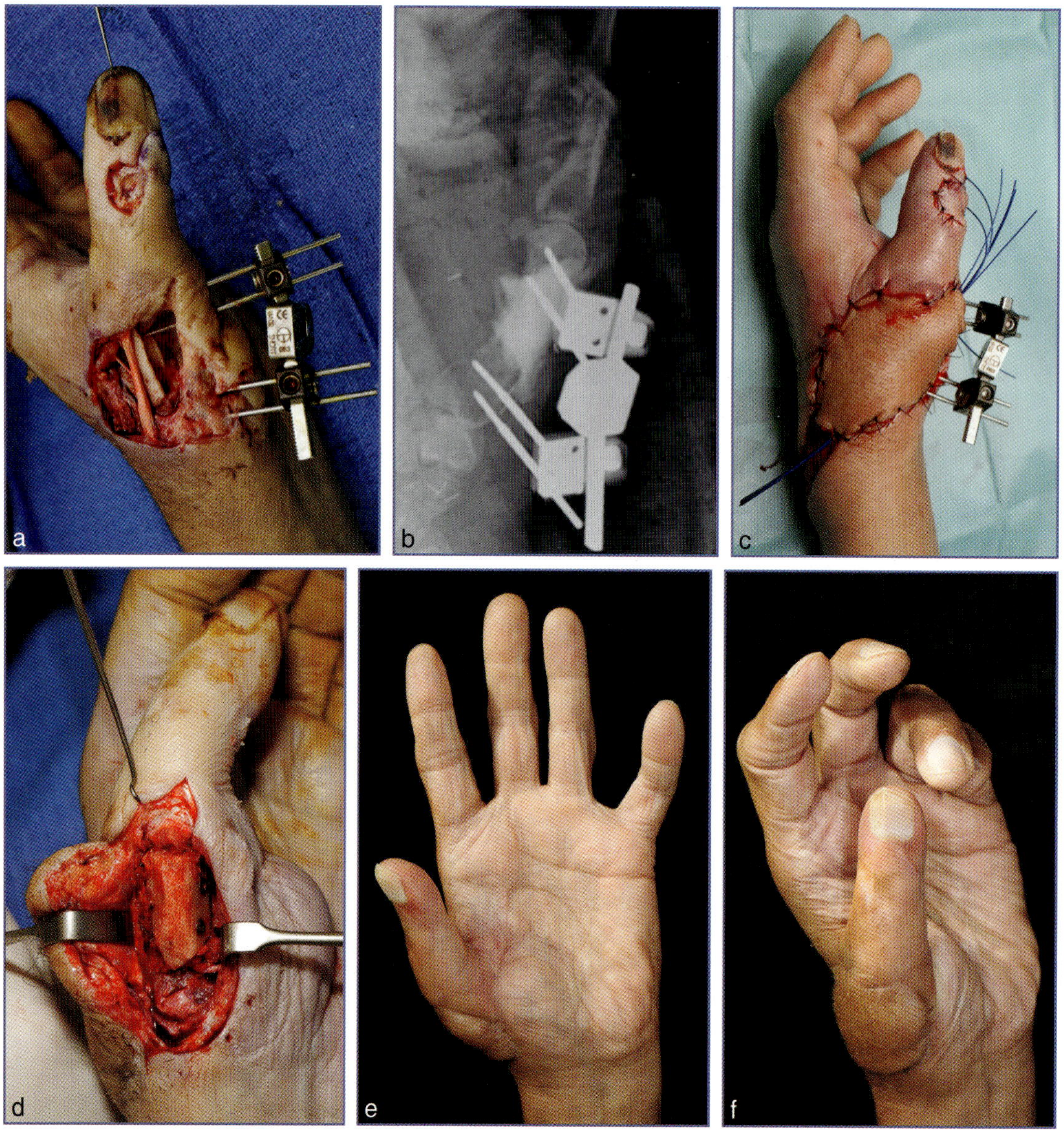

Figura 7.26 a y **b** Minifijador externo Orthofix® sosteniendo la pérdida de sustancia del primer metacarpiano. **c** La cobertura cutánea está asegurada por un colgajo interóseo posterior y se recubre el espaciador con cemento. **d** Injerto óseo de cresta ilíaca fijado con tornillos. **e** y **f** Resultado funcional a los seis meses.

Tratamiento de espera o de estabilización precaria

Este tratamiento es útil para las lesiones multitisulares graves o cuando existe una importante pérdida de sustancia ósea. La osteosíntesis realizada es mínima, teniendo en cuenta la contaminación frecuente de estas lesiones. Ella es confiada a las clavijas, a tornillos aislados para armar una epífisis, un cerclaje con hilo, para amarrar como un paquete, una diáfisis polifragmentada. La longitud y el eje de la cadena digital puede mantenerse con un fijador externo en neutralización o, eventualmente, con un espaciador de cemento armado con clavijas. Cuando el problema infeccioso esté resuelto y las partes blandas estén cubiertas por un colgajo regional, el espaciador podrá ser remplazado por un injerto córtico-esponjoso y una osteosíntesis más estable (*v.* Figuras 7.21, 7.26).

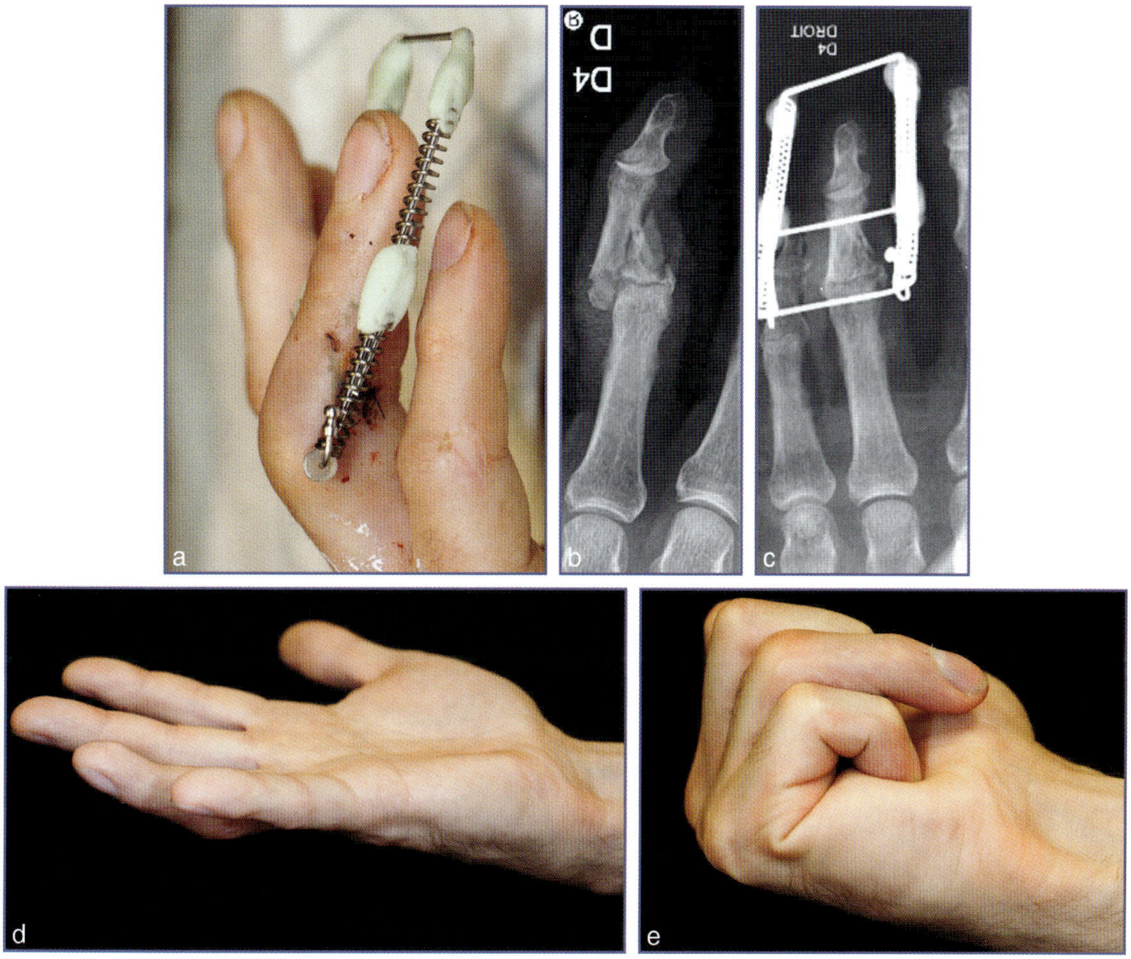

Figura 7.27 **a** y **b** Ligamentotaxor® para tratar una fractura articular conminuta de la falange media. **c** Consolidación y remodelado de la fractura a las seis semanas. **d** y **e** Resultado funcional a los cinco meses.

Las fracturas por nivel de lesión: mecanismo, clasificación y abordaje terapéutico

Las lesiones de la falange distal de los dedos largos y de la segunda falange del pulgar

Las fracturas de la falange distal son las más frecuentes y afectan en mayor medida al pulgar y al mayor. Una simple radiografía de frente y perfil estricto confirma el diagnóstico. Schneider[93] distingue las fracturas del penacho, de la diáfisis y de la base.

Las fracturas del penacho

Las fracturas del penacho se producen como consecuencia de un aplastamiento asociado o no a lesiones de avulsión o pérdida de sustancia del pulpejo o pulpoungueal. Estas fracturas conminutas generan múltiples pequeños fragmentos, poco desplazados, que, por lo general, no requieren de una osteosíntesis.

Las fracturas cerradas del penacho

Las fracturas cerradas del penacho se asocian a un hematoma subungueal muy doloroso que se trata con una perforación de la uña, con la ayuda de una pequeña mecha, de un trocar o de la punta de un clip de papel caliente "al rojo vivo" (*v.* Capítulo 13, Figura 13.5 a). Esta indicación solo es para los hematomas frescos y dolorosos que comprometen toda la tableta ungueal. El tratamiento de estas fracturas es funcional y fomenta la movilización inmediata, ya que el penacho no es solicitado por tracciones tendinosas. Un trabajo de desensibilización del pulpejo es necesario para restaurar la función digital.

Las fracturas abierta del penacho

Las fracturas abiertas del penacho a menudo se asocian con una pérdida de sustancia del pulpejo distal (*v.* Capítulo 9) y a una contusión de los tejidos blandos. Si esta es importante, luego de la *toilette* y el desbridamiento, es preferible administrar una terapia con antibióticos durante cinco días. El tratamiento es quirúrgico, con un desbridamiento de todos los tejidos condenados a la necrosis y de los fragmentos óseos muy pequeños que pueden convertirse en secuestros. Es conveniente limitar el acortamiento falángico para evitar que se desarrolle una uña en garra. En los casos donde hay fragmentos óseos unidos entres sí por el periostio y por los tabiques fibrosos palmares, es conveniente colocar una pequeña clavija 8/10 o una aguja intradérmica, por un período de quince días a tres semanas, con el objeto de restaurar la estabilidad y el alineamiento falángico. Si la fractura es longitudinal, un cerclaje con hilo PDS® 4/0 mejora el contacto interfragmentario y limita el riesgo de falange bífida. La cobertura de estas lesiones está asegurada por la sutura simple del lecho ungueal con hilo Monocryl® 6/0 (*v.* Figura 13.4) y por la sutura cutánea o la realización de un colgajo local en la zona del pulpejo.

Es frecuente que estas fracturas evolucionen hacia la pseudoartrosis, con una unión fibrosa estable. La presencia de una astilla ósea distal dolorosa puede justificar una reintervención quirúrgica para regularizar la falange y, cuando hay una falange bífida, es conveniente colocar injerto óseo intercalar (Figura 7.28). En los casos excepcionales de seudoartrosis inestable y dolorosa, es necesario esperar el crecimiento completo de la uña antes de indicar un procedimiento quirúrgico, ya que la tableta ungueal tiene un efecto estabilizador importante.

Las fracturas de la diáfisis

Las fracturas de la diáfisis se dividen en fracturas transversas, que son las más frecuentes y fracturas longitudinales. La presencia de un desplazamiento o de una fractura abierta condiciona el tratamiento.

Las fracturas cerradas no desplazadas

Las fracturas cerradas no desplazadas pueden beneficiarse de un tratamiento funcional u ortopédico en función de la actividad del paciente y de la localización del trazo de fractura con respecto a la uña. En ausencia de trabajo manual de fuerza, para las lesiones longitudinales y en las fracturas transversas más distales de la diáfisis, se aconseja un tratamiento funcional, con el uso nocturno exclusivo de una férula tipo "teja" dorsal durante tres a cuatro semanas, para el alivio del dolor y como antichoque (Figura 7.29). En cambio, esta misma férula será utilizada en forma continua, también por tres a cuatro semanas, si el paciente tiene actividades manuales pesadas o de percusión del pulpejo (teclado), si los dolores son importantes o si el trazo de fractura está situado en el tercio proximal de la diáfisis. En estos casos, la uña no puede ser considerada como sustituto de la férula.

Las fracturas cerradas desplazadas

Las fracturas cerradas desplazadas requieren un tratamiento quirúrgico cuando el contacto óseo es insuficiente o cuando la cortical dorsal presente un desplazamiento (escalón) que pueda dar origen a una distrofia ungueal. La fijación es confiada a un enclavijado percutáneo con dos clavijas, en lo ideal discretamente divergentes, luego de haberle dado una compresión axial al foco en forma manual. El

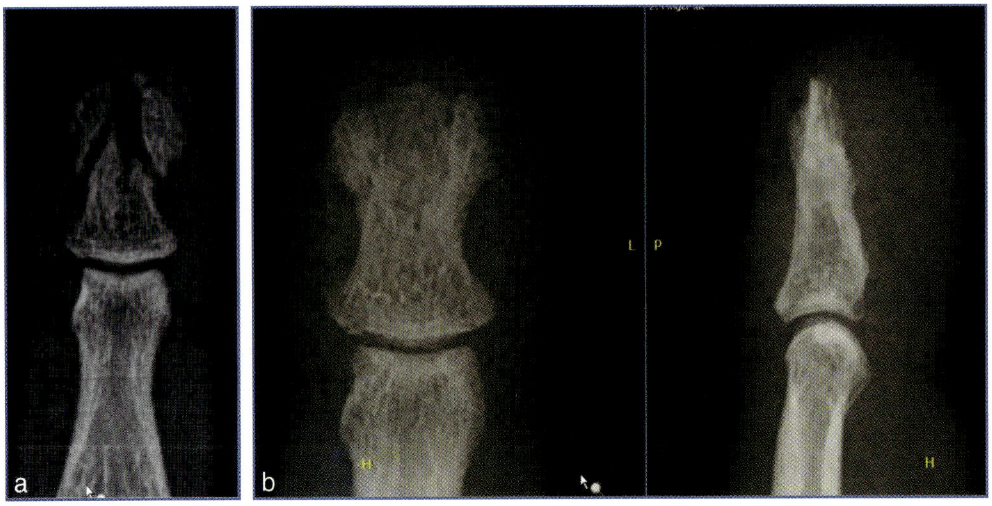

Figura 7.28 a Fractura bífida del penacho no consolidada. **b** Cura de la seudoartrosis con injerto óseo intercalar.

punto de introducción de las clavijas está situado alrededor de 1 mm a 2 mm por debajo del reborde ungueal distal e impone un control radioscópico. La osteosíntesis no inmovilizará articulación interfalángica distal (Figura 7.30). Sin embargo, si la fractura es yuxtaepifisaria, la toma de las clavijas puede ser precaria; por lo tanto, la realización de una artrorrisis ofrecerá la estabilidad necesaria para la consolidación y facilitará la movilización de la IFP. Las clavijas pueden ser enterradas bajo la piel para limitar los riesgos infecciosos y las molestias del pulpejo distal, ya que un retardo de consolidación nunca puede ser excluido.

Las fracturas abiertas

Las fracturas abiertas, desplazadas o no, necesitan una exposición con un lavado del foco de fractura y una antibioticoterapia. La osteosíntesis es entonces confiada a dos clavijas de 8/10 o 10/10 introducidas en vaivén por el foco de fractura. La primera clavija es colocada en forma axial, mientras que la segunda lo es en dirección oblicua, atravesando el foco de fractura mantenido en compresión sobre el eje de la primera clavija. El lecho ungueal es suturado por un *surjet* de monofilamento de reabsorción lenta. La tableta ungueal no es sistemáticamente recolocada, debido a que solo tiene un rol antiálgico y porque frecuentemente es origen de una infección secundaria (*v.* Figura 13.3). Hacemos notar que también existe la posibilidad de una síntesis ungueal por medio de un cerclaje, según Foucher, para la lesiones diafisarias distales (*v.* Figuras 13.6 c y 13.7). Una fractura longitudinal puede ser reducida y estabilizada con un cerclaje doble de PDS® 4/0 y suturado lateralmente según la técnica de *nice knot*[7,115]. En el contexto de las heridas producidas con máquinas de corte de hoja gruesa, la fractura se acompaña de una pérdida de sustancia ósea que será tratada en un primer tiempo por la interposición de un espaciador de cemento, estabilizado con una clavija axial. Una vez ocurrida la cicatrización y en ausencia de infección, en un segundo tiempo quirúrgico se reemplazará el espaciador por un injerto óseo córtico-esponjoso obtenido del radio distal (Figura 7.31).

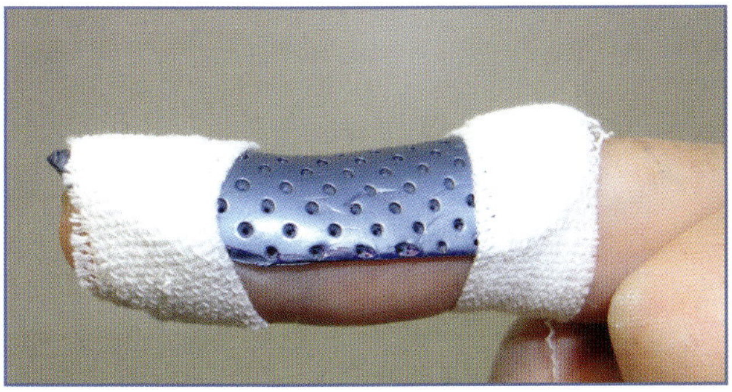

Figura 7.29 Inmovilización con una teja dorsal de una fractura diafisaria no desplazada de la falange distal.

La fractura yuxtaepifisaria de Seymour

La fractura yuxtaepifisaria de Seymour[97] es una fractura transversa extraarticular, tipo I o II de Salter, que compromete el cartílago de crecimiento de la falange distal. Esta fractura se produce por un traumatismo en hiperflexión de la falange. Muy frecuentemente se trata de una fractura expuesta del cartílago de crecimiento con una avulsión de la

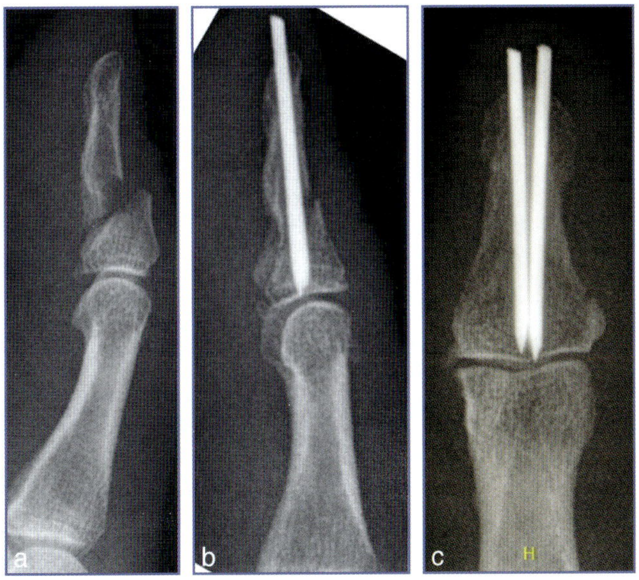

Figura 7.30 a Fractura diafisaria inestable de la falange distal. **b** y **c** Reducción y estabilización con dos clavijas divergentes.

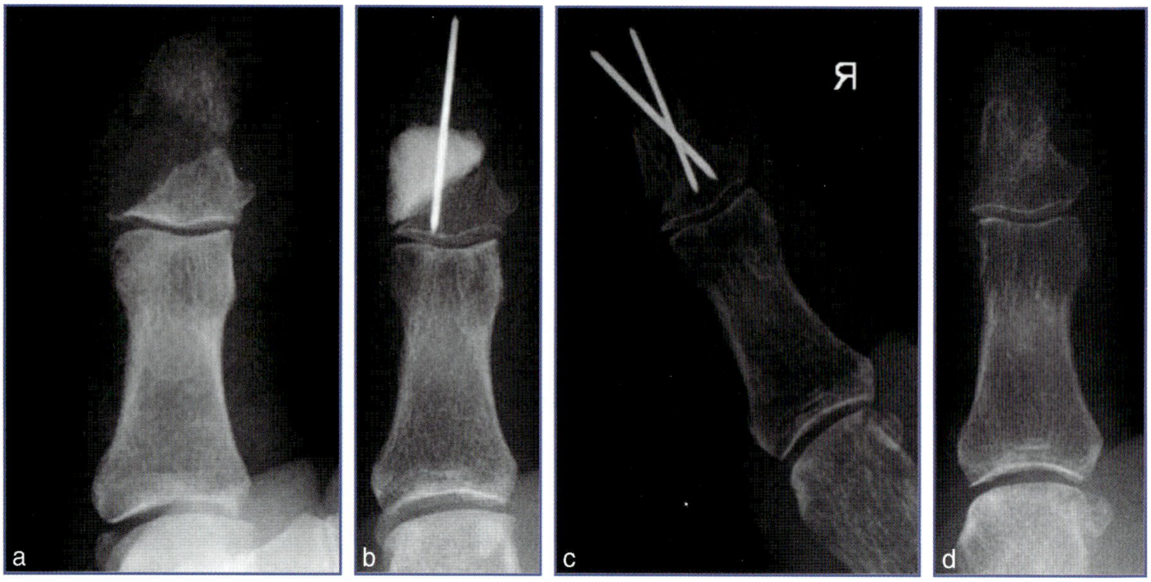

Figura 7.31 a Fractura expuesta con pérdida de sustancia ósea. **b** Colocación de un espaciador de cemento. **c** Injerto óseo estabilizado con dos clavijas divergentes. **d** Resultado final.

uña y rotura de la matriz ungueal. La fractura de Seymour se presenta clínicamente como un Mallet-finger, debido a que la inserción del tendón extensor se realiza sobre la epífisis proximal, mientras que el tendón flexor profundo se inserta sobre el fragmento distal, lo que provoca una angulación dorsal de la fractura (Figura 7.32). Es indispensable realizar una radiografía de frente y perfil estricto del dedo traumatizado.

En las fracturas cerradas y fácilmente reductibles el tratamiento aconsejado es mediante una férula tipo "teja" dorsal por cuatro semanas.

El tratamiento es quirúrgico cuando la reducción es incompleta, a causa de la incarceración de la matriz ungueal. La ablación de la uña permite abordar la fractura y

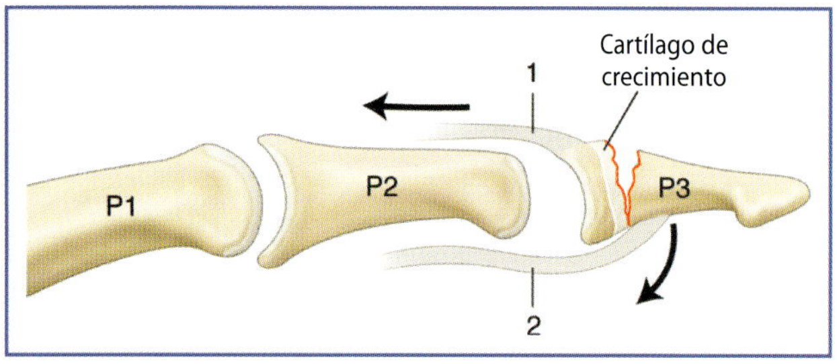

Figura 7.32 Fractura de Seymour. Bajo la acción del tendón extensor (1), el fragmento proximal se desplaza en extensión mientras que el fragmento distal se flexiona bajo la acción del flexor profundo (2).

desincarcerar la matriz. Luego de limpiar el foco de fractura, se realiza la osteosíntesis con una clavija axial de 8/10. El lecho y la matriz ungueal son suturados con Monocryl® 6/0. La uña es reposicionada para servir de guía a la cicatrización de la matriz. Las complicaciones son las mismas que para todas las fracturas del cartílago de crecimiento. Una epifisiodesis prematura puede ser consecuencia del traumatismo o de una infección.

Las fracturas diafisarias de F3 pueden evolucionar hacia la seudoartrosis, principalmente por la subvaloración de las lesiones y por un tratamiento ortopédico insuficiente que deja una brecha interfragmentaria permanente. Muy a menudo, el tejido fibroso de la seudoartrosis y la estabilización dorsal por la uña aseguran un resultado funcional correcto. En el caso de una inestabilidad dolorosa, se llevará a cabo un tratamiento quirúrgico cuando finalice la regeneración de la uña. Después de la escarificación del foco de seudoartrosis y del aporte de un eventual injerto óseo, la estabilización estará garantizada por medio de un tornillo compresivo o por dos clavijas de Kirschner de 8 o 10/10. Si la calidad ósea es mediocre, Merle[114] propone realizar un *bilboquet* óseo intramedular tomado de la cresta del cúbito.

Las fracturas articulares de la base de la falange distal

Las fracturas articulares de la base de la falange distal son frecuentemente encontradas en los deportes con balón. Distinguiremos las lesiones por avulsión, como el "dedo en martillo" (*mallet-finger*) óseo y el "dedo de jersey" (*jersey-finger*), y las lesiones producidas por una compresión axial.

"Dedo en martillo" o Mallet-finger

Alrededor del 30% de los "dedo en martillo" son fracturas de la base de la falange distal, contra un 70% de lesiones tendinosas[118]. Este tipo de lesiones fueron clasificadas por Doyle[22] (*v.* Capítulo 11), pero la clasificación de Wehbe & Schneider[118] está particularmente orientada sobre la descripción de los "dedos en martillo" por fractura (Tabla 7.1). Las indicaciones del tratamiento son controversiales. En efecto, se propone con frecuencia el tratamiento ortopédico mediante una "teja" dorsal en material termoplástico, que presenta resultados satisfactorios para las fracturas sin subluxación que comprometen menos de un tercio de la superficie articular. Más allá de este tercio o en presencia de una subluxación de la IFD, el tratamiento quirúrgico es la regla, ya que los resultados funcionales y estéticos del tratamiento ortopédico son aleatorios[51]. Guiddins[35] agrega a la decisión quirúrgica, la noción de estabilidad del contacto interfragmentario, testeado con una radiografía en hiperextensión y en presencia de una subluxación. La técnica de Ishiguro[47], mejorada por Hofmeister[42] con la IFD bloqueada en extensión es la referencia para las lesiones que presenten un fragmento pequeño (*v.* Figura 11.13 c-g). Cuando el fragmento es de mayor tamaño, nosotros preferimos una osteosíntesis directa con un tornillo interfragmentario percutáneo o bien la colocación de una placa-gancho (*v.* Figura 11.13 h).

"Dedo de Jersey" o Jersey-finger

Estas lesiones, de tipo 3, 4 y 5 según la clasificación de Leddy-Packer modificada[61,85,103] se acompañan de una fractura de la base de F3. El problema es aquí la reconstrucción del aparato flexor (*v.* Capítulo 10 y Figura 10.9).

Lesiones por hiperextensión o con un componente de compresión axial

Cuando se trate de una lesión producida por una hiperextensión o con un componente de compresión axial, se observa una fractura en "T" o en "Y" de la base de la falange distal. Horiuchi[43] ha demostrado que si el traumatismo axial es aplicado sobre una articulación en flexión, se obtiene una luxación dorsal de la falange con una fractura palmar. En caso de hiperextensión de la interfalángica distal, la deformación es a la inversa con una luxación palmar de la falange y una fractura dorsal (Figura 7.33). El tratamiento de estas fracturas, frecuentemente desplazadas, es quirúrgico y tiene como objetivo restaurar la interlínea articular. El tratamiento puede realizarse mediante reducción cerrada y estabilización con clavijas o tornillos percutáneos. En caso de reducción incompleta, el abordaje es necesario con osteosíntesis con tornillos o con placa-gancho. En el caso de lesiones muy inestables, es prudente agregar una clavija transarticular IFD en forma transitoria.

Las lesiones de las falanges intermedias (F1-F2) de los dedos largos y F1 del pulgar

Por razones didácticas hemos separado las fracturas de las falanges intermedias de las fracturas de la IFP, ya que, por su complejidad, justifican un desarrollo específico.

Las fracturas de los cóndilos falángicos de F2

Las fracturas de los cóndilos falángicos de F2 se producen como consecuencia de arrancamientos de inserciones ligamentarias, de fuerzas de cizallamiento laterales o rotatorias sobre uno de los cóndilos, o de compresiones axiales sobre la articulación[98]. En el caso de lesiones sin compresión axial, las fracturas son en su mayoría simples

Tabla 7.1 Clasificación de las fracturas articulares de la falange distal según Wehbe-Schneider

	Descripción
Tipo I	Sin subluxación de la IFD
Tipo II	Subluxación de la IFD
Tipo III	Lesión epifisaria
Subtipo A	< 1/3 de la superficie articular
Subtipo B	Entre 1/3 y 2/3
Subtipo C	> 2/3

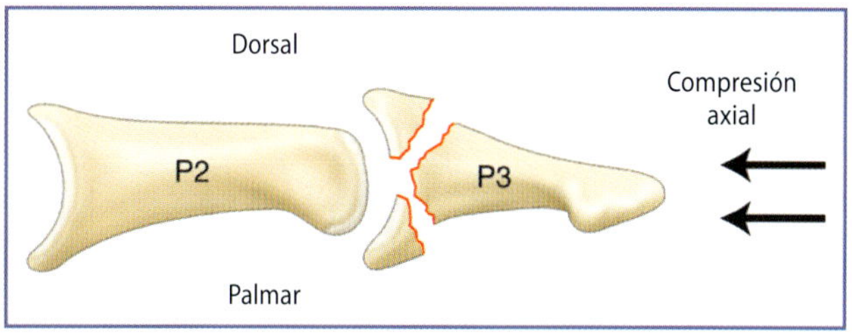

Figura 7.33 Fractura en "Y" por compresión axial. Si el traumatismo se produce con la IFD en extensión, la luxación de la falange será palmar, y ocurrirá lo inverso si la IFD está en flexión.

y la osteosíntesis, cuando es necesaria, ofrece resultados satisfactorios. En las lesiones que presentan un componente axial, por el contrario, las fracturas son frecuentemente bicondíleas o conminutas, con trazos proximales y una compactación del hueso subcondral que complica la osteosíntesis y compromete la estabilidad.

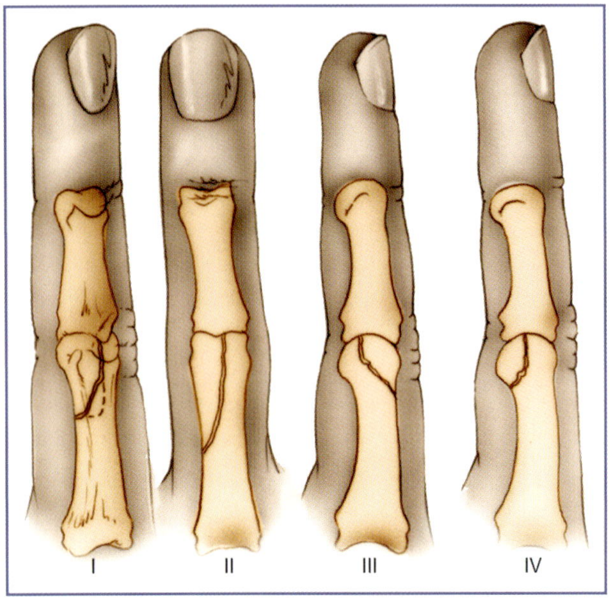

Figura 7.34 Clasificación de Weiss y Hastings de las fracturas articulares de la cabeza de la primera falange de los dedos largos, sobre una proyección radiológica de perfil:

- Tipo I: Trazo oblicuo palmar.
- Tipo II: Trazo sagital oblicuo largo.
- Tipo III: Trazo coronal dorsal.
- Tipo IV: Trazo coronal palmar.

Lesión no desplazada, simple y estable

Cuando la fractura no está desplazada, es simple y estable, está indicado un tratamiento funcional. Una teja dorsal termoformada protegerá el dedo durante las primeras tres semanas, será utilizada día y noche, y, luego, únicamente de noche durante las tres semanas siguientes.

Las fracturas desplazadas

En los casos de fracturas desplazadas, Weiss y Hastings[119] insisten en la importancia de la estabilización de las lesiones condíleas (Figura 7.34). Las fracturas oblicuas generan fácilmente un trastorno rotacional o una clinodactilia. Las lesiones desplazadas se acompañan de una rotura perióstica que aumentan su inestabilidad[38].

Fracturas unicondíleas desplazadas

En las fracturas unicondíleas desplazadas, al igual que lo propone Hastings y Weiss,[119] nosotros colocamos un tornillo interfragmentario y evitamos utilizar clavijas, ya que no ofrecen ninguna compresión y lastiman las partes blandas al quedar fuera de la piel. Un solo tornillo es suficiente para reducir y estabilizar la fractura, si la anfractuosidad de los fragmentos óseos evita su rotación[98]. Si este no es el caso, es preferible agregar una clavija antirrotatoria de 0,8 mm (Figura 7.35). Cuando la reducción por medio de maniobras externas es perfecta, la osteosíntesis es realizada por una técnica percutánea. En cambio, si hay dificultad para reducir la fractura apropiadamente, es conveniente realizar un abordaje quirúrgico para quitar las

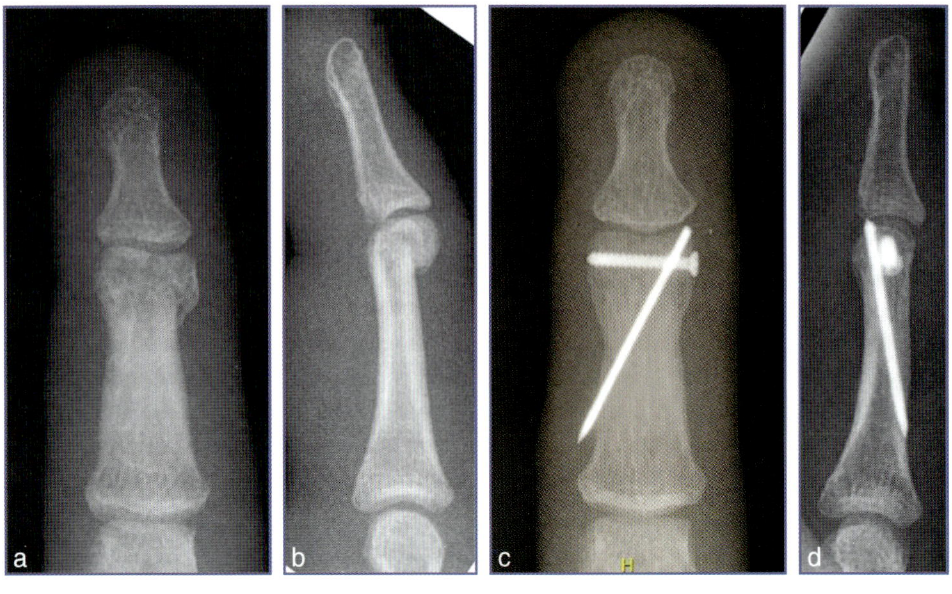

Figura 7.35 a y **b** Fractura unicondílea de F2. **c** y **d** Osteosíntesis con un microtornillo de 1,5 mm y una clavija oblicua.

interposiciones y restaurar una superficie articular lo más anatómicamente posible.

El cóndilo de F2

Para los cóndilos de F2, el abordaje quirúrgico será por medio de la vía de Beasley o, en caso de una lesión limitada a un cóndilo, por una vía lateral pura. La artrotomía se extenderá entre el plano ligamentario solidario de la fractura y el tendón extensor.

Las fracturas en "Y" o "T" de la cabeza de F2

Para las fracturas en "Y" o "T" de la cabeza de F2, la fijación será confiada a un tornillo epifisario de 1,2 mm sobre una placa lateral.

La osteosíntesis de las lesiones condíleas

La osteosíntesis de las lesiones condíleas son una urgencia ortopédica. En caso de una atención inicial incorrecta, aun puede indicarse una osteosíntesis tardía hasta los dos meses como propone Shewring[98]. Esta cirugía es delicada y ofrece un resultado inferior, debido a la rigidez articular y a la relativa fragilidad ósea que complica el montaje.

Las fracturas diafisarias de las falanges intermedias

Las fracturas diafisarias de las falanges intermedias se encuentran frecuentemente desplazadas, debido a las fuerzas musculares descritas al principio de este capítulo. El tipo de tratamiento será otra vez condicionado por la estabilidad el foco. Las fracturas parciales monocorticales y las fracturas no desplazadas son estables y ameritan un tratamiento ortopédico o funcional. Las fracturas que presenten un trazo oblicuo, espiroideo o conminuto están sujetas a trastornos rotacionales o a un acortamiento. Sin embargo, el desplazamiento inicial ilustra la pérdida del envoltorio perióstico y constituye por sí solo un factor de inestabilidad más importante que el tipo de fractura.

Las fracturas diafisarias de F2 de los dedos largos

Las fracturas diafisarias de F2 de los dedos largos son frecuentemente conminutas, ya que se producen en relación con un aplastamiento. Las adherencias con el tendón extensor, que es débil y fino en la zona 2, van a alterar el resultado funcional. El revestimiento cutáneo es frágil y las fracturas son comúnmente abiertas.

Las lesiones parciales, unicorticales

Las lesiones parciales, unicorticales, están sujetas a un tratamiento funcional que permite una movilización inmediata, protegida con una simple sindactilia, durante tres semanas.

Las lesiones estables, simples, cerradas y estrictamente no desplazadas

Las lesiones estables, simples, cerradas y estrictamente no desplazadas son objeto de un tratamiento ortopédico con una teja dorsal IFD para las lesiones del tercio distal, más allá de la inserción del flexor común superficial (FCS). En el caso de lesiones más proximales, una ortesis estática en intrínseco plus protege al paciente durante tres semanas en forma continua, para luego continuar con una sindactilia simple hasta la consolidación.

Las lesiones desplazadas reducidas por maniobras externas

Las lesiones desplazadas reducidas por maniobras externas son sintetizadas preferencialmente en forma percutánea. Esto permite preservar la vascularización perióstica y limita al mínimo las adherencias tendinosas. La osteosíntesis con tornillos permite a menudo una movilización inmediata en sindactilia, lo que no siempre es posible con un enclavijado en cruz, debido al tipo de fractura y a la irritación de las partes blandas por los extremos de las agujas (Figura 7.36).

El enclavijado en cruz está indicado en las fracturas transversas, oblicuas o espiroideas cortas y, en los casos de fracturas conminutas alineadas, después de la reducción (Figura 7.37). A veces, esta síntesis es difícil de lograr, debido a que la base de F2 es ancha y que las clavijas tienden a deslizarse a lo largo de la cortical. Las fracturas simples se reducen colocando los dedos largos en máxima flexión, lo que permite controlar los problemas rotacionales y, al mismo tiempo, la tendencia a la hiperextensión del foco. Las clavijas se introducen sobre la línea media y lateral del dedo

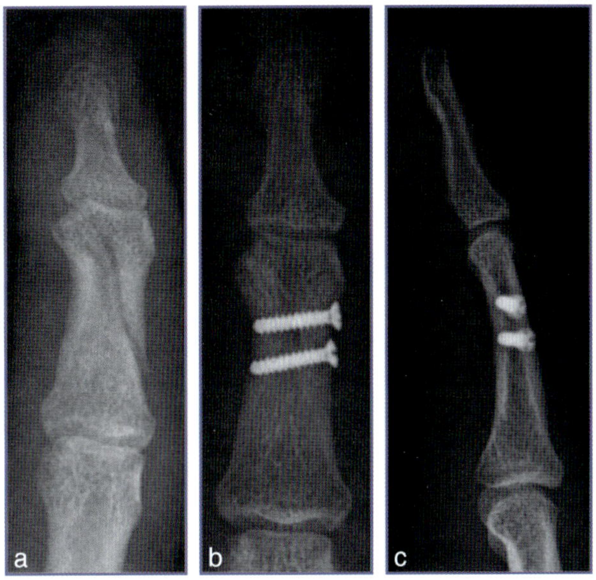

Figura 7.36. a Fractura oblicua inestable de la falange media. **b** y **c** Osteosíntesis percutánea con dos tornillos de 1,7 mm.

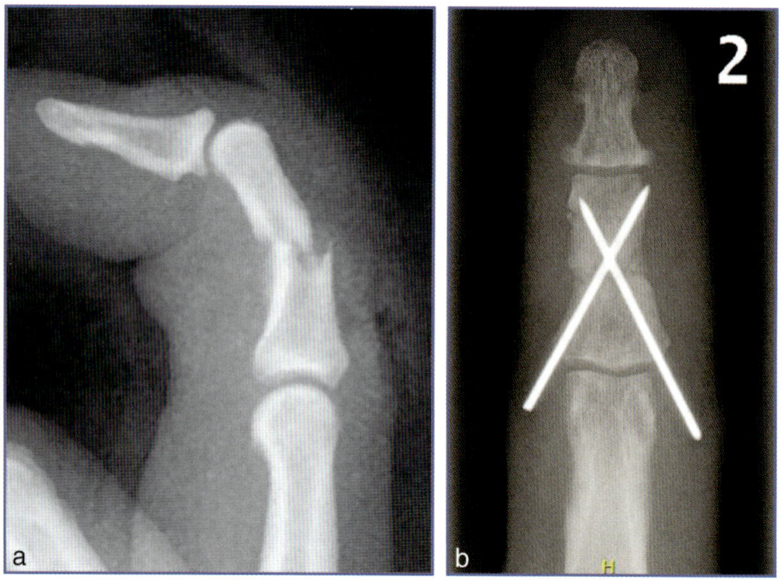

Figura 7.37 a Fractura diafisaria transversa de la falange media. **b** Osteosíntesis con dos clavijas en cruz.

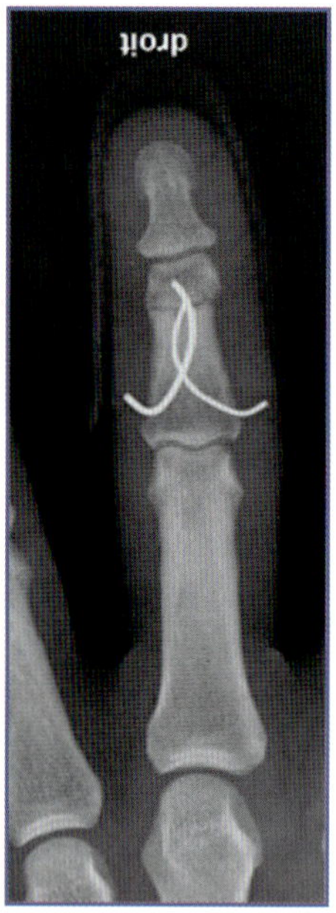

Figura 7.38 Fractura metafisaria de F2 tratada con un enclavijado centromedular elástico.

y se hace compresión manual del foco antes de atravesarlo con la segunda clavija. El enclavijado centromedular elástico está reservado a las fracturas metafisarias (Figura 7.38).

El montaje en "Torre Eiffel", descrito precedentemente, encuentra su aplicación en las lesiones más distales de F2, o en fracturas conminutas, con la introducción de una primera clavija en artrodesis temporaria IFD. Esta clavija es retirada idealmente al final de la intervención, pero puede dejarse si la estabilidad del montaje lo requiere (*v.* Figura 7.16).

En los casos de fracturas oblicuas largas, y frente a ciertas fracturas espiroideas, puede realizarse una osteosíntesis simple con tornillos percutáneos. La reducción debe ser perfecta y la compresión debe mantenerse firme con una pinza de reducción (*davier*) de puntas. En función del tamaño de la falange, pueden utilizarse tornillos corticales de 1,2 mm, 1,5 mm o 1,7 mm. También se puede utilizar un tornillo autocompresivo de 1,7 mm para las fracturas con grandes fragmentos, pero hay que ser prudentes, debido a la fragilidad y la delgadez de la cortical.

Las lesiones irreductibles por maniobras externas y las fracturas abiertas

Las lesiones irreductibles por maniobras externas y las fracturas abiertas necesitan un abordaje quirúrgico. El abordaje es laterodigital sobre la línea medial y lateral. La exposición es suficiente para la colocación de tornillos o de una placa lateral (*v.* Figura 7.23 b y 7.24). Nosotros preferimos evitar la colocación de placas dorsales, ya que crean un efecto "caballete" sobre el aparato extensor y generan importantes adherencias. La utilización de placas bloqueadas de muy pequeño tamaño tiende a difundirse, ya que facilitan el tratamiento de fracturas muy conminutas. Muy a menudo, las fracturas espiroideas necesitan un abordaje quirúrgico, debido a que la comprensión del trazo en los tres planos es difícil y puede ocasionar la introducción de un tornillo en el foco. Con menor frecuencia, las fracturas abiertas pueden tratarse con clavijas para minimizar el volumen del material por implantar.

Las fracturas de F1 de los dedos largos

Las fracturas de F1 de los dedos largos son menos problemáticas. Su tratamiento es frecuentemente ortopédico y utiliza la técnica de Thomine[107].

En caso de indicación quirúrgica, la calidad ósea es mejor y el material de osteosíntesis es más fácil de implantar. Además, en caso de adherencias, la tenolisis del aparato extensor es más fácil y más eficaz.

Las fracturas diafisarias de F1

Para las fracturas diafisarias de F1, Thomine[107,108], decepcionado por el tratamiento ortopédico clásico, que obtiene en el 50% de los casos un sector útil de movilidad, propuso la confección de un dispositivo funcional. Una manopla de material termoformable estabiliza la muñeca en extensión (Figura 7.39 a) y alinea las IFP de los dedos largos en el plano frontal, flexionando las articulaciones carpometacarpianas del cuarto y quinto rayo (*v.* Figura 7.39 b). Las metacarpofalángicas se flexionan entre 40° y 60°, en función del edema y del confort del paciente, y se coloca una sindactilia más allá de la IFP. En esta posición, hay pocas chances de que ocurra un desplazamiento secundario de las fracturas diafisarias de la primera falange. La movilización de las articulaciones IFP e IFD es inmediata. Este dispositivo es utilizado durante cinco semanas, con una vigilancia clínica y radiológica durante las tres primeras semanas, en busca de un desplazamiento secundario.

Las indicaciones quirúrgicas son similares a la fracturas diafisarias de F2, pero las clavijas y las placas utilizadas son de mayor tamaño, con tornillos de 1,5 mm o 1,7 mm y clavijas de 1,2 mm. Las fracturas extraarticulares de la base de F1 se deforman en *recurvatum* por acción de los interóseos (*v.* Figura 7.4), una conminución posterior frecuentemente da lugar a una mala reducción[18], lo que justifica una enclavijado percutáneo (Figura 7.40 y *v.* Figura 7.15).

La introducción de las clavijas en cruz puede realizarse en forma retrógrada, para no obstaculizar el deslizamiento del manto (*dossiere*) de los interóseos, pero conlleva a una dificultad en la movilidad de la IFP. En el caso de una introducción próximo-distal, la posición de reducción a puño cerrado será muy útil. El cirujano introduce las clavijas entre los dos MTC, aproximadamente a 1 cm por debajo del ápice de la cabeza metacarpiana, apuntando su eje hacia el cóndilo de F1 opuesto. En las fracturas de F1 del índice y del meñique, la introducción de las clavijas en cruz, por el borde libre del dedo, será más fácil.

Las placas serán colocadas en la cara lateral de F1, después de abrir la expansión oblicua de los interóseos, para poder acceder a su base. Por lo general, se utiliza una placa el "L" para las fracturas de la base de F1. Esta se coloca sobre la cara lateral y se deja únicamente la porción horizontal de la placa debajo de la cincha del tendón extensor (Figura 7.41).

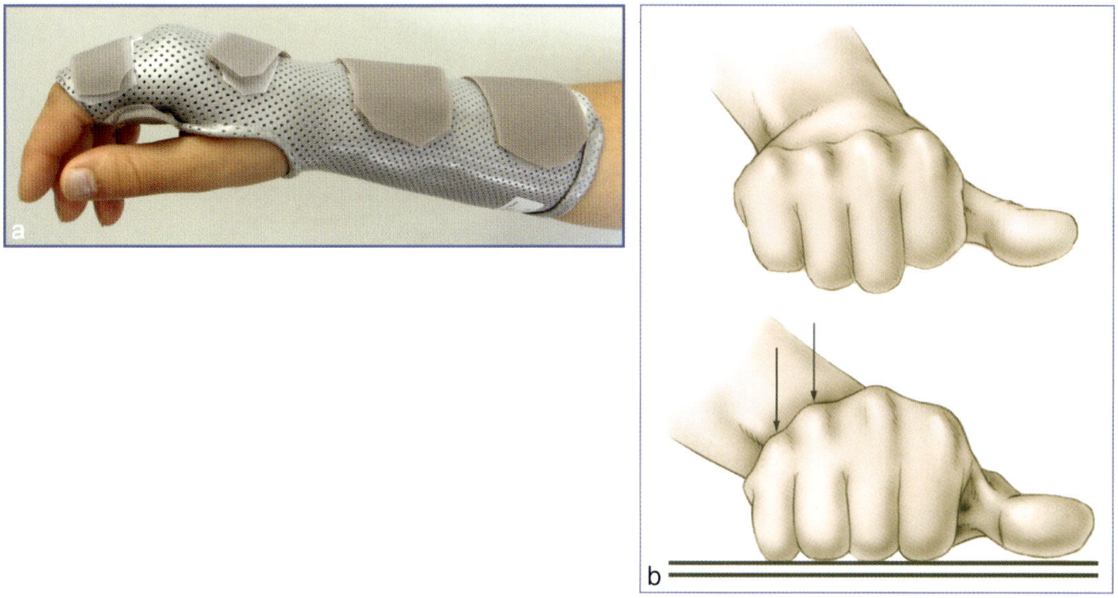

Figura 7.39 Técnica de Thomine. **a** Una ortesis de material termoformable fija la muñeca en dorsiflexión y las articulaciones metacarpofalángicas a 60°. La cara palmar de la segunda y la tercera falange están libres para permitir la flexión completa de las cadenas digitales. **b** Las articulaciones IFP se alinean en el plano frontal flexionando la cuarta y quinta articulación carpometacarpiana.

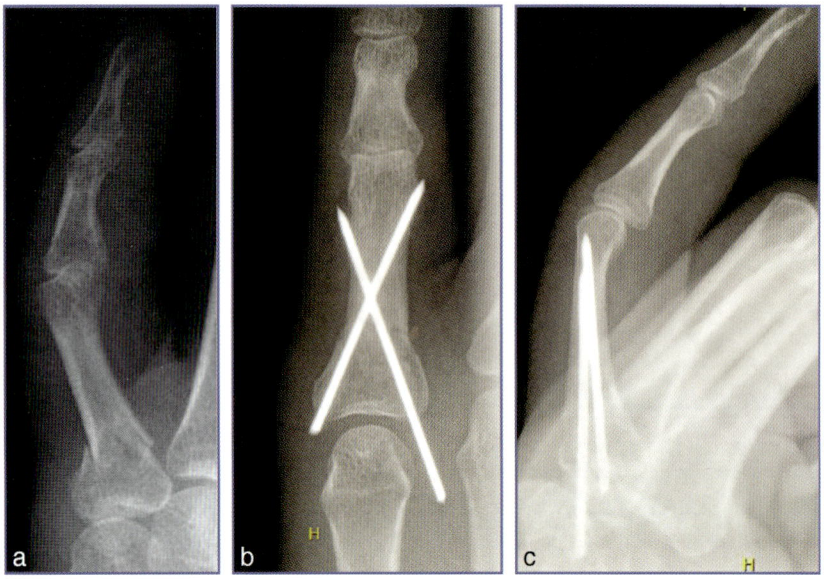

Figura 7.40 a Fractura diafisaria de F1 desplazada en *recurvatum*. **b** y **c** Osteosíntesis con dos clavijas en cruz.

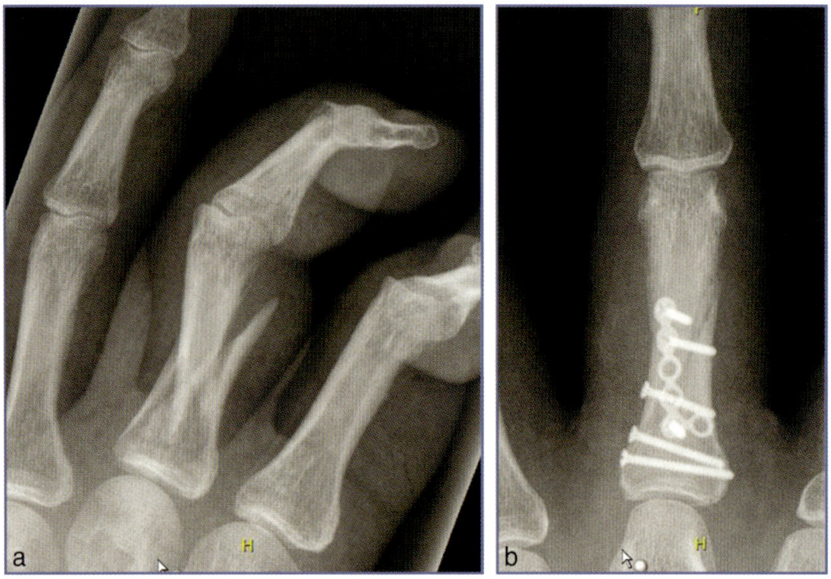

Figura 7.41. a Fractura oblicua de F1 a tres fragmentos. **b** Osteosíntesis con tornillos de 1,5 mm y una placa en "L".

Las fracturas del cuello y de la cabeza de F1

Las fracturas del cuello y de la cabeza de F1 serán abordadas en la fracturas de la IFP.

Las fracturas de la base de F1

Las fracturas de la base de F1 son más raras. Pueden ser el resultado de una avulsión ligamentaria, ser una auténtica fractura que afecta la superficie articular o consecuencia de una impactación de la base. El tratamiento es ortopédico, según la técnica de Thomine, excepto en los casos de fracturas inestables o que tengan compromiso articular. El riesgo de seudoartrosis es importante, por lo que algunos proponen una osteosíntesis en forma sistemática[99]. En ciertos casos, puede ser necesario la exéresis de fragmentos intraarticulares o la reinserción ligamentaria con arpones, después de la ablación de un fragmento condenado a la seudoartrosis.

Las lesiones de la IFP

La IFP es una articulación difícil, puesto que abarca un rango de movilidad de 0° a 100°, con una excelente estabilidad y, al mismo tiempo, es muy vulnerable, ya que está expuesta a traumatismos directos e indirectos. Esta articulación participa en gran medida en el cierre completo de las cadenas digitales y soporta una gran demanda funcional cotidiana. Los traumatismos de la IFP generan frecuentemente rigidez, dolor y edema crónico a causa de la reactividad de las estructuras capsuloligamentarias comprometidas por el traumatismo y por la realización de una osteosíntesis.

En una serie de 38 casos de fracturas de la IFP, nosotros observamos que si se obtiene una reducción anatómica perfecta, los resultados excelentes y buenos alcanzan un 76,47% de los casos; en cambio, si la reducción es incompleta, estos caen al 22,23%. Las fracturas unicondíleas ofrecen los mejores resultados, en tanto que las bicondíleas presentan con mayor frecuencia rigidez articular. Esto se debe a las dificultades de la osteosíntesis y a la alta tasa de necrosis condilar.

Según Trojan[109], las fracturas con impactación son tratadas frecuentemente en forma ortopédica, pero la reducción de las superficies articulares es imposible, debido al mecanismo de la lesión. Aunque el fibrocartílago asegura a mediano plazo una función útil, a menudo se instala secundariamente una artrosis dolorosa y rigidez. Las técnicas de distracción de Suzuki[106] y Schenck[92], mejoradas luego por Pelissier[79] (Ligamentotaxor®), permiten preservar la función de un gran número de articulaciones IFP que, de otro modo, estarían condenadas a la rigidez o a una artroplastia.

Es conveniente distinguir las fracturas del cuello de F1, de la cabeza de F1, las fracturas de la base de F2 y las lesiones combinadas, que son mucho más raras.

Las fracturas del cuello de F1

Las fracturas del cuello de F1 son frecuentes. Estas fracturas son yuxtaarticulares e inestables, donde existe un riesgo mayor de rigidez de la IFP, ya que suelen desplazarse por las fuerzas ejercidas por los interóseos y los extrínsecos. El tratamiento es quirúrgico, con excepción de las fracturas no desplazadas. El desplazamiento del macizo epifisario es en extensión. La reducción se obtiene cerrando sincrónicamente todos los dedos largos, cerrando el puño, para luego mantener la posición en hiperflexión de la IFP. Esta maniobra permite la reducción del macizo epifisario sobre la diáfisis y limita las alteraciones rotacionales. La reducción y la convergencia de los dedos están guiadas por los dedos adyacentes.

La fijación es confiada, según la elección del cirujano, a las clavijas o a una placa lateral. La osteosíntesis percutánea es realizada cuando se consigue una perfecta reducción por maniobras externas, con un contacto interfragmentario completo. El enclavijado en cruz, con agujas de 1 mm o 1,2 mm, es efectuado bajo control radioscópico. Para las fracturas más distales, puede realizarse un ECMES. Este tiene la ventaja de no atravesar los ligamentos laterales de la articulación IFP y de limitar las molestias producidas durante la movilización articular (*v. más adelante* Figura 7.60). En cambio, es más difícil de realizar que en las fracturas de F2, debido a la presencia de las fibras oblicuas de los interóseos hacia proximal. La curvatura de las clavijas es primordial, según las reglas del ECMES[62], para alcanzar un apoyo de tres puntos. En caso de inestabilidad residual, puede considerarse un artrorrisis IFP, al precio de una rigidez segura, sobre todo si un retardo de consolidación impone una prolongación del tratamiento.

Las fracturas de la cabeza de F1

Las fracturas de la cabeza de F1 se clasifican desde 1971 en cuatro tipos, según London[67] (Figura 7.42):

- Tipo I: Fractura unicondílea estable no desplazada.
- Tipo II: Fractura unicondílea oblicua corta.
- Tipo III: Fractura unicondílea oblicua larga.
- Tipo IV: Fractura bicondílea (mucho más rara).

Por nuestra parte, distinguimos los trazos bicondíleos en "V" e "Y" o en "T". Esta clasificación solo tiene en cuenta un análisis de una proyección radiográfica de frente. Weiss y Hastings[119] introdujeron una descripción complementaria sobre las proyecciones de perfil en la que distinguieron un trazo coronal con un fragmento dorsal, o con un fragmento palmar (*v.* Figura 7.34).

Como en todas las fracturas articulares, las indicaciones del tratamiento conservador están limitadas a las lesiones estrictamente no desplazadas y a las contraindicaciones dependientes del paciente. En efecto, en los pacientes donde el objetivo funcional está limitado por una edad muy avanzada o por una comorbilidad (demencia, miembro no funcional, parálisis, imposibilidad de seguimiento previsible, etc.) es preferible un tratamiento limitado.

Las fracturas de tipo I pueden ser objeto de una sindactilia simple durante la jornada, y una férula digital dorsal estática por la noche y durante las situaciones de riesgo (Figura 7.43). Las otras lesiones son inestables y necesitan de un tratamiento más prudente, en el que se retarda la movilización para después de la tercera semana, cuando el callo primario sea lo suficientemente firme para mantener los fragmentos adheridos entre sí.

Ante un mínimo desplazamiento, la indicación quirúrgica es la regla. En el caso de las lesiones unicondíleas, puede colocarse un simple tornillo de 1,2 mm o 1,5 mm, en función del tamaño de la falange (Figura 7.44). Cuando se

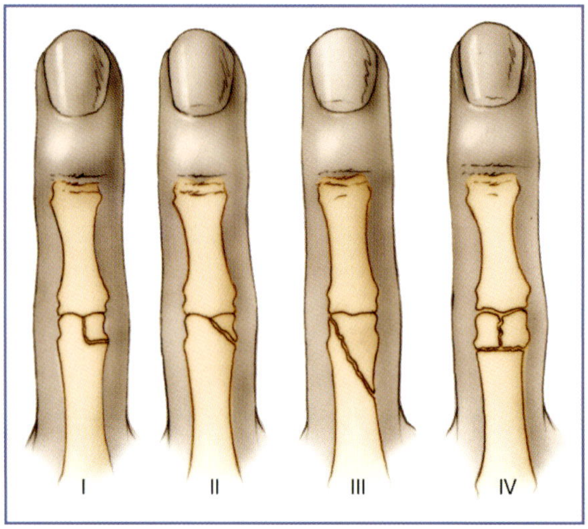

Figura 7.42 Clasificación de London modificada de las fracturas articulares de la cabeza de la primera falange de los dedos largos, sobre una proyección radiológica de frente:
- Tipo I: Fractura unicondílea estable, no desplazada.
- Tipo II: Fractura unicondílea oblicua corta.
- Tipo III: Fractura unicondílea oblicua larga.
- Tipo IV: fractura bicondílea en «V», en «Y» o en «T».

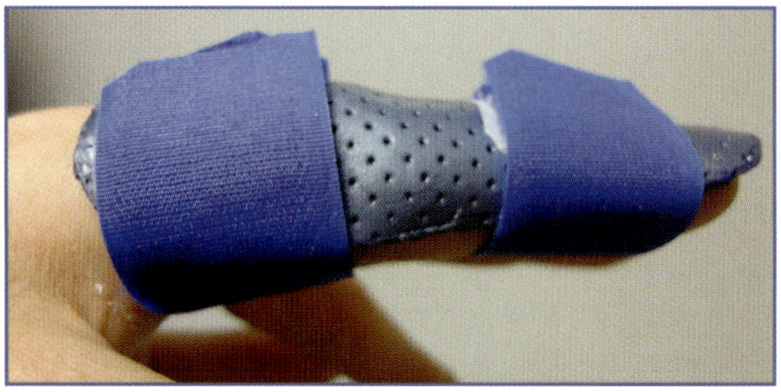

Figura 7.43 Teja dorsal sobre una fractura no desplazada de la cabeza de F1.

obtiene una reducción por maniobras externas o con la ayuda de una pinza de reducción de puntas, debe privilegiarse una osteosíntesis percutánea. Esta síntesis puede realizarse con tornillos estándares Stryker-Leibinger®, Synthes Compact Hand®, o con dispositivos canulados en función de la disponibilidad.

El protocolo de reeducación es idéntico al utilizado para las lesiones estables de **tipo I**. Nuestra práctica nos conduce a realizar osteosíntesis de "confort" para las lesiones condíleas oblicuas no desplazadas de F1 y F2. En efecto, la estabilidad obtenida al precio de una intervención miniinvasiva permite proteger al paciente de un desplazamiento secundario y ofrecer una movilización inmediata, protegida por una sindactilia. Esto contribuye a limitar la rigidez y las adherencias peritendinosas, a la vez que disminuye la duración de la convalecencia, pero esta opción terapéutica implica proveer al paciente de una completa información sobre los "riesgos-beneficios" de tal elección.

Las lesiones más complejas de la cabeza de F1 corresponden a las fracturas coronales distales subcondrales. Estas se producen durante los movimientos indirectos rotatorios en posición de semiflexión, donde el cóndilo es "cizallado" por la presión anterolateral de la base de F2.

Con frecuencia, el diagnóstico radiológico es difícil en la urgencia, debido al pequeño tamaño de los fragmentos, pero el contexto doloroso y la impotencia funcional lo afirman. Además, este tipo de fracturas evoluciona frecuentemente hacia la artrosis, como consecuencia de una reducción laboriosa y de una osteosíntesis difícil que puede complicarse con una osteonecrosis. En los jóvenes, debe privilegiarse una osteosíntesis, en la que se utilicen clavijas o microtornillos incrustados, o bien, una osteosutura (con PDS® o con una arpón MicroFix®). En los pacientes muy

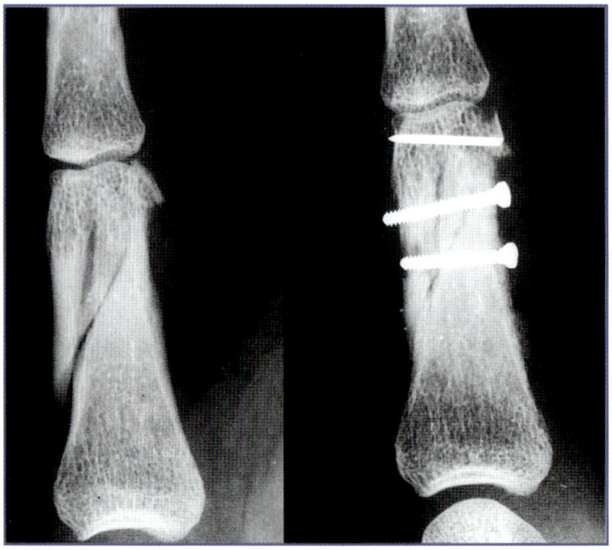

Figura 7.44 Fractura unicondílea de F1 del quinto dedo tratada con tornillos corticales y una clavija.

ancianos, una artroplastia con prótesis de silicona proporciona frecuentemente una solución confortable.

Cundo la lesión es bicondílea, preferimos una estabilización con miniplacas. El abordaje es laterodigital, y se preservan las ramas sensitivas dorsales de los nervios colaterales. La reducción epifisaria se mantiene principalmente con clavijas o con un simple tornillo. El macizo epifisario reconstruido es entonces reducido sobre el cuello, y la placa se coloca en su lugar. La miniplaca se aplica sobre la cara lateral de F1 para limitar las adherencias sobre el tendón extensor y facilitar su eventual ablación. Las miniplacas bloqueadas tienen aquí una gran utilidad para mantener la reducción y el eje articular, ya que se puede introducir un solo tornillo en el cóndilo (*v.* Figura 7.23).

Las fracturas de la base de F2

Las fracturas de la base de F2 son, generalmente, más conminutas. La clasificación de Schenck[91] toma en cuenta el porcentaje de superficie fracturada, así como el grado de subluxación dorsal (Figura 7.45).

Las lesiones tipo I son el equivalente de una entorsis de la placa palmar. La placa palmar tiene su inserción ósea en el lugar donde se insertan los ligamentos. El tratamiento es el de una entorsis o esguince digital (*v.* Capítulo 5), por lo

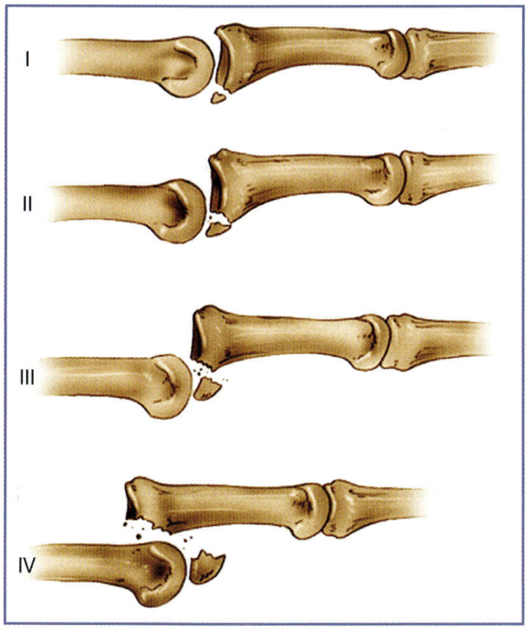

Figura 7.45 Clasificación combinada de Schenck de las fracturas-luxaciones articulares de la base de la segunda falange de los dedos largos:

- Grado de la fractura: Tipo I: < al 10% de la superficie articular; Tipo II: Entre el 11% y el 20%.; Tipo III: Entre el 21% y el 40%; Tipo IV: > al 40%.
- Grado de subluxación dorsal: Grado A: < al 25 %; grado B: Entre el 25% y el 50%; grado C: > al 50%; grado D: total.

tanto, debe alentarse a la movilización precoz para limitar las secuelas. Un error sería tratar de mejorar el contacto interfragmentario por medio de una inmovilización en flexión de la IFP, lo que daría lugar a un *flessum* difícil de corregir.

Es necesario individualizar las fracturas del borde dorsal de la base de F2, ya que corresponden a un verdadero arrancamiento de la bandeleta central del aparato extensor[44]. Si se realiza una síntesis directa, esta será confiada a un simple tornillo, a una placa-gancho o un enclavijado con cerclaje a tensión, con clavijas 0,8 mm o 1 mm y un cerclaje doble de PDS® 3/0. Cuando el fragmento no es sintetizable, está indicada una reinserción con un microarpón Microfix®, pasando los hilos por la zona más proximal del tendón por medio de un punto en cuadro. La inmovilización y la reeducación serán igual a las de una lesión del aparato extensor en zona 3 (*v.* Capítulo 11).

En nuestra práctica, los demás tipos de la clasificación de Schenck no aportan ningún elemento adicional para la toma de decisiones, ya que el tratamiento será siempre quirúrgico. El par radiográfico como único elemento diagnóstico no es suficiente para tomar una buena decisión terapéutica, por lo que la exploración con una tomografía computarizada (TC) es casi de rutina, lo que permite detectar hundimientos focales de la superficie articular que la radiografía muy frecuentemente minimiza. El estudio de los fragmentos epifisarios y la presencia de una subluxación determinan el tipo de abordaje y la técnica de estabilización que mejor se adapte a la lesión. Esta técnica es tomada de un conjunto de técnicas que el cirujano debe dominar, ya que es en este momento que se juega el porvenir funcional.

En presencia de un gran fragmento único, la síntesis se efectúa con tornillos en forma directa[37] (Figura 7.46). Diferentes abordajes son posibles en función del tipo de fractura y de las posibilidades de reeducación del paciente. Un tornillo en dirección dorsopalmar puede ser propuesto por una vía dorsal curvilínea entre las bandeletas central y lateral, pero la visión del trazo por esta vía es limitada, con lo que un defecto de reducción puede pasar inadvertido. Este abordaje es simple y genera poca rigidez, lo que facilita la reeducación y el seguimiento.

Un abordaje palmar sin luxación articular permite la colocación directa de un tornillo desde palmar a dorsal para limitar el traumatismo articular. Aquí también, el control sobre la reducción es indirecto, bajo radioscopia, ya que la visión articular directa está restringida.

Nosotros preferimos un abordaje palmar con luxación articular propuesto por Schneider.[94] La incisión según Bunner o en "bayoneta" da lugar a una extensa liberación de los pedículos neurovasculares, a fin de permitir una separación confortable, sin distracción, durante la luxación articular. Se abre la vaina fibrosa digital entre las poleas A2 y A4 mediante la apertura de una ventana, que será suturada luego al fin de la intervención. Los tendones FCS y flexor común profundo (FCP) son separados hacia un lado

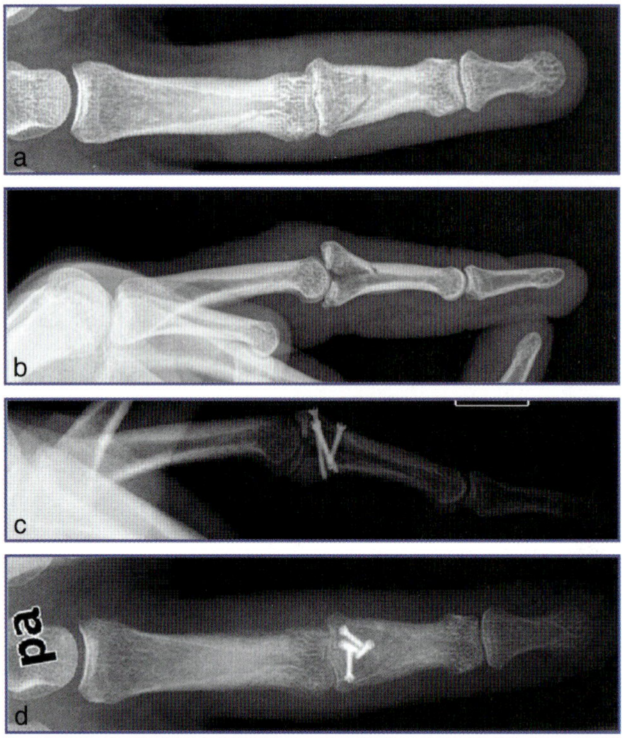

Figura 7.46 a y **b** Fractura con un gran fragmento dorsal de la base de F2. **c** y **d** Osteosíntesis con tornillos Lebinger® de 1,2 mm.

y se procede a la incisión de la placa palmar en "U" o en "H" en función del gesto planificado. A continuación, se liberan ampliamente las inserciones proximales de los ligamentos colaterales. La luxación de la IFP se logra de manera progresiva y prudente mediante la hiperextensión articular y quedan hacia un costado los pedículos colaterales y los tendones flexores. La puesta en flexión de la IFD distiende el FCP, lo que facilita este delicado gesto. La colocación de la mano sobre una mano de plomo (AREX®) permite mantener la posición del dedo y liberar al ayudante. Ahora se obtiene una perfecta visión articular sobre las dos vertientes de la IFP. La inspección articular confirma la posición de los fragmentos, objetiva la presencia de úlceras sobreagregadas por el traumatismo y una eventual artrosis, si es que existiera. El tipo de procedimiento por realizar deberá ser adaptado en función de lo que se ha constatado.

La reducción de la fractura se lleva a cabo en forma muy cuidadosa, mediante maniobras de palanca, con la ayuda de una clavija o de la pinza de Adson. Durante este delicado movimiento, hay que levantar todos los fragmentos sin extraerlos y reconstruir la forma cóncava de la articulación, especialmente en el borde palmar. Una vez que la congruencia articular es restaurada, uno o dos tornillos subcondrales bicorticales (1,5 mm) sostendrán la superficie articular y un cerclaje doble de PDS ® 3/0 será anudado a tensión según la técnica de *nice knot*[7] para acercar los fragmentos. Este cerclaje aporta una importante estabilidad y limita los riesgos de desplazamiento secundario. Se debe tener cuidado de colocar este cerclaje al menos a 1 mm o 2 mm debajo de la superficie articular para que el apoyo metafisario sea suficiente y no permita que se escape. A continuación, se reduce la IFP, se sutura la placa palmar con puntos de PDS® 4/0 y se cierra la vaina de los flexores.

Para lograr un buen resultado, es esencial que la reeducación sea inmediata y aplicada a conciencia por un paciente cooperativo. Esto es para nosotros el único límite que presenta este abordaje quirúrgico. De hecho, los riesgos de rigidez de la IFP y de adherencias de los tendones flexores son importantes si la movilización activa no es convenientemente realizada y controlada. El paciente es protegido con una ortesis termoformada tipo detención dorsal (*dorsal stop*) durante los primeros quince días, que limita la hiperextensión de la MF y de la IFP, pero permite su flexión. La movilización activa y pasiva comienza a partir del segundo día del posoperatorio.

Después de los quince días, puede utilizarse una simple sindactilia durante el día y reservar la ortesis de tope dorsal para la noche con el fin de evitar una hiperextensión de la cadena digital. Luego, una ortesis dinámica de extensión analítica de la IFP con estabilización de la MF deberá ser utilizada a partir de la tercera semana para evitar que se instale un *flessum* de la IFP. Un dedil en lycra ayudará a reducir el edema.

Cuando una fractura conminuta involucra a la base de F2, la técnica precedentemente descrita puede ser propuesta solo si la cortical articular dorsal está preservada para permitir el apoyo de los tornillos y del cerclaje. Esta es la única técnica que permite la reducción anatómica, la restauración de las depresiones articulares fijas y el tratamiento de fracturas evolucionadas[81]. En ninguna de estas últimas situaciones, el principio de ligamentotaxis encuentra indicación, con lo cual se impone una osteosíntesis directa (Figura 7.47).

Sin embargo, cuando la conminución anterior de la base de F2 desprende el borde articular en forma de múltiples pequeños fragmentos, no sintetizables y provoca que la movilización inmediata sea imposible, nosotros aplicamos la técnica de injerto de hemiganchoso propuesta por Hastings[71] (Figura 7.48). Esta indicación se determina mejor antes de la cirugía, con ayuda de la TC, pero a veces también durante la cirugía, frente a un extenso daño cartilaginoso o la imposibilidad de sintetizar los fragmentos. El estudio anatómico demuestra la similitud de la forma entre la base de F2 y la intersección articular ganchoso-M4-M5 dorsal[13]. El abordaje se realiza según la técnica descrita precedentemente y se procede a una osteotomía oblicua coronal tomando la conminución palmar y 5 mm de la metáfisis de F2. A continuación, se hace foco sobre la superficie dorsal y distal del ganchoso para tomar prudentemente un injerto osteocondral a medida. La sutura capsular es

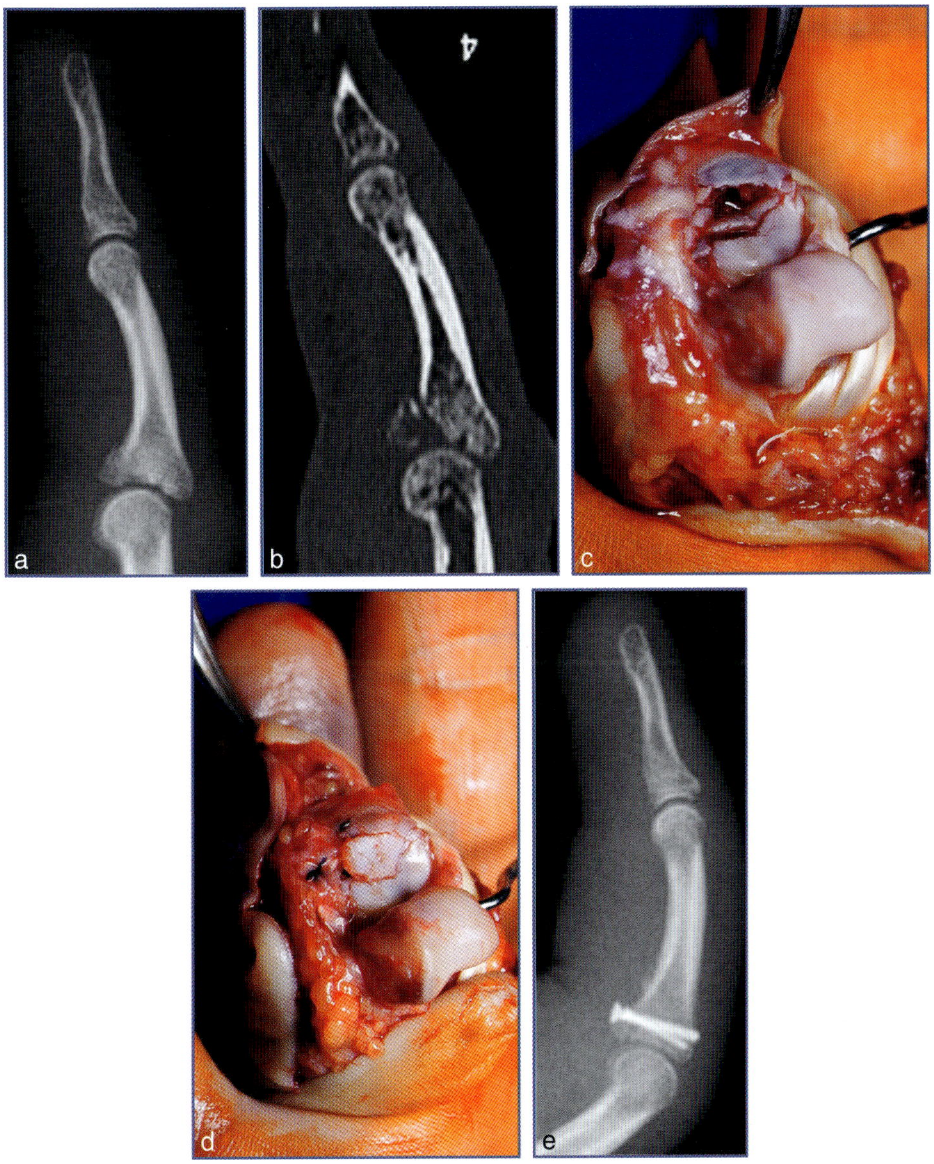

Figura 7.47 a y **b** Fractura hundimiento de la base de F2. La TC demuestra el estado real de la superficie articular. **c** Vía de abordaje palmar que pone en evidencia el estado articular de la base de F2. La superficie condílea de F1 está intacta. **d** y **e** Reducción de los fragmentos y osteosíntesis con dos tornillos de 1,5 mm.

realizada con un PDS® 2/0 y se reconstruye la estabilidad posterior de esta articulación. Las secuelas reportadas sobre el sitio donante son mínimas[13]. Este injerto es retallado a la demanda para que coincida precisamente con el defecto y reconstruir así la cresta palmar de F2. La colocación de dos tornillos de 1,5 mm o 1,7 mm proporciona una síntesis muy estable, lo que permite una movilización activa precoz. Hay que tener en cuenta que el cartílago es más grueso sobre el injerto que sobre F2: el control radiográfico puede hacer creer que existe una mala reducción, con un escalón articular, por lo que solo cuenta el control visual directo intraoperatorio. Los resultados de esta técnica son satisfactorios, con una movilidad activa de la IFP de 70° según Calfee[12] y, a veces, más[121], pero esto queda sujeto a la integración del injerto a distancia. Una técnica similar fue descrita por Cavadas[15], que utilizó un injerto osteocondral de la base de M5 como rescate de las pérdidas de sustancia de la cabeza de F1, pero, si bien la adecuación anatómica es válida[40], los resultados funcionales son menos favorables.

Cuando la lesión está más allá de cualquier reconstrucción directa o cuando las técnicas de reeducación no son propicias o el paciente no ofrece suficientes garantías motivacionales, el fijador externo dinámico puede salvar alguna articulación IFP dañada. Estos dispositivos están

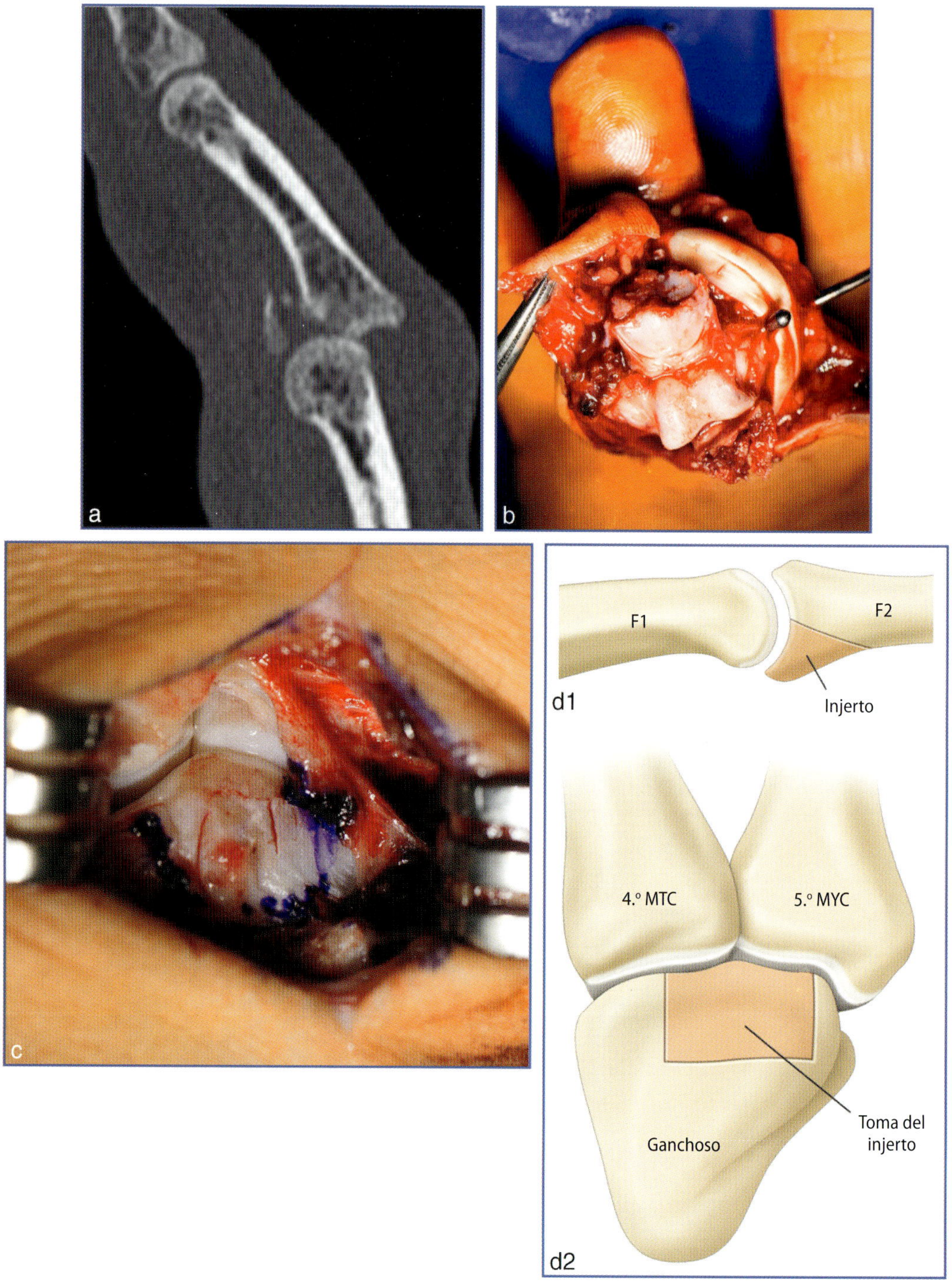

Figura 7.48. **a** y **b** Fractura aplastamiento de F2 del cuarto dedo con subluxación dorsal, en donde la osteosíntesis es imposible. **c** y **d** Obtención de un injerto osteocondral sobre la cara dorsal y distal del ganchoso en la superficie articular M4-M5. ▶

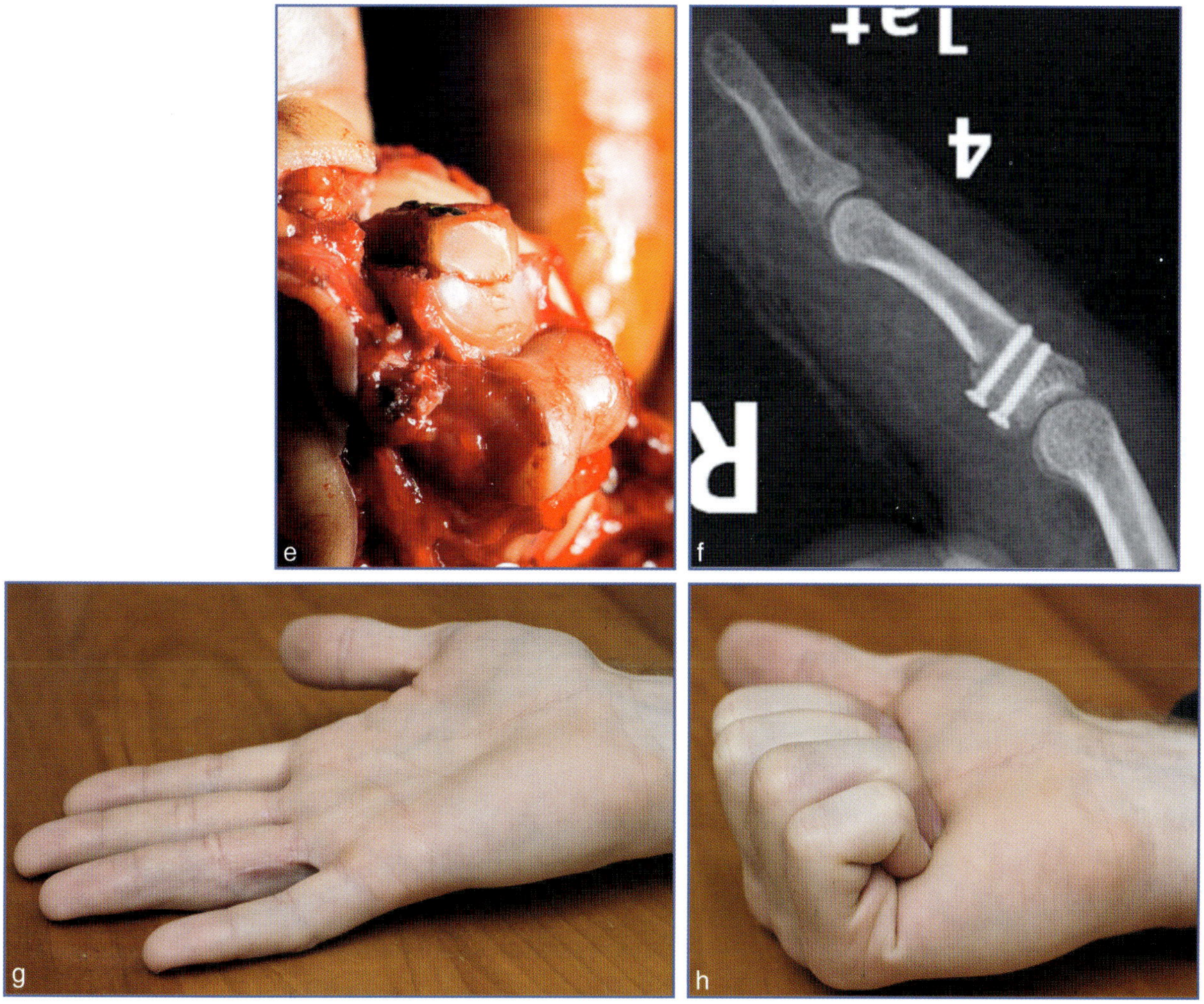

▶ **Figura 7.48.** **e** y **f** Síntesis del injerto con dos tornillos. **g** y **h** Resultado funcional luego de seis meses.

indicados principalmente en las fracturas metafisoepifisarias de la base de F2. Schenck[92] propuso la distracción de las fracturas conminutas de la base de F2, pero con un dispositivo muy voluminoso. Suzuki[106] desarrolló un sistema de distracción más simple y eficaz. Pero la facilidad en la realización y la utilización de estos dispositivos viene de la mano del Ligamentotaxor® (AREX®) desarrollado por Pelissier[79]. La primera clavija determina el plano de flexo-extensión del dispositivo y debe ser insertada estrictamente justo en el centro de rotación de la cabeza de F1. La segunda clavija atraviesa la diáfisis de F2. Para evitar una subluxación dorsal de la base de F2, se coloca una tercera clavija en paralelo, en la diáfisis más proximal. Estas tres clavijas están guiadas por un doble sistema de espiral (resortes) que permiten la distracción de foco de fractura y su remodelado. Para evitar una deformación en paralelogramo, los dos espirales están unidos mediante una clavija en "U". La precisión del montaje permite la movilización precoz, lo que contribuirá al remodelado articular. Es necesario controlar regularmente la tensión de los resortes para que no pierdan su eficacia (contar el número de espiras entre las clavijas), ya que una movilización sostenida puede alterar el sistema. La colocación de pequeñas perlas de cemento (metacrilato) evita esta complicación (*v.* Figura 7.27 a). El Ligamentotaxor® será utilizado durante un mes en función de la progresión radiológica de la consolidación. Pelissier recomienda evitar la movilización durante los primeros diez días (Figuras 7.49 y 7.50).

Fracturas bipolares de la IFP

En los casos de fracturas bipolares de la IFP, el tratamiento combinará una síntesis mínima epifisaria y un manojo de astillas metafisodiafisarias reunidas por un cerclaje de hilo absorbible, con el mantenimiento de la

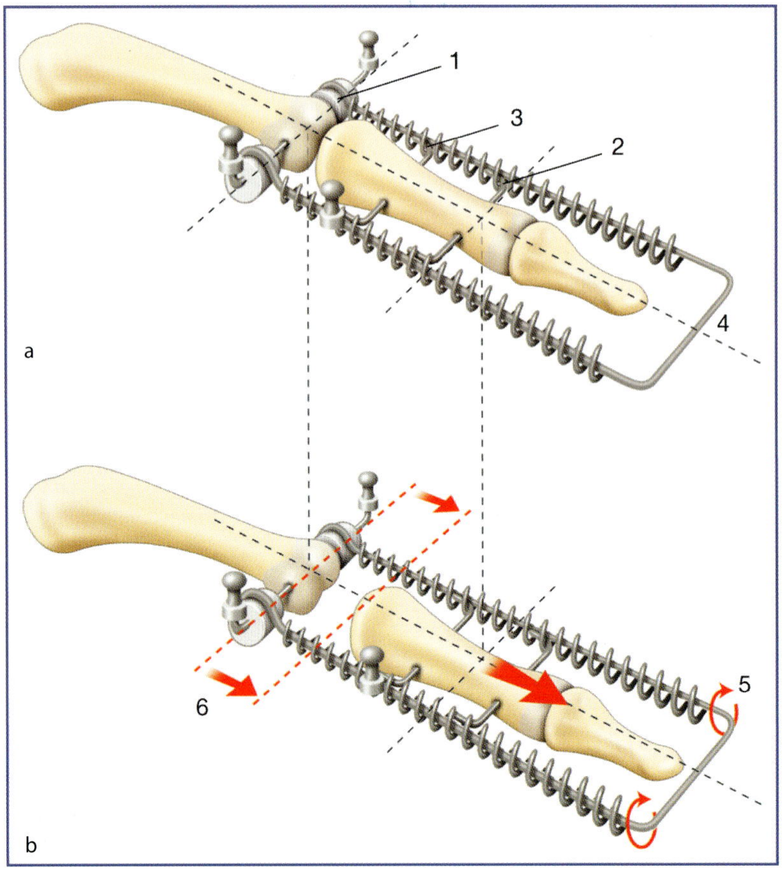

Figura 7.49 El Ligamentotaxor® Arex®. **a** La primera clavija se introduce transversalmente en el eje de la epífisis de la primera falange (1). La segunda, a continuación, en la diáfisis de la segunda falange (2). Para evitar una subluxación dorsal de la base de la segunda falange, se coloca una tercera clavija más proximal, en paralelo, sobre la diáfisis (3). Estas tres clavijas son guiadas por un doble sistema de espiral. Una clavija en "U" solidariza los dos mecanismos de distracción (4). **b** La rotación de los espirales (5) permite una distracción controlada de la articulación IFP (6).

longitud de los segmentos óseos mediante un enclavijado en cruz o, más bien, con un fijador externo Mini-Penning Orthofix®[80] o, incluso, también con un dispositivo rudimentario tipo Beaubourg[23]. La reconstrucción ulterior de la IFP dependerá de la función obtenida y de los síntomas residuales. Según la edad, las motivaciones personales y los daños de las partes blandas se podrán proponer una artrodesis IFP, una prótesis IFP o una transferencia articular vascularizada.*

Finalmente, nosotros hemos integrado la artroplastia IFP en la urgencia a nuestro arsenal terapéutico para el tratamiento de las fracturas cerradas de la IFP sin extensión metafisaria mayor. En efecto, en los casos donde existe artrosis radiológicamente evidente, cuando el paciente tiene más de cincuenta años y presenta una fractura de la IFP con una gran conminución articular, la artroplastia con una prótesis de silicona es una solución realista. Esta permite tratar al mismo tiempo la fractura y sus probables complicaciones. La conminución es reglada por la resección de los fragmentos, lo que protege al paciente de una necrosis ósea, de una pseudoartrosis y resuelve por anticipado la rigidez y las complicaciones artrósicas dolorosas.

La intervención puede realizarse por vía palmar de Schneider[41,63,94] o por una vía lateral, tal cual hemos desarrollado[72]. Nosotros utilizamos exclusivamente estos dos abordajes, ya que permiten una movilización inmediata con una excelente visión intraoperatoria y proporcionan los mejores resultados funcionales[9,72,84]. Un artificio consiste en utilizar el recorte del cóndilo de F1, necesario para la colocación del implante, para reconstruir un apoyo metafisario anterior en caso de un defecto moderado. La reeducación es inmediata, según los principios enunciados en el párrafo precedente.*

* Michel Merle, Gilles Dautel. La main traumatique. Tome 2. Chirurgie secondaire, le poignet traumatique. Ed. Masson. Vease el algoritmo de toma de decisiones desarrollado (Capítulo 2) .

* Michel Merle, Gilles Dautel., Chirurgie de la main. Tome 3, Affections rhumatismales, dégénératives - Syndromes canalaires (Capítulo 3, figuras 3.11 y 3.12). Ed. Masson, 1994.

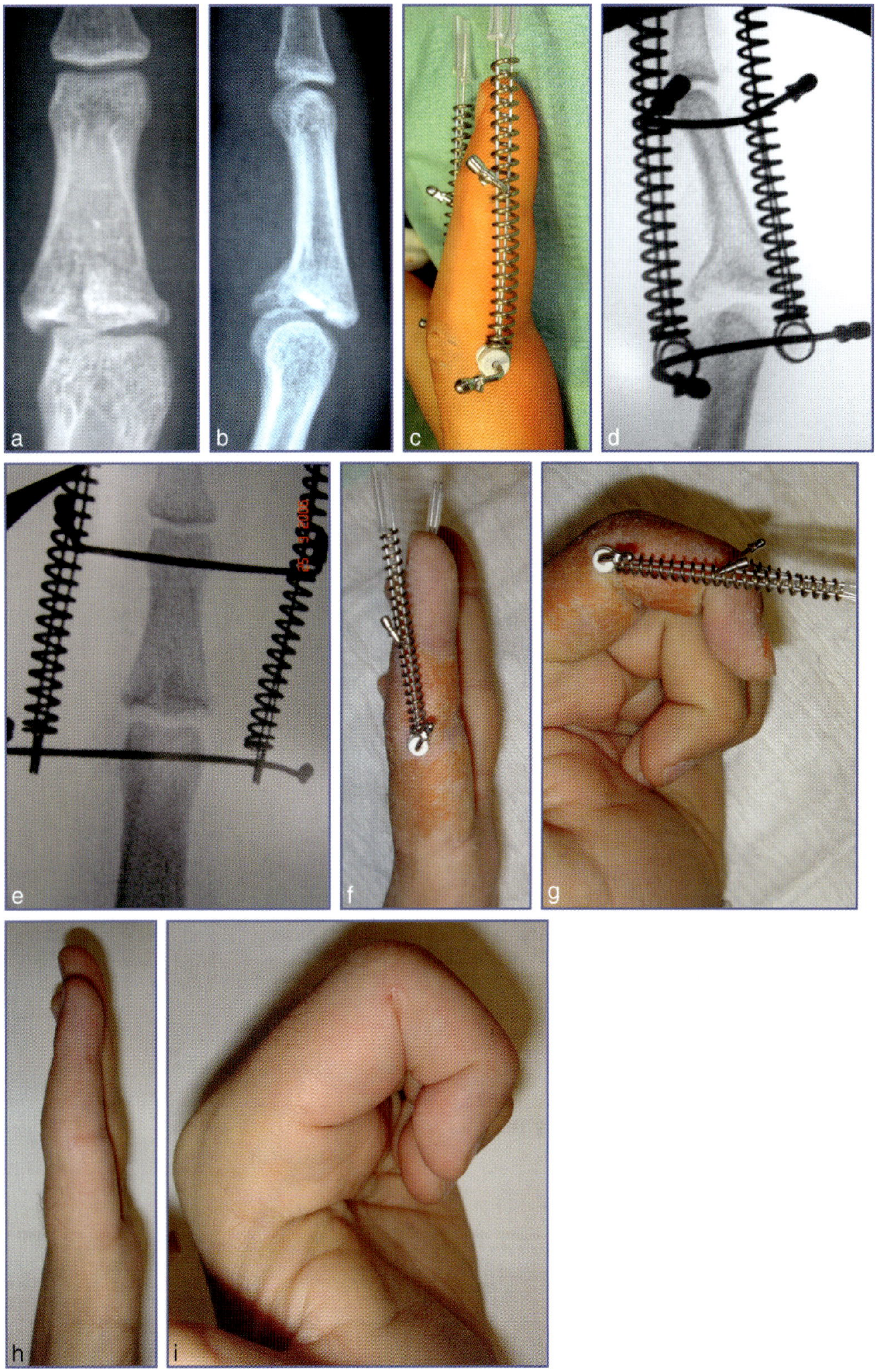

Figura 7.50 a y **b** Fractura conminuta de la base de la segunda falange del segundo dedo. **c-e** El ligamentotaxor® provoca una distracción en la base de la segunda falange. **f** y **g** La movilización a la tercera semana. **h-i** Resultado final a la octava semana.

Las fracturas de los metacarpianos

Las fracturas de los MTC están divididas en fracturas de la cabeza, del cuello, de la diáfisis y de la base metacarpiana. Muy frecuentemente, un tratamiento funcional u ortopédico permite obtener un resultado útil. La cirugía está reservada para el tratamiento de las fracturas desplazadas, inestables o bien a instancia del paciente por razones socioeconómicas.

Las fracturas de la cabeza de los metacarpianos

Las fracturas de la cabeza de los MTC son infrecuentes y, por lo general, suelen ser articulares. En su mayoría afectan a los dedos radiales, especialmente al índice, debido a que está más expuesto por ser un dedo "marginal" con un MTC fijo. Deben distinguirse las fracturas avulsivas y las fracturas articulares, y pueden presentarse en forma aislada o en el contexto de una luxación articular MF.

Las fracturas avulsivas de la cabeza metacarpiana

Las fracturas avulsivas de la cabeza metacarpiana comprometen su cara lateral por tracción del ligamento colateral. La mayoría de las veces, un tratamiento funcional por medio de una sindactilia es suficiente para obtener la curación. Shewring & Thomas publicaron una importante tasa de seudoartrosis dolorosa, por lo que recomendaron más bien una osteosíntesis sistemática[100]. En caso de un fragmento óseo muy pequeño, rotado o asociado a una inestabilidad articular se recomienda la resección del fragmento y la reinserción del ligamento mediante un arpón Minilock Mitek®.

Las fracturas articulares simples no desplazadas

Las fracturas articulares simples no desplazadas (desplazamiento articular inferior a 1 mm y ausencia de escalón articular interfragmentario) están sujetas a un tratamiento ortopédico con una ortesis de tipo Thomine durante un lapso de dos a tres semanas, seguido luego de una sindactilia durante dos semanas suplementarias (*v.* Figura 7.39). Las lesiones desplazadas y que, además, presenten un gran fragmento son mejor tratadas con un tornillo, lo que da la suficiente estabilidad para permitir una movilidad precoz y limitar así las secuelas de rigidez.

Las fracturas multifragmentarias de la cabeza de los metacarpianos

Las fracturas multifragmentarias de la cabeza de los MTC son tratadas ortopédicamente, en ausencia de desplazamiento, con una ortesis de tipo Thomine durante un período de tres a cuatro semanas, seguido luego de una sindactilia durante dos semanas suplementarias (*v.* Figura 7.39).

En caso de un desplazamiento significativo, es necesario recurrir a una osteosíntesis. La vía de abordaje es dorsolateral, con sección de la bandeleta sagital y del manto de los interóseos, a 2 mm del tendón extensor común, con el objeto de permitir su sutura al final de la intervención. Es mejor dejar los fragmentos unidos a las expansiones capsuloligamentarias para limitar su desvascularización. Se prefiere una osteosíntesis con un tornillo de 1,7 mm o 2,0 mm, según el tamaño del fragmento (*v.* Figura 7.23 b). A fin de disminuir el volumen del material implantado y evitar la formación de un muro suplementario, los fragmentos intermediarios muy pequeños serán mantenidos, después de la reducción, por la compresión entre los fragmentos más grandes.

En los casos de lesiones por impactación, una clavija de buen calibre, roma y ligeramente curva, introducida por la base del metacarpiano, permitirá levantar la superficie articular y mantenerla hasta alcanzar el tiempo de la consolidación ósea. En las lesiones responsables de una destrucción completa de la cabeza metacarpiana, la colocación de una prótesis MF puede estar justificada.

Las fracturas del cuello de los metacarpianos

Las fracturas del cuello de los MTC afectan principalmente a los dedos cubitales y su tratamiento es controversial. Es la patología del "boxeador" o del "golpe de puño". Los pacientes que practican deportes de combate de alto nivel conservan la mano en eje al momento del impacto y golpean con los MTC fijos (M2-M3). En cambio, el combatiente ocasional efectúa un movimiento más circular, en ligera flexión de muñeca, y golpea con los MTC móviles (M4-M5). El impacto en la cara dorsal del metacarpiano, en posición de flexión de la articulación carpometacarpiana (CMC) provocará una fractura con una báscula palmar del cuello, asociada a una conminución anterior más o menos importante del cuello.

El examen clínico revela una pérdida del relieve posterior de la cabeza del MTC fracturado y busca un déficit de extensión activa y un trastorno rotacional. La palpación evaluará la protrusión palmar de la cabeza metacarpiana, que suele ser muy molesta cuando, por ejemplo, un trabajador manual aprieta un mango. Las radiografías de frente, perfil y tres cuartos son suficientes para el diagnóstico y la evaluación del desplazamiento.

El tratamiento de estas lesiones es controversial en el contexto económico actual. De hecho, la consolidación casi siempre se obtiene con un resultado funcional útil dentro de un corto tiempo. La comparación entre el tratamiento quirúrgico y el tratamiento funcional no arroja diferencias importantes en el plano funcional como el tiempo de recuperación. Los estudios aleatorizados actuales están a favor de una simple sindactilia, incluso en las lesiones desplazadas[102]. La aparición de una consolidación viciosa en flexión dificulta muy poco la movilidad digital, pero la deformación que "borra" la cabeza metacarpiana es muchas veces antiestética y responsable de un defecto de extensión digital. Esta situación, aunque no genera diferencias estadísticas, aún puede ser considerada problemática por los pacientes.

Los metacarpianos fijos (M2-M3)

Para los MTC fijos M2-M3, la tolerancia a la flexión del cuello es mala, ya que la articulación CMC es fija. Las fracturas no desplazadas son objeto de un tratamiento ortopédico por medio de una sindactilia simple por tres semanas cuando se trate de una fractura parcial estable (*v.* Figura 7.11). El tratamiento ortopédico con una ortesis de tipo Thomine durante tres semanas, seguido de una sindactilia durante quince días, será propuesto en los casos de fracturas poco desplazadas o en los pacientes con un contexto desfavorable (demencia, peleadores frecuentes, etc.), o bien, cuando la exigencia funcional es limitada (*v.* Figura 7.39). Cuando la flexión del cuello es superior a 10° o 15° y, sobre todo, cuando existe un déficit de extensión activa, es preferible una reducción y osteosíntesis. La alteración rotacional es una indicación quirúrgica, especialmente cuando existe un cabalgamiento digital durante el cierre del puño. El enclavijado axial fasciculado o en "ramillete", según Foucher, es suficiente para las fracturas transversales del índice. Un tornillo simple permite la fijación de las fracturas oblicuas o espiroideas de cuello. En caso de conminución importante o de extensión diafisaria, una placa lateral de neutralización en "L" debe agregarse al montaje.

Los metacarpianos móviles (M4-M5)

Para los MTC móviles M4-M5, la movilidad CMC así como la hiperextensión MF compensan la flexión del cuello del metacarpiano. Esta fractura es muy frecuente y tiene un impacto socioeconómico importante. Algunos autores trataron ortopédicamente fracturas desplazadas con una báscula palmar de hasta 60° con resultados funcionales reportados como favorables[2,10,82]. Jahss concluye que no se produce un desplazamiento secundario en los casos de lesiones de hasta 40° de flexión cuando son tratadas con movilización inmediata.

Creemos que el tratamiento debería adaptarse al contexto y al nivel de exigencia funcional y estético del paciente. El esquema de los montajes quirúrgicos utilizados es el mismo que para las fracturas del cuello de los MTC fijos. En los casos de riñas repetidas, nosotros toleramos una báscula en flexión más importante y un defecto de extensión, pero no aceptamos alteraciones rotacionales, ya que pueden comprometer la prensión.

En lo ideal, el montaje se hará con clavijas, según propone Foucher, lo que permite que al retirarlas haya menos problemas en caso de recidiva. La reducción es realizada mediante la clásica maniobra de Jahss (Figura 7.51). Se coloca en flexión la MF y se ejerce una presión sobre la cabeza de F1, lo que permite poner en tensión los ligamentos y corregir la deformación. Cuando la reducción es correcta y la estabilidad es conveniente, la osteosíntesis es confiada a un enclavijado fasciculado en "ramillete" según la técnica de Foucher, con tres clavijas de 0,8 o de 1 mm. El abordaje quirúrgico se efectúa sobre la base del quinto MTC, bajo control radioscópico, y debe preservar la rama sensitiva del nervio cubital. Luego se realiza una corticotomía en la base de M5 con un "punta cuadrada", con la precaución de no atravesar la cortical opuesta para evitar una falsa vía durante la introducción de las clavijas. Las clavijas de punta roma son ligeramente curvadas y su progresión es seguida con radioscopia, así como la reducción obtenida.

La primera clavija, que es la más curva, hace la mayor parte de la reducción gracias a su retorno elástico. Las siguientes serán progresivamente más rectas para facilitar su progresión en el canal diafisario. La introducción de las clavijas se hace en la parte proximal de la corticotomía en relación con las clavijas existentes para favorecer el pasaje y el guiado de la clavija en el curso de su introducción. Como cualquier técnica de enclavijado fasciculado, la progresión diafisaria de las agujas se hace por la pronosupinación de la muñeca del operador, mientras que, al momento de atravesar el foco de fractura, se hace en forma directa. El posicionamiento de las clavijas en "ramillete" controla la rotación de la cabeza metacarpiana, pero lo más importante es conseguir con las clavijas divergentes la reducción de la fractura, aun si son colocadas en la misma dirección, ya que se oponen las fuerza deformantes. Habrá que buscar sistemáticamente una falsa vía, en donde la violación de la cortical dorsal por las clavijas alterará el normal deslizamiento del tendón extensor. Por último, durante la progresión prudente de las clavijas, se debe evitar perforar la cabeza metacarpiana (Figura 7.52).

La movilización libre es inmediata, con protección nocturna por una ortesis estática que estabiliza la MF de D4 y D5 en flexión y deja libre la IFP. Las clavijas se dejan por un mínimo de cuatro semanas en función de la consolidación. Las clavijas que quedan enterradas bajo la piel pueden también permanecer en su lugar si es que no molestan. En el caso de fracturas con hipermovilidad del fragmento distal o cuando la reducción es incompleta, nosotros recomendamos el abordaje quirúrgico directo para quitar cualquier incarceración muscular de los interóseos y proceder a una reducción directa. En función de las posibilidades, la fractura podrá ser estabilizada con un tornillo interfragmentario o con un

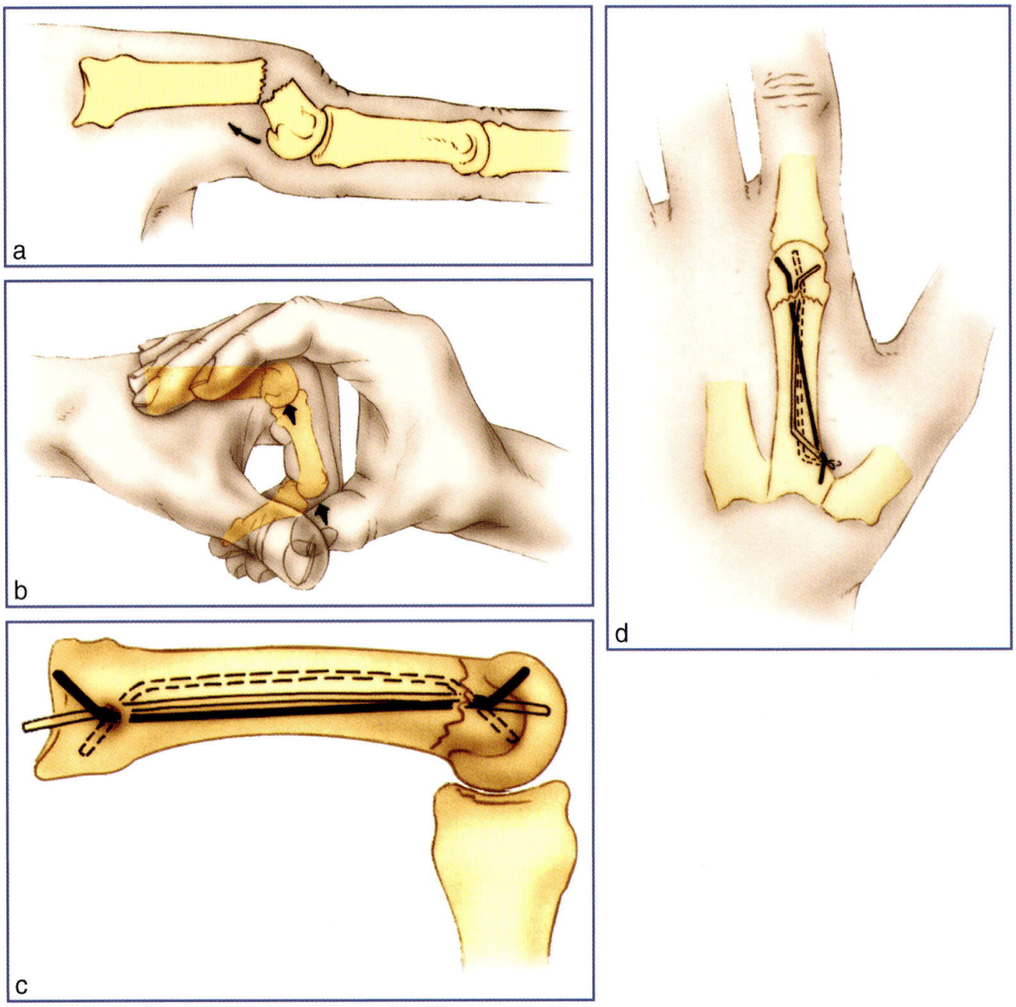

Figura 7.51 Maniobra de Jahss y enclavijado fasciculado. **a** Báscula de la cabeza del quinto MTC por acción de los interóseos. **b** La reducción se efectúa por medio de la maniobra de Jahss. El cirujano flexiona el dedo a 90° y aplica una fuerza en el eje de la primera falange para reducir la fractura. **c** Tres clavijas de 0,8 mm de diámetro, con extremo redondeado, se moldean en ambos extremos para tratar de controlar su colocación en distintos planos. **d** Se introducen las tres clavijas por una corticotomía en la parte posterointerna proximal del metacarpiano.

enclavijado. Este último puede ser fasciculado según Foucher o interMTC según Berkmann y Myles[6]. Por último, la combinación de estas técnicas puede proponerse para los casos más complejos en los que la calidad ósea es mediocre.

Las fracturas de la diáfisis

Las fracturas de la diáfisis de los MTC se tratan mayoritariamente en forma conservadora. Estudios recientes insisten sobre el aspecto médico-económico, tendiente a tolerar desplazamientos importantes de las fracturas, un acortamiento de hasta 1 cm y una alteración rotacional tolerable de 5°[35,56,122]. Khan, hace referencia también a una alineación espontánea de los problemas de rotación por tracción del ligamento inter-MTC[56]. Aun así, aunque frecuentemente se obtenga la consolidación y la restauración de la función, la deformación de la mano es definitiva. Como hemos mencionado varias veces, el tratamiento debe estar adaptado al paciente, a sus imperativos profesionales y recreacionales, así como al tipo de fractura. La instalación de un trastorno rotacional en convergencia es una indicación quirúrgica sistemática.

Las radiografías de frente y de tres cuartos son suficientes para establecer el diagnóstico. Se deben buscar sistemáticamente las lesiones asociadas de la CMC de los rayos adyacentes. La proyección de perfil es de difícil interpretación a causa de la superposición, pero es de utilidad para buscar una luxación CMC o detectar un desplazamiento importante en las fracturas oblicuas largas.

Las fracturas unicorticales o no desplazadas

Las fracturas unicorticales o no desplazadas son siempre de tratamiento conservador. Hay que desconfiar de las fracturas oblicuas y, sobre todo, de las espiroideas largas, ya que la radiografía minimiza frecuentemente el desplazamiento. El tratamiento funcional con una sindactilia por tres semanas permite la consolidación de las fracturas parciales, utilizando por la noche una ortesis de tipo Thomine. Las fracturas no desplazadas son casi siempre estables, debido a que conservan su envoltura perióstica, incluso si se trata de fracturas conminutas producidas por un aplastamiento. Estas responden bien al tratamiento ortopédico instaurado por un período de cuatro a seis semanas. La ortesis debe ajustarse periódicamente y, además, debe controlarse el edema del dorso de la mano, ya que suele ser muy importante. La inmovilización o la protección del foco de fractura están garantizadas por una ortesis que previene la rigidez en extensión de las MF por la retracción de los ligamentos laterales. La ortesis estática de inmovilización es antebraquidigital, y va desde el cuarto inferior del antebrazo hasta las IFP del rayo fracturado y del dedo vecino. La muñeca se estabiliza a 20° de extensión y las MF a 40°-60° de flexión. La cobertura dorsal de la ortesis termina justo en frente de la cabeza de F1, en tanto que su parte palmar finaliza a la mitad de F1. Las articulaciones IFP e IFD quedan absolutamente libres (Figura 7.53).

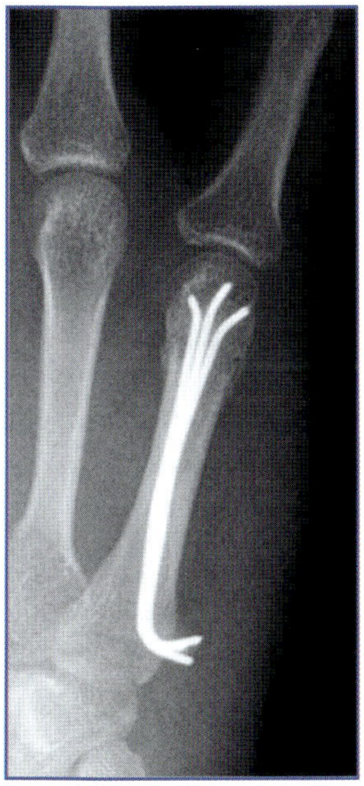

Figura 7.52 Fractura del cuello del quinto MTC estabilizada con un enclavijado fasciculado.

Durante el moldeado de la ortesis, a veces es necesario ejercer una presión hacia atrás sobre las cabezas del cuarto y quinto MTC para oponerse a la flexión palmar del segmento distal del MTC fracturado, provocado por los músculos interóseos.

Los dos dedos se colocan en sindactilia a nivel de F2 para evitar la rotación del MTC fracturado y facilitar la movilidad activa en flexo-extensión de las IFP y protegerlas así de una rigidez en flexión. La convergencia de los dedos

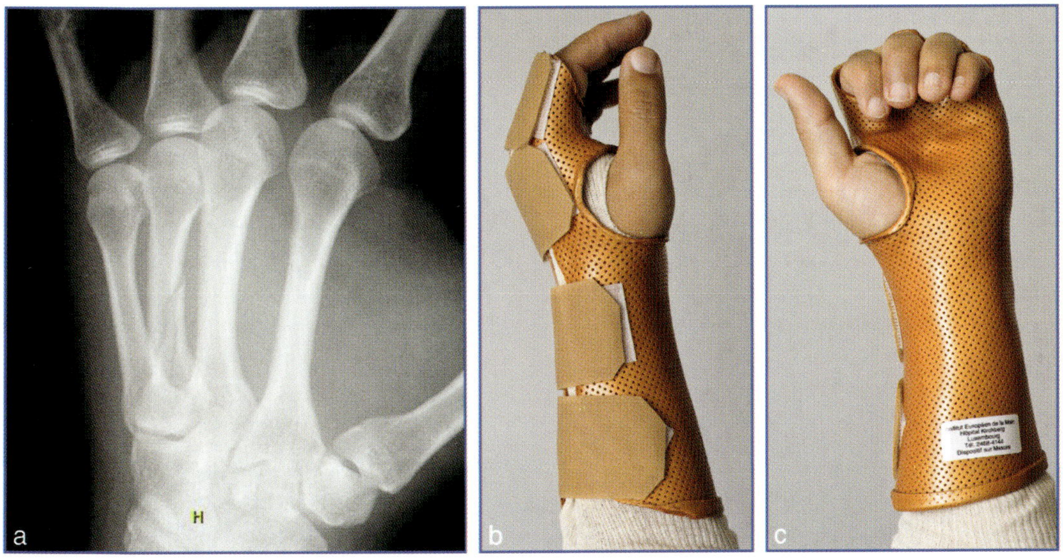

Figura 7.53 a Fractura de la diáfisis del cuarto MTC no desplazada. **b** y **c** Tratamiento con una ortesis antebraquipalmar de tipo Thomine, que permite la flexión de las IF.

hacia el tubérculo del escafoides es la mejor forma de testear la ausencia de un problema rotacional de los dedos largos. Esta ortesis será utilizada 24/24 h durante un lapso de cuatro a seis semanas hasta la consolidación.

Las fracturas poco desplazadas

Las fracturas poco desplazadas son objeto de controversia. Independientemente de cualquier tratamiento, es fácil llegar a la consolidación ósea y obtener un resultado funcional aceptable. Si bien la restauración de la anatomía del esqueleto es un objetivo clásico en la ortopedia, el tratamiento conservador de las fracturas moderadamente desplazadas puede proporcionar resultados funcionales satisfactorios. El paciente debe ser advertido de la modificación definitiva de la estética de su mano. Así como ocurre en las fracturas del cuello del metacarpiano, las lesiones de los MTC fijos son menos tolerantes a la deformación en comparación con los MTC móviles.

El tratamiento quirúrgico está indicado cuando el desplazamiento interfragmentario es muy importante, cuando la fractura provoca una deformación de la mano o si existe un déficit de extensión por insuficiente compensación de la hiperextensión de la MF. En los pacientes que utilizan computadoras o los que trabajan conduciendo algún tipo de vehículo, el tratamiento quirúrgico puede acelerar el retorno a sus actividades, junto con la utilización de una ortesis en el posoperatorio. En los pacientes que realizan actividades manuales pesadas, la percepción de la cabeza del MTC en la palma, cuando se utilizan herramientas con mango, puede resultar incómoda al momento del cierre con fuerza de la mano. Para que la cirugía esté justificada, el resultado y la velocidad de la recuperación funcional deben ser al menos equivalentes al tratamiento conservador. Es importante informar al paciente del riesgo-beneficio de la opción quirúrgica y precisar los riesgos infecciosos, las eventualidades técnicas y las secuelas cicatriciales. En caso de duda, es aconsejable la abstención quirúrgica. Las técnicas utilizadas serán las mismas que para las fracturas desplazadas.

Las fracturas desplazadas

Las fracturas desplazadas son beneficiarias de una osteosíntesis percutánea o directa.

Las fracturas oblicuas o espiroideas largas

Las fracturas oblicuas o espiroideas largas son sintetizadas por medio de un tornillo interfragmentario directo, perpendicular al trazo de fractura, según los principios desarrollados por la AO. Nosotros utilizamos tornillos de 2,0 mm o 2,3 mm (Figura 7.54). El montaje debe ser protegido con una ortesis de tipo Thomine, que incluya el dedo afectado y el vecino, con automovilización fuera de la ortesis y sin resistencia durante tres semanas. Luego de esto, una simple sindactilia será utilizada por quince días a fin de incitar al paciente a la prudencia.

Las fracturas oblicuas o espiroideas cortas

Las fracturas oblicuas o espiroideas cortas no son suficientemente estabilizadas con uno o dos tornillos interfragmentarios, ya que las fuerzas en flexión y en rotación son muy importantes en el metacarpiano, con un riesgo mayor de fractura del callo sobre los orificios de los tornillos. La colocación de una placa de neutralización complementaria dispensará las fuerzas a distancia del foco de fractura (Figura 7.55). El abordaje es intermetacarpiano dorsal o dorsolateral, sobre el borde libre del MTC más lateral. El abordaje intermetacarpiano permite el tratamiento simultáneo eventual de dos MTC adyacentes lesionados. Un enclavijado intermetacarpiano puede remplazar la colocación de una placa, pero, a diferencia de las clavijas, aquella es generalmente bien tolerada durante toda la consolidación, sin riesgo de desplazamiento secundario.

Las fracturas transversas son comúnmente sintetizadas con una placa posterolateral, que acepta tornillos de 1,7 mm como mínimo. La fractura es reducida con una pinza de reducción sobre una placa previamente moldeada. Otra posibilidad es la fijación de uno de los fragmentos sobre la placa, y luego la reducción secundaria del conjunto sobre el otro fragmento (Figura 7.56). De esta manera, es necesario verificar la ausencia de un trastorno rotacional mayor antes de la colocación de los tornillos. La compresión interfragmentaria está asegurada por la perforación excéntrica de los orificios de los dos primeros tonillos situados de un lado y del otro del foco de fractura. Antes de la colocación de la placa, un enclavijado oblicuo temporario puede mantener la reducción de un foco muy inestable. Cuando se hayan colocado algunos tornillos, es prudente retirar la pinza de reducción en busca de un problema de rotación discreto, ya que todavía es posible corregirlo. En efecto, la pinza de reducción neutraliza las fuerzas ejercidas por el aparato extensor durante la colocación en flexión de los dedos, lo que puede dar una falsa impresión. En caso de duda, sobre todo para el quinto dedo, es conveniente verificar la anatomía sana contralateral del paciente, ya que existe un cierto grado de variación de la convergencia de este rayo. Una vez concluida la osteosíntesis se verifica con el intensificador de imágenes la correcta posición y el tamaño adecuado del material utilizado. Por último, el cirujano se dispone a restaurar el plano músculo-perióstico-MTC para evitar un conflicto entre el aparato extensor y el material de osteosíntesis y mejorar el deslizamiento tendinoso.

Para las fracturas muy conminutas, la utilización de placas bloqueadas permite contener la falta de estabilidad del foco, pero los fragmentos intermediarios deben ser aproximados a la placa por medio de cerclajes de hilo absorbible. El enclavijado intermetacarpiano, descrito para las lesiones simples, es una opción poco invasiva y rápida, pero presenta una baja tolerancia a las clavijas, debido al tiempo prolongado que requiere la consolidación de la diáfisis

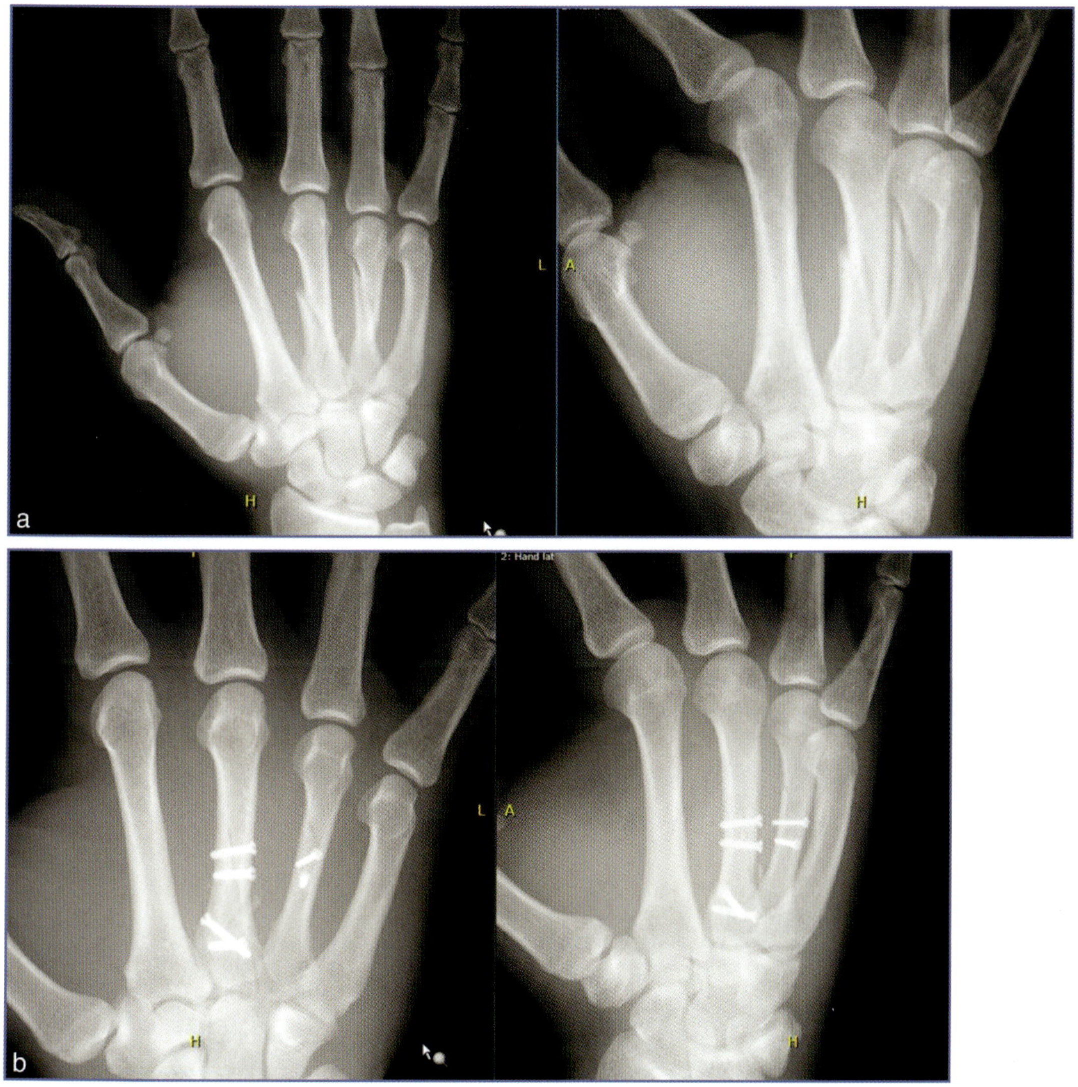

Figura 7.54. a Fracturas espiroideas largas de M3 y M4. **b** Osteosíntesis con tornillos de 2 mm.

metacarpiana. En los casos de lesiones abiertas o de fracturas conminutas más complejas, este tratamiento puede utilizarse solo o como complemento de una osteosíntesis rígida. El enclavijado axial fasciculado tiene principalmente sus indicaciones en cirugía pediátrica, ya que ocupa un lugar indiscutible en los raros casos de fracturas muy desplazadas, en donde el remodelado óseo no ofrece una corrección anatómica suficiente si solo se confiara el tratamiento a una férula. En cambio, es demasiado inestable para las fracturas del adulto, por lo que solo estará reservado para las fracturas desplazadas con un revestimiento cutáneo contuso que contraindique el abordaje quirúrgico directo.

Las fracturas diafisarias con pérdida de sustancia ósea

Las fracturas diafisarias con pérdida de sustancia ósea se enmarcan dentro de las lesiones multitisulares más graves y pueden ser tratadas con un espaciador de cemento, para realizar luego un injerto óseo. Dependiendo de la magnitud del defecto cutáneo, con frecuencia es preferible confiar el montaje a un enclavijado intermetacarpiano a distancia del defecto. Esta acción permite convertir el MTC adyacente en fijador externo y evitar así los inconvenientes de los fijadores externos clásicos. Durante la reconstrucción con injerto óseo, el montaje de las clavijas puede ser reconducido o remplazado por una placa bloqueada (*v.* Figura 7.21).

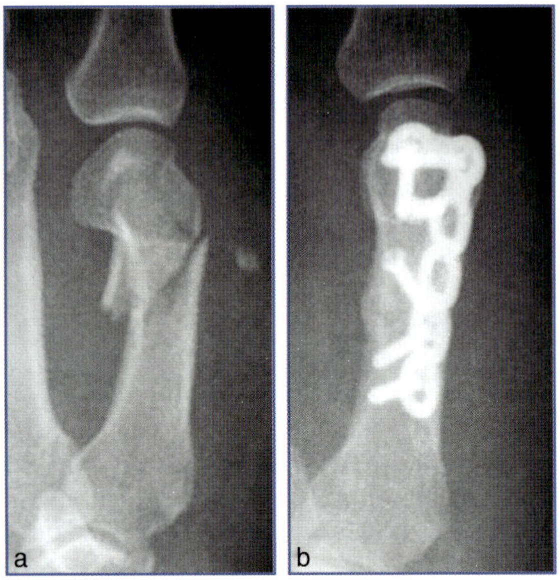

Figura 7.55 a Fractura oblicua corta de M5. **b** Osteosíntesis con tornillos y una placa dorsolateral.

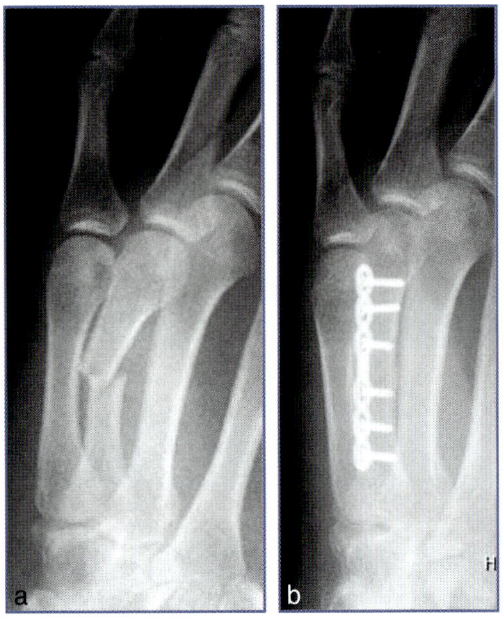

Figura 7.56 a Fractura diafisaria transversa de M4. **b** Osteosíntesis con placa y tornillos de 2 mm.

Las fracturas de la base del pulgar

La base del pulgar soporta las fuerzas impuestas por la pinza *pollici*-digital, que conjuga una gran movilidad con una buena estabilidad. La posición del pulgar, separado de los otros dedos de la mano, lo hace vulnerable a los traumatismos y es por esto que las fracturas en esta zona son habituales. Frecuentemente las fracturas se producen por mecanismos indirectos.

En la base del pulgar conviene separar las fracturas articulares de las extraarticulares. Estas últimas presentan pocos problemas para un cirujano experimentado y su tratamiento consistirá en restaurar la longitud y el eje del MTC por medio del dispositivo que mejor se adapte en función de la conminución y del estado de las partes blandas. En cambio, para las fracturas articulares de la trapeciometacarpiana (TM), la calidad de la reducción y la restauración de la estabilidad son elementos primordiales para evitar el desarrollo de una artrosis secundaria[58,78], ya que las presiones en esta región son muy significativas y llegan a ser hasta trece veces superiores a la fuerza ejercida por la pinza *pollici*-digital.

Las fracturas de la base del primer MTC se clasifican en cuatro grupos según Green y O'Brien[36]. Las fracturas de tipo I y II son intraarticulares y corresponden, respectivamente, a la fractura de Bennett[5] y a la fractura de Rolando[89]. Las fracturas de tipo III y IV son extraarticulares.

Las fracturas de tipo I o de Bennett

Las fracturas de tipo I o de Bennett se conforman de un fragmento óseo anteromedial de tamaño variable que queda solidario a la base del segundo MTC y un fragmento diafisometafisario que se desplaza a radial y a proximal por acción del abductor largo del pulgar (APL). Gedda[34] dividió la fractura de Bennett en tres subgrupos. El **tipo 1** es una fractura con un gran fragmento anteromedial y una subluxación de la base del primer metacarpiano. El **tipo 2** es una fractura con impactación y sin subluxación del metacarpiano. El **tipo 3** corresponde a una fractura con un pequeño fragmento medial, no accesible a la osteosíntesis directa, asociada a una luxación del primer metacarpiano.

La radiografía según las incidencias descritas por Kapandji[53] permite, en la mayoría de los casos, el diagnóstico de la lesión (*v.* Figura 7.9). Una TC puede ser útil para cuantificar el tamaño del fragmento medial y, sobre todo, para detectar la existencia de lesiones no desplazadas, lo que contraindicaría de hecho una osteosíntesis directa. Del mismo modo, una TC permitirá detectar una lesión espontáneamente reducida, con un fragmento muy pequeño.

La conducta ante esta lesión es quirúrgica, ya que se trata de una fractura articular con potencial artrogénico. La fuerza de las tensiones musculares produce desplazamientos secundarios frecuentes cuando se realiza un simple tratamiento ortopédico[58,66,78]. En efecto, el aductor del pulgar y el APL provocan la flexión del primer MTC (M1) con subluxación y traslación proximal del fragmento metafisodiafisario, mientras que el fragmento palmar permanece en su lugar por el ligamento palmar oblicuo. La reducción de la fractura se lleva a cabo en posición de máxima oposición, rotación axial del pulgar y distracción. Edmunds[24,25] insiste sobre el componente de rotación durante la reducción para mejorar la congruencia articular.

Cuando el fragmento es de muy pequeño tamaño, no es accesible a una osteosíntesis directa estable, debido al riesgo de fragmentación al introducir el tornillo. Por lo tanto, la estabilización TM y la reducción de la fractura serán mantenidas mediante un enclavijado en apertura de la primera comisura según Wiggins[120] a través de la TM o preferentemente tricortical divergente según Iselin[46] (Figura 7.57 a y b). Una vez que la fractura está reducida, se introduce una primera clavija desde M1 a M2 y se apoya la punta sobre la segunda cortical de M2 sin atravesarla; luego, se coloca una segunda clavija divergente y más distal desde M2 hacia M1, donde la punta se apoyará sobre la segunda cortical de M1. Con esta configuración se evitará la transfixión de la TM para no acentuar el daño cartilaginoso ya ocasionado por el traumatismo. Es importante estar alerta de no provocar una subluxación dorsal o una hipercorrección TM palmar iatrogénica durante la reducción.

La movilidad MF e IF del pulgar es estimulada desde el posoperatorio mismo. Los controles radiográficos son regulares, cada dos semanas, para verificar la ausencia de migración de las clavijas o la pérdida de reducción de la fractura. El material podrá ser retirado a las seis semanas, cuando se haya obtenido la consolidación. La recuperación de las amplitudes articulares TM está a cargo del kinesioterapeuta. En caso de duda radiológica, una TC confirmará o no la consolidación en buena posición.

Cuando el fragmento tiene un tamaño que permita la implantación de uno o varios tornillos de osteosíntesis, es aconsejable la fijación directa (*v.* Figura 7.57 c). Esta técnica provoca menos rigidez articular, ya que el paciente puede mover la TM sin resistencia desde la segunda o tercera semana, en función de la solidez del montaje.

El abordaje clásico por vía palmar según Wagner, modificado por Gedda-Moberg[34] permite realizar la osteosíntesis en forma directa colocando uno o varios tornillos interfragmentarios al precio de una extensa desinserción de los músculos tenares y con una visión articular difícil.

El abordaje dorsal permite la colocación de un tornillo en "rapel" o tirafondo, pero la visualización de la superficie articular y, por ende, la calidad de reducción son difíciles de obtener, ya que la fractura se encuentra en el sector palmar de la superficie articular. Además, la colocación en flexión de la TM genera una presión sobre el fragmento palmar y la pérdida de la congruencia interfragmentaria. Finalmente, debido a la forma compleja de la articulación TM, Capo[14] demostró en un estudio anatómico que el

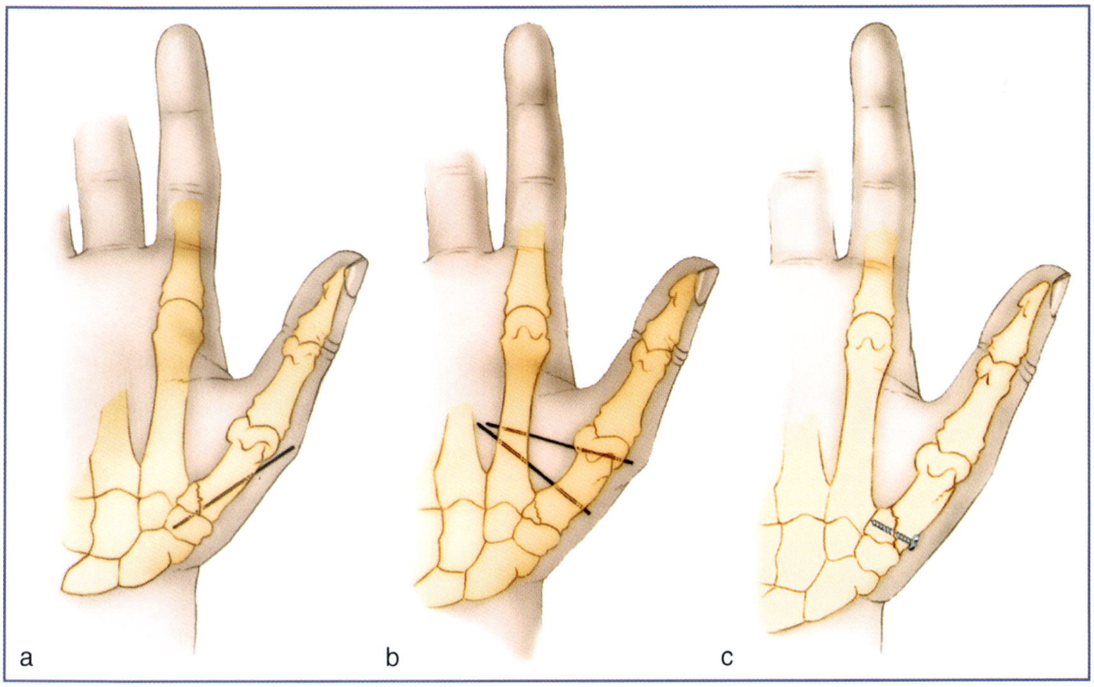

Figura 7.57 Osteosíntesis de las fracturas de Bennett. **a** Enclavijado axial según Wiggins. **b** Doble enclavijado intermetacarpiano según Iselin. **c** Los fragmentos grandes se estabilizan con un minitornillo de 1,7 mm de diámetro.

control radiográfico solo proporciona una apreciación grosera de la reducción real, a veces hasta con 2 mm de escalón articular. Es conveniente entonces colocar un tornillo percutáneo tirafondo por vía dorsal, con la reserva de que la reducción articular e interfragmentaria sea absolutamente perfecta. Se debe garantizar, en particular, la restauración de la cortical palmar de M1 y proceder a las incidencias radiológicas de frente y perfil estricto.

A la vista de este error de apreciación fluoroscópico[14], este tornillo tirafondo percutáneo puede colocarse con mayor precisión si se acopla un control artroscópico, como lo describió Culp[20] (Figura 7.58). El paciente es instalado como para una artroscopia de muñeca. Con un dedal colocado en el pulgar, se realiza una tracción sostenida, mientras que un ayudante controla la rotación de la muñeca. El aparato de radioscopia se coloca con el arco en forma horizontal, de manera tal que permita la obtención de las proyecciones radiográficas a demanda durante el transcurso de la intervención.

Se realizan dos vías de abordaje TM sobre la interlínea articular, a 1 cm de cada lado del APL. Se introduce una óptica de 2,3 o 1,9 mm por vía radial, y los instrumentos se introducen por vía cubital. Con la ayuda de un *shaver* de pequeño diámetro, se procede a una sinovectomía y al retiro de los detritos intraarticulares. Un gancho palpador va a alcanzar el borde palmar del fragmento medial y lo tracciona hacia posterior, en su posición de reducción, mientras que el cirujano reduce la metáfisis mediante una presión sobre la cara dorsal de la base de M1. Bajo control radioscópico y artroscópico simultáneo se introduce una clavija guía y luego se coloca un tornillo canulado autocompresivo tipo HCS de Synthes®. Al precio de una instalación y de una organización un poco más compleja, las ventajas son múltiples y sobrepasan por muchos aspectos a las técnicas abiertas. La tracción del pulgar sobre la torre de artroscopia permite una reducción casi espontánea por ligamentotaxis. La inspección articular permite visualizar el trazo de fractura, retirar los restos cartilaginosos y fibrosos interpuestos y explorar en búsqueda de la existencia de ulceraciones cartilaginosas o de una rizartrosis debutante que pueda explicar los dolores crónicos a futuro. El control simultáneo artroscópico y radioscópico evita cualquier desborde de un tornillo hacia el espacio intraarticular. Una prueba con el gancho palpador verifica la estabilidad y la compresión obtenida. Este abordaje miniinvasivo permite una recuperación muscular rápida, en tanto que se puede comenzar con una autorreeducación sin resistencia a los quince días de la intervención. Esta reparación debe ser protegida con una ortesis termoformada durante tres semanas.

Las fracturas de tipo II o de Rolando

Las fracturas de tipo II o de Rolando[89] asocian un trazo de fractura metafisario con uno o varios trazos epifisarios. La fractura inicialmente descrita por Rolando se presenta en "Y" con un solo trazo hacia la epífisis, pero las fracturas conminutas epifisometafisarias son comúnmente admitidas con esta apelación.

Aquí, el diagnóstico radiográfico es fácil, pero, a veces, se necesita una TC para precisar la disposición de los fragmentos articulares. En cambio, el tratamiento es más delicado en caso de una conminución seria.

La osteosíntesis directa con una placa es de nuestra preferencia, ya que provoca menos rigidez que las técnicas de enclavijado intermetacarpiano. En este sentido, la aparición de las placas de osteosíntesis bloqueadas de pequeño tamaño (por ejemplo: Compact Hand de Synthes®) limitan los riesgos de desplazamiento y ofrecen una mayor solidez en el hueso epifisario. El abordaje se realiza según una vía Gedda-Moberg, con la colocación de una placa en "T" dorsal. El bloqueo sistemático de los tornillos epifisarios va a proporcionar un verdadero soporte subcondral, que se opone al desplazamiento en flexión por efecto de las fuerzas musculares. Si la conminución metafisaria es importante, nosotros recomendamos insertar al menos un tornillo bloqueado distal diafisario para prevenir el efecto "limpia parabrisas" de los tornillos distales que lleven a una pérdida de reducción.

Por analogía con la cirugía traumática del radio distal, la artroscopia descrita precedentemente puede también ser útil para reducir los hundimientos y verificar la correcta reducción articular. Se comienza por la colocación de la placa en la cara dorsal según la técnica clásica, luego se continúa con la reducción y la estabilización epifisaria bajo control artroscópico, sobre la torre de tracción. La estabilidad de estas nuevas placas bloqueadas permite una movilización sin resistencia a partir de la segunda o tercera semana del posoperatorio, en función de la conminución y la calidad ósea, una vez que la fase dolorosa disminuya.

En el caso donde la destrucción epifisaria es masiva o cuando la calidad de la piel y las partes blandas no permiten un abordaje quirúrgico directo, puede proponerse la estabilización mediante un enclavijado según las técnicas precedentemente descritas para la fractura de Bennett.

Las fracturas extraarticulares

Las fracturas extraarticulares presentan menos problemas que los dos tipos precedentes. La deformación se produce en flexión de M1 con el cierre de la primera comisura, bajo la acción del aductor del pulgar. En general, se trata de traumatismos indirectos, pero también se producen por

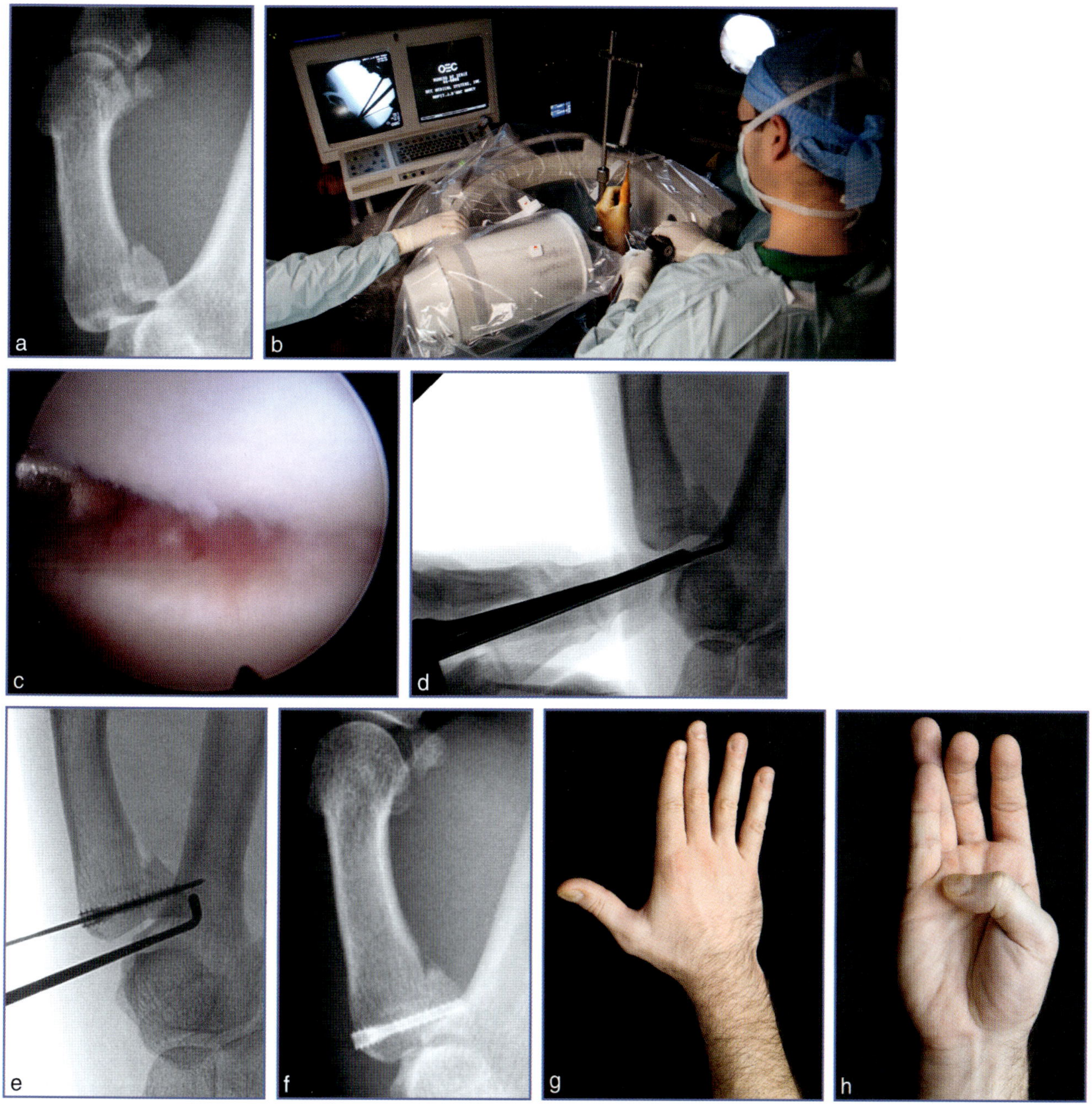

Figura 7.58 a Fractura de Bennett reducida y estabilizada bajo asistencia artroscópica. **b** Instalación sobre la torre en distracción del pulgar. El intensificador de imágenes es indispensable para el tiempo de la osteosíntesis. **c** El palpador es introducido en el foco de la fractura. **d** El gancho del palpador recoloca el fragmento en posición anatómica. **e** Se introduce la clavija guía y luego el tornillo canulado. El gancho mantiene el fragmento y sirve de contraapoyo. **f** Aspecto radiográfico luego de la consolidación. **g** y **h** Resultado funcional total.

golpes directos (retorno de una palanca, aplastamiento, etc.) que con frecuencia provocan fracturas muy conminutas con un revestimiento cutáneo contuso.

En el caso de lesiones cerradas con una contusión cutánea ausente o moderada que permiten un abordaje directo, nuestra preferencia es la utilización de placas bloqueadas con tornillos de un mínimo de 1,5 mm, a través de una vía de abordaje según Gedda-Moberg (Figura 7.59). Implantadas en la cara dorsal de M1, su principio biomecánico permite oponerse perfectamente a las fuerzas deformantes en flexión que se ejercen sobre el foco de fractura. En los casos de conminución importante, estas placas evitan también el acortamiento

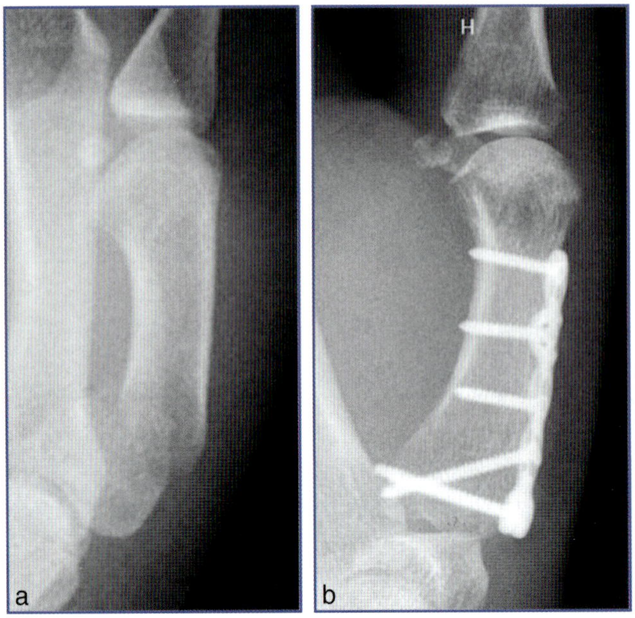

Figura 7.59 a y b Fractura extraarticular de la base del pulgar sintetizado con una placa y tornillos.

de M1. En estos casos, los fragmentos intermediarios pueden unirse a la placa por medio de tornillos tirafondo o pueden aproximarse por medio de cerclajes de hilo doble de PDS® 2/0 anudados según la técnica del *nice knot*[7,115]. En los raros casos de fracturas espiroideas simples u oblicuas muy largas, se pueden utilizar tornillos directos interfragmentarios múltiples según los principios de la AO y, eventualmente, acoplar una miniplaca de neutralización dorsolateral.

Para el tratamiento de una fractura abierta con una exposición mayor o cuando las partes blandas están demasiado contusas, con riesgo de necrosis secundaria, es preferible evitar la colocación de una placa por el hecho de que produce una desvascularización suplementaria y por el riesgo séptico. En estos casos puede proponerse un enclavijado centromedular según Kapandji, el cual debe ejecutarse perfectamente según los principios de los ECMES[62]. El centrado de las clavijas es primordial para permitir un apoyo de tres puntos sobre cada clavija (*v.* Figura 7.17 y 7.18). Luego de una corticotomía a cada lado de la metáfisis distal, se introduce una clavija de calibre moderado (1,5 mm como mínimo) con la ayuda de un mango en "T". La reducción de la fractura se mantiene únicamente con la fuerza generada por el retorno elástico de las clavijas perfectamente centradas. Este montaje evita la exposición inmediata o secundaria del foco de fractura, pero no ofrece la estabilidad de una osteosíntesis con placa. En el posoperatorio, se deja una inmovilización estricta por tres semanas. Como ya se sabe, esta técnica es indispensable en la práctica pediátrica, donde las placas tienen indicaciones más limitadas.

Por último, en los casos de destrucción masiva de M1 con lesiones multitisulares, el fijador externo ocupa aquí un lugar preponderante. Se lo puede asociar voluntariamente a una osteosíntesis mínima y a un espaciador de cemento con antibiótico moldeado a medida, eventualmente reforzado con una clavija axial de alineamiento. Este montaje permite preservar el eje y la longitud del pulgar, movilizar las articulaciones TM, MF e IF al tiempo que las lesiones de las partes blandas son tratadas, muy comúnmente con un colgajo pediculado. Secundariamente, el espaciador de cemento será remplazado por un injerto tricortical tomado de la cresta ilíaca, estabilizado con clavijas o con una placa y tornillos (*v.* Figura 7.26).

Ya sea que se trate de una fractura de la base o de la diáfisis del primer metacarpiano, el paciente utilizará una ortesis estática antebraquidigital durante un período de dos a cuatro semanas. El objetivo es proteger el montaje quirúrgico y, sobre todo, evitar la retracción de la primera comisura. La duración de la inmovilización y su carácter estricto o no, depende de la solidez del montaje y de la cooperación del paciente. Un montaje estable con placas o tornillos permite poner en marcha una autorreeducación sin resistencia. Las actividades ligeras de la vida diaria son autorizadas a partir de la tercera semana. Una ortesis termoformada asegura una estabilización de la MF a 20° de flexión, la articulación trapeciometacarpiana es colocada en abducción y antepulsión y la muñeca, a 20° de extensión[45] (*v.* Figura 7.13).

Las fracturas en los niños

Las fracturas de los MTC o de las falanges no son para nada infrecuentes en los niños. En la mano, como ocurre con cualquier hueso largo, existe una capacidad de remodelación cuando la fractura se produce en un individuo en crecimiento. Por lo tanto, esta aptitud a la corrección "espontánea" de un callo vicioso no debe llevar al descuido durante el tratamiento primario de estas fracturas, aun cuando los tiempos de consolidación son habitualmente más cortos en el niño y los riesgos de seudoartrosis son menores comparados con el adulto.

Placa epifisaria y remodelado óseo

La placa epifisaria o cartílago de crecimiento es la estructura clave del remodelado, y cuando está indicado un tratamiento quirúrgico, este deberá protegerla para evitar una epifisiodesis. Si el montaje lo requiere, el cartílago de crecimiento puede ser atravesado con una clavija. Sin embargo, las perforaciones múltiples intempestivas son, por el contrario, muy peligrosas. Cabe recordar que en el niño, los ligamentos y su zona de inserción ósea son más resistentes que la placa epifisaria correspondiente. Luego de una tensión forzada, se observa más frecuentemente una fractura con despegamiento epifisario que un esguince o luxación[104].

La clasificación de Salter y Harris, universalmente adoptada para la descripción de estas fracturas, se aplica perfectamente a la mano. Muchos factores se conjugan en el momento de determinar la importancia del remodelado espontáneo de un callo vicioso en el niño. Además de su edad, que es determinante, entra en juego la distancia entre el foco de fractura y la placa epifisaria correspondiente. Es clásico señalar que el remodelado no se produce si la desviación no se encuentra en el plano fisiológico de funcionamiento de la articulación adyacente. Por otro lado, ningún callo vicioso intraarticular puede remodelarse bajo los efectos del crecimiento, lo que impone una actitud estrictamente quirúrgica para estas fracturas, como sucede con los adultos.

Principios del tratamiento de las fracturas de los metacarpianos y de las falanges en los niños

Teniendo en cuenta la rapidez de consolidación, el riesgo casi inexistente de rigidez luego de la inmovilización, la rareza de las seudoartrosis y la capacidad de remodelado espontáneo, las indicaciones de tratamiento ortopédico son mucho más amplias que en el adulto. Los métodos de inmovilización empleados en los adultos se aplican también en los niños. Algunas dificultades pueden aparecer, inherentes al pequeño tamaño de los dedos; el recurso de una sindactilia transitoria como complemento de la inmovilización es a menudo la solución. Queda entonces poco lugar para la indicación quirúrgica de primera intención.

Las excepciones a la regla del tratamiento ortopédico son las fracturas epifisarias desplazadas o inestables, algunas fracturas-despegamiento epifisarias y los raros casos de fracturas metafisarias o diafisarias particularmente inestables en el marco de lesiones multidigitales.

El empleo de material de aposición (placas) está prácticamente excluido en los niños, y las clavijas y los microtornillos son el material que habitualmente se utiliza. El uso de clavijas de pequeño calibre es a menudo necesario (8/10, incluso 6/10). En algunos casos estas pueden ser sustituidas por agujas intradérmicas, disponibles con facilidad. Estas clavijas "rígidas" que atraviesan el foco de fractura de manera rectilínea pueden ser también reemplazadas en ciertas fracturas diafisarias o metafisarias por un montaje centromedular "elástico estable", cuyos principios han sido bien establecidos para la mayoría de las fracturas diafisarias de los huesos largos de los niños[62,73] (Figura 7.60).

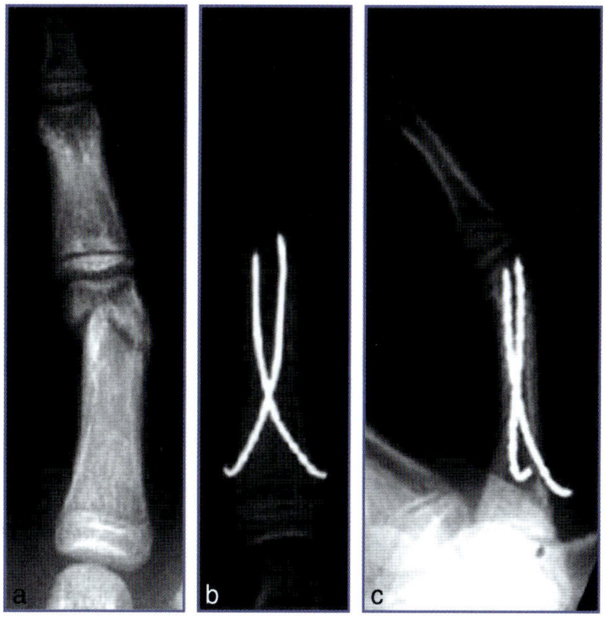

Figura 7.60 a Fractura del macizo cefálico de la primera falange, tratada por medio de un "enclavijado elástico estable". **b** y **c** Resultado luego de la consolidación: Dos clavijas premoldeadas son introducidas en la cavidad medular a través de un abordaje dorsolateral percutáneo. Estas dos clavijas divergen antes de fijarse en el macizo cefálico de la primera falange, atraviesan el foco de fractura y le proporcionan estabilidad.

Fracturas de las falanges y de los metacarpianos en los niños y su tratamiento quirúrgico

Las fracturas articulares

Estas no escapan a las reglas promulgadas para los adultos. Toda fractura que afecta la interlínea articular debe ser fijada quirúrgicamente, siempre que no pueda lograrse una congruencia estable de manera ortopédica. Luego del abordaje articular, la utilización de clavijas o microtornillos es la única solución técnica realista. Las reglas del abordaje articular son las mismas que en los adultos, con el mismo cuidado de preservar la vascularización de estos pequeños fragmentos articulares. La IFP y la IFD son los sitios habituales de fracturas articulares en el niño. A la altura de la IFP se ven esencialmente fracturas del macizo cefálico de la primera falange (Figura 7.61).

Las fracturas con despegamiento epifisario

En cualquier lugar donde se localice la placa de crecimiento, pueden observarse todas las variedades de la clasificación de Salter y Harris. En orden de frecuencia, son los cartílagos de crecimiento falángicos los más afectados (base de primera, segunda o tercera falanges). En ningún caso el tratamiento quirúrgico de estas fracturas debe ser considerado de primera intención. La reducción es, habitualmente, accesible a las maniobras externas realizadas bajo anestesia local o regional, usando como contención alguno de los métodos de inmovilización adaptado al sitio de la fractura (Figura 7.62).

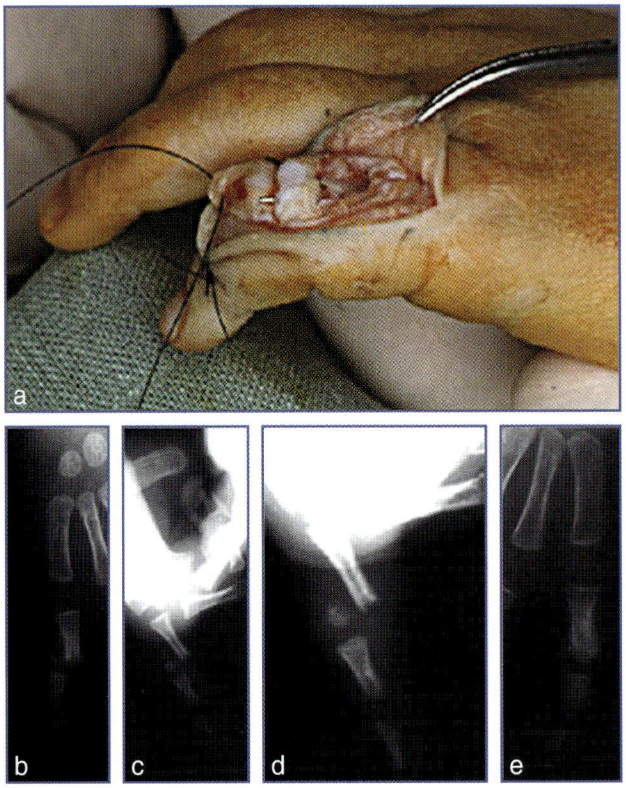

Figura 7.61 Fractura articular de la IFP en un niño. **a-c** En un niño de cinco años, esta fractura despega completamente el macizo epifisario de la cabeza de la primera falange. **d** La inestabilidad y el gran desplazamiento imponen una reducción a cielo abierto. La vía de abordaje comporta un colgajo triangular de base distal sobre el tendón extensor. La osteosíntesis se realiza con clavijas oblicuas de calibre 6/10^{mos}. **e** Resultado luego de la consolidación.

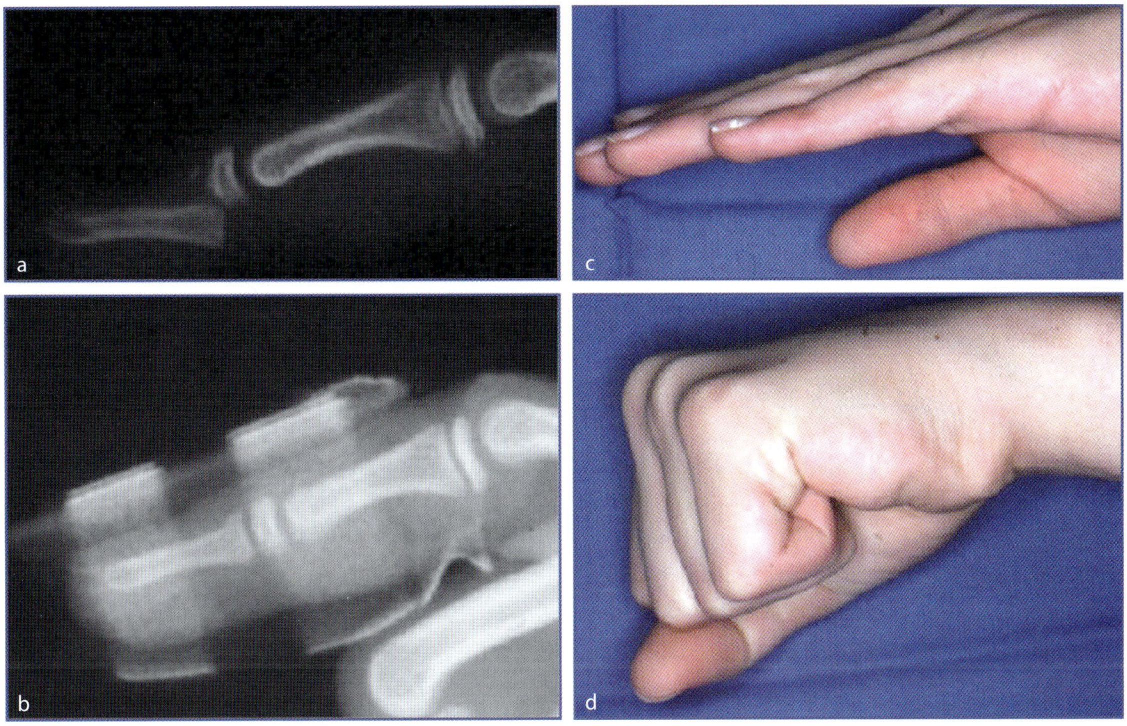

Figura 7.62 a Fractura despegamiento epifisario de tipo Salter I de la base de la tercera falange. **b** La contención está asegurada por una teja dorsal de Michon. **c, d** Resultado funcional después de la consolidación.

Las complicaciones de las fracturas de la mano

La infección

La infección es una complicación precoz que se produce como consecuencia de una contaminación directa en una fractura abierta, o bien, por una necrosis cutánea o en los tejidos blandos insuficientemente desbridados (*v.* Capítulo 19). También puede producirse debido al acto quirúrgico mismo con el implante de un material de osteosíntesis.

Una vez que la infección es detectada, es ilusorio querer tratarla únicamente con antibióticos. Por lo tanto, es conveniente retirar el material de osteosíntesis, proceder a un exéresis "carcinológica" de los tejidos infectados y luego inmovilizar los fragmentos óseos por medio de un fijador externo simplificado de tipo "Beaubourg" (*v.* Figura 7.25). Una vez que el fenómeno infeccioso está controlado, es primordial restablecer la calidad de la cobertura cutánea sobre el foco de fractura. El arsenal de colgajos locales (*v.* Capítulo 9) permite resolver este problema para considerar luego cualquiera de las técnicas que conducirán a la consolidación ósea, habitualmente un injerto óseo.

Retardo de consolidación y seudoartrosis

Si a la sexta semana no se obtiene la consolidación, entonces hay que ponerla en duda: reducción deficiente de la fractura, una osteosíntesis insuficiente, conminución de los fragmentos óseos desvascularizados, que luego se convierten en secuestros, etc. También es conveniente interrogar al paciente sobre su adhesión y respeto al protocolo posoperatorio, la utilización de la ortesis y si ha retomado sus actividades manuales muy precozmente.

En esta situación no tiene sentido prolongar la inmovilización, ya que, además de mantener esta condición clínica, aumenta también la formación de un callo hipertrófico en los extremos óseos y se agravan la rigideces articulares y las adherencias de los tendones extensores.

Las reintervenciones quirúrgicas de estas complicaciones son siempre difíciles porque se necesita restaurar la longitud de las cadenas digitales y los arcos de la mano, mientras se corrigen los trastornos rotacionales.*

---

* Estas técnicas son desarrolladas en:* Michel Merle, Gilles Dautel. La main traumatique. Tome 2. Chirurgie secondaire, le poignet traumatique. Ed. Masson.Vease el algoritmo de toma de decisiones desarrollado (Capítulo 1).

Las rigideces articulares

Las rigideces articulares son frecuentes, independientemente del tratamiento instaurado. La mayoría responde rápidamente a una terapia de reeducación y a la utilización regular de ortesis dinámicas, en la medida que el tratamiento de la fractura no neutralice las articulaciones que no requieren ser inmovilizadas. Es frecuente observar la instalación de rigidez como consecuencia de la inmovilización en extensión de la MF. En cambio, las IFP deben ser inmovilizadas en intrínseco plus (MF en flexión de 70° e IFP en extensión) si se quiere evitar la aparición de un *flessum*. Finalmente, como en cualquier fractura, la formación de adherencias con el aparato extensor explica el déficit de flexión de las cadenas digitales. Si bien las adherencias del aparato extensor con los tejidos blandos responden bien a las técnicas habituales de reeducación y la utilización de ortesis dinámicas, en cambio, las adherencias tendino-periósticas deben conducir a una tenolisis que será realizada a los tres o cuatro meses luego del accidente. A la tenolisis puede asociarse una atrolisis MF o IFP o ambas.*

Las rigideces después de las fracturas de los metacarpianos[45]

El tratamiento mal conducido de las fracturas de los MTC habitualmente genera rigidez en la extensión de las articulaciones MF, particularmente en el cuarto y quinto rayo, y rigidez en flexión de las articulaciones IFP e IFD. Estas rigideces provocan un déficit de cierre global de la mano y un déficit de extensión. La recuperación de las amplitudes de flexión de las MF y de extensión de las IF implica la utilización de ortesis dinámicas.

- El déficit de flexión de las MF se debe principalmente a la retracción de los ligamentos laterales de las MF y a las adherencias del aparato extensor, y se corrige con la utilización diurna de una ortesis dinámica de flexión analítica de la MF por tracción directa y flexión global de la cadena digital, en caso de adherencias del aparato extensor (Figuras 7.63 y 7.65).
- El déficit de extensión de las IF se reduce con una ortesis analítica de extensión de las IFP de utilización nocturna, que flexiona al máximo las articulaciones MF (Figura 7.66).

La utilización de la ortesis debe continuarse por un período de cuatro a seis semanas como mínimo. Si luego de la reeducación y la utilización de ortesis no se obtiene ninguna "ganancia", se deberá considerar una intervención quirúrgica, como, por ejemplo, una teno-artrolisis.

Las rigideces después de las fracturas de las falanges[45]

- Las rigideces de la IFP que producen un déficit de extensión son tratadas mediante la utilización nocturna de una ortesis dinámica de extensión analítica, con la MF estabilizada en flexión. Una lámina de Levame tracciona en extensión sobre F2, y no sobre F3, para evitar una hiperextensión de la IFD (Figura 7.64). Después de una artrolisis, esta ortesis es utilizada en forma continua durante diez días y, luego, durante los períodos de reposo, sobre todo nocturno, durante varias semanas hasta la estabilización del resultado.
- Las rigideces con déficit de flexión de las IFP se benefician con la utilización de una ortesis de enrollamiento global por medio de una banda elástica (*v.* Figuras 7.65 y 7.66) o sobre una tracción analítica directa sobre F2.

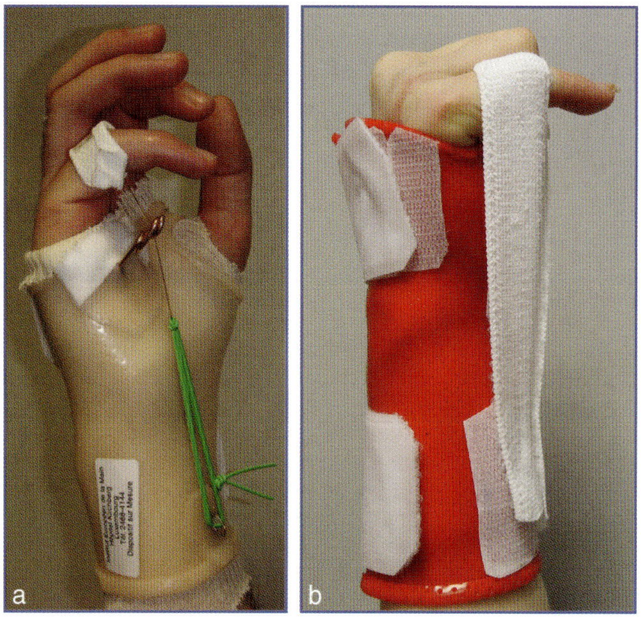

Figura 7.63. a Tratamiento de la rigidez MF en extensión con una ortesis dinámica de tracción directa sobre F1. **b** Por tracción con banda elástica aplicada sobre la IFP.

* Michel Merle, Gilles Dautel. La main traumatique. Tome 2. Chirurgie secondaire, le poignet traumatique. Ed. Masson, 1994.Véase el algoritmo de toma de decisiones desarrollado (Capítulos 4 y 5).

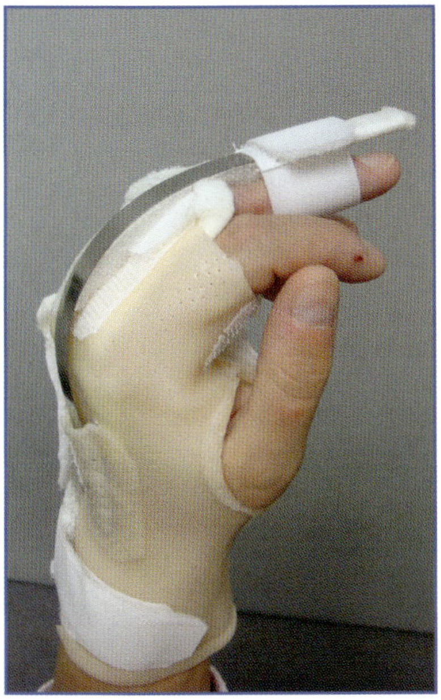

Figura 7.64 Tratamiento de una rigidez en flexión de la IFP con una ortesis dinámica de extensión, con la ayuda de una lamina de Levame que tracciona directamente sobre F2.

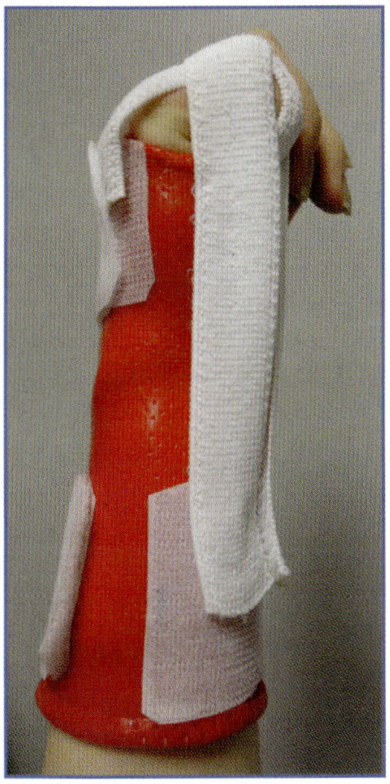

Figura 7.65 Tratamiento de una rigidez en extensión de la MF y de las IF con una ortesis de flexión longitudinal y transversal.

- Las rigideces en extensión de las IFD pueden tratarse con un anillo de enrollamiento (Figura 7.67), pero lo más frecuente es realizar una tenolisis del aparato extensor o una tenotomía de Dolphin, detrás de los ligamentos retinaculares oblicuos para preservar el efecto tenodesis sobre la IFD.

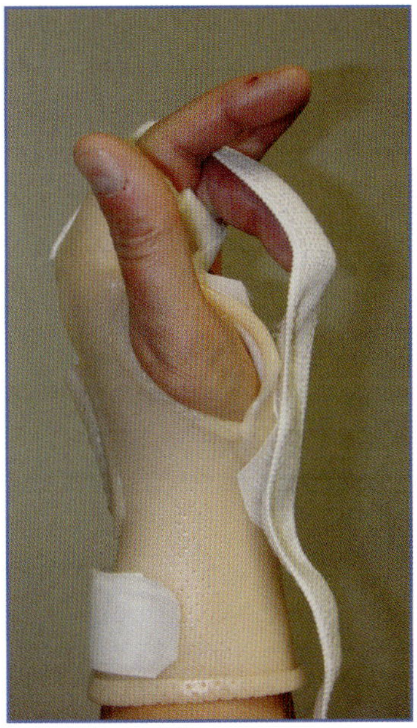

Figura 7.66 Tratamiento de una rigidez en extensión de las IF con una banda elástica de enrollamiento digital global.

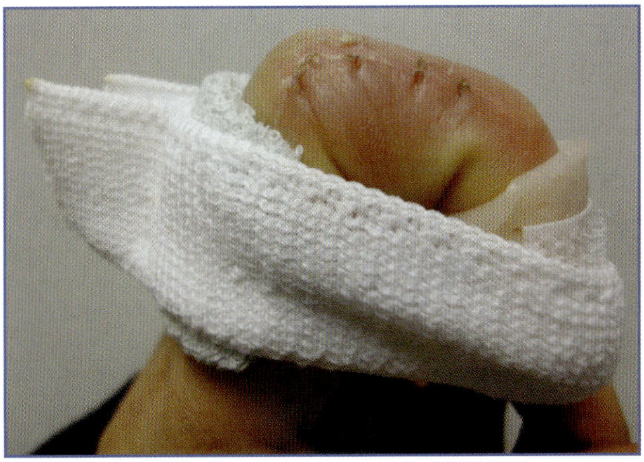

Figura 7.67 Anillo de enrollamiento de la IFD.

Conclusiones

El tratamiento de las fracturas del esqueleto de la mano es indisociable del perfecto dominio de las técnicas de cobertura cutánea. Es conveniente limitar la fijación únicamente al foco de fractura y evitar clavijas y fijadores externos que tienen tendencia a bloquear las articulaciones sanas. Las fracturas articulares no desplazadas deben tratarse ortopédicamente con movilización inmediata protegidas por una sindactilia. Por el contrario, las fracturas articulares desplazadas e inestables deben ser tratadas mediante una osteosíntesis minuciosa.

Las fracturas cerradas diafisometafisarias pueden ser tratadas habitualmente de manera ortopédica funcional, en la medida que se preserven los arcos longitudinales y transversales de la mano y se controle el eje de los dedos a fin de evitar los callos viciosos en rotación. El cirujano debe estar atento al seguimiento de un tratamiento ortopédico, ya que la tasa de desplazamiento secundario es importante.

Restablecer la anatomía del esqueleto es, por lo general, asegurar el buen resultado funcional. Cuando no se alcanza el resultado deseado luego de una primera intervención, la restauración de la anatomía del esqueleto coloca al paciente en las mejores condiciones para efectuar secundariamente una tenolisis y una artrolisis exitosa.

Referencias

[1] Allieu Y, Fassio B. L'utilisation du tuteur externe en chirurgie de la main. Acta Orthop. Belg. 1973;39:988–1001.
[2] Arafa M, Haines J, Noble J, Carden D. Immediate mobilization of fractures of the neck of the fifth metacarpal. Injury 1986;17:277–278.
[3] Barton N. Fractures of the phalanges of the hand. The Hand 1977;9:1–10.
[4] Barton NJ. Fractures of the shafts of the phalanges of the hand. The Hand 1979;11:119–133.
[5] Bennett E.H. On fractures of the metacarpal bone of the thumb. n.d.;Br. Med. J., 1886, 2, 12-13.
[6] Berkmann EF, Myles GJ. Internal fixation of metacarpal fractures exclusive of the thumb. J Bone Jt. Surg 1943:816–821.
[7] Boileau P, Delattre O, Vogels J. Application du Nice Knot à la chirurgie de la main. Chir. Main 2011;30:437.
[8] Bonvallet JM. Immobilisation des fractures digitales sur boule plâtrée. Traumatismes ostéo- articulaires de la main. Monographie du GEM. Paris: Expansion scientifique française, 1971.
[9] Bouacida S, Lazerges C, Coulet B, Chammas M. Proximal interphalangeal joint arthroplasty with Neuflex® implants: relevance of the volar approach and early rehabilitation. Chir. Main 2014;33:350–355.
[10] Breddam M, Hansen TB. Subcapital fractures of the fourth and fifth metacarpals treated without splinting and reposition. Scand. J. Plast. Reconstr. Surg. Hand Surg. Nord. Plast. Foren. Nord. Klubb Handkirurgi 1995;29:269–270.
[11] Brewerton DA. A tangential radiographic projection for demonstrating involvement of metacarpal heads in rheumatoid arthritis. Br. J. Radiol. 1967;40:233–234.
[12] Calfee RP, Kiefhaber TR, Sommerkamp TG, Stern PJ. Hemi-hamate arthroplasty provides functional reconstruction of acute and chronic proximal interphalangeal fracture-dislocations. J. Hand Surg. 2009;34:1232–1241.
[13] Capo JT, Hastings H, Choung E, Kinchelow T, Rossy W, Steinberg B. Hemicondylar hamate replacement arthroplasty for proximal interphalangeal joint fracture dislocations: an assessment of graft suitability. J. Hand Surg. 2008;33:733–739.
[14] Capo JT, Kinchelow T, Orillaza NS, Rossy W. Accuracy of fluoroscopy in closed reduction and percutaneous fixation of simulated Bennett's fracture. J. Hand Surg. 2009;34:637–641.
[15] Cavadas PC, Landin L, Thione A. Reconstruction of the condyles of the proximal phalanx with osteochondral grafts from the ulnar base of the little finger metacarpal. J. Hand Surg. 2010;35:1275–1281.
[16] Clifford RH. Intramedullary wire fixation of hand fractures. Plast. Reconstr. Surg. 1946 1953;11:366– 371.
[17] Constantinesco A, Foucher G, Merle M, Scwhendt H, Meurice M, Chambron J, Michon J. Système non traumatique de mesure du comportement élastique des tendons. Application à la chirurgie réparatrice des traumatismes de la main. 1977.
[18] Coonrad RW, Pohlman MH. Impacted fractures in the proximal portion of the proximal phalanx of the finger. J. Bone Joint Surg. Am. 1969;51:1291–1296.
[19] Crockett DJ. Rigid fixation of bones of the hand using K wires bonded with acrylic resin. The Hand 1974;6:106–107.
[20] Culp RW, Johnson JW. Arthroscopically assisted percutaneous fixation of Bennett fractures. J. Hand Surg. 2010;35:137–140.
[21] de la Caffiniere JY, Mansat M. Raideur post-traumatique des doigts longs. Rev Chir Orthop 1981:515–571.
[22] Doyle JR. Extensor tendon-acute injuries. Green DP, Hotchkiss RN, Pederson WC (Eds.) Green's operative hand surgery. Philadelphia, PA: Churchill Livingstone, 1999, Vol. 2. pp. 1969–70.
[23] Ebelin M, Matron P, Sokolow C, Le Viet D, Mitz V, Lemerle JP, Vilain R. [Indications and advantages of the Beaubourg external fixation device in hand surgery. 75 cases]. Rev. Chir. Orthopédique Réparatrice Appar. Mot. 1987;73 Suppl 2:194–196.
[24] Edmunds JO. Current concepts of the anatomy of the thumb trapeziometacarpal joint. J. Hand Surg. 2011;36:170–182.
[25] Edmunds JO. Traumatic dislocations and instability of the trapeziometacarpal joint of the thumb. Hand Clin. 2006;22:365–392.
[26] Evrard H, Nokerman B. [Centromedullary nailing in metacarpal fractures]. Acta Orthop. Belg. 1973;39:1035–1044.
[27] Foucher G. "Bouquet" osteosynthesis in metacarpal neck fractures: a series of 66 patients. J. Hand Surg. 1995;20:S86–90.
[28] Foucher G, Merle M, Michon J. Intérêt de l'ostéosynthèse dans la stabilisation des fractures du squelette métacarpo-phalangien.[Internal fixation in the stabilisation of fractures of the metacarpus and phalanges (author's transl)]. Ann. Chir. 1977;31:1065–1069.
[29] Foucher G, Chemorin C, Sibilly A. Nouveau procédé d'ostéosynthèse original dans les fractures du tiers distal du cinquième métacarpien. 1976:1139–1140.
[30] Foucher G, Merle M, Michon J. Ostéosynthèse miniaturisée en chirurgie de la main. Traité de chirurgie de la main. Paris: Masson, 1984, Vol. R. Tubiana. pp. 407–418.
[31] Foucher G, Merle M. Complications des fractures ouvertes des doigts. Comparaison des méthodes de traitement. À propos de 664 cas. n.d.
[32] Foucher G. L'ostéosynthèse des fractures des phalanges et des métacarpiens. Cahiers d'enseignement de la SOFCOT. Paris, 1988. p. p 213–231.
[33] Furlong R. Injuries of the Hand. 1957., n.d.
[34] Gedda KO, Moberg E. Open reduction and osteosynthesis of the so-called Bennett's fracture in the carpo-metacarpal joint of the thumb. Acta Orthop. Scand. 1952;22:249–257.
[35] Giddins GEB. The non-operative management of hand fractures. J. Hand Surg. Eur. Vol. 2015;40:33–41.
[36] Green DP, O'Brien ET. Fractures of the thumb metacarpal. South. Med. J. 1972;65:807–814.
[37] Hamilton SC, Stern PJ, Fassler PR, Kiefhaber TR. Mini-screw fixation for the treatment of proximal interphalangeal joint dorsal fracture-dislocations. J. Hand Surg. 2006;31:1349–1354.
[38] Hastings H, Carroll C. Treatment of closed articular fractures of the metacarpophalangeal and proximal interphalangeal joints. Hand Clin. 1988;4:503–527.
[39] Heim U, Pfeiffer KM. Small fragment set manual : technique recommended by the ASIF group. Springer Verlag, Berlin-Heidelberg-New York, 1974.

[40] Hernandez JD, Sommerkamp TG. Morphometric analysis of potential osteochondral autografts for resurfacing unicondylar defects of the proximal phalanx in PIP joint injuries. J. Hand Surg. 2010;35:604–610.
[41] Herren DB, Simmen BR. Palmar approach in flexible implant arthroplasty of the proximal interphalangeal joint. Clin. Orthop. 2000:131–135.
[42] Hofmeister EP, Mazurek MT, Shin AY, Bishop AT. Extension block pinning for large mallet fractures. J. Hand Surg. 2003;28:453–459.
[43] Horiuchi Y, Itoh Y, Sasaki T, Tasaki K, Iijima K, Uchinishi K. Dorsal dislocation of the D.I.P. joint with fracture of the volar base of the distal phalanx. J. Hand Surg. Edinb. Scotl. 1989;14:177–182.
[44] Imatami J, Hashizume H, Wake H, Morito Y, Inoue H. The central slip attachment fracture. J. Hand Surg. Edinb. Scotl. 1997;22:107–109.
[45] Isel M, Merle M. Orthèse de la Main et du Poignet. Protocoles de rééducation. Elsevier Masson, 2012.
[46] Iselin M, Blanguernon S, Benoist D. Fracture de la base du premier métacarpien.n.d., Vol. Mém Acad Chir. 1956, 82: 771–4.
[47] Ishiguro T, Itoh Y, Yabe Y, Hashizume N. Extension block with Kirschner wire for fracture dislocation of the distal interphalangeal joint. Tech. Hand Up. Extrem. Surg. 1997;1:95–102.
[48] Jahss SA. Fractures of the metacarpals. A new method of reduction and immobilisation. J Bone Jt. Surg 1938:178–186.
[49] James JIP. Fracture of the proximal and middle phalanges of the fingers. Acta Orthop Scand 1962:401–412.
[50] Johnson EC. Fractures of the base of the thumb : a new method of fixation. J Am Med Assoc. 1944:26–27.
[51] Kalainov DM, Hoepfner PE, Hartigan BJ, Carroll C, Genuario J. Nonsurgical treatment of closed mallet finger fractures. J. Hand Surg. 2005;30:580–586.
[52] Kang GC-W, Yam A, Phoon ES, Lee JY-L, Teoh L-C. The hook plate technique for fixation of phalangeal avulsion fractures. J. Bone Joint Surg. Am. 2012;94:e72.
[53] Kapandji A, Moatti E, Raab C. La radiographie spécifique de l'articulation trapézo-métacarpienne : sa technique, son intérêt [Specific radiography of the trapezo-metacarpal joint and its technique (author's transl)]. Ann. Chir. 1980;34:719–726.
[54] Kapandji IA. Ostéosynthèse à foyer fermé des fractures proximales non articulaires du premier métacarpien : double brochage croisé ascendant. [Closed reduction osteosynthesis of non- articular proximal fractures of the 1st metacarpal bone. Crossed ascending double pinning]. Ann. Chir. Main Organe Off. Sociétés Chir. Main 1983;2:179–185.
[55] De Kesel R, Burny F, Schuind F. Mini external fixation for hand fractures and dislocations: The current state of the art. Hand Clin. 2006;22:307–315.
[56] Khan A, Giddins G. The outcome of conservative treatment of spiral metacarpal fractures and the role of the deep transverse metacarpal ligaments in stabilizing these injuries. J. Hand Surg. Eur. Vol. 2015;40:59–62.
[57] Kilbourne BC, Paul EG. The use of small bone screws in the treatment of metacarpal, metatarsal, and phalangeal fractures. J. Bone Joint Surg. Am. 1958;40-A:375–383.
[58] Kjaer-Petersen K, Langhoff O, Andersen K. Bennett's fracture. J. Hand Surg. Edinb. Scotl. 1990;15:58–61.
[59] Lallemand S, de Jesse Levas A. Embrochage centromédullaire élastique stable des os de la main. ECMES au niveau de la main [Elastic stable intramedullary nailing of hand bones. ECMES even with the hand]. Chir. Main 2002;21:176–181.
[60] Lamb DW, Abernethy PA, Raine PA. Unstable fractures of the metacarpals. A method of treatment by transverse wire fixation to intact metacarpals. The Hand 1973;5:43–48.
[61] Leddy JP, Packer JW. Avulsion of the profundus tendon insertion in athletes. J. Hand Surg. 1977;2:66–69.
[62] Ligier JN, Metaizeau JP, Prévot J. L'embrochage élastique stable à foyer fermé en traumatologie infantile. [Closed flexible medullary nailing in pediatric traumatology]. Chir. Pédiatrique 1983;24:383–385.
[63] Lin HH, Wyrick JD, Stern PJ. Proximal interphalangeal joint silicone replacement arthroplasty: clinical results using an anterior approach. J. Hand Surg. 1995;20:123–132.
[64] Liodaki E, Xing SG, Mailaender P, Stang F. Management of difficult intra-articular fractures or fracture dislocations of the proximal interphalangeal joint. J. Hand Surg. Eur. Vol. 2015;40:16–23.
[65] Lister G. Intraosseous wiring of the digital skeleton. J. Hand Surg. 1978;3:427–435.
[66] Livesley PJ. The conservative management of Bennett's fracture-dislocation: a 26-year follow-up. J. Hand Surg. Edinb. Scotl. 1990;15:291–294.
[67] London PS. Sprains and fractures involving the interphalangeal joints. The Hand 1971;3:155–158.
[68] Low CK, Wong HC, Low YP, Wong HP. A cadaver study of the effects of dorsal angulation and shortening of the metacarpal shaft on the extension and flexion force ratios of the index and little fingers. J. Hand Surg. Edinb. Scotl. 1995;20:609–613.
[69] mac Nealy RW, Lichtenstein ME. Fractures of the metacarpals and the phalanges. West J Surg Obstet Gyn 1935:156–161.
[70] Masquelet A.C. Tabac et chirurgie orthopédique. Conférence d'enseignement de la SOFCOT 2011.2011, Vol. 100.
[71] McAuliffe JA. Hemi-hamate autograft for the treatment of unstable dorsal fracture dislocation of the proximal interphalangeal joint. J. Hand Surg. 2009;34:1890–1894.
[72] Merle M, Villani F, Lallemand B, Vaienti L. Proximal interphalangeal joint arthroplasty with silicone implants (NeuFlex) by a lateral approach: a series of 51 cases. J. Hand Surg. Eur. Vol. 2012;37:50–55.
[73] Metaizeau JP, Ligier JN. [Surgical treatment of fractures of the long bones in children. Interference between osteosynthesis and the physiological processes of consolidation. Therapeutic indications]. J. Chir. (Paris) 1984;121:527–537.
[74] Meunier MJ, Hentzen E, Ryan M, Shin AY, Lieber RL. Predicted effects of metacarpal shortening on interosseous muscle function. J. Hand Surg. 2004;29:689–693.
[75] Michon J, Merle M, Foucher G. Traumatismes complexes de la main, traitement tout en un temps avec mobilisation précoce. [Complex injury of the hand: one-stage treatment with early mobilization]. Chir. Mém. Académie Chir. 1977;103:956–964.
[76] Moberg E. The use of traction treatment for fractures of metacarpals and phalanges. Acta Chir Scand 1949:341–352.
[77] Nemethi CE. Phalangeal fractures treated by open reduction and Kirschner-wire fixation. Ind. Med. Surg. 1954;23:148–150.
[78] Oosterbos CJ, de Boer HH. Nonoperative treatment of Bennett's fracture: a 13-year follow-up. J. Orthop. Trauma 1995;9:23–27.
[79] Pelissier P. Gardet H, Pinsolle V, Martin D. Dynamic intradigital external fixation for proximal interphalangeal joint fracture dislocations. n.d.
[80] Pennig D, Gausepohl T, Lukosch R. [External fixation for support in soft tissue reconstruction in hand surgery]. Handchir. Mikrochir. Plast. Chir. Organ Deutschsprachigen Arbeitsgemeinschaft Für Handchir. Organ Deutschsprachigen Arbeitsgemeinschaft Für Mikrochir. Peripher. Nerven Gefässe Organ Ver. Dtsch. Plast. Chir. 1995;27:264–268.

[81] Del Piñal F, García-Bernal FJ, Delgado J, Sanmartín M, Regalado J. Results of osteotomy, open reduction, and internal fixation for late-presenting malunited intra-articular fractures of the base of the middle phalanx. J. Hand Surg. 2005;30:1039.e1–1039.e14.
[82] Poolman RW, Goslings JC, Lee JB, Statius Muller M, Steller EP, Struijs P a. A. Conservative treatment for closed fifth (small finger) metacarpal neck fractures. Cochrane Database Syst. Rev. 2005:CD003210.
[83] Pratt DR. Internal splint for closed and open treatment of injuries of the extensor tendon at the distal joint of the finger. J. Bone Joint Surg. Am. 1952;34 A:785–788.
[84] Proubasta IR, Lamas CG, Natera L, Millan A. Silicone proximal interphalangeal joint arthroplasty for primary osteoarthritis using a volar approach. J. Hand Surg. 2014;39:1075–1081.
[85] Al-Qattan MM. Type 5 avulsion of the insertion of the flexor digitorum profundus tendon. J. Hand Surg. Edinb. Scotl. 2001;26:427–431.
[86] R. B. Salter ; W. R. Harris. Injuries Involving the Epiphyseal Plate. J Bone Jt. Surg Am 1963;45:587 – 622.
[87] Robertson RC, Cawley JJ, Faris AM. Treatment of fracture-dislocation of the interphalangeal joints of the hand. J. Bone Joint Surg. Am. 1946;28:68–70.
[88] Robins RHC. Injuries and Infections of the Hand. London: Edward Arnold, 1961.
[89] Rolando S. Fracture de la base du premier métacarpien et principalement sur une variété non encore décrite. Presse Méd 1910 18 303-304 n.d.
[90] Vom Saal FH. Intramedullary fixation in fractures of the hand and fingers. J. Bone Joint Surg. Am. 1953;35-A:5–16; passim.
[91] Schenck RR. Classification of fractures and dislocations of the proximal interphalangeal joint. Hand Clin. 1994;10:179–185.
[92] Schenck RR. Dynamic traction and early passive movement for fractures of the proximal interphalangeal joint. J. Hand Surg. 1986;11:850–858.
[93] Schneider LH. Fractures of the distal phalanx. Hand Clin. 1988;4:537–547.
[94] Schneider LH. Proximal interphalangeal joint arthroplasty: the volar approach. Semin. Arthroplasty 1991;2:139–47.
[95] Schuind F, Burny F. New techniques of osteosynthesis of the hand. Principles, clinical applications and biomechanics with special reference to external minifixation. Reconstr. Surg. Traumatol. 1990;21:1–156.
[96] Scott MM, Mulligan PJ. Stabilising severe phalangeal fractures. The Hand 1980;12:44–50.
[97] Seymour N. Juxta-epiphysial fracture of the terminal phalanx of the finger. J. Bone Joint Surg. Br. 1966;48:347–349.
[98] Shewring DJ, Miller AC, Ghandour A. Condylar fractures of the proximal and middle phalanges. J. Hand Surg. Eur. Vol. 2015;40:51–58.
[99] Shewring DJ, Thomas RH. Avulsion fractures from the base of the proximal phalanges of the fingers. J. Hand Surg. Edinb. Scotl. 2003;28:10–14.
[100] Shewring DJ, Thomas RH. Collateral ligament avulsion fractures from the heads of the metacarpals of the fingers. J. Hand Surg. Edinb. Scotl. 2006;31:537–541.
[101] Simonetta C. The use of "A.O." plates in the hand. The Hand 1970;2:43–45.
[102] Sletten IN, Hellund JC, Olsen B, Clementsen S, Kvernmo HD, Nordsletten L. Conservative treatment has comparable outcome with bouquet pinning of little finger metacarpal neck fractures: a multicentre randomized controlled study of 85 patients. J. Hand Surg. Eur. Vol. 2015;40:76–83.
[103] Smith JH. Avulsion of a profundus tendon with simultaneous intraarticular fracture of the distal phalanx--case report. J. Hand Surg. 1981;6:600–601.
[104] Steichen JB. Fractures of the hand in children. PC. Carter, Reconstruction of the Child Hand. Philadelphia, PA: Lea & Febiger, 1991. pp. p. 81–108.
[105] Strauch RJ, Rosenwasser MP, Lunt JG. Metacarpal shaft fractures: the effect of shortening on the extensor tendon mechanism. J. Hand Surg. 1998;23:519–523.
[106] Suzuki Y, Matsunaga T, Sato S, Yokoi T. The pins and rubbers traction system for treatment of comminuted intraarticular fractures and fracture-dislocations in the hand. J. Hand Surg. Edinb. Scotl. 1994;19:98–107.
[107] Thomine JM, Gibon Y, Bendjeddou MS, Biga N. L'appareillage fonctionnel dans le traitement des fractures diaphysaires des phalanges proximales des quatre derniers doigts. Functional brace in the treatment of diaphyseal fractures of the proximal phalanges of the last four fingers. Ann. Chir. Main Organe Off. Sociétés Chir. Main 1983;2:298–306.
[108] Thomine JM. Fractures récentes des phalanges des métacarpiens et leur traitement. R. Tubiana, Traité de chirurgie de la main. Paris: Masson, 1984. pp. p. 609–640.
[109] Trojan E. Fracture dislocation of the bases of the proximal and middle phalanges of the fingers. The Hand 1972;4:60–61.
[110] Tubiana R. À propos du traitement chirurgical des fractures des métacarpiens et des phalanges. [About the surgical treatment of fractures of the metacarpals and phalanges (author's transl)]. Ann. Chir. 1981;35:757–758.
[111] Tubiana R. La mobilisation précoce des fractures des métacarpiens et des phalanges. Early mobilization of fractures of the metacarpals and phalanges. Ann. Chir. Main Organe Off. Sociétés Chir. Main 1983;2:293–297.
[112] Tupper JW. A compression arthrodesis device for small joints of the hands. The Hand 1972;4:62–64.
[113] Voche P, Merle M, Membre H, Fockens W. Bioabsorbable rods and pins for fixation of metacarpophalangeal arthrodesis of the thumb. J. Hand Surg. 1995;20:1032–1036.
[114] Voche P, Merle M, Pillot. Pseudarthrosis and delayed union of the distal phalanx of the long fingers. A serie of 13 cases. Rev Chir Orthop Reparatrice Appar Mot 1995:485–90.
[115] Vogels J, Alech-Tournier F, Benassayag M, Donatien J, Duroux F, Stratan L, Delattre O. Cerclages isolés au fils verrouillés par « Nice Knot » d'une fracture de métacarpien. Chir. Main 2012;31:431.
[116] Waris E, Ashammakhi N, Kaarela O, Raatikainen T, Vasenius J. Use of bioabsorbable osteofixation devices in the hand. J. Hand Surg. Edinb. Scotl. 2004;29:590–598.
[117] Weeks PM, Wray RC. Management of Acute Hand Injuries: A Biological Approach. 2e éd. Saint- Louis: The CV Mosby Co, 1973.
[118] Wehbé MA, Schneider LH. Mallet fractures. J. Bone Joint Surg. Am. 1984;66:658–669.
[119] Weiss AP, Hastings H. Distal unicondylar fractures of the proximal phalanx. J. Hand Surg. 1993;18:594–599.
[120] Wiggins HE, Bundens WD, Park BJ. A method of treatment of fracture dislocations of the first metacarpal bone. J. Bone Joint Surg. Am. 1954;36-A:810–819.
[121] Williams RMM, Kiefhaber TR, Sommerkamp TG, Stern PJ. Treatment of unstable dorsal proximal interphalangeal fracture/dislocations using a hemi-hamate autograft. J. Hand Surg. 2003;28:856– 865.
[122] Wills BPD, Crum JA, McCabe RP, Vanderby R, Ablove RH. The effect of metacarpal shortening on digital flexion force. J. Hand Surg. Eur. Vol. 2013;38:667–672.

8

Revascularización

G. Dautel - P. Valle

Diagnóstico de una desvascularización 164

Principios generales de la etapa quirúrgica de revascularización digital 164

Casos particulares 167

Revascularizaciones proximales 172

El diagnóstico de desvascularización, que se realiza sobre uno o varios dedos, o sobre la mano, debe efectuarse en cuanto se recibe al paciente, ya que define el grado de la urgencia.

La etapa de revascularización comprende el restablecimiento del aporte arterial y del flujo del retorno venoso. Esta se lleva a cabo una vez que el esqueleto es estabilizado. Será la osteosíntesis, la que, al restaurar la longitud, definirá la dimensión de los eventuales puentes que habrán de utilizarse.

No obstante, la estrategia de la reconstrucción debe quedar totalmente definida antes del comienzo de la intervención. En efecto, no sirve de nada realizar largos puentes venosos para restablecer el flujo arterial, si no se encuentra una solución a la cobertura cutánea de dichos puentes.

Diagnóstico de una desvascularización

Isquemia arterial

Los signos clínicos que confirman la desvascularización (palidez, frío y ralentización del pulso capilar) son, a veces, difíciles de detectar en la urgencia, a causa del dolor y de la presencia de sangre o de coágulos que enmascaran la coloración cutánea. La búsqueda de un colapso del pulpejo puede ayudar en el diagnóstico. El pulpejo de un dedo desvascularizado, si se lo pellizca con el índice y el pulgar del examinador, se reexpande muy lentamente. Este fenómeno traduce el vaciado del sistema capacitante venular del pulpejo, cuyo llenado ya no se produce, debido a la interrupción del flujo arterial.

La existencia y la importancia de una hemorragia manifiesta son solo signos indirectos e insuficientes. En caso de sección neta y transversal de una arteria colateral, se produce rápidamente un espasmo que interrumpe el flujo sanguíneo. En el caso de una desvascularización de un dedo por un traumatismo palmar, la sección de las dos arterias se acompaña sistemáticamente de la sección de los dos nervios colaterales palmares, debido a la relación anatómica respectiva entre estos dos elementos pediculares. En este caso, la anestesia del pulpejo es la regla. Por las mismas razones, estos traumatismos digitales palmares con desvascularización se acompañan, casi siempre, de lesiones del aparato flexor extrínseco. En los casos de traumatismos más proximales, como, por ejemplo, en la muñeca, la desvascularización implica una lesión simultánea de la arteria radial y cubital, circunstancia que enfrentamos en los grandes traumatismos palmares. Una vez más, en este caso, suelen estar presente las lesiones asociadas tendinosas y nerviosas.

Sufrimiento venoso

En el caso de la amputación subtotal de un dedo, la persistencia de un estrecho puente cutáneo a menudo es suficiente para asegurar el retorno venoso. Esta charnela cutánea debe ser preservada imperativamente, ya que protege una o dos venas superficiales. Cuando la lesión es más proximal, es menos común que este puente cutáneo sea suficiente para garantizar el retorno venoso. Aunque también aquí se lo deberá preservar, será indispensable un gesto microquirúrgico para restaurar el retorno venoso. Clínicamente, la estasis venosa solo se manifiesta si el flujo arterial está indemne. Estas circunstancias (flujo arterial preservado, interrupción del retorno venoso) solo se producen ocasionalmente. El caso típico es el representado por el denominado "dedo de anillo" (*ring finger*). En el estadio IIA de la clasificación de Nissenbaum[11], modificada luego por Urbaniak[15], las lesiones predominan en la cara dorsal, pero la red venosa superficial esta interrumpida en forma circunferencial. El dedo afectado aparece de color azul, turgente y con un pulso capilar rápido.

Principios generales de la etapa quirúrgica de revascularización digital

Plazo

Paradójicamente, la urgencia aquí es mayor que en los casos de amputación total. El fragmento desvascularizado, en efecto, se encuentra librado a las condiciones de isquemia "caliente", ya que en la práctica es difícil de refrigerar.

Esta refrigeración está igualmente desaconsejada, porque cualquiera sea la modalidad, se corre el riesgo de enfriar el muñón proximal y generar espasmos, a veces muy prolongados. En estas condiciones de isquemia caliente, es deseable que la revascularización se lleve a cabo dentro de las primeras seis horas. La presencia o ausencia de tejido muscular esquelético del fragmento desvascularizado es uno de los factores que juegan un rol importante en la tolerancia a la isquemia.

Así, las desvascularizaciones más distales, como, por ejemplo, las digitales, soportan mejor la isquemia prolongada que las más proximales, como lo que ocurre en la muñeca, con el sufrimiento de los músculos intrínsecos.

Cronología

Cuando se afronta un traumatismo complejo que asocia lesiones cutáneas, pediculares y tendinosas, el tiempo de la revascularización es realizado inmediatamente después del tiempo de la osteosíntesis. En efecto, es más fácil proceder a este movimiento microquirúrgico, una vez que la longitud del esqueleto esté restaurada y asegurada su estabilidad. Esta regla vale también para el caso habitual en donde la desvascularización se acompaña de lesiones palmares. El abordaje de los elementos pediculares se efectuará, asimismo, por vía palmar y agrandará la herida inicial. Nosotros tenemos por costumbre reparar en primer lugar los elementos pediculares antes de proceder a la sutura de los tendones flexores. De hecho, resulta más fácil instalar el dedo que se va a revascularizar en posición de extensión de las metacarpofalángicas (MF) y de las interfalángicas (IF) antes que cualquier sutura tendinosa. Es en esta posición de extensión en donde debe calcularse la longitud de un eventual puente.

Revascularización por sutura arterial directa

Cada vez que las condiciones locales lo permitan, la revascularización se hará por medio de una sutura directa término-terminal. Los dos ejes arteriales deben ser examinados sucesivamente bajo el microscopio. Para eliminar la zona de contusión, se realizará el recorte de los extremos vasculares con una microtijera en forma perpendicular al eje del vaso. A su término y luego de una adventisectomía circunferencial (*v.* Capítulo 15) deberíamos encontrar una pared sana, sin delaminaciones y de tono normal. Cuando esta resección es limitada en su extensión, como en el caso de las lesiones netas, el restablecimiento del flujo arterial puede intentarse mediante una simple sutura término-terminal. La disección hacia proximal y distal de los extremos vasculares, hace que la sutura no quede sometida a una excesiva tensión.

Cuando existe la posibilidad de reparar los dos ejes colaterales palmares mediante la anastomosis de ambas arterias por una sutura directa término-terminal, nosotros solemos hacerlo. Es infrecuente que las dos arterias conserven su permeabilidad a largo plazo.

Lo más común, es que una de las dos anastomosis asegure la sobrevida del dedo[13]. Solo con la constatación local (calibre del vaso, calidad de la anastomosis) no es posible predecir con certeza cuál es el lado que asumirá este rol. Cuando solo una de las dos arterias colaterales es accesible a una sutura directa, esta será quien asegure el flujo arterial al dedo lesionado. Es muy poco frecuente asociar en un mismo dedo una sutura directa en un lado y un puente en el otro. Esto solo sería considerado, si la sutura directa involucrara a una arteria colateral menor, de un calibre muy inferior al de la arteria colateral contralateral. Finalmente, cuando no es posible realizar una sutura directa en ninguna de las dos arterias, debe considerarse la posibilidad de realizar una sutura cruzada. Este artificio es posible cuando la sección de los dos ejes pediculares se localiza a diferentes niveles.

De las dos arterias colaterales, aquella en donde la sección es más distal, puede disecarse hasta lograr desviarla, franqueando la línea media del dedo, para anastomosarse al extremo distal del muñón arterial proximal de la otra arteria colateral. Este artificio evita los riesgos de un puente. Cualquier intervención palmar secundaria (tenolisis, injertos nerviosos, etc.) será fuertemente desaconsejada en el futuro, ya que los riesgos de lesionar accidentalmente esta arteria, en situación heterotópica, son muy grandes.

Revascularización mediante un puente venoso

Cuando no es posible realizar una sutura directa, y sin tener en cuenta los excepcionales casos de sutura cruzada, la revascularización es confiada a un puente venoso. El sitio dador está representado por las venas superficiales de la cara palmar del antebrazo. Se selecciona una de estas venas longitudinales. Durante la disección se realiza la hemostasia de todas las vénulas transversales mediante "clips" o ligaduras. Un lavado con suero heparinizado permite controlar esta hemostasia y verificar la estanqueidad del puente. Teniendo en cuenta la presencia de las válvulas, este es dado vuelta 180° y, luego, es recortado según necesidad. El cálculo de la longitud del puente que se va a realizar debe ser cuidadoso. Si es demasiado largo, dará lugar después de su conexión, a un efecto *King King*, responsable de trombosis. Si es demasiado corto, las suturas quedarán bajo tensión y producirán fugas y trombosis. Estas venas superficiales se retraen considerablemente luego de ser liberadas del sitio dador. Lo ideal es medir exactamente su longitud antes de proceder a su disección y restaurar luego por tracción axial esta longitud antes de proceder a la resección definitiva. La doble sutura término-terminal que restablece la continuidad del eje arterial debe "adaptar" la incongruencia del calibre (Figuras 8.1-8.3).

Es sobre todo en la anastomosis distal que esta incongruencia es manifiesta, debido a la rotación del injerto venoso. La repartición de los puntos de sutura reviste aquí una importancia capital (*v.* Capítulo 15). No existen reglas

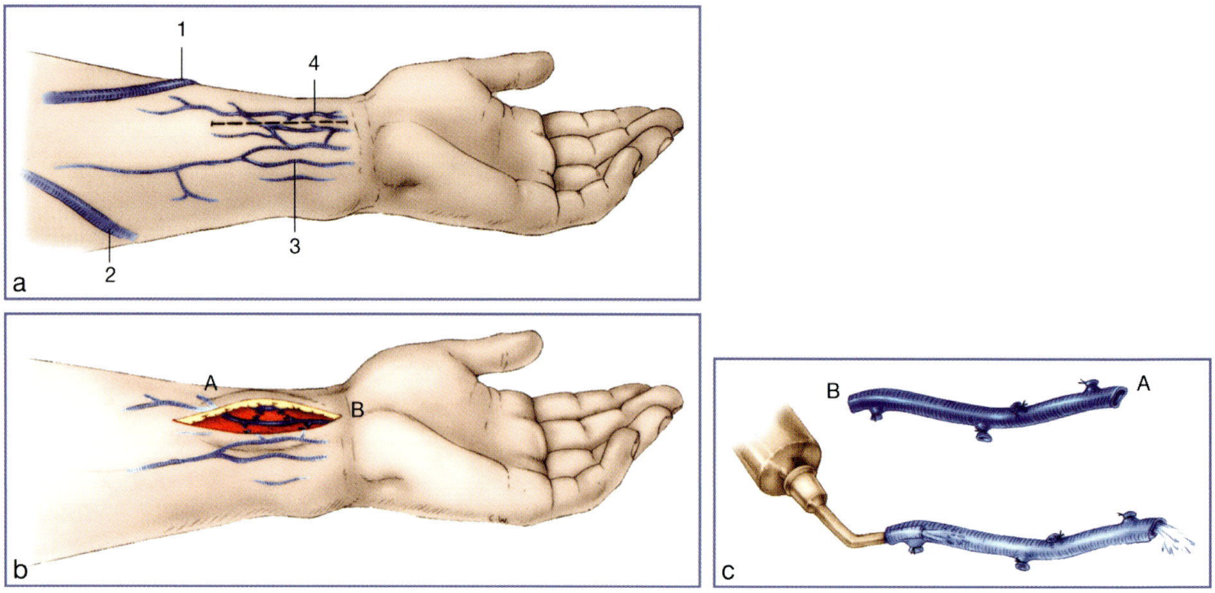

Figura 8.1 Realización de un puente venoso a partir de la red venosa superficial palmar del antebrazo.
a Localización de los elementos del sistema venoso superficial en el antebrazo. 1: Vena radial superficial; 2: Vena cubital superficial; 3: Red venosa palmar superficial del antebrazo; 4: Trayecto de la incisión.
b Incisión cutánea y preparación del puente por medio de ligaduras de las colaterales.
c Inversión del sentido del puente y luego lavado con solución heparinizada para controlar la estanqueidad.

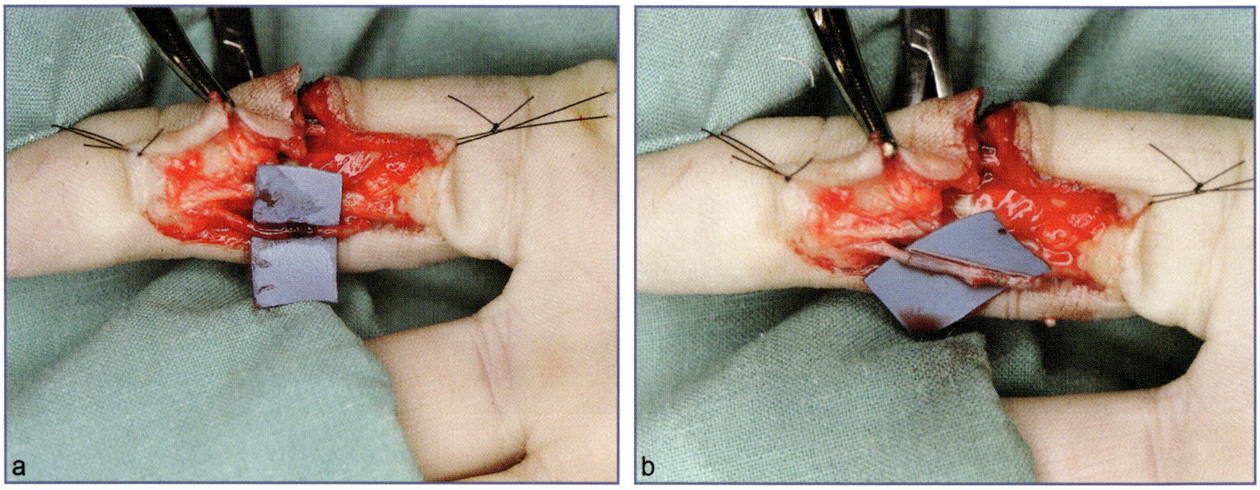

Figura 8.2 Utilización de un puente venoso.
a Trombosis bilateral de las arterias colaterales palmares de un índice en un traumatismo por aplastamiento.
b Realización de un puente corto sobre la arteria colateral cubital de este dedo.

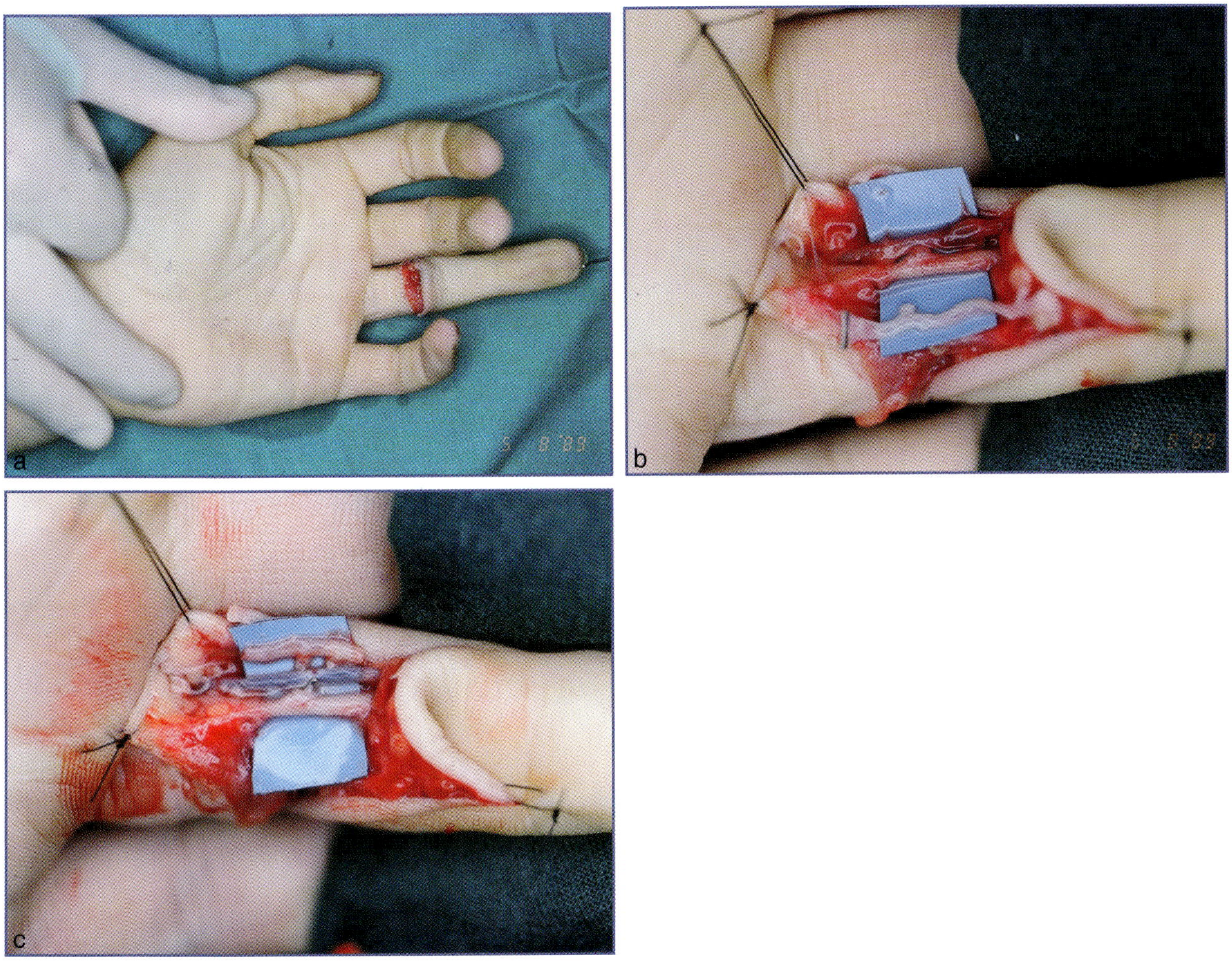

Figura 8.3 Lesión por aplastamiento en zona 2, desvascularización.
a Aspecto inicial de la lesión.
b Aspecto del pedículo colateral radial antes de la resección del fragmento arterial trombosado. El segmento venoso disecado y destinado al puente es visible en la parte inferior.
c Puente *in situ*. El segmento resecado de la arteria colateral es visible sobre el fondo de color, por encima de la arteria reparada.

absolutas en cuanto al orden en que deben realizarse las suturas. Nosotros tenemos la costumbre de comenzar por la sutura distal, ya que, en cuanto a la técnica, es la más exigente. El injerto aún libre podrá entonces manipularse para facilitar la realización de esta primera sutura. Luego de finalizado el puente, se coloca un clip o se procede a ligar la otra arteria colateral, en sus dos extremos.

Así como la sutura "cruzada" puede resultar, a veces, la única sutura directa posible, ciertos casos pueden exigir la realización de un puente "cruzado" (Figura 8.4). Esto se produce cuando los extremos vasculares proximales y distales más favorables se encuentran en distintos lados del dedo. Se requiere la misma prudencia cuando se recurre a este artificio, sobre todo en caso de que esté prevista una intervención quirúrgica secundaria.

Casos particulares

Revascularización del pulgar

La revascularización del pulgar presenta ciertas particularidades técnicas inherentes a las dificultades de exposición y a la anatomía vascular de este dedo.

Si bien la anatomía vascular de la falange del pulgar es similar a la de los dedos largos —dos arterias colaterales en situación dorsal y lateral con respecto a los nervios—, en cambio, la arteria principal del pulgar, origen fundamental de esas arterias colaterales, presenta numerosas variaciones anatómicas[3,10].

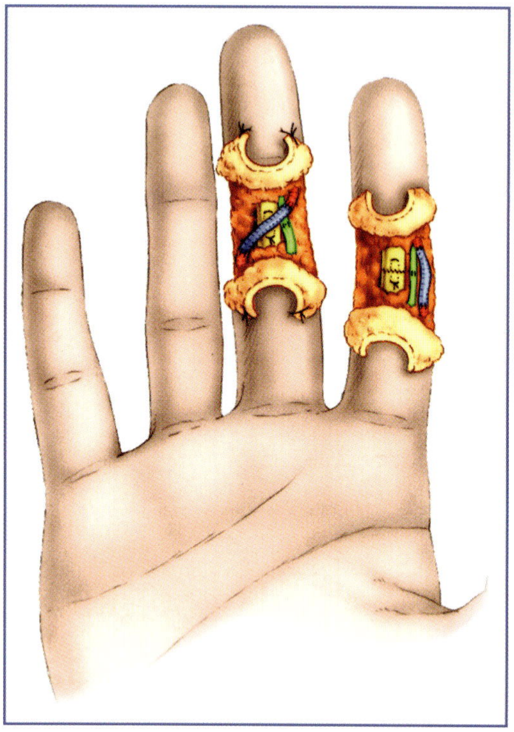

Figura 8.4 Realización de un puente arterial directo y cruzado para la revascularización digital.

A estas dificultades de orden anatómico, se agregan las dificultades de exposición de la cara palmar del pulgar, propias de este dedo y que se encuentran siempre que se opera a un paciente en decúbito dorsal. La revascularización del pulgar más allá de la MF se puede efectuar de manera clásica mediante una sutura término-terminal sobre los dos, o uno de los dos, ejes colaterales palmares. Cuando se realiza una única anastomosis, se debe optar por la colateral cubital, ya que estadísticamente es la dominante en el pulgar. También se puede realizar un puente corto de forma clásica sobre dicha colateral cubital. En cambio, cuando resulta necesario un puente largo, preferimos realizarlo en situación heterotópica antes que intentar la anastomosis proximal sobre la arteria principal del pulgar. La anastomosis distal se hace con la arteria colateral cubital, y la proximal se realiza de forma término-lateral sobre la arteria radial, en el ápice del primer espacio interóseo dorsal. El puente mismo es fácilmente tunelizado bajo la piel dorsal de la primera comisura (Figuras 8.5 y 8.6)

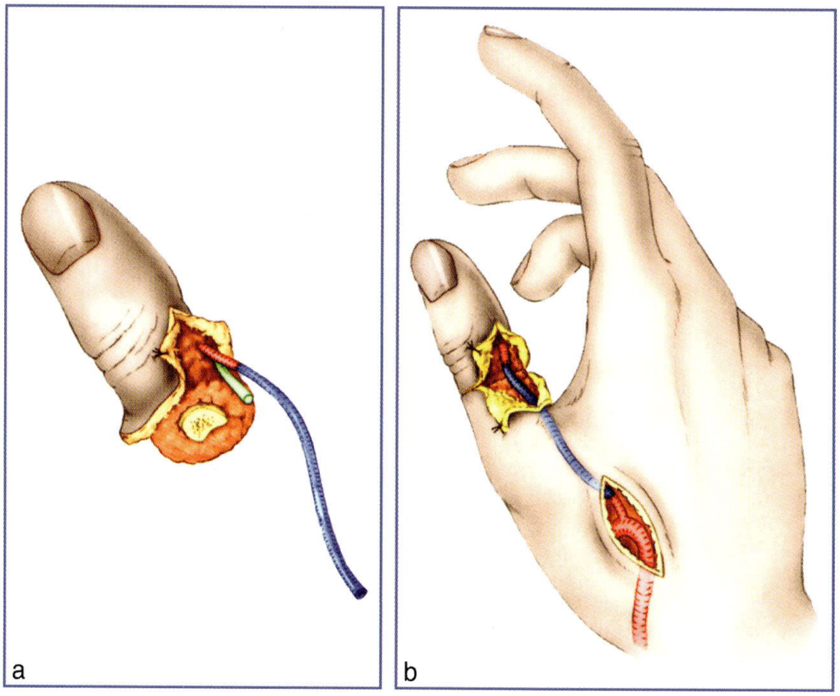

Figura 8.5 Utilización de un puente venoso largo para la revascularización del pulgar.
a Anastomosis distal término-terminal sobre la arteria colateral cubital del pulgar.
b Anastomosis proximal término-terminal sobre una rama de la arteria radial en la parte superior del primer espacio interóseo.

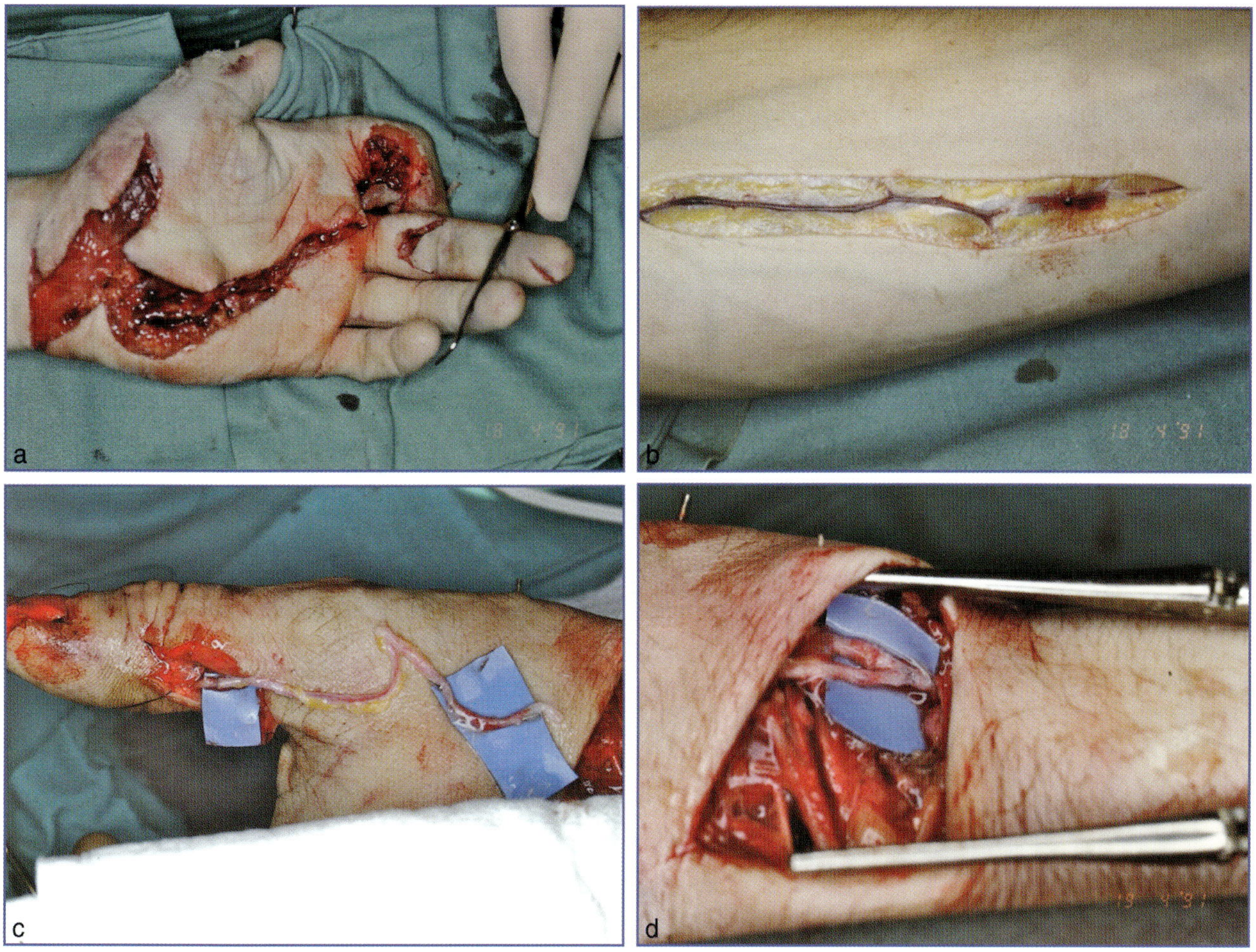

Figura 8.6 Desvascularización del pulgar en un traumatismo por aplastamiento y avulsión, luxación cerrada de la articulación interfalángica.
a Aspecto inicial de las lesiones.
b Disección y obtención del puente venoso.
c Preparación del puente que será conectado en distal con la arteria colateral cubital del pulgar.
d Anastomosis término-lateral sobre la arteria radial.

Aplicación del principio del "dedo banco" en la etapa de la revascularización

Desvío de arterias provenientes de dedos vecinos[12]

Para evitar el recurso de un puente venoso, ciertos autores han propuesto desviar una arteria sana del dedo vecino. Este es un artificio que nosotros no utilizamos nunca, ya que consideramos inaceptable la morbilidad que se le ocasiona al dedo dador.

Al contrario, este mismo procedimiento es lícito cuando el dedo donante está gravemente lesionado y condenado a la amputación. El caso mas frecuente es el del índice, que, frente a una irremediable amputación de la primera falange, el pedículo colateral radial todavía utilizable puede ser empleado para revascularizar el pulgar.

Injertos compuestos nervio-arteria a partir del "dedo banco"

Un dedo amputado y no reimplantable, puede ser utilizado para obtener injertos compuestos de "nervio-arteria" (Figura 8.7). El injerto arterial se utiliza como puente para

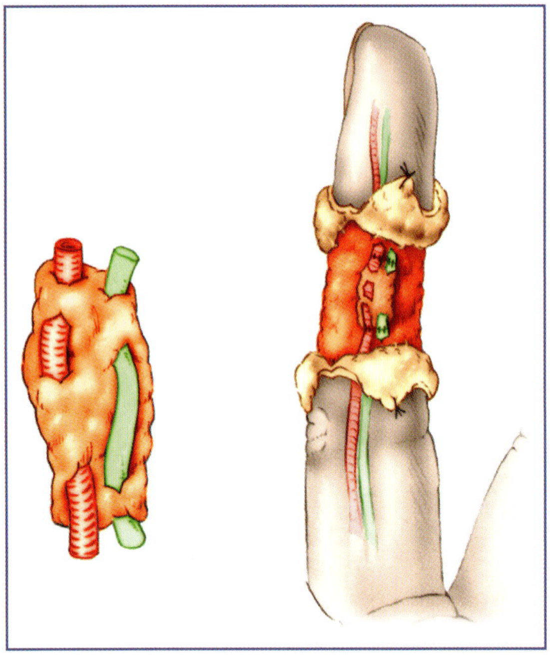

Figura 8.7 Utilización de injertos compuestos "nervio + arteria" en la aplicación del principio del "dedo banco".

revascularizar un dedo vecino, el injerto nervioso se intercala en el defecto correspondiente del nervio colateral palmar y se comporta como un injerto nervioso vascularizado (*v.* Capítulo 17).

Revascularización y pérdida de sustancia cutánea palmar

Las lesiones complejas en el plano palmar digital pueden asociar desvascularización y pérdida de sustancia cutánea. En la mayoría de los casos, revascularización y cobertura cutánea se resuelven de diferente manera. Un injerto de piel de mediano espesor puede ser suficiente para cubrir un puente expuesto sobre una pequeña superficie. En el caso de un defecto más extenso, se deberá recurrir a un colgajo (*v.* Capítulo 9).

Ciertas circunstancias permiten que, durante el tratamiento en un solo tiempo del problema vascular y cutáneo, sea posible utilizar un colgajo cutáneo "portador de vasos".

Varios autores[6,7,14] han propuesto el uso de pequeñas unidades tisulares tomadas sobre el dorso de un dedo vecino, sobre el pie o sobre la cara palmar del antebrazo. La disección toma en forma de monobloque la piel, el tejido celular subcutáneo y la vena subyacente. Cuando se utiliza este tipo de colgajo en el curso de una revascularización digital, se debe hacer girar 180° antes de utilizar la vena como puente para subsanar el defecto de la arteria colateral. El flujo arterial que atraviesa entonces el injerto venoso es suficiente para asegurar la supervivencia del territorio cutáneo de superficie limitada.

Esta es una solución elegante para resolver, en un solo tiempo, un problema vascular y cutáneo. Sin embargo, deben señalarse ciertos puntos que limitan la utilización de estos colgajos. En primer lugar, el territorio cutáneo capaz de sobrevivir de este modo es limitado en superficie y, en ningún caso, puede esperarse cubrir con este método un defecto que se extienda a toda una unidad funcional cutánea.

Por otra parte, el sufrimiento de esta isla cutánea es sistemático, con una fase inevitable de edema y desepidermización. En cuanto a la selección del sitio dador ideal, aunque los mejores resultados comunicados fueron obtenidos con injertos tomados de la cara dorsal de un dedo, nosotros seguimos siendo fieles a la cara palmar del antebrazo, cada vez que la morfología del sujeto no haga prever un panículo adiposo demasiado importante.

La ventaja es la de disponer de un injerto venoso sin límite de tamaño y de poder cerrar el sitio dador por sutura directa.

Teniendo en cuenta sus restricciones, este colgajo "porta vasos" tiene para nosotros un papel muy limitado, como, por ejemplo, en estrechos defectos cutáneos, situados en el eje del propio pedículo vascular.

Revascularización de las amputaciones digitales subtotales con charnela palmar

Ciertas herramientas con bordes afilados ocasionan amputaciones subtotales con un punto de penetración dorsal y dejan indemne una charnela cutánea palmar. Dado que esta charnela cutánea contiene siempre una o varias venas de la red venosa palmar superficial, debe ser preservada indiscutiblemente. Es aquí, entonces, donde se produce una excepción en la cronología habitual de la reparación. La necesidad de preservar la continuidad de la piel palmar, conducirá en primer lugar, a la reparación de los elementos pediculares, a través del foco de fractura o por vía lateral, y luego los tendones flexores, antes de proceder a la osteosíntesis. Las dificultades técnicas de los distintos tiempos de reparación son considerablemente mayores en estos casos.

Estrategia en las desvascularizaciones digitales múltiples

Si en la urgencia se presenta un traumatismo de la mano, en donde existen desvascularizaciones digitales múltiples, la estrategia quirúrgica debe estar definida para cada dedo desde el inicio de la intervención. Por ejemplo, sería lamentable constatar que, durante el abordaje del segundo o tercer dedo, alguno deba ser regularizado y, al no haber sido previsto, se pierda entonces la oportunidad de obtener un injerto arterial que remplace ventajosamente a cualquiera de los injertos venosos utilizados. Por otro lado, parece lógico estimar a *grosso modo* la longitud total de los puentes que serán necesarios, con el fin de realizar su disección de una sola vez.

Revascularización en las avulsiones digitales

Solo se consideraran aquí los problemas vasculares que se presentan en estas avulsiones digitales (*v.* Capítulo 15).

El ejemplo más típico de las lesiones que producen una avulsión está representado por el "dedo de alianza", pero ciertas máquinas o herramientas pueden ocasionar lesiones similares, incluso en ausencia de cualquier anillo o alianza. En el estadio III de la clasificación de Urbaniak[15] el problema es mixto, con un compromiso arterial y venoso simultáneo. A un estadio menor de gravead, solo deberá restablecerse la continuidad arterial o venosa.

Tiempo arterial

Los mecanismos de estiramiento axial ocasionan lesiones parietales extendidas, difíciles de evaluar, incluso bajo el aumento del microscopio quirúrgico. En proximal, es posible garantizar que el nivel de resección es suficiente solo con aflojar el torniquete. Solo un flujo estable y vigoroso, que no se atenúa con las pulsaciones, garantiza una anastomosis en territorio sano. Si no es el caso, hay que comprobar primero

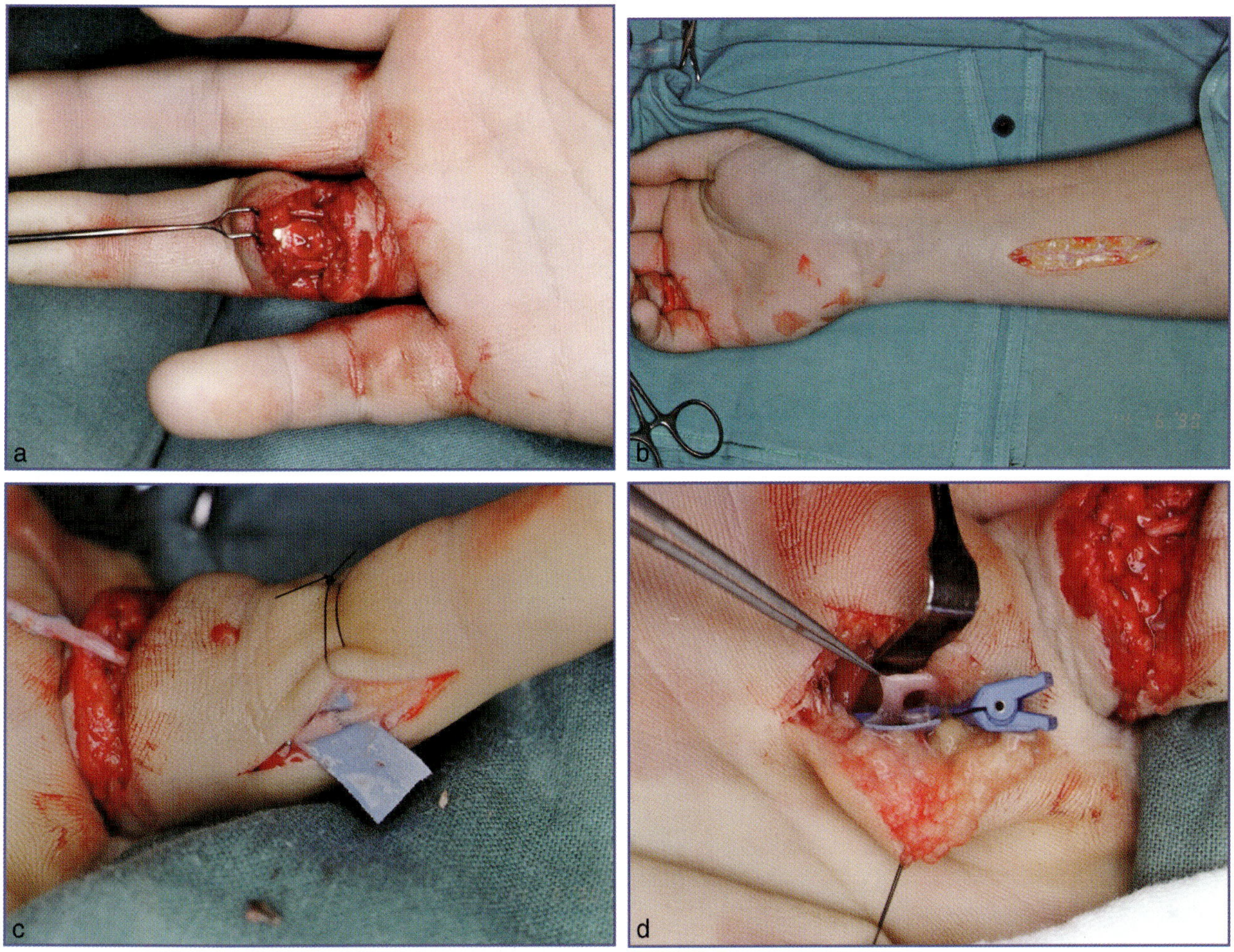

Figura 8.8 Revascularización de un "dedo de anillo" con lesión palmar exclusiva responsable de la desvascularización.
a Aspecto inicial de las lesiones, se visualizan los dos nervios colaterales palmares, contusos, pero en continuidad.
b Disección y obtención de un puente venoso superficial.
c Primera anastomosis término-terminal con la arteria colateral cubital.
d Conexión del puente en término-lateral sobre el eje digital común en la palma.

la ausencia de cualquier factor desfavorable de orden general (tensión arterial baja, descenso de la temperatura central) y, luego, hay que eliminar un eventual espasmo, utilizando suero caliente y lidocaína, antes de proceder a una resección más proximal. En distal nos fiamos del examen directo para juzgar el nivel del recorte. La ausencia del signo de la cinta (*ribbon sign*), una pared de tono normal y la ausencia de signos de deslaminación, son criterios suficientes. Es mejor pecar por exceso y realizar un puente sacrificando algunos milímetros de pared sana que confrontarse con la necesidad de realizar un segundo puente, más largo y de segunda intención.

Dos casos particulares merecen detallarse:

- Las avulsiones subtotales: La totalidad de la cobertura cutánea digital ha sido arrancada, solo queda en continuidad la cadena esquelética, lo que diferencia estos casos de las amputaciones completas. Sin embargo, las lesiones vasculares son similares, muy extensas, y la única solución es un puente que restaure de primera intención la longitud máxima, conectando su extremo proximal en la palma de la mano y, distalmente, en la IFD (*v.* Capítulo 15) según la técnica descrita por Foucher[5].
- Las desvascularizaciones por aplastamiento: El componente de avulsión aquí es muy limitado; el enganche del anillo se efectúa en la cara dorsal del dedo y la tracción se traduce esencialmente en un fuerte componente de aplastamiento. La piel palmar se encuentra contusa, pero, a veces, todavía parcialmente en continuidad. No es infrecuente descubrir en la exploración que la desvascularización procede de una trombosis segmentaria de cada una de las dos arterias colaterales palmares. En estos casos, hay que resistir a la tentación de extraer simplemente el coágulo mediante una arteriotomía longitudinal. Cualquiera sea su importancia, este trombo es la consecuencia de lesiones parietales y la única solución consiste en una resección segmentaria seguida de un restablecimiento de la continuidad mediante un puente venoso sobre el eje arterial dominante.

Tiempo venoso

El restablecimiento del flujo venoso de retorno implicará a la red venosa superficial dorsal, por ser la de más fácil acceso y, también, debido a su calibre. Una sutura venosa directa representa la solución técnica menos costosa y, en ocasiones, todavía es posible. Cuando ya no lo es, porque existe una pérdida de sustancia, será necesario recurrir a un puente utilizando las mismas venas dorsales superficiales del antebrazo. Finalmente, cuando la pérdida de sustancia compromete conjuntamente a la red venosa dorsal y al revestimiento cutáneo, es posible la utilización de un colgajo "portavena", que permite, así, solucionar ambos problemas al mismo tiempo.

Revascularizaciones proximales

Revascularización en la muñeca

Sería conveniente que se realice la reparación conjunta de los dos ejes arteriales (arteria radial y cubital). Cuando una sutura directa término-terminal es imposible, se deberá recurrir a los puentes. Las venas superficiales de antebrazo son aquí de muy pequeño calibre, por lo que se utilizará una vena superficial obtenida en el pliegue del codo o, en su defecto, una vena safena del miembro inferior.

Lesiones vasculares en la palma de la mano

La destrucción de la arcada palmar superficial plantea a veces difíciles problemas técnicos.

Cuando una lesión involucra a una o varias arterias digitales comunes, es posible reparar sucesivamente cada uno de los ejes lesionados utilizando, según los casos, una sutura directa o un puente a partir de las venas superficiales del antebrazo.

Cuando la lesión es más distal y afecta la bifurcación en "Y" de las arterias digitales comunes, la continuidad puede restablecerse mediante un puente corto en "Y". Hay que señalar que, a veces, es difícil encontrar en la cara anterior del antebrazo un injerto venoso en "Y" que esté correctamente orientado.

Por último, en ciertos casos, toda la arcada palmar superficial, luego de su salida del canal de Guyon, está destruida. En estos casos, la única solución es una reconstrucción de la arcada propiamente dicha. El injerto utilizado es la arcada venosa del dorso del pie. Cada ramo venoso que llegue a la arcada arterial debe ser lo más corto posible, con el fin de reducir considerablemente el riesgo de que exista una válvula. En la práctica, solo se preserva un tronco de algunos milímetros destinado a la sutura término-terminal con la arteria digital común correspondiente. En cuanto a la arcada propiamente dicha, el pasaje de un catéter de Fogarty de pequeño calibre permitirá verificar la ausencia de válvulas, o bien, si existe alguna, elegir el sentido del montaje más apropiado.

Referencias

[1] Alpert BS, Buncke HJ, Brownstein M. Replacement of damaged arteries and veins with vein grafts when replanting crushed, amputated fi ngers. *Plast Reconstr Surg* 1978 ; 61 : 17-22.

[2] Bieber EJ, Wood MB, Cooney WP, Amadio PC. Thumb avulsion : Results of replantation and revascularisation. *J Hand Surg* 1987 ; 12A : 786-790.

[3] Braun JB. Les artères de la main. *Thèse Méd Nancy* 400 p., 1977.

[4] Coleman SS, Anson BJ. Arterial patterns in the hand based upon a study of 650 specimens. *Surg Gyn Obstet* 1961 ; 113A : 409-424.

[5] Foucher G. La revascularisation des arrachements digitaux par bague. *Ann Chir Main* 1986 ; 5(3) : 256-259.

[6] Honda T, Nomura S, Yamamauchi K, Smimamura K, Yoshimura M. The possible applications of composite skin and subcutaneous vein grafts in the replantation of amputated digits. *Br J Plast Surg* 1984 ; 37 : 607-612.

[7] Inoue G, Maeda N. Arterialized venous fl ap coverage for skin defect of the hand and foot. *J Reconstr Microsurg* 1988 ; 4(4) : 255-264.

[8] Kay S, Werntz J, Wolff TW. Ring avulsion injury : Classifi cation and prognosis. *J Hand Surg* 1989 ; 14A : 204-213.

[9] Martin DL, Kaplan IB, Kleinert JM. Use of a reverse cross-fi nger fl ap as a vascularized vein graft carrier in ring avulsion injuries. *J Hand Surg* 1990 ; 15A : 155-159.

[10] Murakami J, Takaya K, Outi H. The origine course and distribution of arteries to the thumb ; with special reference to the so-called artery pollicis princeps. *Anat Japon* 1969 ; 46 : 123-137.

[11] Nissenbaum M. Class II A ring avulsion injuries : an absolute indication for microvascular repair. *J Hand Surg* 1984 ; 9A : 810-815.

[12] Pho RWH, Chacha PB, Yeo KQ. Rerouting vessels and nerves from other digits in replanting an avulsed and degloved thumb. *Plast Reconst Surg* 1979 ; 64 : 330-335.

[13] Schmidt DM, McClinton MA. Microvascular anastomoses in replanted fingers : Do they stay open ? *Microsurg* 1990 ; 11(3) : 251-254.

[14] Tsai JM, Matiko JD, Breidenbach W, Kutz JE. Venous fl aps in digital revascularisation and replantation. *J Reconst Microsurg* 1987 ; 3 : 113-119.

[15] Urbaniak JR, Evans JP, Bright, DS. Microvascular management of ring avulsion injuries. *J Hand Surg* 1981 ; 6(1) : 25-30.

[16] Van Beek AL, Kutz JE, Zook EG. Importance of the ribbon sign, indicating unsuitability of the vessel, in replanting a fi nger. *Plast Reconstr Surg* 1978 ; 61 : 32-35.

9

Pérdidas de sustancia digital y de la mano

G. Dautel

9.1 Pequeñas pérdidas de sustancia de los dedos y de la mano 176
Pérdidas de sustancia de los pulpejos 176
Reconstrucción del segmento mediodigital palmar 209
Reconstrucción de las pequeñas pérdidas de sustancia dorsal 221

9.2 Pequeñas pérdidas de sustancia de la mano 252
Pequeñas pérdidas de sustancia del dorso de la mano 253
Pequeñas pérdidas de sustancia de la palma de la mano 255

9.3 Grandes pérdidas de sustancia de la mano 258
Etiología de las grandes pérdidas de sustancia de la mano 258
Estrategia general en las grandes pérdidas de sustancia de la mano 259
Técnicas de cobertura de las grandes pérdidas de sustancia de la mano 260
Estrategia e indicaciones en las grandes pérdidas de sustancia de la mano 302

9.1 Pequeñas pérdidas de sustancia de los dedos y de la mano

Las pequeñas pérdidas de sustancia que afectan a los segmentos digitales son muy frecuentes. Es por eso que se debe elegir con atención un método de cobertura, en función de diferentes criterios. La topografía del defecto, el dedo dañado, las lesiones asociadas del propio dedo o de los dedos vecinos, las necesidades de la reeducación posoperatoria, la edad y el sexo del paciente intervienen en forma conjunta en esta elección terapéutica. Todas las técnicas de cobertura, desde la simple cicatrización dirigida hasta la transferencia microquirúrgica "acorde a la necesidad", deben conocerse detalladamente, con el objetivo de proponer al paciente la solución más apropiada. La realización de los pequeños colgajos locales exige un profundo conocimiento de la vascularización de la mano.

Pérdidas de sustancia de los pulpejos

Anatomía de los pulpejos digitales

Estructura ósea del pulpejo

El esqueleto óseo del pulpejo está formado por la falange distal o tercera falange (F3). Sus características morfológicas son parte del acervo filogenético del hombre, y no existen en los primates[86].

El segmento diafisario presenta una concavidad palmar que se corresponde con la convexidad de los tejidos blandos del pulpejo y termina por la tuberosidad distal o "penacho" falángico con su característica proyección proximal (Figura 9.1).

Además de este soporte óseo, la estabilidad y el control de la deformidad del pulpejo están garantizados por su esqueleto fibroso[85]. Según las características de este esqueleto fibroso, es posible distinguir un pulpejo proximal y un pulpejo distal. El distal corresponde al segmento digital situado frente a la tuberosidad falángica distal; se encuentra compartimentado por tabiques fibrosos que se insertan, por un lado, en la cara profunda de la dermis y, por el otro, en el periostio de la tuberosidad falángica. Este pulpejo distal, está dividido por compartimentos de tejido celuloadiposo de forma piramidal, formado por tabiques dispuestos en forma radial.

Este tipo de tabicamiento ofrece a este segmento del pulpejo una estabilidad y una resistencia a la deformación que le es propio (Figura 9.2). Esta resistencia a la deformación es aún mayor gracias a la disposición transversal de los dermatoglifos en esta zona. Estos últimos participan también en la adherencia, como lo hacen las ranuras de los neumáticos sobre una ruta húmeda (Figura 9.3). Finalmente, el

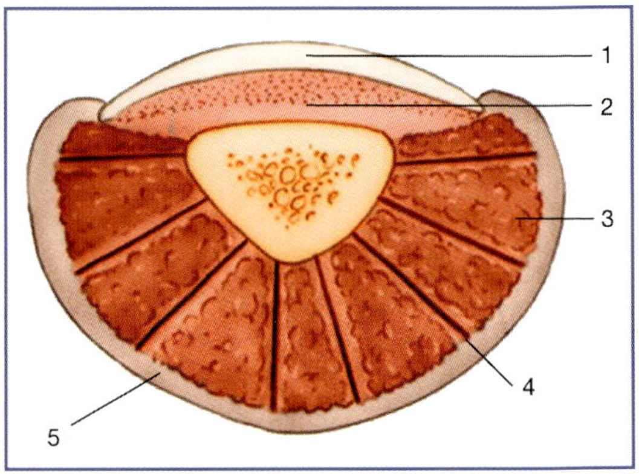

Figura 9.2 Pulpejo distal (corte transversal). 1 Tableta ungueal; 2: Lecho ungueal; 3: Lóbulos de tejido celuloadiposo; 4: Tabiques fibrosos de los compartimientos; 5: Revestimiento cutáneo.

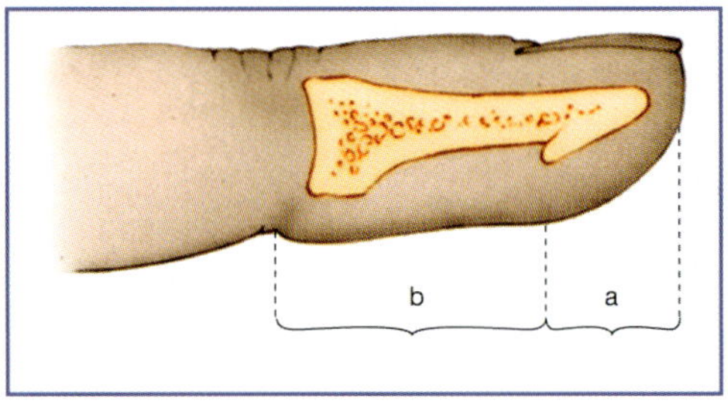

Figura 9.1 Topografía de la unidad funcional del pulpejo. a Pulpejo distal. b Pulpejo proximal.

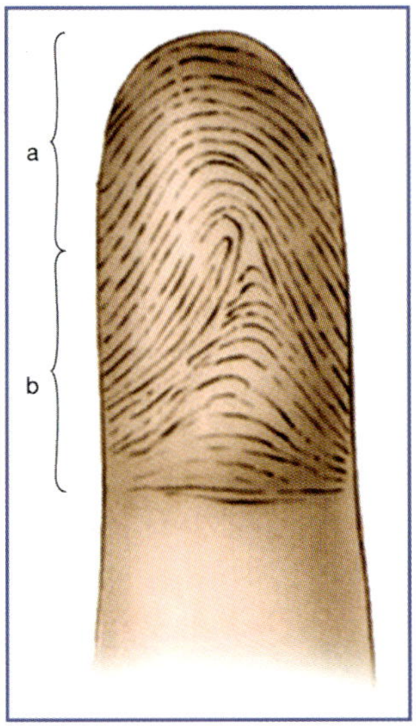

Figura 9.3 Disposición de los dermatoglifos. a Pulpejo distal. b Pulpejo proximal.

último elemento que participa en la estabilidad del pulpejo distal es la tableta ungueal propiamente dicha. La palidez que adquiere el lecho ungueal cuando se realiza una pinza entre los pulpejos, demuestra el papel eficaz de contraapoyo que desempeña la uña. En los gestos de la vida cotidiana, la estabilidad del pulpejo distal es necesaria para la realización de pinzas finas entre pulpejos (Figura 9.4).

La desaparición de la uña por esterilización de la matriz, el acortamiento de la estructura ósea con desaparición de la tuberosidad falángica o el remplazo de este pulpejo distal por un tejido inapropiado amenazan estas propiedades de estabilidad del pulpejo distal.

La organización del pulpejo proximal es diferente. En efecto, este ya no dispone del soporte lateral que proporciona el cuerpo a la uña, si no que el único soporte rígido que posee, está representado por el segmento diafisario cóncavo de la tercera falange.

La organización de los lóbulos de tejido celuloadiposo también es diferente. Los tabiques fibrosos de forma radial desaparecen y los lóbulos adoptan aquí una forma esférica (Figura 9.5). Así como la estabilidad es la característica del pulpejo distal, lo que caracteriza al pulpejo proximal es su maleabilidad, lo que permite adaptar sus contornos al del objeto asido, mejorar la adherencia y permitir una prensión más poderosa.

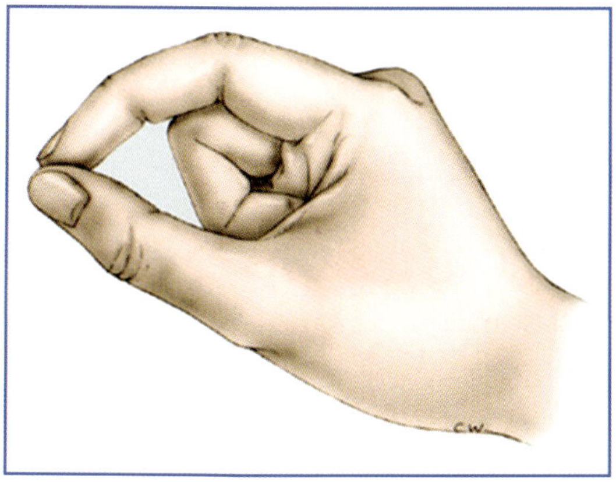

Figura 9.4 Pinza fina entre los pulpejos, *pollici*-digital.

Vascularización

Es indispensable conocer la vascularización del pulpejo, ya sea para llevar a cabo reimplantes distales (*v.* Capítulo 15) o para realizar colgajos locales de cobertura. Las dos arterias colaterales palmares se reúnen delante de la última falange, frente a la inserción terminal del tendón flexor profundo. Esta anastomosis está situada en profundidad, en el plano de inserción del flexor. A partir de este arco vascular del pulpejo, varias arteriolas de disposición longitudinal se dirigen hacia el extremo distal del dedo. Una de ellas puede ser más voluminosa y merecer la denominación de arteria central del pulpejo. Estos vasos, con un calibre aproximado de 0,5 mm[89,90] pueden ser objeto de una sutura microquirúrgica y se utilizan, por lo tanto, cuando se realiza un reimplante distal. Pueden llegar al extremo del dedo y contornearlo, para anastomosarse con ramas provenientes de un arco dorsal (Figura 9.6). La existencia de tales ejes arteriolares que se continúan hasta el extremo del dedo hace que no exista, teóricamente, un límite distal para la realización de un reimplante. No es raro de observar, en disecciones cadavéricas luego de una inyección vascular, la existencia de flexuosidades o tortuosidades sobre el trayecto de las arterias colaterales palmares en la proximidad del extremo digital[89,90]. Esta disposición debe ser conocida. El estiramiento por disección de estas flexuosidades permite ganar algunos milímetros, que son necesarios para evitar recurrir

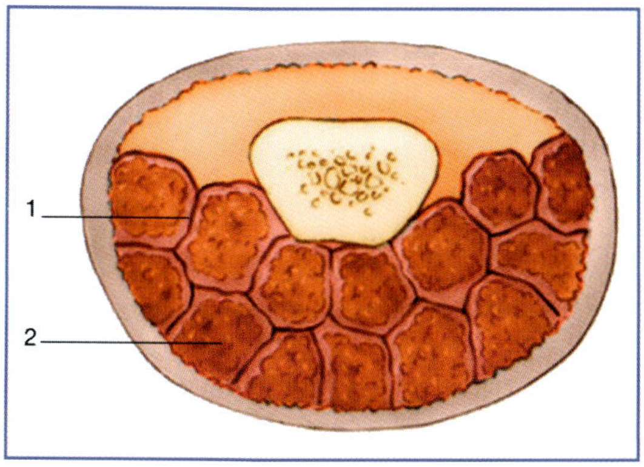

Figura 9.5 Pulpejo proximal (corte transversal). 1: Tabiques fibrosos de los compartimientos; 2: Lóbulos de tejido celuloadiposo.

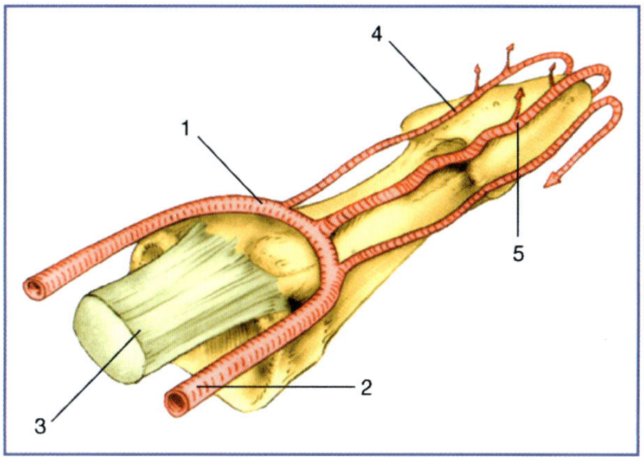

Figura 9.6 Vascularización del pulpejo. 1: Arco anastomótico del pulpejo; 2: Arteria colateral palmar; 3: Tendón flexor; 4: Rama terminal destinada al pulpejo; 5: Arteria central del pulpejo.

a un puente, durante un reimplante digital (*v.* Capítulo 15). El drenaje venoso del pulpejo debe ser igualmente conocido, ya que está implicado en la realización de los colgajos del pulpejo o en los reimplantes distales[88]. Es clásico describir el sistema venoso dorsal como el preponderante en los dedos[88]. Sin embargo, más allá de la interfalángica distal (IFD), es en la cara palmar de los dedos donde se encuentran los elementos venosos preponderantes.

En la práctica, más allá del surco ungueal proximal, no es posible hallar ninguna vena dorsal que tenga un diámetro propicio para la realización de una microanastomosis vascular. En cambio, las venas palmares (o de los pulpejos) pueden, si se emplea una técnica minuciosa, ser utilizadas para conseguir el retorno venoso luego de un reimplante distal[94] (*v.* Capítulo 15).

Inervación

El pulpejo esta inervado por las ramas de división del nervio colateral palmar. En general, en el pliegue de flexión palmar de la IFD, el nervio ya se dividió en sus ramas terminales[14]. Sin embargo, estas ramas son todavía accesibles a una reparación microquirúrgica.

Topografía y clasificación de las amputaciones distales de los dedos

Con el objetivo de clarificar las indicaciones propias a cada tipo de lesión, proponemos aquí una clasificación de las amputaciones distales según la topografía. Además del nivel de sección propiamente dicho, considerado en esta clasificación, la descripción de la lesión debe tomar en cuenta la oblicuidad de la amputación (oblicua en bisel o transversal en "guillotina") y, en mayor o menor medida, el compromiso de los tejidos residuales para la eventual elección del método de cobertura. Esta clasificación distingue cuatro zonas de distal a proximal (Figura 9.7):

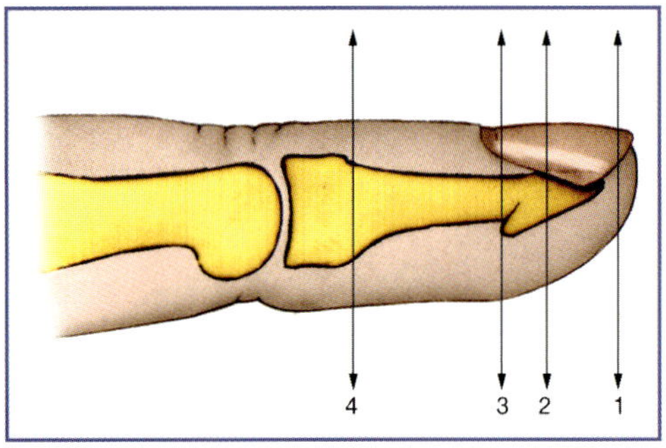

Figura 9.7 Topografía de las amputaciones distales.

- Zona 1: Amputación muy distal que no expone la falange. Las lesiones en esta zona pertenecen claramente al campo de la cicatrización dirigida, como lo veremos más adelante.
- Zona 2: La sección pasa por el lecho ungueal, del cual persiste todavía un largo útil capaz de limitar los fenómenos de crecimiento en "pico de loro" de la uña. En esta zona, ya son posibles los reimplantes del fragmento distal mediante microanastomosis vasculares.
- Zona 3: El nivel de amputación está próximo al surco ungueal proximal y a la zona de la matriz. En esta zona, el largo del lecho ungueal residual no es suficiente para asegurar un crecimiento correcto de la uña y evitar los fenómenos de uña en "pico de loro". Si el problema de reconstrucción no restaura la longitud del lecho ungueal (reimplante, transferencia "a medida" a partir de un dedo del pie), será necesario recurrir a la esterilización de la matriz ungueal. En caso de reimplante, ninguna vena dorsal podrá ser suturada.
- Zona 4: En esta zona, la amputación es próxima a la interlínea articular interfalángica (IF del pulgar, IFD de los dedos largos). A diferencia de la zona 3, si se encuentra el fragmento distal, en esta zona será posible realizar una microanastomosis de las venas dorsales durante el momento del reimplante.

Para obtener una descripción precisa de las lesiones, que permita orientar las indicaciones terapéuticas, será necesario completar esta clasificación por zonas con una descripción del grado de oblicuidad de la amputación y del estado de atrición de los tejidos remanentes.

Métodos de reconstrucción

Cicatrización dirigida

Por orden de frecuencia y por la simplicidad de su ejecución, es el primero de los métodos de reconstrucción del pulpejo. Sin embargo, su simplicidad no significa un abandono terapéutico. Este método está indicado en las pérdidas de sustancia del pulpejo superficial. La exposición de la falange distal contraindica el uso de este método y de ninguna manera es lícito recortar ampliamente el hueso de un dedo ya mutilado para hacer posible la cicatrización dirigida. Como en toda herida que cicatriza en forma espontánea, con el apósito adecuado, la herida evoluciona sucesivamente con una granulación del lecho a partir de la capa profunda, una contracción de los márgenes y una epitelización a partir de los bordes. La evolución espontánea de esta pérdida de sustancia del pulpejo genera, entonces, una migración progresiva de la zona cicatricial en dirección distal hacia el borde libre de la uña. Esta contracción progresiva de la cicatriz no es el principal beneficio del método. La atención inicial de estas pérdidas de sustancias, que serán tratadas mediante cicatrización dirigida, comprende un tiempo de limpieza local y, en los casos donde no exista una amputación neta en "guillotina", se procederá a la resección de los tejidos según necesidad. Esta resección debe realizarse bajo condiciones de isquemia y anestesia local. En la primera curación se colocará un apósito graso destinado a generar las condiciones de inflamación local, propicias para la granulación. Luego, este último será remplazado por un apósito embebido en corticoides, para detener la proliferación tisular y permitir la epitelización. Las curaciones serán efectuadas tres veces por semana, con un control semanal efectuado por el propio cirujano. Tres a cuatro semanas pueden ser necesarias para obtener la cicatrización de los defectos extensos del pulpejo. El apósito será cada vez más discreto a medida que progrese la cicatrización. Desde los primeros días, se debe alentar al paciente a movilizar activamente sus articulaciones interfalángicas, lo cual solo será posible si el vendaje no es demasiado compresivo. Una vez obtenida la cicatrización completa, puede presentarse una hiperestesia cicatricial pasajera, que en general cede bajo los efectos de sencillas medidas de desensibilización (golpeteo, percusión del extremo del dedo, etc.). Efectuada de este modo, la cicatrización dirigida obtiene resultados remarcables, ya sea desde el punto de vista funcional como estético, al precio de realizar curaciones repetidas y regulares durante varias semanas (Figura 9.8). Las indicaciones de la cicatrización dirigida se resumen de la siguiente manera:

- Todos los casos de amputación en zona 1.
- En ciertos casos de amputación en zona 2: En particular, cuando los tejidos vecinos tienen la suficiente vitalidad para producir esta cicatrización.

Injertos de piel

Todos los tipos de injertos cutáneos fueron propuestos para tratar las pérdidas de sustancia digital distal. Sea cual fuere la naturaleza del tejido injertado, los inconvenientes son numerosos, de modo que en nuestra práctica habitual, los injertos de piel son excepcionales.

Injertos de piel fina

Estos injertos son poco exigentes en cuanto al subsuelo receptor, ya que "prenden" con relativa facilidad, pero presentan inconvenientes mecánicos y sensitivos. Mecánicos, porque al ser finos y adherirse a los tejidos subyacentes, estos no satisfacen ninguno de los criterios exigidos para la reconstrucción del pulpejo (espesor, maleabilidad, etc.). Además, la recuperación de la sensibilidad es poco satisfactoria. Por estas razones, nosotros rechazamos este procedimiento.

Injertos de piel de "espesor intermedio"

Aunque son mejores que los precedentes desde el punto de vista mecánico, sobre todo cuando se obtienen de la cara palmar de la eminencia hipotenar, resultan sin embargo decepcionantes en cuanto a lo sensitivo.

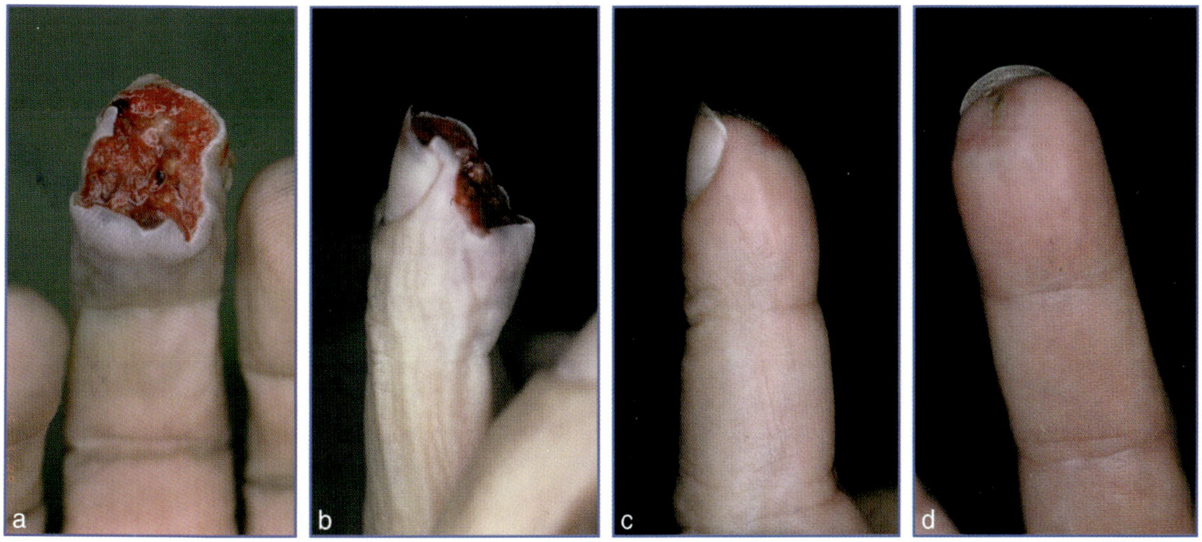

Figura 9.8 Cicatrización dirigida de una pérdida de sustancia del pulpejo.
a, b Aspecto inicial.
c, d Resultado a la séptima semana.

Injertos de piel total

En materia de cobertura de los extremos digitales por medio de injertos, esta es la elección "menos mala". Desde el punto de vista mecánico estos injertos no se retraen y ofrecen una cobertura estable y de buena calidad, sin embargo, no satisfacen totalmente los criterios de adaptabilidad y de espesor del pulpejo. La recuperación sensitiva es superior a la obtenida por los injertos de piel fina, pero, por supuesto, sin llegar a los resultados de la discriminación de los colgajos sensibles[76]. Estos injertos de piel total son más exigentes en cuanto al subsuelo receptor, el cual debe estar perfectamente vascularizado. Finalmente, el injerto debe estar estrechamente aplicado contra el tejido subyacente, si es necesario, con una torunda de gasa envaselinada que se deja durante ocho días. En efecto, en caso de que el injerto prenda parcialmente, la cobertura final podrá alcanzarse mediante cicatrización dirigida. Pero si prende de forma imperfecta, la calidad sensitiva del pulpejo así reconstruido disminuye considerablemente, ya que se forma una barrera conjuntiva que obstaculiza la neurotización sensitiva del injerto (Figura 9.9).

Injertos compuestos

Para paliar las insuficiencias mecánicas de los injertos cutáneos, se ha propuesto la realización de injertos compuestos, que contienen, además de piel, algunos lóbulos de tejido adiposo subcutáneo. Las posibilidades de que tales injertos prendan son aleatorias y las indicaciones se limitan, sobre todo en los niños, a la reposición del "capuchón del pulpejo" en las amputaciones muy distales. En ellos, para que este autoinjerto pueda prender, es importante que el fragmento conserve una continuidad mediante una charnela cutánea. En los casos más desfavorables, si se produce la necrosis del fragmento y siempre que no exista una infección, este ayuda a guiar la cicatrización subyacente tan bien como lo haría un apósito o, incluso, mejor. En cuanto a los injertos compuestos de origen hipotenar[45], según nuestra experiencia, es preferible limitar su uso a los niños, ya que la toma de este injerto nos parece muy inconstante en los adultos.

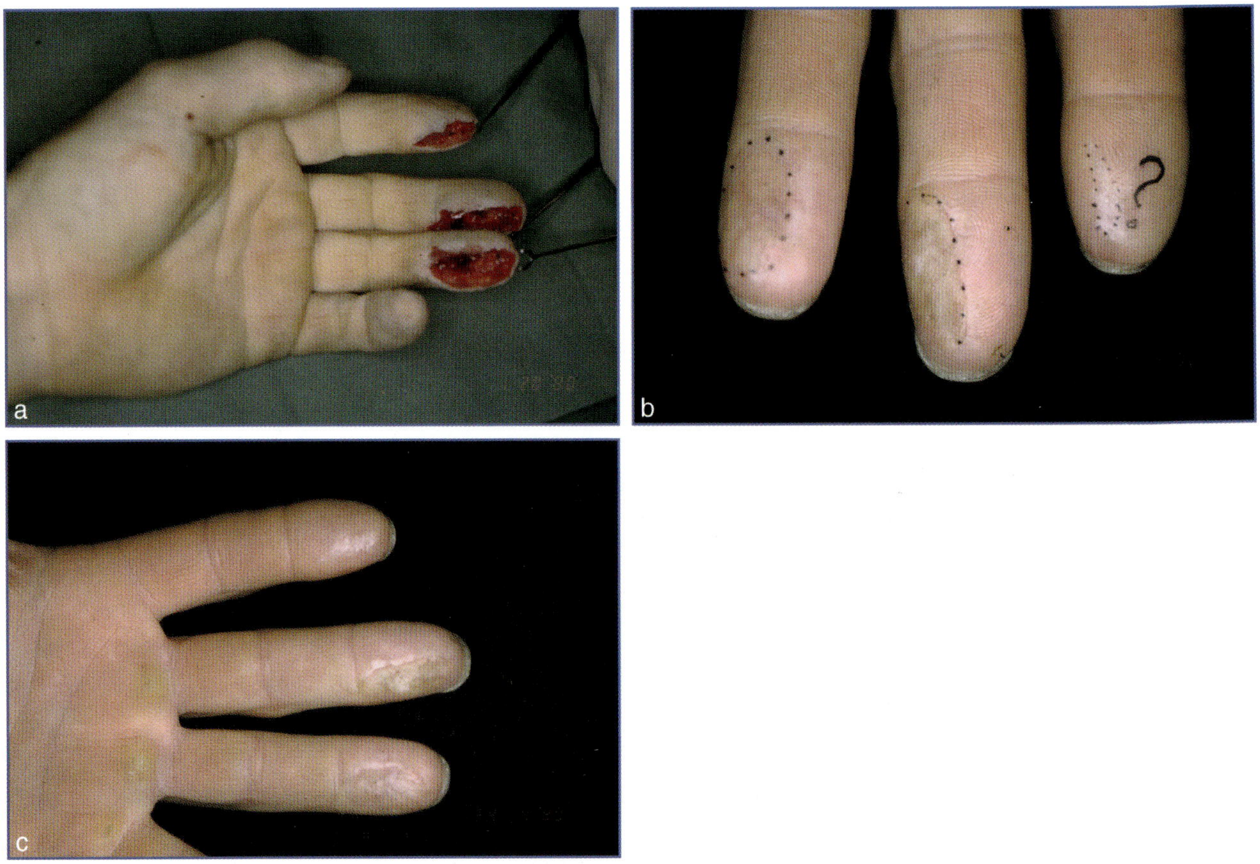

Figura 9.9 Pérdida de sustancia del pulpejo: injerto de piel total.
a Pérdida de sustancia extensa del pulpejo del tercero y cuarto dedo.
b, c Colocación de un injerto de piel total obtenido de los fragmentos avulsionados, luego de desgrasarlos, sobre el tercero y cuarto dedo. Cicatrización dirigida en el índice. La pérdida de sustancia fue resuelta con un injerto de piel total sobre el tercero y cuarto dedo. Sobre el índice, la cicatrización dirigida obtuvo un efecto de contracción que redujo las dimensiones del defecto.

Injertos de pulpejos libres (no vascularizados) tomados del dedo del pie

En 1959, Mac Cash[59] propuso la utilización de injertos de pulpejo tomados de un dedo del pie, cortado a la medida exacta del defecto, y suturado meticulosamente en el sitio receptor eliminando todo espacio muerto. La escasa posibilidad de éxito de este tipo de injerto nos parece motivo suficiente para rechazar este método de cobertura. Sin embargo, la idea de utilizar el pulpejo de un dedo del pie para reconstruir un pulpejo digital mecánicamente satisfactorio es para recordar. Esto es, precisamente, lo que se realiza en las transferencias de pulpejo del dedo del pie mediante microanastomosis, cuyas indicaciones se detallan más adelante.

En resumen, el lugar que tienen los injertos cutáneos en la reconstrucción del pulpejo es restringido y limitado por los inconvenientes que ya han sido mencionados. Mantendremos presentes las siguientes indicaciones excepcionales:

- Injertos de piel fina de espera o "injerto - apósito": Ciertas pérdidas de sustancia del pulpejo o digitales distales van a necesitar una reconstrucción compleja por transferencia microquirúrgica. En nuestra práctica estas transferencias libres no se realizan de urgencia, sino preferentemente en forma secundaria o de urgencia "diferida"; un injerto de piel fina aplicado sobre el defecto protege el futuro sitio receptor, mejora la tolerancia a los apósitos y evita una granulación excesiva que podría complicar los intentos ulteriores de reconstrucción.
- Las amputaciones del pulpejo en bisel palmar de la zona 1: Estas pueden tratarse mediante cicatrización dirigida, sin embargo, cuando la pérdida de sustancia es extensa, la demora en la cicatrización puede alcanzar de seis a siete semanas[41]. Cuando las exigencias profesionales así lo imponen o cuando se trata de un pulpejo no dominante, puede realizarse un injerto de piel de espesor intermedio o de piel total para acortar los tiempos de cicatrización.

Acortamiento y sutura

El acortamiento de la estructura ósea que permita el cierre del muñón por sutura simple es un procedimiento que debe considerarse con prudencia. Sin duda, se puede resecar con la pinza gubia, 1 mm o 2 mm del segmento óseo distal, de manera que se pueda llevar a cabo una cicatrización dirigida o un colgajo local. Sin embargo, el método de acortamiento y sutura tiene indicaciones muy limitadas. Cuando solo persisten 2 mm o 3 mm de la base de la tercera falange en un dedo largo, la conservación de la interfalángica distal, al precio de un colgajo local, no presenta ningún interés funcional. Entonces, es mejor en estos casos aprovechar el recurso del acortamiento que permita una regularización de la cabeza de la segunda falange para obtener así, y de primera intención, un muñón sensible y bien acolchado.

Esta regla no se aplica siempre cuando se trata del pulgar. En los pacientes jóvenes, cuando la base de la falange distal está todavía presente y mantiene intacta las inserciones del flexor y del extensor, es preferible de considerar una reconstrucción mediante transferencia de dedo del pie. En este caso, la ventaja funcional que presenta una articulación intacta es considerable.

Colgajos locales para las pérdidas de sustancia distales del pulpejo

Existen innumerables procedimientos de cobertura del pulpejo mediante el uso de colgajos locales. A los antiguos métodos que utilizan colgajos de tipo "patrón aleatorio" (*random pattern*), se han agregado los colgajos en "isla" con pedículo neurovascular. El arsenal se ha enriquecido más aún con la reciente descripción de este tipo de colgajos con pedículo distal, vascularizados por circulación invertida. Resulta imposible reducir esta descripción a solo algunos procedimientos infalibles y aplicables a todos los casos. El cirujano, frente a esta patología considerada como "menor", debe conocer todas las soluciones potenciales "razonables", con el fin de poder elegir la mejor opción. Para la elección del colgajo, se deberán tener en cuenta las condiciones locales (dedo implicado, extensión y topografía del defecto), pero también el contexto general, es decir, la edad, el sexo, la profesión y las necesidades funcionales del paciente.

Colgajo de Atasoy

La primera descripción de un colgajo triangular destinado a las pérdidas de sustancia del pulpejo pertenece a Tranquilli-Leali[92], pero fue Atasoy quien lo ha popularizado[3].

Las Figuras 9.10 y 9.11 ilustran las principales etapas de disección de este tipo de colgajo. Ciertos puntos merecen ser detallados:

- El colgajo pivotea sobre una bisagra o charnela de tejido subcutáneo del pulpejo. El aporte vascular se efectúa a partir de la arcada del pulpejo por medio de las ramas pulpares ascendentes.
- Para obtener el avance, la cara profunda del colgajo debe estar totalmente liberada del periostio de la falange distal subyacente. Esta liberación se realiza con bisturí, teniendo la precaución de mantener el contacto óseo en profundidad para evitar así cualquier lesión de la arcada vascular del pulpejo, situada en profundidad.
- Lateralmente y en la punta del colgajo, el bisturí debe seccionar los tabiques fibrosos que restringen la movilidad de la isla cutánea. La diferencia que se percibe bajo el bisturí es bien marcada entre los tabiques fibrosos rígidos y los elementos vasculonerviosos.
- El avance es asegurado mediante una aguja intradérmica que atraviesa el colgajo y se clava en la falangeta. No

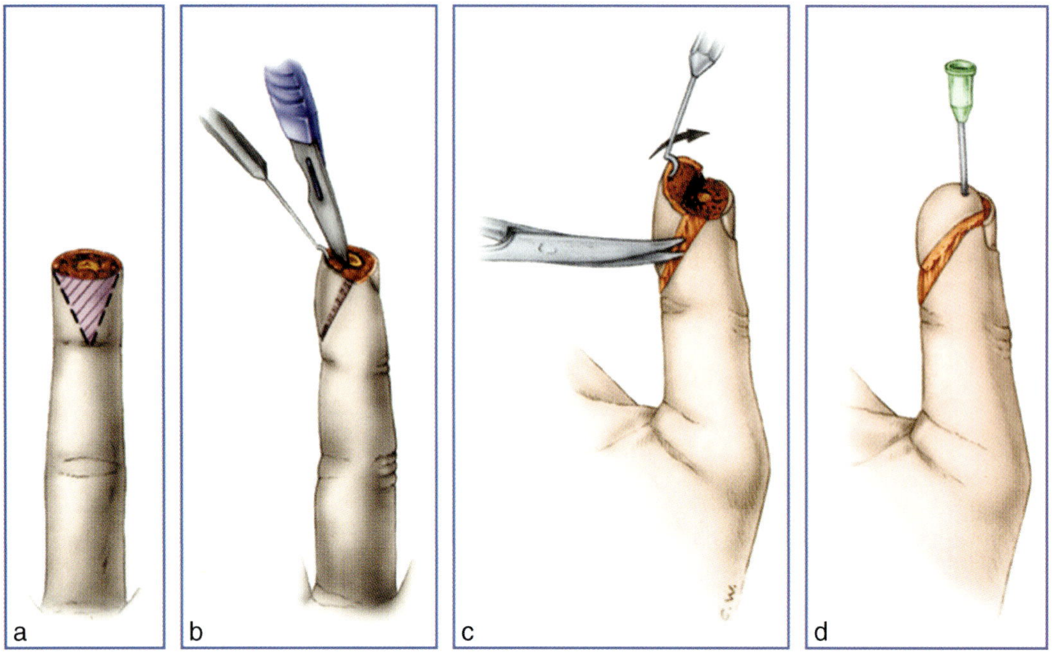

Figura 9.10 Colgajo de Atasoy.
a Diseño del colgajo.
b Liberación de la cara profunda.
c Sección de los tabiques fibrosos.
d Fijación del avance por medio de una aguja transósea.

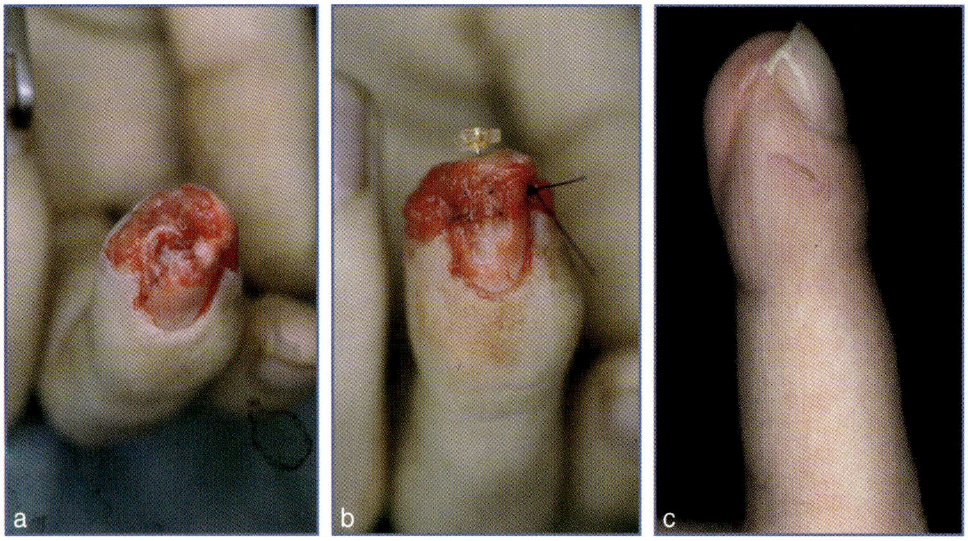

Figura 9.11 Colgajo de Atasoy.
a Pérdida de sustancia del pulpejo distal y del lecho ungueal.
b Colgajo de Atasoy e injerto de piel fina en el lecho ungueal.
c Resultado.

aconsejamos suturar los márgenes del colgajo en "V-Y", ya que esto podría poner en riesgo la vascularización de la isla del colgajo por un efecto de estrangulación, sin que se redujera el tiempo de cicatrización. De la misma manera, también desaconsejamos suturar el borde distal del colgajo al borde libre de la uña, porque esto podría favorecer el crecimiento en pico de loro, ya inducido por el acortamiento del hueso.

Colgajo de Kutler

Propuesto por su autor en 1947[52], su principio es similar al anterior, ya que se trata del avance de triángulos cutáneos sobre una charnela o pedículo de tejido subcutáneo del pulpejo (Figuras 9.12 y 9.13). Aquí se utilizan dos triángulos laterales que se adosan sobre la línea media. Estos dos triángulos son suturados uno con el otro. Aquí también se debe evitar la sutura de estos colgajos al borde libre de la uña. En 1976, Segmuller propuso modificar este colgajo disecando el pedículo neurovascular longitudinalmente a la punta del triángulo cutáneo y transformarlo así en un colgajo en "isla"[83]. Este es un artificio que no utilizamos, ya que preferimos, cuando la extensión y la topografía del defecto lo exigen, recurrir a un verdadero colgajo en "isla" del pulpejo (*v.* más adelante).

El pulgar, en comparación con los otros dedos, presenta un pulpejo lateral poco acolchado. Por esta razón, los colgajos de Kutler deben reservarse para las amputaciones de los dedos largos. Una de sus indicaciones está representada por las amputaciones en zona 2 en bisel palmar corto o levemente oblicuo. La oblicuidad del trazo de sección reduce la superficie útil del pulpejo proximal residual y dificulta la utilización de un colgajo de Atasoy.

Colgajo de Hueston

Descrito por su autor en 1966[46], se trata de un colgajo cuadrangular de avance-rotación, delimitado por una incisión en "L" (Figuras 9.14 y 9.15). La rama vertical de la "L" se encuentra en la unión de la piel palmar y dorsal, y la rama horizontal en un pliegue de flexión. La disección deja en profundidad el primer pedículo encontrado (aquel que se sitúa

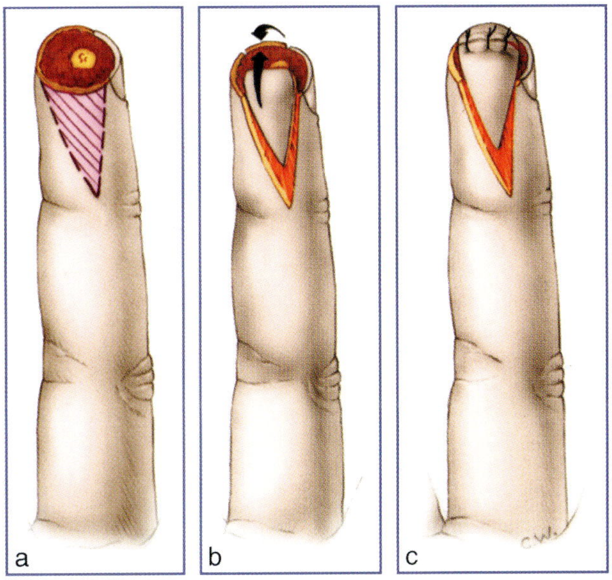

Figura 9.12 Colgajo de Kutler.
a Diseño del colgajo.
b Avance sobre una charnela de tejido subcutáneo del pulpejo.
c Posicionamiento de ambos colgajos sobre la línea media.

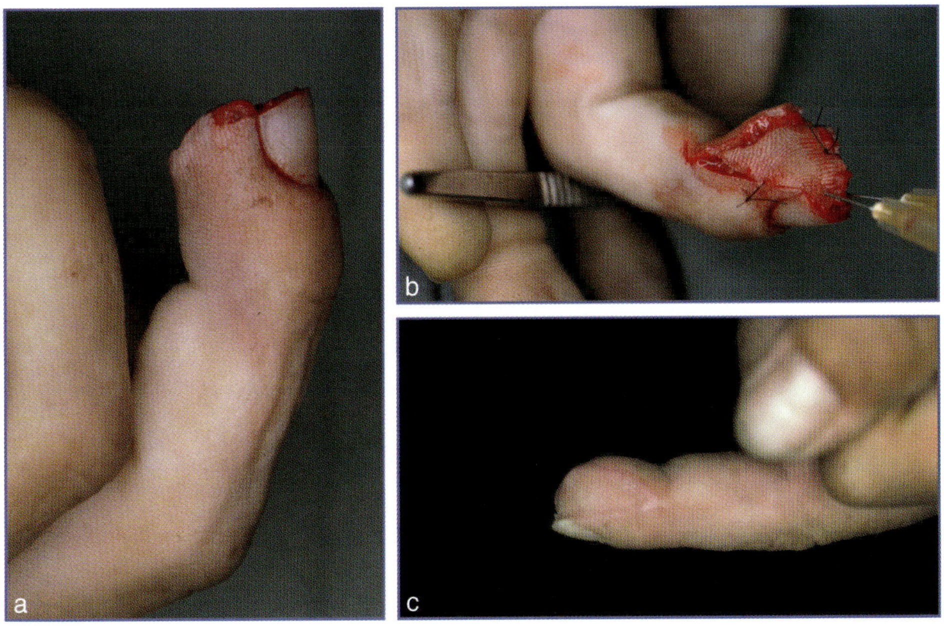

Figura 9.13 Colgajo de Kutler.
a Pérdida de sustancia inicial del pulpejo.
b Avance de los dos colgajos.
c Resultado (tercera semana).

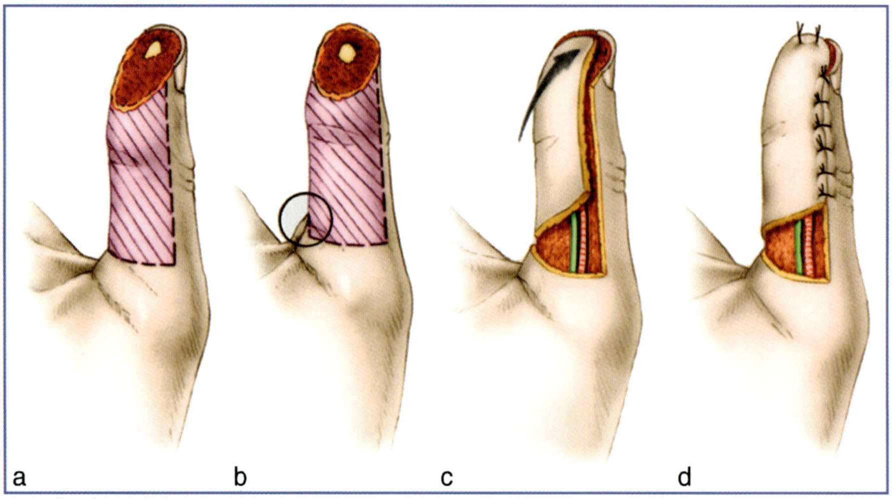

Figura 9.14 Colgajo de Hueston (pulgar derecho).
a Diseño del colgajo.
b Realización del *back-cut*.
c Avance y rotación, el primer pedículo encontrado es "abandonado" en profundidad.
d Fijación del avance.

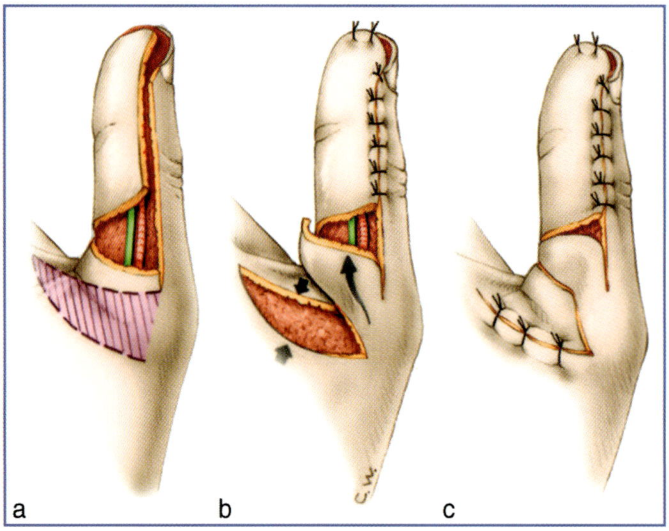

Figura 9.15 Artificio de Argamaso (pulgar izquierdo).
a Diseño del colgajo triangular comisural.
b "Intercambio" de los colgajos.
c Aspecto final.

del lado opuesto a la charnela) para incluir así el segundo pedículo vascular dentro del pedículo o charnela del colgajo.

La movilización resulta a la vez de un avance y de una rotación. La "ganancia" así obtenida es mayor a la de los pequeños colgajos distales precedentes (Kutler y Atasoy). Su principal inconveniente reside en que durante su disección se sacrifican todos los ramos nerviosos provenientes del primer pedículo colateral encontrado (lado opuesto al eje). Así, el ángulo del colgajo que más avanza, el que asegura la cobertura propiamente dicha del defecto del pulpejo, es justamente el menos sensible.

Entonces, es, por lo tanto, crucial durante la disección del colgajo, privilegiar el hemipulpejo dominante sobre el plano sensitivo. Por este motivo, para el caso pulgar, la incisión longitudinal será trazada del lado radial, con el fin de preservar al máximo la sensibilidad del lado cubital. Se procederá a la inversa cuando se trate del índice. Estas reflexiones en cuanto a la elección del lado de la charnela o del pedículo, reducen considerablemente el uso del artificio propuesto por Argamaso[1] (*v.* Figura 9.15). Este autor propone el uso de un colgajo de origen comisural para cubrir el defecto, creado en la base del dedo por el avance del colgajo, cuando este es usado para el pulgar. Este artificio supone una charnela radial del colgajo, lo que no es aconsejable. En resumen, las ventajas de este tipo de colgajo son la cantidad de tejido disponible y la capacidad de avance superior a la de los pequeños colgajos de Kutler y Atasoy. Sin embargo, los inconvenientes sensitivos ya mencionados, reducen su empleo. En nuestra práctica, el colgajo de Hueston compite así con los colgajos en "isla" del pulpejo unipediculados homodigitales para los dedos largos y con las plastias de tipo O'Brien para el pulgar (*v.* p. 124). Sin embargo, los mediocres rendimientos sensitivos distales de este colgajo se han puesto en consideración. Foucher[33], sobre 43 colgajos de Hueston revisados, encontró una sensibilidad distal de 7 mm (sensibilidad discriminativa estática de dos puntos).

La utilización del colgajo de Hueston sigue siendo irremplazable para el segmento digital medio, como se describirá más adelante.

Colgajo de Venkataswami y Subramanian[98]

Este colgajo representa la técnica de transición entre los colgajos en "isla" verdaderos, que explicaremos más adelante, y los colgajos precedentemente descritos. Sus autores lo recomiendan en el caso de las amputaciones distales a bisel oblicuo. Su diseño es triangular. Por la incisión vertical, se procede a disecar el pedículo en un solo bloque hasta aislarlo totalmente. Por su parte, la incisión oblicua que cruza la cara palmar del dedo es utilizada solo para seccionar los tabiques fibrosos que unen el tejido palmar a la vaina de los flexores subyacente. El avance del colgajo será asimétrico, de forma más importante del lado vertical y, por consecuencia, propicio para la cobertura de estas amputaciones oblicuas en bisel. Existen muy pocas diferencias entre este colgajo y los verdaderos colgajos en "isla" del pulpejo que describiremos más adelante (Figura 9.16).

Los dos colgajos que describiremos a continuación están reservados para la cobertura de las pérdidas de sustancia del pulpejo del pulgar. Lo que ambos tienen en común, es que aíslan totalmente el plano palmar del pulgar y eliminan inevitablemente las ramas dorsales de las colaterales palmares. Esto es lícito solo en el caso del pulgar, porque este dedo dispone de una autonomía vascular dorsal[51]. Aplicados sin restricción en los dedos largos, estas técnicas pueden ser el origen de necrosis cutáneas dorsales[79,84]. Sin embargo, la utilización de estos colgajos de avance de los tegumentos palmares es posible, siempre que en el momento de la disección, se preserven los elementos vasculares que irrigan la zona dorsal. Nosotros preferimos eludir esta dificultad realizando, en los dedos largos, colgajos unipediculares[104].

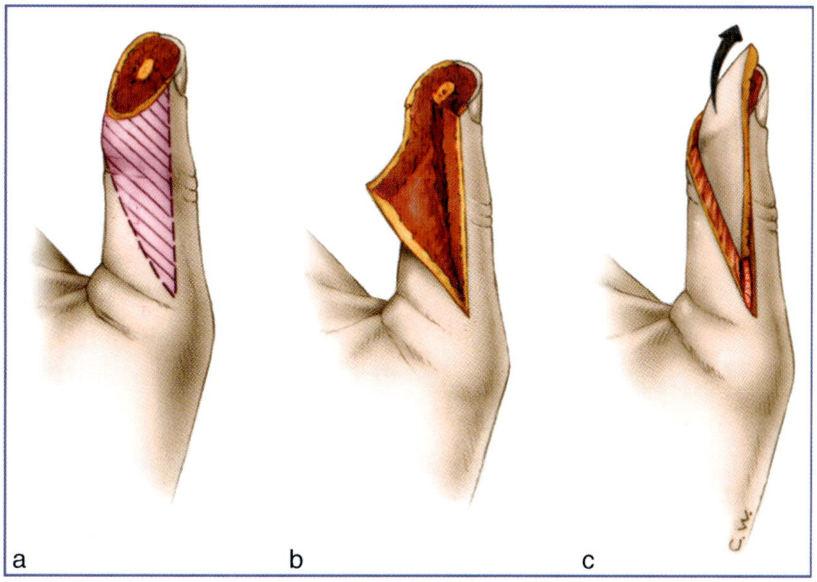

Figura 9.16 Colgajo de Venkataswami y Subramanian.
a Diseño del colgajo.
b Disección de la cara profunda.
c Avance luego de seccionar los septos fibrosos sobre el lado "oblicuo" del colgajo.

Colgajo de Möberg[63, 67]

El principio de este colgajo consiste en aislar totalmente el plano palmar proximal a la pérdida de sustancia por medio de dos incisiones mediolaterales. De esta manera, la valva palmar es separada del plano de la vaina de los flexores, la cual debe ser preservada. Todas las ramificaciones destinadas a los tegumentos dorsales, provenientes de las arterias colaterales palmares, deben ser electrocoaguladas y, luego, seccionadas (Figuras 9.17 y 9.18).

El avance obtenido resulta exclusivamente de la colocación en flexión de la articulación interfalángica. Nosotros preferimos aquí también, fijar la parte distal del colgajo

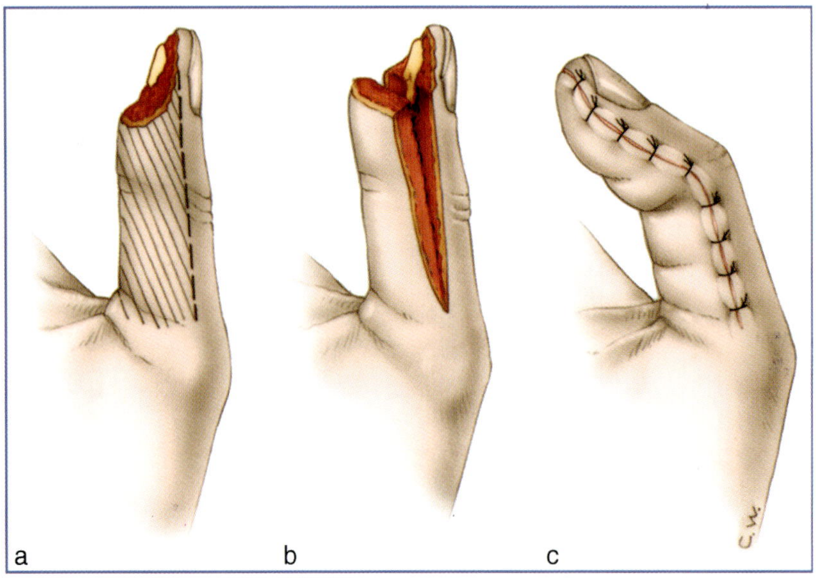

Figura 9.17 Colgajo de Möberg.
a Diseño del colgajo.
b Disección de la cara profunda; el colgajo es levantado del plano de la vaina de los flexores e incluye los dos pedículos colaterales palmares.
c Avance mediante la colocación en flexión de la interfalángica.

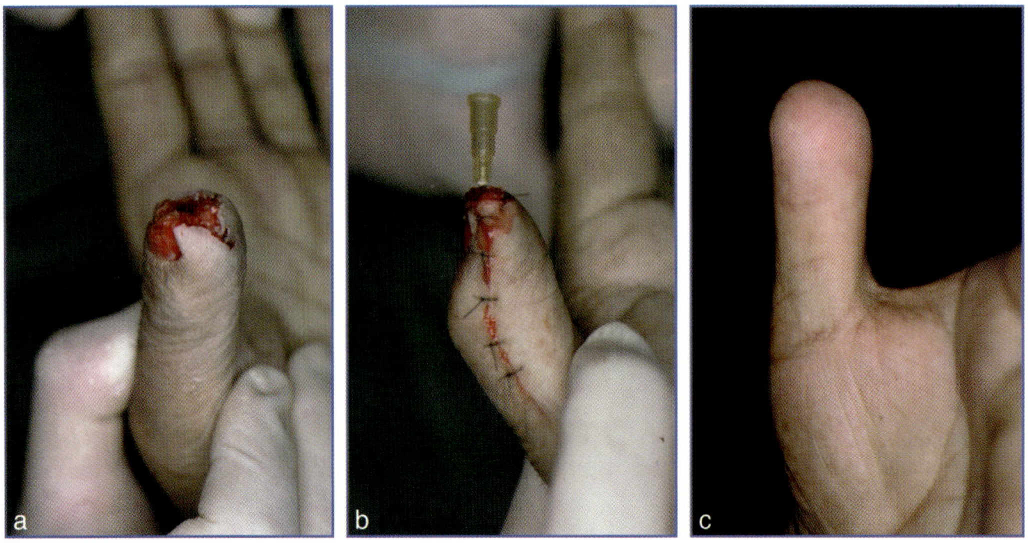

Figura 9.18 Colgajo de Möberg.
a Pérdida de sustancia inicial.
b Vista peroperatoria.
c Resultado a la cuarta semana.

mediante una aguja intradérmica clavada en la falangeta, con el fin de no agregar un riesgo suplementario de crecimiento de la uña en pico de loro. Finalmente, es recomendable la colocación precoz de una ortesis dinámica de extensión, con el objetivo de evitar que se instaure un flexo definitivo de la articulación interfalángica. Este colgajo reconstruye un pulpejo de forma y sensibilidad adecuadas. Nosotros preferimos la versión más evolucionada, representada por el colgajo de O'Brien, donde el avance se obtiene no solo por la colocación en flexión de la articulación interfalángica, sino también por la disección de sus pedículos vasculares.

Colgajo de O'Brien

Es un derivado del colgajo anterior. Se trata de hecho, de un colgajo en "isla" sensible bipediculado. La disección aísla el cuadrilátero del colgajo del plano subyacente de la vaina del flexor. La elección del límite proximal del colgajo es objeto de controversias. Trasladando hacia distal esta incisión transversal, disponemos de un colgajo de pequeño tamaño, dotado de un largo pedículo y capaz de un avance consecuente. Sin embargo, realizando tales colgajos en "estampilla", se crea una pérdida de sustancia que, una vez injertada, se situará en plena zona de apoyo palmar en la pinza *pollici*-digital. Por lo tanto, preferimos trasladar hacia proximal esta incisión transversal, que idealmente se ubicará en el pliegue de flexión metacarpofalángico. El avance se verá discretamente reducido, pero dispondremos así de una verdadera unidad funcional del pulpejo. Dos incisiones mediolaterales permitirán disecar hacia ambos lados el paquete neurovascular del pedículo colateral. No creemos que sea aconsejable llevar la disección proximal más allá del nivel de la articulación metacarpofalángica. En efecto, si la anatomía vascular del pulgar es constante más allá del nivel de los sesamoideos, constituida por dos arterias colaterales palmares, por el contrario, el origen de estas dos arterias es extremadamente variable[16,24,70]. Las variaciones en el nivel de origen de estas arterias colaterales palmares son susceptibles de tornar peligrosa una disección llevada más proximalmente. Como en todo colgajo en "isla" cuyo eje es un pedículo colateral palmar, durante la disección debe preservarse el tejido graso perivascular, ya que es el soporte del retorno venoso. Aquí, el avance obtenido no solo resulta de la colocación en flexión de la articulación interfalángica, sino también del efecto de la disección pedicular. En todos los casos, no dudamos en cubrir inmediatamente el sitio dador, que resulta del avance, por medio de un injerto de piel de espesor intermedio tomado de la eminencia hipotenar con la ayuda de la lámina de Andersen. La torunda de gasa que aplica el injerto y que ayuda a que prenda, no es necesaria en los casos de injertos de piel de espesor intermedio, ya que, por otra parte, podría comprometer la vitalidad del colgajo y comprimir los pedículos. Si se tienen en cuenta los límites proximales de la disección que hemos mencionado, este tipo de colgajo permite obtener sin dificultad un avance del orden de los 10 mm (Figuras 9.19 y 9.20).

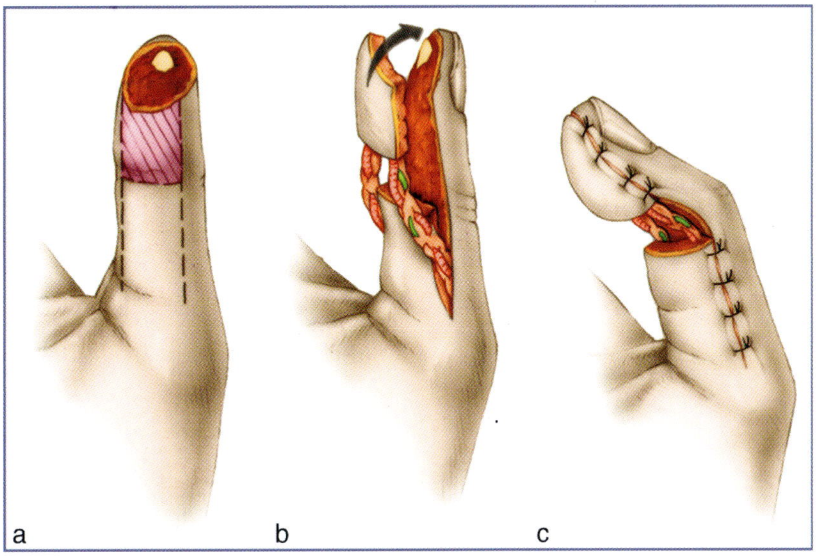

Figura 9.19 Colgajo de O'Brien.
a Diseño del colgajo.
b Obtención del colgajo en "isla".
c Avance que resulta en forma simultánea de la colocación en flexión de la interfalángica y del efecto de la disección pedicular.

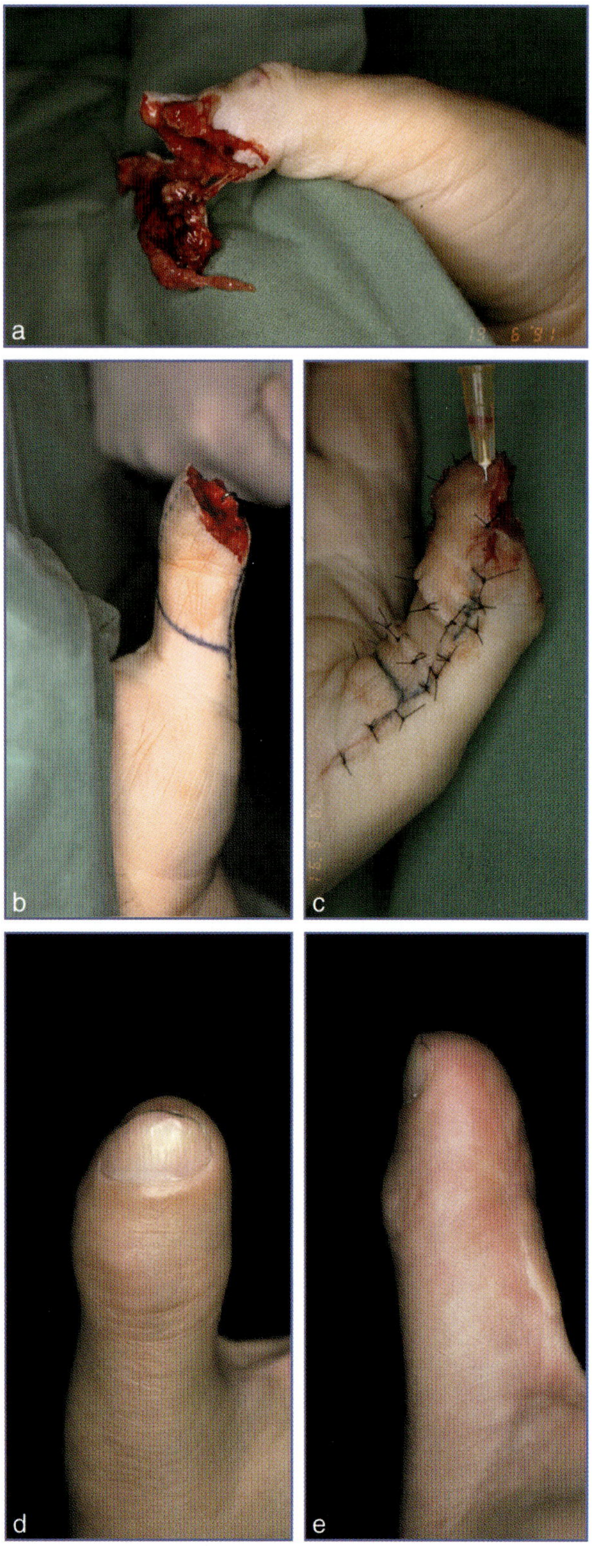

Figura 9.20 Colgajo de O' Brien.
a Pérdida de sustancia inicial, producto de un aplastamiento del pulgar.
b Diseño del colgajo. Nótese la asimetría del defecto y téngase en cuenta la topografía en bisel lateral de la pérdida de sustancia.
c Avance y asiento del colgajo. Injerto de piel de mediano espesor en el sitio dador.
d, e Resultado.

Colgajos en "isla" unipediculares homodigitales

La idea de transferir un colgajo en "isla" de pulpejo sensible sobre su pedículo vasculonervioso se inicia con Littler[59] y Tubiana[95], pero estos autores utilizan estos colgajos en "isla" de pulpejo sensible en forma heterodigital. Fue más tarde cuando se difundió el uso de los colgajos en "isla" de pulpejo homodigital. Joshi[47] fue, sin duda, uno de los primeros en proponer el uso de estos colgajos, pero la técnica que proponía, transfería un colgajo en "isla" extraído de la cara dorsal del dedo y, por lo tanto, mecánicamente menos adaptado a la reconstrucción del pulpejo y menos sensible. En realidad, es preferible, para evitar estos inconvenientes mecánicos y sensitivos, transferir la piel palmar inmediatamente proximal a la pérdida de sustancia y que esta desborde muy poco o nada sobre la cara dorsal (Figuras 9.21 y 9.22).

Desde el punto de vista vascular, todos estos colgajos deben su autonomía a la arteria colateral palmar. En cambio, la cuestión sobre el retorno venoso ha sido ampliamente discutida. Varios autores, entre los que se encuentran Lucas[61] e Eaton,[27] dudan sobre la existencia de una red de venas satélites concomitantes de las arterias colaterales palmares. Otros autores reconocen la existencia de estas venas colaterales sin encontrar una red venosa profunda continua hasta el pulpejo[55]. Un estudio anatómico que nosotros realizamos, nos permitió comprobar que esta red venosa concomitante no era efectivamente ni continua ni constante[19]. En su ausencia, muy probablemente el retorno venoso de este colgajo en "isla" de pulpejo está asegurado conjuntamente por la red superficial de vénulas y la red de venas adventiciales que pertenecen a los *vasa vasorum* de la arteria colateral.

Colgajo en "isla" del pulpejo homodigital

Varios autores publicaron sus resultados con la utilización de este tipo de colgajo[66,69,82]. La elección del pedículo depende de la topografía del defecto del pulpejo, pero también de consideraciones anatómicas y funcionales. Brunelli[9] aconseja privilegiar como sitios dadores el lado cubital del índice y del mayor, y el lado radial del anular y el meñique. De esta manera, se deja intacto el hemipulpejo dominante sensitivo del dedo y evitamos confrontarnos a variaciones anatómicas (arteria de muy pequeño calibre, a veces inexistente) susceptibles de encontrarse al nivel de la colateral radial del índice y la colateral cubital del meñique (*v.* Figura 9.21 y 9.22).

El trazado del colgajo será en función del defecto a cubrir. Se opta generalmente por un trazado rectangular simple, incluso si ciertos autores proponen trazados más complicados[29].

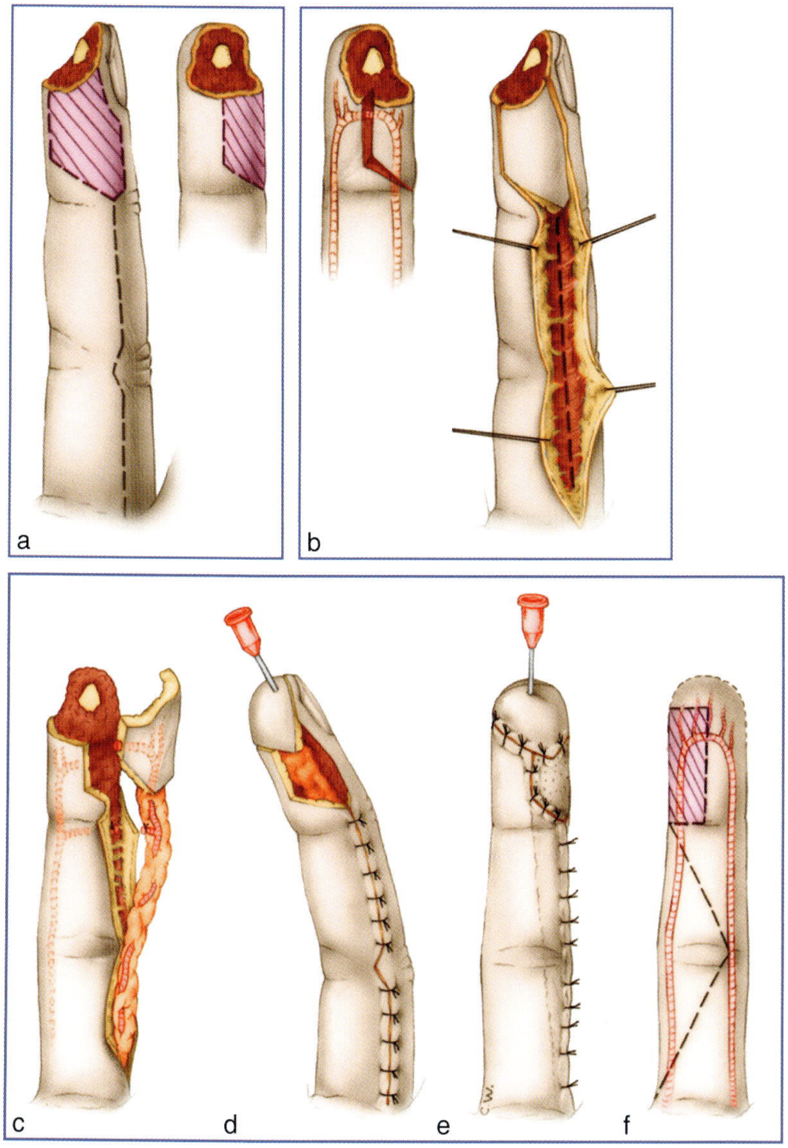

Figura 9.21 Colgajo en "isla" del pulpejo homodigital.
a Diseño del colgajo.
b Abordaje pedicular.
c Disección de la "isla". Arco anastomótico de Edwards.
d Avance.
e Cobertura por medio de un injerto de piel en el sitio dador. Medialización del pedículo.
f Justificación anatómica de la vía de abordaje mediolateral.

Cuando es necesario y según el defecto por cubrir, el colgajo puede sobrepasar la línea media en la cara palmar y la línea mediolateral, para incluir una franja de piel dorsal.

La incisión para la disección del pedículo debe ser decididamente mediolateral. La utilización de una incisión de tipo Brunner expone a un riesgo de sufrimiento isquémico de la punta de los colgajos triangulares. En efecto, al término de la disección, el dedo es tributario de una sola arteria colateral, ya que la otra alimenta exclusivamente la isla cutánea (*v.* Figura 9.21).

El colgajo en "isla" es liberado en profundidad de la vaina del flexor. En el momento de la sección medial del colgajo, se aconseja realizar una hemostasia minuciosa del arco vascular arterial del pulpejo.

La disección del pedículo se efectúa paso a paso y se conserva el entorno graso perivascular que habrá de participar en el retorno venoso. Esta disección puede alcanzar, proximalmente, hasta el nivel de las comisuras. Cuando el avance requerido necesita de una disección tan proximal, es aconsejable disecar cuidadosamente la rama nerviosa destinada a la región dorsal, que nace del nervio colateral palmar. La hemostasia realizada a lo largo de esta disección pedicular debe ser minuciosa, electrocoagulando electivamente todos los ramos vasculares nacidos de la arteria colateral. En particular, es necesario aislar y electrocoagular cada una de las dos arcadas anastomóticas de Edwars, en la vecindad de la metáfisis distal de la primera y segunda falange. El avance obtenido resulta, simultáneamente, del efecto de la disección pedicular y de la colocación en flexión de las articulaciones interfalángicas.

El sitio dador es injertado utilizando piel de espesor intermedio, tomada de la eminencia hipotenar.

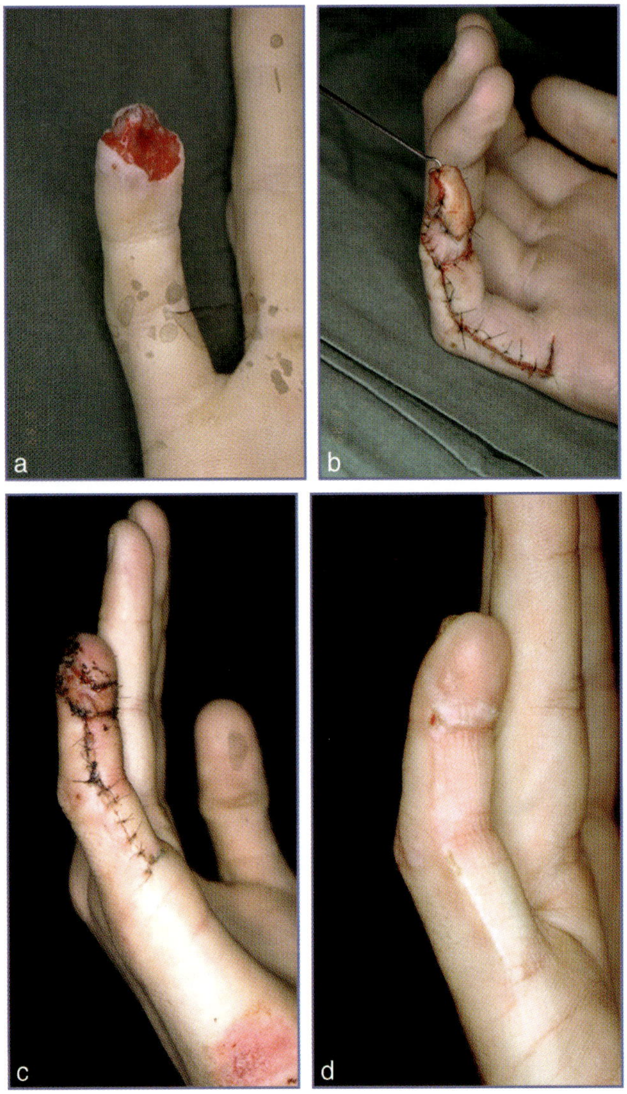

Figura 9.22 Colgajo en "isla" del pulpejo homodigital.
a Pérdida de sustancia inicial del pulpejo del quinto dedo.
b Vista peroperatoria, el injerto está ubicado sobre el sitio dador.
c Mantenimiento inmediato de la movilidad activa de las interfalángicas.
d Resultado.

Al retirar el manguito neumático se instala en general una hiperemia de la isla cutánea, que recibe la totalidad del flujo de la arteria colateral. Esto es transitorio y regresa a la normalidad en algunos días. No es infrecuente observar igualmente una hipersensibilidad localizada en la zona de la isla cutánea transpuesta. Este signo también desaparecerá progresivamente y dejará, en ocasiones, una sensibilidad disminuida o una verdadera desensibilización.

Al finalizar el vendaje, se coloca una férula de yeso para evitar toda extensión intempestiva de las articulaciones interfalángicas. A partir del décimo día del posoperatorio, esta debe remplazarse por una ortesis dinámica de extensión, con el objetivo de combatir el flexo de la interfalángica, ya que es la complicación más temida. Debe alentarse la movilización en flexión desde los primeros días posoperatorios.

Entre las técnicas de reconstrucción del pulpejo que recurren al dedo afectado, este colgajo es el que dispone de una mayor capacidad de avance (hasta 15 mm). El tejido transferido satisface entonces los imperativos de la reconstrucción del pulpejo, tanto desde el punto de vista mecánico como sensitivo. Por lo tanto, este representa nuestro colgajo de elección cuando el defecto es demasiado extenso como para utilizar los "pequeños colgajos" (Atasoy, Kutler). Sin embargo, deben señalarse dos restricciones para su uso. Por un lado, este colgajo exige la integridad de los dos ejes colaterales palmares, lo que puede comprobarse mediante la prueba de Allen digital; y, por otro, este es incapaz por sí mismo de realizar una cobertura de defectos del pulpejo muy extensos (pérdida de sustancia del pulpejo total o subtotal).

Colgajo en "isla" del pulpejo dorsolateral homodigital (Joshi y Pho)

En realidad, se trata de una variante del colgajo descrito precedentemente, del que solo difiere por el sitio dador de la isla cutánea. Este colgajo fue descrito para los dedos largos por Joshi[47], y luego aplicado al pulgar por Pho[74]. En este tipo de colgajo, la zona dadora desborda ampliamente la línea media hacia la cara dorsal. Por lo tanto, la piel que se transfiere es la dorsolateral; el avance procede a la vez, de la disección del pedículo y de un efecto de rotación, de modo que la parte más dorsal del colgajo se ubica en situación distal. Teniendo en cuenta este efecto de rotación, el avance es más fácil de obtener y necesita menos flexión de las articulaciones interfalángicas. Además, el agregado que brinda la piel dorsal a la superficie útil del colgajo, le confiere una dimensión máxima superior, lo que permite cubrir defectos del pulpejo más extensos. Un cierto número de restricciones, sin embargo, deben tenerse en cuenta al considerar la utilización de este colgajo (Figura 9.23):

- La piel dorsal es de menor espesor que el pulpejo proximal y, por consiguiente, es menos apta para la reconstrucción del pulpejo.
- Este colgajo tiene interés para la reconstrucción del pulpejo, solo cuando se trata de una isla sensible. Para el caso del pulgar, la presencia de ramos provenientes de los colaterales palmares, destinados a inervar a la piel dorsal, es muy controvertida. Según Wallace y Coupland[103], la participación de los nervios palmares del pulgar en la inervación dorsal distal es inexistente. Pho[74] la considera como constante y representa la base anatómica de su colgajo. Sobre cinco casos, reporta una discriminación de dos puntos que varía entre 6 y 9 mm.

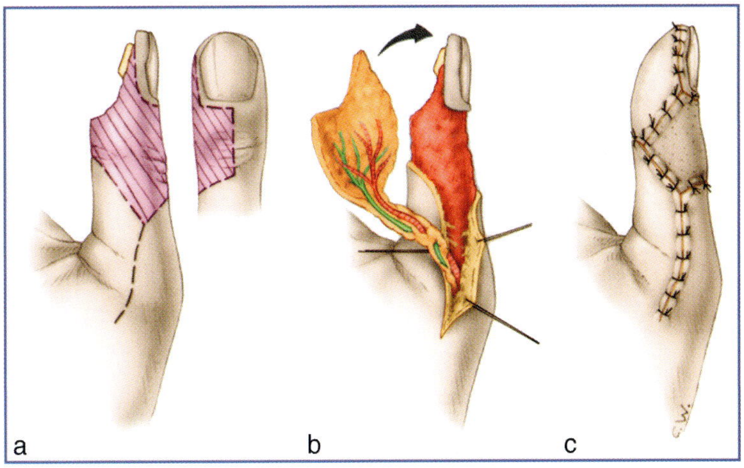

Figura 9.23 Colgajo de Joshi y Pho.
a Diseño del colgajo.
b Disección de la "isla".
c Avance e injerto del sitio dador.

En nuestra práctica, el lugar que tienen estos colgajos dorsolaterales se limita a las siguientes indicaciones:

- Para los dedos largos: En los casos de grandes pérdidas de sustancia del pulpejo, bajo la forma de *scalps* palmares extensos, cuando las capacidades de un colgajo en "isla" "estándar" son superadas y no hay indicación para efectuar un gesto más sofisticado.
- Para el pulgar: Para las grandes pérdidas de sustancia del pulpejo con bisel palmar, cuando existe una contraindicación para una transferencia del pulpejo, etc.

Plastia de traslación del pulpejo

Este colgajo es, en verdad, una variante del colgajo en "isla" del pulpejo homodigital. En caso de pérdida de sustancia concerniente a un hemipulpejo dominante de un dedo largo (hemipulpejo radial para el índice y el mayor, hemipulpejo cubital para el caso del anular y el meñique) puede considerarse la traslación del hemipulpejo no dominante adyacente, bajo la forma de un colgajo en "isla" sensible. Como se trata de una translación y no de un avance, es suficiente una disección pedicular limitada. El sitio dador es injertado utilizando piel de espesor intermedio o total. Sin embargo, esta reconstrucción deja un extremo digital afilado, carente de espesor en su vertiente menor. Por este motivo, el resultado desde el punto de vista estético es poco satisfactorio. Estas plastias de traslación solo están indicadas para las pérdidas de sustancia en bisel lateral de extensión limitada y solo concerniente al hemipulpejo dominante. Para los defectos más extensos, el recurso de una transferencia libre de pulpejo tomada del dedo del pie, podrá considerarse siempre que la edad del paciente permita esperar una recuperación suficiente de la sensibilidad. En cirugía programada, estas plastias de intercambio de pulpejos se plantean en el marco del tratamiento de neuromas dolorosos de los nervios colaterales palmares (Figuras 9.24 y 9.25)[38].

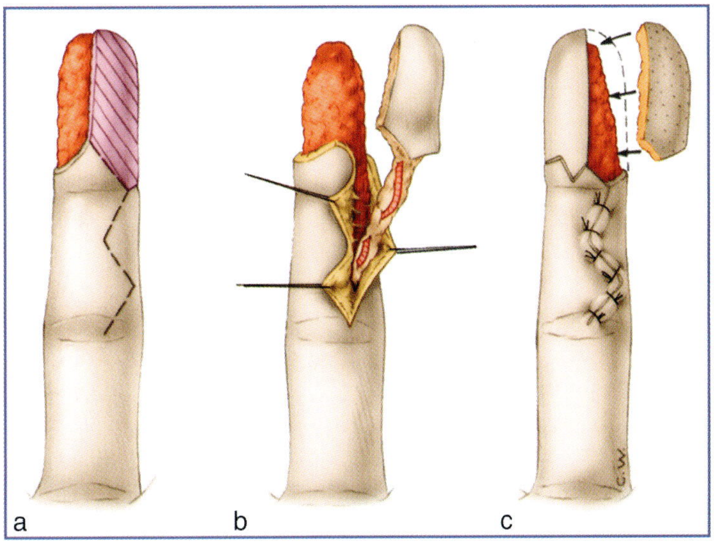

Figura 9.24 Plastia de traslación del pulpejo.
a Diseño del colgajo.
b Disección de la "isla".
c Injerto de piel total en el sitio dador.

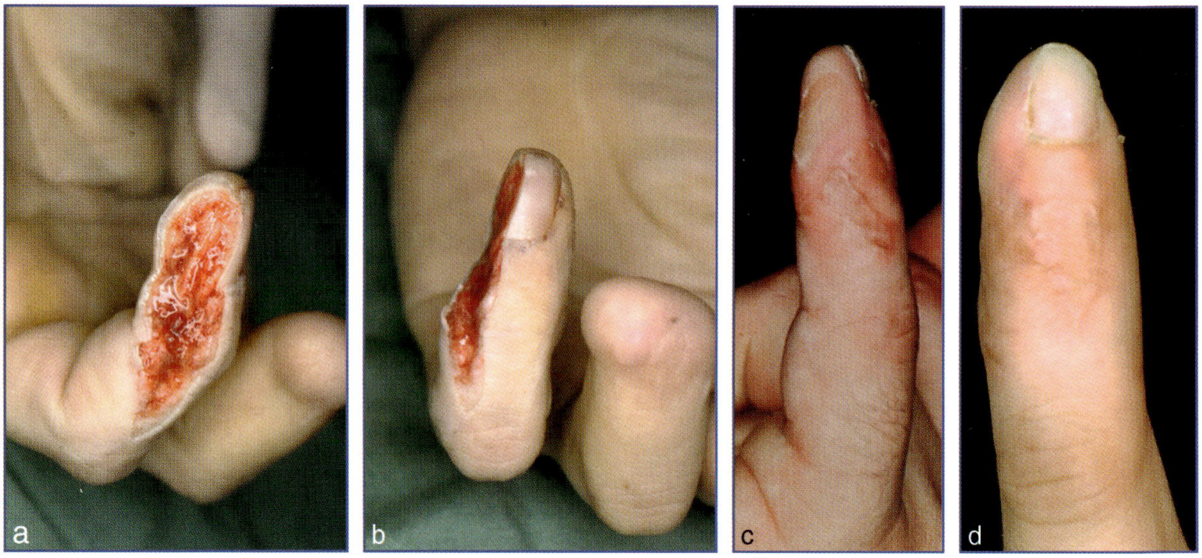

Figura 9.25 Plastia de traslación del pulpejo.
a, b Pérdida de sustancia del borde cubital del quinto dedo.
c, d Resultado luego de una plastia de traslación del pulpejo (transferencia en "isla" del hemipulpejo radial).

Colgajos palmares en "isla" homodigitales con circulación invertida

Las dos arterias colaterales palmares están unidas entre sí por tres arcos vasculares anastomóticos constantes, mencionados por la mayoría de los autores[28,91]. Son estos arcos anastomóticos los que permiten que una sola de estas arterias pueda asegurar la supervivencia del conjunto del dedo. La utilización de estos arcos anastomóticos para la realización de colgajos cutáneos en "isla" con circulación invertida fue propuesta por varios autores bajo la forma de colgajos no sensibles[54], o bien, como colgajos "resensibilizados". Además del arco del pulpejo distal que ya hemos descrito (*v.* el apartado sobre la anatomía del pulpejo), existe un arco proximal situado en la vecindad del cuello de la primera falange y un arco medio a la altura del cuello de la segunda falange. De estos arcos nacen ramos arteriales destinados a irrigar los tejidos tendinosos y osteoarticulares. Es el segundo arco (arco medio) el que debe asegurar la vascularización de estos colgajos en "isla" con circulación invertida.

Colgajo cutáneo en "isla" con circulación invertida "resensibilizado"

Para reconstruir una pérdida de sustancia del pulpejo, el colgajo se toma sobre la cara palmar de la primera falange. Este es levantado separándolo de la vaina de los flexores. Una incisión mediolateral proximal permite la disección del nervio colateral subyacente. Luego de haber determinado en el defecto del pulpejo la longitud necesaria del nervio colateral, este es seccionado en la palma y se deja un muñón de nervio colateral rodeado de tejido graso palmar, lo que teóricamente evitaría la formación de un neuroma. La arteria colateral palmar es seccionada entre dos ligaduras, al nivel del borde proximal del colgajo (Figuras 9.26 y 9.27).

La disección continúa entonces de proximal a distal, individualizando el pedículo. Como en todo colgajo en "isla" digital, esta disección se mantendrá alejada de los elementos pediculares, con el objeto de conservar el tejido graso peripedicular, soporte del retorno venoso. La disección se detiene antes de alcanzar el cuello de la segunda falange, para estar seguros de no dañar el arco anastomótico que va a alimentar el colgajo con circulación invertida. El arco de rotación obtenido, entonces, es suficiente para llevar el colgajo hasta el sitio receptor. En esta etapa se realiza una sutura microquirúrgica entre el extremo distal del nervio digital contralateral sano y el nervio del colgajo. El colgajo propiamente dicho es suturado con puntos sin tensión al nivel de la pérdida de sustancia para luego realizar un injerto de piel total en el sito dador en la primara falange.

Este colgajo presenta, entre otras ventajas, la de disponer de un arco de rotación mucho mayor que el del colgajo en "isla" directo descrito precedentemente. Por lo tanto, puede utilizarse para cubrir pérdidas de sustancia del pulpejo más extensas. Con esta técnica, como ya no es necesario colocar a las articulaciones interfalángicas en flexión, se evita la posibilidad de un dedo flexo posquirúrgico. Su realización impone la integridad de los dos ejes colaterales neurovasculares palmares así como el sistema de los arcos anastomóticos.

Este colgajo en "isla" con circulación invertida se resensibiliza secundariamente bajo el efecto de la regeneración

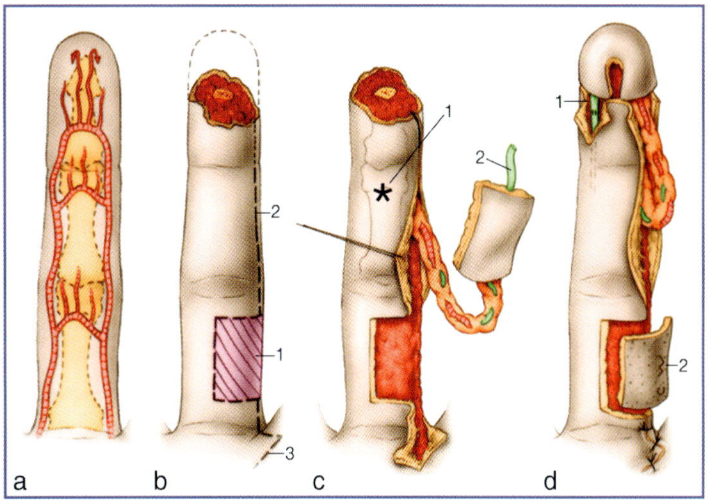

Figura 9.26 Colgajo en "isla" con circulación invertida "resensibilizado".

a Disposición de los arcos anastomóticos.

b Diseño del colgajo. 1: Isla cutánea; 2: Incisión mediolateral; 3: Incisión palmar para la disección del nervio.

c Aislamiento del islote cutáneo. 1: Punto límite de rotación; 2: Nervio colateral palmar.

d Presentación del colgajo. 1: Sutura microquirúrgica entre los extremos nerviosos; 2: Injerto de piel.

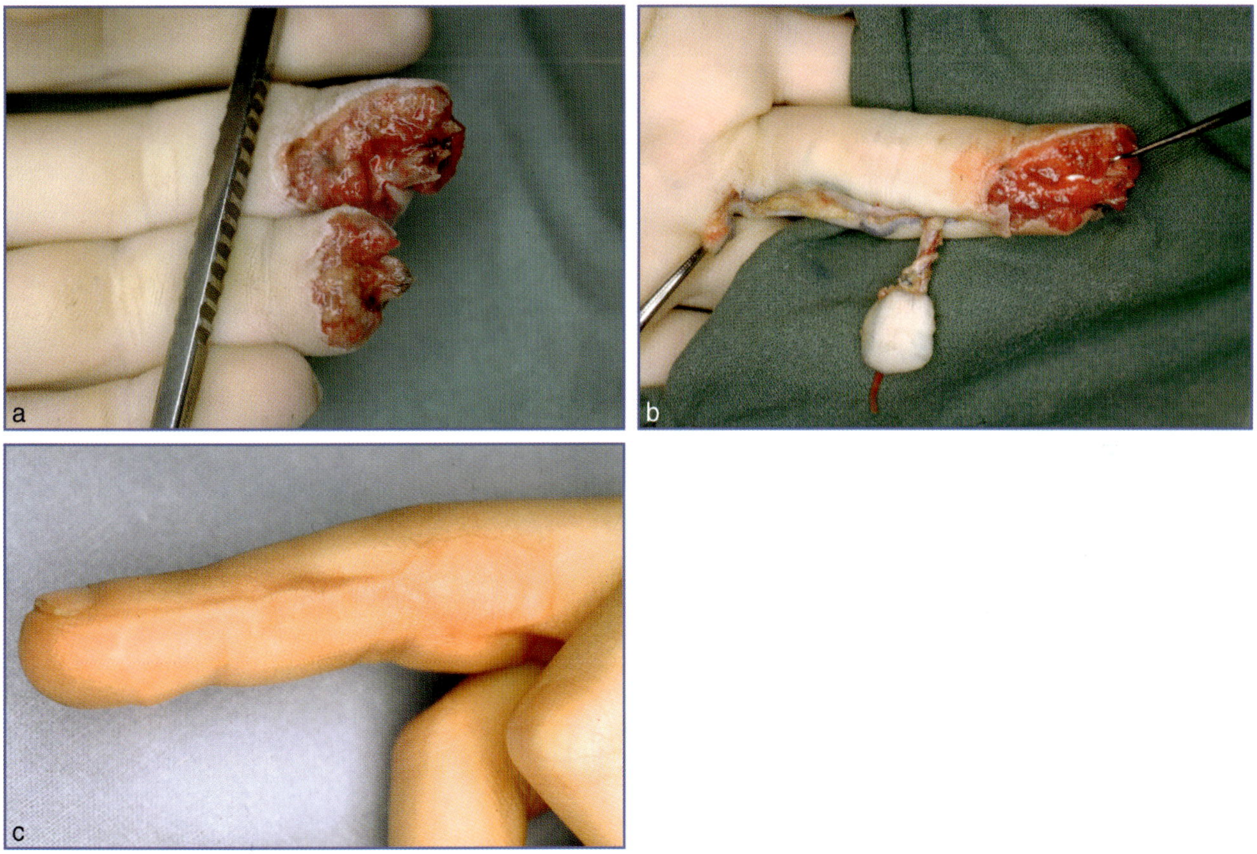

Figura 9.27 Colgajo en "isla" con circulación invertida "resensibilizado".

a Defecto extenso del pulpejo del tercero y cuarto dedo. La extensión de la pérdida de sustancia y su orientación oblicua palmar hacen que sea imposible realizar un colgajo en "isla" directo.

b Disección de la "isla" con pedículo distal. El punto de rotación se sitúa a la altura del cuello de la segunda falange. El extremo del nervio colateral cubital del cuarto dedo fue seccionado proximalmente a 1 cm del borde proximal del "islote" para facilitar la sutura con el nervio colateral contralateral.

c Resultado obtenido de la reconstrucción del pulpejo. La uña no se incurva, ya que la longitud esquelética fue respetada.

nerviosa a través de la anastomosis realizada mediante microcirugía. Por lo tanto, los resultados sensitivos serán notablemente inferiores en comparación a la discriminación obtenida con el colgajo de pedículo directo. Sin embargo, la distancia entre la zona de sutura y las terminales sensitivas es corta, lo que en general permite obtener un resultado útil. Además, esta sutura nerviosa evita la formación de un neuroma en el nervio digital contralateral.

Desde el punto de vista mecánico, el tejido tomado de la cara palmar de la primera falange es una solución aceptable para la reconstrucción del pulpejo, tal vez no tan buena como el pulpejo proximal a la pérdida de sustancia que se obtiene en los colgajos en "isla" con pedículo directo, pero mucho mejor que la piel dorsal de un colgajo en "isla" dorsolateral.

El inconveniente ineludible de este tipo de colgajo es el sacrificio de la arteria y el nervio colateral incluidos en el pedículo. Este sacrificio solo puede justificarse para la reconstrucción de un pulpejo. Veremos más adelante que este mismo sacrificio no nos parece defendible cuando este colgajo es propuesto para la reconstrucción de pérdidas de sustancia dorsales. Más recientemente, se propuso una modificación para evitar este sacrificio del nervio colateral palmar. Hirase y cols.[43] propusieron desplazar la zona cutánea dadora a la cara dorsal de la segunda falange y de resensibilizar el colgajo utilizando una rama sensitiva dorsal proveniente del nervio colateral palmar, preservada durante la disección. Los autores reportaron una discriminación dinámica inferior de 5 mm con este tipo de técnica.

Cualquiera que sea la forma, las indicaciones para este tipo de colgajo están reservadas a las pérdidas de sustancia del pulpejo extensas, simétricas (es decir que comprometen ambos hemipulpejos), y las que sobrepasan la capacidad de avance de un colgajo con pedículo directo.

En estas circunstancias, debe considerarse si es preferible este tipo de colgajo con **circulación invertida** o una transferencia libre parcial de un dedo del pie. Desde el punto de vista sensitivo, ambas opciones presentan el mismo inconveniente relacionado con la regeneración nerviosa. La balanza se inclinará a favor de los colgajos con **circulación invertida** cuando se trate de un paciente mayor, que desea una solución rápida, de forma ambulatoria, sobre todo si el dedo en cuestión no tiene una gran preponderancia funcional (tercer y cuarto dedos).

Colgajo cutáneo en "isla" con circulación invertida no sensible[42, 54]

Se trata de la versión simplificada de este mismo colgajo cutáneo con circulación invertida. El nervio se deja *in situ*, y solo la arteria y su entorno adiposo son incluidos en el pedículo. La disección del pedículo es probablemente más delicada que en la versión anterior, ya que al dejar al nervio *in situ* debe conservarse una adecuada cantidad de tejido adiposo en contacto con la arteria colateral, para estar seguros de incluir un sistema de retorno venoso (Figura 9.28).

Por definición, este colgajo está desprovisto de toda inervación sensitiva y su resensibilización proviene de una neurotización por contigüidad. Nuestras costumbres en materia de reconstrucción del pulpejo nos han llevado a condenar, en un principio, la utilización de este colgajo en razón de esta insensibilidad primaria. Sin embargo, varias publicaciones parecen confirmar que, incluso en la versión inicialmente insensible, una neurotización de contigüidad es capaz de aportar un resultado final útil, aunque en general, los resultados fueron inferiores a los colgajos resensibilizados[53]. Este hecho nos ha incitado a utilizar este colgajo en la práctica clínica. Al menos en los niños, nuestros propios resultados confirman los de la bibliografía[18], estableciendo el retorno de una auténtica sensibilidad discriminativa en el área del colgajo. En los adultos, nosotros lo reservamos para la reconstrucción de pulpejos no dominantes.

Colgajo dorsocubital del pulgar

Los colgajos precedentes están reservados para la cobertura del pulpejo de los dedos largos. En el pulgar, las características de la vascularización dorsal permiten la disección de colgajos en "islas" con circulación invertida sin sacrificar la red vascular palmar (Figura 9.29).

Bases anatómicas

Las bases anatómicas y los principios de disección de este colgajo fueron estudiados por F. Brunelli[8]. Si la autonomía vascular dorsal del pulgar, comparativamente a la de los dedos largos, era ya conocida[5], en cambio, el modo en que estas arterias dorsales terminan fue objeto de muy pocas publicaciones anteriores (*v.* Figura 9.29 a). De este trabajo resulta que tres estructuras vasculares son constantes en la zona dorsal del pulgar:

- Un arco anastomótico dorsal, denominado de la "matriz ungueal", que se sitúa en promedio a 0,7 cm del surco ungueal proximal.
- Un sistema anastomótico que une el sistema arterial dorsal al sistema arterial palmar, situado en la vecindad del cuello de la primera falange.
- Un eje arterial "dorsocubital", conectado a los dos sistemas anastomóticos precedentes situado a 1,4 cm en promedio del eje mediano del pulgar dorsal. Esta línea repara también el trayecto del ramo sensitivo correspondiente al nervio radial.

Técnica quirúrgica, disección del colgajo dorsocubital para la cobertura de una pérdida de sustancia del pulpejo del pulgar

Los puntos anatómicos de referencia que han sido mencionados, se trazan sobre la piel. El colgajo cutáneo propiamente dicho se obtiene al nivel de la MF, sobre el lado dorsocubital. La disección se realiza de manera retrógrada, levantando primero la paleta cutánea. En el borde proximal, se individualiza y se diseca el ramo sensitivo del nervio radial, sobre una distancia adicional de 1 cm o 2 cm para facilitar la anastomosis ulterior. Durante la incisión del borde proximal del colgajo, Brunelli recomienda permanecer a

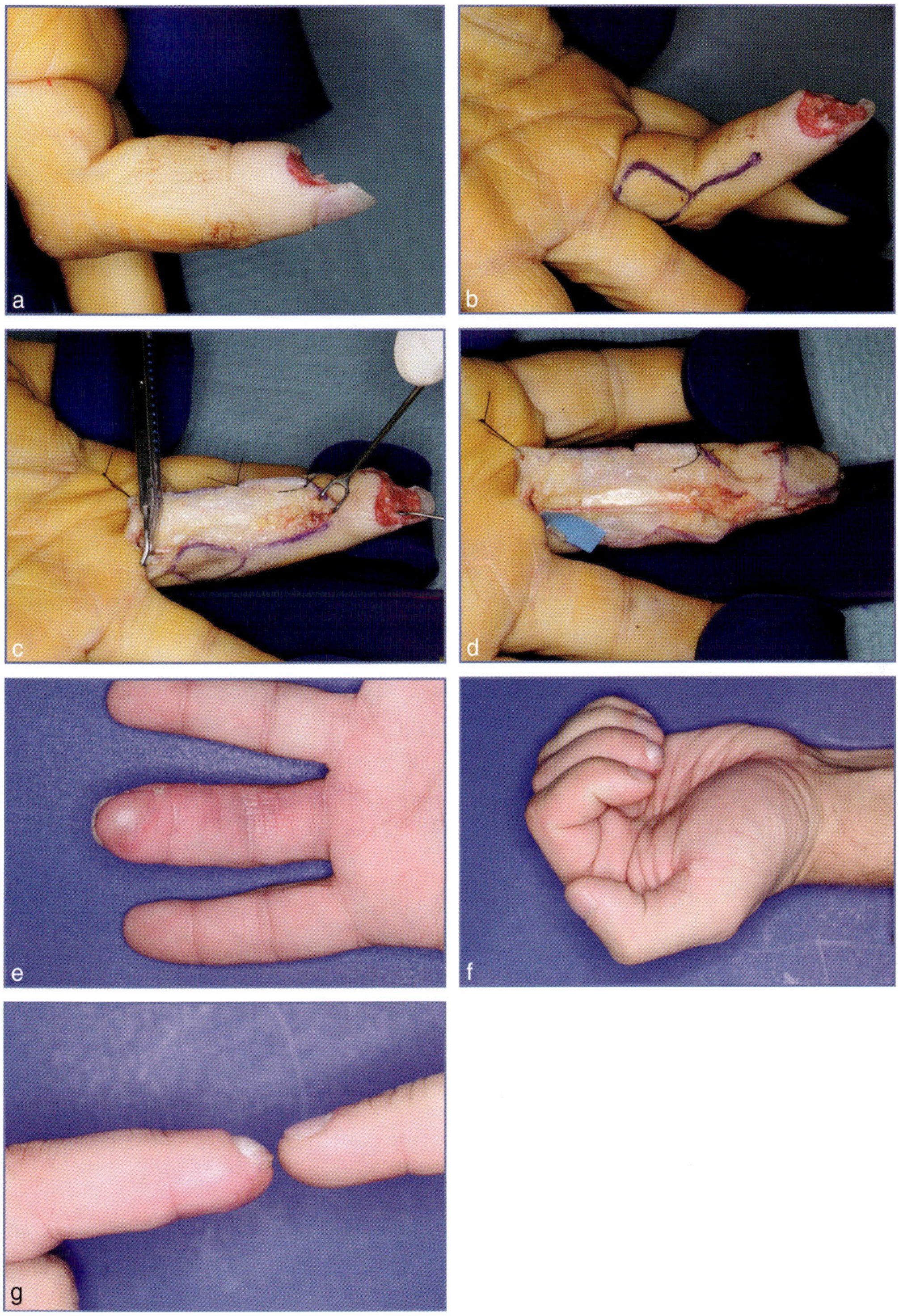

Figura 9.28 Colgajo en "isla" con circulación invertida en su variante "no sensible".

a Defecto del pulpejo del cuarto dedo.

b Trazado de las incisiones para levantar un "islote" con circulación invertida sobre el borde lateral cubital del cuarto dedo.

c Colocación de un clip sobre la arteria colateral cubital del cuarto dedo un poco más proximal al borde proximal del colgajo.

d El colgajo es ubicado sobre la zona receptora. El punto de rotación se sitúa a la altura del arco anastomótico de Edwards en el cuello de la segunda falange.

e, f Resultado morfológico al cabo de un mes.

g Resultado final en la uña. La cobertura propiciada por el colgajo no fue suficiente para evitar la deformación ungueal (uña en pico de loro), ligada al acortamiento esquelético de la tercera falange.

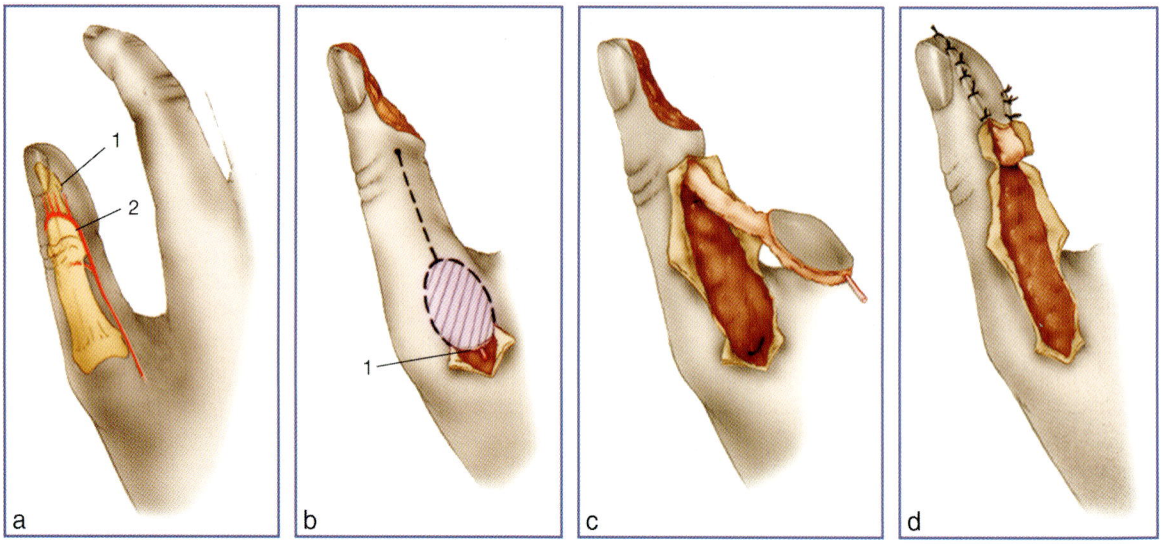

Figura 9.29 Colgajo dorsocubital en "isla" para la cobertura del pulpejo del pulgar.

a Reparos anatómicos para la disección del colgajo dorsocubital. 1: Arco anastomótico denominado de la "matriz ungueal". 2: Eje arterial dorsocubital. La distancia media entre el eje arterial dorsocubital y el eje medio del pulgar es de 1,4 cm. El arco de la matriz ungueal se proyecta a 0,7 cm del surco ungueal proximal.

b Trazado de los reparos y disección proximal de la rama sensitiva del nervio radial (1).

c Disección retrógrada del "islote" cutáneo.

d Sutura *in situ*. La zona correspondiente al pliegue del pedículo queda para la cicatrización dirigida.

nivel superficial, para preservar el tejido celular subcutáneo y los elementos vasculares que contiene[5]. La disección se continúa por la incisión dorsolateral distal, destinada a la disección del pedículo. Otra vez aquí, la disección debe ser muy superficial y levantar simplemente dos colgajos epidérmicos. Entonces, el pedículo se levanta en un único bloque, sin intentar individualizar los elementos constitutivos. La disección se continúa hasta detenerse en un punto de rotación, que varía según el caso. Cuando es necesario (pérdida de sustancia del pulpejo, con integridad de la longitud del pulgar), el colgajo puede ser alimentado solo por el arco anastomótico de la matriz. En este caso, la disección debe detenerse a un centímetro del surco ungueal proximal. Si un arco de rotación de menor longitud es suficiente (cobertura de un muñón de amputación, pulgar acortado) la disección puede interrumpirse en el cuello de la primera falange para conservar así la integridad de los dos sistemas anastomóticos. Una vez efectuada esta disección pedicular, el colgajo rota 180° para enfrentarse al sitio receptor del pulpejo. Para su cobertura, la zona dadora dorsocubital distal es confiada a la cicatrización dirigida. El extremo proximal del ramo sensitivo del nervio radial es anastomosado al extremo distal del nervio colateral radial del pulgar (Figura 9.30).

Resultados e indicaciones

Probablemente, este colgajo no pueda rivalizar con la transferencia parcial del pulpejo de un dedo del pie. Sus cualidades mecánicas son inferiores, ya que los tegumentos transferidos son de origen dorsal. De igual manera, en el plano sensitivo, el sitio donante depende del nervio radial y las capacidades locales de discriminación son menores que en la región del pulpejo. En cambio, la principal ventaja de este colgajo reside en su arco de rotación, el cual hace que se pueda utilizar para la cobertura de las pérdidas de sustancia del pulpejo que sobrepasen las capacidades de los colgajos de Möberg o de O'Brien. Este se convierte, entonces, en una alternativa a la microcirugía cuando la edad, el terreno y los deseos del paciente contraindiquen este tipo de solución.

Colgajo en "isla" del pulpejo heterodigital

Los colgajos en "isla" de los pulpejos con destino heterodigital fueron los primeros en describirse[60,95,96]. La morbilidad inherente en el sitio de la toma del colgajo y los problemas de reorientación cortical, que se producen cuando el nervio no es seccionado y posteriormente resuturado, han reducido en forma considerable sus indicaciones. Sin

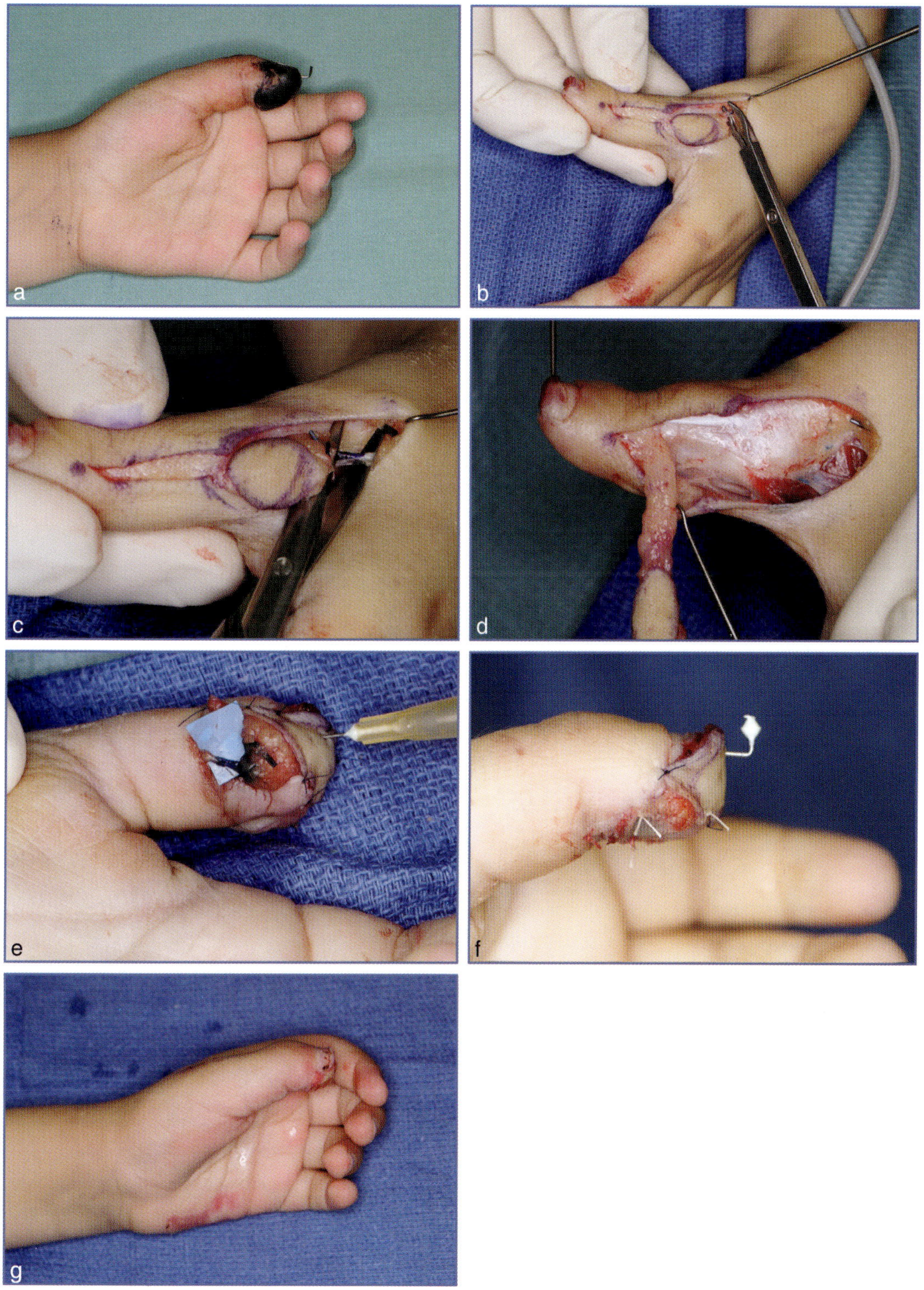

Figura 9.30 Colgajo dorsocubital en "isla" para la cobertura del pulpejo del pulgar.
a Necrosis del pulpejo distal luego de un reimplante microquirúrgico.
b Trazado de la "isla" según Brunelli. Hemostasia de la red venosa superficial en el borde proximal del colgajo.
c Disección de la rama nerviosa sensitiva del nervio radial.
d El punto de rotación del colgajo se halla al nivel del cuello de la primera falange.
e Sutura entre el nervio colateral radial del pulgar y la rama sensitiva del nervio radial para asegurar la resensibilización del colgajo.
f El colgajo en su lugar proporciona la cobertura de la sección ósea.
g Resultados a las tres semanas, luego de la cicatrización.

embargo, todavía persisten algunas indicaciones en el marco de la reconstrucción de defectos extensos del pulpejo del pulgar (Figuras 9.31 y 9.32).

El sitio dador está representado por un hemipulpejo funcionalmente "menor"; clásicamente es el hemipulpejo cubital del cuarto dedo, pero, en teoría, también puede utilizarse de igual forma el hemipulpejo cubital del tercer dedo. La investigación preoperatoria y, si es necesaria, una prueba de Allen digital deberán demostrar la integridad de los dos ejes vasculares colaterales, no solo del dedo dador, sino también del dedo adyacente. La extensión del colgajo depende esencialmente de la superficie del defecto a cubrir. El límite medial del colgajo es la línea media, pero lateralmente es posible extenderse más allá de la línea mediolateral, incluyendo así el territorio de las ramas terminales nerviosas con destino dorsal que provienen del nervio colateral

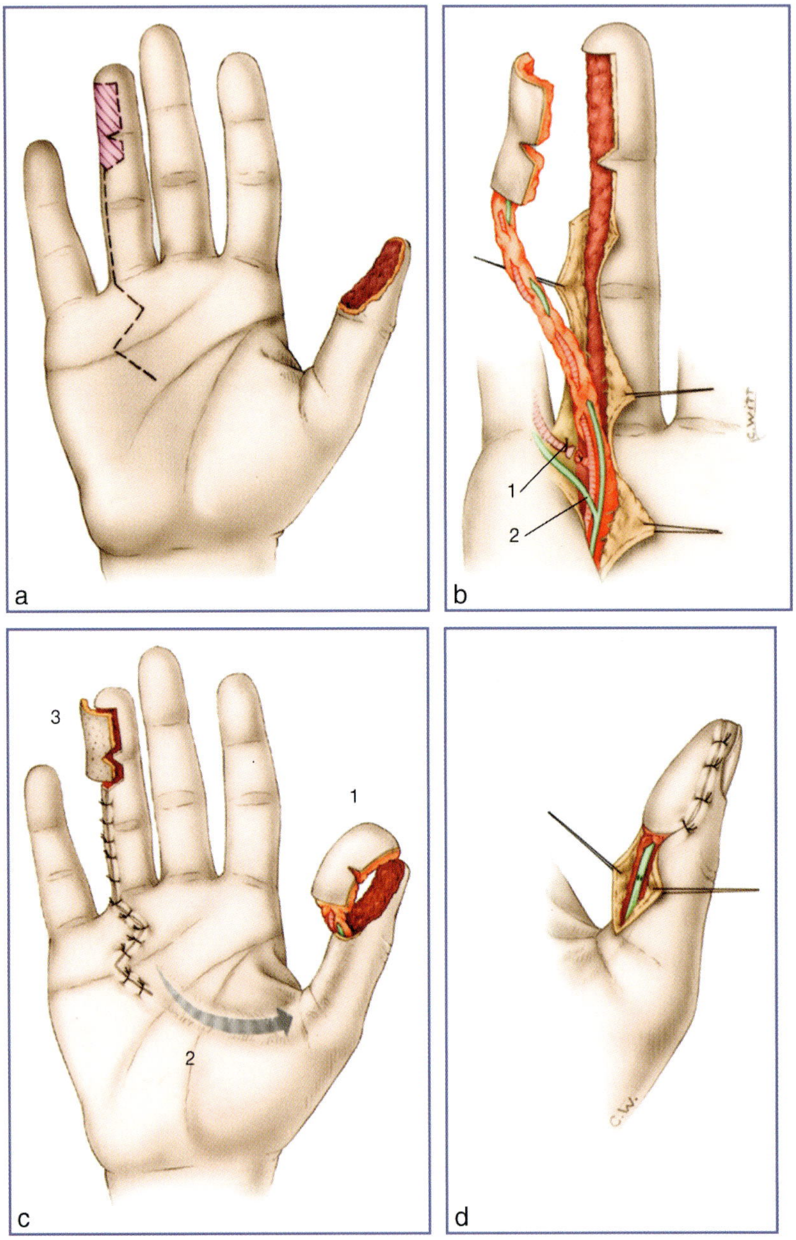

Figura 9.31 Colgajo en "isla" del pulpejo heterodigital.
a Trazados de las incisiones.
b Abordaje del pedículo en la palma de la mano. 1: Ligadura de la arteria colateral radial del quinto dedo; 2: Intraneurodisección sobre el nervio digital común del cuarto espacio.
c Tunelización (2) que traslada el colgajo (1) *in situ*. Injerto de piel total sobre el sitio dador (3).
d Técnica de "sección-resutura".

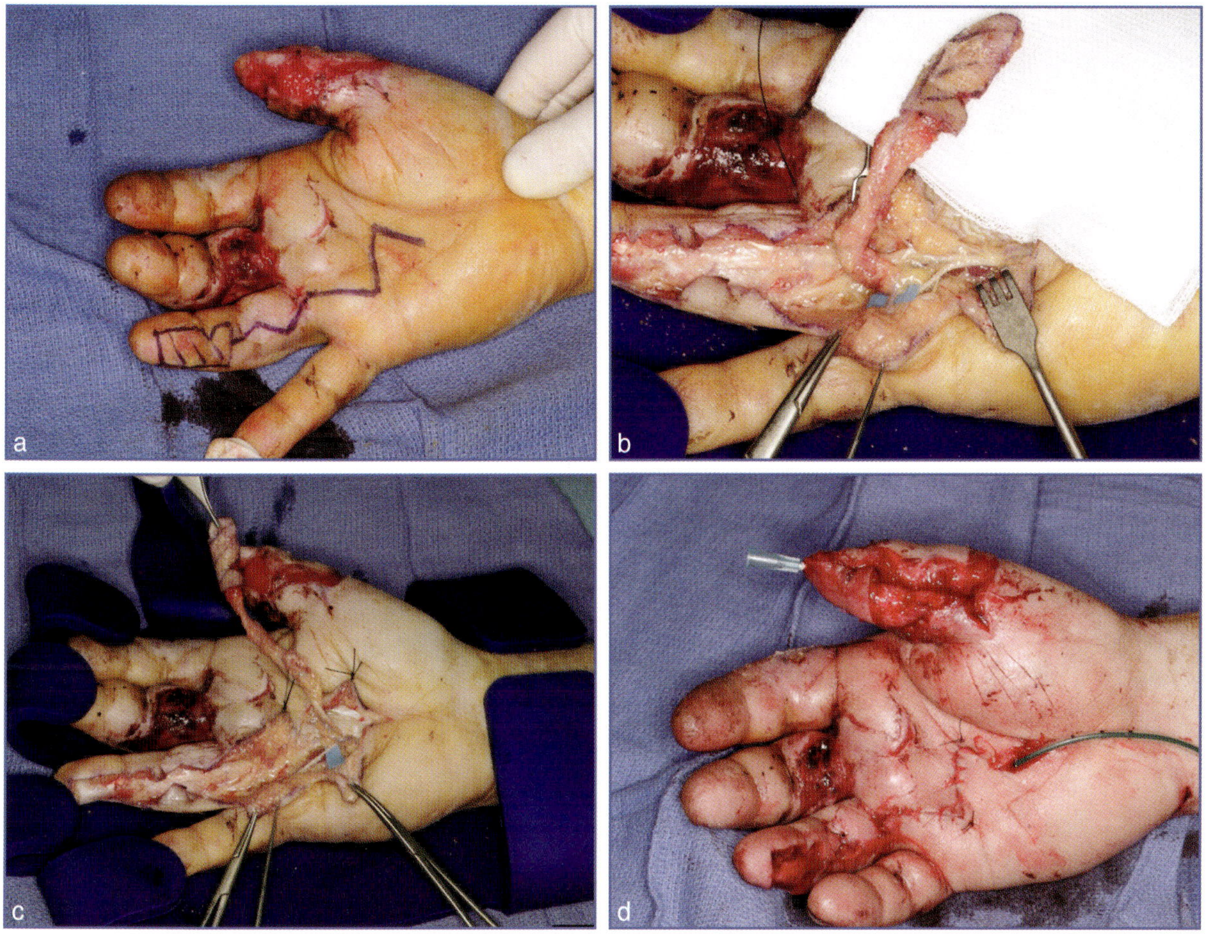

Figura 9.32 Colgajo en "isla" del pulpejo heterodigital (observación Dr F. Delerang).
a Pérdida de sustancia palmar del pulgar que compromete el pulpejo y una parte de la falange proximal. La edad del paciente y sus antecedentes vasculares llevaron a contraindicar una trasferencia microquirúrgica del pulpejo de un dedo de un pie.
b Durante la disección del pedículo se individualizó la bifurcación de la arteria digital común del cuarto espacio, así como el nervio digital común del cuarto espacio que será objeto de una intraneurodisección.
c El punto de rotación del pedículo se encuentra ahora situado al nivel de la arcada palmar superficial. El colgajo de pulpejo heterodigital está listo para ser tunelizado por debajo de la piel tenariana.
d Resultado final.

palmar. En sentido proximal, el colgajo puede extenderse, según necesidad, sobre la cara lateral de la segunda falange. Hacia distal, la disección del colgajo debe preservar algunos milímetros del pulpejo distal, con el fin de limitar la morbilidad de la escisión y mejorar las condiciones locales para que prenda el injerto de piel.

La disección del pedículo se efectúa mediante una vía de abordaje de tipo semi-Brünner o por vía mediolateral. En cualquier caso, esta incisión continúa en la palma de la mano mediante un trayecto escalonado. Por esta incisión, se aísla el pedículo en un solo bloque, en el que se incluyen la arteria, el nervio y el entorno graso peripedicular.

En la palma, es conveniente continuar la disección ligando y seccionando la arteria colateral radial del quinto dedo. Es necesario también realizar una intraneurodisección para separar el grupo fascicular reservado al colgajo, del que está destinado al hemipulpejo radial del quinto dedo vecino. Al finalizar la disección, se obtiene un largo útil de 8 cm a 10 cm. Para trasladar el colgajo hacia la zona receptora del pulgar, puede optarse por una tunelización o una transferencia a "cielo abierto", pero lo esencial es evitar toda tensión o compresión del pedículo. El sitio dador se injerta con piel de espesor total.

Los inconvenientes de este tipo de colgajo están ligados, por un lado, a la morbilidad del sitio dador y, por el otro, a los problemas de reorientación cortical del territorio sensible trasplantado.

La morbilidad que genera la toma del colgajo es constante, causada por una incomodidad mecánica, debido a un insuficiente acolchado del dedo y a una molestia ligada a la insensibilidad de la mitad del dedo dador. Los dolores por la exposición al frío son frecuentes, cuando no constantes.

El inconveniente más serio de este colgajo es la ausencia de integración real en el sitio receptor, de forma que las sensaciones táctiles permanecen siempre localizadas en el dedo dador. Esto ilustra la irreversibilidad del esquema cortical[78]. En ciertos casos, la reeducación y la influencia de estímulos propioceptivos del dedo receptor pueden producir, en el mejor de los casos, una seudointegración. De hecho, tal incapacidad ha conducido a modificar la técnica quirúrgica. De Cornick[23] propuso practicar secundariamente una sección del nervio colateral transferido para, luego, reanastomosarlo al nervio colateral receptor correspondiente. Foucher planteó realizar de primera intención esta sección-resutura[34]. De este modo, se solucionan los problemas de integración, al precio, es verdad, de la dificultad y del riesgo técnico suplementario que implica la anastomosis nerviosa. Sin embargo, la disminución de la capacidad discriminatoria que representa esta sutura nerviosa no debe considerarse en forma terminante. Kragi, por ejemplo, en el seguimiento a largo plazo de seis pulgares resensibilizados por un colgajo de Littler, no encontró ningún caso de discriminación sensitiva inferior al umbral de los 15 mm[50].

Teniendo en cuenta la morbilidad inherente a la toma del colgajo y a los problemas sensitivos que se producen, las indicaciones de este tipo de transferencia son, en la actualidad, cada vez menos frecuentes. En un paciente joven, preferimos reparar los defectos extensos del pulpejo del pulgar cuando no puedan ser resueltos mediante una transferencia homodigital, recurriendo a una transferencia parcial de dedo del pie, ya que presenta una menor morbilidad. Las únicas indicaciones de estos colgajos en la actualidad son los raros casos de defectos extensos que se producen en un sujeto mayor o en pacientes que se niegan a la hospitalización inherente a una transferencia microquirúrgica (Figura 9.32).

Colgajos en "isla" heterodigitales de origen dorsal para la reconstrucción del pulpejo

La cara dorsal de la primera falange de los dedos largos representa un sitio dador muy mediocre para la reconstrucción de los pulpejos. Desde el punto de vista mecánico, su espesor y su maleabilidad son insuficientes. En el plano sensitivo, cuando esta piel es tomada bajo la forma de una isla sensible, la capacidad de discriminación es solo moderada. Sin embargo, en lo que concierne al pulgar, estos colgajos en "isla" dorsales pueden representar una solución útil de "salvación", cuando las técnicas precedentemente mencionadas resultan impracticables. El colgajo en "barrilete" (*cerf volant*) descrito por Foucher[32,35,64] y el colgajo en "isla" dorsal pediculado sobre la segunda arteria intermetacarpiana dorsal[25,26] pueden ser utilizados en este sentido. Estos dos colgajos serán descritos detalladamente en la sección de las reconstrucciones dorsales.

Colgajo en "barrilete"

Lo hemos utilizado en las siguientes circunstancias: Defecto palmar extenso del pulgar asociado a un acortamiento óseo, en un sujeto de avanzada edad que presenta alguna contraindicación para una transferencia microquirúrgica o en mutilaciones asociadas de los dedos largos que contraindican un colgajo en "isla" del pulpejo heterodigital.

Las condiciones de la toma del colgajo en "isla" son las mismas que para un colgajo en "barrilete" destinado a la región dorsal. La sección-resutura de la rama sensitiva dorsal del nervio radial para mejorar la integración cortical del colgajo, es totalmente lícita (Figura 9.33).

Colgajo en "isla" dorsal sobre la segunda arteria intermetacarpiana dorsal (Earley)[25, 26]

Se realiza en circunstancias aún más raras, donde la realización del colgajo precedente ya no es posible (por ejemplo, en caso de amputación proximal asociada del índice). Sin embargo, la cobertura mediante un colgajo en "isla" sensible dorsal todavía es posible, por lo que se recurre en estos casos a la segunda arteria intermetacarpiana. Si se desea utilizar este colgajo para cubrir la cara palmar del pulgar, hay que disponer de un pedículo largo, lo cual exige un tiempo quirúrgico adicional de descruzamiento con el aparato extensor. Este tipo de cobertura de la cara palmar del pulgar solo es aplicable si este dedo ha tenido que sufrir un acortamiento.

Soluciones "históricas" y de excepción para la cobertura de las pérdidas de sustancia del pulpejo

La reconstrucción del pulpejo mediante colgajos a distancia de tipo "*random pattern*" ha sido propuesta hace mucho tiempo. Ya sea que se trate de un colgajo hipotenar para las pérdidas de sustancia del pulpejo del pulgar o de un colgajo tenar para los dedos largos[30], estas técnicas presentan múltiples inconvenientes: colgajos insensibles, inmovilización prolongada del dedo receptor en triple flexión articular, etc. Es por esto que nosotros hemos dejado completamente de utilizarlas. Por razones similares, el colgajo *cross-finger* (dedo cruzado), tomado de la cara dorsal de la falange media del índice o del tercer dedo, destinado a cubrir los defectos del pulpejo del pulgar, debe desestimarse. Chase[13] propuso tomar un colgajo *cross-finger* de la cara palmar de la segunda falange del tercer dedo con una charnela dorsal para cubrir el pulpejo del pulgar. El aspecto mecánico del colgajo es mejor, debido a su origen palmar, pero los problemas de resensibilización son similares. La única variante del colgajo *cross-finger* que consigue resultados aceptables es la propuesta por Gaul[40] (Figura 9.34). Sin embargo, el interés de esta técnica es relativo, ya que si optamos por este sitio dador, la opción representada por el colgajo en "barrilete" de Foucher, representa una mejor elección técnica. Los resultados sensitivos son similares, pero al utilizar una isla, se evitan los dos tiempos quirúrgicos y la sindactilización obligatoria que exige la técnica de Gaul.

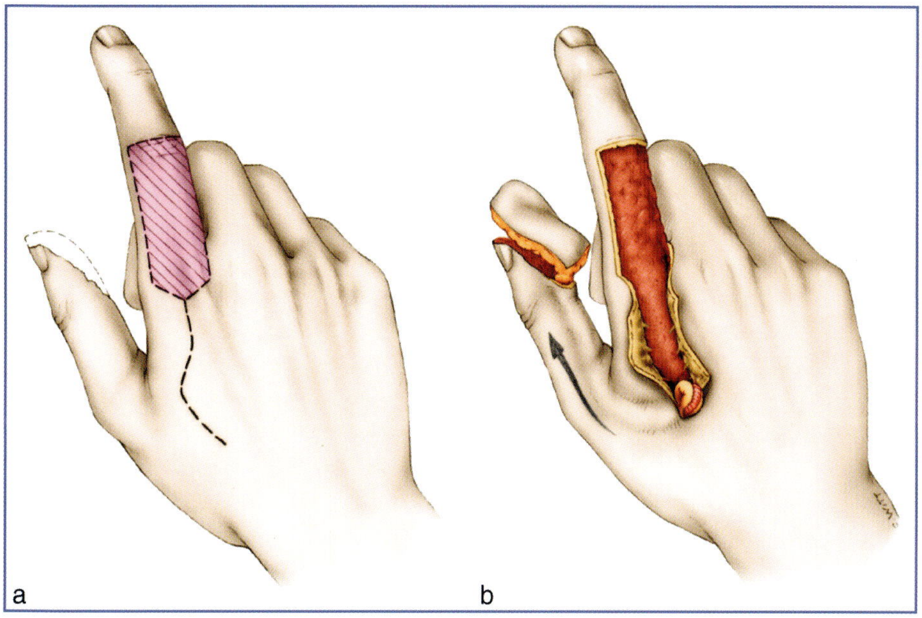

Figura 9.33 Utilización de un colgajo *cerf-volant* (en "barrilete") para las pérdidas de sustancia del pulpejo.
a Trazado del colgajo.
b Tunelización al nivel de la primera comisura.

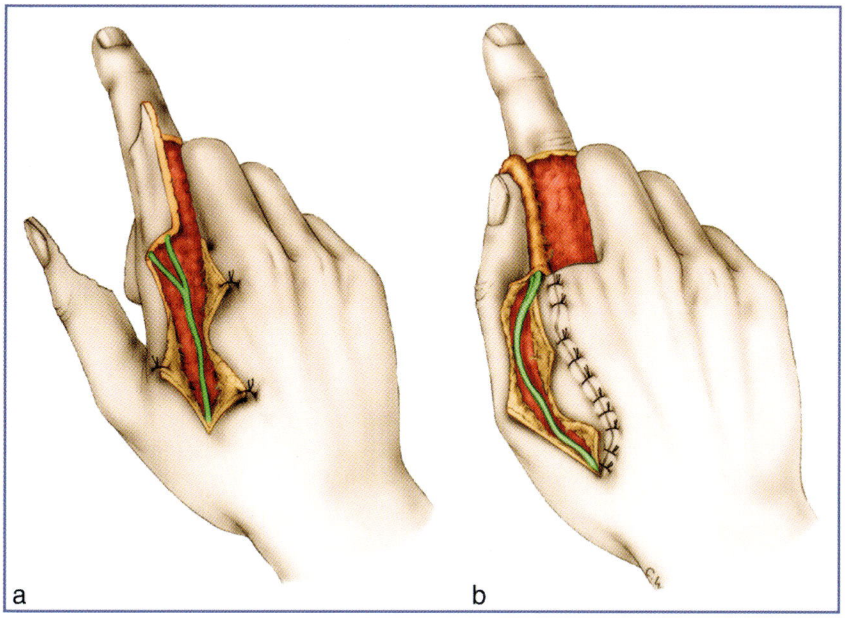

Figura 9.34 Técnica de Gaul para las pérdidas de sustancia del pulpejo del pulgar.
a Realización de un colgajo de *cross-finger* y disección en continuidad de la rama sensitiva del radial correspondiente.
b Fijación del colgajo *in situ* e incisión dorsal sobre el pulgar para alojar la rama sensitiva.

Principio del "dedo banco" aplicado a la reconstrucción del pulpejo

Las lesiones producidas por ciertas herramientas (torno, sierras circulares), muy a menudo, ocasionan lesiones multidigitales. Cuando uno de los dedos lesionados está condenado a la amputación, puede ser utilizado como sitio dador de un colgajo destinado a la reconstrucción del pulpejo de un dedo vecino. Esta aplicación del principio del "dedo banco" puede adoptar dos formas: la toma de un colgajo libre de pulpejo sobre un dedo amputado y no reimplantable o la disección de un colgajo en "isla" sensible sobre un dedo condenado a la amputación[31].

Colgajo libre del pulpejo según el principio del "dedo banco"

Se obtiene de un dedo amputado no reimplantable (*v.* Capítulo 15). Si el dedo receptor es el pulgar, el pedículo vasculonervioso disecado del dedo dador será de preferencia el pedículo cubital, con el fin de privilegiar la resensibilización del hemipulpejo cubital. Si fuera posible, lo ideal sería sin dudas la reconexión de los dos nervios colaterales. Finalmente, si las condiciones locales del dedo dador lo exigen, se puede asegurar la revascularización suturando la arteria colateral, y la resensibilización, efectuando la sutura del nervio contralateral. Resulta indispensable restablecer el retorno venoso del colgajo del pulpejo utilizando las venas dorsales, ya que sus calibres ofrecen una mayor seguridad en la anastomosis, en comparación con las venas palmares. Con este fin, se retira un rectángulo cutáneo dorsal en un solo bloque con la isla de pulpejo. Una o dos venas dorsales son disecadas en la prolongación de este rectángulo para luego ser anastomosadas en el sitio receptor (Figura 9.35).

Colgajo en "isla" destinado la reparación del pulpejo según el principio del "dedo banco"

Existen muy pocas y muy raras circunstancia en las que, a pesar de la integridad del pedículo vasculonervioso, un dedo deba ser condenado a la amputación en la urgencia. Es el caso de ciertos traumatismos complejos y escalonados del índice. Las lesiones osteoarticulares de la articulación interfalángica próxima (IFP), que condenan esta articulación a la rigidez, asociadas a lesiones cutáneas y tendinosas complejas, hacen que la conservación del dedo, desde el punto de vista funcional, sea inútil. Antes de proceder a la amputación de este dedo, la integridad de uno de los pedículos colaterales se puede prestar para la realización de una isla de pulpejo sensible con el fin de reparar un dedo vecino (Figura 9.36). Aquí también es con frecuencia el pulgar el beneficiario de estos colgajos en "isla" sensible provenientes de un "dedo banco".

Colgajo tenariano libre para la reconstrucción del pulpejo

Esta solución ha sido propuesta por varios autores como alternativa a los colgajos pediculados y, sobre todo, a los colgajos libres a partir de los dedos del pie[48,56,73,80]. Se evoca a este tipo de colgajo cuando la superficie a cubrir es extensa, en particular cuando el defecto sobrepasa la unidad funcional del pulpejo e involucra también el segmento digital medio. Por lo tanto, se trata de una alternativa a los colgajos libres del pulpejo tomados de los dedos del pie.

Bases anatómicas

En la descripción original de este colgajo tenariano hecha por Tsai[93], la vascularización fue proporcionada por la arteria radial. Se demostró, entonces, que este colgajo podía tomarse con toda seguridad sobre la rama palmar superficial de la arteria radial (arteria "radiopalmar"). Esta rama nace de la arteria radial en el canal del pulso, alrededor de 2 cm por encima del pliegue de flexión de muñeca. Discurre, entonces, en dirección de la eminencia tenar, inicialmente siguiendo un trayecto superficial, paralelo al pliegue cutáneo tenariano. En la parte inicial de su trayecto, esta arteria es fácilmente palpable en la vecindad del tubérculo del escafoides. Gracias a la utilización de un equipo de Doppler, por lo general, se la puede encontrar y se la puede seguir, sobre todo, en la parte distal de su trayecto. Ahí mismo, la arteria deviene profunda y discurre por el seno de los músculos tenarianos, a los que ella contribuye a vascularizar. A continuación, da sus ramas terminales destinadas a los tegumentos cutáneos y a los músculos. Con frecuencia, existe una comunicación anastomótica distal con la red palmar superficial, base de la realización de colgajos pediculares con circulación invertida. En la inervación sensitiva de la zona cutánea del colgajo tenariano intervienen ramos del nervio radial (llamado ramo tenariano de Lejars), del nervio mediano (ramo cutáneo palmar) y del nervio músculo cutáneo. Finalmente, algunos autores mencionaron el papel de un ramo perforante inconsistente nacido del nervio digital común del segundo espacio[81].

Técnica quirúrgica

Se dibuja el trayecto de la arteria sobre la piel, detectada por palpación y con ayuda del Doppler. Centrada por el trayecto arterial, se traza la isla cutánea en forma elíptica para facilitar el tiempo de cierre. Durante la disección cutánea, es necesario también, encontrar una vena antebraquial palmar superficial que asegure el retorno venoso del colgajo. La incisión proximal se realiza hasta la arteria radial y, por disección en su punto de origen, se identifica la rama palmar superficial. Este tiempo inicial de disección proximal

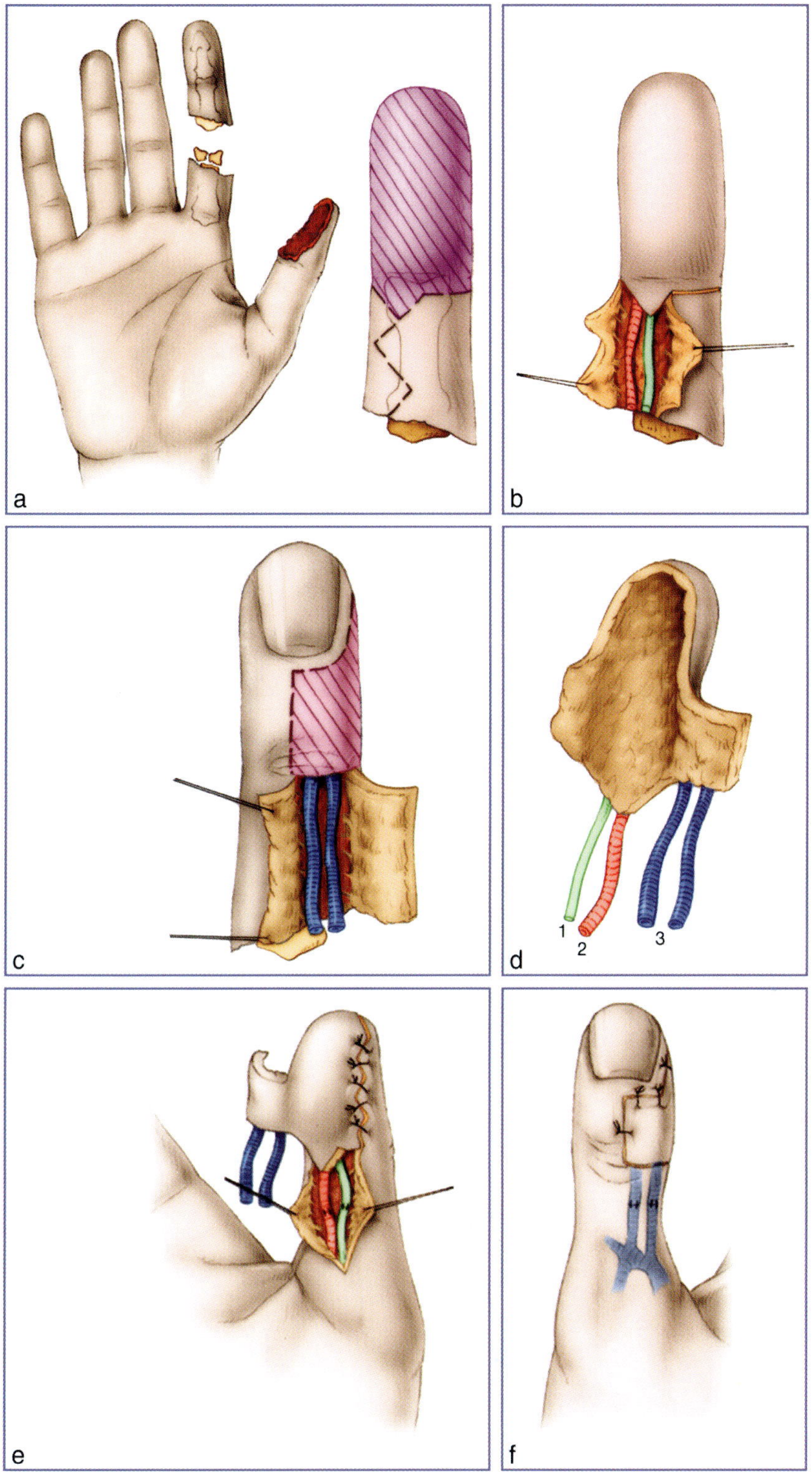

Figura 9.35 Colgajo libre del pulpejo según el principio del "dedo banco".
a Pérdida de sustancia del pulpejo del pulgar y amputación proximal del índice con deterioro de la IFP.
b Disección en el índice de un colgajo libre de pulpejo. Abordaje de los elementos pediculares palmares.
c Abordaje de las venas dorsales de drenaje.
d El colgajo al término de la preparación. 1: Nervio colateral palmar; 2: Arteria colateral palmar; 3: Venas dorsales de drenaje.
e Conexión de los elementos vasculares palmares.
f Suturas venosas dorsales.

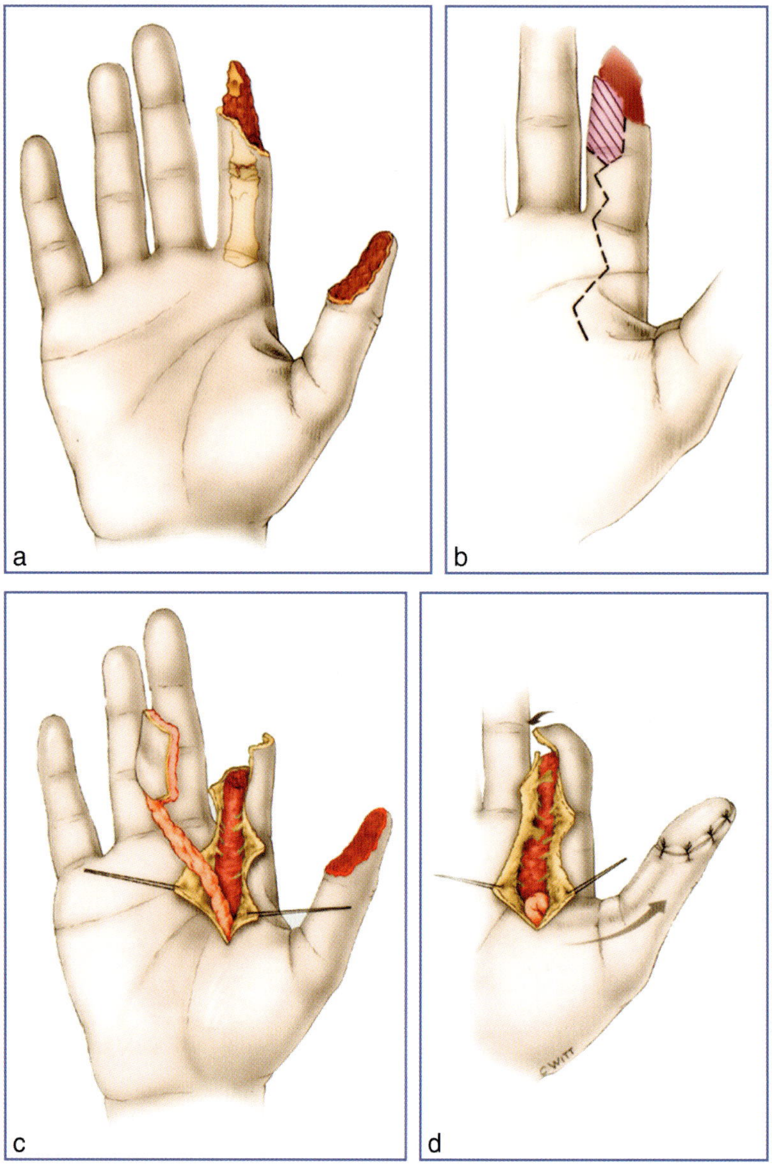

Figura 9.36 Colgajo en "isla" para la reparación del pulpejo según el principio del "dedo banco".

a Pérdida de sustancia extensa del pulpejo del pulgar. En el índice existe un deguantamiento distal y una fractura compleja de la IFP que justifica una amputación a la altura de la primera falange.

b Antes de la regularización del índice, disección de una "isla" sensible sobre el pedículo colateral cubital de ese dedo.

c El colgajo, al término de la disección.

d Tunelización para trasladar el colgajo al sitio receptor.

debe incluir la vena de retorno. La disección se continúa en distal siguiendo la arteria, en un trayecto que se hace rápidamente profundo, y se perfora la fascia tenariana. Comúnmente es necesario incluir algunas fibras superficiales de los músculos tenarianos externos, en la parte distal de la disección, para elevar con toda seguridad el colgajo. Con menor frecuencia la arteria permanece superficial, por encima del plano de la aponeurosis tenariana, y facilita así la disección. Las conexiones anastomóticas distales con la red palmar se encuentran en la vecindad del ángulo distal del colgajo, las cuales son ligadas y seccionadas. En este punto, se puede aislar el colgajo en "isla" sobre sus elementos pediculares y testear su vascularidad aflojando el manguito hemostático. En el sitio receptor, se efectúa la anastomosis utilizando, la mayoría de las veces, una de las arterias colaterales palmares del dedo receptor mediante una sutura término-terminal. La anastomosis de la vena de retorno se realiza sobre una vena dorsal (Figuras 9.37 y 9.38).

Ventajas e inconvenientes

Entre las ventajas de este colgajo figura la cantidad de tejido disponible, que está muy por encima de la proporcionada por los colgajos locales pediculados. Este colgajo libre tenariano se posiciona entonces, como una alternativa a los colgajos libres a partir del pie, con la ventaja de que es posible realizarlo bajo una anestesia locorregional única y, eventualmente, en el marco de la urgencia. El revestimiento aportado es lampiño, espeso, mecánicamente bien adaptado a la cobertura de las pérdidas de sustancia palmar o del pulpejo. Las dificultades técnicas provienen

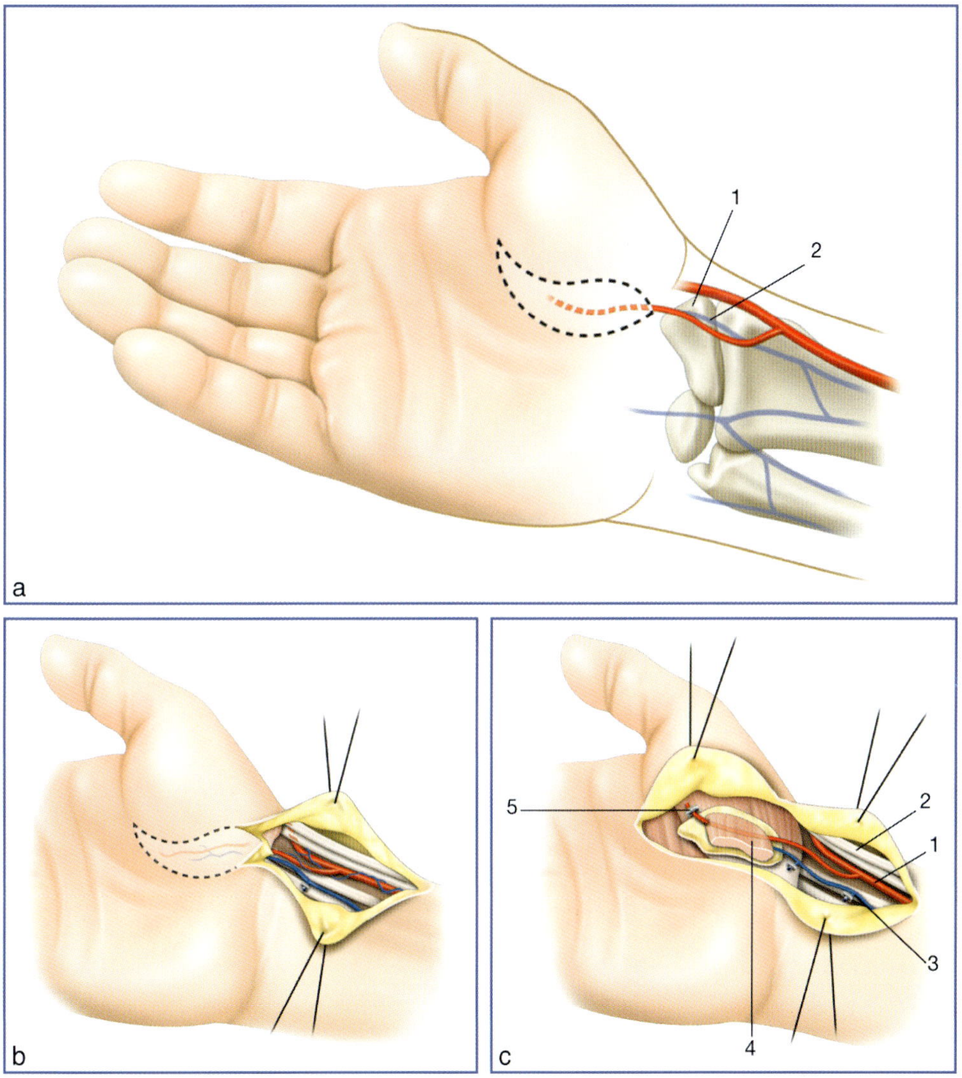

Figura 9.37 Colgajo libre tenariano para la reconstrucción del pulpejo.

a Trazado de los límites del colgajo e incisión proximal. En la parte inicial de su trayecto, entre el origen sobre la arteria radial y el tubérculo del escafoides, la arteria es palpable y puede ser localizada con un equipo de Doppler. 1: Tubérculo del escafoides; 2: Vena eferente (en el seno de la red venular palmar superficial del antebrazo).

b Disección del trayecto proximal del pedículo del colgajo tenariano. La arteria radiopalmar es seguida desde su origen en la arteria radial hasta el ángulo proximal de la "isla" cutánea. Su trayecto es superficial.

c Levantamiento de la "isla" cutánea. En su mitad distal, correspondiente al trayecto tenariano, a menudo la arteria adopta una posición profunda en el seno de los músculos tenares (abductor corto del pulgar). Aquí, el colgajo se representa girado a 180°, donde su cara profunda es ahora superficial. Algunas fibras musculares de los músculos tenares externos debieron ser tomadas con el colgajo. 1: Arteria radial; 2: Tendones del abductor largo y extensor corto del pulgar; 3: Vena eferente del colgajo tenariano; 4: Fibras musculares del abductor corto del pulgar; 5: Clip sobre la arteria radiopalmar.

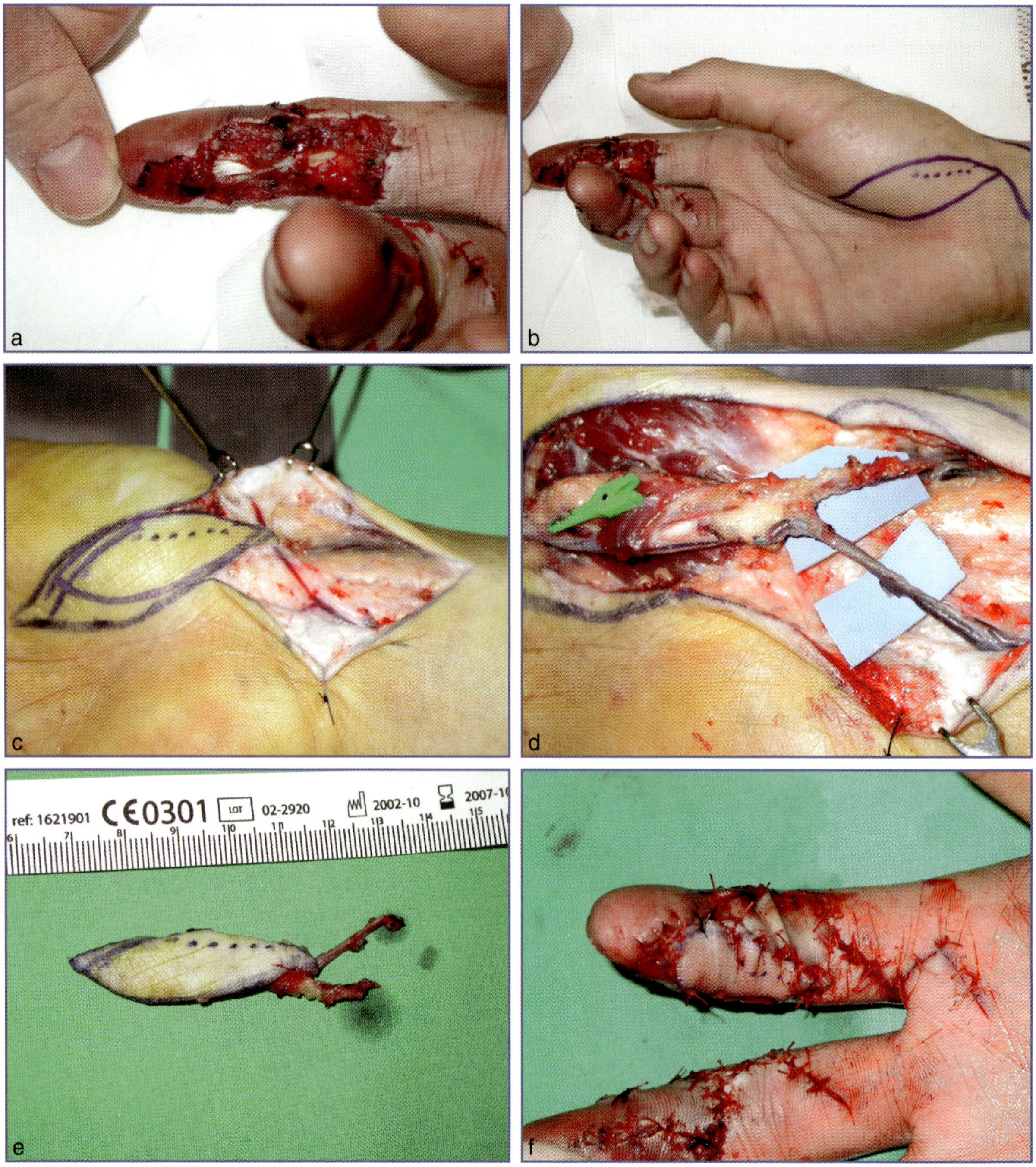

Figura 9.38 **Utilización de un colgajo tenariano libre para la cobertura de una pérdida de sustancia palmar del índice.**

a Lesión por aplastamiento de la cara palmar del índice y del hemipulpejo cubital. El dedo vecino (tercero) presenta una lesión que impide que sea utilizado para un colgajo *"cross- finger"*.

b Trazado del colgajo tenariano libre.

c Disección de los elementos pediculares, arteria radiopalmar superficial y vena antebraquial superficial.

d La arteria se torna profunda en su trayecto distal, lo que conduce a tomar algunas fibras del abductor corto del pulgar junto con el colgajo. El microclamp fue colocado sobre la rama anastomótica distal con la red palmar superficial.

e El colgajo aislado.

f El colgajo ya se encuentra fijado *in situ* sobre el índice, anastomosado, por medio de una sutura a la arteria colateral palmar cubital.

del trayecto variable distal de la arteria nutricia, que puede adoptar un recorrido muscular en el seno de las fibras del abductor corto del pulgar. Finalmente, es difícil realizar un colgajo sensible, ya que el ramo cutáneo palmar del nervio mediano, así como los ramos sensitivos del nervio radial, deben ser respetados; el ramo perforante del nervio digital común del segundo espacio o los ramos terminales del musculocutáneo pueden ser muy difíciles de encontrar durante la disección del sitio dador.

Elección de un colgajo para la reconstrucción del pulpejo

Los criterios de elección a favor de una u otra solución en la reconstrucción del pulpejo son numerosos y complejos. La Tabla 9.1 ofrece un listado no exhaustivo de los factores susceptibles que deben considerarse en el momento de la elección, sabiendo que es imposible proponer un método de elección inequívoco.

Nos conformaremos con recordar la indicación de elección de cada una de las técnicas propuestas, como se resume en la Tabla 9.2.

Tabla 9.1 Factores decisivos en la elección de una técnica de reconstrucción del pulpejo

1- Topografía del defecto	▪ ¿Dedo implicado? ▪ ¿Pulpejo dominante (radial del índice, cubital del pulgar, cubital del quinto dedo)? ▪ ¿Lado (derecho o izquierdo)? ▪ ¿Sección transversa, oblicua (palmar, dorsal, lateral)? ▪ ¿Extensión de la pérdida de sustancia? ▪ ¿Acortamiento óseo y nivel de amputación (soporte residual de la uña)?
2- Factores generales	▪ Edad ▪ Hábitos (tabaco) ▪ Actividades profesionales ▪ Actividades lúdicas
3- Factores regionales	▪ Lesiones asociadas del dedo afectado ▪ Lesiones de los dedos vecinos ▪ Mutilación unidigital o pluridigital

Tabla 9.2 Indicaciones de las diferentes técnicas de reconstrucción del pulpejo ▶

Técnicas	Factores locales	Factores regionales	Factores generales
Cicatrización dirigida	Lesión en zona 1		Disponibilidad del paciente
Injerto de piel de espesor intermedio o total	Grandes pérdidas de sustancia en zona 1, con bisel palmar, pulpejo no dominante		Solución rápida exigida
Acortamiento y sutura	Amputaciones distales "yuxtaarticulares" de los dedos largos		
Atasoy	Zona 2, transversa o con bisel dorsal, pérdida de sustancia limitada (avance: 6-7 mm) posible si hay un defecto oblicuo asimétrico		
Kutler	Zona 2, transversa o con bisel palmar, imposible si el defecto es asimétrico: solo dedos largos		
Hueston	Avance requerido superior a 6-7 mm. Pulpejo de un dedo menor (3.ero y 4.to)	Ausencia de lesión pedicular del lado de la charnela del colgajo.	
Venkataswami y Subramanian	Amputaciones distales con bisel oblicuo, con el lado "largo" situado en el lado del pulpejo dominante	Integridad del pedículo del lado "largo"	
Möberg	Reservado al pulgar, zona 2 o 3, transversal o con bisel dorsal	Ausencia de lesión pedicular (al menos un pedículo intacto)	
O' Brien	Reservado al pulgar, zona 2 o 3, transversal o con bisel dorsal, palmar u oblicuo	Ausencia de lesión pedicular asociada	
Colgajo dorsocubital en "isla" con circulación invertida	Reservado al pulgar, pérdida de sustancia del pulpejo		Alternativa a una transferencia del pulpejo, contraindicación a una transferencia microquirúrgica

▶ **Tabla 9.2** Indicaciones de las diferentes técnicas de reconstrucción del pulpejo

Técnicas	Factores locales	Factores regionales	Factores generales
Colgajo en "isla" de pulpejo homodigital	Zona 2 o 3, dedos largos, transversal o con bisel dorsal. Es posible en caso de bisel palmar limitado y también en caso de bisel oblicuo, pero impone elegir el lado para el pedículo. Imposible en caso de *scalp* palmar subtotal	Ausencia de lesión pedicular (2 pedículos intactos)	
Colgajo en "isla" del pulpejo dorsolateral homodigital (Joshi y Pho)	Dedos largos o pulgar, defectos con bisel palmar muy extenso (pérdida de sustancia subtotal)		Aplicado al pulgar en caso de contraindicación a una transferencia microquirúrgica
Plastia de traslación del pulpejo	Dedos largos, índice o meñique, pérdida de sustancia extensa, pero limitada al hemipulpejo dominante		Para el índice, puede ser una alternativa a una transferencia microquirúrgica del pulpejo
Colgajo en "isla" homodigital con circulación invertida	Pérdidas de sustancia extensa, simétrica, que afecta a todo el pulpejo y sobrepasa las capacidades de cobertura de una isla sensible con pedículo directo. Contraindicado en el índice		
Colgajo en "isla" de pulpejo heterodigital	Reservado al pulgar en caso de contraindicación a un colgajo libre de pulpejo	Idealmente realizado en forma de "dedo banco", a partir de un dedo condenado a la amputación	No están indicados en el sujeto joven, en los que se prefiere una transferencia de un dedo del pie

¿Qué lugar tiene la reconstrucción "diferida" del pulpejo?

Todas las técnicas anteriormente descritas pueden y deben ser realizadas en urgencia. En cambio, las raras indicaciones de una reconstrucción por transferencia parcial del dedo del pie son, en nuestra práctica, diferidas en dos o tres días. Este lapso de tiempo se aprovecha para reflexionar sobre la conveniencia de esta indicación en función de las necesidades funcionales del paciente. En la urgencia el defecto del pulpejo se cubre con un injerto de piel fina que lo protege de la contaminación, mejora el confort de los apósitos y puede constituir una solución de espera si el paciente opta por diferir la reconstrucción. La descripción de la técnica de transferencia parcial del dedo del pie escapa al área de esta obra, que está destinada a la urgencia. Sin embargo, es importante conocer sus indicaciones, ya que muchas veces constituyen las contraindicaciones de los métodos antes descritos.

Indicaciones de transferencias parciales de dedos del pie para la reconstrucción del pulpejo del pulgar[36]

Todas las pérdidas de sustancia extensas que comprometen la totalidad del pulpejo y que conciernen a sujetos jóvenes deben ser tratadas mediante una transferencia parcial de dedo del pie; no persiste en ellas ningún área de tejido palmar susceptible de ser utilizado para la realización de un colgajo en "isla". Se podría considerar la obtención de esta isla de la primera falange, pero la capacidad de avance sería entonces netamente insuficiente. El límite de edad resulta difícil de establecer. Si este criterio puede limitar las indicaciones de tales transferencias, es porque la resensibilización de estos colgajos solo se obtiene de forma imperfecta en los sujetos de edad avanzada. Nosotros establecemos una frontera fluctuante alrededor de los cuarenta años.

Fuera de estos *scalps* palmares extensos del pulgar que son, en los sujetos jóvenes, las indicaciones de transferencias del pulpejo, la existencia de una pérdida de sustancia "compuesta" tiene también su indicación para una reconstrucción por transferencia parcial "hecha a medida"[36]. La asociación de un defecto del pulpejo, aunque sea limitado, junto con una pérdida de sustancia ósea o ungueal, puede representar la oportunidad de realizar una transferencia "compuesta". Si el sujeto es joven y sus demandas funcionales exigen este tipo de transferencia, el colgajo se diseca "a medida" y se toma exactamente la cantidad de pulpejo, de hueso, de lecho o de matriz ungueal que resulten necesarios.

Indicaciones de transferencias parciales de dedos del pie para la reconstrucción del pulpejo de los dedos largos

Su aplicación es limitada. Solo los grandes defectos del hemipulpejo radial del índice pueden justificar tal intervención, con la condición de que la edad del paciente permita prever una buena resensibilización.

Reconstrucción del segmento mediodigital palmar

La cobertura de los defectos de la cara palmar de la primera y la segunda falange plantea problemas distintos de los encontrados en la reconstrucción del pulpejo.

La capacidad de sensibilidad discriminativa es aquí menos importante, siempre que el pulpejo conserve una sensibilidad normal. En cambio, el revestimiento cutáneo aportado deberá ser mecánicamente satisfactorio. Este deberá tener un espesor suficiente para permitir una prensión confortable, sin obstaculizar por su grosor excesivo, la capacidad de flexión digital. Su fijación a los planos profundos subyacentes debe permitirle que no deslice en el momento de la prensión. Por último, idealmente la cobertura debe ser lampiña y resistente a la retracción a largo plazo.

Anatomía

La cara palmar de los dedos está limitada lateralmente por la línea denominada "mediolateral" que corresponde en profundidad a la inserción dérmica del ligamento de Cleland[15]. Los tegumentos palmares del segmento digital medio son espesos y poco móviles, ya que las inserciones dérmicas del ligamento de Cleland contribuyen a limitar esta movilidad (Figura 9.39).

La cara palmar de los dedos puede subdividirse en tres subunidades funcionales (dos del pulgar) (*v.* Figura 9.39). La primera corresponde a la unidad funcional del pulpejo, descrita en la sección precedente, las otras dos, a las falanges media y proximal. En condiciones ideales, cualquier forma de reconstrucción por injertos o colgajos intentará reproducir los límites de estas unidades funcionales, aun a costa de agrandar, si es necesario, la dimensión de la pérdida de sustancia.

La vascularización arterial de la cara palmar de los dedos, al igual que en el pulpejo, depende exclusivamente del aporte de las arterias colaterales palmares.

Numerosas arteriolas que irrigan la piel nacen de manera escalonada de estas arterias colaterales palmares[91] (Figura 9.40).

Con respecto a la vascularización cutánea, existe un solapamiento de los territorios cutáneos respectivos de cada una de estas dos arterias colaterales, que constituyen un sistema anastomótico indirecto.

Este sistema se agrega al de los arcos anastomóticos profundos ya mencionados[28]. Así, la existencia de un eje colateral palmar único es suficiente para la sobrevida del dedo. Sin embargo, es difícil constatar una perfecta simetría del calibre entre las dos arterias colaterales de un mismo dedo. En general, una de ellas es dominante. Estadísticamente,

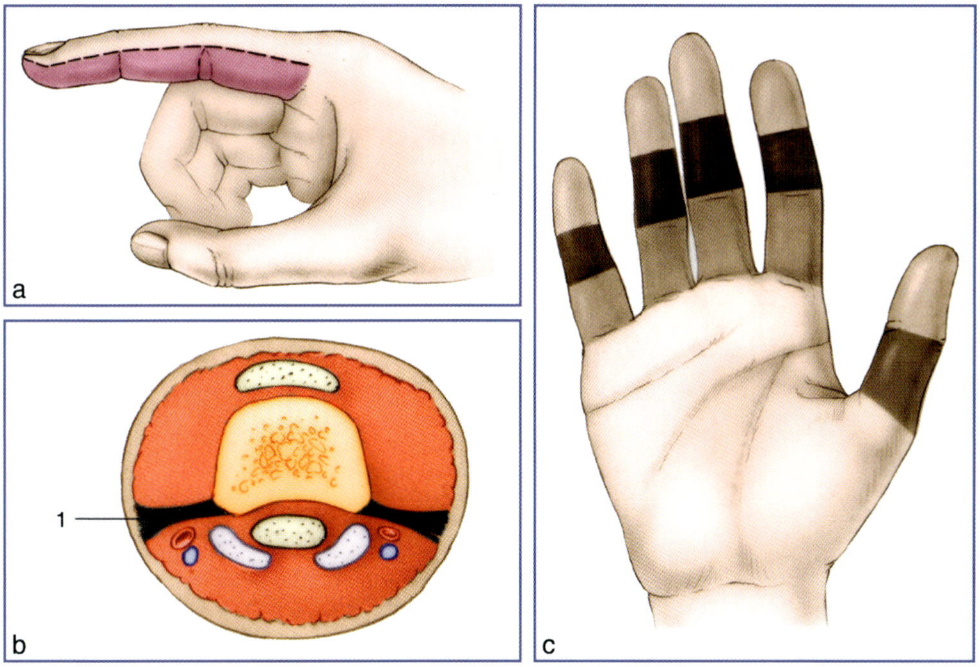

Figura 9.39 Anatomía topográfica y funcional.
a Límites topográficos del segmento mediodigital palmar.
b Corte transversal a la altura de la segunda falange. 1: Ligamento de Cleland.
c Unidades funcionales palmares y del pulpejo.

la arteria dominante suele encontrarse del lado cubital en los dedos segundo y tercero, y del lado radial en los dedos cuarto y quinto[57].

En lo que concierne al pulgar, la arteria colateral palmar del lado cubital es, generalmente, la dominante.

El drenaje venoso de la cara palmar de los dedos depende de un doble sistema: superficial y profundo.

El sistema profundo está representado por las venas satélites de la arteria colateral palmar. La existencia de esta red profunda es controvertida, según ciertos autores[27,61]. Un estudio anatómico reveló que este sistema de venas satélites estaba ausente en un solo caso sobre un total de veintidós especímenes de disección[19]. Cuando esta red está presente, se organiza en tres tipos distintos (Figura 9.41). La alimentación de esta red profunda a partir de los arcos anastomóticos que se superponen a los arcos arteriales de Edwards, muestra que participa esencialmente en el drenaje venoso de las estructuras profundas. Sin embargo, existen múltiples conexiones con la red dorsal por intermedio de los ramos comunicantes oblicuos.

La importancia de esta red profunda, desde el punto de vista quirúrgico, no es menor, ya que interviene en el drenaje venoso de los colgajos en "isla" de pulpejo (*véase la sección anterior*), en colaboración con la red venosa superficial.

En la cara palmar de los dedos existe un sistema venoso superficial, compuesto por vénulas superficiales presentes ya en el pulpejo y que se continúa sin interrupción hasta la región comisural. Este sistema venular es extremadamente rico en válvulas. Su disposición en el espacio es tridimensional, ya que envía ramificaciones que ocupan

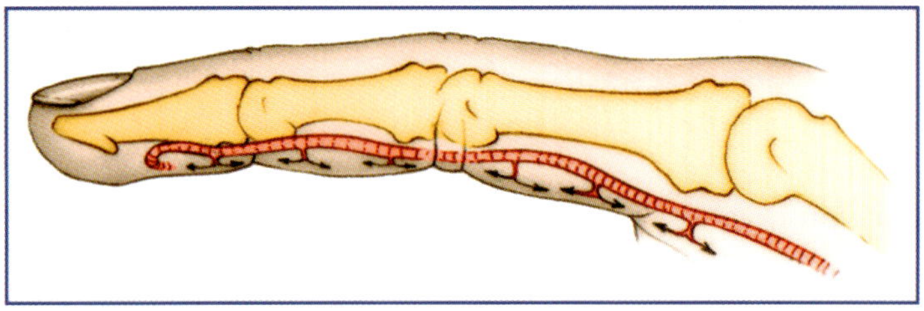

Figura 9.40 Vascularización arterial de la cara palmar de los dedos.

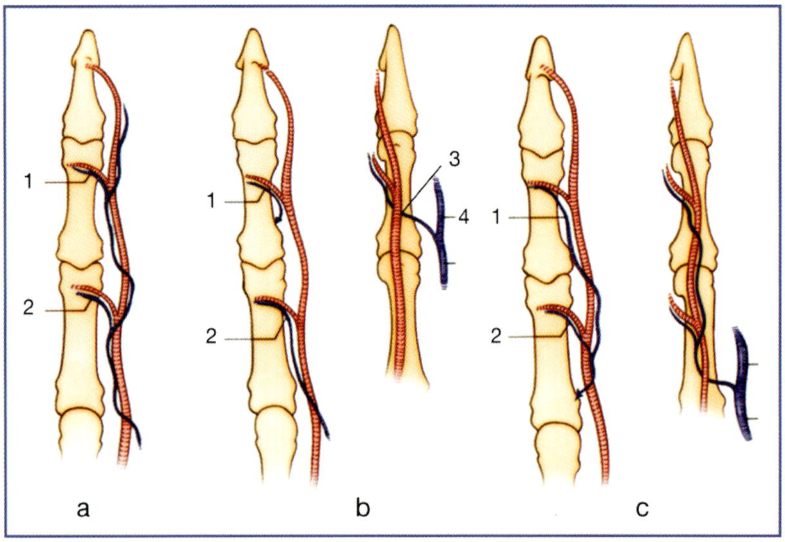

Figura 9.41 Sistema venoso profundo (venas satélites de las arterias colaterales palmares).

a Tipo 1: Sistema venoso profundo continuo. 1: Arco venoso anastomótico distal; 2: Arco venoso anastomótico proximal.

b Tipo 2: Sistema venoso profundo proximal. El arco venoso profundo distal drena directamente en la red dorsal (4) por medio de ramas comunicantes oblicuas (3).

c Tipo 3: El sistema venoso profundo segmentario está presente solo entre dos arcos anastomóticos (1) y (2).

la totalidad del volumen tisular pretendinoso. Esta disposición tridimensional, junto con la riqueza valvular, lo convierte en un sistema capacitivo que se comporta como una verdadera "esponja vascular". En caso de desvascularización, la caída del tono, que se traduce clínicamente por un colapso del pulpejo, proviene del vaciado de esta red palmar de vénulas.

La inervación de la cara palmar de los dedos proviene, como en el pulpejo, de los nervios colaterales palmares. Sin embargo, solo si se dispone de un pulpejo normalmente sensible, las exigencias en materia de sensibilidad discriminativa en este segmento digital palmar medio serán menores.

Injerto de piel para la cobertura de las pérdidas de sustancia del segmento mediodigital palmar

Condiciones de utilización

La utilización de un injerto de piel es posible en situación de urgencia siempre y cuando se disponga de un subsuelo adecuado. Una pérdida de sustancia superficial que exponga simplemente el tejido graso subcutáneo es una buena indicación para la cobertura mediante un injerto de piel. De la misma manera, teóricamente es posible proteger y recubrir el pedículo colateral expuesto en algunos milímetros, pero intacto, con un simple injerto de piel, e, incluso, una vaina de flexores que, si está intacta, conserva su vascularización normal. En cambio, si ese mismo pedículo colateral viene de ser reparado mediante microcirugía, si la vaina de los flexores está abierta y con más razón si los tendones flexores han sido reparados, ya no es posible recurrir a un injerto y, por lo tanto, se impone una cobertura mediante un colgajo local.

Tipos de injerto y sitios dadores

Injerto de piel fina

La utilización de injertos de piel fina en la cara palmar de los dedos debe descartarse. La reinervación mediocre queda en un segundo plano al lado de la retracción sistemática, que constituye una discapacidad mayor. Esta retracción conducirá a un flexo de las articulaciones interfalángicas. Por lo tanto, para esta región recurriremos a los injertos de piel de mediano espesor o de piel total.

Injerto de piel total

Si los injertos de piel de espesor intermedio tomados en la región hipotenar son muy utilizados para las pequeñas pérdidas de sustancia, es preferible recurrir a un injerto de piel total cuando se trata de cubrir una zona extensa correspondiente a una o, inclusive, a dos unidades funcionales adyacentes (Figura 9.42). Estas circunstancias se nos presentan en raras ocasiones en situación de urgencia. El sitio dador debe ser lampiño y accesible en el curso de una anestesia locorregional, es decir situado sobre el mismo miembro superior. Nosotros hemos abandonado la toma de los injertos de piel total en pliegue del codo o en el pliegue palmar de flexión de muñeca, en razón de las secuelas estéticas y, a veces, funcionales que solían producirse. La región inguinal necesita de una anestesia general, por lo tanto, lo más frecuente es que los injertos de piel de pequeña superficie necesarios en la urgencia, se obtengan en general de la cara interna del brazo (Figura 9.43).

La zona dadora se convierte en una elipse al término de la toma y, luego, se cierra con una sutura simple (Figura 9.44). Antes de utilizar el injerto se procede a desgrasarlo cuidadosamente.

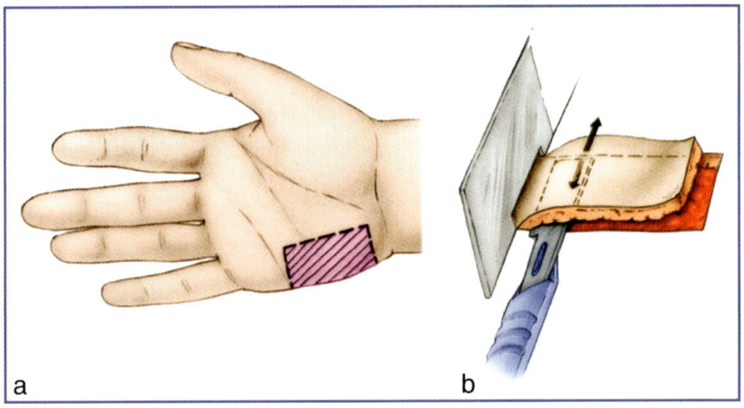

Figura 9.42 Toma de un injerto de piel de espesor intermedio de la región hipotenar.
a Sitio dador.
b Técnica de obtención .

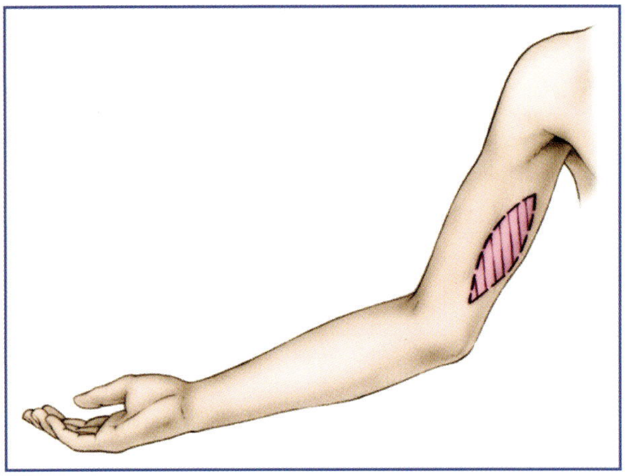

Figura 9.43 Sitio dador de los injertos de piel total.

Realización técnica

Cuando la pérdida de sustancia es extensa y próxima a los límites de la unidad cutánea funcional, es preferible extender esta pérdida de sustancia para darle las dimensiones exactas de las unidades funcionales. El injerto se coloca por medio de puntos separados. Subrayamos que es indispensable, para definir las dimensiones exactas del injerto, posicionar el dedo a injertar en máxima extensión de las interfalángicas. De este modo se evitará subestimar la dimensión que debe darse al injerto de piel total. Este se aplica sobre la zona subyacente con un apósito de gasa suturado.

Debe realizarse una férula que garantice la estricta inmovilización del dedo durante diez días, ya que son los necesarios para que prenda el injerto (Figura 9.45).

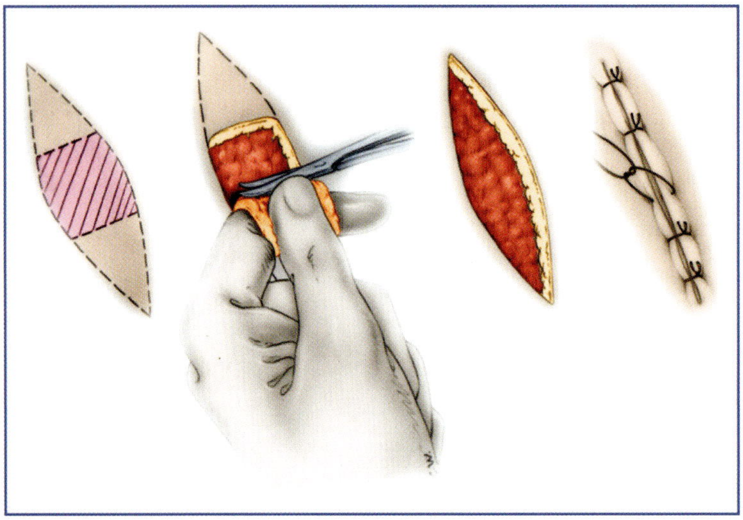

Figura 9.44 Técnica de obtención de un injerto de piel total.

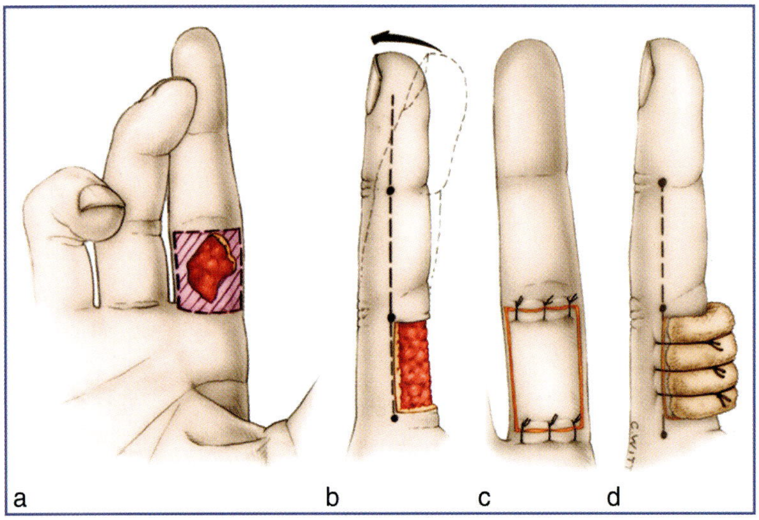

Figura 9.45 Utilización de un injerto de piel total para el segmento mediodigital palmar.

a Escisión hasta los límites de la unidad funcional cutánea.

b Colocación del dedo en extensión antes de definir el tamaño de la zona donde se va a injertar.

c Sutura del injerto.

d Colocación de un miniapósito de gasa suturado.

Colgajos cutáneos homodigitales para la cobertura del segmento mediodigital palmar

La obtención de un colgajo de cobertura proveniente del mismo dedo herido es siempre que sea posible y realizable, la solución ideal, por lo que este tipo de colgajo será utilizado de primera intención.

Colgajo de Hueston

Ya se lo ha descrito en el capítulo consagrado a la reconstrucción del pulpejo, destino por el que fue concebido por su autor[46]. Sin embargo, es muy útil igualmente para la reconstrucción de las pequeñas pérdidas de sustancia palmar (Figura 9.46 y 9.47). En esta aplicación, se trata de un auténtico colgajo sobre un "eje", ya que su charnela incluye uno de los dos pedículos colaterales palmares, preservados en continuidad. Las consideraciones sensitivas quedan aquí en un segundo plano (en la medida que el pulpejo permanezca sensible), por lo que la elección del lado de la charnela se realiza en función de la topografía del defecto y de la existencia de una eventual lesión pedicular asociada. El primer pedículo que se encuentra al efectuar la disección se deja en profundidad; es preferible pasar a distancia de los elementos vasculares y nerviosos, y dejarlos cubiertos de tejido celular subcutáneo. El sitio dador se injerta con piel de espesor intermedio tomada de la eminencia hipotenar. Se observa finalmente que, si la localización del defecto así lo exige, es perfectamente concebible utilizar este colgajo como colgajo de retroceso, sin modificar su principio ni el modo de vascularización (*v.* Figura 9.46 f)

Colgajo laterodigital

La cara lateral de un dedo puede servir como sitio dador para un colgajo de transposición. La riqueza vascular local permite la disección de un colgajo largo y angosto con buena fiabilidad. Se debe destacar que no se trata de un colgajo

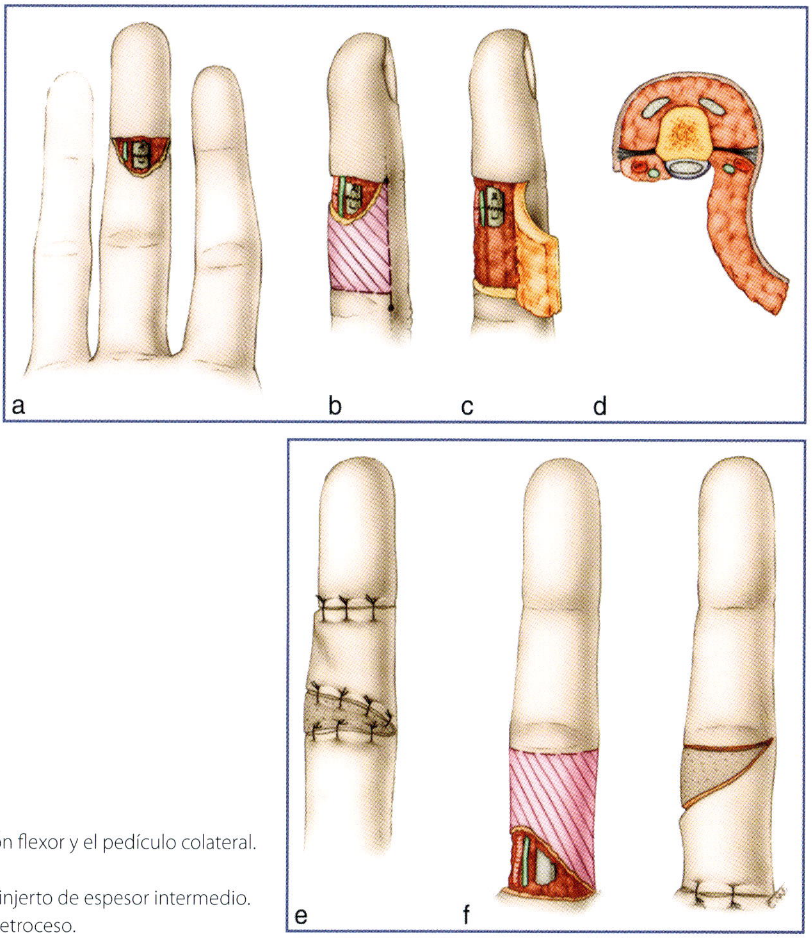

Figura 9.46 Colgajo de Hueston.
a Pérdida de sustancia inicial con exposición del tendón flexor y el pedículo colateral.
b-d Disección del colgajo.
e Avance y cobertura del sitio dador por medio de un injerto de espesor intermedio.
f Utilización del colgajo de Hueston como colgajo de retroceso.

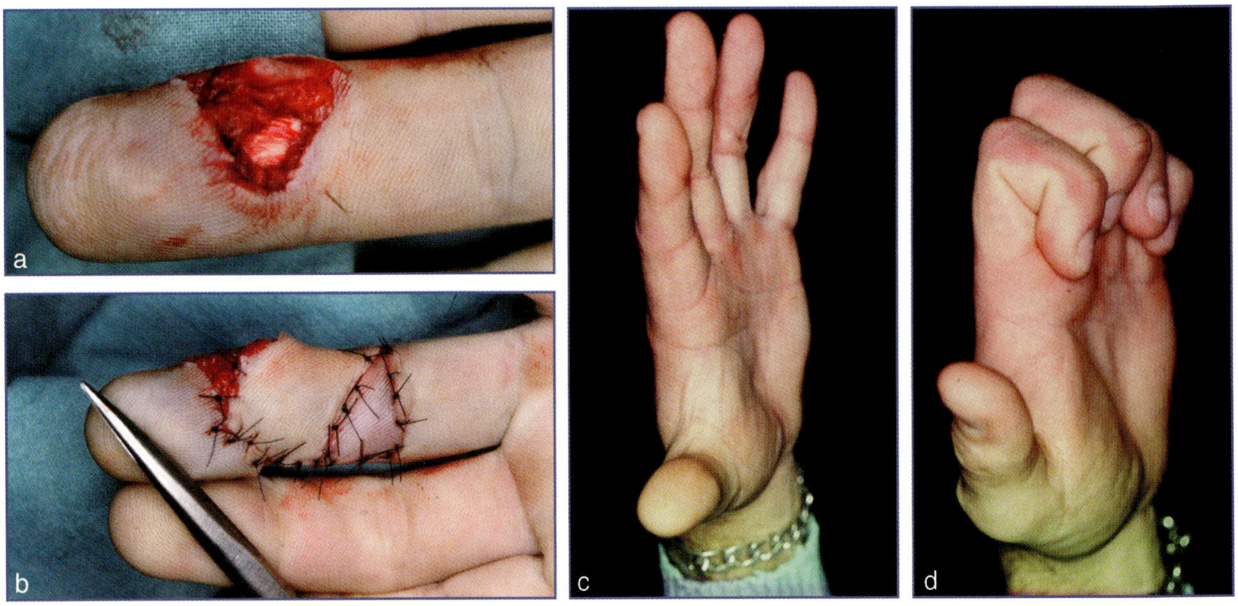

Figura 9.47 Colgajo de Hueston.
a Pérdida de sustancia inicial.
b Resultado peroperatorio.
c, d Resultado final.

sobre un eje, ya que en el espesor del colgajo no se incluye el pedículo colateral palmar. La supervivencia de este tipo de colgajo depende únicamente de la riqueza del plexo dérmico y subdérmico. Numerosos autores, entre ellos Boyes[4], Bunnel[11] y Colson[17] propusieron y describieron los principios técnicos de este colgajo. En la práctica se lo ha utilizado ampliamente en la corrección secundaria de las bridas cicatriciales palmares y comisurales. El papel que desempeña este colgajo en situación de urgencia es más limitado, como se verá más adelante. En la piel, este se traza según un eje que puede superponerse a la línea mediolateral, por lo tanto, está situado en la frontera entre los tegumentos palmares y dorsales. Su límite distal está representado por el tercio distal de la falange media. Hacia proximal, la incisión dorsal se detiene en el pliegue de flexión de la base del dedo, en tanto que la incisión palmar puede, si la rotación lo exige, desbordar algunos milímetros sobre la palma de la mano. La incisión dorsal expone el ligamento de Cleland, que debe incidirse sobre todo el largo del colgajo, con el objeto de poder levantarlo. Se levanta entonces el colgajo de distal a proximal y se deja en la profundidad el pedículo vasculonervioso colateral. Cuando la disección alcanza la zona de la comisura, conviene individualizar una vena, siempre presente en esta zona, que garantice el retorno venoso del colgajo desde la comisura hasta el eje venoso dorsal intermetacarpiano correspondiente. Terminada la disección, el colgajo pivotea sobre su charnela cutánea proximal y, luego de una rotación de 90°, es capaz de cubrir una pérdida de sustancia proximal de la falange basal. El sitio dador es recubierto con un injerto de piel de mediano espesor, tomado con la lámina de Andersen, de la zona hipotenar. Colson recomienda, antes de colocar el injerto, atravesar la incisión palmar con una incisión oblicua que permita la rotación de un pequeño colgajo triangular[17] (Figura 9.48).

La aplicación de este colgajo en la urgencia está reservada para los defectos traumáticos de la falange basal. El ancho del tejido disponible no puede exceder los 10 mm. Por lo tanto, parece la solución ideal para las pérdidas de sustancias angostas, proximales y de forma rectangular.

Colgajo en "isla" vascular basado en la arteria colateral palmar

La utilización de colgajos cutáneos en "isla" vascularizados por la arteria colateral palmar ha sido ampliamente expuesta y defendida en la sección de la reconstrucción del pulpejo. La utilización de una arteria y de un nervio colateral palmar parecía estar solo justificado para la reconstrucción del pulpejo. Posteriormente, varios autores propusieron realizar algunas modificaciones en estas islas neurovasculares, con el fin de reducir la morbilidad del sitio dador y, por consecuencia, extender sus indicaciones. Así, es posible disecar un colgajo en "isla", no ya de piel palmar, si no de piel dorsal (Büchler[12]), y aprovechar la participación de la arteria colateral palmar en la vascularización dorsal de los dedos largos. Rose propone una modificación similar, donde el colgajo en "isla" se sitúa en la segunda falange[70]. De forma romboidal,

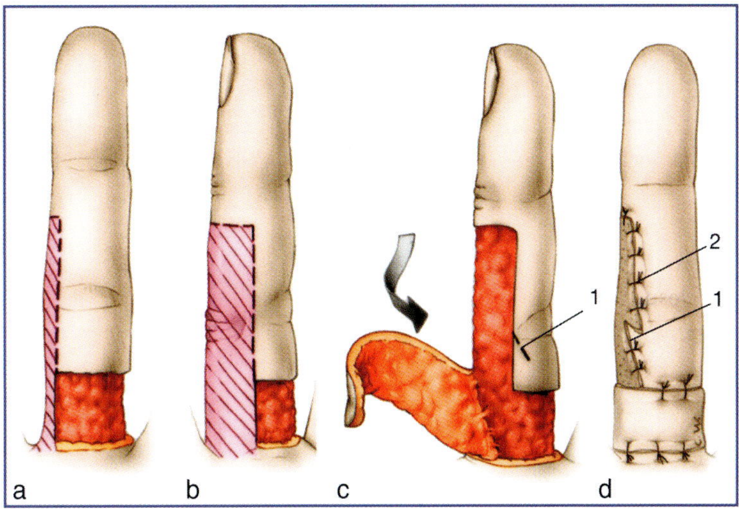

Figura 9.48 Colgajo laterodigital.
a, b Diseño del colgajo.
c Disección. (1): Contraincisión.
d Rotación del colgajo: Cobertura del sitio dador con un injerto de piel (2) tras la rotación de un pequeño colgajo triangular (1).

este colgajo es mixto, compuesto por partes iguales de piel palmar y dorsal. La geometría de estos colgajos reduce la morbilidad de una toma de tejido palmar o del pulpejo, tal como se efectúa en la disección de un colgajo de Littler. Por otra parte, el pedículo de estos colgajos "arteriales" no incluye el nervio colateral palmar, que se deja en profundidad para evitar la molesta anestesia del hemidedo.

Así definidos, estos colgajos disponen de un largo pedículo que permite su utilización ya sea de forma homodigital como heterodigital. Incluso, pueden ser utilizados también en forma de colgajos con circulación invertida, alimentados a contracorriente por los arcos anastomóticos entre las dos arterias colaterales. Por último, es posible disecar indistintamente ambos lados del dedo y en cualquiera de los dedos. El arco de rotación es extenso y, por lo tanto, su utilización ha sido propuesta tanto en la cara palmar como en la cara dorsal. Sin embargo, aun con estas modificaciones, esta técnica comporta un sacrificio deliberado de una arteria colateral digital, por lo que rechazamos formalmente el uso en primera intención de este colgajo para la cobertura del segmento mediodigital palmar (y a *fortiori* para la cara dorsal). Siempre que sea posible, preferimos un colgajo *cross-finger* clásico o un colgajo tomado del dorso de la mano. Solo se puede justificar su uso en las raras situaciones donde no se disponga del dedo vecino o no pueda tomarse ningún colgajo dorsal (Figura 9.49).

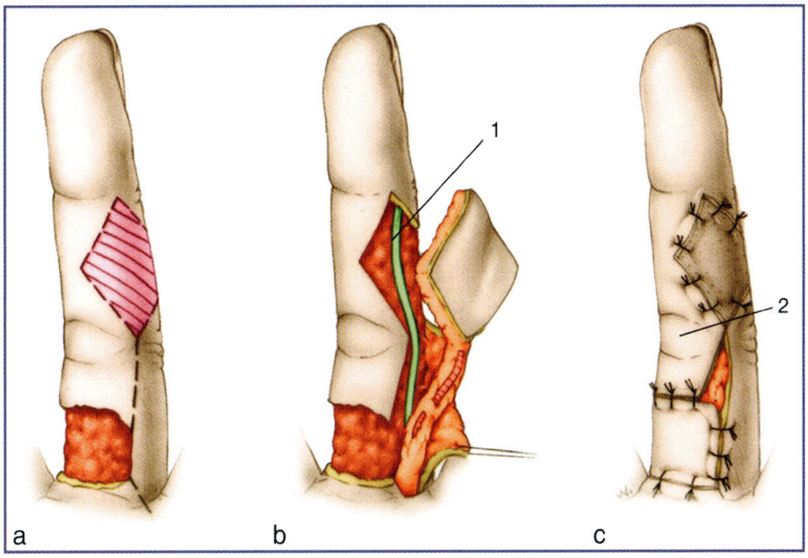

Figura 9.49 Colgajo en "isla" sobre la arteria colateral palmar.
a Diseño del colgajo.
b Disección: el nervio colateral palmar (1) se deja en profundidad.
c El despegamiento de la valva cutánea (2) permite alojar el pedículo del colgajo. Cobertura del sitio dador por medio de un injerto.

Colgajos cutáneos heterodigitales para la cobertura del segmento mediodigital palmar

Colgajo *cross-finger*

La utilización de la cara dorsal de un dedo vecino para obtener la cobertura del segmento mediodigital palmar, a través de un colgajo con pedículo temporal, sigue siendo una solución legítima (Figuras9.50 y 9.51).

Desde el punto de vista técnico, el colgajo es de forma rectangular y adopta, idealmente, toda la superficie de la unidad funcional cutánea dorsal. Por esto, las secuelas estéticas en el dedo dador son aceptables. Puede tomarse indistintamente de la falange basal o de la medial, según sea necesario reparar la primera o la segunda falange del dedo adyacente. También es posible, si las dimensiones del defecto así lo exigen, tomar este colgajo conjuntamente de ambas falanges. El límite lateral está representado, en el lado opuesto de la charnela, por la línea mediolateral. Tanto proximal como distalmente, los límites son los de la unidad cutánea funcional y evitar, si es posible, tomar la piel dorsal que cubre las interlíneas articulares interfalángicas. En esta zona, la piel dorsal es muy fina y presenta un relativo exceso de longitud, que absorbe la flexión digital y que sería peligroso suprimir. El colgajo es separado de los planos subyacentes representados por el peritendón del aparato extensor. Este plano de deslizamiento está ricamente vascularizado y ofrece un lecho receptor satisfactorio para el injerto. En los márgenes proximal y distal del colgajo, se debe efectuar la hemostasia mediante ligadura de las venas de la red dorsal superficial.

La disección se detiene al llegar a la línea mediolateral y marca el límite de la charnela. En este punto, conviene incidir en la charnela, la aponeurosis que une la piel al periostio y al peritendón del extensor. Una vez realizada esta incisión, se identifica el pedículo subyacente y se obtiene una ganancia sustancial en el ancho del colgajo disponible. Luego, el colgajo pivotea sobre su charnela y se aplica sobre el sitio receptor, donde es finalmente posicionado mediante puntos separados. Para cubrir el sitio dador, se utiliza un injerto de piel de espesor intermedio, tomado con un dermatomo de la cara anterior del antebrazo. La piel hipotenar, demasiado rígida, no se adapta bien a este sitio receptor. La liberación del colgajo se realiza al cabo de quince días de la intervención mediante la simple sección de la charnela. Un diseño adecuado del colgajo durante su concepción, permite evitar cualquier tensión en la charnela y autoriza la movilización conjunta de los dedos dador y receptor, recubiertos por un vendaje en sindactilia. Con esta precaución, la rigidez del dedo dador será moderada al momento de la separación y cederá con medidas de reeducación y la utilización de algún dispositivo. Por lo tanto, dentro de la jerarquía de elección, este colgajo será utilizado en primer lugar, antes de proceder a soluciones más complejas y costosas, como los colgajos vascularizados por la arteria colateral palmar descritos anteriormente.

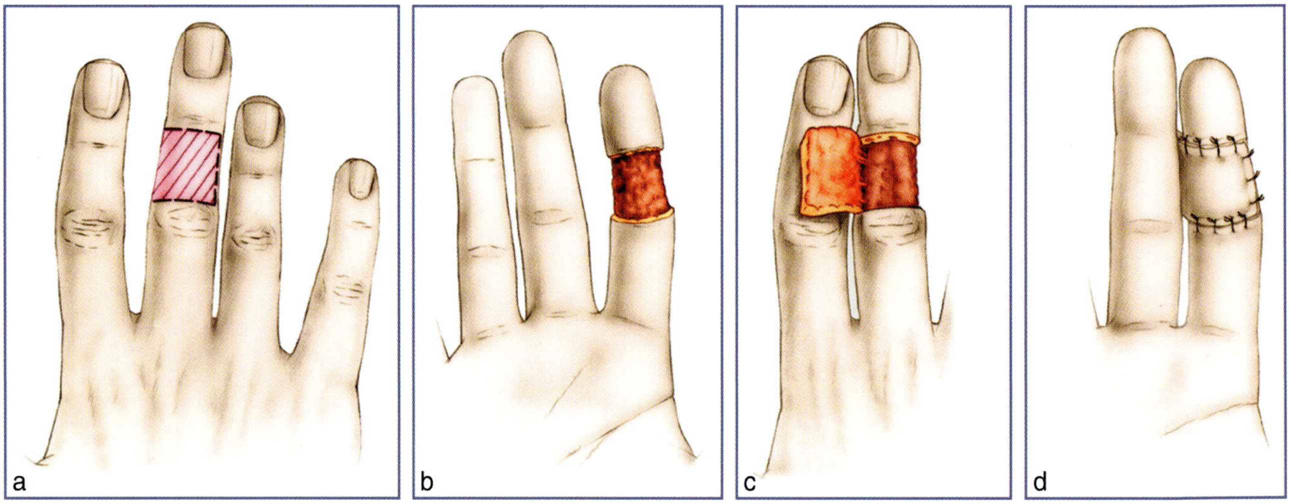

Figura 9.50 Colgajo *cross-finger* para la cobertura palmar.
a Sitio dador.
b Sitio receptor.
c Despegamiento del colgajo del plano del extensor.
d Sutura *in situ*.

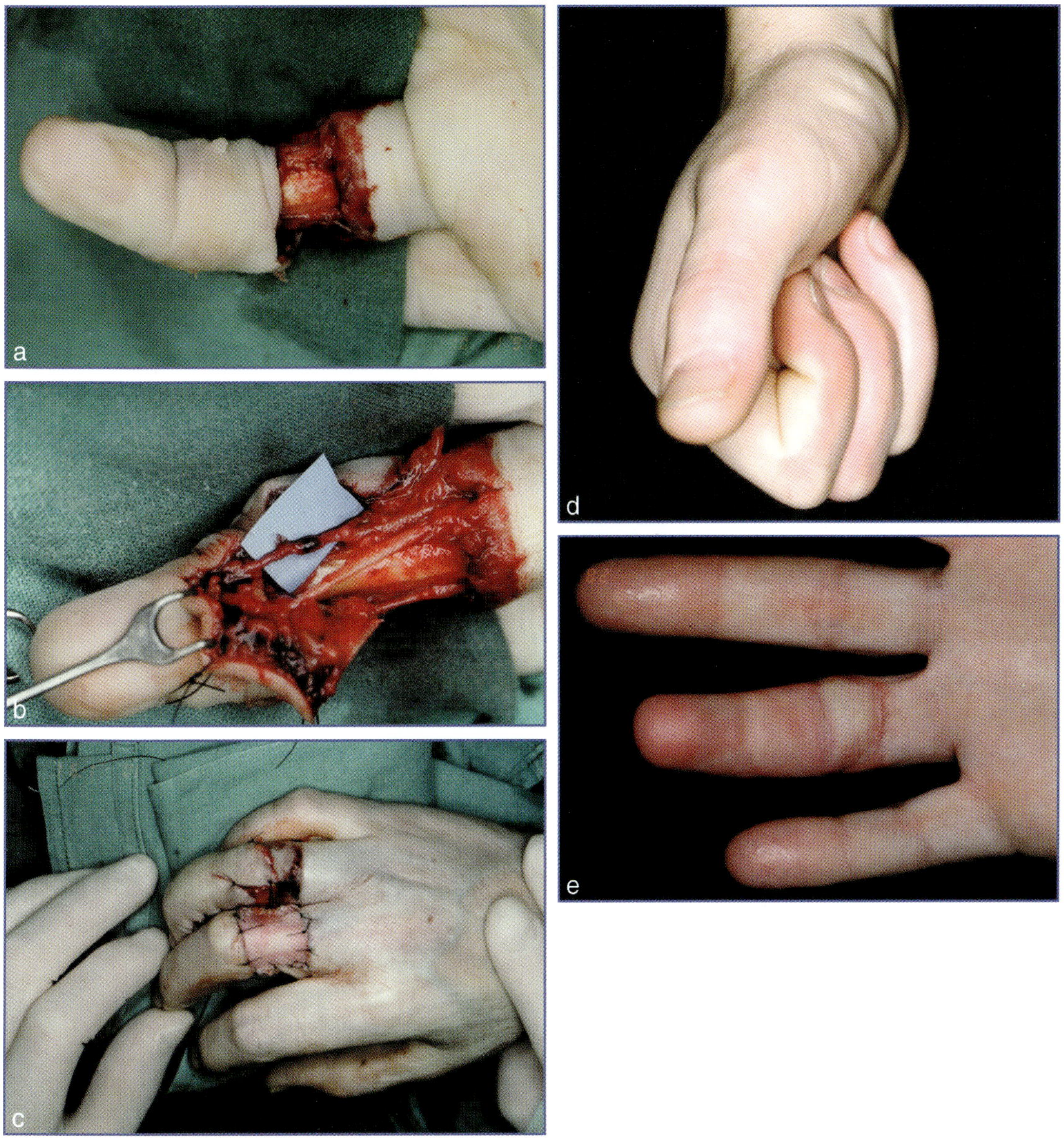

Figura 9.51 Utilización del colgajo *cross-finger*.
a Dedo de "alianza".
b Exposición de los elementos pediculares.
c Colgajo *cross-finger* 3-4.
d, e Resultados.

Colgajo en "isla" de piel dorsal para la cobertura del segmento mediodigital palmar

Cuando un colgajo local de tipo Hueston o laterodigital no puede ser realizado o es insuficiente, cuando el dedo vecino está herido y no se halla disponible para la realización de un colgajo *cross-finger*, se puede recurrir a la cobertura del defecto por medio de un colgajo en "isla" tomado de la cara dorsal. En su versión con pedículo directo, que será presentado en primer lugar, estos colgajos no pueden pretender sobrepasar el pliegue de flexión palmar de la IFP. Con esta limitación y, en el marco estricto de sus indicaciones que detallaremos, estos colgajos ofrecen una valiosa solución para la cobertura de la cara palmar. Las bases anatómicas precisas y los detalles técnicos concernientes a estos colgajos serán descritos, junto con los procedimientos de reconstrucción dorsal, para los que fueron prioritariamente destinados.

Colgajo en "barrilete" (Foucher)[32, 35, 64]

Reservado principalmente a la reconstrucción dorsal del pulgar, este colgajo puede representar una solución de cobertura en el plano palmar de este dedo. Ya hemos visto que se trata de una solución "mediocre" para la reconstrucción del pulpejo. En cambio, es un medio de cobertura muy apropiado de la primera falange, sobre todo, si el pulpejo conserva una sensibilidad normal (Figura 9.52). La tunelización se realiza sobre la cara dorsal de la primera comisura, lo que permite llevar el colgajo hasta la cara palmar del pulgar.

Otros colgajos en "islas" de piel dorsal con pedículo directo para la cobertura del segmento mediodigital palmar

Cuando un colgajo en "barrilete" es imposible de realizar (por ejemplo, en caso de amputación proximal del índice), se puede disecar un colgajo en "isla" similar, esta vez vascularizado por la segunda arteria intermetacarpiana dorsal[25,26]. Se debe utilizar aquí el artificio del descruzamiento con el aparato extensor si se quiere disponer de una longitud pedicular suficiente para alcanzar la cara palmar del pulgar (Figura 9.53). Fuera del pulgar, estos mismos colgajos en "isla" de procedencia dorsal pueden ser utilizados para la cobertura del segmento digital palmar de los dedos largos. La toma del injerto puede realizarse en la cara dorsal del dedo adyacente.

Fuera de los ya mencionados colgajos en "barrilete" y colgajo en "isla" del segundo espacio, el tercer y cuarto espacios también se prestan para la realización de colgajos en "islas" dorsales. Sin embargo, para estos dos espacios cubitales (tercero y cuarto), las consideraciones anatómicas locales imponen disecar un colgajo con "pedículo corto". Hay que considerar dos factores para determinar el arco de rotación de estos colgajos. El primero es el límite distal del colgajo que, en la zona dorsal, está representado por el pliegue de extensión de la IFP. El segundo factor es la torsión axial de 180° del pedículo y su trayecto comisural que limita aún más su largo útil. Por lo tanto, estos colgajos no pueden pretender recubrir toda la superficie palmar de una falange. En cambio, ellos representan una solución adicional para la cara lateral de la primera falange y la región palmar de la articulación metacarpofalángica.

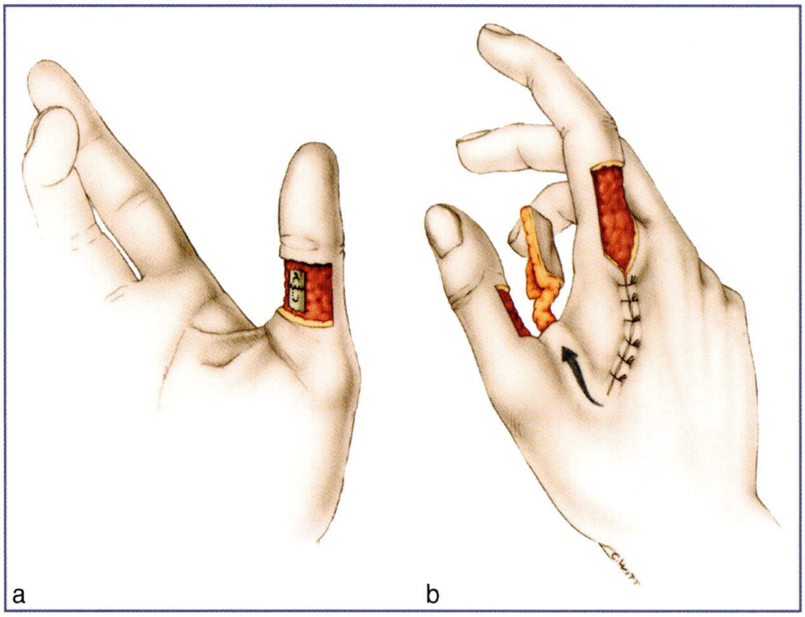

Figura 9.52 Utilización del colgajo en "barrilete" para la cobertura del segmento mediodigital palmar del pulgar.
a Pérdida de sustancia que expone la sutura del flexor largo del pulgar.
b Tunelización en la cara dorsal de la primera comisura.

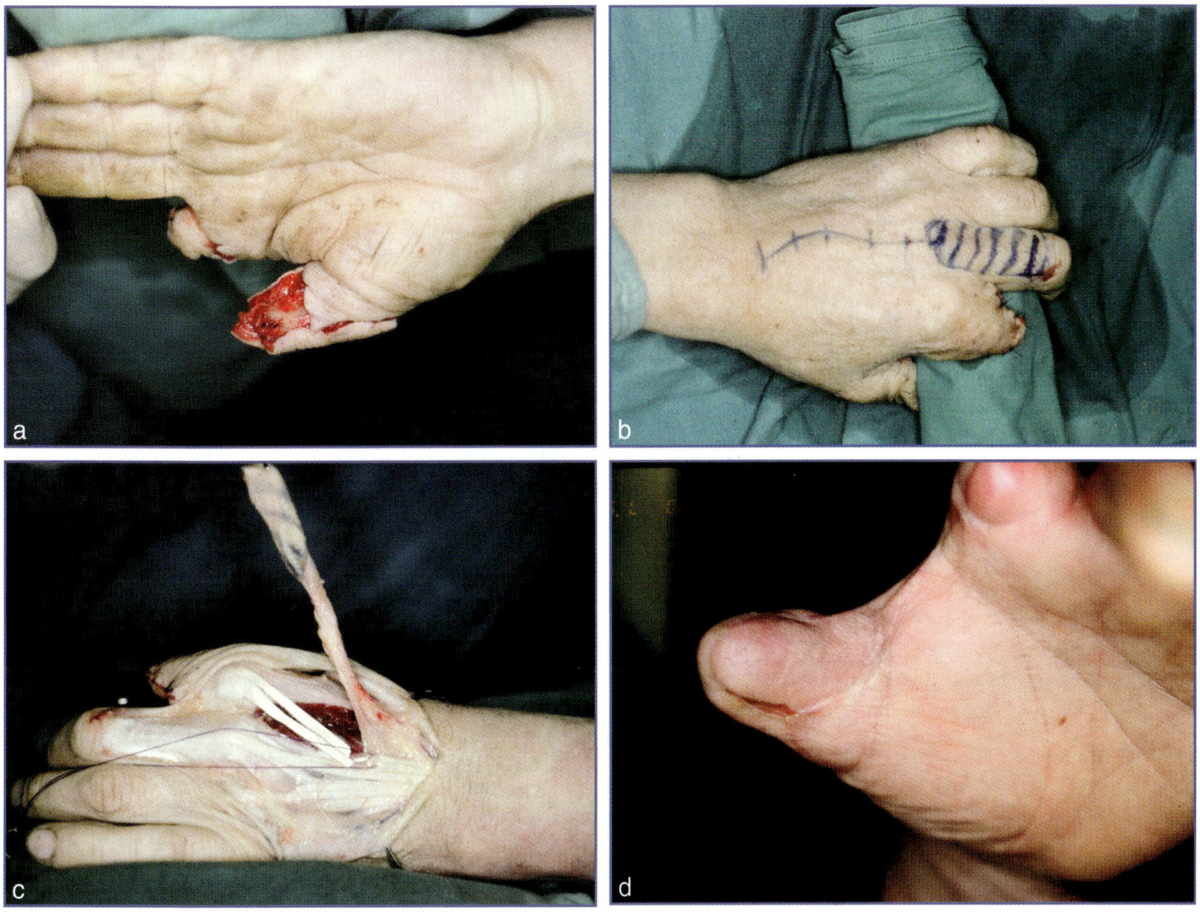

Figura 9.53 Utilización de una "isla" sensible dorsal tomada en el segundo espacio para la cobertura de la primera falange del pulgar.
a Mutilación conjunta del pulgar y el índice.
b Disección de una "isla" sensible sobre el segundo espacio intermetacarpiano dorsal.
c Descruzamiento obtenido mediante la sección del aparato extensor.
d Resultado.

Colgajos en "islas" de origen palmar con circulación invertida para la cobertura del segmento mediodigital palmar

Colgajo tenariano pediculado

Ya hemos mencionado que el colgajo tenariano, en su versión libre, puede ser utilizado para la cobertura de las pequeñas pérdidas de sustancia del pulpejo, pero también puede utilizarse una versión en "isla" con pedículo distal para la cobertura de las pérdidas de sustancia palmar proximal del pulgar, del índice y accesoriamente de la cara palmar de la mano en su mitad cubital (Figura 9.54).

Bases anatómicas

Las bases anatómicas de este colgajo ya fueron descritas precedentemente. En su versión en "isla" con pedículo distal, el colgajo aprovecha la presencia de conexiones anastomóticas entre la arteria radiopalmar y las ramas de la arcada palmar superficial[75].

Técnica quirúrgica

Se identifica el trayecto de la arteria nutricia (arteria radiopalmar, rama superficial de la arteria radial) mediante el uso de un Doppler y se sigue su trayecto en el compartimiento de los músculos tenares. Se trazan los límites del colgajo sobre la piel, en forma de elipse, con su eje mayor paralelo al pliegue tenariano. Las dimensiones máximas oscilan en el orden de los 4 cm a 6 cm de largo, por un ancho aproximado de 3 cm a 4 cm. El ángulo distal del colgajo está situado en un punto próximo al trayecto de la arcada palmar superficial. La disección comienza por individualizar el pedículo arterial proximal, exactamente como

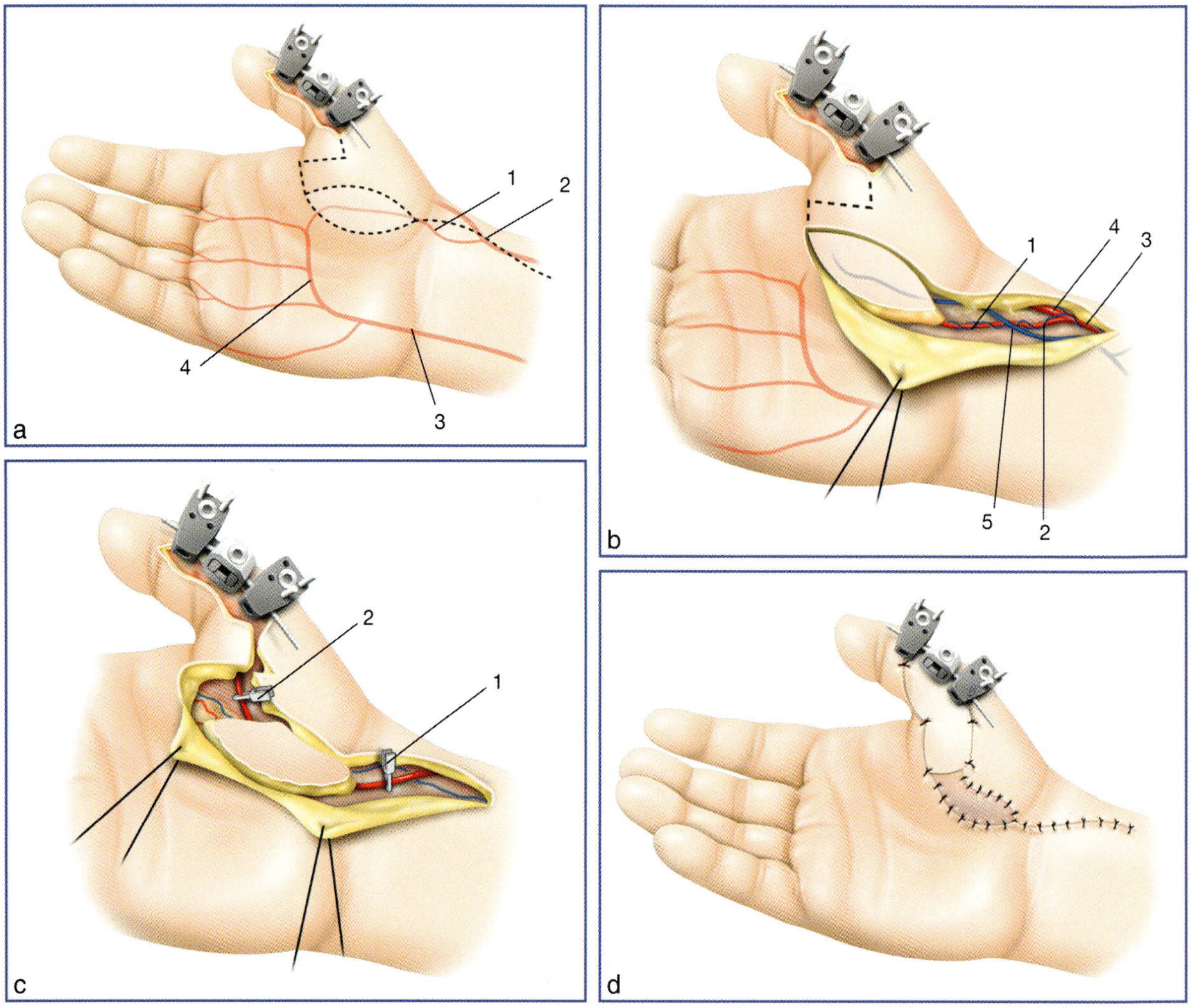

Figura 9.54 Utilización de un colgajo tenariano en "isla" con pedículo distal para la cobertura del segmento mediodigital.

a Trazado de los límites del colgajo. El punto de rotación se ubica próximo a la arcada palmar superficial. 1: Arteria radiopalmar (rama de nutricia del colgajo); 2: Arteria radial; 3: Arteria cubital; 4: Arcada palmar superficial.

b Disección del pedículo proximal: la arteria radiopalmar, rama de la arteria radial, es seguida hasta el ángulo proximal del colgajo. 1: Arteria radiopalmar; 2: Venas satélites de la arteria radiopalmar; 3: Arteria radial; 4: Venas satélites de la arteria radial; 5: Vena eferente del colgajo.

c Pruebas de clampeo sobre las anastomosis distales. El primer clamp se coloca proximalmente, sobre la arteria radiopalmar (1), el segundo se ubica sobre las conexiones anastomóticas con la red palmar del pulgar (2). El colgajo está ahora alimentado únicamente por las conexiones distales con la arcada palmar superficial (3).

d Posicionamiento del colgajo *in situ*. Después de seccionar definitivamente la arteria radiopalmar en proximal, el colgajo puede bascular sobre su punto de rotación distal. El sitio dador será cubierto con un injerto de piel.

si se tratara de la disección de un colgajo libre. Se aísla el pedículo con una banda de silicona (*vessel loop*) en vista de las pruebas de "clampeo" que se realizarán más adelante. La disección se continúa levantando el colgajo de proximal a distal según las mismas etapas técnicas que las utilizadas para levantar el colgajo a pedículo proximal. Seguiremos el trayecto de la arteria nutricia que, por supuesto, se hace más profunda, intramuscular. En esta variante destinada a ser disecada en "isla" con pedículo distal, el objetivo es seguir a esta arteria sobre toda la extensión del colgajo hasta su ángulo distal y preservar en el curso de su disección todas las ramas colaterales encontradas hasta haber reparado la que será la rama anastomótica. En el ángulo distal del colgajo, puede ser prudente preservar una charnela de tejido celular subcutáneo destinada a mejorar el retorno venoso de la isla cutánea. La etapa decisiva de la disección de este bloque en "isla" distal está representada por el inventario de las comunicaciones anastomóticas. Se pueden encontrar conexiones con la arcada palmar superficial o con la red vascular palmar del pulgar. A veces, los dos tipos de conexiones pueden coexistir y, así, conferirle al colgajo dos puntos potencialmente distintos de pivotes. La realización de las pruebas de "clampeo" es la solución técnica que permite optimizar la utilización de este colgajo en su variante pediculada distal. Se coloca un *clamp* de microcirugía sobre la arteria nutricia en el ángulo proximal del colgajo y se libera el manguito hemostático para juzgar la eficiencia de las anastomosis distales. Incluso es posible, en caso de un sistema anastomótico doble, evaluar selectivamente cada uno de los dos sistemas de comunicación. Una vez concluido este "clampeo" con éxito, se procede a efectuar, en la zona proximal del colgajo, la sección de la arteria nutricia entre dos ligaduras. Al contrario, si estas pruebas resultan negativas, es posible transformar este colgajo en "isla" en un colgajo libre, basado en su pedículo proximal.

Arco de rotación

Teniendo en cuenta el diseño y la localización de su punto de rotación, este colgajo es potencialmente utilizable para recubrir los defectos del segmento digital medio del índice, del tercer dedo o del pulgar (Figura 9.55). Sin embargo, la zona palmar del pliegue de flexión de la IFP es difícil de alcanzar. Con este colgajo también es posible cubrir las pérdidas de sustancia de la palma de la mano, sobre todo en su mitad cubital, por lo que para esta indicación, el colgajo tenariano con circulación invertida entra en competencia con los colgajos pediculados tomados del antebrazo (colgajo "chino" o interóseo posterior).

Reconstrucción de las pequeñas pérdidas de sustancia dorsal

En esta sección trataremos la reconstrucción de las pequeñas pérdidas de sustancia digital dorsal, desde la región de las metacarpofalángicas hasta el límite distal de la uña. El tratamiento de las lesiones dorsales de la falange distal será desarrollado más adelante en el capítulo sobre las reconstrucciones ungueales. La cara dorsal de los dedos está recubierta de una piel fina, móvil y particularmente vulnerable. Cuando la mano sujeta una herramienta, la cara palmar de los dedos está, en virtud de la prensión, relativamente protegida. La cara dorsal, en cambio, está muy expuesta y las lesiones multidigitales no son infrecuentes. Debido a la delgadez del revestimiento cutáneo, son muy frecuentes las lesiones complejas que asocian, además de la pérdida de sustancia cutánea, lesiones óseas, tendinosas o articulares. Como se verá más adelante, la cobertura cutánea ideal debe permitir la reconstrucción simultánea de las lesiones asociadas y ser compatible con una movilización precoz.

Anatomía

Tegumentos

La cara dorsal de los dedos está cubierta de una piel fina y móvil. En las proximidades de las interlíneas articulares (IFP, IFD y en menor medida la MF) existe un exceso relativo de piel que da como resultado un plegado característico (Figura 9.56).

Este exceso cutáneo es absorbido durante los movimientos de flexión activa de los dedos y habrá, entonces, que resistir a la tentación de utilizar este capital cutáneo para cerrar una pérdida de sustancia cutánea digital dorsal. Del mismo modo, toda cicatriz fibrosa retráctil que atraviese la cara dorsal de los dedos es susceptible de comprometer la capacidad de flexión. El límite de la piel dorsal está representado por la zona dérmica de inserción del ligamento de Cleland[15]. Bajo los planos cutáneos propiamente dichos existe una capa de tejido celular subcutáneo que participa en la constitución del panículo adiposo, el cual se vuelve más escaso en las zonas adyacentes a las articulaciones IFP e IFD. Como se verá, resulta difícil utilizar estas regiones para la realización de colgajos desepidermizados reversos (*cross-finger* invertido). El peritendón del aparato extensor es el segundo elemento del sistema de deslizamiento de la cara dorsal de los dedos. Este está ricamente vascularizado y es, como veremos, un excelente lecho receptor para un injerto dermoepidérmico.

Al igual que en la cara palmar de los dedos, es crucial tener en cuenta los límites de las unidades cutáneas funcionales en el momento de realizar un colgajo o de planificar una incisión. La Figura 9.57 establece la topografía, en la cara dorsal, de estas unidades funcionales.

Vascularización cutánea del segmento digital dorsal

El pulgar y los dedos largos se distinguen por las características de su vascularización dorsal. Ya hemos visto que la cara dorsal del pulgar dispone de una autonomía vascular que autoriza la realización de colgajos palmares bipediculados sin riesgo de necrosis dorsal[71].

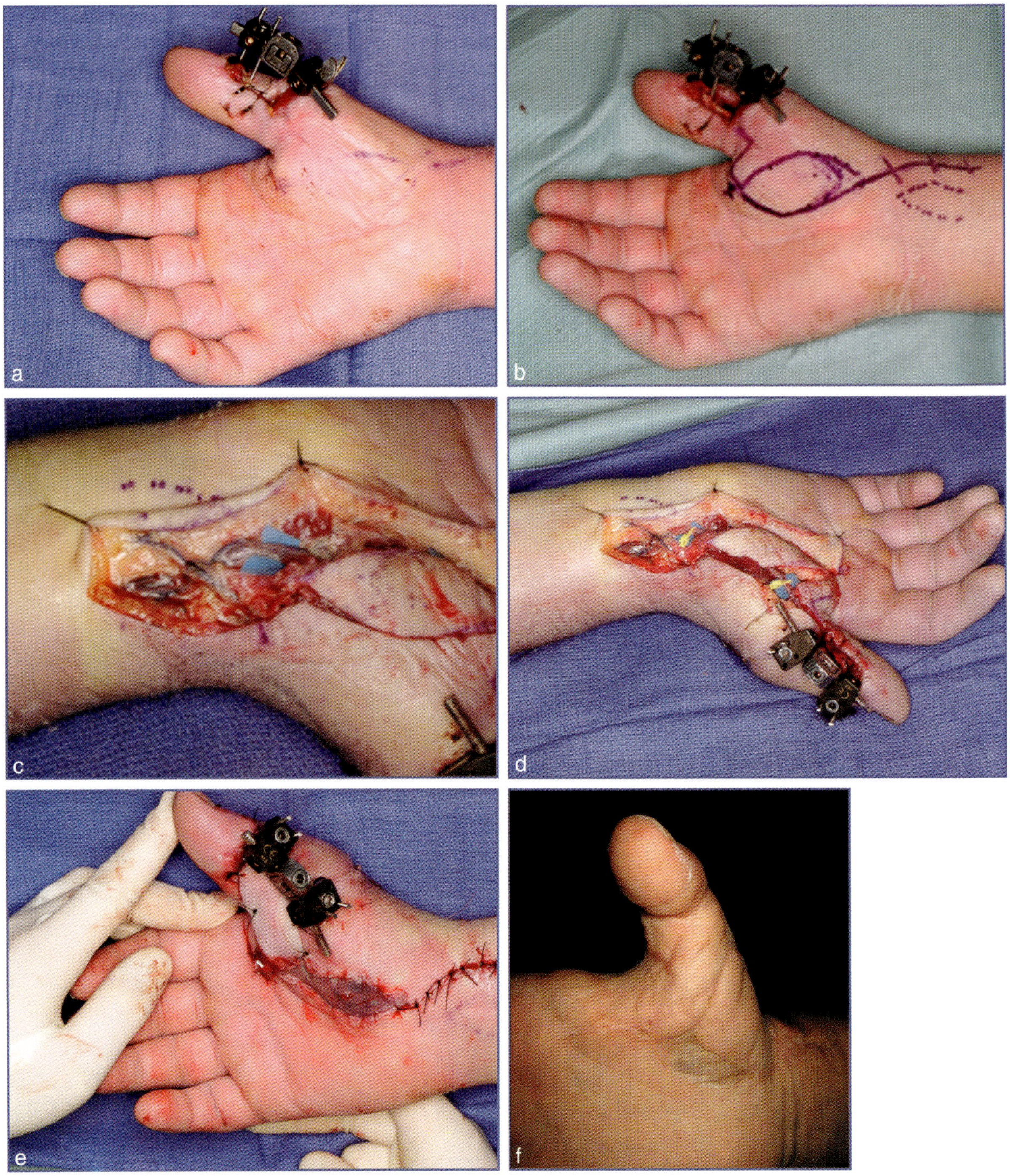

Figura 9.55 **Utilización de un colgajo tenariano con pedículo distal para la cobertura del segmento mediodigital del pulgar (observación del Dr. J. Segret).**

a Este paciente presentó un *scalp* dorsal y lateral del pulgar derecho. La cobertura inicial fue realizada mediante un colgajo interóseo posterior. La necrosis parcial y distal del colgajo expone en parte el foco de fractura de la primera falange del pulgar.

b Trazado de un colgajo tenariano con pedículo distal. El trayecto de la arteria radial fue identificado por medio del Doppler.

c Disección del pedículo a proximal: luego de su emergencia de la arteria radial, la arteria radiopalmar es disecada y seguida hasta la cara profunda de la isla cutánea, en el seno de los músculos tenares.

d Pruebas de clampeo : proximalmente se clampea la arteria radiopalmar; también se clampea a distal las conexiones anastomóticas con la red palmar del pulgar. Se suelta el manguito neumático para juzgar la vitalidad del colgajo alimentado únicamente por las conexiones distales con la arcada palmar superficial.

e Una vez superada con éxito la prueba de clampeo , el colgajo bascula sobre su punto de rotación distal para alcanzar el sitio receptor en la cara palmar del pulgar.

f Resultado al tercer mes, que muestra la calidad de la cobertura palmar que se obtiene con el colgajo tenariano.

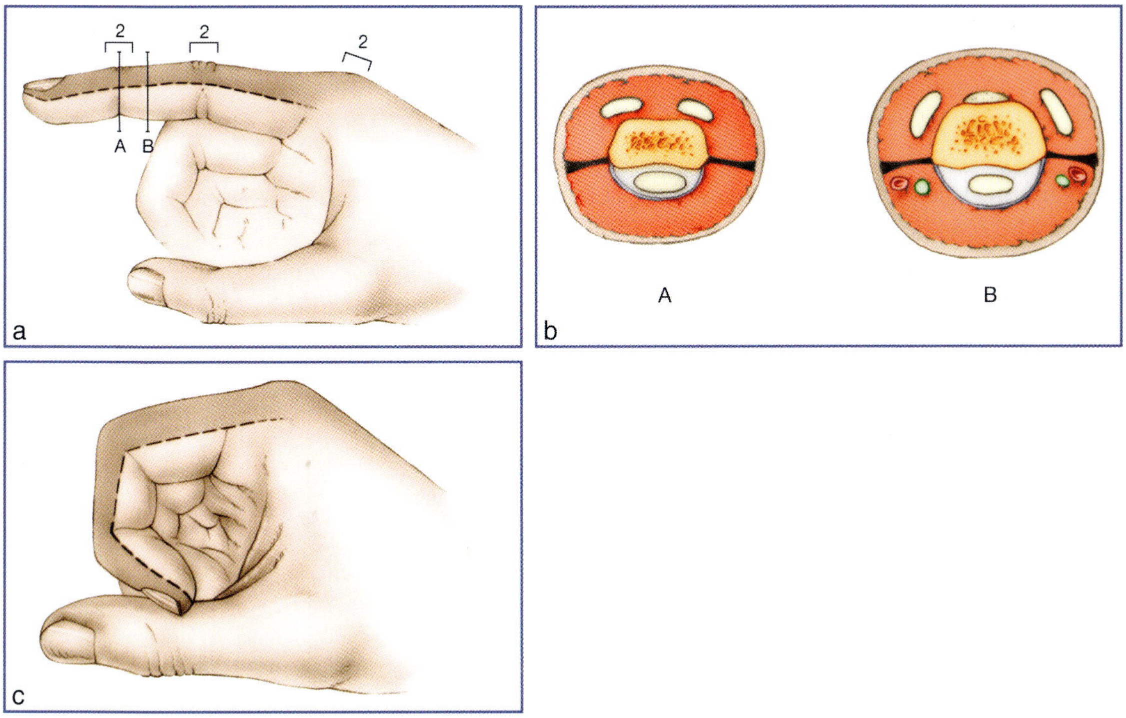

Figura 9.56 Tegumentos de la cara dorsal de los dedos.
a En extensión, existe un exceso cutáneo relativo a la altura de las interlíneas articulares (2).
b Cortes transversales en los niveles A y B.
c El exceso cutáneo es "absorbido" en flexión.

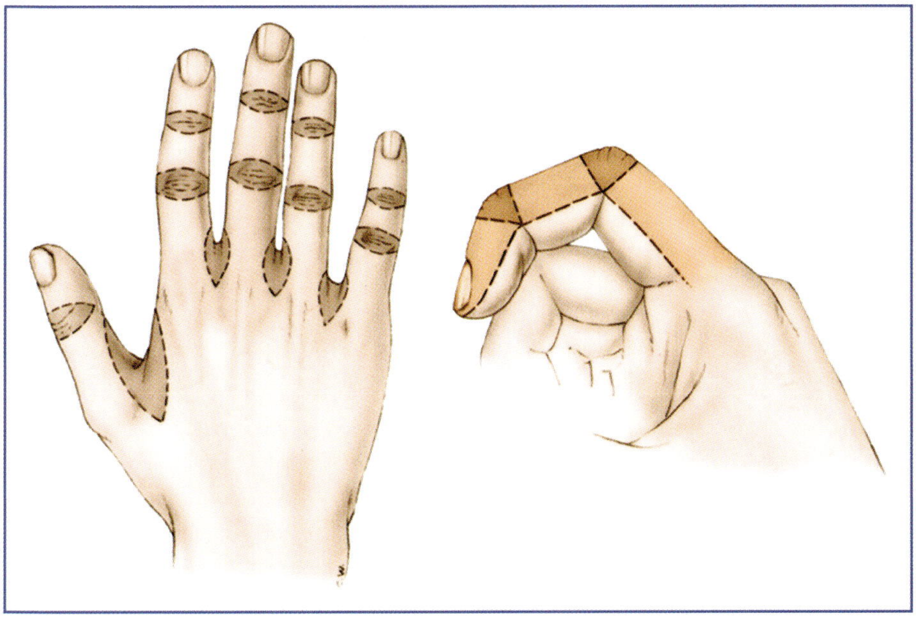

Figura 9.57 Topografía de las unidades funcionales cutáneas en la cara dorsal de los dedos.

Vascularización tegumentaria dorsal del pulgar

Varios autores se interesaron por esta vascularización dorsal (Braun[6], Kuhlmann[51]). El aporte vascular a los tegumentos de la cara dorsal del pulgar depende de las ramas arteriales que nacen de la radial, con destino al pulgar dorsal, en la parte proximal del primer espacio interóseo. Se trata de ramas independientes, o bien de una rama colateral de la arteria metacarpiana dorsal del primer espacio. Brunelli[8,9], tras un estudio anatómico de veinte especímenes, demostró que cualquiera que fuera su origen, estos ejes arteriales dorsales (aunque a veces de muy pequeño calibre) alcanzan el extremo falángico distal del pulgar. La existencia de anastomosis transversales entre estos ejes arteriales, una en la matriz ungueal y la otra en el cuello de la primera falange, le permitió a este autor proponer un colgajo en "isla" con circulación invertida basado sobre el eje colateral dorsal cubital (Figura 9.58)[8].

Vascularización dorsal de los dedos

La participación del sistema intermetacarpiano dorsal en la vascularización dorsal de la primera falange es constante siempre que exista un eje vascular dorsal intermetacarpiano identificable. Los dos primeros espacios interóseos dorsales son reputados por la constancia de su anatomía vascular[6,7,12], incluso, si el vaso presente en el espacio está sujeto a variaciones de trayecto, de origen o de terminación[24] (Figura 9.62).

Es posible, entonces, con una buena fiabilidad, disecar colgajos en "isla" basados sobre estos ejes intermetacarpianos dorsales para cada uno de estos dos espacios. Ya hemos mencionado el colgajo en "barrilete" disecado del primer espacio, que describiremos en profundidad más adelante. Earley y otros autores hicieron hincapié sobre la posibilidad de utilizar un colgajo metacarpiano del segundo espacio[25,26] (Figura 9.62).

La técnica de disección de estos colgajos en "isla" dorsales deberá tener en cuenta las variaciones anatómicas que sobrevienen en el eje vascular. El límite distal de la isla cutánea tallada en la cara dorsal del índice y del mayor es objeto de discusiones. La seguridad exige que este límite deba fijarse en el pliegue de extensión, frente a la interfalángica proximal. Earley reportó casos de necrosis parcial distal cuando el diseño del colgajo sobrepasa dicho límite distal y se extiende a la cara dorsal de la falange media[25] (Figuras 9.59 y 9.60).

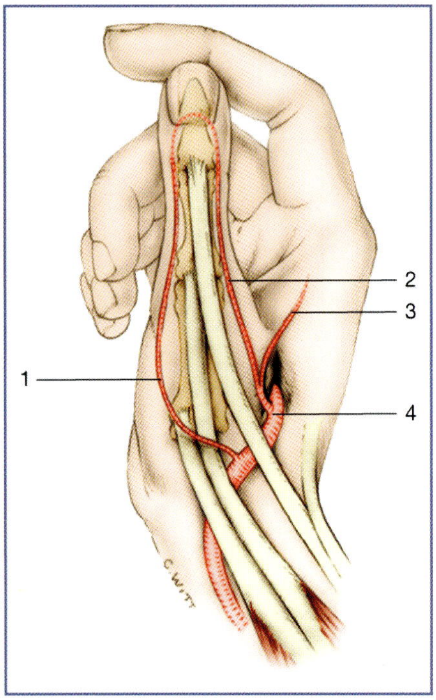

Figura 9.58 Vascularización de los tegumentos del dorso del pulgar. 1: Rama tenar radial dorsal; 2: Rama cubital dorsal nacida de la primera arteria intermetacarpiana dorsal; 3: Primera arteria intermetacarpiana dorsal; 4: Arteria radial.

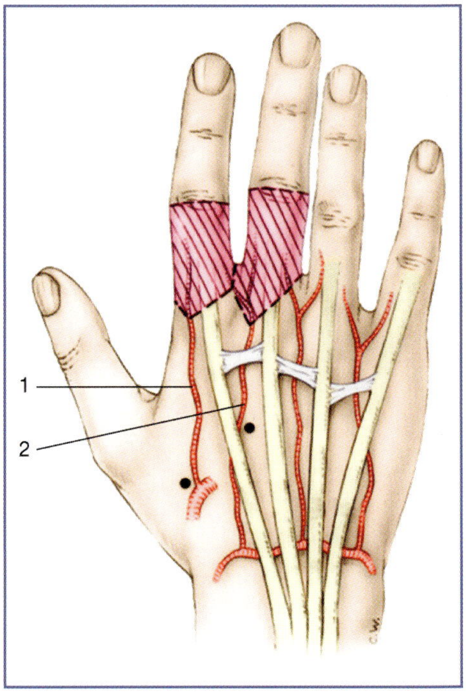

Figura 9.59 Vascularización de los tegumentos dorsales de los dedos largos: Primero y segundo espacios intermetacarpianos. 1: Primera arteria intermetacarpiana dorsal; 2: Segunda arteria intermetacarpiana dorsal. La superficie *rayada* marca el territorio de los colgajos en "isla" dorsales correspondientes.

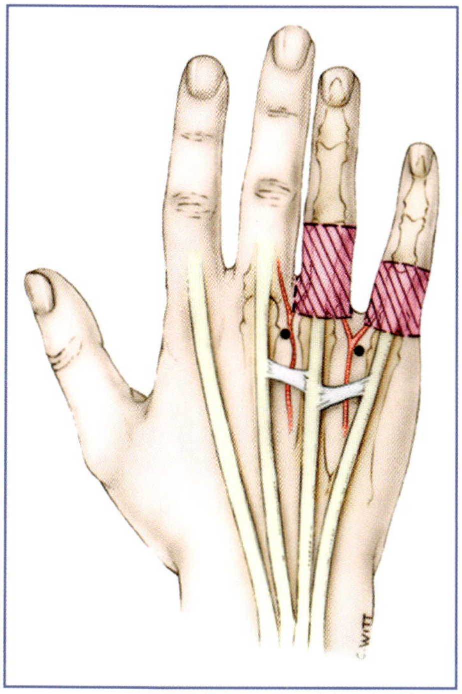

Figura 9.60 Vascularización de los tegumentos dorsales de los dedos largos: tercero y cuarto espacios intermetacarpianos. La superficie *rayada* indica el territorio de los colgajos en "isla" dorsales correspondientes.

Por el contrario, los dos espacios cubitales (cuarto y quinto) son reputados por la inconstancia y la variabilidad de las arterias del sistema metacarpiano dorsal. En estos dos espacios, entonces, no es prudente disecar colgajos en "islas" con pedículo largo. En cambio, la disección de colgajos sobre la cara dorsal de la primera falange del cuarto y el quinto dedo es posible, siempre que sean de pedículo corto. En efecto, si se detiene la disección en un punto situado entre las cabezas de los metacarpianos correspondientes, se adiciona el aporte vascular palmar (*v.* Figura 9.60).

En la práctica clínica, estos colgajos metacarpianos con pedículo corto nacidos de los dedos cubitales son más que suficientes si se necesita cubrir la cara dorsal de los dedos adyacentes, razón por la cual fueron destinados en un principio, como se verá más adelante. No pueden pretender, como los anteriores, alcanzar la columna del pulgar.

La participación de la red arterial colateral palmar en la vascularización dorsal es un hecho establecido, donde nosotros ya hemos mencionado un cierto número de aplicaciones quirúrgicas.

Más allá de las interfalángicas proximales, la vascularización de las estructuras dorsales está únicamente bajo la dependencia de las arterias colaterales palmares. Strauch individualizó ramas cutáneas nacidas de las arterias colaterales palmares que siguen una distribución constante y repetitiva de cada una de las tres falanges[91]. El origen de estas ramas cutáneas se encuentra en la proximidad del tercio medio de la falange considerada, antes del nacimiento del arco anastomótico profundo de Edwards[28] (Figura 9.61).

La primera de estas ramas está destinada a la vascularización de los tegumentos dorsales de la primera falange, y su red terminal se entrelaza con la de la arteria intermetacarpiana dorsal correspondiente.

El papel de las perforantes comisurales: Lévame y Ottero establecieron que la región de las comisuras digitales presentaba una particularidad en su vascularización, debido a la riqueza de los ramos arteriales, llamados "perforantes", en esa área[58]. Estas arteriolas perforantes provienen de las arterias colaterales palmares y, al término de su trayecto ascendente, se anastomosan con la red terminal que proviene de la arteria metacarpiana dorsal. Ya hemos subrayado que se debe tener en cuenta a estas perforantes cuando se planea utilizar un colgajo metacarpiano dorsal en "isla" en uno de los espacios cubitales (cuarto y quinto).

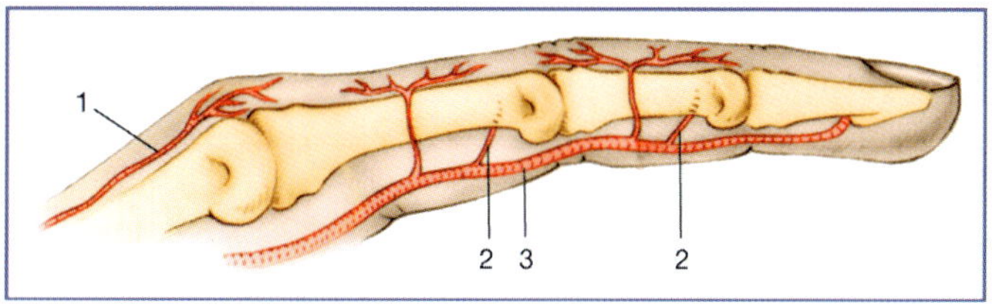

Figura 9.61 Participación de la red arterial colateral palmar en la vascularización dorsal. 1: Red metacarpiana dorsal (ramas terminales); 2: Arco anastomótico palmar; 3: Arteria colateral palmar.

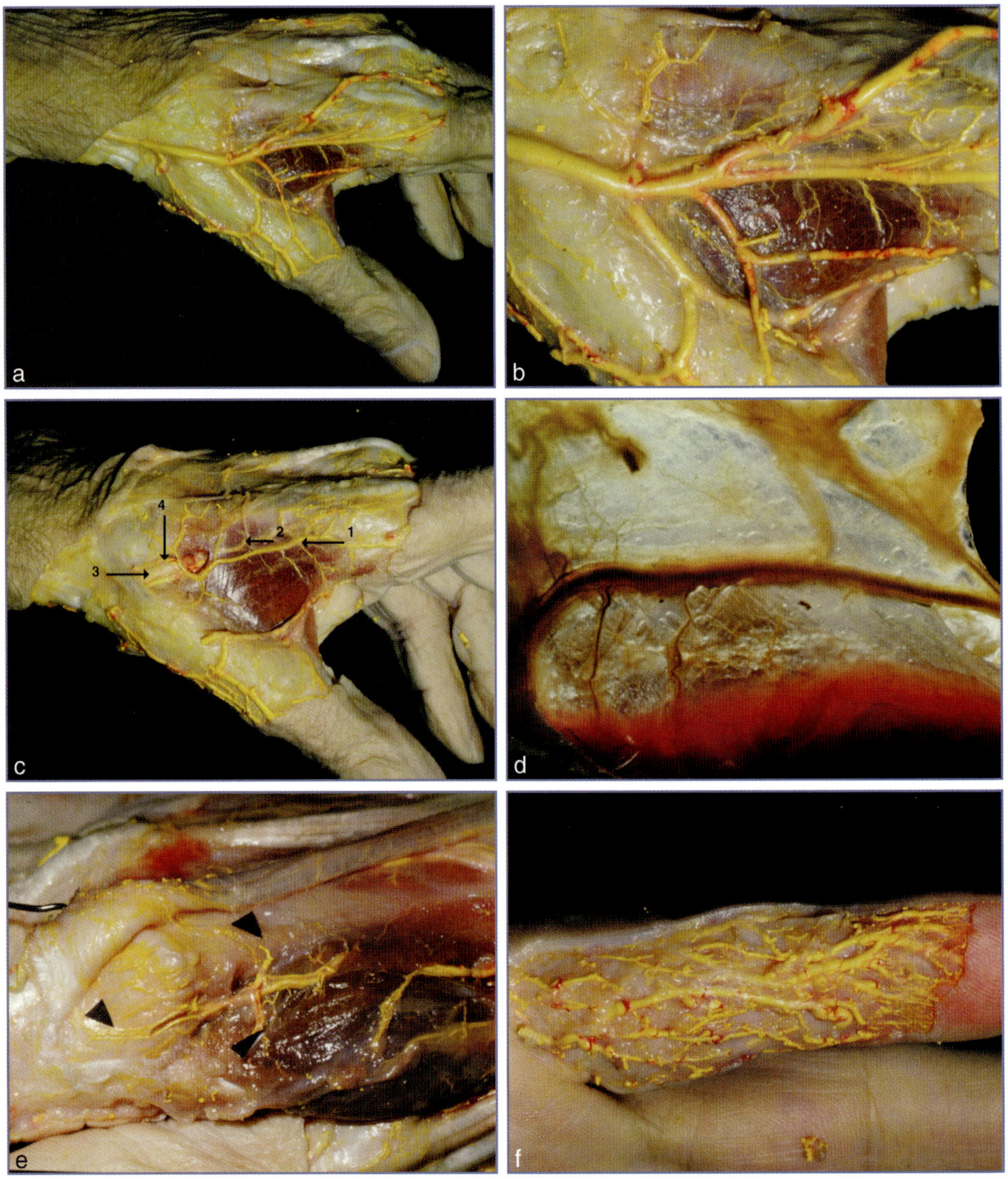

Figura 9.62 Estudio por inyección de la red arterial y venosa de la mano y los dedos.

a Diseccion de la red vascular de la primera comisura. La piel y el tejido celular subcutáneo fueron resecados. La red venosa superficial es visible con un "nudo vascular" al inicio del primer espacio.

b Vista de cerca de la red venosa superficial al inicio del primer espacio. A este nivel se encuentra una rama venosa comunicante vertical que une la red venosa profunda, satélites de las arterias metacarpianas, con la red venular dorsal superficial.

c Luego de la resección del plano venular superficial, la red arterial metacarpiana dorsal se torna visible, representado aquí por un "sistema doble" con una primera arteria intermetacarpiana dorsal superficial (supraponeurotica:1) y una segunda arteria profunda (subaponeurotica:2). La arteria radial (3) está enmarcada por sus dos venas satélites (4).

d Vista en transiluminación mostrando el trayecto yuxtaponeurotico de una arteria metacarpiana dorsal del primer espacio.

e Red arterial anastomótica al cuello del segundo metacarpiano. Este círculo anastomótico comunica la red metacarpiana palmar profunda con la red metacarpiana dorsal. Estas anastomosis deben ser coaguladas durante la toma de un colgajo en "barrilete".

f Red venular digital. Si la red de venas satélites de las arterias colaterales es inconstante, existe una muy abundante red venular superficial, que solo se torna visible luego de una inyección. Durante la disección de un colgajo en isla del pulpejo, el hecho de pasar " a lo ancho" del pedículo permite incluir una o varias de estas venas superficiales. ▶

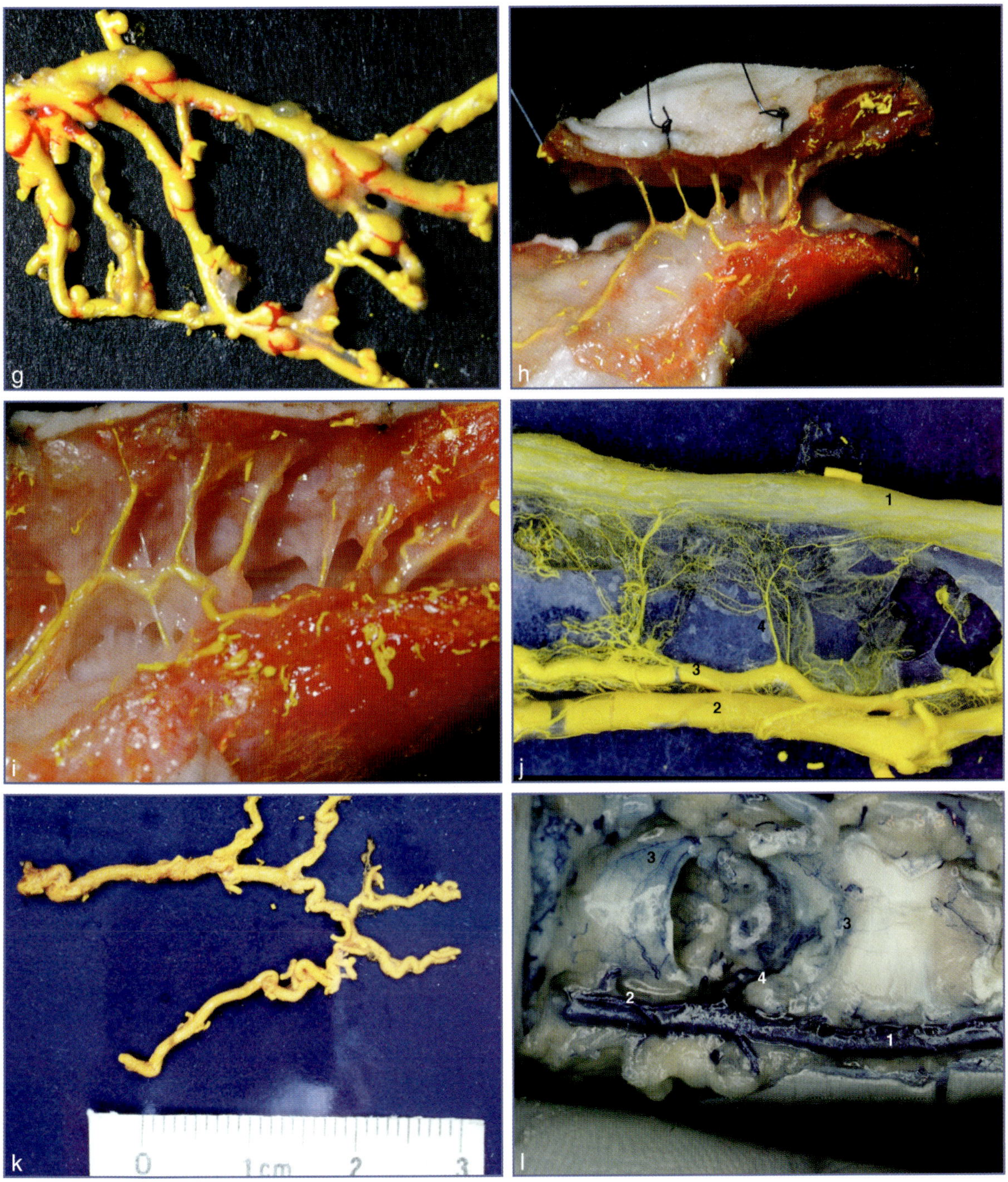

▶ **Figura 9.62** Estudio por inyección de la red arterial y venosa de la mano y los dedos.

g Sistema venular del pulpejo superficial. Esta red es inmediatamente sudérmica. Puede ser buscada en vista de una anastomosis durante la realización de un reimplante distal. Por su riqueza en válvulas, esta red conforma un verdadero sistema "capacitivo" que participa en el tono del pulpejo.

h Vista de las arteriolas alimentando el pulpejo del pulgar a partir del arco anastomótico del pulpejo distal: la disposición "vertical" de estas ramas permiten comprender el modo de avance de un colgajo del pulpejo movilizado sobre una charnela de tejido celular subcutáneo.

i Vista de cerca de las arteriolas con destino al pulpejo nacidas del arco del pulpejo.

j Cambios vasculares entre el nervio colateral palmar (1), la arteria colateral palmar (2) y una vena satélite de la arteria colateral (3). Finos vasos (4) aseguran las conexiones vasculares y explican la posibilidad de realizar injertos vascularizados complejos "monobloques" nervio + arteria.

k Preparación anatómica que muestra un arco del pulpejo y sus ramas terminales. Las flexuosidades sobre este arco y las ramas terminales son bien visibles. Estas podrán ser "estiradas" durante la disección para ganar algunos milímetros, lo que evitará la utilización de un puente.

l Vascularización de las poleas de reflexión de la vaina de los tendones flexores a partir de los ejes colaterales palmares: 1: arteria colateral palmar, 2: vena satélite de la arteria colateral palmar, 3: rama para la vascularización de la vaina fibrosa de los tendones flexores, 4: arco anastomótico de Edwards.

Inervación del segmento digital dorsal

La inervación de la cara dorsal de los dedos depende conjuntamente de los ramos terminales sensitivos del nervio radial y cubital, y de los ramos sensitivos de los nervios colaterales palmares.

En lo que concierne al pulgar, la participación de los nervios colaterales palmares en la inervación sensitiva dorsal distal es motivo de controversia. Wallace y Coupland consideran que esta participación es inexistente[103]. Pho, al contrario, considera como constante la presencia de ramos nacidos de los nervios colaterales palmares distales[74]. Este autor, de hecho, basándose en ellos, describió el principio de un colgajo en "isla" que ya ha sido comentado.

Para los dedos largos, en cambio, está bien establecido que el nervio radial y el nervio cubital proporcionan ramos sensitivos que alcanzan la cara dorsal de la primera falange. Más allá de la IFP, la inervación sensitiva proviene de los ramos del nervio colateral, incluso si las capacidades de discriminación son menores que las de una isla palmar. Sin embargo, el límite distal exacto del territorio sensitivo del nervio radial y nervio cubital es probablemente variable. Foucher aconseja la práctica de bloqueos anestésicos selectivos antes de utilizar un colgajo en "barrilete" bajo la forma de un colgajo sensible[35].

Utilización de injertos de piel en la cara dorsal de los dedos

Estos injertos obedecen a reglas similares a las que ya fueron formuladas para la cara palmar. El requisito indispensable para el empleo de un injerto cutáneo, cualquiera que fuese, es la existencia de un subsuelo de calidad, bien vascularizado. En la cara dorsal de los dedos, es posible colocar un injerto cutáneo sobre el tejido celular subcutáneo e, inclusive, sobre el peritendón del aparato extensor, bajo la expresa condición de que este se encuentre intacto. El peritendón podrá por sí solo, después de su maduración, asegurar un espacio de deslizamiento suficiente para el aparato extensor. Aquí también, la delimitación de la zona que va a recibir el injerto debe realizarse según las unidades funcionales comisurales que ya fueron descritas. Para cubrir las pequeñas superficies dorsales, como las que se generan luego del avance de un colgajo local, habitualmente es suficiente tomar un injerto de la eminencia hipotenar. En cambio, si se necesita un injerto de mayor dimensión destinado a cubrir una unidad falángica, este será de espesor intermedio, tomado con un dermatomo de la cara anterior del antebrazo.

Colgajos locales

Cuando el subsuelo es inadecuado para un injerto de piel, entonces, se impone la realización de un colgajo. El perfecto dominio de estas técnicas de cobertura cutánea es lo que va a permitir todas las reconstrucciones subyacentes. A la inversa, la reconstrucción simultánea de lesiones tendinosas, óseas o articulares solo tendrán sentido si estas estructuras pueden ser protegidas por un revestimiento cutáneo de calidad. Por lo tanto, la elección del colgajo ideal estará dictada por las condiciones locales. Para que un resultado a largo plazo sea reproductible, se elegirá siempre la solución más fiable y con una menor morbilidad.

Colgajos locales homodigitales

Antes de considerar un colgajo a distancia, conviene buscar una solución recurriendo al mismo dedo herido como sitio dador.

Colgajo bipediculado de avance o retroceso

Se trata de una solución simple, adaptada a las pérdidas de sustancias transversales, perpendiculares al eje del dedo. Estas lesiones se acompañan a menudo de lesiones subyacentes del aparato extensor. Es necesario entonces resistir a la tentación de recurrir al exceso relativo de piel que se obtiene con el dedo en extensión para poder cerrar el defecto cutáneo. Efectivamente, el cierre se obtendrá a costa de una tensión indebida en la zona de sutura, que aparecerá cuando se realice la flexión activa (Figura 9.63).

Una simple incisión de descarga, paralela a la herida, asociada a un despegamiento del colgajo que pase al ras del peritendón del aparato extensor, es suficiente para movilizar un pequeño colgajo. Aun cuando el cierre del sitio dador es posible por la simple cicatrización dirigida, nosotros

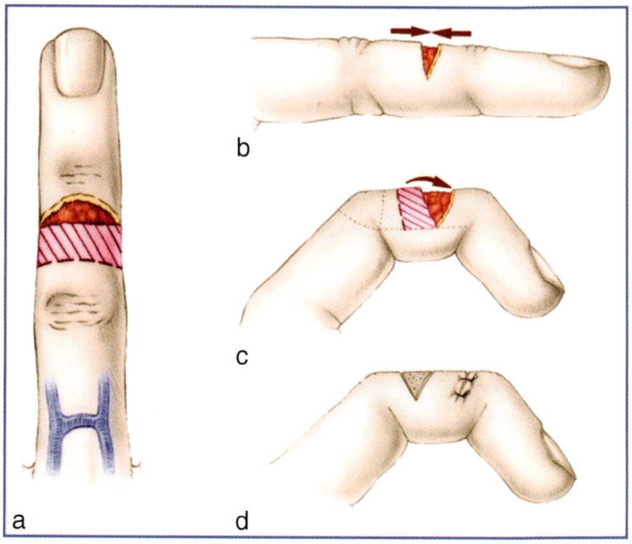

Figura 9.63 Colgajo bipediculado de avance o retroceso.
a Pérdida de sustancia inicial y diseño del colgajo.
b En extensión, el cierre primario casi resultaría posible.
c Las dimensiones reales del defecto se evidencian en flexión.
d Avance de un colgajo bipediculado e injerto del sitio dador.

preferimos, para el confort del paciente, cubrir este sitio dador por medio de un injerto de piel de espesor intermedio.

Colgajo cuadrangular de avance-rotación ("Hueston dorsal")

Es incorrecto que se lo asimile al colgajo de Hueston, ya que este último es un auténtico colgajo "axial" que incluye en su charnela uno de los pedículos colaterales palmares. El que aquí se describe es un colgajo cuadrangular cuyos límites son los de una unidad funcional falángica. Este se despega del plano subyacente del peritendón del aparato extensor, procurando una cuidadosa hemostasia de las venas superficiales en los bordes proximal y distal. El avance proviene simultáneamente de una traslación y una rotación, y puede ser facilitado realizando un *back cut* al nivel de la charnela. Este avance crea una pérdida de sustancia triangular que se injerta con piel de mediano espesor. Pueden disecarse dos de estos colgajos en un mismo dedo, uno puede ser utilizado como colgajo de avance, y el otro, como colgajo de retroceso. Esta solución puede ser utilizada, en particular, en las interfalángicas proximales. Si se adosan estos dos colgajos cuadrangulares a la convexidad de la articulación, es posible cubrir una pérdida de sustancia que, por su extensión, sería imposible cubrir con uno solo de ellos. Sin embargo, incluso con este artificio que yuxtapone dos colgajos similares, la capacidad de cobertura sigue siendo moderada. Por lo tanto, esta técnica es apropiada para la cobertura de las pérdidas de sustancia con un eje mayor transversal (perpendicular al eje del dedo). Un solo colgajo no puede pretender cubrir una pérdida de sustancia superior a 1 cm en su diámetro mayor (Figuras 9.64 y 9.65).

Colgajo de tejido celular subcutáneo homodigital[100-102]

Principio y bases anatómicas

El tejido celular subcutáneo que tapiza la cara palmar del segmento mediodigital está vascularizado por ramas colaterales de las arterias colaterales digitales. El principio de este colgajo es el de utilizar un rectángulo de tejido celular subcutáneo y hacerlo rotar 180° alrededor de un eje representado por una de estas arterias colaterales palmares.

Disección del colgajo

La disección comienza por levantar un colgajo cuadrangular dermoepidérmico, que disponga de una charnela situada sobre el lado opuesto a aquella del futuro colgajo de tejido celular subcutáneo. La elección de la ubicación de la charnela del colgajo depende únicamente de la topografía de la pérdida de sustancia por cubrir. En efecto, el arco de rotación no permite la cobertura de la totalidad de la cara dorsal de una falange. Este colgajo se adapta, más bien, a la reconstrucción de las pérdidas de sustancia con un eje mayor longitudinal de las falanges proximal o media, y también a las que son asimétricas, es decir, que no respetan el límite dorsolateral de la unidad cutánea funcional, al menos de un lado (Figuras 9.66 y 9.67).

La disección se continúa por el levantamiento del borde distal del colgajo de tejido celular subcutáneo, frente al pedículo colateral palmar. La disección es delicada y se debe manipular el colgajo con precaución, ya que solo está constituido de tejido celular subcutáneo. La cara profunda del

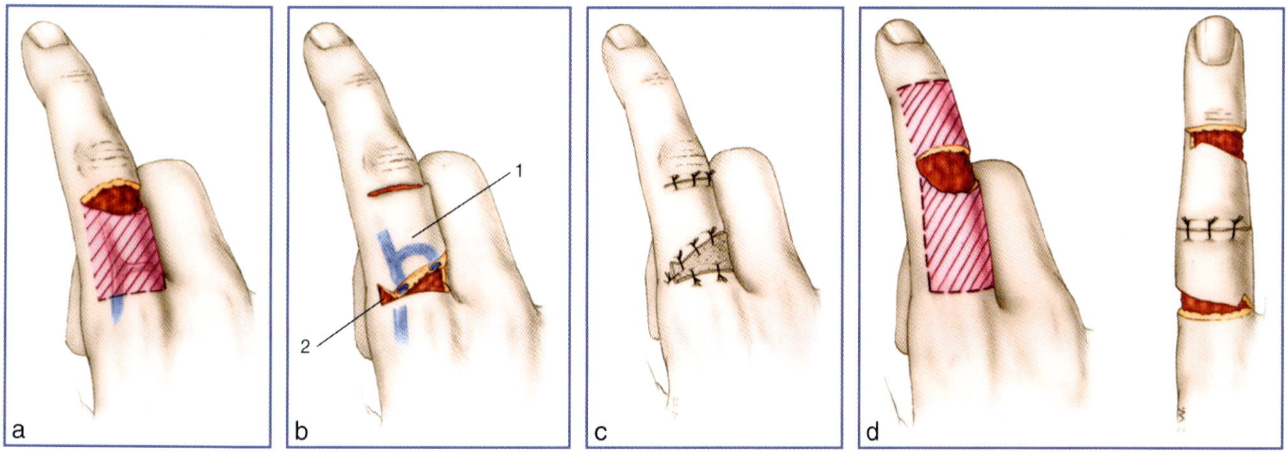

Figura 9.64 Colgajo cuadrangular de avance y rotación denominado "Hueston dorsal".
a Pérdida de sustancia y trazado del colgajo.
b Avance del colgajo (1), facilitado por un *back-cut* (2).
c Injerto del sitio dador.
d Asociación de dos colgajos similares, uno de avance y otro de retroceso para una pérdida de sustancia más extensa de la IFP.

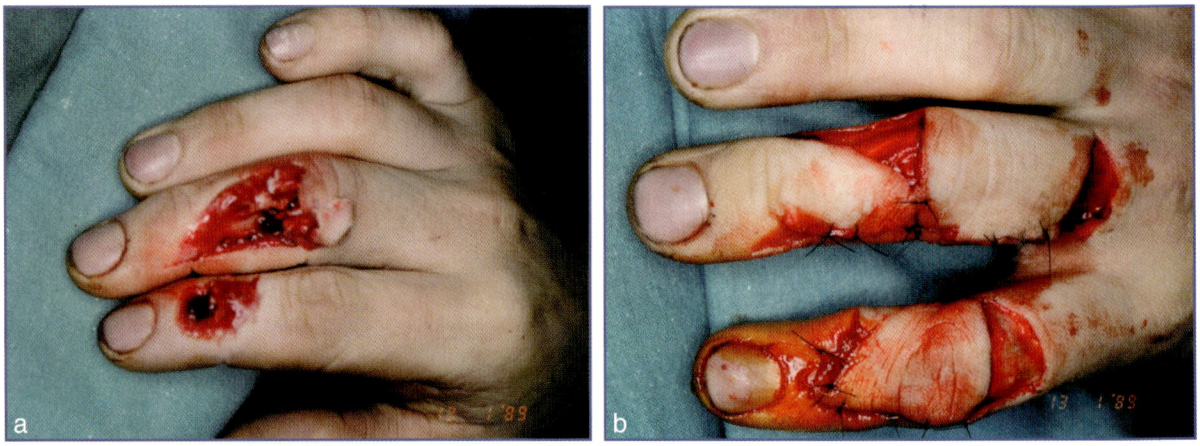

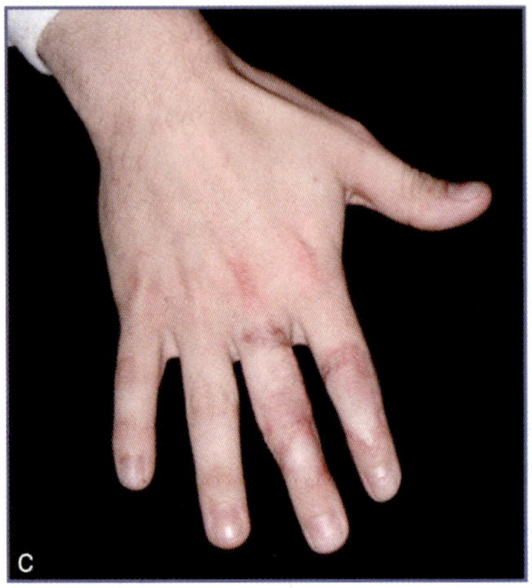

Figura 9.65 Utilización de colgajos cuadrangulares dorsales.

a Pérdida de sustancia de la IFP del tercer dedo y de la IFD del índice.

b Para el índice es suficiente un colgajo de Hueston dorsal, para el tercer dedo es necesaria la asociación de un colgajo similar a un colgajo cuadrangular de rotación, con charnela distal.

c Resultado.

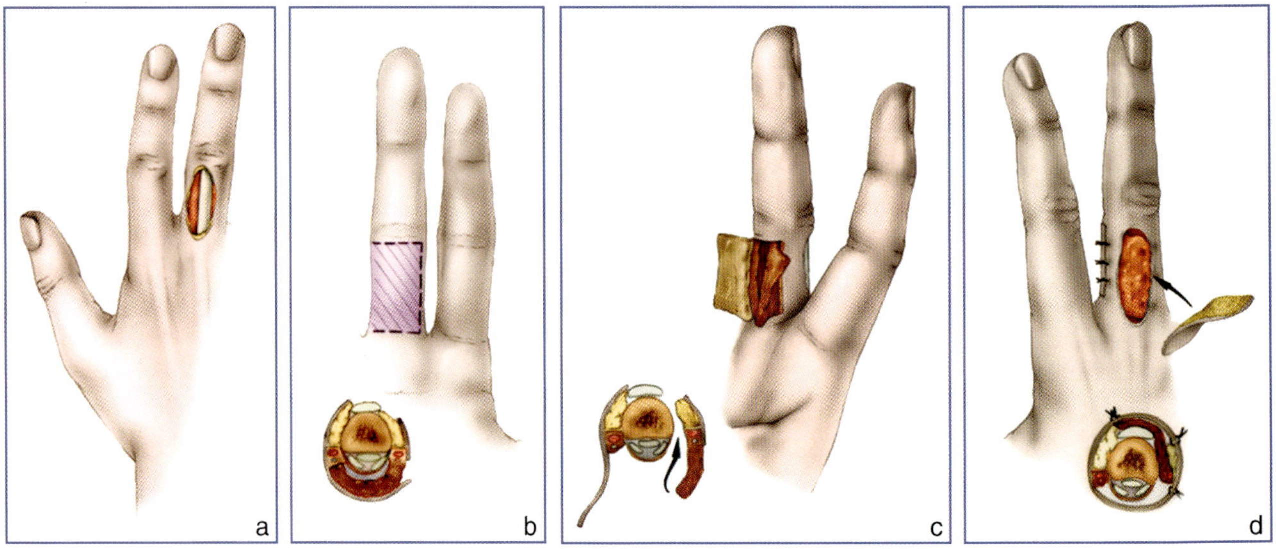

Figura 9.66 Colgajo de tejido celular subcutáneo homodigital para la cara dorsal.

a Pérdida de sustancia sobre la primera falange del tercer dedo, con exposición del aparato extensor, excéntrica, que no alcanza la línea mediolateral cubital.

b Trazado de la solapa dermoepidérmica.

c Levantamiento del colgajo de tejido celular subcutáneo.

d Sutura *in situ* del colgajo homodigital de tejido celular subcutáneo, que luego es cubierto con un injerto de piel fina.

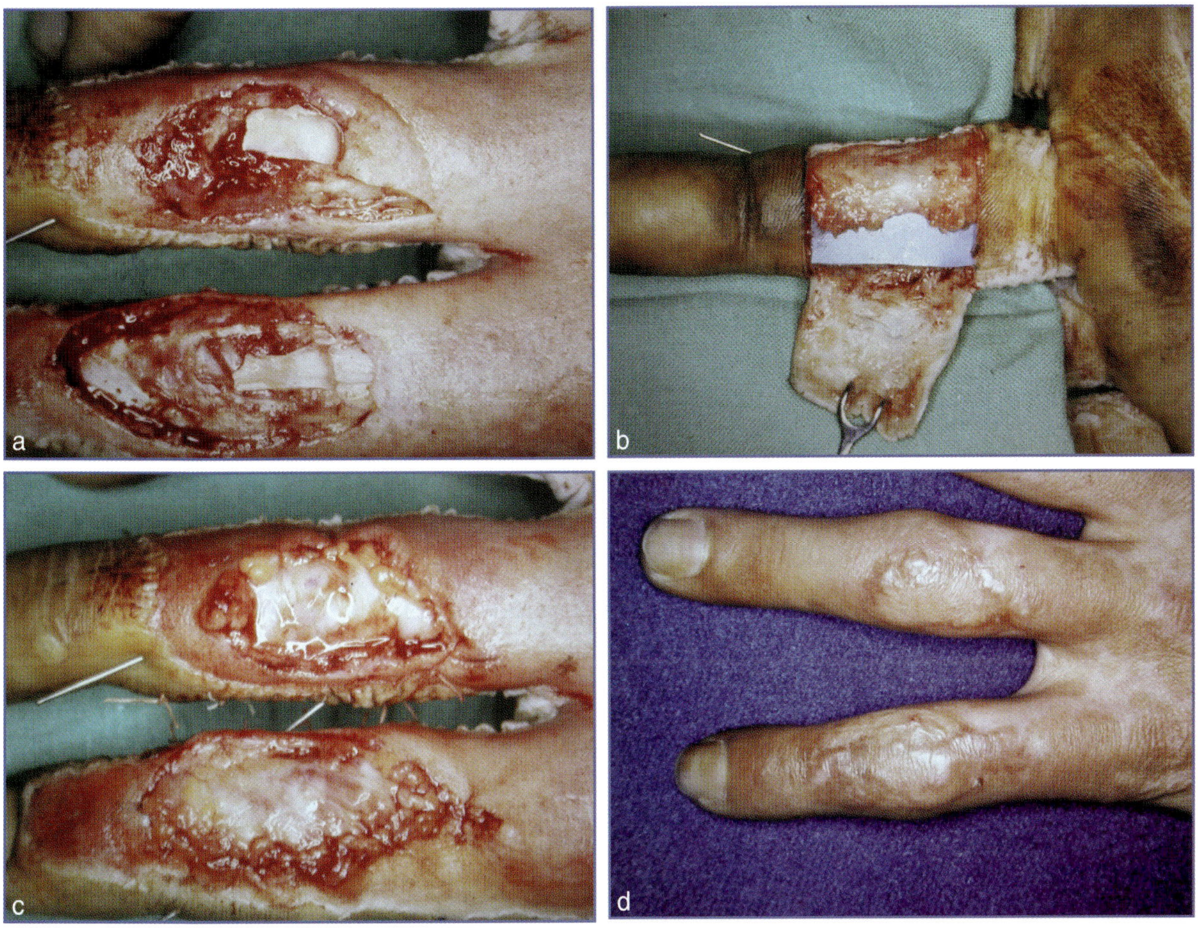

Figura 9.67 Colgajo de tejido celular subcutáneo homodigital para la cara dorsal.
a Pérdida de sustancia de la IFP del índice y del tercer dedo. La bandeleta mediana será reconstruida con una plástica de desdoblamiento del tendón extensor.
b Disección de un colgajo cuadrangular de tejido celular subcutáneo a partir de la cara palmar de la primera falange.
c El colgajo llega a cubrir y proteger la reconstrucción del aparato extensor.
d Resultado luego de la cicatrización: Los dos colgajos fueron cubiertos con un injerto de piel fina.

colgajo es progresivamente liberada de la vaina de los flexores. El momento clave del procedimiento está representado por la disección de la charnela del colgajo y su tunelización. En efecto, es necesario obtener un espacio suficiente sobre el lado medial del pedículo colateral palmar que permita el pasaje del colgajo entre este pedículo y las estructuras osteofibrosas adyacentes (cara lateral de la vaina del aparato flexor y de la falange). Esto obliga a seccionar el ligamento de Cleland.

Al término de esta disección, el colgajo puede ser suturado a los bordes de la pérdida de sustancia, y luego ser cubierto con un injerto de piel fina. A continuación, la hoja dermoepidérmica elevada inicialmente en el sitio dador es suturada *in situ*.

Este colgajo tiene como ventaja la cobertura en un solo tiempo y la preservación de los ejes arteriales del dedo en cuestión. Sin embargo, presenta una morbilidad inherente a su obtención en la cara palmar del dedo, con sus potenciales inconvenientes mecánicos, por lo que en nuestra práctica no lo consideramos en primera intención para una cobertura dorsal.

Colgajo cutáneo en "isla" vascularizado por la arteria colateral palmar, con destino dorsal

Este colgajo forma parte de los colgajos homodigitales, ya que es tomado sobre el mismo dedo lesionado. Esta es la única razón por la que figura aquí, en cuarto lugar, luego de la descripción de los colgajos precedentes. En efecto, ya

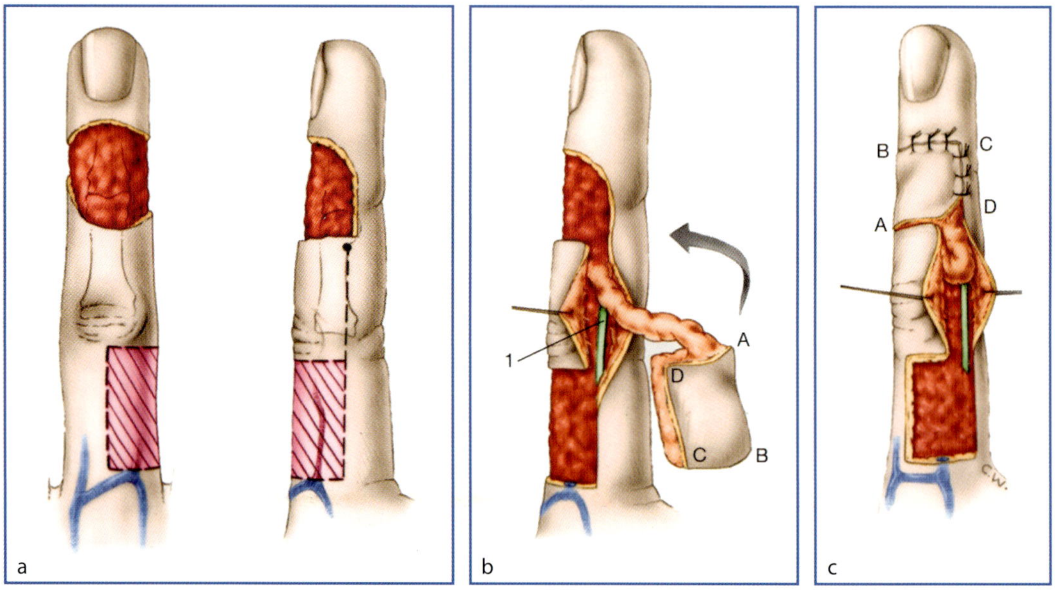

Figura 9.68 Colgajo cutáneo en "isla" con circulación invertida para un sitio receptor dorsal, vascularizado por la arteria colateral palmar.
a Territorio del colgajo y punto de rotación (arco anastomótico en el cuello de la segunda falange).
b La disección deja en profundidad al nervio colateral (1).
c El colgajo *in situ*; injerto del sitio dador.

se ha visto anteriormente que la realización de un colgajo que sacrifique una de las dos arterias colaterales palmares puede ser concebido para la reconstrucción del pulpejo y, en rigor, si no hay otra solución, también para el segmento mediodigital palmar. Por el contrario, este sacrificio nos parece difícil de justificar simplemente para una cobertura dorsal (Figura 9.68).

Por su principio, esta técnica es similar a la ya descrita para el pulpejo. Ella se aplica principalmente a las pérdidas de sustancia dorsales distales, próximas a la IFD y, por lo tanto, este colgajo es utilizado en su variante retrógrada, es decir con circulación invertida. La isla cutánea se traza sobre la primera falange y la disección identifica, en primer lugar, a la arteria colateral palmar en el borde proximal del colgajo. En esta etapa se realiza la hemostasia de las venas superficiales incluidas en la isla cutánea. No resulta útil ni deseable intentar preservar una de estas venas superficiales en continuidad con el pedículo.

Como en todo colgajo vascularizado por la arteria colateral palmar, el retorno venoso se llevará a cabo por las venas satélites de la arteria colateral y la red de venas adventiciales, en colaboración con la red de vénulas palmares superficiales. La disección se efectúa desde proximal hacia distal, luego de haber seccionado, entre dos ligaduras, la arteria colateral palmar en el borde proximal del colgajo, con la precaución de preservar todas las conexiones entre la arteria colateral y la isla cutánea. El nervio colateral, en cambio, se deja en situación profunda y palmar. La alimentación de este colgajo se realiza gracias a las ramas de la arteria colateral palmar ya mencionada, que tienen un destino dorsal. La arteria colateral palmar, por su parte, está alimentada a contracorriente por su homóloga contralateral a través del arco anastomótico de Edwards distal y el arco del pulpejo. La capacidad de cobertura de este colgajo es extensa, ya que se lo puede extender muy bien a toda la superficie de la falange proximal. Reiteramos que para nosotros, esta técnica es considerada como última opción, debido su morbilidad.

Colgajo *cross-finger* con destino dorsal

Colgajo cross-finger *desepidermizado reverso* (cross-finger *invertido)*

Existen varias razones que prohíben utilizar un dedo adyacente para tomar, de su cara palmar, un colgajo *cross-finger* con destino dorsal. Hay que tener en cuenta, por un lado, que el sacrificio de la piel palmar de la falange proximal o media implica una morbilidad considerable. Por otra parte, esta piel palmar es demasiado espesa y muy poco flexible como para prestarse a la cobertura de una pérdida de sustancia dorsal (Figuras 9.69 y 9.70).

En cambio, es posible utilizar colgajos tipo *cross-finger* para cubrir la cara dorsal de los dedos, siempre que sea bajo la forma de un colgajo desepidermizado reverso, tomado de la cara dorsal del dedo adyacente. Este tipo de solución ha sido propuesta por varios autores[3,58,68].

El trazo del colgajo corresponde aquí también a una unidad falángica cutánea dorsal. La charnela, que corresponde

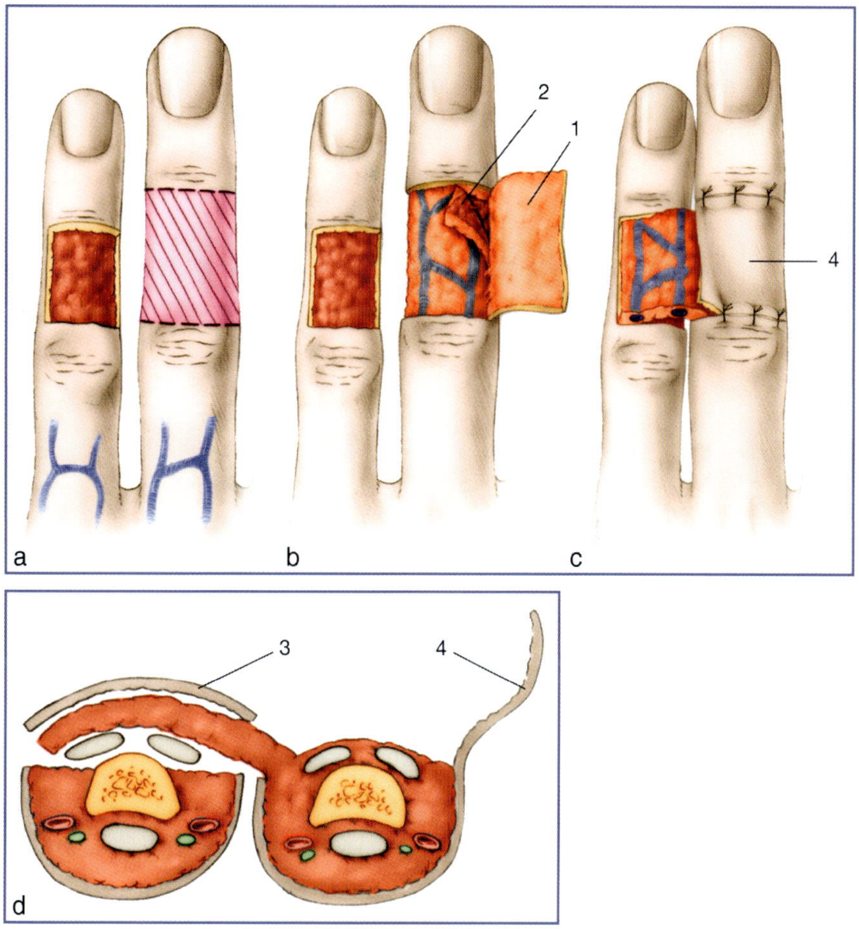

Figura 9.69 Colgajo *cross-finger*, desepidermizado reverso.
a Defecto y sitio dador (en *rayado*).
b Desepidermización en bloque (1); el colgajo se levanta (2) sobre una charnela opuesta.
c, d La capa epidérmica es plegada (4) para cubrir el sitio dador. Un injerto de piel fina (3) recubre el colgajo.

al límite lateral del colgajo, se situará sobre la línea mediolateral. Es conveniente elegir dos dedos adyacentes de longitud comparable (por ejemplo, es incómodo disecar sobre el quinto dedo un colgajo destinado al cuarto). Si el tamaño y la topografía del defecto por cubrir lo exigen, puede ser necesario utilizar como sitio dador una superficie cutánea donde los límites no sean los de una unidad cutánea funcional. Sin embargo, es peligroso querer disecar un pequeño colgajo situado sobre una zona articular, ya sea en la IFP o en la IFD. En esta localización, el espesor casi nulo del panículo adiposo subcutáneo hace difícil, sino imposible, la disección.

La desepidermización debe efectuarse con bisturí, levantando un colgajo epidérmico cuya charnela esté situada del lado opuesto a la charnela del colgajo propiamente dicho. Esta fase es delicada, pero si se realiza con lupas y de manera correcta, es posible prevenir la aparición de inclusiones epidérmicas ulteriores. Estas inclusiones se exteriorizan secundariamente bajo la forma de quistes epidermoides, los cuales suelen encontrarse cuando la desepidermización es realizada con un dermatomo. La utilización de este instrumento es incómoda en la cara dorsal de los dedos, debido a la convexidad de la superficie por desepidermizar. Se necesitan varias pasadas y a menudo el producto de la desepidermización no es reutilizable para la cobertura del sitio dador. Una vez que el colgajo epidérmico es elevado, se levanta a su vez el colgajo de tejido subcutáneo, clivándolo del tejido subyacente del peritendón del extensor. La hemostasia de las venas superficiales debe realizarse en los bordes proximal y distal. El colgajo rota sobre su charnela y cubre el sitio receptor, sobre el dedo adyacente, donde se posiciona con puntos separados. El colgajo es cubierto con un injerto de piel fina tomado de la cara palmar del antebrazo, mientras que el colgajo epidérmico se vuelve a suturar en su lugar.

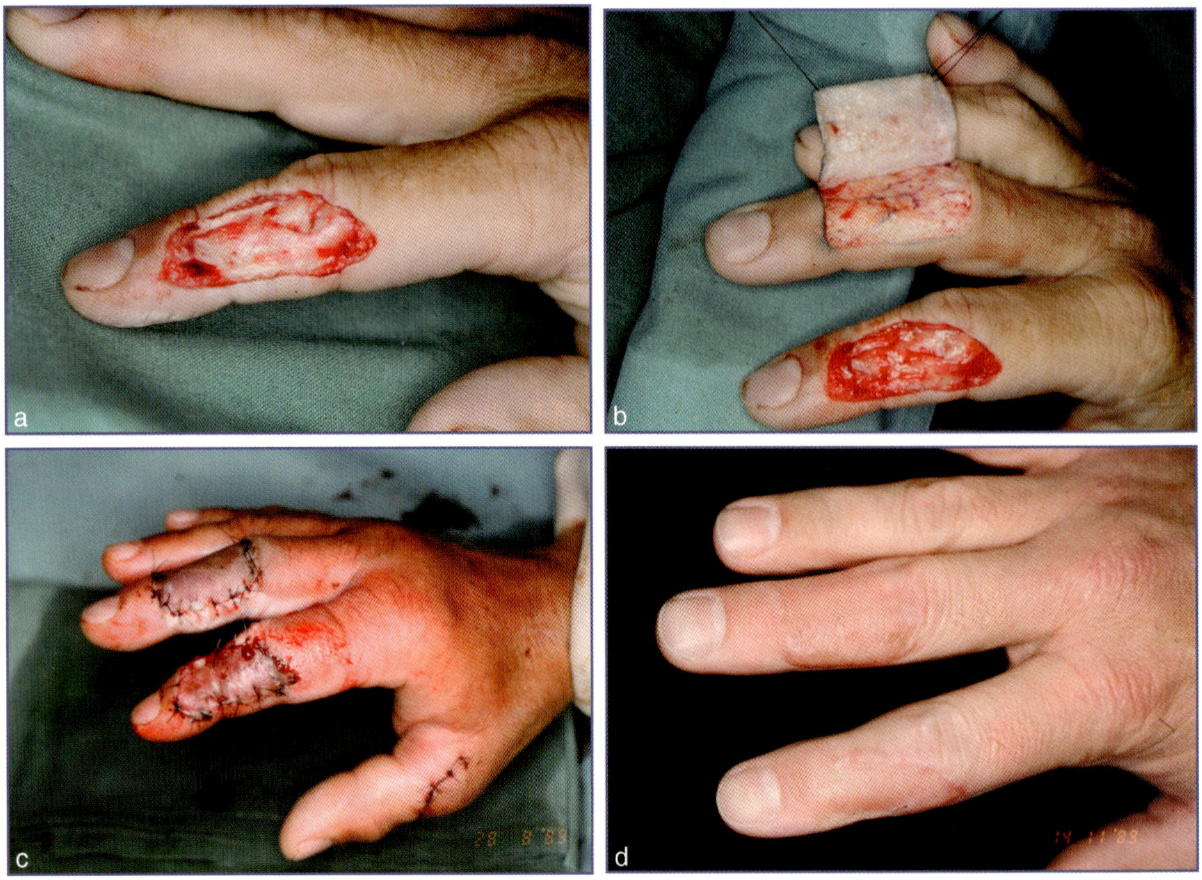

Figura 9.70 Utilización del colgajo *cross-finger* desepidermizado reverso.

a Pérdida de sustancia dorsal de la segunda falange, que expone el periostio y el aparato extensor; la bandeleta lateral radial del aparato extensor ha desaparecido.

b Preparación del colgajo: La capa epidérmica ha sido levantada, con lo que queda expuesto el tejido celular subcutáneo portador de la red venosa superficial.

c La separación ha sido realizada al decimoquinto día.

d Resultado final.

Nosotros realizamos la liberación del colgajo cerca del duodécimo día, aunque ciertos autores preconizan la liberación más temprana, alrededor del séptimo día[68], debido a la excelente aptitud de estos para la autonomía. Las secuelas estéticas sobre el sitio dador son menos importantes desde que utilizamos el artificio de desepidermización en monobloque. Además, la liberación precoz hacia el décimo o duodécimo día, así como la posibilidad de movilizar conjuntamente los dos dedos cubiertos con un vendaje en sindactilia, han hecho desaparecer las secuelas por rigidez del dedo dador.

Este colgajo es capaz de cubrir la totalidad de una unidad funcional falángica, por lo que representa nuestra primera elección terapéutica para la cobertura de las pérdidas de sustancia dorsal de la falange media, cuando resulta insuficiente uno de los "pequeños colgajos" homodigitales descritos anteriormente. Para la cara dorsal de la primera falange y de la IFP, este colgajo compite, como lo veremos más adelante, con los colgajos metacarpianos dorsales directos y con los de circulación invertida.

Colgajos en "islas" dorsales

La utilización de colgajos en "islas" neurovasculares tomados de la cara dorsal ha sido mencionado ya varias veces, porque representan, en ocasiones, una solución "de reserva" para la cobertura de una pérdida de sustancia del pulpejo o de la palma. Sin embargo, su destino es principalmente dorsal, por eso describiremos aquí sus bases anatómicas y técnicas.

Colgajo en "barrilete"

La utilización de la cara dorsal del índice para efectuar colgajos cutáneos sensibles comienza con Holevich[44]. La realización de colgajos neurovasculares en "isla" a partir

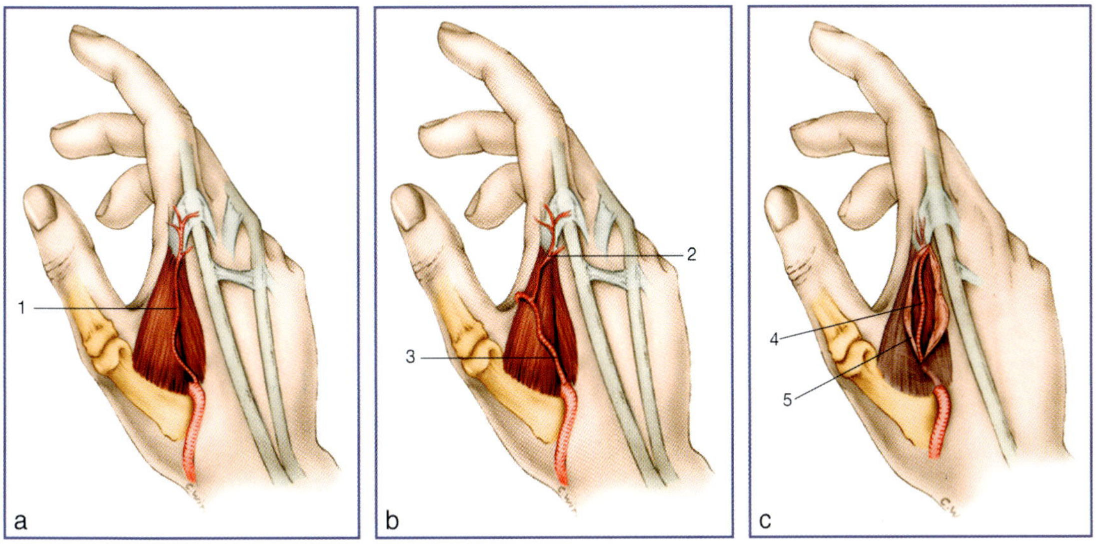

Figura 9.71 Variaciones vasculares en el primer espacio interóseo dorsal.
a Situación supraaponeurótica de la primera arteria intermetacarpiana dorsal (1).
b Rama comisural media (3) de la que nace una rama colateral destinada a la articulación metacarpofalángica del índice (2).
c Variedad profunda (subaponeurótica) de la primera arteria intermetacarpiana dorsal (4). Las variedades superficial y profunda pueden coexistir en un mismo espécimen. 5: aponeurosis.

de este sitio dador fue propuesta luego por Foucher[32,35]. Nosotros lo utilizamos exclusivamente bajo la forma de un colgajo en "isla" verdadero.

Anatomía (Figura 9.71)

Desde el punto de vista vascular, el aporte arterial de la isla cutánea proviene de la red vascular intermetacarpiana dorsal del primer espacio. La primera descripción de este colgajo hace referencia a los trabajos de Braun y considera la existencia de una arteria intermetacarpiana dorsal del primer espacio única y constante, situada a lo largo del borde radial del segundo metacarpiano[6,7]. Con posterioridad fueron publicados otros trabajos anatómicos que confirmaron esta descripción[22,24].

Si bien la red vascular dorsal es constante en el primer espacio, lo que permite la disección de este colgajo en "isla", existen numerosas variaciones anatómicas. La situación superficial supraponeurótica de esta arteria es inconstante. En ciertos casos se encuentra, de hecho, bajo la aponeurosis del primer músculo interóseo dorsal, lo que representa la variedad profunda de la primera arteria intermetacarpiana dorsal. Esta arteria profunda puede coexistir con la variedad superficial de la arteria intermetacarpiana dorsal, y constituye lo que nosotros denominamos un "sistema doble". En otros casos, un ramo arterial voluminoso, que llamamos "comisural medio", ocupa la bisectriz del espacio interóseo y desprende algunas ramas destinadas a la piel dorsal del índice, antes de rodear el borde libre del espacio interóseo, para unirse a la red arterial palmar. Por último, es probable que ramos finos, denominados "cutáneos directos", superficiales y próximos a las ramas sensitivas del nervio radial, participen en la vascularización del colgajo. Estas variaciones influyeron, como lo veremos más adelante, sobre los detalles técnicos de la toma del colgajo.

La inervación del colgajo proviene de las ramas de división del nervio radial. El ramo destinado a la cara dorsal del índice se incluye en el pedículo cuando se realiza la disección. Sin embargo, cuando la toma cutánea se prolonga hasta la IFP, puede suceder que la parte distal del colgajo ya no dependa más del radial, sino más bien de una rama dorsal del nervio colateral palmar[35].

Técnica quirúrgica

Se dibuja la isla cutánea en la cara dorsal del índice. Su límite distal está representado por el pliegue de extensión de la interfalángica proximal. Proximalmente, debe incluirse siempre en el colgajo la piel que cubre la articulación metacarpofalángica del índice y desepidermizar si es necesario la parte proximal del colgajo si no es de utilidad para la cobertura del defecto. De hecho, es en la vecindad del cuello quirúrgico del segundo metacarpiano que se efectúa la arborización de las ramas terminales de la arteria intermetacarpiana dorsal del primer espacio. El límite lateral del colgajo es la línea mediolateral. La incisión en "S" alargada, que va a permitir la disección del pedículo, llega hasta la parte proximal del primer espacio interóseo. Luego de incidir la piel, se exponen los elementos superficiales del pedículo. Se identifica una vena superficial y la rama sensitiva del nervio radial destinada al índice, sin intentar disecar en forma separada cada uno de estos elementos. En cambio, todo el entorno grasoso alrededor del pedículo es disecado en bloque. Esto permite incluir en el pedículo los finos ramos arteriales cutáneos directos mencionados precedentemente (Figura 9.72).

La disección lleva en profundidad la fascia del primer músculo interóseo dorsal. Esta es incidida de manera tal de incluir una lengüeta aponeurótica en el pedículo del colgajo. La incisión del lado radial de la fascia debe situarse más allá de la bisectriz del espacio interóseo, de modo que incluya con certeza una arteria intermetacarpiana dorsal, que adopta la forma de un ramo comisural medio. Del lado cubital, la incisión de esta misma aponeurosis pasa al ras del periostio del segundo metacarpiano. En general, es en esta fase de la disección que la arteria que alimenta el colgajo puede ser visible, por debajo o por encima del pedículo, según la forma anatómica presente. En el ángulo proximal de la incisión, se identifica la arteria radial y el origen de la arteria intermetacarpiana dorsal, que marcan el límite proximal de la disección pedicular. En esta fase, el colgajo puede ser levantado de distal a proximal, comenzando por separar la isla cutánea del plano subyacente del peritendón del extensor. Esta disección retrógrada debe ser particularmente cuidadosa al llegar al cuello del metacarpiano, ya que esta es una región anastomótica privilegiada. Puede ser necesaria realizar la hemostasia de un círculo arterial en contacto con el cuello del metacarpiano, para permitir una disección más proximal del pedículo.

Arco de rotación

Con un punto de rotación situado en la parte proximal del primer espacio interóseo y un límite distal representado por el pliegue de extensión de la IFP, este colgajo dispone de un arco de rotación muy amplio. Es capaz de alcanzar la cara dorsal de la falange distal del pulgar, la cara dorsal de las metacarpofalángicas de los dedos adyacentes y el dorso de la mano (*v.* Figura 9.72 f).

Variantes técnicas

Este colgajo fue propuesto y realizado bajo la forma de un colgajo en "isla" "aponeurótica"[35]. En efecto, es posible tomar solo el tejido subcutáneo y la fascia subyacente sin incluir el revestimiento cutáneo propiamente dicho. En realidad, esta variante tiene poco interés, debido a que las secuelas estéticas de la toma cutánea son muy aceptables. La piel total o de espesor intermedio que se utiliza para la cobertura del sitio dador se integra muy bien. Cuando existe un déficit de flexión posoperatoria de la MF del índice, este se recupera siempre con reeducación y con la aplicación de dispositivos de rehabilitación.

Más interesante resulta la toma de un colgajo en "corazón", como propusiera Foucher[35]. Este artificio, aplicable como lo veremos también en el segundo espacio, se beneficia de la superposición de los territorios terminales respectivos de dos arterias metacarpianas adyacentes (*v.* Figura 9.72 g). La superficie de tejido disponible permite utilizar este colgajo en ciertos casos de lesiones por deguantamiento del pulgar.

Indicaciones: Si se respetan los imperativos técnicos descritos, este colgajo es realmente fiable. Para nosotros es el método de primera elección para las pérdidas de sustancia extensas de la cara dorsal del pulgar. Con este colgajo es posible cubrir casi la totalidad de la cara dorsal de las dos falanges del pulgar. Su utilización en la cara dorsal de los dedos largos adyacentes está limitada por el arco de rotación, que impide que el colgajo alcance la interlínea de las IFP de dichos dedos. Finalmente, su uso en el dorso de la mano es posible, pero poco frecuente en la práctica. Como veremos en la sección dedicada a los reimplantes, este colgajo puede también ser utilizado bajo la forma de un colgajo "porta-vena".

Colgajo metacarpiano del segundo espacio

El primero y el segundo espacios intermetacarpianos dorsales disponen de la anatomía vascular más constante[16]. En el segundo espacio, según Earley y Miller[25], se encontró un vaso axial en veintinueve casos sobre treinta. Por lo tanto, es posible utilizar el segundo espacio intermetacarpiano dorsal para disecar un colgajo en "isla" tomado de la cara dorsal del dedo medio[87].

Anatomía

El nivel de origen de la segunda arteria intermetacarpiana dorsal es variable, como demostró Earley[25,26]. En la mayoría de los casos, esta arteria nace en el arco dorsal del carpo, pero puede originarse en otros niveles, como, por ejemplo, a partir de la arteria radial, de la primera arteria intermetacarpiana dorsal o de una arteria interósea posterior. Sin embargo, en todos los casos, este vaso pasa por debajo de los tendones extensores del índice y sigue su curso hacia la bisectriz del espacio interóseo, situado superficialmente en relación con el segundo músculo interóseo dorsal. Igualmente, en todos los casos, de este vaso nacen las ramas terminales que irrigan la piel de la cara dorsal de la metacarpofalángica del dedo medio y del índice. También aquí se observa la superposición de los territorios cutáneos respectivos de la primera y segunda arteria intermetacarpiana

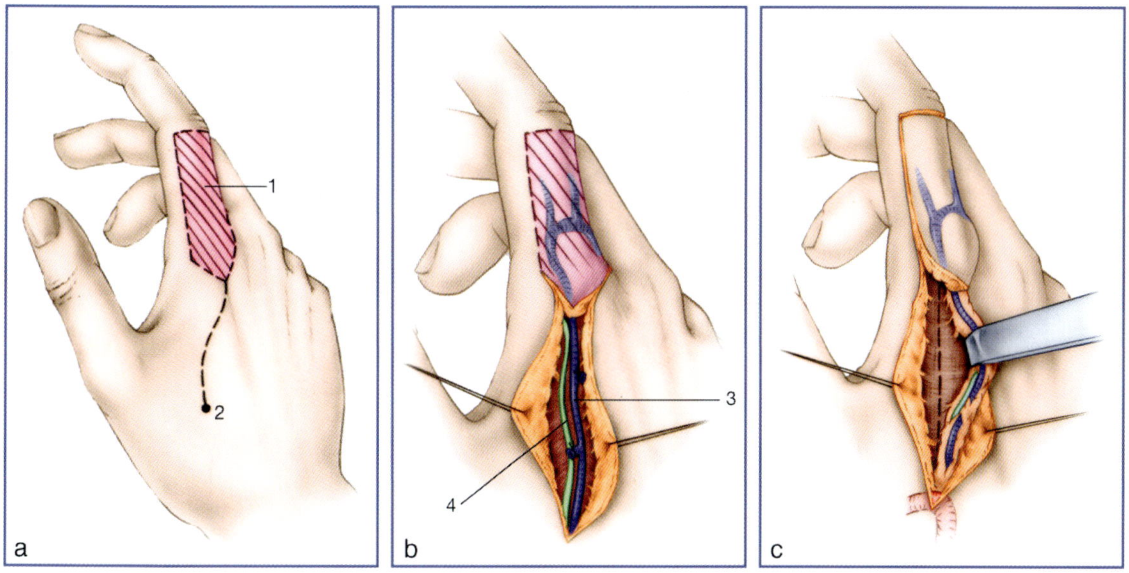

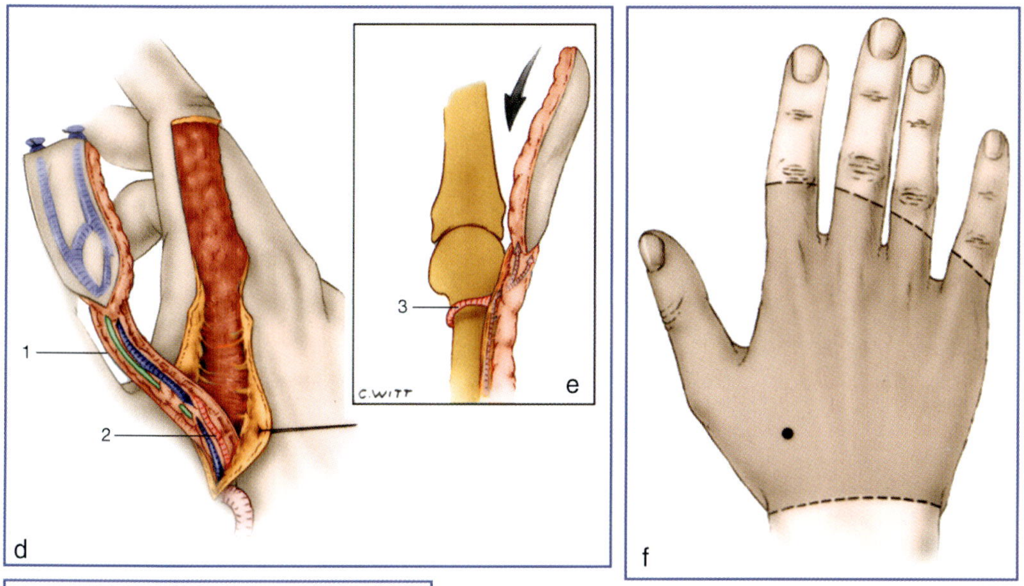

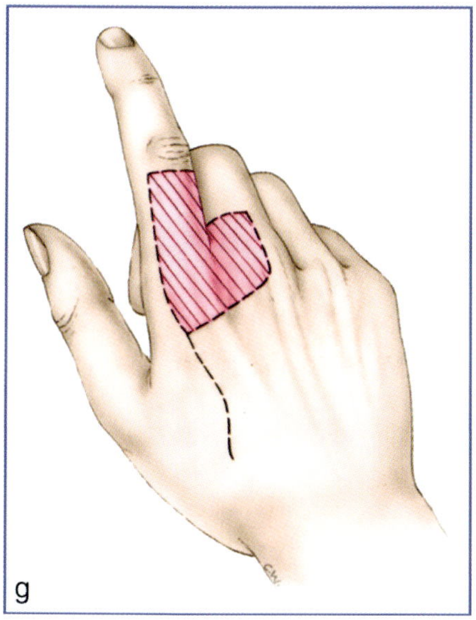

Figura 9.72 Técnica del colgajo en “barrilete”.

a Situación de la “isla” cutánea (1) y del punto de rotación (2).

b Exposición de los elementos superficiales del pedículo. 3: Vena; 4: Rama sensitiva del nervio radial.

c Incisión de la aponeurosis.

d La disección incluye una lengüeta aponeurótica (1) al pedículo, con el fin de incluir una eventual arteria profunda (2).

e Puede ser necesario efectuar la hemostasia de un círculo anastomótico (3), en la proximidad del cuello del segundo metacarpiano.

f Arco de rotación del colgajo.

g Colgajo bifoliado en “corazón”.

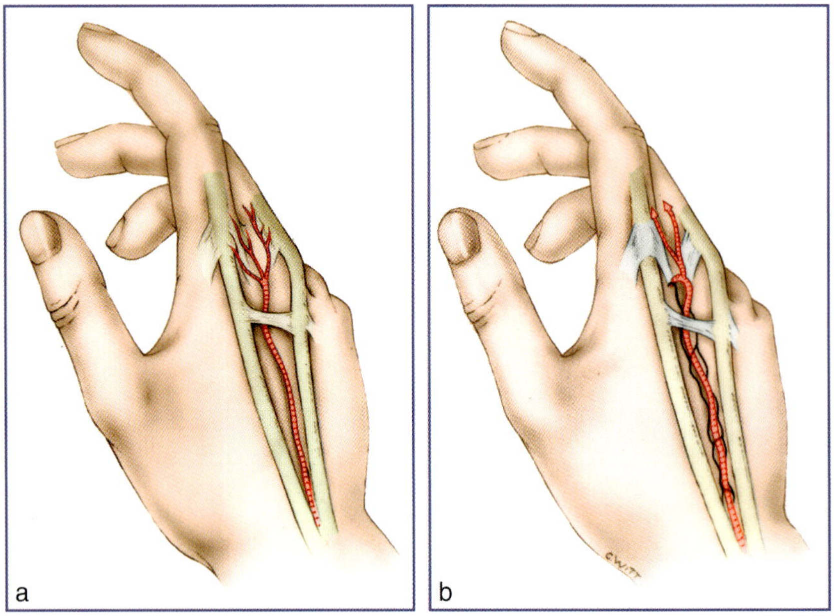

Figura 9.73 Variaciones vasculares en el segundo espacio intermetacarpiano dorsal.
a Variedad dominante (anastomótica) de la segunda arteria intermetacarpiana dorsal.
b Variedad menor de la segunda arteria intermetacarpiana dorsal.

dorsal. En nuestro estudio, realizado sobre treinta casos[22], encontramos una red de venas constantes, satélite de la arteria intermetacarpiana dorsal. La presencia de esta red venosa profunda tiene su importancia cuando es necesario un descruzamiento para incrementar el largo útil del pedículo (Figura 9.73).

Técnica quirúrgica

Aquí son válidos la mayoría de los principios enunciados para la disección del colgajo en "barrilete": la isla cutánea está limitada en su parte distal por el pliegue de extensión de la interfalángica proximal. Un límite más extenso expone al colgajo a una necrosis marginal distal. Proximalmente, conviene aquí también incluir la piel dorsal que cubre la articulación MF, ya que la arborización terminal del vaso se produce a la altura del cuello del segundo metacarpiano (Figura 9.74).

Durante la disección pedicular se incluyen en bloque los elementos superficiales (rama del nervio radial, vena superficial). En profundidad, se identifica la aponeurosis del segundo músculo interóseo dorsal y se toma una lengüeta aponeurótica de manera de estar seguros de incluir a la arteria, que está en contacto con dicha aponeurosis. La disección de la región de la comisura debe ser cuidadosa, ya que en ciertos casos la arteria persigue un destino anastomótico palmar, y rodea el borde libre del espacio intermetacarpiano. Entonces, esta debe ser seccionada entre dos ligaduras más allá del nivel donde emergen las ramas destinadas a la zona cutánea. Se debe prestar la misma atención a la altura de las cabezas metacarpianas, donde pueden hallarse otras anastomosis. Para continuar con la disección en un sentido más proximal, es necesario seccionar la unión intertendinosa (junta tendinosa) que une los tendones extensores del índice y del medio.

Al término de esta disección pedicular, se obtiene la primera configuración de este colgajo en "isla". El colgajo de pedículo corto, se debe a que la disección se detiene necesariamente a la mitad de la altura del espacio intermetacarpiano, en el punto de encuentro con los tendones extensores del índice. En consecuencia, su arco de rotación es limitado (*v.* Figura 9.74 d).

Es posible aumentar el largo útil del pedículo realizando un descruzamiento (Figura 9.75). La arteria metacarpiana dorsal tiene un trayecto profundo, en contacto con la aponeurosis, que pasa por debajo del aparato extensor. En este trayecto, la acompaña su red venosa satélite concomitante. Los elementos superficiales del pedículo (rama sensitiva del nervio radial y vena superficial) pasan superficialmente respecto al tendón extensor. El descruzamiento puede realizarse según dos procedimientos distintos. La sección del aparato extensor es la única técnica que permite conservar la continuidad de todos los elementos pediculares.

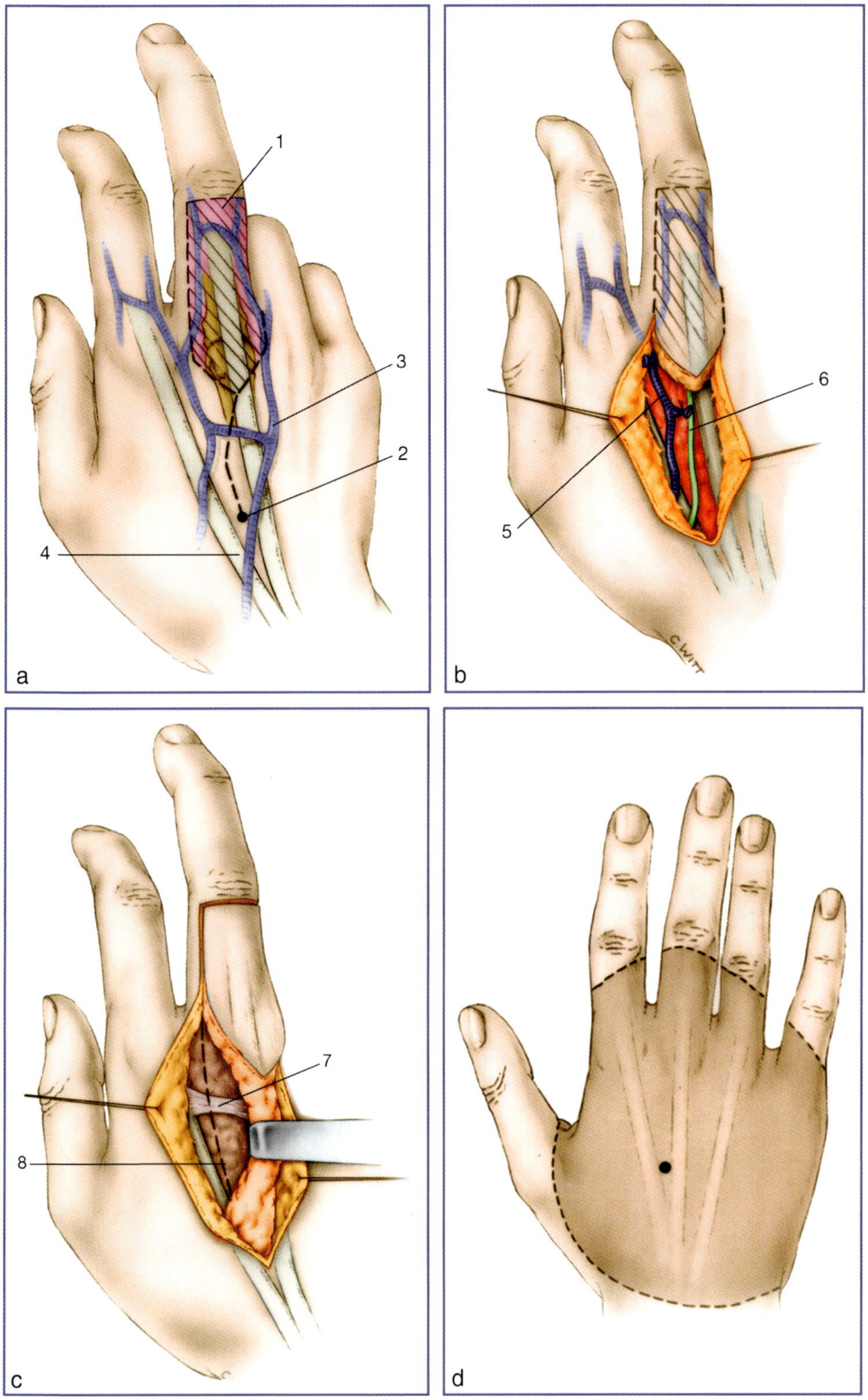

Figura 9.74 Colgajo en "isla" dorsal del segundo espacio.

a 1: Trazado del colgajo; 2: Localización del punto de rotación, 3: Red venosa superficial; 4: Tendones extensores.

b Disección de los elementos superficiales del pedículo. 5: Red venosa; 6: Rama del radial.

c Disección de los elementos profundos del pedículo. 7: Unión intertendinosa (*juncta tendinum*); 8: Aponeurosis dorsal del músculo interóseo.

d Arco de rotación del colgajo del segundo espacio con pedículo corto (sin descruzamiento).

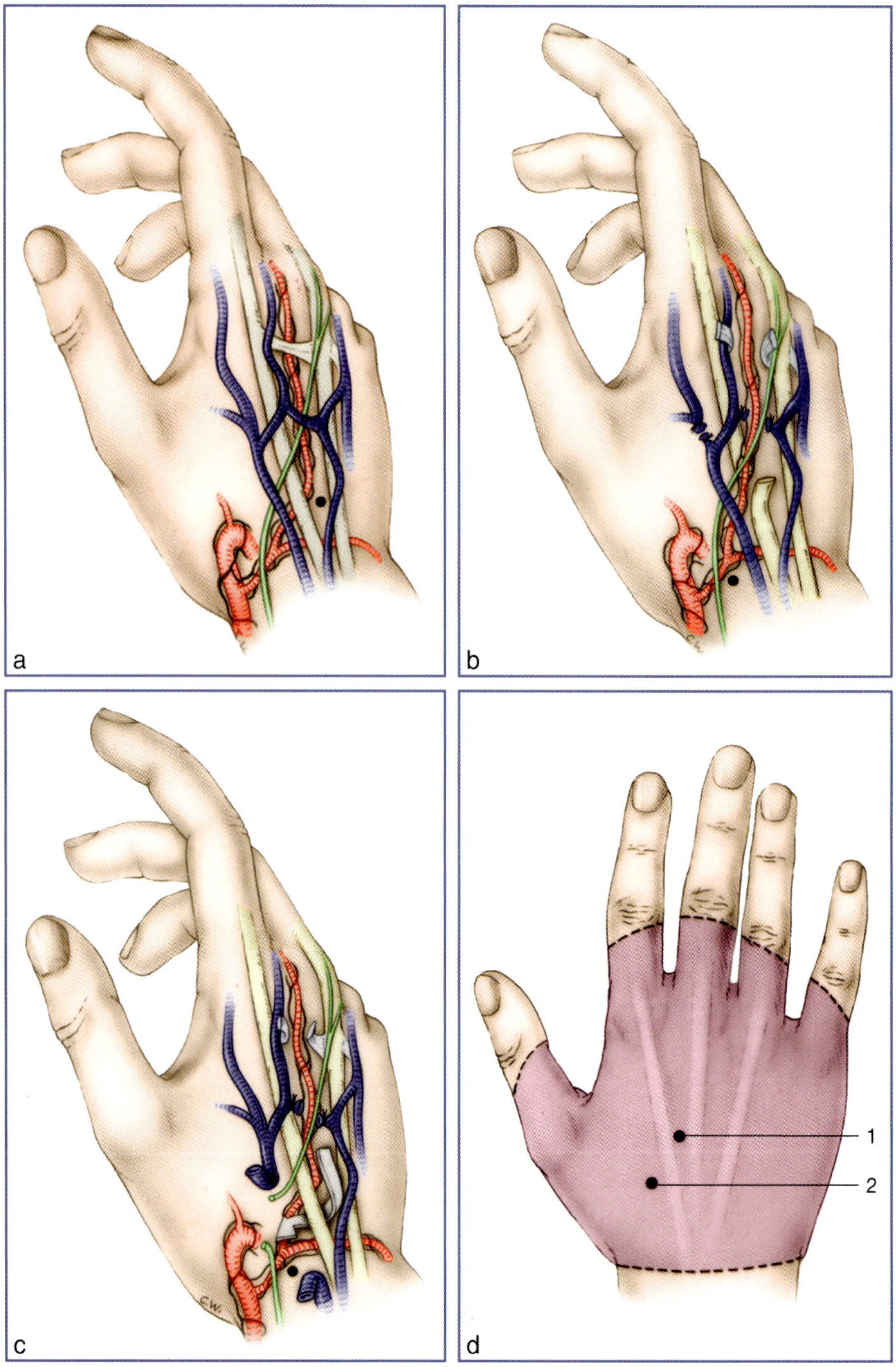

Figura 9.75 Técnica de descruzamiento para los colgajos en "isla" del segundo espacio.

a Punto de rotación antes del descruzamiento.

b Descruzamiento por sección y luego reparación del aparato extensor.

c Descruzamiento por sección de los elementos superficiales del pedículo (venas superficiales, rama sensitiva del radial).

d Arco de rotación del colgajo del segundo espacio con pedículo largo (después del descruzamiento); 1: Punto de rotación antes del descruzamiento; 2: Punto de rotación luego del descruzamiento.

Nosotros utilizamos esta técnica en un caso en el que el índice estaba amputado, lo que permitió esta sección seguida de una reparación. El colgajo en "isla" del segundo espacio con pedículo largo pudo así alcanzar la columna del pulgar y sustituir a un colgajo en "barrilete" inutilizable por el hecho de la amputación proximal del índice.

El segundo procedimiento de descruzamiento consiste en una sección de los elementos superficiales (venas y nervio). La reparación venosa teóricamente es facultativa, debido a la presencia constante de una red de venas concomitantes satélites de la arteria. Si se desea obtener un colgajo en "isla" sensible, la reparación nerviosa es indispensable.

Esta segunda configuración del colgajo dispone de un arco de rotación más amplio (*v.* Figura 9.75 d). En ambas configuraciones, este colgajo puede trazarse conjuntamente sobre el índice y el medio y adoptará un diseño bifoliado o en "corazón".

Indicaciones: Para las pérdidas de sustancia dorsal del pulgar este colgajo no está indicado salvo que el colgajo en "barrilete" no pueda emplearse. En efecto su disección es más delicada cuando se lo debe descruzar. Además, incluso en su configuración con "pedículo largo", este es incapaz de alcanzar el extremo distal del pulgar. Al igual que el colgajo en "barrilete", este colgajo del segundo espacio puede ser utilizado en la cara dorsal de los dedos largos adyacentes, sin alcanzar, sin embargo, la interlínea de la articulación interfalángica proximal.

Colgajo metacarpiano del tercero y cuarto espacios

Las frecuentes variaciones que afectan a la anatomía vascular del tercero y cuarto espacios intermetacarpianos dorsales contraindican el uso de colgajos metacarpianos dorsales con pedículo largo disecados sobre estos mismos espacios. Además, en la práctica, existen pocas indicaciones para estos colgajos. En efecto, es inadmisible pretender alcanzar con ellos la columna del pulgar (papel de los colgajos precedentes). En cambio, estos colgajos pueden ser útiles para la cobertura de la cara dorsal de la primera falange del dedo adyacente. Para este tipo de destino, es suficiente un pedículo corto con un punto de rotación comisural. La supervivencia de la isla cutánea, entonces depende conjuntamente de una hipotética red metacarpiana dorsal y de las perforantes comisurales que provienen de la red palmar. En esta configuración, son numerosas las analogías con el colgajo en bandera propuesto por Vilain[99]. Naturalmente, esta configuración "mínima" de los colgajos puede, del mismo modo, utilizarse en el segundo espacio cuando la cobertura de un dedo adyacente así lo requiera (Figura 9.76).

Anatomía vascular

El aporte arterial al colgajo en "isla" es mixto, ya que proviene conjuntamente de las ramas perforantes que pertenecen a la red palmar y de la red terminal metacarpiana dorsal. Teniendo en cuenta esta dualidad del aporte vascular (el colgajo no es tributario únicamente de la red dorsal), el límite proximal de la isla cutánea puede llevarse hacia distal, más allá de la metacarpofalángica. El retorno venoso, por su parte, se llevará a cabo a través de la vena comisural hacia la red dorsal.

Técnica quirúrgica

La corta incisión proximal se sitúa en el espacio comisural. A través de esta incisión se identifican los elementos pediculares, entre los cuales se encuentra una voluminosa vena comisural. La disección se continúa en profundidad hacia la cara palmar de la comisura. Debe tomarse la precaución de continuar esta disección lo suficientemente lejos, hacia la cara palmar, con el objeto de asegurar la inclusión de los ramos arteriales ascendentes provenientes de la arteria colateral palmar. Al término de la disección se obtiene un pedículo corto y voluminoso. El arco de rotación de este colgajo le permite cubrir la cara dorsal de la primera falange del dedo adyacente. También, pude utilizarse para la cobertura de la región metacarpofalángica del mismo dedo o de un dedo vecino.

Colgajos en "isla" tomados del dorso de la mano

Colgajos metacarpianos dorsales en "isla" con circulación invertida

Existen numerosas circunstancias en las que una pérdida de sustancia digital dorsal no puede ser tratada por ninguno de los métodos precedentes. Ello ocurre cuando sobrepasa la posibilidad de cobertura de un colgajo homodigital, cuando no se puede utilizar un colgajo dorsal en "isla" cuadrangular y cuando el dedo adyacente, por estar herido, no pueda servir como sitio dador para un colgajo desepidermizado reverso. Por lo tanto, todas estas circunstancias tienen indicaciones potenciales para la realización de colgajos en "isla", tomados del dorso de la mano y con vascularización invertida provistas por las arterias intermetacarpianas dorsales.

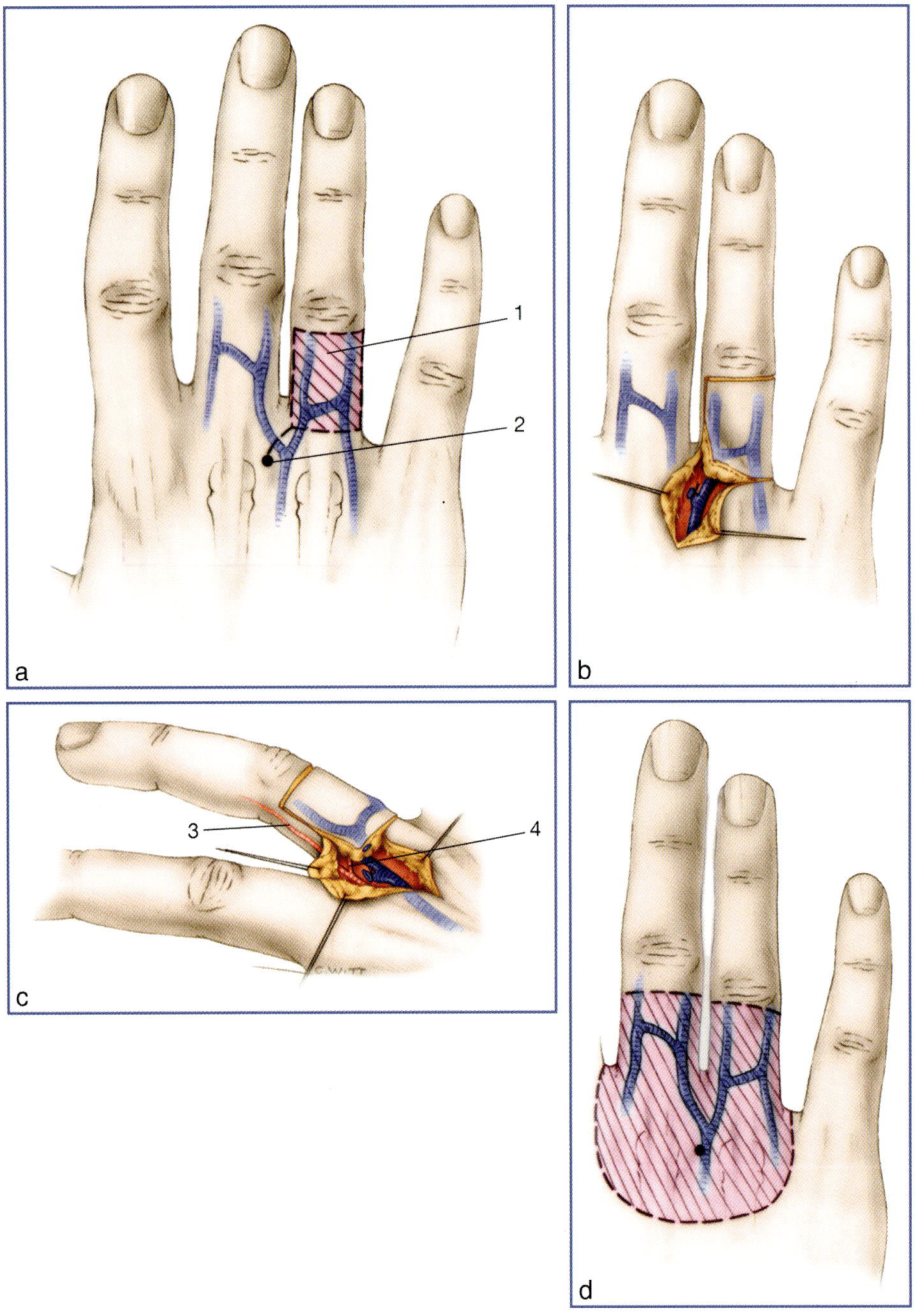

Figura 9.76 Colgajo metacarpiano en "isla" del tercero y cuarto espacios.
a Posición de la "isla" cutánea (1) y del punto de rotación (2).
b Disección de los elementos pediculares superficiales.
c Continuación de la disección, se preservan las ramas ascendentes con destino dorsal (4) de la arteria colateral palmar (3).
d Arco de rotación del colgajo.

Anatomía

La realización de estos colgajos supone la existencia de anastomosis comisurales entre la red palmar y la red arterial metacarpiana dorsal. Nosotros realizamos un estudio anatómico sobre treinta manos cadavéricas adultas para verificar la existencia de la topografía de estas anastomosis dorsopalmares (Figura 9.77)[20,21].

Este estudio se limitó al primerp y segundo espacios. Se encontró de manera constante un sistema anastomótico en las cercanías de la región comisural. Se pueden encontrar

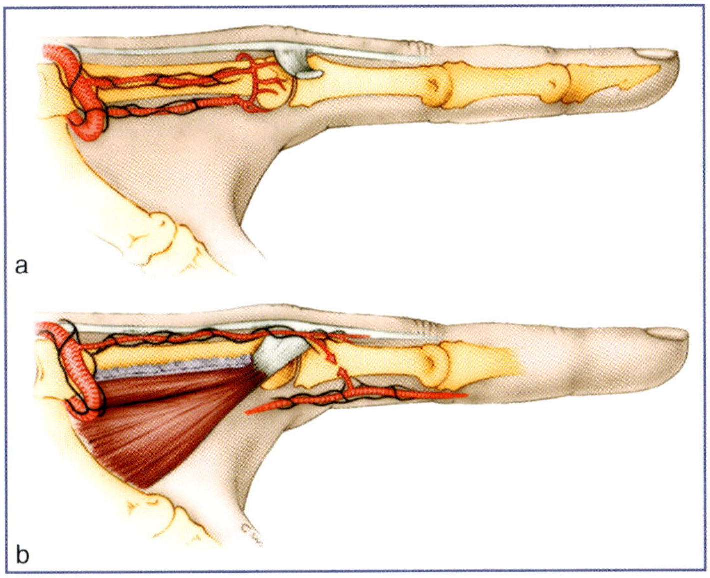

Figura 9.77 Anatomía de los sistemas anastomóticos dorsopalmares comisurales.

a Sistema anastomótico profundo, yuxtaóseo, en forma de un círculo anastomótico adherido al cuello del metacarpiano y que comunica la red metacarpiana dorsal con la red palmar profunda.

b Sistema anastomótico superficial, indirecto entre las ramas terminales de la arteria intermetacarpiana dorsal y las ramas ascendentes de la arteria colateral palmar.

tres tipos de disposición. En ciertos casos, la propia arteria intermetacarpiana dorsal tiene un destino anastomótico (*v.* Figuras 9.71 y 9.73). En el primer espacio, entonces, esta toma la forma de un ramo comisural medio y contornea el borde libre del espacio comisural para alcanzar el plano palmar. En el segundo espacio, en su forma denominada "dominante", la segunda arteria intermetacarpiana dorsal discurre igualmente en la comisura hasta llegar al plano vascular palmar. El segundo tipo de sistema anastomótico consiste en un círculo vascular aplicado contra el cuello del metacarpiano. Esta disposición fue encontrada en la zona del primer espacio, cuando la primera arteria intermetacarpiana dorsal adoptaba su forma profunda. Por último, el tercer sistema está representado por la anastomosis indirecta entre las ramas perforantes comisurales provenientes de la colateral palmar y los ramos terminales provenientes de la arteria metacarpiana dorsal correspondiente. En un mismo espacio, pueden coexistir dos sistemas anastomóticos diferentes. Cuando finalizamos este estudio anatómico, nos pareció posible disecar colgajos con circulación invertida vascularizados a través de estas anastomosis comisurales. La técnica quirúrgica debe tener en cuenta estas variaciones en la topografía de las anastomosis.

Técnica quirúrgica

La isla cutánea es dibujada en el dorso de la mano. Para el primer espacio interóseo, esta isla puede posicionarse en la parte proximal del espacio. En cambio, en el segundo, tercero y cuarto espacios, la disección debe tener en cuenta la presencia del aparato extensor, por lo que el colgajo debe estar centrado sobre el ángulo de divergencia de este aparato. Se debe realizar una incisión sinuosa que recorra desde el ángulo proximal del colgajo hasta el punto de pivote comisural. A través de esta incisión se identifican los elementos superficiales del pedículo: se conserva una vena superficial en continuidad con el entorno grasoso pedicular. En la práctica, el papel de esta vena superficial en el retorno venoso de la isla cutánea es incierto: tiene válvulas y se orienta inadecuadamente para asegurar dicho retorno. Entonces, es probable que el rol de las venas profundas, satélites de la arteria metacarpiana dorsal, sea esencial. Esta misma incisión debe permitir individualizar la rama sensitiva del radial o del cubital, la cual hay que intentar preservar. Sin embargo, no es infrecuente que uno de los ramos de bifurcación de estas ramas sensitivas deba ser sacrificado para permitir la disección de los elementos superficiales del pedículo (Figuras 9.78 y 9.79).

En el ángulo proximal del colgajo, la disección levanta la isla cutánea del plano del peritendón del aparato extensor. Por el contrario, una vez alcanzado el ángulo de divergencia del aparato extensor, el plano de disección debe llegar en profundidad a la aponeurosis del músculo interóseo dorsal. La disección se continúa entonces de proximal a distal y se

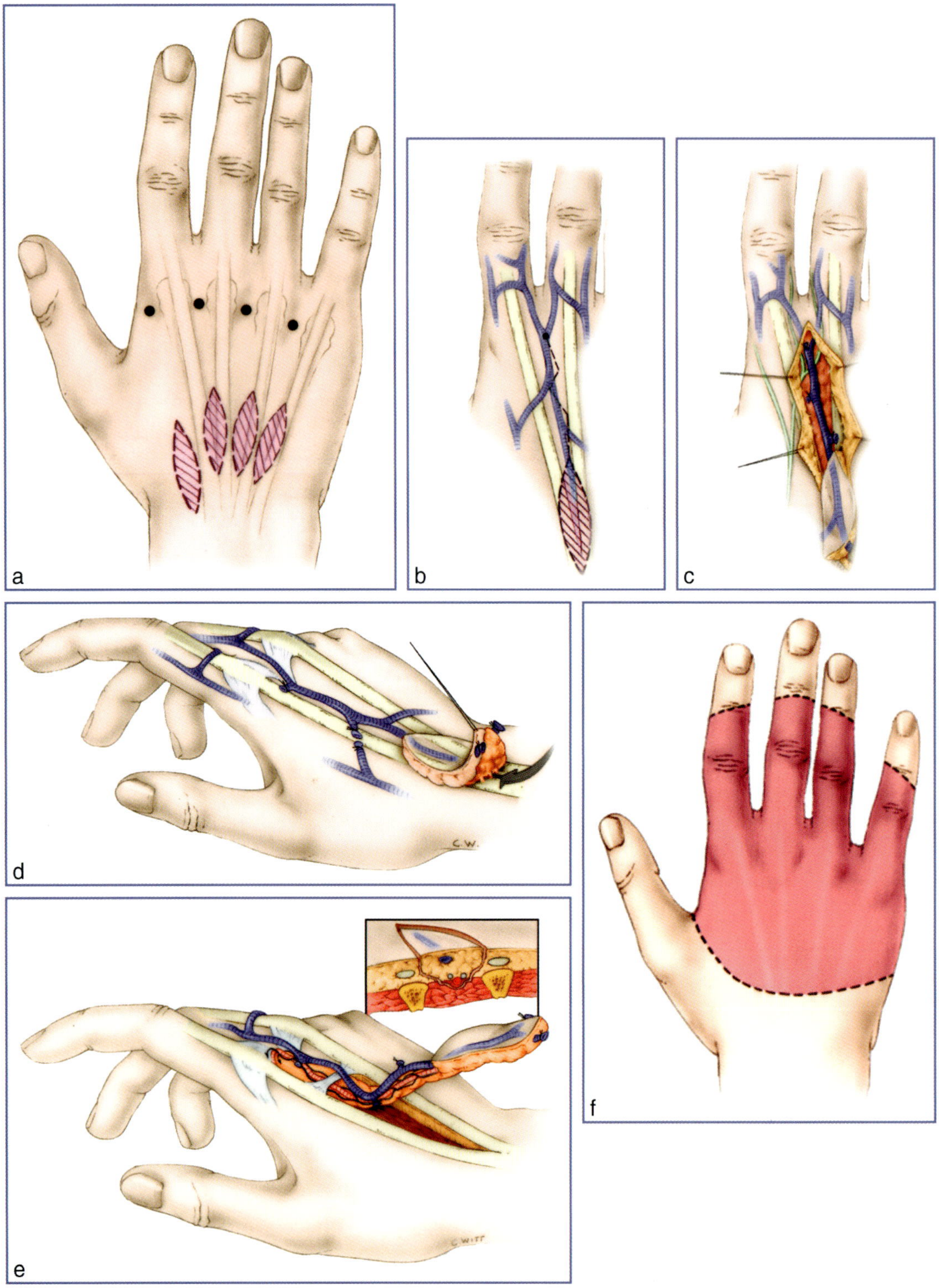

Figura 9.78 Colgajos metacarpianos en "isla" dorsal con circulación invertida.
a Posición de las islas cutáneas y de los puntos de rotación.
b Trazado de la incisión.
c Disección de los elementos pediculares superficiales.
d Comienzo de la incisión en el ángulo proximal el pedículo.
e El pedículo comprende una lengüeta de aponeurosis del músculo interóseo dorsal.
f Arco de rotación obtenido.

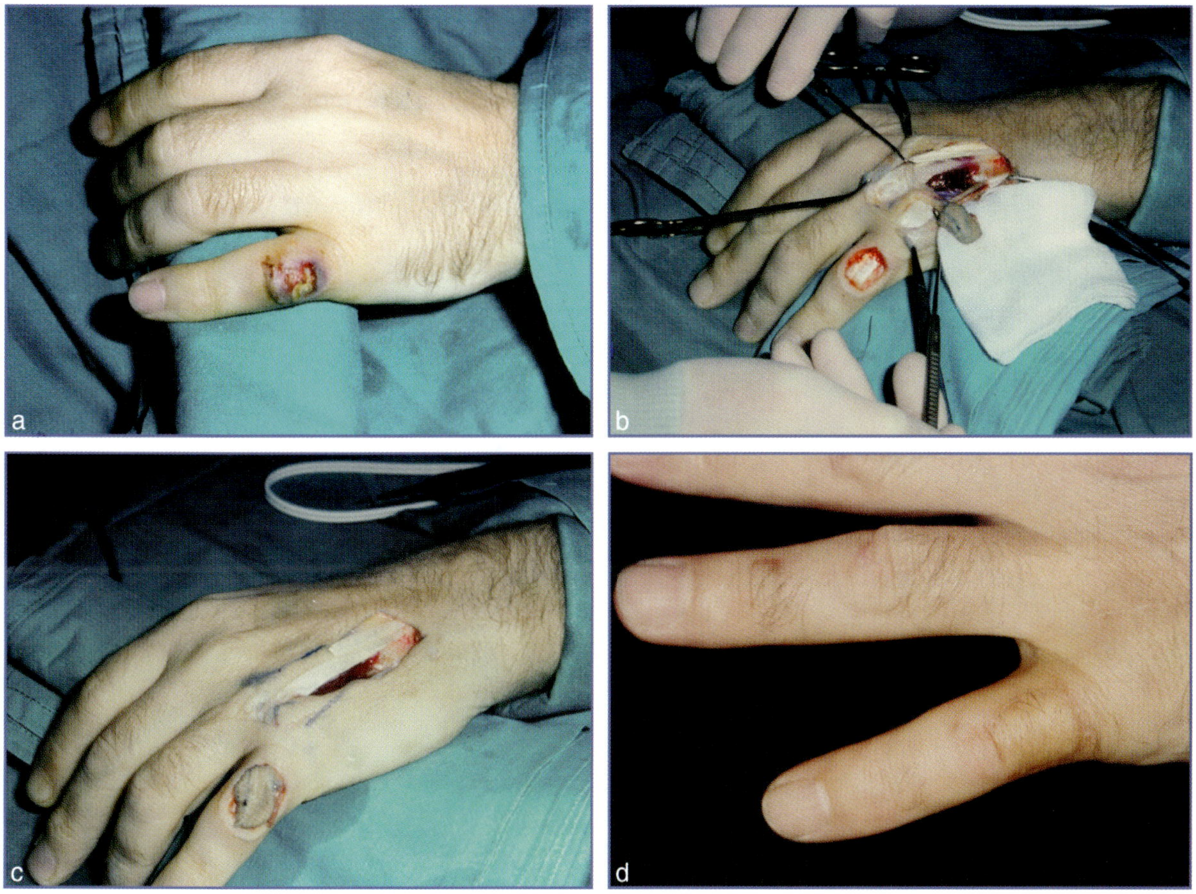

Figura 9.79 Colgajo metacarpiano con circulación invertida del cuarto espacio.
a Sitio receptor: Necrosis séptica en la cara dorsal de la primera falange del quinto dedo.
b Disección de la "isla" luego de la *toilette* y desbridamiento.
c El colgajo colocado *in situ* después de la tunelización.
d Resultado.

incluye en el pedículo una lengüeta aponeurótica. Cuando se progresa en sentido distal, en el espacio intermetacarpiano nos encontramos con una unión intertendinosa, la cual debe seccionarse para poder proseguir con la disección. Una vez que se llega al cuello metacarpiano, conviene detener esta disección. De esta manera, se preservan todos los sistemas anastomóticos posibles, incluso un eventual sistema profundo. En ciertos casos, sin embargo, frente a los imperativos particulares del sitio receptor, se pude franquear este primer límite de la disección para llevar el punto de rotación más lejos, en la comisura. Estos colgajos sobreviven, gracias a que están irrigados únicamente por anastomosis de tipo uno o tres. Para llevar el colgajo a su sitio receptor, con la excepción del primer caso, siempre procedemos a la tunelización. Esta solución es fiable y estéticamente superior a la de un pedículo que se deja a cielo abierto. Es necesario inmovilizar las articulaciones metacarpofalángicas durante el tiempo de cicatrización. El cierre del sitio dador se efectúa por medio de una sutura directa, luego de haber convertido la pérdida de sustancia en una elipse. Este cierre se realiza bajo tensión a pesar de la relativa elasticidad de los tegumentos dorsales de la mano. Por lo tanto, debe distenderse en forma sistemática por medio de una contraincisión paralela a la línea de sutura, la cual se resuelve por cicatrización dirigida. Gracias a esta técnica de cierre, se obtienen mejores resultados que con los injertos de piel, estéticamente inferiores.

Arco de rotación

Teniendo en cuenta la situación de la isla cutánea y de su punto de rotación comisural, el arco de rotación de este colgajo le permite ampliamente alcanzar la primera falange y la IFP. Por esta razón se convierte en una solución suplementaria irremplazable para la cobertura de la cara dorsal de los dedos largos y, en particular, de la región de la IFP.

Este colgajo es particularmente útil cuando el dedo vecino no está disponible como sitio dador de un colgajo desepidermizado reverso. Más recientemente, fue propuesta una modificación técnica que le permite a estos colgajos alcanzar la IFD[49]. Esta modificación consiste en desplazar el punto de rotación de la base de la primera falange de manera tal que el colgajo sobreviva a partir de las anastomosis con la red de las arterias colaterales palmares.

Colgajos en "isla" dorsales vascularizados por las perforantes comisurales (Quaba y Davison)[77]

La presencia de ramos perforantes que irrigan la región cutánea a lo largo de los ejes arteriales representados por las arterias intermetacarpianas dorsales ya había sido mencionada por Levame y Otero[58]. Estos autores utilizaron el término de "estrella vascular" para designar a estas perforantes cutáneas (Figuras 9.80 y 9.81).

Anatomía

La planificación preoperatoria debe prever el punto de penetración de las perforantes cutáneas, que se sitúan en la región de las comisuras interdigitales. Una buena referencia, es la representada por las uniones intertendinosas o *juncta*. El nivel de emergencia de estas perforantes está situado más allá de estas uniones. El retorno venoso se realiza a través de una vena profunda que se superpone al ramo arterial hacia el sistema de las venas profundas satélites del eje metacarpiano dorsal correspondiente.

Técnica quirúrgica

Se dibuja el colgajo de manera tal que su eje mayor sea paralelo al espacio intermetacarpiano elegido como sitio dador. El límite proximal está dado por el pliegue de extensión de la muñeca y el límite distal por el punto de penetración de las perforantes. Quaba y Davison fijaron en 3,5 cm el ancho máximo del colgajo[77]. La disección comienza por el ángulo proximal del islote cutáneo; se realiza la hemostasia por ligadura de las venas superficiales.

A continuación, el colgajo se levanta de proximal a distal, separándolo del plano del peritendón del aparato extensor. Al llegar al ángulo de divergencia del tendón extensor, es necesario realizar la hemostasia de los finos ramos perforantes nacidos del sistema intermetacarpiano dorsal. A diferencia de la técnica utilizada para los colgajos anteriores (colgajo metacarpiano dorsal con circulación invertida), aquí no es necesario incluir la aponeurosis del músculo interóseo dorsal correspondiente. La arteria intermetacarpiana dorsal se deja *in situ* y no se la incluye en el pedículo. La disección se detiene una vez que se llega al nivel de las uniones intertendinosas, a fin de preservar el sistema de vasos perforantes, cuyo punto de emergencia se sitúa inmediatamente después. A diferencia de lo que acontece con un colgajo metacarpiano dorsal con circulación invertida, aquí no es necesaria la sección de la unión intertendinosa.

Arco de rotación

Con su límite proximal en el pliegue de extensión de la muñeca y un punto de pivote comisural, estos colgajos pueden alcanzar la IFP de los dedos largos. Particularmente son aptos para la cobertura de los *scalps* digitales extensos. Su inconveniente reside en el largo del pedículo, que es de solo algunos milímetros. Si se destina este colgajo a la cobertura de un defecto dorsal distal sobre la falange media o la IFD, entonces, será necesario resecar piel sana de la primera falange para insertar la parte proximal del colgajo. Por lo tanto, en tales circunstancias, preferimos recurrir a los colgajos metacarpianos dorsales descritos precedentemente, en donde es posible efectuar una tunelización por debajo de la piel sana proximal. Por el contrario, cuando la pérdida de sustancia afecta proximalmente a la metacarpofalángica, la escisión cutánea necesaria será limitada, lo que justifica la utilización de este colgajo.

Colgajo denominado "dorsocomisural" (Valenti)[65,97]

La zona de la interfalángica distal sigue siendo una zona difícil de cubrir mediante la utilización de los colgajos anteriores. Valenti propuso entonces una solución interesante para este tipo particular de sitio receptor. Este colgajo llamado dorsocomisural es disecado en la cara dorsal del espacio intermetacarpiano, entre las cabezas metacarpianas. El pedículo que alimenta esta isla cutánea con circulación invertida está representado por la red axial incluida en el tejido subcutáneo de la cara lateral del dedo receptor. Más que un eje arterial único, hay que considerar que el pedículo de este colgajo contiene un plexo arteriolar o capilar con un eje principal longitudinal. Como en todas las islas cutáneas precedentes, la disección prosigue tomando el tejido celular subcutáneo hasta el peritendón del extensor, el cual es respetado. Este colgajo con circulación invertida es alimentado por medio de las anastomosis periarticulares de

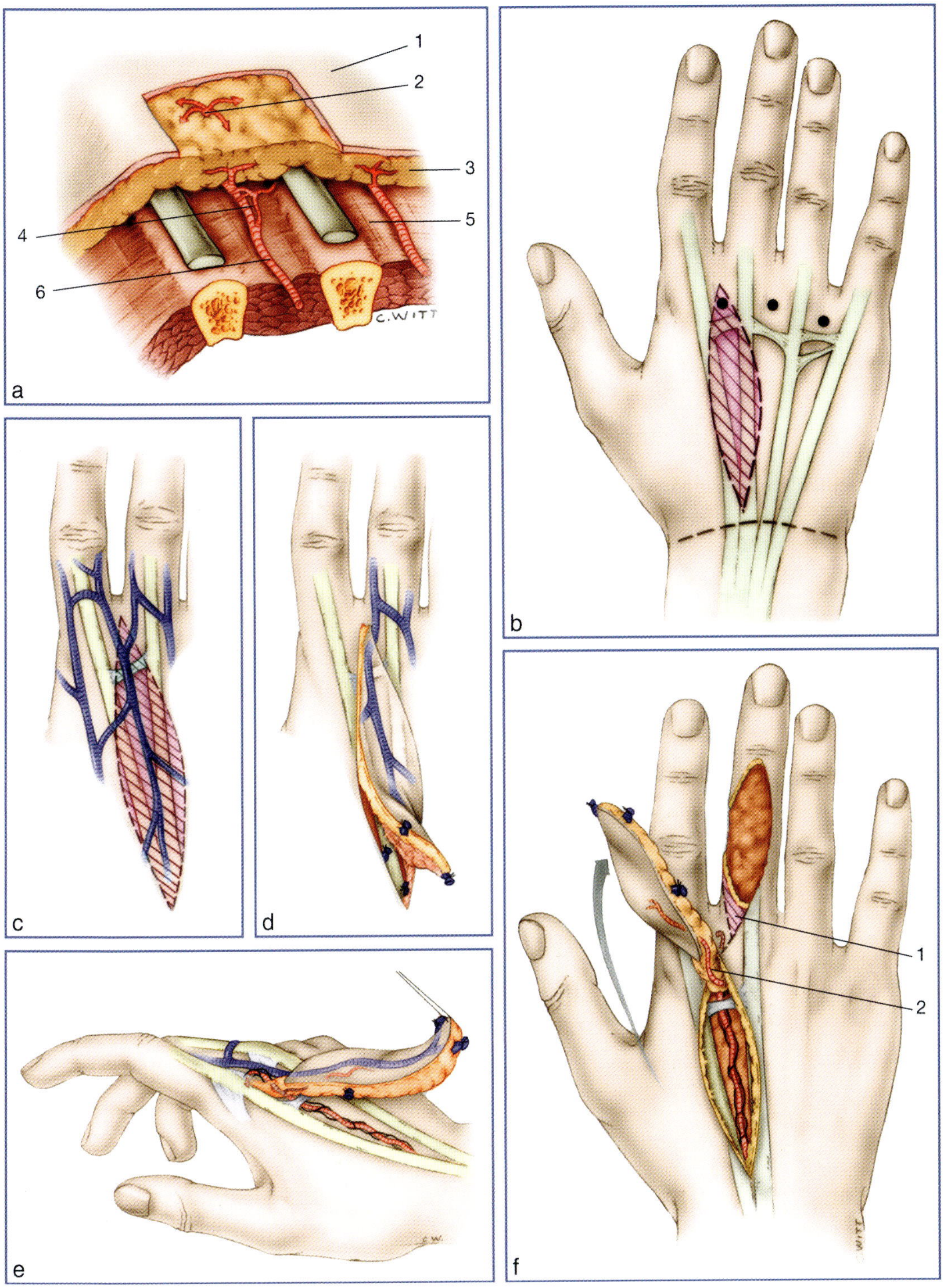

Figura 9.80 Colgajos en "isla" dorsales basados en las perforantes comisurales.

a Disposición de las perforantes cutáneas que provienen de las arterias metacarpianas dorsales. 1: Revestimiento cutáneo; 2: Estrella vascular; 3: Panículo adiposo; 4: Rama perforante con destino cutáneo; 5: Músculo interóseo; 6: Arteria intermetacarpiana dorsal.

b Trazado de la "isla" cutánea y de su punto de rotación.

c Identificación de los elementos superficiales del pedículo (red venosa superficial).

d Disección en sentido proximal-distal.

e La aponeurosis del músculo interóseo y la arteria intermetacarpiana correspondiente se dejan en profundidad.

f Rotación del colgajo en "isla" más allá de la unión intertendinosa (*juncta tendinun*), que preserva el punto de penetración de las perforantes comisurales (2). Será necesario una escisión cutánea (1) para alojar a la "isla" cutánea.

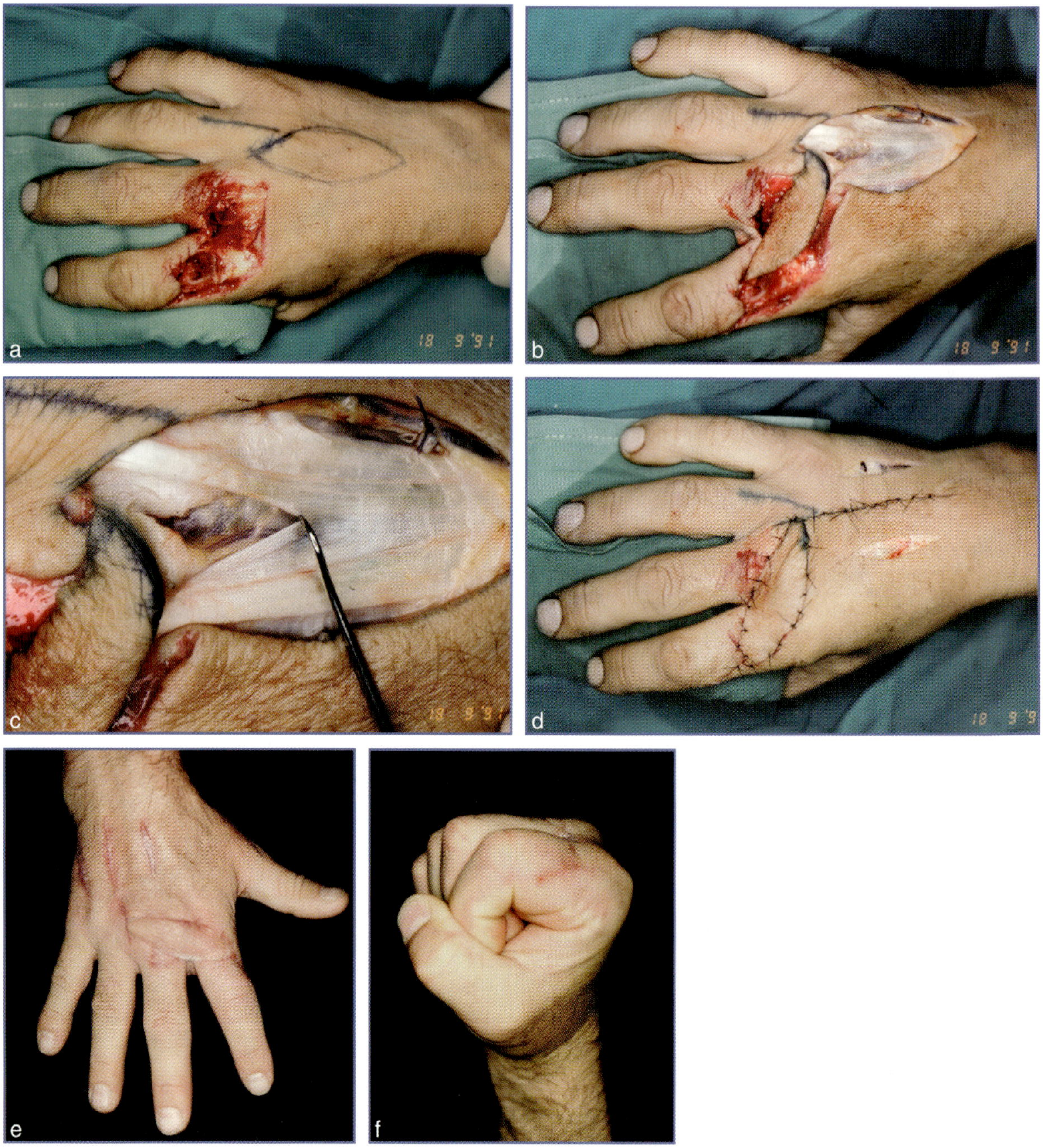

Figura 9.81 Colgajo en “isla” con circulación invertida basado en las perforantes comisurales.
a Defecto dorsal sobre la segunda y tercera MF: trazado de la isla sobre el tercer espacio.
b Disección y rotación efectuadas.
c La arteria intermetacarpiana dorsal se deja en profundidad.
d El cierre primario del sitio dador es posible gracias a dos incisiones de descarga.
e, f Resultado final.

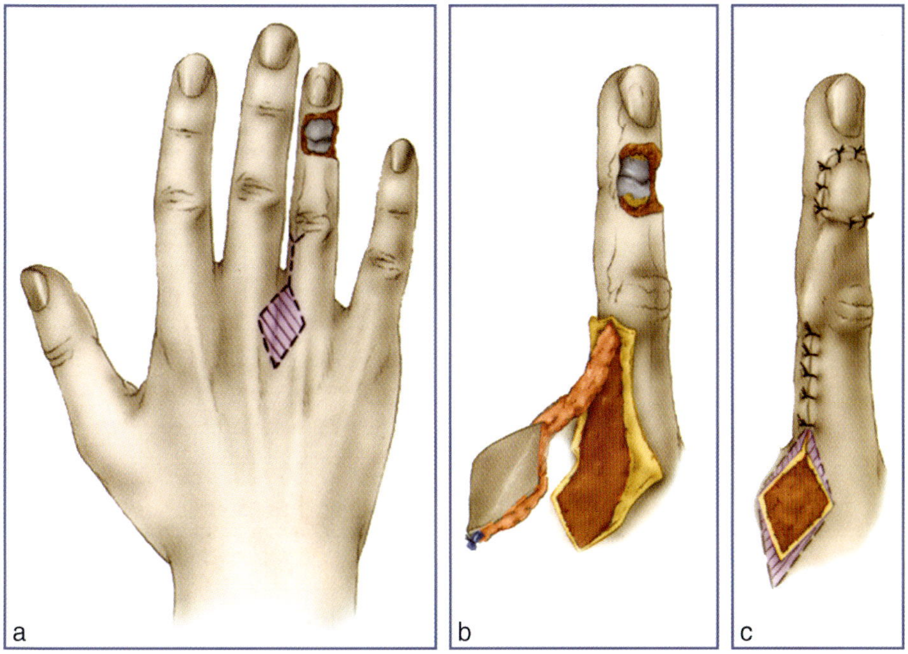

Figura 9.82 Colgajo dorsocomisural.
a Pérdida de la sustancia cutánea de la región de la interfalángica distal.
b Disección de la "isla" cutánea y de su pedículo: El punto de rotación se sitúa justo antes de la articulación interfalángica proximal, de manera que el pedículo sea alimentado por el cerclaje anastomótico de la IFP.
c La rotación permite la cobertura de la interfalángica distal.

la IFP. Por lo tanto, la disección debe detenerse antes de llegar a la interlínea articular. El volumen del pedículo hace a veces difícil la tunelización. Cuando esta no fuese posible sin riesgo de compresión, la transferencia debe efectuarse a "cielo abierto", por lo que el pedículo entonces debe ser cubierto con un injerto de piel fina (Figuras 9.82 y 9.83).

Colgajos venosos

La riqueza de la red venosa de la cara dorsal de los dedos y de la mano es teóricamente una circunstancia que podría incitar a la realización de colgajos denominados "venosos". Su disección es fácil, ya que esta red venosa es superficial, situada en el seno del panículo adiposo subcutáneo. En teoría, no hay límite en el largo del pedículo y la isla cutánea puede ser posicionada con gran libertad, siempre que sea contigua a una o varias venas superficiales. Finalmente la morbilidad inherente a la disección del colgajo venoso es mínima o nula, debido a su carácter superficial. Numerosos argumentos explican por qué, en nuestra práctica, el papel de estos colgajos, denominados "venosos", es restringido o inexistente.

La mayoría de las series que reportan el uso de colgajos venosos pediculados informan una tasa de fracasos significativa, bajo la forma de necrosis parciales o totales. Cuando un colgajo que cubre una reparación tendinosa o una reconstrucción osteoarticular fracasa, el cirujano enfrenta una situación difícil: se debe realizar un nuevo colgajo antes que se instaure una infección, cuyas consecuencias podrían ser temibles. La disección de un colgajo venoso invade, a veces, el territorio de algún otro colgajo arterial, haciendo aún más difícil la reconstrucción y la elección de un nuevo procedimiento de cobertura. Nuestro enfoque, contrariamente, consiste en la búsqueda de soluciones más fiables que permitan tratar en un solo tiempo y sin temores las lesiones subyacentes (*v.* el Capítulo 4).

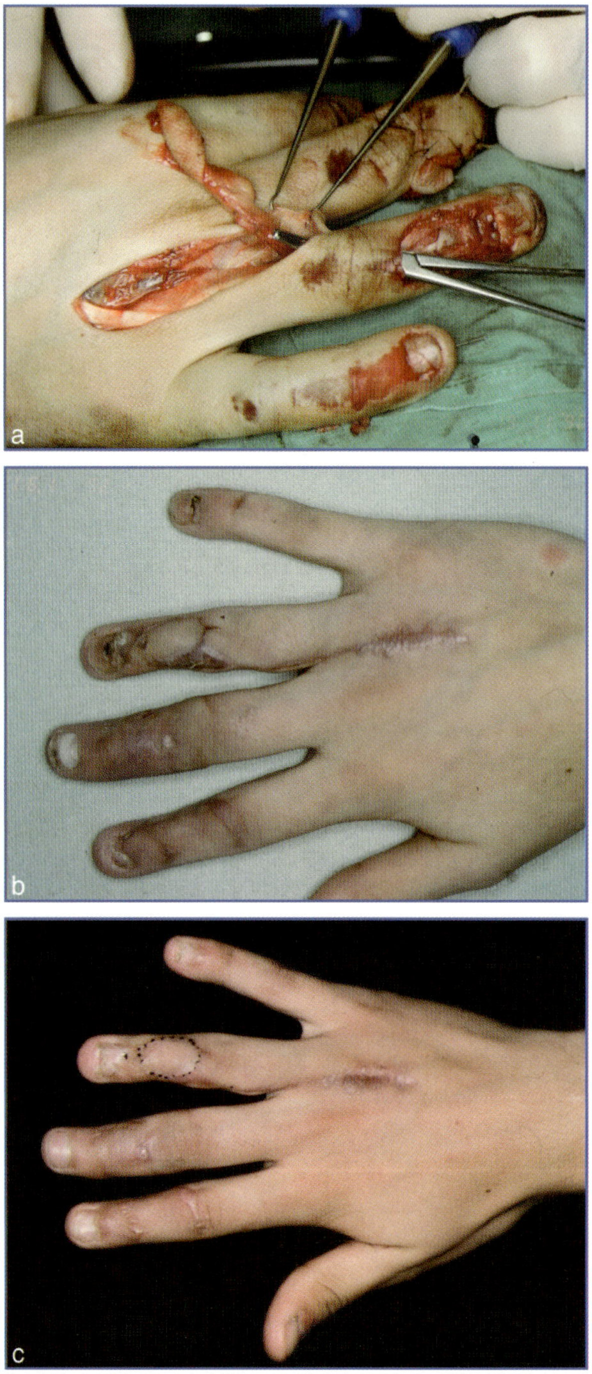

Figura 9.83 Colgajo dorsocomisural, caso clínico.
a Pérdida de sustancia de la interfalángica distal del cuarto dedo. El dedo vecino (tercero) también está lesionado, y no se lo puede considerar como sitio dador de un colgajo *cross-finger* desepidermizado reverso. El colgajo dorsocomisural es visto aquí al momento de la tunelización.
b, c Resultado luego de la cicatrización.

Siguiendo esta línea, nosotros hemos eliminado de nuestro arsenal todos los colgajos denominados "venosos con circulación invertida", es decir aquellos que se toman sobre el dorso de la mano y se destinan a la cara dorsal de los dedos (colgajos venosos con pedículo distal). En efecto, nuestra tasa de fracaso en este tipo de colgajo fue superior al 50%.

Varios autores, entre ellos Foucher, sobre grandes series de colgajos venosos pediculados, en su mayoría con pedículo directo, reportaron buenos resultados[37,39].

Referencias

[1] Argamaso RV. Rotation-transposition method for soft tissue replacement on the distal segment of the thumb. *Plast Reconstr Surg* 1974 ; 19 : 37-40.
[2] Atasoy E. Reversed cross-fi nger subcutaneous fl ap. *Jn Hand Surg* 1982. 7 :481-483.
[3] Atasoy E, Igakimidis E, Kaspak ML, Kutz JE, Kleinert HC. Reconstruction of the amputated fi ngertip with a triangular volar fl ap : a new surgical procedure. *JBone Joint Surg* 1970 ; 52A : 921-926.
[4] Boyes JH. Skin and contractures. In : *Bunnell's : Surgery of the Hand* (4th ed.) J.B. Lippincott, Philadelphie, 1964, p. 190.
[5] Braun JB. *Les Artères de la main*. Nancy, thèse de médecine, Nancy, 1977.
[6] Braun JB, Werner JF, Borelly J, Foucher G, Merle M, Michon J. Quelques notions d'anatomie artérielle de la main et leurs applications chirurgicales. *Ann Chir Main* 1979 ; 3 : 701-706.
[7] Brunelli F. Dorso-ulnar thumb fl ap. *Ann Chir Main Memb Super* 1993 ; 12 : 105-114.
[8] Brunelli F, Bunelli G, Vigasio A. Le lambeau dorso-cubital du pouce. *Ann Chir Plast Esthet* 1996 ; 41 : 259-268.
[9] Brunelli F, Mathouli n C. Lambeaux digitaux en ilot. In : *Monographie du GEM. Les lambeaux artériels pédiculés au membre supérieur*. Paris, Expansion Scientifi que Française, 1990.
[10] Bunnel S. Skin and contractures. *In Surgery of the Hand*. J.B. Lippincott, Philadelphie, 19 48, p. 152-153.
[11] Bunnel, S : Surgery of the Hand, JB lippincott, Philadelphia, 1956, 3° édition. [12] Büchler U, Frey HP. Lambeau dorsal de la phalange moyenne des doigts. In : *Monographie du GEM. Les lambeaux artériels pédiculés du membre supérieur*. Paris, Expansion scientifi que française, 1 990, p. 116.
[13] Chase RA. Fingertip injuries. Skin and soft tissue losses. In : *Atlas of Hand Surgery*. Philadelphie : W.B. Saunders, 1973.
[14] Chow SP. Digital nerves in the terminal region of the thumb. *The Hand* 1900 ; 12 (2) : 193-196.
[15] Cl eland J. The cutaneous ligament of the phalanges. *J Anat Physiol* 1878; 12 : 526.
[16] Coleman SS, Anson BJ. Arterial patterns in the hand based upon a study of 650 specimens. *Surg Gynecol Obstet* 1961; 113A : 409-424.
[17] Colson P. Le lambeau latéro-digita l. In: R. Tubiana (dir.), *Traité de chirurgie de la main*, tome 2, Masson, Pari s, 1984, p. 261-277.
[18] Corcella D. Reconstruction des pertes de substance digitale distale chez l'enfant. Thèse de doctorat en Médecine. Grenoble, 1996.
[19] Dautel G, Merle M. The blood supply of digital nerves : A microanatomical study of superfi cial and deep palmar venous networks. *J Hand Surg* 1992 ; 17B : 632-637.
[20] Dautel G, Merle M. Direct and reverse dorsal metacarpal fl aps. Br *J Plast Surg* 1992; 45 : 123-130.
[21] Dautel G, Merle M. Dorsal metacarpal reverse fl aps. *J Hand Surg* 1991; 16B : 400-405.

[22] Dautel G, Merle M, Borr ely J, Michon J. Variations anatomiques du réseau vasculaire de la première commissure dorsale. Application au lambeau cerf-volant. *Ann Chir Main* 1989 ; 8 : 53-59.
[23] De Conninck A. Transplantation hétérodigitale avec réinnervation locale. *Acta Orthop Belg* 1975; 41: 170-176.
[24] Earley MJ. The arterial supply of the thumb, fi rst web and index fi nger and its surgical application. *J Hand Surg* 1986; 11B: 163.
[25] Earley MJ. The second dorsal metacarpal artery neurovascular island fl ap. *J Hand Surg* 1989 ; 14B : 434-440.
[26] Earley MJ, Milner RH. Dorsal metacarpal fl aps. *Br J Plast Surg* 1987 ; 40 : 333-341.
[27] Eaton RG. The digital neurovascular bundle, a microanatomic study of its contents. *Clin Orthop* 1968; 61 : 175-185.
[28] Edwards EA. Organisation of the small arteries of the hand and digits. *Am J Surg* 1960 ; 99 : 837-846.
[29] Evans DM, Martin DL. Step-advancement island fl ap for fi ngertip reconstruction. *Br JPlast Surg* 1988 ; 41 : 105-111.
[30] Flatt AE. The thenar fl ap. *J Bone Joint Surg* 1957 ; 39B : 8O-85.
[31] Foucher G, Braun F, Merle M, Michon J. Le "doigt-banque" en traumatologie de la main. *Ann Chir* 1980 ; 34 : 693-698.
[32] Foucher G, Braun JB. A new island fl ap in surgery of the hand. *Plast Reconstr Surg* 1979 ; 63 : 28-31.
[33] Foucher G, Dallaserra M, Tilquin B, L enoble E, Sammut D. The Hueston fl ap in reconstruction of fi ngertip skin loss : results in a series of 41 patients. *J Hand Surg [Am]* 1994 ; 19: 508-515.
[34] Foucher G, Marin Braun F, Merle M, Michon J. La technique du « débranchement-rebranchement » du lambeau en îlot pédiculé. *Ann Chir* 1981 ; 35 : 301-303.
[35] Foucher G and Marin-Braun F. Le lambea u cerf-volant. In : A. Gilbert, A.C. Masquelet et R.V. Hentz, *Les Lambeaux artériels pédiculés du membre supérieur. Monographie du GEM.* Expansion scientifi que fra nçaise, Paris, 1990, p. 139-141.
[36] Foucher G, Merle M, Maneaud M, Michon J. Microsurgical free partial toe transfer in hand reconstruction : a report of 12 case. *Plast Reconstr Surg* 1980 ; 5 : 616-627.
[37] Foucher G and Norris RW. The venous dorsal digital island fl ap or the 'neutral' fl ap. Br *J Plast Surg* 1988 ; 41 : 337-343.
[38] Foucher G, Sammut D, Greant P, Marin-B raun F, Ehrler S, Buch N. Indications and results of skin fl aps in painful digital neuroma. *J Hand Surg* 1991 ; 16B : 25-29.
[39] Fukui A, Maeda M, Tamai S, Inada Y. The pedicled venous fl ap. Clinical Applications. *Br J PlastSurg* 1993 ; 46 : 68-71.
[40] Gaul JS. Radial innervated cross-fi nger fl ap from index to provide sensory pulp to injured thumb. *J Bone Joint Surg [Am]* 1969 ; 51 : 1257 -1263.
[41] Glicenstein J. Technique de réparation des amputations des extrémités digitales distales. *Ann Chir* 1971 ; 25 : 1001-1008.
[42] Han SK, Lee BI, Kim WK. The reverse digital artery island fl ap : clinical experience in 120 fi ngers. *Plast Reconstr Surg 1998*, 101 : 1006-1011 ; discussion 1012-1003.
[43] Hira se Y, Kojima T, Matsuura S. A versatile one-stage neurovascular fl ap for fi ngertip reconstruction : the dorsal middle phalangeal fi nger fl ap. *Plast Reconstr Surg* 1992 ; 90 : 1009-1015.
[44] Holevich J. A new method of restoring sensibility to the thumb. *J Bone Joint Surg* 1963 ; 45B : 496-502.
[45] Hong JP, Lee SJ, Lee HB, Chung YK. Reconstruction of fi ngertip and stump using a composite graft from the hypothenar region. *Ann Plast Surg* 2003 ; 51 :57-62.
[46] Hueston JT. Local fl ap repair of fi ngertip injuries. *Plast Reconstr Surg* 1966 ; 37 : 349-350.
[47] Joshi BB. A local dorsolateral island fl ap for restoration of sensation after avulsion injury of fi ngertip pulp. *Plast Reconstr Surg* 1974 ; 54 : 175-182.
[48] Kamei K, Ide Y, Kimura T. A new free thenar fl ap. *Plast Reconstr Surg* 1993 ; 92 : 1380-13 84.
[49] Karacalar A, Özcan M. A new approach to the reverse dorsal metacarpal artery fl ap. *J Hand Surg 1997* ; 22A : 307-310.
[50] Kragi C, Bang Rasmussen K. The neurovascular island fl ap for defective sensibility of the thumb. *J Bone Joint Surg* 1975 ; 57B : 495-499.
[51] Kuhlmann JN and Guerin-Serville H. Le système artériel dorsal de la colonne du pouce. Bull Assoc Anat 19 81 ; 65 : 119-124.
[52] Kutler W. A new method for fi ngertip amputation. *J A-mer Med Assoc* 1947 ; 133 : 29-30.
[53] Lai CS, Lin SD, Chou CK, Tsai CW. A versatile method for reconstruction of finger defects : reverse digital artery fl ap [see comments]. *Br J Plast Surg* 1992 ; 45 : 443-453.
[54] Lai CS, Lin SD, Yang CC. The reverse digital artery fl ap for fi ngertip reconstruction. *Ann Plast Surg* 1989 ; 22 : 495- 500.
[55] Lebreton E, Assouline A. Le drainage veineux du lambeau à pédicule vasculaire de Littler. *Ann Chir Main* 1988 ; 7 : 126-129.
[56] Lee TP, Liao CY, Wu IC, Yu CC, Chen SG. Free fl ap from the superfi cial palmar branch of the radial artery (SPBRA fl ap) for fi nger reconstruction. *J Trauma* 2009 ; 66 : 1173-1179,.
[57] Leslie BM, Ruby LK, Madell SJ, Wittenstein F. Digital artery diameter : an anatomic and clinical study. *J Hand Surg [Am]* 1987 ; 12 : 740-743.
[58] Levame JH, Ottero C, Berdugio G. Vascularisation des téguments de la face dorsale de la main et des doigts. *Ann Chir Plast* 1967 ; 12 : 316-324.
[59] Littler JW. The neurovascular pedicle method of digital transposition for reconstruction of the thumb. *Plast Reconstr Surg* 1953 ; 12 : 303-319.
[60] Littler JW. Neurovascular skin island transfer in reconstructive hand surgery. *Trans Int Soc Plast Surg 1960* ; 2 : 175.
[61] Lucas GL. The pattern of venous drainage of the digits. *J Hand Surg* 1984 ; 9A : 448-450.
[62] Mac Cash CR. Toe pulp free grafts in fi ngertip repair. *Br J Plast Surg* 1959 ; 11 : 322.
[63] Macht SD, Watson HK. The Moberg volar advancement fl ap for digital reconstruction. *J Hand Surg [Am]* 1980 ; 5 : 373-376.
[64] Marin Braun F, Merle M, Foucher G. Le lambeau cerf-volant. Ann Chir Main 1988 ; 7 : 147-150.
[65] Masquelet AC, Valenti P. Les lambeaux dorso-commissuraux. À propos d'un cas clinique. *Ann Chir Plast Esthet* 1994 ; 39 : 287-289.
[66] Massart P, Saucier T, Beze H. Restauration pulpaire par lambeau neurovasculaire homodigital. *Ann Chir Main* 1984 ; 4 : 219-225.
[67] Moberg E. Aspects of sensation in reconstructive surgery of the extremity. *J Bone Joint Surg* 1964 ; 46A : 817-825.
[68] Moris AM. Rapid skin cover in hand injuries using the reverse dermis fl ap. *Br J Plast Surg* 1981 : 34 : 194-196.
[69] Mouchet A, Gilbert A. Couverture des amputations distales des doigts par lambeau neurovasculaire homodigital en îlot. *Ann Chir Main 1982* ; 1 : 180-182.
[70] Murakami T, Takaya K, Outi H. The origin, course and distribution of arteries to the thumb ; with special reference to the so-called artery pollicis princeps. *Anat Japan 1969* ; 46: 123-127.
[71] Nicoletis C, Morel-Fatio D. « Etranges nécroses ». *Ann Chir Plast* 1969 ; 14 : 56.

[72] O'Brien B. Neurovascular island pedicle fl aps for terminal amputations and digital scars. *Br JPlast Surg* 1968 ; 21 : 258-261.
[73] Omokawa S, Ryu J, Tang JB, Han J. Vascular and neural anatomy of the thenar area of the hand : its surgical applications. *Plast Reconstr Surg* 1997 ; 99 : 116-121.
[74] Pho RWH. Local composite neurovascular island fl ap for skin cover in pulp loss of the thumb. *J Hand Surg* 1979 ; 4 : 11-15.
[75] Pilz SM, Valenti PP, Harguindeguy ED. [Free sensory or retrograde pedicled fasciocutaneous thenar fl ap : anatomic study and clinical application]. *Handchir Mikrochir Plast Chir* 1997 ; 29 : 243-246.
[76] Porter R. Functional assessment of transplanted skin in volar defect of the digits. *J Bone Joint Surg* 1968 ; 50A : 955-963.
[77] Quaba AA, Davison PM. The distally-based dorsal hand fl ap. *Br J PlastSurg* 1990 ; 43 : 28-39.
[78] Rabischong P. Les problèmes fondamentaux du rétablissement de la préhension. *Ann Chir* 1971 ; 25 : 927-933.
[79] Rose EH. Local arterialized island fl ap coverage of diffi cult hand defects preserving donor site sensibiliy. *Plast ReconstrSurg* 1983 ; 72 : 848-857.
[80] Sassu P, Lin CH, Lin YT, Lin CH. Fourteen cases of free thenar fl ap: a rare indication in digital reconstruction. *Ann Plast Surg* 2008 ; 60 : 260-266.
[81] Schoofs M, houzé P, El Fouly P, Leps P. Le lambeau fascio-cutané thénarien libre ou en îlot. *La Main* 1998 ; 3 : 253-260.
[82] Schuind F, Van Genechten F, Denuit P, Merle M, Foucher G. Le lambeau en îlot homodactyle en chirurgie de la main. *Ann Chir Main* 1985 ; 4 : 306-315.
[83] Segmuller G. Modifi cation des Kutler-Lappens neuro-vaskuläre stielung. *Handchir* 1976 ; 8 : 75-76.
[84] Shaw MH. Neurovascular island pedicle fl aps for terminal digital scars. A hazard. Br J PlastSurg 1971 ; 24 : 161.
[85] Shrewsbury MM, Johnson RK. The fascia of the distal phalanx. *J Bone Joint Surg* 1975 ; 57A : 784-788.
[86] Shrewsbury MM, Johnson RK. Form, function and evolution of the distal phalanx. *JHand Surg* 1983 ; 8 : 475-479.
[87] Small JO, Brennen MD. The second dorsal metacarpal artery neurovascular island fl ap. *Br J Plast Surg* 1990 ; 43 : 17-23.
[88] Smith DO, Chikayoshi O, Chihiro K, Kiyotaka T. The distal venous anatomy of the fi ngers. *J Hand Surg* 1991 ; 16A : 303-307.
[89] Smith DO, Oura C, Kimura C, Toshimori K. Artery anatomy and tortuosity in the distal fi nger. J Hand Surg 1991 ; 16A : 297-302.
[90] Smith DO, Tajima N, Oura C, Toshimori K. Digital artery tortuosity and elasticity : a biomechanical study. *J Reconstr Microsurg* 1991 ; 7 : 105-108.
[91] Strauch B, De Moura W. Arterial system of the fi nger. *J Hand Surg* 1990 ; 15A : 150-154.
[92] Tranquilli-Leali E. Reconstruzione dell'apice delle falangi vaguali mediante autoplastica volare peduncolata per scorimento. *Infort Traum Lavoro* 1935 ; 1 : 186-193.
[93] Tsai TM, Sabapathy SR, Martin D. Revascularization of a fi nger with a thenar mini-free fl ap. J Hand Surg [Am] 1991 ; 16 : 604-606.
[94] Tsaï TM, Mc Cabe SJ, Maki Y. A technique for replantation of the fi ngertip. *Microsurgery* 1989 ; 10 : 1-4.
[95] Tubiana R. Restauration de la sensibilité au niveau de la main par transfert d'un transplant artériel hétéro-digital muni de son pédicule vasculo-nerveux. *Rev Chir Orthop* 1960 ; 46 : 163-178.
[96] Tubiana R, Duparc J. Restoration of sensibility in the hand by neurovascular skin island transfer. *J Bone Joint Surg* 1961 43B : 474.
[97] Valenti P, Masquelet AC, Begue T. Anatomic basis of a dorso-commissural fl ap from the 2nd, 3rd and 4th intermetacarpal spaces. *Surg Radiol Anat* 1990 ; 12 : 235-239.
[98] Venkataswami DR, Subramanian N. Oblique triangular fl ap : a new method of repair for oblique amputations of the fi ngertip and thumb. *Plast Reconstr Surg* 1980 ; 66 : 296-300.
[99] Vilain R, Dupuis JF. Use of the fl ag fl ap for coverage of small area on a fi nger or the palm. 20 years experience. *Plast Reconstr Surg* 1973 ; 51 : 397-401.
[100] Voche P, Beustes-Stefanelli M, Pelissier P, Schoofs M, Bellemere P, Dinh A, Brunelli F. [Coverage of dorsal distal skin defects of the digits. Techniques and indications]. *Ann Chir Plast Esthet* 2008 ; 53 : 46-58.
[101] Voche P, Merle M. The homodigital subcutaneous fl ap for cover of dorsal fi nger defects. *Br J Plast Surg* 1994 ; 47 : 435-439.
[102] Voche P, Merle M. Vascular supply of the palmar subcutaneous tissue of fi ngers. *Br J Plast Surg* 1996 ; 49 : 315-318.
[103] Wallace W, Coupland RE. Variations in the nerves of thumb and index fi nger. *J Bone Joint Surg* 1975 ; 57B : 491-494.
[104] Wesley Snow J. The use of a volar fl ap for repair of fi ngertips amputations: a preliminary report. *Plast Reconstr Surg* 1953 ; 40 : 163-168.

9.2 Pequeñas pérdidas de sustancia de la mano

El dorso y la palma de la mano pueden ser el sitio de asiento de pequeñas pérdidas de sustancia que exigen la utilización, según los casos, de un injerto de piel o de un colgajo local.

Estas soluciones locales deben considerarse antes de realizar colgajos más costosos, como los colgajos con pedículo a distancia o libres.

En cualquier caso, tanto para la mano como para los dedos, la reconstrucción ideal buscará respetar, por un lado, las características mecánicas respectivas de la piel palmar y dorsal y, por el otro, la superficie y los límites de las unidades funcionales cutáneas.

Pequeñas pérdidas de sustancia del dorso de la mano

Injertos de piel

El uso de injertos cutáneos en el dorso de la mano es posible siempre y cuando el perimisio del aparato extensor se encuentre intacto.

La utilización de injertos de piel total no es estrictamente indispensable, pero por lo menos deberán utilizarse injertos de mediano espesor.

Idealmente, la superficie y la forma de estos injertos deberían reproducir las unidades funcionales cutáneas anatómicas. Sin embargo, no se debe proceder a una escisión muy amplia para alcanzar los límites de tal unidad funcional cuando la pérdida de sustancia es de un tamaño modesto.

En todos los casos donde el perimisio del aparato extensor haya desaparecido y, con más razón aún, si existe una reparación subyacente del aparato extensor, ya no es posible realizar un simple injerto de piel, por lo que resulta necesario recurrir a un colgajo local.

Colgajos locales en el dorso de la mano

Colgajos bipediculados

La piel dorsal de la mano es muy móvil, ya que en esta zona no existen tabiques fibrosos que la amarren al plano subyacente, como sucede en la palma de la mano. Esta movilidad cutánea se presta para la realización de diferentes colgajos locales. El colgajo bipediculado se adapta a todas las pérdidas de sustancia de configuración lineal. Se realiza una contraincisión paralela a la pérdida de sustancia y, antes de movilizar el colgajo, se lo libera del plano del perimisio del aparato extensor subyacente. Cada vez que sea posible, se intentará preservar la continuidad de los elementos venosos superficiales. La zona dadora, una vez concluido el avance, será cubierta con un injerto de piel de mediano espesor, que se fija con puntos separados. Este colgajo es muy útil cuando se trata de cubrir, por ejemplo, la reparación de una sección del aparato extensor en el dorso de la mano (Figura 9.84).

Estos colgajos pueden ser concebidos, indiferentemente, en forma transversal o longitudinal. La riqueza vascular, en la cara dorsal de la mano, hacen confiables cada una de las dos soluciones.

Además de este colgajo bipediculado, otras plastias locales de tipo *random pattern* pueden ser propuestas para las pequeñas pérdidas de sustancia dorsal. De esta manera, al igual que los descritos para la cara dorsal de los dedos, en el dorso de la mano se pueden trazar colgajos cuadrangulares de avance-rotación.

Por último, debe considerarse la posibilidad de utilizar un colgajo laterodigital para las pérdidas de sustancia que afectan la cara dorsal de las comisuras digitales. Originalmente concebido para el tratamiento de las retracciones cicatriciales de las comisuras, este colgajo encuentra aquí una de sus aplicaciones en cirugía de urgencia, aun cuando las circunstancias que conducen a su utilización se presentan rara vez en la práctica clínica.

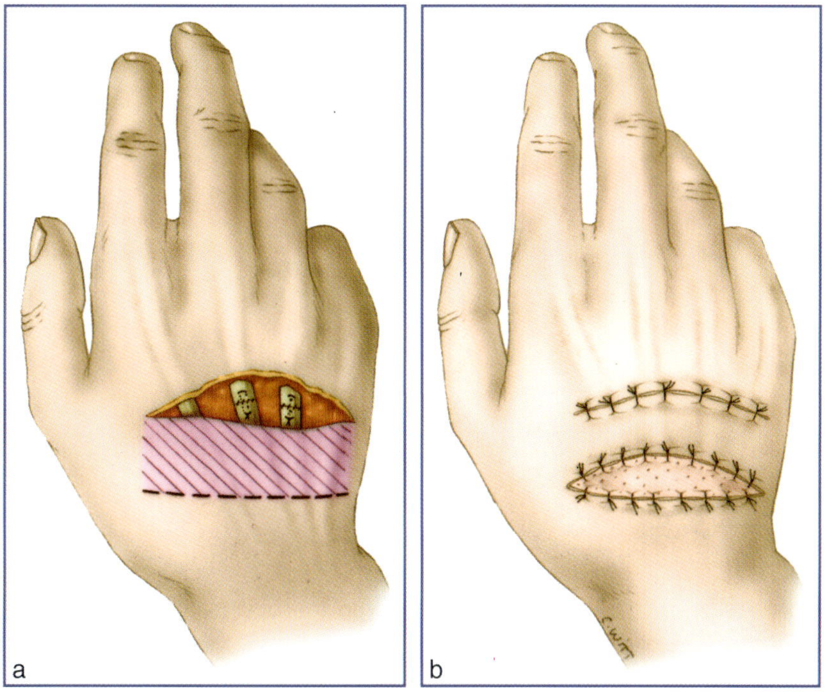

Figura 9.84 Utilización de un colgajo bipediculado de avance en la cara dorsal de la mano.
a Defecto elíptico que expone una sutura del aparato extensor.
b Avance de un colgajo bipediculado; el sitio dador es injertado.

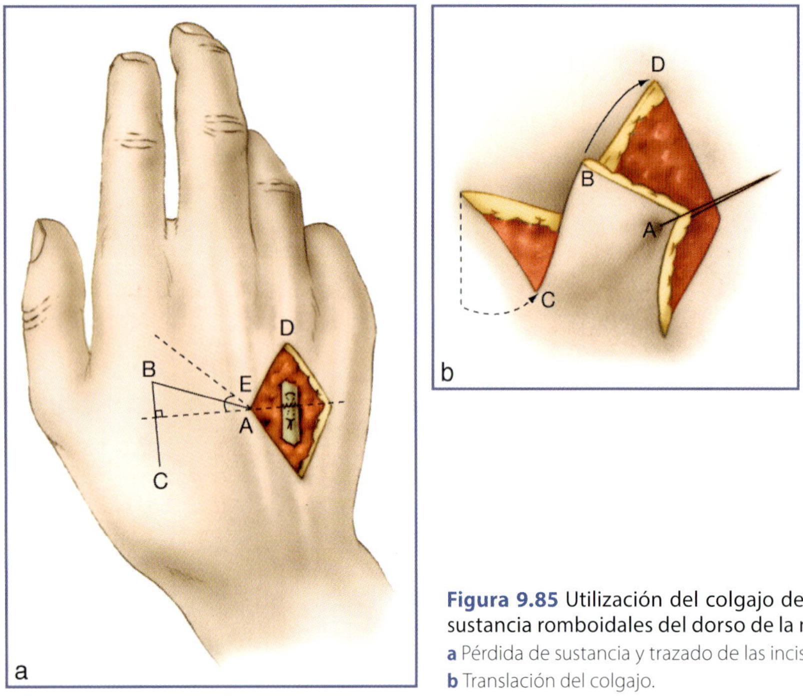

Figura 9.85 Utilización del colgajo denominado "LLL" de Dufourmentel para las pérdidas de sustancia romboidales del dorso de la mano.
a Pérdida de sustancia y trazado de las incisiones: AB = ED.
b Translación del colgajo.

Colgajo "LLL" (Dufourmentel)[3]

La cara dorsal de la mano, entre la región de las articulaciones metacarpofalángicas y el pliegue de extensión de muñeca, es una de las raras regiones de la mano donde se puede utilizar este colgajo.

Sus principios técnicos se muestran en la Figura 9.85. Este tipo de colgajo se adapta a las pérdidas de sustancia cuya geometría pueda ser, luego de una escisión complementaria, de configuración romboidal. Es necesaria la liberación de una amplia zona de la piel, que sobrepase los límites de la incisión cutánea, para poder realizar la rotación del colgajo y la sutura de la piel.

Colgajos en "isla" para las pérdidas de sustancia dorsal

En ningún caso está permitido tomar un colgajo en "isla" de la cara palmar de un dedo para efectuar la cobertura de una pérdida de sustancia dorsal de la mano, aun si esta solución es técnicamente posible.

En efecto, la morbilidad inherente a la toma de un colgajo en "isla" palmar no tiene aquí ninguna justificación. Por otra parte, la piel así aportada es demasiado espesa y su calidad mecánica se adapta muy mal a la cobertura del dorso de la mano.

La única excepción a esta regla que prohíbe la toma de un colgajo digital palmar para cubrir el dorso de la mano está representada por la utilización de este colgajo a partir de un dedo banco, donde la morbilidad del sitio dador es nula.

En cambio, se puede considerar el empleo de colgajos tomados de la cara dorsal de los dedos para la cobertura de las pérdidas de sustancia dorsal, cuando estos permitan evitar la realización de colgajos más complicados, tales como un colgajo "chino" o un colgajo interóseo posterior.

Este tipo de técnica puede proponerse cuando la pérdida de sustancia en cuestión presenta una superficie muy limitada para justificar la realización de uno de los colgajos pediculados tomados del antebrazo, pero demasiado extensa como para autorizar la cobertura de uno de los pequeños colgajos descritos precedentemente.

Así, para estas pérdidas de sustancia dorsal es posible utilizar el colgajo propuesto por Quaba y Davison[6]. Este colgajo vascularizado por las perforantes comisurales puede disecarse sobre cualquiera de los espacios intermetacarpianos dorsales, tal como fuera descrito con anterioridad (Figura 9.86).

Los colgajos en "barrilete" y otros colgajos metacarpianos dorsales directos pueden igualmente ser utilizados para la cobertura de pequeñas pérdidas de sustancia dorsal. La Figura 9.87 ilustra esta posibilidad técnica. Sin embargo, recurrir a un colgajo en "isla" dorsal, solo se justifica si la pérdida de sustancia sobrepasa las capacidades de cobertura de una solución más simple, como el colgajo bipediculado de avance o un colgajo cuadrangular de avance-rotación.

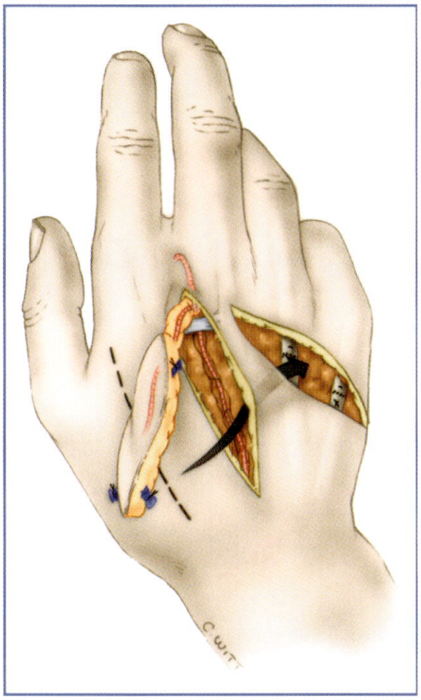

Figura 9.86 Utilización de un colgajo en "isla" basado sobre las perforantes comisurales para una pérdida de sustancia dorsal distal.

Pequeñas pérdidas de sustancia de la palma de la mano

Las características mecánicas de la piel palmar son bien diferentes a las de la piel dorsal. Al igual que en los dedos, existen tabiques fibrosos que amarran esta piel palmar al plano aponeurótico subyacente, de modo que su movilidad es muy reducida. Es en razón de esta poca movilidad que esta no desliza en el momento de la prensión, lo que le confiere estabilidad, una característica funcional esencial.

Cicatrización dirigida

La utilización de una simple cicatrización dirigida es posible siempre y cuando la pérdida de sustancia de la palma de la mano sea muy pequeña y donde no exista ninguna exposición de un tendón flexor subyacente o de un pedículo colateral reparado.

Esta cicatrización dirigida solo puede considerarse para pequeñas pérdidas de sustancia, en razón de la duración de la epitelización. Mayoritariamente, es necesario colocar

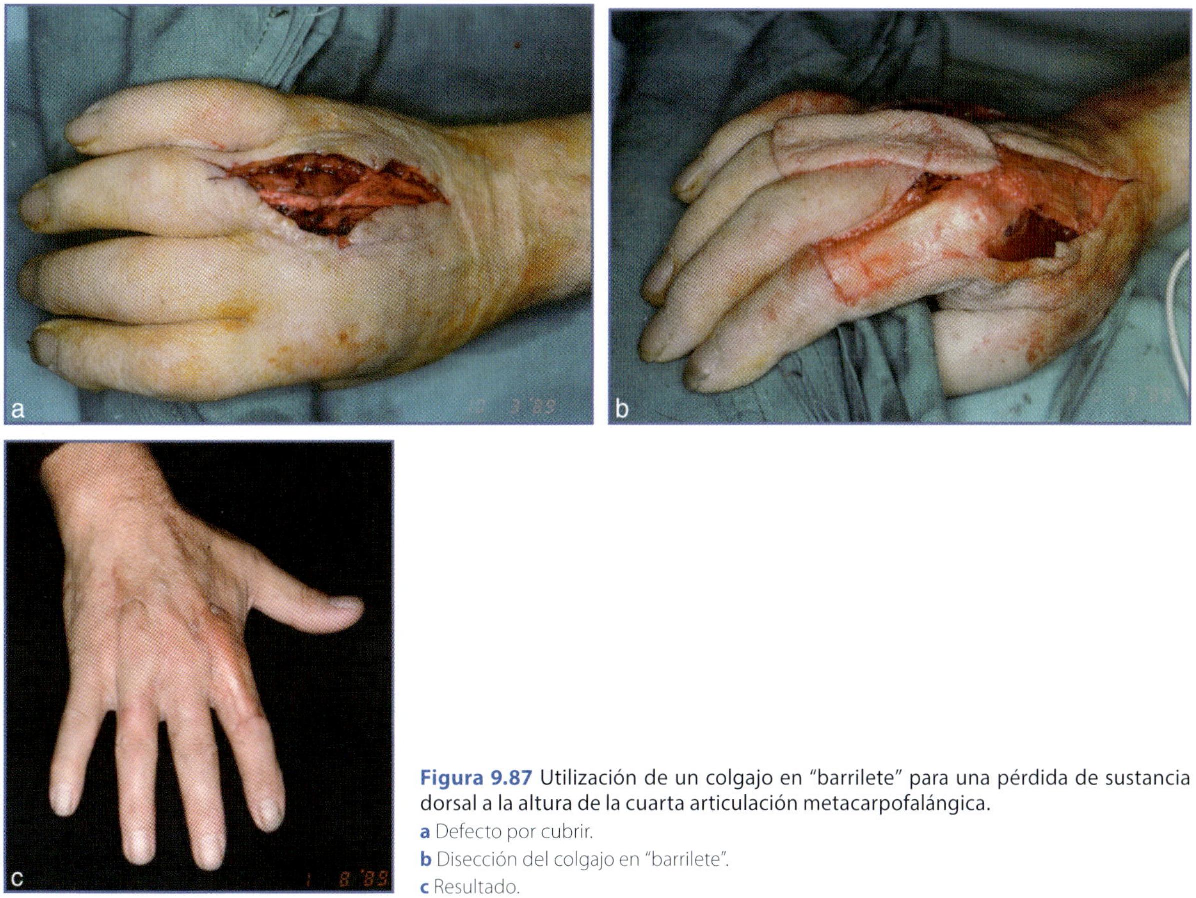

Figura 9.87 Utilización de un colgajo en "barrilete" para una pérdida de sustancia dorsal a la altura de la cuarta articulación metacarpofalángica.
a Defecto por cubrir.
b Disección del colgajo en "barrilete".
c Resultado.

una férula con un dispositivo de extensión dorsal para evitar que la retracción de la cicatriz entrañe un déficit de extensión de la cadena digital correspondiente.

Injertos de piel

En la palma de la mano, la utilización de un injerto de piel es posible siempre que persista un lecho receptor suficientemente vascularizado. En regla general, este injerto de piel puede ser utilizado cuando el plano aponeurótico superficial se encuentre intacto.

Contrariamente a lo propuesto para la piel del dorso de la mano, estos injertos deben ser siempre de piel total, para evitar ulteriores retracciones de la cicatriz. Aquí también, el injerto debe diseñarse teniendo en cuenta la topografía de las unidades funcionales cutáneas. Como en todo injerto de piel total, este exige la utilización de un apósito cosido tipo Brown.

Utilización de colgajos locales en la palma de la mano

Si la escasa movilidad de la piel palmar es una de sus características funcionales esenciales, es también uno de los factores que limitan, en la palma de la mano, la utilización de colgajos locales. Se puede recurrir a simples suturas asistidas, como la clásica plastia en "Z", ya que produce un despegamiento moderado de la piel, pero estas plastias en "Z" tienen pocas indicaciones en las urgencias.

Por el contrario, la realización de colgajos que necesiten un despegamiento más grande y una mayor flexibilidad cutánea, como el colgajo LLL de Dufourmentel, está contraindicado en la palma de la mano[3].

Se puede recurrir a la utilización de colgajos laterales digitales para la cobertura de la cara palmar de la unidad funcional comisural[1]. La disección de un colgajo en "isla", tomado de la cara palmar de un dedo, es una posibilidad técnica teórica que debe ser cuidadosamente evaluada junto con otras soluciones, debido a la morbilidad que presenta este tipo de disección.

En cambio, como ya fue mencionado para la cara dorsal, el empleo de tal colgajo en "isla", tomado de la cara palmar de un dedo, es perfectamente lícito cuando el sitio dador es un dedo condenado a la amputación, en el marco del principio del "dedo banco".

Colgajos musculares para las pequeñas pérdidas de sustancia palmar

La utilización de un colgajo muscular para cubrir una pérdida de sustancia cutánea palmar presenta múltiples ventajas. En primer lugar, los colgajos musculares recubiertos de un injerto de piel fina, ofrecen a largo plazo, un revestimiento cutáneo de notable estabilidad, que desliza menos en el momento de la prensión digitopalmar que los clásicos colgajos cutáneos.

En segundo lugar, el colgajo muscular ofrece un subsuelo totalmente adecuado cuando están previstas reconstrucciones ulteriores, como sucede en los casos de un injerto nervioso o de una reconstrucción tendinosa.

Sin embargo, los colgajos musculares de vecindad que pueden utilizarse en la palma de la mano, son poco numerosos. El colgajo del abductor corto del quinto dedo fue propuesto inicialmente por Huber[4] y, más tarde, por Littler[5], esencialmente bajo la forma de un colgajo muscular activo destinado a la reanimación de la oposición del pulgar. Nosotros lo hemos utilizado en los raros casos de pérdida de sustancia traumática que involucraron la región del canal carpiano, pero el sacrificio de este músculo , justificable cuando se trata de realizar una plastia de oposición, es sin duda discutible cuando se lo utiliza solo con fines de cobertura.

De la misma manera, se ha propuesto la utilización de colgajos musculares realizados a expensas de los músculos lumbricales. La disección de un músculo lumbrical permite hacerlo rotar sobre el punto de inserción proximal y que preserve su aporte vascular. Sin embargo, el arco de rotación que disponen estos músculos es muy limitado y aportan escaso tejido. Este tipo de colgajo solo puede ser tenido en cuenta para las pequeñas pérdidas de sustancia cuando se trate, por ejemplo, de proteger una sutura nerviosa o vascular en la región del canal carpiano.

Para esta misma región, debe mencionarse también la posibilidad de utilizar un colgajo del músculo pronador cuadrado. En su variante con pedículo proximal, el arco de rotación no alcanza para cubrir las pérdidas de sustancia palmar propiamente dichas. En cambio, es posible disecarlo con pedículo distal y aprovechar las redes anastomóticas. En estas condiciones, es capaz de cubrir las pérdidas de sustancia tisular palmar en la región del canal carpiano.

La utilización de colgajos musculares libres para la palma de la mano estará reservada esencialmente para los casos de grandes pérdidas de sustancia; el serrato mayor es el músculo dador por elección.

No obstante, en un caso de una pérdida de sustancia traumática palmar, hemos utilizado el músculo pronador cuadrado, tomado en forma de colgajo libre sobre el miembro homolateral (Figura 9.88)[2]. La pérdida de sustancia abarcaba una superficie de aproximadamente 35 mm x 25 mm, inaccesible a cualquier colgajo local de vecindad, pero, sin embargo, de un tamaño demasiado reducido para justificar el empleo de un colgajo del serrato mayor. El calibre de la arteria interósea anterior permite la anastomosis en forma término-terminal con el arco vascular palmar superficial. La dificultad reside en la anastomosis de las venas concomitantes de esta arteria interósea anterior, en razón de su pequeño calibre.

Referencias

[1] Colson P. Le lambeau latéro-digital. In : R. Tubiana (éd.), *Traité de chirurgie de la main*, tome 2. Masson, Paris, 1984, p. 261-277.

[2] Dautel G, Merle M. Pronator quadratus free muscle fl aps for treatment of palmar defects. *J Hand Surg* 1993 ; 18B : 576-578

[3] Dufourmentel C. La fermeture des pertes de substance cutanée limitées. Le lambeau de rotation en « L » pour Losange. *Annales de chirurgie plastique* 1962 ; 7 : 61-66.

[4] Huber E. Hilfsoperation der Medianuslähmung. *Dtsch Z Chir 1921 ; 162 : 271- 275.*

[5] Littler JW, Cooley SGE. Opposition of the thumb and its restoration by abductor digiti quinti transfer. *J Bone Joint Surg* 1963 ; 45A : 1389.

[6] Quaba AA, Davison PM. The distally-based dorsal hand fl ap. *Br J Plast Surg* 1990 ; 43 : 28-39.

[7] Rath S, Hung LK, Leung PC. Vascular anatomy of the pronator quadrates muscle fl ap : A justifi cation for its use with a distally based blood supply. *J Hand Surg* 1990 ; 15A : 630-636.

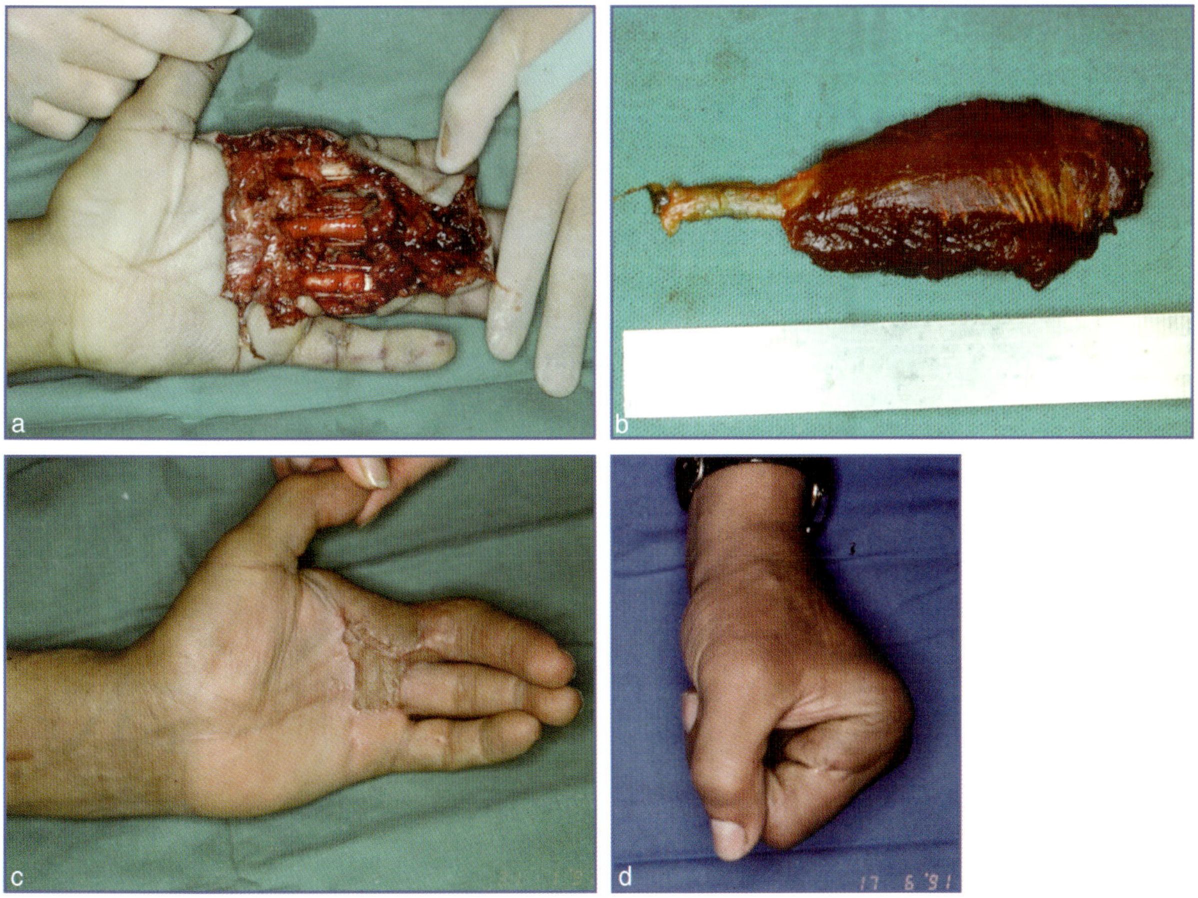

Figura 9.88 Utilización de un colgajo libre de pronador cuadrado para una pequeña pérdida de sustancia de la palma.

a Mano con traumatismo causado por una prensa, presenta una asociación de aplastamiento y deguantamiento de los dedos largos. El índice deberá ser regularizado, debido a las lesiones osteoarticulares escalonadas. Su utilización para una quiroplastia deja sin cubrir una pérdida de sustancia palmar distal, a la altura del tercero y cuarto espacios comisurales.

b Disección de un colgajo libre de pronador cuadrado, que será cubierto de injerto de piel fina, y revascularizado por una conexión con el arco anastomótico palmar superficial.

c-d Resultado funcional. El injerto se adhiere al tejido carnoso muscular y suministra un revestimiento estable.

9.3 Grandes pérdidas de sustancia de la mano

Luego de haber tratado las pequeñas pérdidas de sustancia digital de la mano, esta sección está dedicada a los defectos cutáneos extensos. Estas grandes pérdidas de sustancia se producen habitualmente en el marco de traumatismos complejos, en donde se asocian lesiones cutáneas, tendinosas y osteoarticulares.

Idealmente, se intentará tratar en una sola intervención los distintos componentes del traumatismo, utilizando técnicas compatibles con una movilidad precoz.

Sin embargo, el tratamiento de las lesiones óseas y tendinosas en el marco de la urgencia solo tiene sentido si resulta posible garantizar en esta etapa una cobertura cutánea irreprochable, capaz de proteger las reparaciones subyacentes.

Por supuesto, el tiempo de la revascularización, como ya hemos descrito, es la etapa preliminar indispensable.

Por último, esta etapa de cobertura cutánea solo es posible luego de haber realizado una resección meticulosa que elimine deliberadamente todos los tejidos condenados a la necrosis.

El arsenal terapéutico en materia de colgajos cutáneos se ha diversificado considerablemente durante los últimos veinte años. El cirujano, que enfrenta a estas grandes pérdidas de sustancia de la mano, dispone de soluciones extremadamente diversas, que comprenden desde un colgajo pediculado a distancia hasta un colgajo libre mixto. Deben conocerse los diferentes sitios dadores con el fin de proponer al herido la solución más apropiada, teniendo en cuenta a la vez las condiciones específicas de cada caso y las necesidades funcionales del paciente, sin abandonar nunca la ambición de limitar las secuelas en el sitio dador.

En esta sección, se describirán los sitios dadores utilizables. Nuestro objetivo no es hacer aquí un catálogo exhaustivo de todas las posibilidades técnicas, sino, más bien, analizar en detalle las opciones que se han ido imponiendo en nuestra práctica cotidiana. Contrariamente, describiremos de manera muy escueta otras opciones terapéuticas, de uso menos difundido, que hemos abandonado deliberadamente, debido a sus inconvenientes.

Al término de esta descripción de los diferentes sitios dadores, hemos intentado proponer una estrategia terapéutica que defina las diferentes opciones que pueden elegirse en función de las características de la pérdida de sustancia que debe cubrirse.

Etiología de las grandes pérdidas de sustancia de la mano

La naturaleza del traumatismo responsable de la pérdida de sustancia debe tomarse en consideración, ya que nos permite guiar en cuanto a la extensión de la resección, prever el riesgo de edema y sus consecuencias y, eventualmente, orientar la elección de una opción terapéutica.

Abrasión

Las lesiones por abrasión afectan esencialmente la cara dorsal de la mano y de los dedos, y pueden acompañarse de lesiones tendinosas y articulares.

La clásica "mano de puerta de automóvil" se observa en los accidentes de automóvil y es consecuencia de una violenta abrasión de la cara dorsal de la mano y los dedos contra el asfalto. Las lesiones del aparato extensor y las osteoarticulares pueden estar asociadas.

Avulsión

Las avulsiones cutáneas se encuentran tanto en la cara dorsal como en la cara palmar, frecuentemente en continuidad con una avulsión de la cobertura cutánea digital. Por lo común, se trata de lesiones producidas por máquinas industriales que tienen rodillos de accionamiento; pueden observarse lesiones osteoarticulares subyacentes por aplastamiento.

Aplastamiento

Las lesiones por aplastamiento se deben a máquinas industriales del tipo de las prensas y los martillos neumáticos; las lesiones articulares son casi siempre complejas, conminutas y, a veces, resulta difícil de apreciar la importancia de la resección cutánea que debe efectuarse en la urgencia. En este contexto de aplastamiento, es de esperar la aparición de un importante edema posoperatorio.

Quemadura

Las proyecciones del metal en fusión o las lesiones producidas por las prensas calientes ocasionan quemaduras profundas, de tercer grado, extensas, que comprometen en ocasiones a los dos planos, palmar y dorsal, de la mano. Una vez más, aquí, debe temerse la aparición de un edema posoperatorio mayor. Frecuentemente son necesarios varios tiempos de resecciones sucesivas, debido a la dificultad de apreciar en la urgencia la extensión exacta de la quemadura.

Lesiones por arma de fuego

A menudo, estas ocasionan lesiones estereotipadas con una puerta de entrada discreta y un orificio de salida extremadamente destrozado. Cuando se trata de lesiones transfixiantes, estas son habitualmente mixtas, vasculares, tendinosas, osteoarticulares y cutáneas.

Estrategia general en las grandes pérdidas de sustancia de la mano

La fase de cobertura cutánea se encuentra dentro del marco de la atención global de los traumatismos graves de la mano. Sin volver sobre las diferentes etapas técnicas que ya fueron descritas en el curso de los apartados anteriores, recordaremos brevemente aquí los grandes principios de esta atención.

Resección y descontaminación

Durante la fase de resección deben eliminarse meticulosamente todos los tejidos condenados a la necrosis. La persistencia de fragmentos tisulares en vías de necrosis debajo de un colgajo cutáneo puede afectar significativamente el pronóstico funcional. Por una parte, estos tejidos actúan como sustrato propicio para la infección y, por otra parte, en ausencia de infección, permiten que se desarrolle un tejido fibroso de interposición, que, a su vez, es origen de rigidez y anquilosis.

Por lo tanto, la resección debe ser cuidadosa. Cuando en la fase de cobertura cutánea se deba recurrir, en urgencia diferida, a un colgajo libre realizado dentro de las 72 primeras horas posoperatorias, es aconsejable proceder a un segundo tiempo de resección antes de realizar el colgajo mismo.

En cambio, cuando de primera intención se realiza una cobertura por un colgajo pediculado, esta resección deberá ser completa y exacta desde el primer momento. Este primer tiempo quirúrgico concluye con una abundante irrigación de la herida con solución fisiológica, a la que se adiciona un antiséptico. Habitualmente no acostumbramos a prescribir una antibioticoterapia sistémica fuera de casos particulares, como los traumatismos por máquinas agrícolas, sujetos a una importante contaminación por tierra.

Osteosíntesis

La estabilización del esqueleto y el restablecimiento de la longitud constituyen la primera etapa técnica de la reparación propiamente dicha. Naturalmente, la estrategia de la cobertura cutánea debe definirse ya antes de comenzar con la osteosíntesis. Cualquiera fuere el medio de estabilización utilizado, la cobertura del foco por medio de un colgajo viable es el mejor medio para prevenir la infección.

Revascularización y reparación nerviosa

La fase de restablecimiento de la continuidad vascular y de la reparación nerviosa comienza una vez efectuada la osteosíntesis. Una vez más, el colgajo que se realice a continuación deberá ser capaz de cubrir y proteger perfectamente las suturas o los puentes vasculares realizados.

En ocasiones aisladas, la revascularización y la cobertura cutánea se realizan conjunta y simultáneamente, como, por ejemplo, en el caso del colgajo chino, que puede desempeñar el papel de un "colgajo portador arterial", que evita la realización complementaria de puentes.

Reparación tendinosa

Siempre que sea posible, es preferible una reparación tendinosa directa, se trate de tendones flexores como de extensores. Cuando esta no fuera posible y se programe una reconstrucción secundaria, la colocación de una varilla de Hunter durante la fase de urgencia puede evitar al paciente un tiempo quirúrgico adicional.

Prevención del edema

Todos los traumatismos mayores de la mano en los que existe un componente de aplastamiento, de atrición o de compresión importante inducen a la formación de edema. Este edema posoperatorio es, a su vez, el origen de complicaciones mayores. Al aumentar la presión tisular, el edema provoca verdaderos síndromes compartimentales en los compartimentos interóseos, que amenazan la vitalidad y la función muscular. Del mismo modo, es el origen de rigidez articular y de bloqueo de los espacios de deslizamiento tendinoso. Por último, el edema disminuye la elasticidad cutánea e incrementa la tensión tisular, sumando así sus efectos a los del traumatismo inicial para amenazar la vitalidad de los tejidos.

Estos diferentes efectos mecánicos se conjugan para aumentar el dolor posoperatorio y reducir la capacidad de movilización del herido. La lucha contra el edema comprende varias medidas, efectuadas durante las diferentes etapas de la atención de estos pacientes.

Durante la intervención se realizarán incisiones de descarga, ya sea en presencia de un edema mayor constituido o, preventivamente, cuando el mecanismo de lesión es bien conocido (quemadura, aplastamiento).

En cuanto a los dedos, las incisiones de descarga son realizadas sobre el borde dorsolateral, en el extremo superior de los pliegues de flexión interfalángicos (Figura 9.89). Luego de la incisión cutánea, es imperativo disociar la fascia digital subyacente. No es infrecuente que al término de esta incisión de descarga digital aparezca una diastasis de 3 mm a 5 mm. Estas incisiones de descarga disminuyen la tensión cutánea, reducen la estasis venosa y facilitan la revascularización. Además, atenúan el dolor y favorecen la movilización precoz de las cadenas digitales.

En la cara dorsal de la mano, estas incisiones de descarga conciernen esencialmente a los espacios interóseos. Se debe incidir longitudinalmente, en cada espacio intermetacarpiano, la aponeurosis del músculo interóseo dorsal para reducir la tensión de dicho espacio.

En la cara palmar de la mano, la apertura del canal de Guyon y del canal carpiano debe ser también sistemática en caso de edema importante. Por último, en caso de necesidad, estas incisiones de descarga serán igualmente realizadas sobre el antebrazo. En este caso, las incisiones sinusoidales anteriores y posteriores deberían permitir desbridar uno a uno todos los compartimientos musculares.

Efectuadas con criterio y prudencia, estas incisiones de descarga en el antebrazo generan a menudo una diastasis de 5 cm a 6 cm, que podrá ser ulteriormente cubierta por medio de injertos cutáneos finos en tiras.

Cualquiera fuere su localización, una incisión de descarga realizada por exceso no produce ningún perjuicio funcional. En cambio, cuando estas no se realizan, un edema importante y persistente puede generar necrosis y rigidez con consecuencias funcionales trágicas.

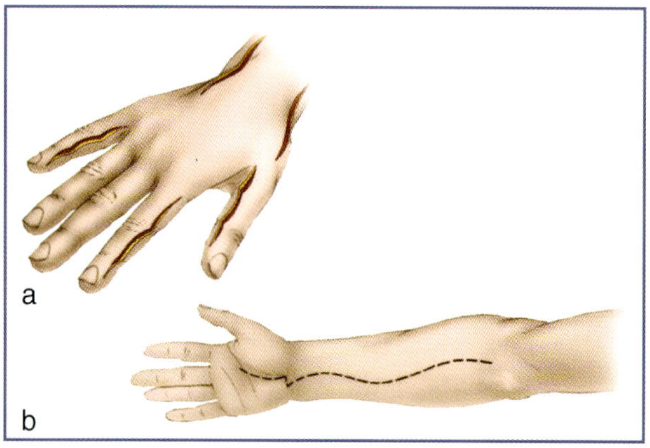

Figura 9.89 Incisiones de descarga.
a Incisiones de descarga digitales y en la muñeca.
b Incisiones de descarga palmar y en el antebrazo.

Cobertura cutánea

Ya se han mencionado los elementos a tomar en consideración para elegir el método de cobertura más apropiado. La mejor elección solo podrá ser efectuada si la totalidad del programa de reconstrucción se encuentra ya definida desde la etapa de la urgencia.

Seguimiento posoperatorio

El seguimiento de estos pacientes después de la intervención quirúrgica, incluso dentro de la terapia intensiva, es necesario aun si el colgajo realizado no requiere una vigilancia especial (colgajo con pedículo).

En efecto, en todos los casos, habrá que mantener el miembro traumatizado constantemente sobreelevado para luchar contra el edema y la estasis venosa, y comenzar en forma precoz con la movilización de las cadenas digitales, cuando resulte posible, para limitar la rigidez articular.

Con el mismo espíritu, la colocación precoz de ortesis dinámicas forma parte de la atención integral de estos pacientes y constituye un elemento del pronóstico funcional a largo plazo.

Técnicas de cobertura de las grandes pérdidas de sustancia de la mano

Injertos de piel

La utilización de injertos de piel en el contexto de grandes pérdidas de sustancia de la mano es relativamente limitada en la práctica. No es frecuente, en efecto, que después de un traumatismo persista un subsuelo de calidad suficiente para que pueda recibir un injerto de piel. Sin embargo, en la cara dorsal, la cobertura mediante un injerto de piel podrá ser considerada siempre que el peritendón del aparato extensor se encuentre intacto.

De la misma manera, en la cara palmar, la cobertura por un injerto de piel será posible si la aponeurosis palmar media está preservada y bien vascularizada.

En todos los casos, estos injertos de piel deben respetar el principio de las unidades funcionales cutáneas (Figura 9.90). En la cara dorsal de la mano, puede aceptarse la utilización de injertos de mediano espesor que respeten los contornos de dichas unidades funcionales. Por el contrario, en los espacios comisurales, y, en particular, en la primera comisura, así como en la cara palmar, se impone la utilización de injertos de piel total para evitar los inconvenientes de la retracción posquirúrgica.

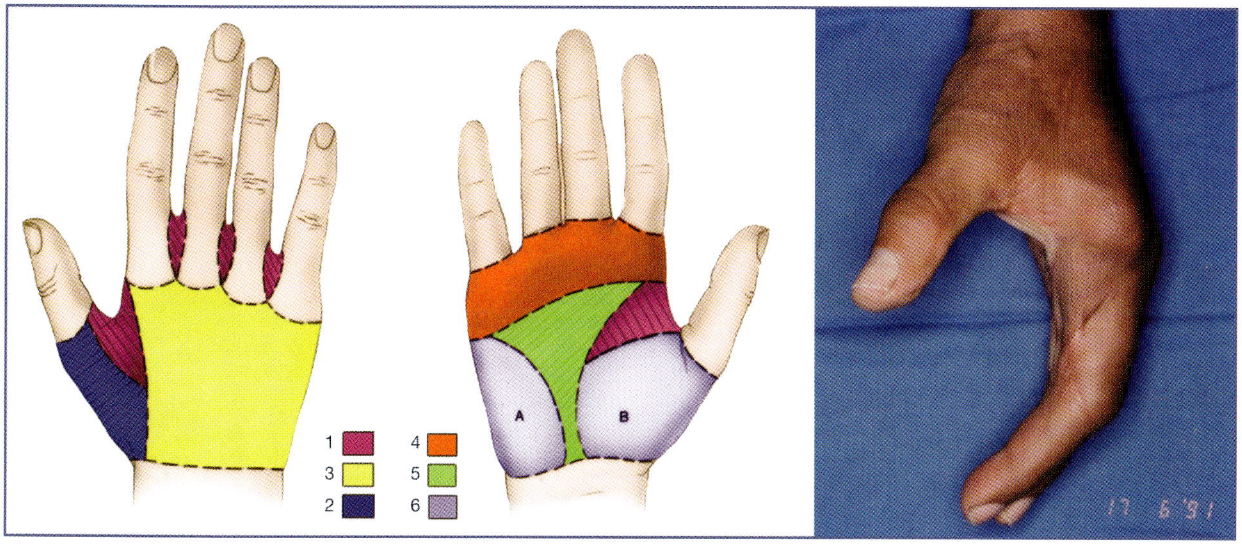

Figura 9.90 Las unidades funcionales cutáneas de la mano. 1: Unidades funcionales comisurales. 2: Unidades funcionales del pulgar dorsal. 3: Unidad funcional cutánea dorsal. 4: Unidad funcional palmar distal. 5: Unidad funcional palmar central. 6A: Unidad funcional hipotenar. 6B: Unidad funcional tenar.

Colgajos a distancia con vascularización axial: Colgajo inguinal de Mac Gregor

Históricamente, los colgajos a distancia fueron los primeros utilizados en los casos de grandes pérdidas de sustancia de la mano.

Los colgajos a distancia "al azar" (*random-pattern flap*), han representado durante mucho tiempo la única solución posible frente a estos defectos extensos de la mano o de la muñeca. La ausencia de pedículo vascular axial impuso muchas restricciones en el diseño del colgajo si se quería evitar un tiempo de autonomía previa.

En nuestra práctica, estos colgajos a distancia "al azar" han desaparecido por completo.

La segunda generación de estos colgajos a distancia está representada históricamente por los colgajos con pedículo vascular axial. Shaw y Payne fueron los primeros en describir en 1946 este colgajo abdominal vascularizado por la arteria epigástrica superficial[49]. En 1965, Bakamjian propuso la utilización de un colgajo deltopectoral que dispone del mismo tipo de vascularización axial y que permite evitar, de igual manera, las restricciones de correspondencia de longitud y ancho características de los colgajos "al azar"[2].

Por último, en 1972, Mac Gregor y Jackson propusieron un colgajo inguinal vascularizado por la arteria circunfleja ilíaca superficial[37,38,39]. Entre estos colgajos a distancia con pedículo vascular axial, el colgajo inguinal de Mac Gregor es el único que todavía seguimos utilizando.

Anatomía del colgajo inguinal de Mac Gregor

La vascularización del colgajo cutáneo inguinal es suministrada por la arteria circunfleja ilíaca superficial. Esta arteria nace de la arteria femoral común, 2 cm a 3 cm por debajo del centro de la arcada crural, y tiene en su origen un diámetro de unos 2 mm aproximadamente (Figura 9.91).

Tiene un trayecto hacia arriba y hacia afuera, paralelo a la arcada crural, hasta la proximidad de la espina ilíaca anterosuperior, donde se divide en sus tres ramas terminales. El punto esencial es la profundidad de este vaso y su situación con respecto a la aponeurosis superficial. Se reconoce que la arteria circunfleja ilíaca superficial se hace progresivamente más superficial a lo largo de su trayecto y que, si bien comienza siendo subaponeurótica, esta perfora la aponeurosis frente al borde medial del músculo sartorio, donde proporciona una rama con destino muscular.

Por lo tanto, si el largo del pedículo exige que la disección se continúe hacia la línea media, más allá del borde lateral del sartorio, habrá que incluir en el colgajo la capa aponeurótica subyacente.

Variaciones vasculares

Las variaciones de la arteria circunfleja ilíaca superficial conciernen a su origen en la arteria femoral (*v.* Figura 9.91 c). Esta arteria, en ciertos casos, puede nacer de un tronco común con la arteria subcutánea abdominal y, en otros casos,

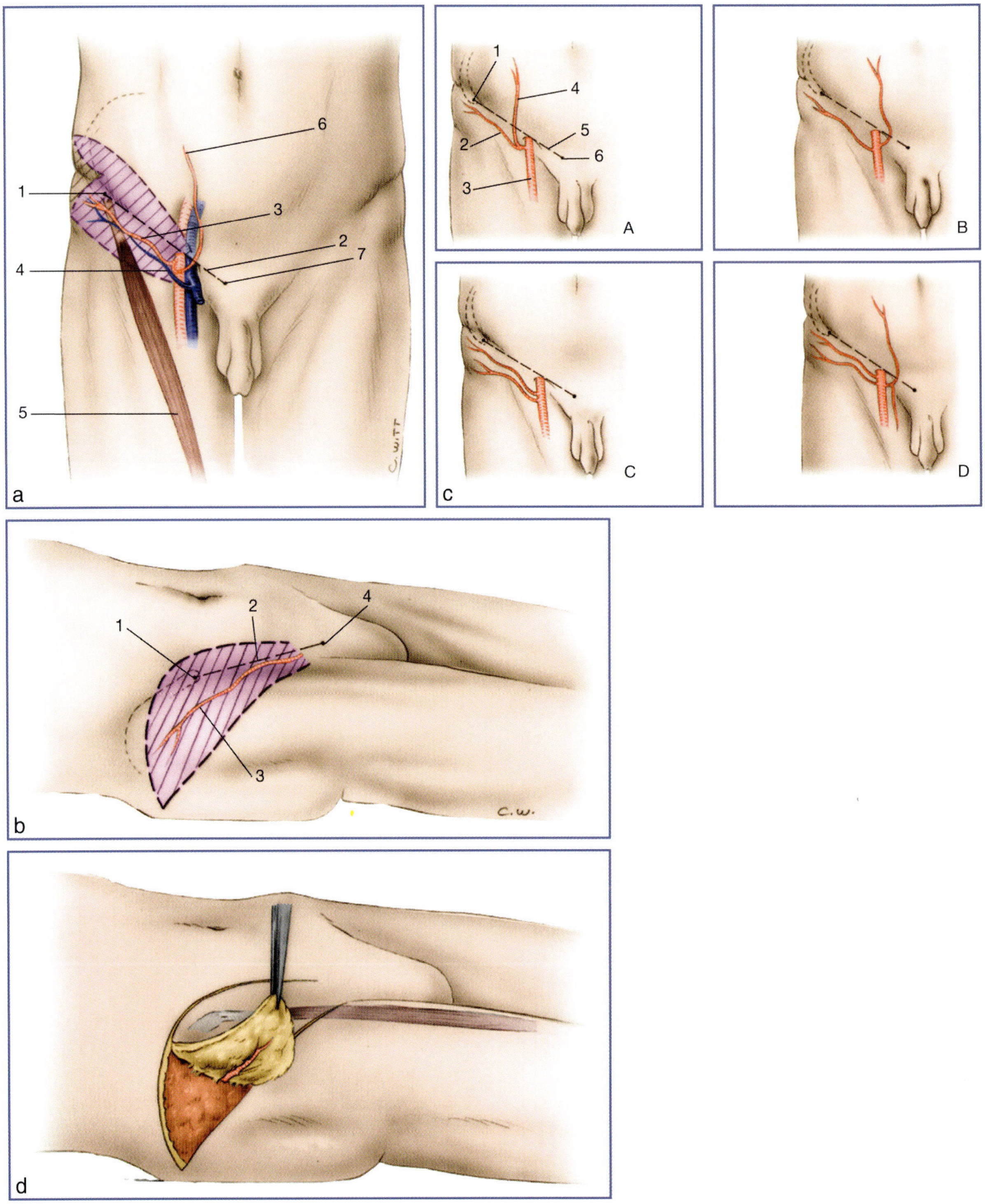

Figura 9.91 Colgajo pediculado inguinal de Mac Gregor.

a Anatomía (en *rayado* la superficie teórica del colgajo). 1: Espina ilíaca anterosuperior (EIAS); 2: Arcada crural; 3: Vasos circunflejos ilíacos superficiales; 4: Punto de reparo de la arteria (2 cm debajo del centro de la arcada crural); 5 Músculo sartorio; 6: Arteria epigástrica; 7: Espina del pubis.

b Planificación preoperatoria. 1: EIAS; 2: Arcada crural; 3: Trayecto teórico de la arteria circunfleja ilíaca superficial; 4: Espina del pubis. En *rayado*, la superficie del colgajo.

c Variaciones vasculares concernientes a la zona de origen de la arteria circunfleja ilíaca superficial, según Gomis. 1: EIAS; 2: Arteria circunfleja ilíaca superficial; 3: Arteria femoral; 4: Arteria epigástrica; 5: Arcada crural; 6: Espina del pubis. (A) Origen en un tronco común de la arteria epigástrica y de la circunfleja ilíaca superficial: 56%. (B) Origen separado: 42%. (C) Duplicidad directa: 9%. (D) Duplicidad indirecta: 7%.

d Levantamiento del ángulo superoexterno del colgajo inguinal. La arteria circunfleja ilíaca superficial puede verse por transparencia. ▶

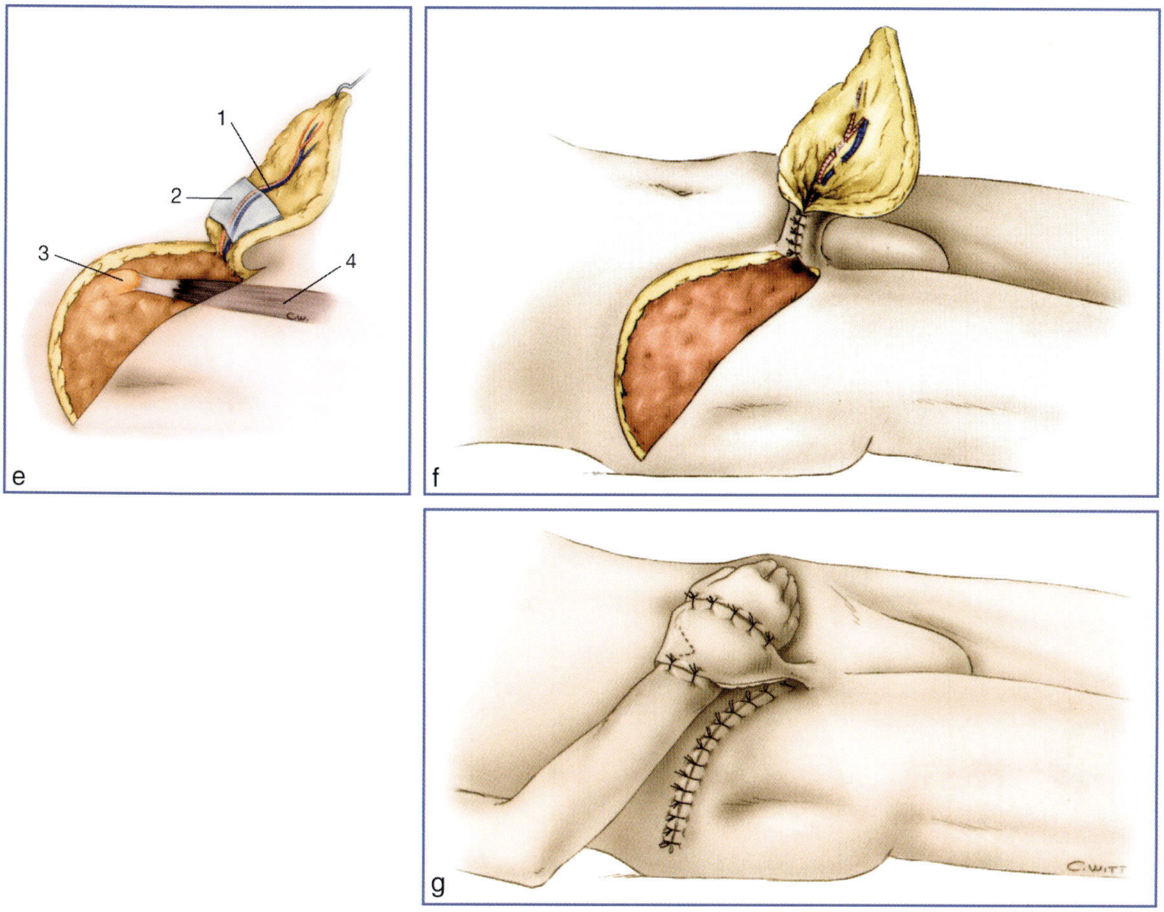

▸ **Figura 9.91** Colgajo pediculado inguinal de Mac Gregor.

e Disección de la mitad medial del colgajo. Se ha incluido la aponeurosis del sartorio. 1: Vasos circunflejos ilíacos superficiales vistos por transparencia; 2: Aponeurosis del sartorio; 3: EIAS; 4: Músculo sartorio.

f Tubulización de la parte proximal de la charnela del colgajo.

g Colocación *in situ* y cierre primario del colgajo.

se puede hallar durante la disección un doble pedículo vascular (duplicidad directa o indirecta).

Límites del colgajo

Como en todos los colgajos con pedículo vascular axial, la relación de longitud sobre ancho no tiene aquí ninguna incidencia directa. Se optará por la región inguinal derecha o izquierda, según sea el caso, privilegiando el lado que ofrezca el máximo confort.

En lo que se refiere al largo máximo del colgajo, es necesario recordar que la arteria circunfleja ilíaca superficial se ramifica en sus ramas terminales en la proximidad de la espina ilíaca anterosuperior.

Sin embargo, en la práctica es posible extender la disección cutánea más allá de este límite lateral de la espina ilíaca anterosuperior. Mac Gregor reportó varios casos de colgajos extendidos en longitud, hasta la proximidad de la línea media posterior, que sobrepasan ampliamente el territorio teórico de la arteria circunfleja ilíaca superficial para llegar hasta los vasos perforantes posteriores. Sin llegar a este límite extremo de la disección, nuestra experiencia en el uso frecuente de este colgajo nos ha permitido demostrar que fue posible extender la longitud de la disección, sin riesgo de necrosis, hasta una zona situada a 8 cm por encima y por fuera de la espina ilíaca anterosuperior.

Técnica de disección del colgajo inguinal

Este colgajo se diseca sobre un paciente en decúbito dorsal, con un almohadón bajo el glúteo para permitir el acceso a la región situada hacia atrás y hacia afuera de la espina ilíaca anterosuperior. La planificación preoperatoria cuenta con la localización y el trazado sobre la piel de la arteria femoral, de la espina ilíaca anterosuperior y de la arcada crural. También es preferible reparar el borde medial y lateral del músculo sartorio. La constancia de la anatomía vascular de este colgajo ha hecho que abandonemos la búsqueda sistemática del pedículo vascular por medio del Doppler. Una vez que se han efectuado los reparos, se trazan los límites del colgajo sobre la piel. En primer lugar, se traza la paleta cutánea útil, es decir la que está destinada directamente a la cobertura. Habitualmente, el eje mayor del colgajo es tal que los dos tercios de la superficie útil de esta paleta cutánea se encuentran por debajo de la línea de reparo de la arcada crural. El segmento del colgajo destinado a formar la charnela o trompa cutánea, debe ser lo suficientemente amplio para permitir una tubulización sin crear compresión del pedículo vascular (*v.* Figura 9.91 d-g).

Por lo tanto, no existe una regla teórica para el ancho óptimo que debe darse a esta charnela cutánea, ya que variará según el espesor del panículo adiposo del paciente. Más espeso es el panículo adiposo, más ancha deberá ser la charnela cutánea, con el fin de permitir una tubulización sin tensión. En todos los casos, resulta conveniente sobredimensionar el diámetro de este tubo, teniendo en cuenta los fenómenos de edema posoperatorio.

Disección propiamente dicha

El colgajo se levanta de afuera hacia adentro hasta la espina ilíaca anterosuperior; el colgajo cutáneo se levanta solo, sin su fascia, que se deja en profundidad. En efecto, esta fascia no es indispensable para la sobrevida del colgajo cutáneo en su parte más marginal. Por otra parte, esta técnica resguarda al nervio femorocutáneo de cualquier lesión accidental. La disección continúa entonces de afuera hacia adentro. Disecando el borde superior del colgajo, nos encontraremos inevitablemente con la arteria subcutánea abdominal, la cual deberá ser ligada en forma electiva. Al continuar la disección hacia la línea media, se individualiza el borde lateral del músculo sartorio. En esta zona, se debe incidir la capa aponeurótica que lo recubre y continuar la disección incluyendo esta lámina en la cara profunda del colgajo.

Sin embargo, rara vez es necesario disecar el pedículo más allá del borde medial del sartorio.

Preparación del colgajo

Para ciertos autores, es lícito desgrasar el colgajo de primera intención en el tercio distal. Este proceso de eliminación del tejido adiposo es particularmente interesante, para un sitio dador que presenta, entre uno de sus inconvenientes, el espesor del panículo adiposo. Sin embargo, cabe destacar que nada permite codificar la importancia y la extensión del adelgazamiento de la grasa sin riesgo (*v.* Figura 9.91 f).

En nuestra práctica, efectuamos la tubulización de la charnela del colgajo en forma sistemática. Si se traza un colgajo de manera tal que disponga una charnela lo suficientemente larga, se obtiene un grado de libertad suficiente para permitir en el posoperatorio la movilización precoz de los dedos y de la muñeca, como así también la pronosupinación del antebrazo. Por otro lado, la tubulización de la charnela facilita considerablemente los cuidados posoperatorios.

Cierre del sitio dador

Para el cierre, se necesita una liberación del revestimiento cutáneo tanto en el lado abdominal como en la raíz del muslo. En nuestra práctica, el cierre primario del sitio dador ha sido siempre posible. Durante la intervención y en el posoperatorio, es aconsejable colocar al paciente con las rodillas en semiflexión, para distender la cicatriz del sitio dador (*v.* Figura 9.91 g).

Colocación del colgajo e inmovilización

Al finalizar la preparación del colgajo, su instalación *in situ* en el sitio receptor, se efectúa simplemente por sutura con puntos separados en los bordes de la pérdida de sustancia. El vendaje desempeña un papel considerable durante el período posoperatorio. En efecto, este debe evitar cualquier tensión que resulte nefasta para la vascularización de la charnela del colgajo; la fase crítica corresponde a la etapa de la agitación que acompaña el despertar del paciente. En primer lugar, hay que bloquear la mano contra el abdomen y luego el brazo contra el tórax. Sin embargo, nunca recurrimos al engorroso artificio, sugerido por algunos autores, que consiste en solidarizar la pelvis con el miembro superior mediante el uso de un fijador externo que tome la cresta ilíaca, por un lado, y el radio distal, por el otro.

Durante todo el período posoperatorio, se deberá vigilar el vendaje y evitar cualquier plicatura del pedículo con el fin de evitar una isquemia y un edema importante del colgajo.

Liberación del colgajo

Durante mucho tiempo, hemos esperado hasta la finalización de la tercera semana para liberar el colgajo; actualmente procedemos a una liberación más precoz, entre los 15 y 21 días, según los casos. Esta liberación es precedida siempre por un "clampeo", que se efectúa con el paciente en su cama, simplemente colocando una pinza para coprostasia en la charnela cutánea. La persistencia de un pulso capilar visible a pesar del pinzamiento es testimonio de una autonomía satisfactoria del colgajo, que permite seccionar definitivamente la charnela.

Sin embargo, hay que señalar que en los raros casos en donde se deba utilizar una parte de la charnela para la cobertura propiamente dicha del sitio receptor, es preferible proceder a una liberación más tardía, e, incluso, en dos tiempos. El primer tiempo consiste entonces en seccionar primero la arteria circunfleja ilíaca superficial, en la cara profunda de la charnela. Idealmente, no obstante, durante la planificación preoperatoria del colgajo, se deberá intentar obtener una cobertura completa del defecto sin tener que recurrir, en un segundo tiempo, a la charnela misma para completar la cobertura.

Variantes técnicas

Utilización del colgajo inguinal de Mac Gregor como colgajo libre

La región inguinal fue uno de los primeros sitios dadores que se utilizaron para la realización de colgajos cutáneos libres. Los detalles técnicos que conciernen al empleo de este sitio dador para colgajos libres serán examinados más adelante. El principal inconveniente consiste en la escasa longitud del pedículo, que, además, posee un pequeño calibre. Utilizado inicialmente porque fue uno de los primeros sitios dadores conocidos, este colgajo fue abandonado más adelante por la mayoría de los cirujanos, cuando aparecieron sitios dadores menos exigentes técnicamente (colgajo escapular y paraescapular).

En la actualidad, este sitio dador vuelve a cobrar interés, debido, en especial, a la discreción de su cicatriz, siempre fácil de disimular.

Utilización del colgajo inguinal como colgajo compuesto osteocutáneo

La arteria circunfleja ilíaca superficial participa en colaboración con la arteria circunfleja ilíaca profunda en la vascularización de la cresta ilíaca. Algunos autores han propuesto la utilización de colgajos compuestos osteocutáneos, vascularizados únicamente por la arteria circunfleja ilíaca superficial[22]. Un colgajo compuesto de este tipo puede resultar de gran valor para la reconstrucción en un solo tiempo de las pérdidas de sustancia dorsales que conllevan un defecto óseo metacarpiano. Sin embargo, hay que señalar que la planificación preoperatoria de estos colgajos es delicada cuando se trata de precisar la posición respectiva de los componentes óseo y cutáneo. Frente a esta dificultad, es habitual sobredimensionar el colgajo cutáneo con respecto al defecto real, para que el injerto encuentre su lugar y preserve su vascularización.

Ventajas e inconvenientes del colgajo de Mac Gregor

Ventajas: Este colgajo de pedículo largo es útil para lograr la cobertura de pérdidas de sustancia importantes de la mano y de la muñeca, al tiempo que permite una movilidad precoz. Se trata de un colgajo de gran fiabilidad, cuya realización técnica no presenta dificultades. Sobre una serie de 71 colgajos inguinales realizados por once cirujanos diferentes, encontramos un solo fracaso por error técnico (pedículo cerrado sobre demasiada tensión). Esta misma serie incluyó dos necrosis totales, una debida a una infección y la otra a causa de desuniones múltiples vinculadas a un *delirum tremens* posoperatorio (Figura 9.92).

Este colgajo siempre es realizable, aun cuando no pueda utilizarse ningún pedículo de la mano para recibir un colgajo libre.

Inconvenientes: Incluso cuando se tiene la voluntad de realizar un colgajo provisto de una charnela larga, la utilización de este tipo de cobertura tiene el inconveniente de mantener el miembro superior en posición declive durante los doce a veintiún días necesarios para su liberación. Esta situación favorece la estasis y el edema.

El segundo inconveniente concierne al espesor habitual de este colgajo en el adulto, debido a la importancia del panículo adiposo subcutáneo en la región inguinal. En general, es necesario proceder a varios adelgazamientos sucesivos posoperatorios del tejido graso para mejorar el aspecto estético en el sitio receptor.

Cuando se tiene la precaución de tomar este colgajo lateralmente más allá de la espina ilíaca anterosuperior, la pilosidad no es problema, ya que el flanco en general no es piloso. En cambio, cuando la piel utilizada se extiende más proximalmente, la pilosidad del colgajo puede afectar negativamente sobre el resultado estético final.

Como en todos los casos de colgajos pediculados, cuya charnela es transitoria, no se puede esperar que este colgajo inguinal aporte una solución trófica. A la inversa, al término de su liberación este colgajo depende exclusivamente de su sitio receptor para su vascularización. A pesar de que la función de ayuda trófica sea difícil de cuantificar, es probable que el colgajo inguinal de Mac Gregor tenga un rendimiento relativamente menos importante que el obtenido con los colgajos donde el pedículo arterial es constante, ya sea que se trate de colgajos arteriales pediculados o de colgajos libres. El último inconveniente que presenta la utilización del colgajo de Mac Gregor es su insensibilidad. Como todo colgajo pediculado tomado a distancia, la sensibilidad de la superficie cutánea a largo plazo es mediocre y, a veces, casi nula. Cada adelgazamiento del tejido graso suprime la resensibilización inicial adquirida a partir del sitio receptor.

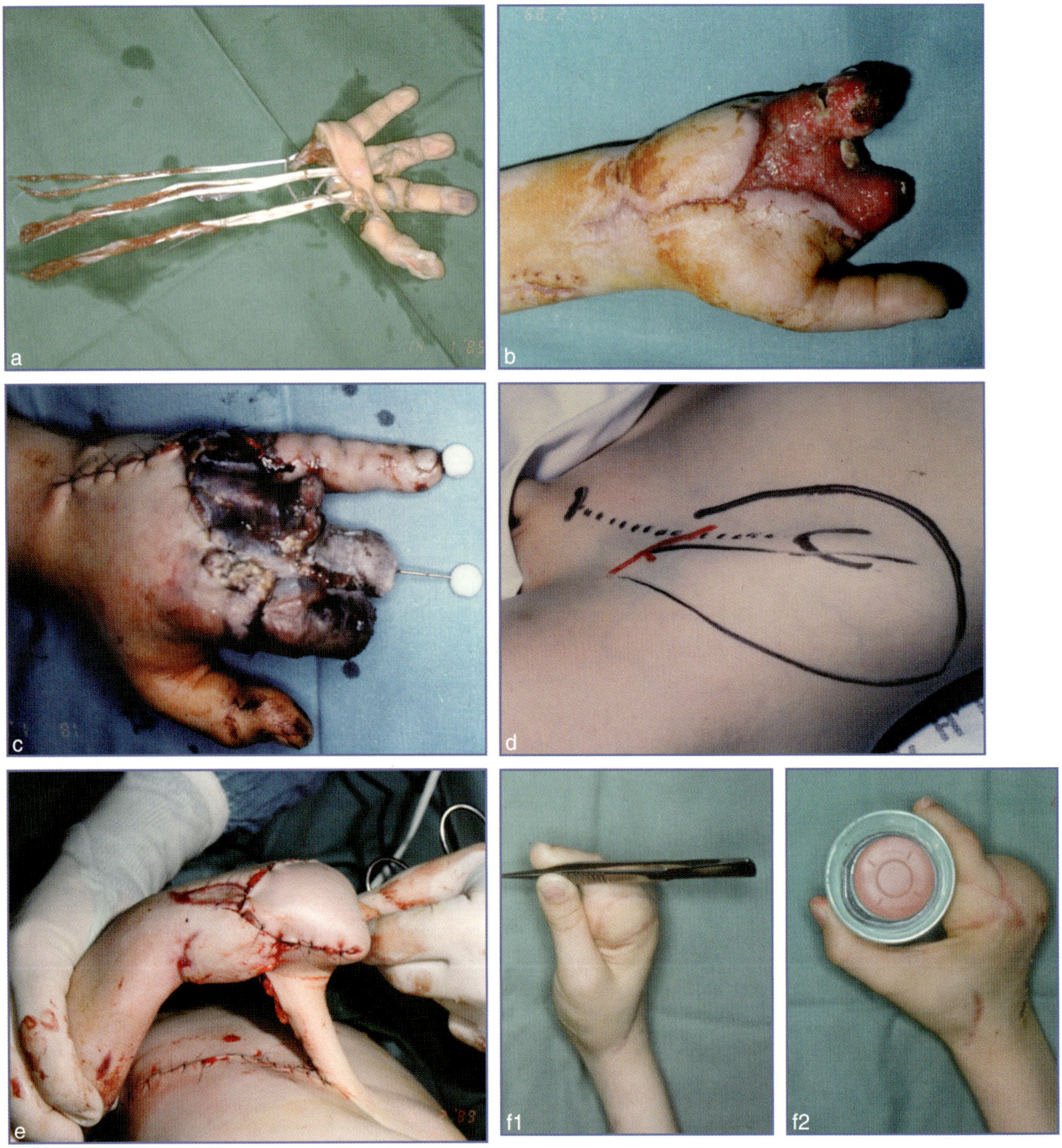

Figura 9.92 Utilización del colgajo de Mac Gregor.

a Avulsión de los dedos largos por una banda transportadora en un niño de diez años.

b, c Pérdida de sustancia después del fracaso del reimplante.

d Sitio dador del colgajo de Mac Gregor.

e El colgajo *in situ*.

f La utilización del colgajo de Mac Gregor ha permitido conservar la segunda articulación metacarpofalángica y realizar luego una transferencia del segundo dedo del pie.

En 1977, Joshi propuso acelerar la recuperación de cierta sensibilidad de protección en estos colgajos, al utilizar la rama perforante del duodécimo nervio intercostal[30]. Según dicho autor, este nervio provee de manera constante una rama perforante que se vuelve subcutánea a 5 cm por detrás de la espina ilíaca anterosuperior. En esta zona, se lo puede palpar deslizando los dedos sobre la convexidad de la cresta. La disección permitirá entonces seguirla hasta el plano tisular del colgajo inguinal. Esta rama puede ser entonces anastomosada al muñón proximal de un nervio sensitivo elegido en el sitio receptor. La entrada en dos polos opuestos del colgajo de los pedículos vascular y nervioso facilita esta anastomosis.

Colgajos arteriales pediculados tomados en el antebrazo

De igual modo que el colgajo inguinal de Mac Gregor revolucionó el tratamiento de las pérdidas de sustancia de la mano, la aparición en 1981 de colgajos cutáneos arteriales pediculados, obtenidos del antebrazo, modificó en forma considerable las indicaciones quirúrgicas de cobertura. Esta categoría de colgajos pediculados arteriales que se toman del antebrazo comprende cuatro sitios dadores de relevancia, que aquí describiremos en forma sucesiva.

Colgajo radial antebraquial denominado colgajo "chino"

A partir de 1978, los autores chinos propusieron la utilización de este sitio dador, representado por la piel palmar del antebrazo, vascularizada por la arteria radial. La utilización de este colgajo fue introducida en Francia por una misión francesa de microcirugía a su regreso de la República Popular de China en 1981[6,7,18,19,50].

Rápidamente, se propusieron refinamientos de la técnica de disección que permitieron aumentar el largo útil del pedículo, descruzándolo en el primer espacio o convirtiéndolo en un colgajo compuesto (hueso, músculo o tendón) que fuera útil, en particular, para la reconstrucción del pulgar[18,19].

Históricamente, la aparición y la utilización del colgajo "chino" con pedículo distal nos ha hecho disminuir de manera significativa nuestras indicaciones para el colgajo inguinal de Mac Gregor[7].

Como veremos más adelante, la aparición del colgajo interóseo posterior produjo, a su vez, una disminución en la indicación del colgajo "chino" (Figura 9.93).

Anatomía

La arteria radial nace de la arteria braquial en el pliegue de flexión del codo. En su tercio proximal, se encuentra profundamente entre el supinador largo y el pronador redondo. A medida que avanza en su trayecto, se hace cada vez más superficial y se ubica el canal del pulso, en el cuarto inferior del antebrazo. Luego, contornea el borde radial de la muñeca y pasa por debajo de los primeros compartimentos dorsales de los extensores para llegar a la parte proximal del primer espacio interóseo (*v.* Figura 9.93 a y b).

A continuación, alcanza el plano vascular palmar y se anastomosa de manera constante con la arteria cubital, ya sea mediante una anastomosis indirecta o directa por inoculación. Esta anastomosis distal constituye la base de la realización del colgajo cutáneo con pedículo distal.

Ramas colaterales (*v.* Figura 9.93 a)

En la parte inicial de su trayecto, la arteria radial da origen a la arteria recurrente radial anterior, que es la más voluminosa de las ramas colateral proximales. La arteria recurrente radial anterior, a su vez, puede dar origen a una rama destinada al tejido cutáneo, denominada por Cormac[14] "rama cutánea proximal de la arteria radial", y que puede representar la base anatómica de una variante del colgajo "chino" (colgajo antebraquial de la rama cutánea proximal de la arteria radial). Más allá del nacimiento de la arteria recurrente radial anterior, la arteria radial da origen esencialmente a pequeñas colaterales destinadas al radio, a los músculos del compartimento anterior y al revestimiento cutáneo del antebrazo. Estas finas arterias colaterales nacen de la arteria radial en forma escalonada cada 2 cm, a partir de su borde externo. Inicialmente, ellas discurren dentro de la propia fascia muscular.

En la parte distal de su trayecto, la arteria radial origina, de manera constante, dos arterias colaterales. La primera nace aproximadamente a 7 cm de la estiloides radial, se trata de una colateral con destino cutáneo, constante, que se ramifica en "T" en los tegumentos palmares. El territorio cutáneo vascularizado por esta colateral es de pequeña dimensión (alrededor de 8 cm por 9 cm). La segunda de estas colaterales distales constantes es una rama que nace de la radial frente al pronador cuadrado. Penetra en el seno de este músculo y termina en la epífisis radial. Su constancia permite tomar un colgajo compuesto osteocutáneo, como lo publicara Foucher[18,19].

Sin embargo, su pequeño calibre impone una disección en forma de un bloque único (*monoblock*) del hueso y de la parte muscular del pronador cuadrado que atraviesa.

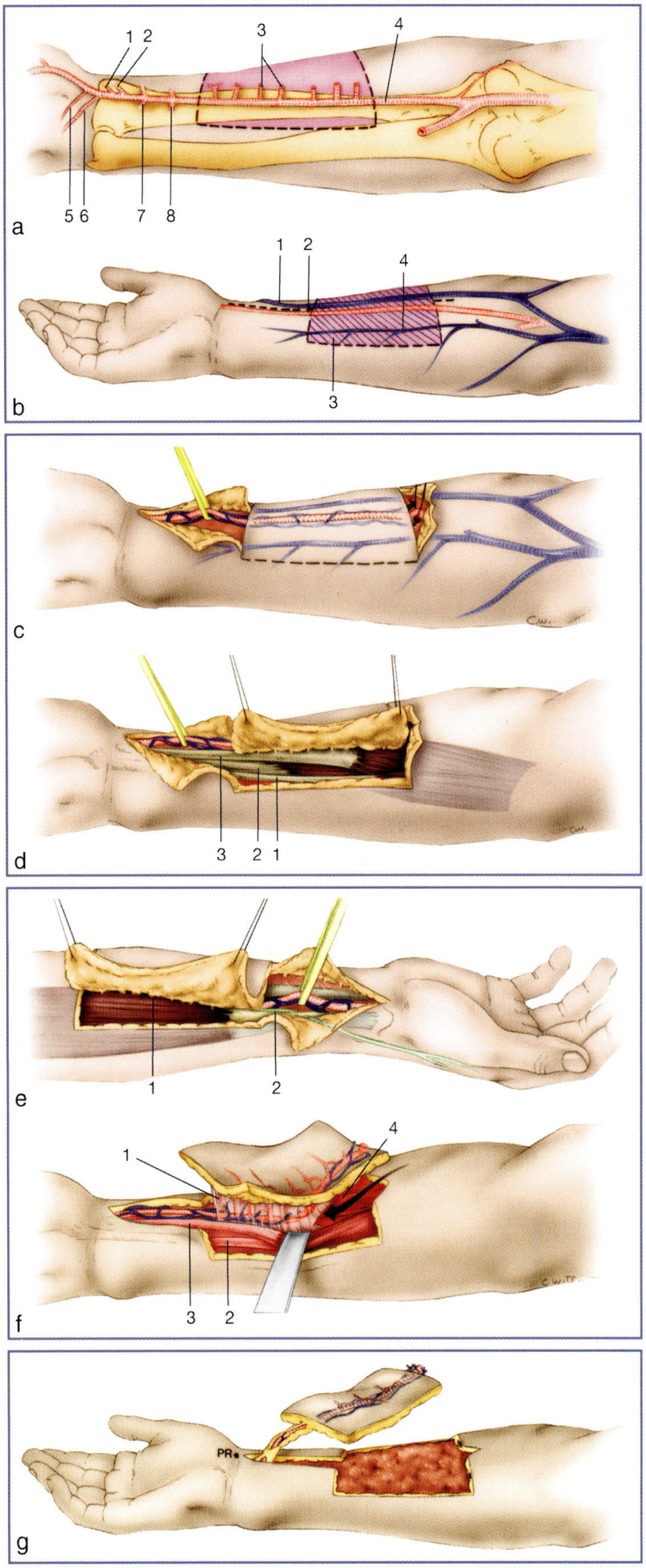

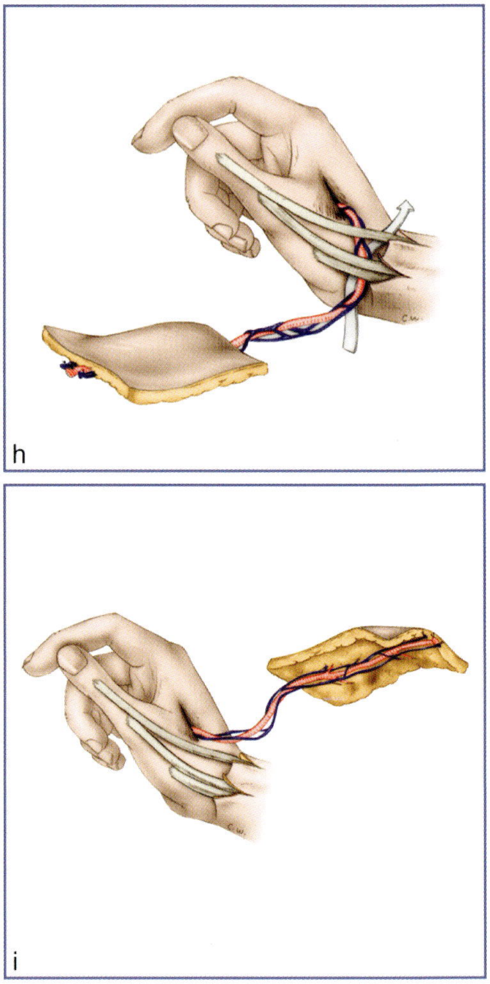

Figura 9.93 Colgajo "chino" en "isla".

a Ramas colaterales de la arteria radial. 1: Rama carpiana palmar; 2: Rama palmar superficial; 3: Ramas cutáneas; 4: Arteria radial; 5 y 6: Ramas carpianas dorsales; 7: Rama ósea para el radio; 8: Rama cutánea directa distal.

b Anatomía y planificación preoperatoria. 1: Vena radial superficial; 2: Arteria radial; 3: Superficie del colgajo (en *rayado*); 4: Red venosa superficial del antebrazo.

c Localización del pedículo. Se coloca sobre una tira de silicona coloreada la arteria y su red de venas satélites, en los bordes proximal y distal del colgajo. En el borde proximal, la arteria radial y sus venas satélites son ligadas y solidarizadas con el margen cutáneo.

d Disección y levantamiento del borde cubital del colgajo. 1: Músculo palmar menor (*palmaris longus*); 2: Músculo flexor común superficial de los dedos, 3: Músculo palmar mayor (*flexor carpi radialis*).

e Levantamiento del borde radial del colgajo. 1: Supinador largo (*braquioradialis*), 2: Rama sensitiva del radial.

f Liberación del tabique. 1: Tabique; 2: Palmar menor (*palmaris longus*); 3: Palmar mayor (*flexor carpi radialis*); 4: Supinador largo (*braquioradialis*).

g Colgajo al finalizar la disección, con el punto de rotación (PR) en el canal del pulso.

h, i Artificio de "descruzamiento" que permite obtener un punto de rotación en el vértice del primer espacio interóseo y un aumento de la longitud útil del pedículo.

Red venosa

Dos sistemas intervienen en el drenaje venoso del colgajo "chino". El sistema venoso superficial está representado por las venas superficiales del antebrazo. Este sistema superficial es el que garantiza el retorno venoso de un colgajo "chino" con pedículo proximal o de un colgajo libre. En estas dos circunstancias, una de las venas superficiales del antebrazo, frecuentemente la vena cefálica, es utilizada como vena de retorno.

En cambio, cuando se utiliza el colgajo "chino" en forma de un colgajo cutáneo con pedículo distal, es el sistema de venas profundas satélites de la arteria radial el que asegura el retorno venoso. Esto requiere una circulación del flujo venoso de retorno en sentido inverso al sentido habitual de circulación. Numerosos autores se interesaron por la microanatomía de este sistema venoso profundo para intentar explicar cómo era posible este flujo venoso "a contrario", a pesar de la presencia de numerosas microválvulas[54]. Una de las primeras hipótesis para explicar este flujo "invertido" es la existencia de numerosas conexiones anastomóticas entre los dos sistemas venosos concomitantes principales de la arteria radial[32,56]. Así, el flujo venoso de retorno sería capaz de "puentear" las válvulas, pasando alternativamente de una de las venas satélites a la otra.

La segunda hipótesis es la de un "fracaso" de las válvulas, originado, por un lado, por el aumento de la presión hidrostática dentro de la red venosa y, por el otro, debido al efecto de la denervación de la red microvenular producida por la disección misma del colgajo[54]. Por último, recordemos que existen numerosas y constantes anastomosis entre las redes venosas superficial y profunda. Una de estas anastomosis se localiza proximal al primer espacio interóseo dorsal[16]. Otras anastomosis de este tipo han sido identificadas en la muñeca así como en el pliegue del codo[41].

En la práctica, cualquiera fuera el trayecto del flujo sanguíneo de retorno, la disección de un colgajo con pedículo distal se traduce siempre, durante las primeras horas del posoperatorio, en la aparición de un pulso capilar rápido y, a veces, en un edema de la paleta cutánea. Esto demuestra la dificultad transitoria al flujo de retorno venoso. Habitualmente, al cabo de algunos días, se alcanza un equilibrio que se traduce en un enlentecimiento tangible del pulso capilar y una disminución del edema.

Inervación sensitiva

El territorio cutáneo del colgajo "chino" es inervado por tres nervios sensitivos: la rama sensitiva del nervio radial, el nervio braquial cutáneo interno y el nervio musculocutáneo. La rama sensitiva del nervio radial deberá ser meticulosamente preservada durante la disección del colgajo. Particularmente, se halla expuesta al nivel de su emergencia, bajo el tendón del músculo supinador largo. El nervio braquial cutáneo interno inerva un territorio cutáneo sensitivo que se sitúa, por lo general, en la frontera del territorio cutáneo interesado por la disección. En estas condiciones, cuando se desea disponer de un colgajo sensible, es el nervio musculocutáneo el que normalmente se diseca, para luego proceder a reanastomosarlo al sitio receptor.

Cabe destacar, sin embargo, que los resultados sensitivos que se pueden esperar de este tipo de anastomosis son mediocres. En efecto, cuando se estudian las capacidades discriminativas sensitivas del nervio musculocutáneo en el antebrazo, los resultados obtenidos son con frecuencia del orden de 30 mm o más[6].

Territorios cutáneos

Los estudios por inyección demostraron que el territorio cutáneo de la arteria radial se extiende a la casi totalidad de los tegumentos del antebrazo[50].

Por lo tanto, y según la necesidad de un sitio receptor particular, es posible disecar colgajos de gran tamaño que desborden, incluso, si es necesario, la piel del cuarto distal del antebrazo.

Cuando se planea disecar un colgajo "gigante", la disección deberá incluir indefectiblemente la fascia muscular para mayor seguridad vascular.

Técnicas quirúrgicas: Disección de un colgajo antebraquial con pedículo distal

Planificación preoperatoria

La mayoría de estos colgajos antebraquiales con pedículo distal se realizan en el marco de la urgencia para garantizar la cobertura de grandes defectos cutáneos de la mano. En estas circunstancias, no existe ninguna posibilidad de realizar una arteriografía preoperatoria para verificar la permeabilidad de los dos ejes arteriales, radial y cubital. Para nosotros, es suficiente realizar una prueba de Allen[1], completada o no con un examen Doppler. Una simple anestesia locorregional por bloqueo axilar es adecuada para la etapa de disección del colgajo. Luego, al final de la intervención, se realiza una anestesia general de algunos minutos para tomar sobre el muslo el injerto dermoepidérmico delgado destinado a cubrir el sitio dador. La intervención comienza con el trazado del eje radial sobre la piel, desde el pliegue del codo hasta el canal del pulso. A continuación, se dibuja el contorno del colgajo cutáneo sobre la piel, teniendo en cuenta que para los pequeños colgajos, el eje la arteria radial debe pasar por la unión de los dos tercios cubitales con el tercio radial de la paleta cutánea. La utilización de un "molde" o "patrón" de corte en una compresa o un guante quirúrgico facilita esta fase de planificación perioperatoria. Es en esta etapa cuando se debe determinar si la localización del sitio receptor requerirá o no del artificio de descruzamiento descrito por Foucher[18].

El tiempo de disección propiamente dicho debuta con la localización del pedículo arterial radial en el borde proximal del colgajo. La arteria y sus venas satélites son disecadas y ligadas por separado. En esta etapa, es prudente solidarizar la arteria radial ligada al margen cutáneo del colgajo. Luego, se procede a la incisión de la piel de toda la circunferencia de la isla cutánea hasta la fascia muscular inclusive. Los elementos venosos superficiales encontrados son electivamente ligados. En muy pocas ocasiones, estos colgajos cutáneos con pedículo distal son objeto de una resensibilización por sutura microquirúrgica en el sitio receptor. Por consecuencia, el nervio musculocutáneo es habitualmente seccionado en el punto proximal de penetración al territorio cutáneo del colgajo. Luego, es habitual proceder a levantar el colgajo desde el borde cubital, separándolo progresivamente de los cuerpos musculares subyacentes. Esta disección se continúa hacia afuera hasta encontrar el borde externo del músculo flexor común superficial. Con frecuencia, el cirujano cambia entonces de lado, para proceder a la disección de la mitad radial del colgajo. De la misma manera, la isla cutánea es levantada progresivamente de los cuerpos musculares subyacentes hasta encontrar el borde interno del músculo supinador largo. Es durante la disección de la mitad radial del colgajo que la rama sensitiva del radial corre riesgo de lesionarse. Por consiguiente, para evitar cualquier lesión accidental, es imperativo identificar su punto de emergencia debajo del tendón del músculo supinador largo.

Al término de estos dos tiempos sucesivos de la disección, el colgajo cutáneo se encuentra aún fijado en profundidad por la inserción ósea del tabique entre el supinador largo y el flexor común superficial. Dentro de este fino tabique discurren los vasos destinados a la piel, así como las ramas musculares.

La última fase de la disección se efectúa entonces de proximal a distal, seccionando este fino tabique debajo de la arteria radial, realizando una hemostasia electiva, una por una, de todas las ramas musculares. Para completar la disección se libera el pedículo radial, arteria y venas satélites, hasta la parte más distal del canal del pulso. Un punto de rotación situado en esta zona permite que el colgajo antebraquial con pedículo distal alcance la cara palmar de la mano, así como la cara dorsal de los metacarpianos y de las articulaciones metacarpofalángicas. En cambio, la cobertura de lesiones más distales, situadas por ejemplo en las cadenas digitales, exige que se recurra al artificio de descruzamiento descrito por Foucher. Este consiste en proseguir la disección del pedículo vascular radial (arteria y venas satélites) hasta la parte proximal del primer espacio intermetacarpiano. El colgajo y su pedículo se pasan entonces por debajo de los tendones del músculo abductor largo, extensor corto y extensor largo del pulgar, para obtener así una ganancia de longitud de unos 8 cm aproximadamente. Gracias a este punto de rotación distal, en el primer espacio interóseo, el colgajo "chino" es capaz de alcanzar la cara palmar o dorsal de las cadenas digitales. Esta etapa de descruzamiento es delicada; exige la apertura de la corredera fibrosa de los primeros compartimentos dorsales para obtener un túnel lo suficientemente amplio como para permitir el paso de la paleta cutánea propiamente dicha.

Durante esta fase de descruzamiento, debe realizarse una hemostasia meticulosa de todas las ramas destinadas a los huesos del carpo. Cualquier lesión accidental de una vena satélite durante el curso de esta disección podría comprometer el retorno venoso y obligaría a efectuar un tiempo complementario de reconexión de una vena superficial para garantizar el retorno venoso del colgajo.

Por último, hay que señalar que si bien este tiempo de descruzamiento aumenta considerablemente la longitud útil del pedículo, está absolutamente contraindicado cuando existe una contusión importante de la primera comisura. En estas condiciones, aunque la arteria radial mantenga su continuidad, es probable que la red de venas profundas haya sufrido los efectos de la contusión.

Para llevar el colgajo cutáneo al sitio receptor, se pueden adoptar distintas actitudes con el pedículo. Cuando el sitio receptor es dorsal, procedemos siempre a la tunelización que da paso al colgajo y su pedículo, en la cara dorsal de la mano o de la primera comisura. Esta tunelización es relativamente sencilla en la cara dorsal, donde la piel se libera fácilmente. Se debe evitar simplemente, en el transcurso de la creación del túnel, lesionar alguna vena superficial que pueda generar un hematoma susceptible de comprimir el pedículo del colgajo dentro del túnel. Por el contrario, la tunelización en la palma de la mano resulta un "ejercicio peligroso". En efecto, los tegumentos palmares están fijados por múltiples tabiques fibrosos, por lo que la piel es inextensible. En estas condiciones, es imperativo crear un túnel lo suficientemente amplio para dejar paso al colgajo y su pedículo; tarea que resulta difícil, si no imposible. Cuando se debe cubrir la cara palmar de las cadenas digitales, preferimos en estas circunstancias optar por un pedículo largo descruzado y realizar una tunelización en la cara dorsal de la primera comisura.

Cuando se deba cubrir la propia palma de la mano, optamos por un colgajo con pedículo corto, con un pedículo de rotación situado en el extremo distal del canal del pulso. Una corta tunelización debajo de la piel palmar del antebrazo basta, entonces, para llevar el colgajo *in situ* hasta el sitio receptor. Foucher señaló la posibilidad de dejar el pedículo "al aire" siempre que la tunelización no fuese posible. En este caso, luego de quince días de autonomización, el pedículo es resecado entre dos ligaduras (*v.* Figura 9.93 c-h).

Tratamiento del sitio dador

Las secuelas estéticas del sitio dador constituyen uno de los principales inconvenientes del colgajo "chino", por lo que debe prestarse la mayor atención en la etapa de cierre. Habitualmente, procedemos a la cobertura del sitio dador en la urgencia recurriendo a una corta anestesia general para tomar del muslo un injerto dermoepidérmico delgado, en una sola lonja. Preferiblemente, se intenta reducir las dimensiones del defecto cutáneo por cubrir utilizando suturas provisorias tendidas entre los márgenes radial y cubital de la pérdida de sustancia.

Estos puntos, anudados bajo una discreta tensión, reducen la pérdida de sustancia a sus dimensiones iniciales y eliminan los efectos de la retracción cutánea. Imperativamente, serán removidos luego de situar definitivamente el injerto, el cual es posicionado con puntos separados, luego de haber verificado la hemostasia. En el posoperatorio, tenemos por costumbre inmovilizar la muñeca con una férula de yeso para evitar cualquier movimiento intempestivo de los tendones de los músculos palmar mayor y menor. Esta simple medida facilita que el injerto de piel fina prenda en el tercio distal del sitio dador, donde este injerto delgado reposa directamente sobre el peritendón.

Variantes técnicas

Desde la descripción inicial de este colgajo se han propuesto numerosas variantes técnicas. La utilización de un colgajo "chino" con pedículo distal o un colgajo "chino" libre, solo puede concebirse para la cobertura de una pérdida de sustancia de la mano. Los colgajos chinos con pedículo proximal están reservados para la cobertura de pérdidas de sustancia de la región del codo, en tanto que los colgajos cutáneos en derivación sobre un eje arterial radial intacto solo se encuentran indicados en las pérdidas de sustancia del antebrazo.

Utilización de colgajos de fascia

Varios autores han propuesto la utilización de colgajos de fascia[45,19]. Tomando únicamente la fascia, se reducen las secuelas estéticas en el sitio dador y se dispone de un colgajo de menor espesor, en especial en los pacientes obesos.

Utilización del colgajo "chino" en forma de colgajo compuesto

La participación de la arteria radial en la vascularización muscular, tendinosa y ósea hace que la disección de colgajos compuestos sea totalmente lícita. La utilización de un colgajo compuesto osteocutáneo ha sido propuesta por varios autores, esencialmente en el marco de la reconstrucción osteoplástica del pulgar. Fuera de este contexto, son raras las circunstancias en donde la mano requiere de un injerto óseo vascularizado. Preferimos realizar la toma del hueso en la parte distal del radio e incorporar una lonja del pronador cuadrado para que proteja la rama arterial que irriga al hueso.

Otros autores preconizan una toma más proximal, a través de las fibras musculares del flexor largo del pulgar; este sitio dador tiene el inconveniente de fragilizar el radio, con el riesgo de producir fracturas en el posoperatorio.

Utilización del colgajo "chino" pediculado en forma de colgajo compuesto cutaneotendinoso

Esta forma de colgajo "chino" también es posible. También pueden incorporarse al colgajo cutáneo lengüetas tendinosas provenientes del palmar mayor, del palmar menor o del supinador largo. La planificación preoperatoria de estos colgajos compuestos cutaneostendinosos es difícil, ya que es importante definir con precisión la posición respectiva del componente cutáneo y tendinoso, en función del sitio receptor.

De hecho, en la mayoría de los casos de pérdidas de sustancias complejas del dorso de la mano, preferimos realizar secundariamente una reconstrucción convencional de los tendones extensores con injertos tendinosos. Cubiertos por un revestimiento cutáneo de calidad y bien vascularizado, estos injertos no vascularizados suelen tener un pronóstico funcional favorable.

Utilización del colgajo "chino" con pedículo distal en forma de colgajo portador arterial

Esta última variante técnica amerita ser mencionada. Cuando una pérdida de sustancia de la mano está asociada a amputaciones digitales múltiples, la reconstrucción ulterior mediante la transferencia de dedos del pie, puede ser facilitada por un primer tiempo de cobertura con un colgajo "chino", que desempeñe el papel de portador arterial. Posteriormente, la transferencia de uno o varios dedos del pie será más fácil, debido a la presencia del eje arterial radial adyacente al sitio receptor. La transferencia de los dedos del pie podrá efectuarse sin la interposición de puentes, por medio de suturas termino-laterales en derivación sobre el eje arterial radial (Figura 9.94)

Ventajas e inconvenientes del colgajo "chino" con pedículo distal

Las ventajas del colgajo "chino" con pedículo distal son numerosas. Permite realizar en un solo tiempo quirúrgico, bajo anestesia locorregional, la cobertura de pérdidas de sustancia extensas de la mano. Puede prestarse a la toma de colgajos compuestos cutaneotendinoso u osteocutáneo, lo

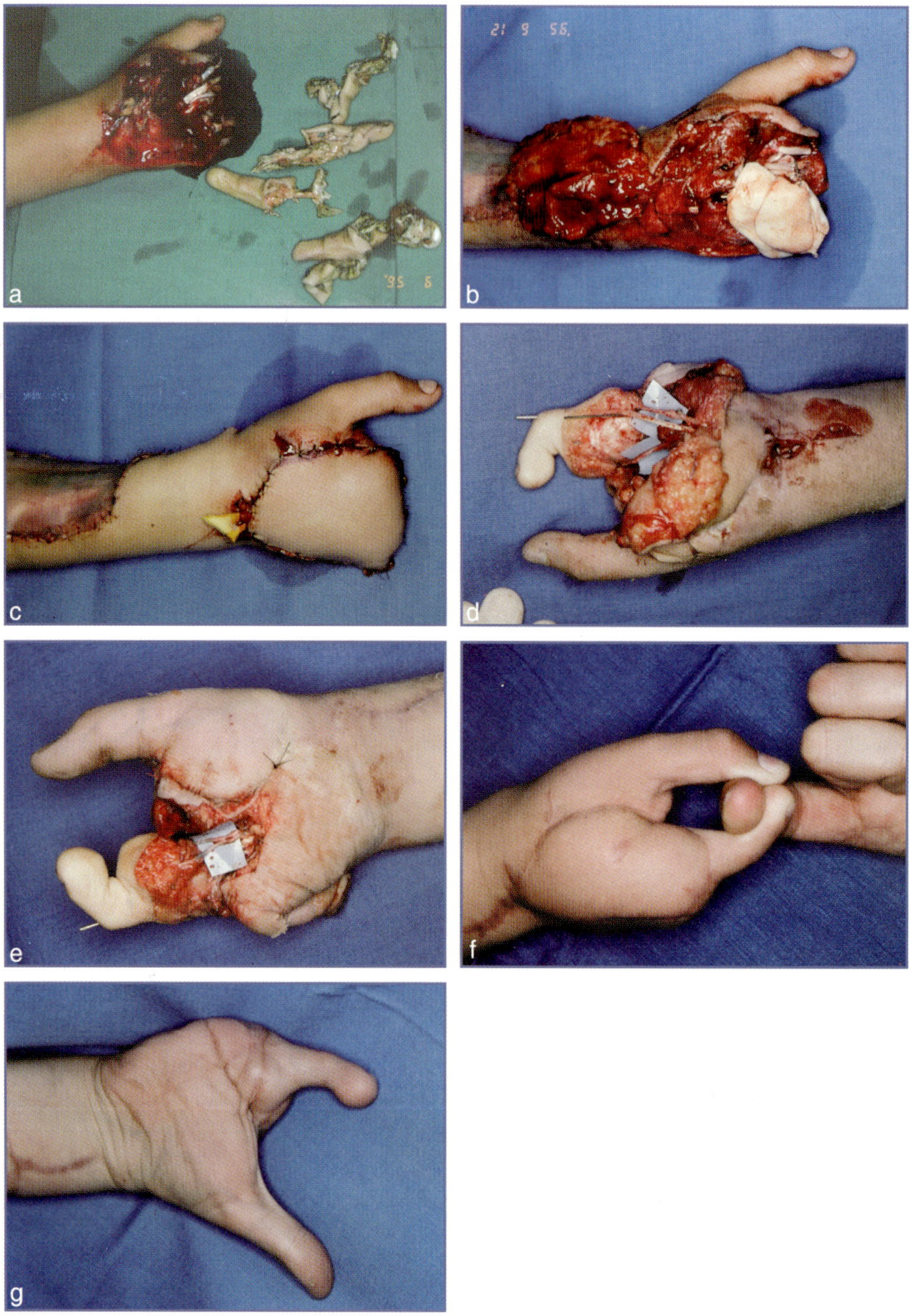

Figura 9.94 **Utilización del colgajo antebraquial radial pediculado como "porta vasos" en vista de una reconstrucción compleja microquirúrgica por transferencia de un dedo del pie.**

a Amputación de todos los dedos largos en un paciente de catorce años; traumatismo producido por una motosierra.

b Luego de la *toilette* y desbridamiento, la cobertura será proporcionada por un colgajo "chino" en "isla" con pedículo distal. Un espaciador de cemento conserva el espacio de la paleta metacarpiana y permite anticipar una etapa ulterior de reconstrucción con una transferencia de dedo del pie. Dada la brevedad del esqueleto metacarpiano restante, esta transferencia deberá efectuarse con un fragmento metatarsiano. Por lo tanto, es necesario sobredimensionar el colgajo cutáneo a fin de permitir la cobertura de la transferencia.

c El colgajo "chino" pediculado ocupa la pérdida de sustancia y recubre el espaciador de cemento.

d El dedo del pie es resensibilizado por medio de una sutura en "Y" entre los dos nervios colaterales plantares y el nervio digital del tercer espacio.

e La revascularización arterial del trasplante del dedo del pie está asegurada por una sutura termino-lateral sobre la arteria radial del colgajo "chino".

f, g Resultado obtenido con una prensión poderosa entre el pulgar nativo y el quinto dedo reconstruido por transferencia.

que permite solucionar en una sola intervención los problemas planteados por pérdidas de sustancia complejas. Su color es también adecuado para la cobertura de la mano y, en la mayoría de los casos, la delgadez del revestimiento aportado resulta satisfactoria. La elasticidad de la piel se adapta perfectamente a la cobertura de la cara dorsal de la mano. En cambio, al igual que todos los demás colgajos cutáneos, se trata de una solución imperfecta para la cobertura de los defectos palmares. En efecto, al finalizar la cicatrización, persiste un cierto grado de movilidad del revestimiento aportado, ya que la piel del colgajo permanece separada del plano aponeurótico subyacente, por una charnela laxa de tejidos subcutáneos. Esta movilidad puede ser molesta y ocasionar fenómenos de deslizamiento permanentes durante la prensión digitopalmar (Figuras 9.95 y 9.96).

Una de las principales ventajas del colgajo "chino" es su fiabilidad, ya que la constancia de su anatomía vascular hace que la técnica sea fácilmente transmisible. Por último, a diferencia del colgajo pediculado de Mac Gregor, su autonomía vascular probablemente le confiera un rol de ayuda trófica en el sitio receptor. Si las lesiones asociadas lo permiten, es posible comenzar con la movilización posoperatoria inmediata de la muñeca y las cadenas digitales.

Sin embargo, los inconvenientes de este tipo de colgajo han hecho reducir, en nuestra práctica, sus indicaciones a favor del colgajo interóseo posterior, como se verá más adelante. Principalmente, los inconvenientes residen en el inevitable sacrificio de la arteria radial, por un lado, y en el problema estético del sitio dador, por el otro.

En lo que concierne al sacrificio de la arteria radial, nunca tuvimos complicaciones isquémicas en la mano, y la sensibilidad al frío que refieren los pacientes en el posoperatorio es inespecífica. Sin embargo, tales complicaciones isquémicas han sido reportadas en la bibliografía[29].

Las secuelas estéticas en el sitio dador representan el segundo inconveniente significativo de este tipo de colgajo. Las secuelas pueden parecer desdeñables en comparación con el beneficio obtenido en el sitio receptor. Sin embargo, estas fueron lo suficientemente preocupantes para justificar, en dos casos de nuestra serie, una corrección secundaria de dichas secuelas. Para estos, se utilizó una prótesis de expansión cutánea, que permitió secundariamente la escisión total de la zona injertada.

Colgajo antebraquial de la arteria cubital

En 1984, Lovie, Duncan y Glasson[35] propusieron un colgajo comparable al colgajo antebraquial, pero, esta vez, vascularizado por la arteria cubital. El principio de este colgajo es bastante similar al colgajo antebraquial tipo "chino", y también es posible disecar colgajos con pedículo distal vascularizados por la arteria cubital, que se alimentan con flujo invertido a través de la arcada palmar superficial.

Al igual que ocurre en el colgajo "chino", la vascularización proviene de finas ramas destinadas a la piel, que discurren en un tabique muscular, situado entre el cubital anterior y los flexores de los dedos. Contrariamente a lo que sucede con el colgajo antebraquial que utilizamos ampliamente, el empleo del colgajo antebraquial de la arteria cubital ha sido siempre muy limitado en nuestra práctica, porque siempre hemos vacilado en interrumpir la continuidad de la arteria cubital, considerada como el eje dominante de la mano. Sin embargo, varios autores, entre ellos Gimberteau[23,24], han desarrollado la utilización de este colgajo.

Anatomía

En los tercios medio e inferior del antebrazo, la arteria cubital discurre en una situación relativamente superficial entre el cuerpo muscular del flexor superficial hacia afuera y el del cubital anterior hacia adentro.

En este trayecto, la arteria cubital da nacimiento a una serie de ramas ascendentes con destino cutáneo, que vascularizan la piel de la cara anterointerna del antebrazo. Gimberteau estudió en forma sistemática las arterias colaterales nacidas de la arteria cubital al nivel de los dos tercios distales del antebrazo. Entonces, pudo poner en evidencia arterias que se dirigen a los tegumentos cutáneos que nacen de manera escalonada cada 15 mm a 25 mm, con al menos dos arteriolas constantes de buen calibre.

Además de estas colaterales cutáneas, existen ramas destinadas al cúbito, otras tendinosas y también articulares que permiten pensar en la realización de colgajos compuestos. En cuanto al plano venoso, la arteria cubital, al igual que la arteria radial, se acompaña de una red de venas satélites profundas capaz de garantizar el retorno venoso de un colgajo con circulación invertida, probablemente a expensas de las mismas modificaciones del régimen local de presión.

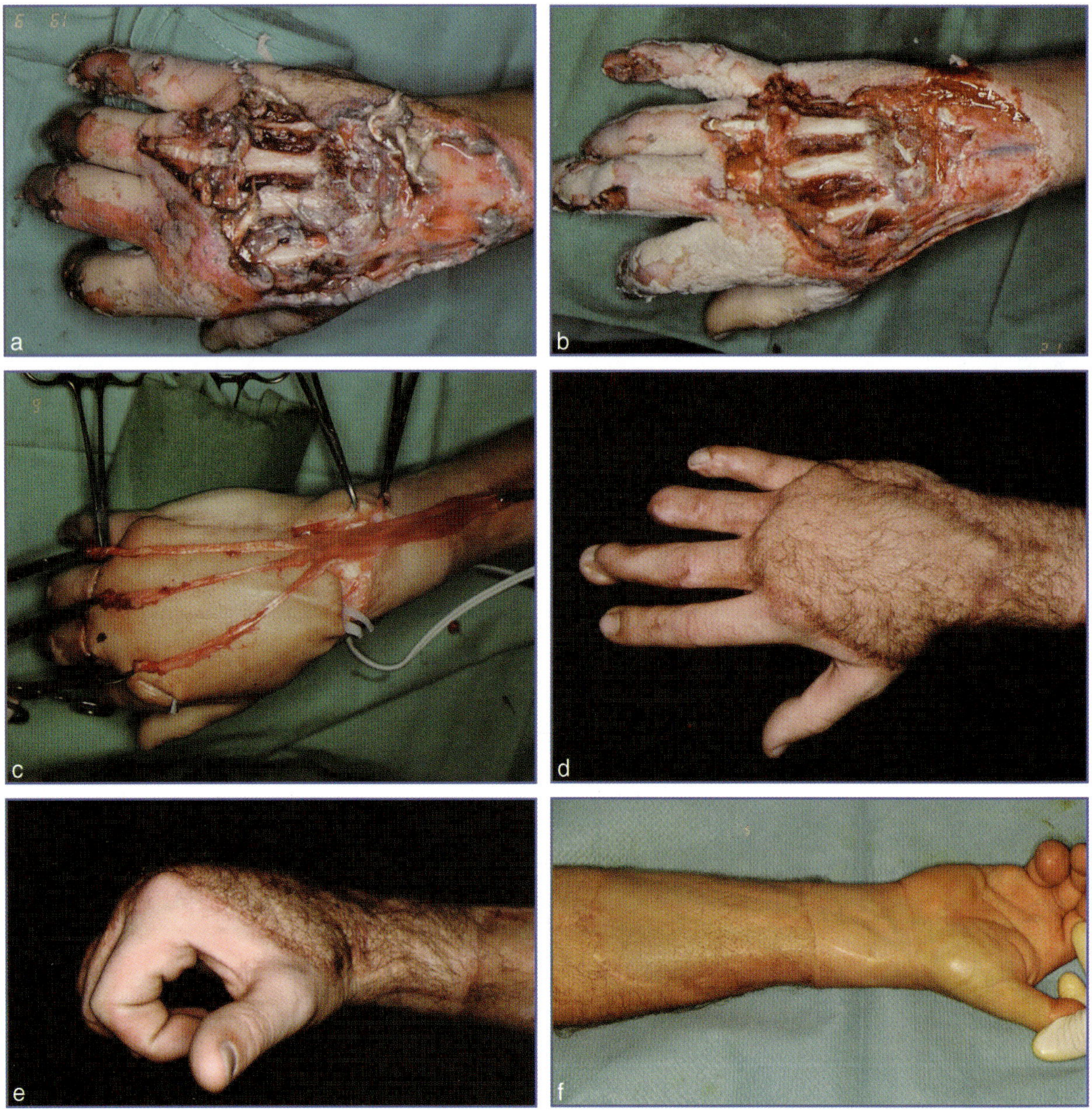

Figura 9.95 Utilización del colgajo antebraquial radial pediculado.

a Pérdida de sustancia dorsal compleja (piel + tendones) que afecta a todos los dedos largos: la lesión resulta de una abrasión de la cara dorsal de la mano sobre el pavimento, durante un accidente de la vía pública (mano de puerta).

b Resultado de la resección.

c Reconstrucción secundaria de los extensores por medio de un injerto de fascia lata.

d Resultado en extensión activa.

e Resultado en flexión activa; observe el espesor del revestimiento aportado.

f Resultado a diez años sobre el sitio dador.

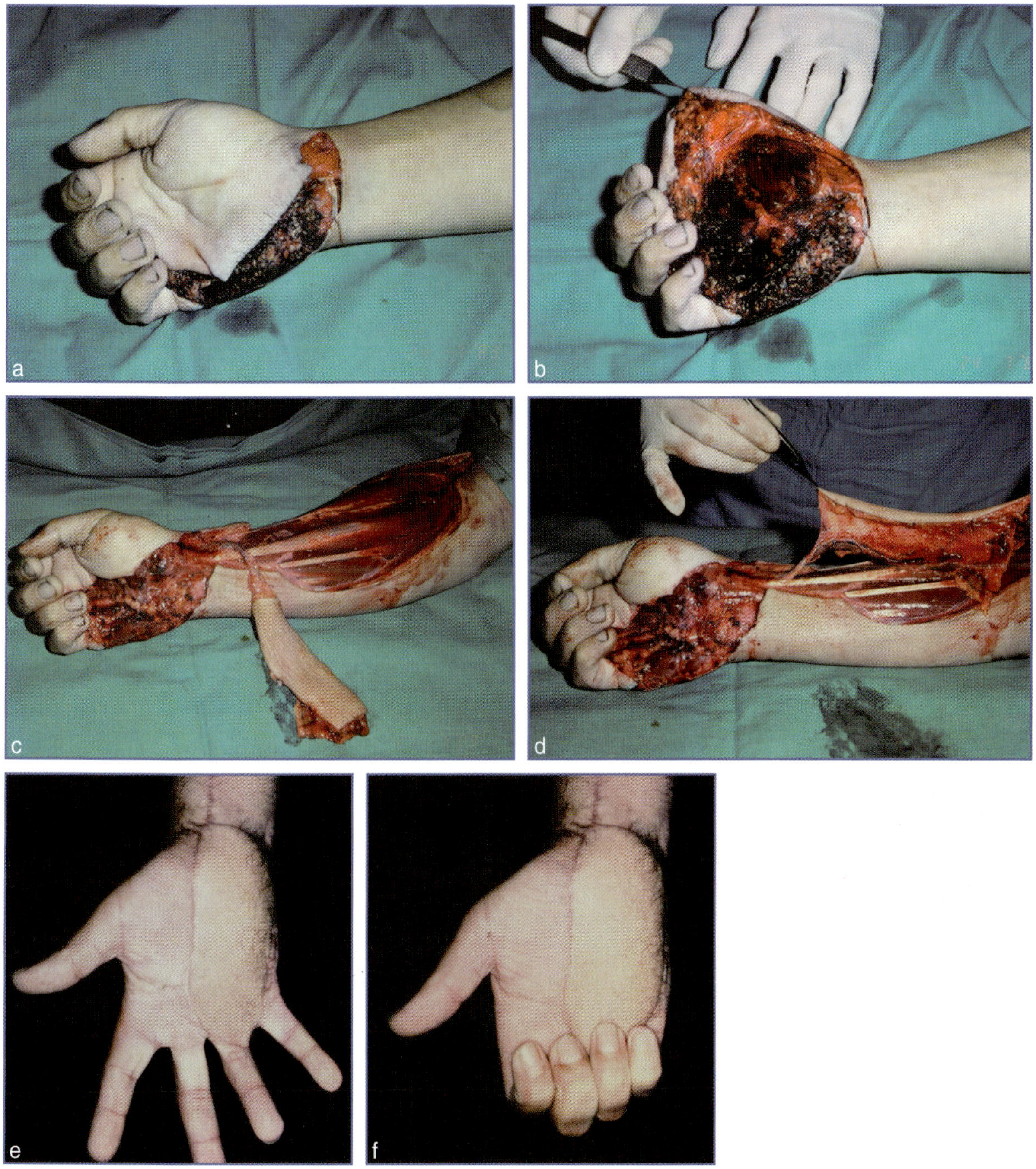

Figura 9.96 Utilización de un colgajo antebraquial radial pediculado para la cobertura de la palma de la mano.
a, b Avulsión del plano cutáneo palmar. Durante la fase de resección, únicamente la unidad funcional tenar podrá ser preservada, debido a que todavía mantiene su vascularización.
c, d Disección del colgajo antebraquial con un punto de rotación en el canal del pulso.
e, f Resultado: Desde el punto de vista estético, el inconveniente está relacionado visiblemente con la pilosidad. En el plano funcional, este tipo de cobertura de la cara palmar de la mano tiene el inconveniente de su "inestabilidad", con fenómenos de deslizamiento durante la presión dígito-palmar.

Técnicas quirúrgicas

Al igual que para un colgajo "chino", se debe realizar una prueba de Allen o un examen Doppler antes de comenzar con la disección para estar seguros de que el eje radial es permeable y comprobar que este es suficiente para la vascularización de la mano (Figura 9.97).

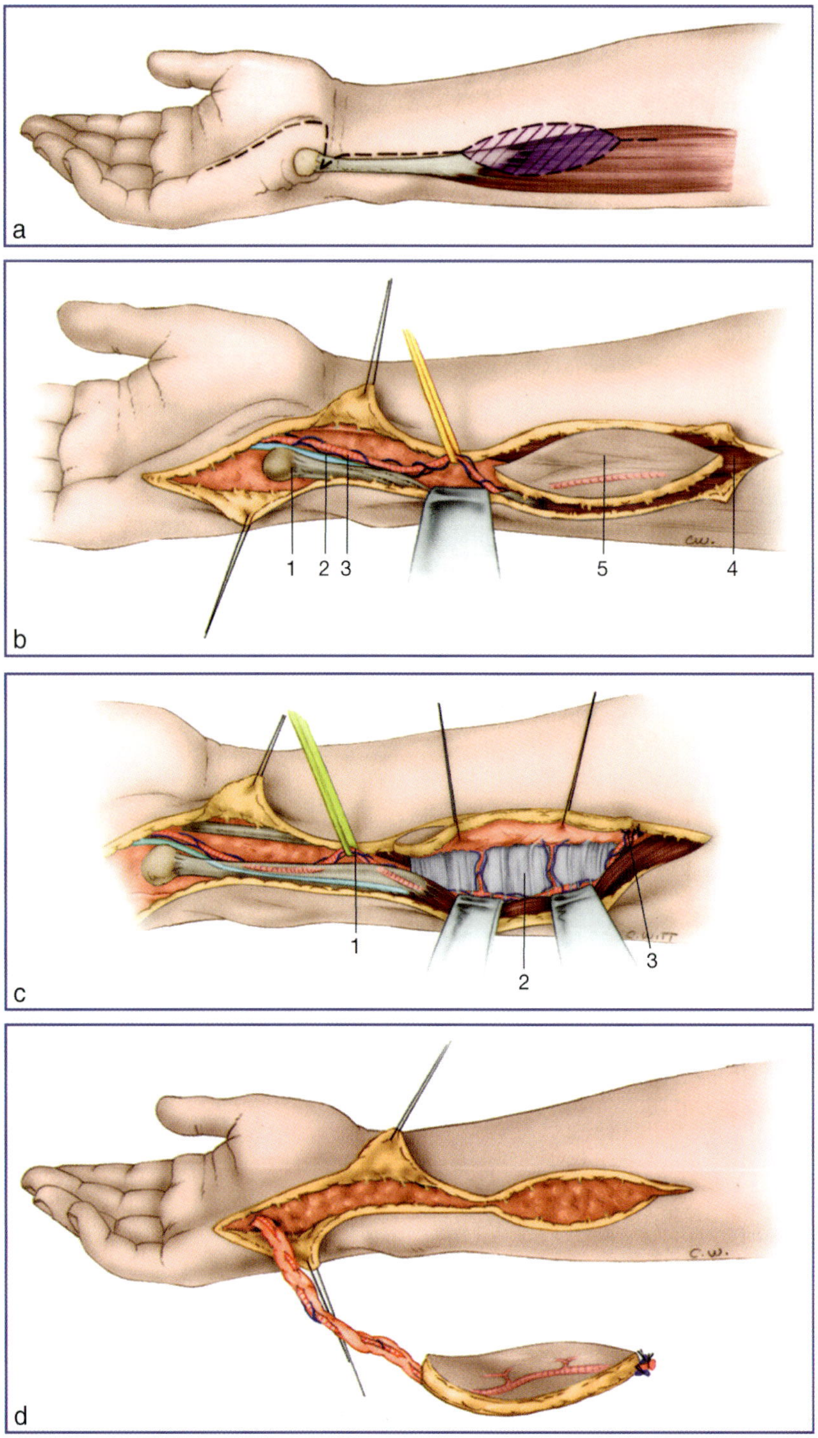

Figura 9.97 Utilización de un colgajo antebraquial cubital con pedículo distal.

a Planificación del colgajo.

b Identificación de los elementos pediculares. 1: Tendón del cubital anterior (*flexor carpi ulnaris*); 2: Nervio cubital; 3: Pedículo cubital (arteria y venas satélites); 4: Cuerpo del músculo cubital anterior; 5: Colgajo cutáneo en "isla".

c Exposición de las ramas cutáneas. 1: Pedículo cubital (colocado sobre una banda de silicona coloreada); 2: Soporte aponeurótico de las ramas ascendentes cutáneas; 3: Pedículo cubital (ligado y solidarizado al ángulo proximal del colgajo cutáneo en "isla").

d El colgajo al término de la disección, con su punto de rotación distal en la palma de la mano. El colgajo es alimentado con circulación invertida por el arco palmar superficial.

Planificación preoperatoria

La paleta cutánea se ubica de manera tal que quede centrada sobre el pedículo cubital. La referencia anatómica está representada por el eje del tendón del cubital anterior. Esta paleta puede, en teoría, posicionarse sobre toda la extensión del antebrazo. Sin embargo, la realización de un colgajo de pequeñas dimensiones localizado en el tercio proximal del antebrazo tiene resultados aleatorios, ya que, en esta región, la arteria cubital se encuentra en profundidad, a cierta distancia del revestimiento cutáneo y las conexiones vasculares entre esta arteria y la piel son difíciles de individualizar. Es preferible, cuando se requiera un arco de rotación importante, prolongar la disección siguiendo el eje cubital en la palma de la mano.

Disección propiamente dicha

Esta comienza con la localización del eje arterial cubital, en el borde proximal del colgajo. Este eje arterial y sus dos venas satélites se ligan electivamente. Se secciona entonces el pedículo en el borde proximal del colgajo y se lo solidariza a dicho borde por medio de un punto transitorio para evitar cualquier tracción intempestiva. En un segundo tiempo, se localiza el eje arterial cubital y sus venas satélites mediante una incisión que se realiza desde el ángulo distal del colgajo hasta la entrada del canal de Guyon. Esta incisión es longitudinal y sigue el eje del tendón del cubital anterior. A través de esta se disecan la arteria cubital y sus venas satélites; la fase de separación entre la arteria y el nervio cubital es delicada, y debe preservarse al máximo la vascularización de este último. El tiempo de disección pedicular conlleva la ligadura escalonada de todas las ramas óseas, tendinosas o nerviosas. La disección de la isla cutánea se efectúa levantando alternativamente el borde medial y lateral del colgajo. Con la incisión del borde medial del colgajo se llega hasta la aponeurosis del músculo cubital anterior, la cual es seccionada. Es aquí donde pueden individualizarse los finos ramos cutáneos, nacidos de la arteria cubital. A partir de allí, prosigue la disección en forma subaponeurótica y se penetra en el intersticio de los cuerpos musculares del flexor común superficial y el cubital anterior. Se individualizan la arteria y el nervio cubital entre dichos cuerpos musculares, y el plano de disección pasa entre medio de ellos.

El aislamiento de la paleta cutánea concluye cuando se levanta el borde medial siguiendo una técnica similar. Aquí también la disección prosigue en un plano subaponeurótico hasta alcanzar el borde medial de la arteria cubital. En esta etapa, el colgajo puede ser totalmente aislado sobre su pedículo vascular. La disección del pedículo cubital puede prolongarse en sentido distal, más allá del canal de Guyon, en la palma de la mano, con lo que aumenta el largo útil del pedículo. El cierre del sitio dador se efectúa mediante una sutura primaria si se trata de un pequeño colgajo o, en caso contrario, por medio de un injerto cutáneo.

En la medida que el trayecto del pedículo se sitúe al término de la rotación, en la palma de la mano, en general no se realiza ninguna tunelización y el pedículo se transfiere a cielo abierto.

Variantes del colgajo cubital

La existencia de numerosas ramas colaterales arteriales provenientes de la arteria cubital, destinadas a las estructuras musculares, tendinosas y óseas vecinas, permite la realización de colgajos compuestos. Se puede tomar así, en continuidad con la paleta cutánea, una pastilla ósea tomada sobre del cúbito o una lengüeta tendinosa obtenida del cubital anterior.

La utilización de este sitio dador para la realización de colgajos libres es teóricamente posible, pero el retorno venoso debe ser suministrado por una de las venas superficiales del antebrazo.

Ventajas e inconvenientes del colgajo cubital

Ventajas

Este colgajo esta tan fiable como el colgajo "chino". Gimberteau no reporta ningún caso de necrosis sobre 83 casos clínicos realizados.

Se trata de un colgajo que puede realizarse con anestesia locorregional, en un solo tiempo quirúrgico y cuya técnica de disección es relativamente sencilla. La longitud útil del pedículo, cuando la disección se lleva hasta la arcada palmar superficial, otorga a este colgajo un arco de rotación muy amplio. Todos los sitios receptores potenciales, ya sean palmares o dorsales, le resultan accesibles. Por otro lado, la cobertura aportada es de buena calidad, ya que la piel de la cara interna del antebrazo a menudo es fina y carece de pilosidades antiestéticas. La cicatriz es similar a la que deja un colgajo "chino" cuando se injerta el sitio dador. Sin embargo, esta cicatriz está en una zona menos expuesta a la vista.

Inconvenientes

El inconveniente principal de este colgajo es, por supuesto, el sacrificio necesario de la arteria cubital, considerada como el eje dominante de la mano. Este inconveniente nos ha hecho rechazar formalmente el uso de este colgajo como método de elección, cuando se encuentra disponible otra solución con menor morbilidad. Esta actitud no se ha modificado, a pesar de la posibilidad teórica de reconstruir el eje cubital en el curso mismo de la intervención, por medio de la interposición de un injerto venoso largo. En cambio, la utilización de este colgajo resulta razonable en cirugía secundaria, en forma de un colgajo libre cuando el eje cubital se encuentra interrumpido o trombosado a la altura de la muñeca.

Colgajo pediculado cubitodorsal

A diferencia del precedente, este colgajo cubitodorsal no interrumpe la continuidad del eje vascular cubital. Propuesto por Becker[3], su vascularización depende de las ramas distales de la arteria cubital (Figura 9.98).

Anatomía

La vascularización de este colgajo es tributaria de la arteria cubitodorsal, rama distal de la arteria cubital. Esta rama arterial nace de la arteria cubital a una distancia del hueso pisiforme que varía entre 2 cm y 5 cm. En un estudio cadavérico realizado sobre cien antebrazos, esta arteria fue identificada en el 99% de los casos. A partir de su emergencia de la arteria cubital, la cubitodorsal corre transversalmente por debajo del músculo cubital anterior. Este trayecto del tronco arterial principal es muy corto (entre 3 cm y 7 cm) y se divide enseguida en sus tres ramas terminales: ósea, muscular y cutánea.

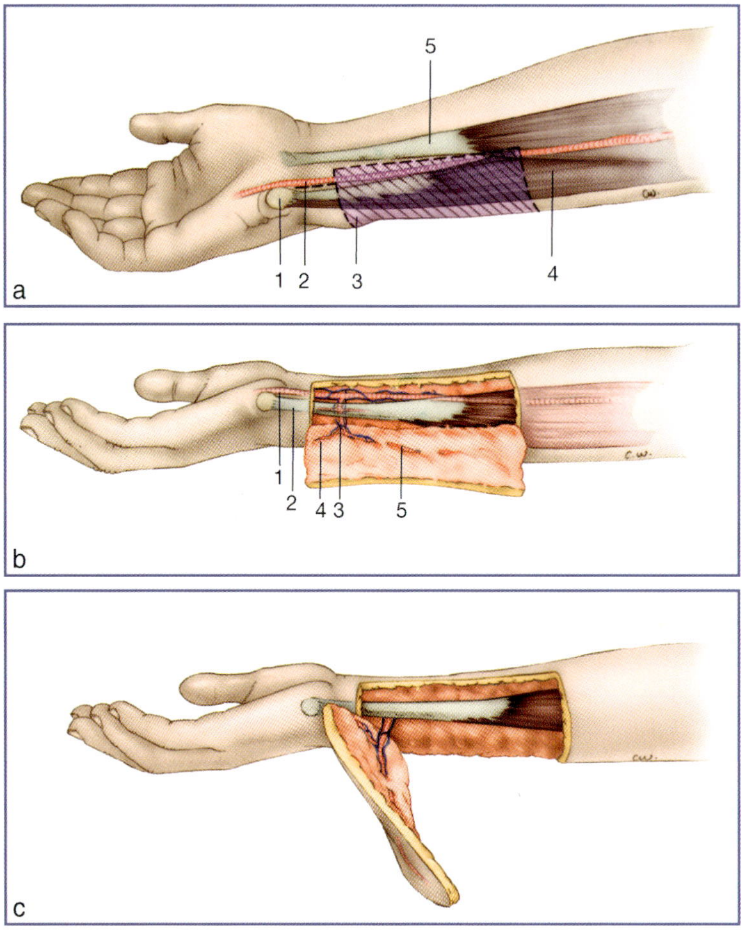

Figura 9.98 Colgajo cubitodorsal.

a Planificación del colgajo. 1: Pisiforme; 2: Arteria cubital; 3: Límite de la disección cutánea; 4: Cuerpo del músculo cubital anterior (*flexor carpi ulnaris*); 5: Músculo palmar menor (*palmaris longus*).

b Levantamiento del borde radial del colgajo e identificación de los elementos pediculares. 1: Pedículo cubital; 2: Tendón del cubital anterior (*flexor carpi ulnaris*); 3: Arteria cubitodorsal; 4: Rama terminal descendente; 5: Rama terminal ascendente (arteria del colgajo).

c Rotación al finalizar la disección pedicular.

La rama ósea vasculariza esencialmente el pisiforme; la rama muscular, de trayecto ascendente, irriga la parte distal del cubital anterior; y la rama cutánea, que deberá irrigar el colgajo, se divide a su vez en dos ramas: la descendente, que está destinada a la vascularización del lado cubital y dorsal de la mano, corresponde al territorio cutáneo dorsal, situado frente al cuarto y el quinto metacarpiano; y la rama ascendente, que sigue un trayecto superficial hasta la epitróclea, discurre por la hendidura situada entre el eje cubital y la cara posterior del cuerpo del cubital anterior.

El territorio cutáneo que depende de esta rama cutánea ascendente se extiende a lo ancho sobre unos 5 cm a 10 cm. Este territorio cutáneo corresponde al borde interno, cubital, del antebrazo.

Según Becker, los límites laterales de la disección están representados, en la cara dorsal, por el tendón extensor del cuarto dedo, y en la cara palmar, por el tendón del palmar menor. Según este mismo autor, la longitud máxima que puede disecarse oscila entre 10 cm y 15 cm.

Técnicas quirúrgicas

Planificación del colgajo: Disección de un colgajo peninsular

Se trata de la variante técnicamente más fácil de este colgajo, donde se preserva una charnela cutánea en el borde distal del colgajo, a la altura del pliegue de flexión palmar de la muñeca. Se traza el colgajo sobre la piel y se fijan sus límites laterales en función del defecto a cubrir, teniendo en cuenta los límites laterales y mediales de la disección tal como acaban de ser definidos.

La longitud del colgajo se fija recordando que el punto de rotación efectivo no estará al nivel de la charnela cutánea distal, sino en un punto de 2 cm a 4 cm más proximal, que corresponde al punto de emergencia de la arteria cubitodorsal, bajo el tendón del cubital anterior.

Se realiza entonces la incisión de los bordes del colgajo junto con el tejido subcutáneo. No es necesario incluir la aponeurosis del cubital anterior; la disección prosigue entonces desde proximal a distal. Esta acción debe ser meticulosa al acercarse al sitio teórico de emergencia de la arteria cubitodorsal. Es imperativo localizar el pedículo reclinando el cuerpo muscular del cubital anterior. La emergencia de la arteria cubitodorsal es entonces visible en la cara profunda de este músculo y permite completar la disección.

Disección de un colgajo en "isla" cubitodorsal

La versión anterior, en forma de península, del colgajo cubitodorsal, presenta el inconveniente de conservar una charnela de piel distal. Después de hacerlo girar 180° para llevarlo al sitio receptor, esta charnela ocasiona frecuentemente un pliegue antiestético. Este inconveniente puede resolverse disecando un verdadero colgajo en "isla". En este caso, la primera etapa quirúrgica consiste en localizar la emergencia de la arteria cubitodorsal.

Este reparo se efectúa por medio de una incisión longitudinal situada frente al eje cubital, que comienza a 2 cm del pisiforme. Reclinando el tendón del músculo cubital anterior, se intenta entonces individualizar la emergencia de la arteria cubitodorsal. Si es necesario, esta incisión se puede prolongar en sentido proximal, hasta individualizar dicha arteria. Una vez localizado el punto de emergencia, queda determinado así el punto de rotación del colgajo, por lo que pueden trazarse sobre la piel los límites de la disección cutánea. La disección de la isla cutánea se efectúa entonces como antes, desde proximal a distal, sin incluir la aponeurosis del cubital anterior. Al finalizar la disección, el colgajo queda con su pedículo corto en la arteria cubitodorsal. La ausencia de charnela cutánea facilita la fase de rotación del colgajo y elimina cualquier plicatura antiestética en el punto de rotación.

Variante técnica del colgajo cubitodorsal

Un colgajo de tejido celular subcutáneo puede ser tomado según principios similares. El colgajo se levanta desde proximal a distal; al acercarse a la charnela del colgajo, es prudente incluir la aponeurosis del cubital anterior. Del mismo modo, es posible realizar un colgajo cubitodorsal puramente aponeurótico tomando únicamente la aponeurosis del cubital anterior.

La utilización de estos colgajos celuloadiposos o aponeuróticos se propuso para la cobertura de las pérdidas de sustancia palmar de la muñeca cuando se trata de proteger los tendones flexores o el nervio mediano.

El uso del colgajo cubitodorsal es posible en forma de colgajo libre. El pequeño calibre de la arteria cubitodorsal se presta mal a la realización de microanastomosis; por ello se propuso disecar un corto segmento de la arteria cubital a fin de facilitar la fase de anastomosis microquirúrgica. Esta arteria cubital es luego reparada por una simple sutura termino-terminal, casi siempre posible, gracias al trayecto sinuoso de esta en sus últimos centímetros al nivel de la muñeca.

Ventajas e inconvenientes

Este colgajo, como el colgajo interóseo posterior, tiene la enorme ventaja de no sacrificar ningún eje vascular mayor. Su técnica de disección es relativamente simple y provee un material de cobertura fino y de moderada pilosidad.

Su principal inconveniente radica en la escasa longitud de su pedículo, que limita su arco de rotación. Este colgajo es capaz de cubrir el dorso y la palma de la mano, así como la primera comisura, pero, en cambio, no alcanza para cubrir más allá de las articulaciones metacarpofalángicas. Por lo tanto, le resultan inaccesibles todas las pérdidas de sustancia de las cadenas digitales. Por otro lado, en su variante peninsular, que conserva una charnela cutánea distal, este colgajo deja a largo plazo una zona de la charnela plegada en el borde cubital de la mano, que resulta poco estético.

Por último, hay que señalar que la topografía de su trazado hace que este colgajo cubital sea difícil de adaptar a las unidades funcionales cutáneas de la mano.

Colgajo interóseo posterior

Descrito por Zancoli y Angrigiani[59] y, luego, por Masquelet y Penteado[40], el colgajo interóseo posterior se utiliza en las pérdidas de sustancia de la mano en su forma con pedículo distal. Vascularizado "a contrario" por la arteria interósea posterior, este colgajo tiene la enorme ventaja de no interrumpir ningún eje vascular mayor. Por ello, se ha convertido en nuestro colgajo de elección y sustituye al colgajo "chino", para todas las pérdidas de sustancia que son accesibles a su arco de rotación.

Anatomía

La arteria interósea posterior es una rama del tronco de las interóseas que emerge en el compartimento posterior del antebrazo, con la rama posterior del nervio radial, en la parte inferior del supinador corto. Su trayecto puede representarse en el antebrazo por una línea que une la articulación radiocubital inferior con el epicóndilo. La arteria interósea posterior penetra en el compartimento posterior del antebrazo en un punto situado en la unión de los dos tercios distales con el tercio proximal de esta línea.

Luego de haber pasado bajo la arcada fibrosa de inserción de los músculos extensores comunes de los dedos, la arteria discurre en el seno de un tabique intermuscular que separa el extensor propio del quinto dedo, por fuera, y del cubital posterior, por dentro.

En el tercio distal de antebrazo, la arteria corre adosada al periostio del cúbito.

Ramas colaterales

En la parte proximal se su trayecto, la arteria interósea posterior da origen a ramas colaterales que irrigan los músculos abductor largo y extensor largo del pulgar, así como el extensor propio del índice. Las ramas que se dirigen hacia la piel, nacidas de la arteria interósea posterior, vascularizan la región posteroexterna del antebrazo. Estas ramas nacen en forma escalonada de la arteria interósea posterior y discurren en el tabique muscular antes de perderse en el revestimiento cutáneo de la cara posteroexterna del antebrazo. La sistematización de la disposición de estas arterias perforantes parece difícil pese a los numerosos estudios anatómicos existentes. La primera de estas perforantes (la más proximal) es la rama cutánea externa de la arteria interósea posterior mencionada por Salmon. Esta arteriola nace de la arteria interósea posterior, en un punto situado cerca de la emergencia de la arteria.

Relación entre la arteria y el nervio interóseo posterior

Las relaciones entre la arteria y el nervio interóseo posterior son el origen de las principales dificultades en la disección de este colgajo. Estas dificultades, sin embargo, solo existen en el tercio proximal, en la proximidad de la emergencia de la arteria. En efecto, es allí donde el nervio interóseo posterior emite en general un fascículo motor destinado al cubital posterior, que pasa superficialmente en relación con la arteria, y no es posible efectuar ningún descruzamiento. Estas dificultades de disección inherentes a la relación entre la arteria y el nervio interóseo posterior nos han conducido a modificar la técnica de disección para incluir en el pedículo solo las perforantes más distales que penetran en la paleta cutánea del colgajo.

La ligadura de la arteria interósea posterior, después de la emergencia de las perforantes que penetran en la isla cutánea cerca de su ángulo proximal, simplifica considerablemente la disección, ya que elimina el tiempo delicado y fastidioso de separación nervio-arteria. Sin embargo, esto solo es posible si existen estas perforantes distales.

Territorio cutáneo

El territorio cutáneo de la arteria interósea posterior comprende prácticamente toda la piel posterior del antebrazo entre los límites representados por el radio, hacia afuera, y por la cresta del cúbito, hacia dentro. En dirección proximal, es posible extender el límite de la disección hasta 2 cm o 3 cm del pliegue del codo. Sin embargo, hay que señalar que es imposible trazar un pequeño colgajo en la proximidad del pliegue del codo, ya que la más proximal de las perforantes cutáneas (arteria de Salmon) emerge en la unión del tercio proximal con los dos tercios distales del antebrazo. En cambio, los colgajos de grandes dimensiones pueden alcanzar sin riesgo este límite proximal de la disección.

Anastomosis distales

La viabilidad del colgajo interóseo posterior en su variante con pedículo distal radica en la existencia de anastomosis vasculares a la altura de la muñeca. Estas anastomosis se efectúan entre la arteria interósea posterior y su homóloga anterior, por una parte, y con los arcos dorsales de la muñeca, por la otra. Sin embargo, la mayoría de los estudios anatómicos establecen que, en un pequeño porcentaje de los casos (7%), la arteria interósea posterior alcanza el cuarto inferior del antebrazo sin haberse producido anastomosis alguna.

En nuestra experiencia, luego de localizarla, es posible seccionar la primera de las anastomosis que se encuentran con la arteria interósea anterior, para aumentar el largo útil del pedículo sin amenazar la vitalidad del colgajo.

Técnicas quirúrgicas

Este colgajo interóseo posterior puede disecarse bajo anestesia locorregional y con manguito neumático braquial. Se recomienda no proceder a la exanguinación del miembro con una venda de Esmarch a fin de facilitar la identificación de la arteria interósea posterior y de sus ramas perforantes cutáneas (Figura 9.99).

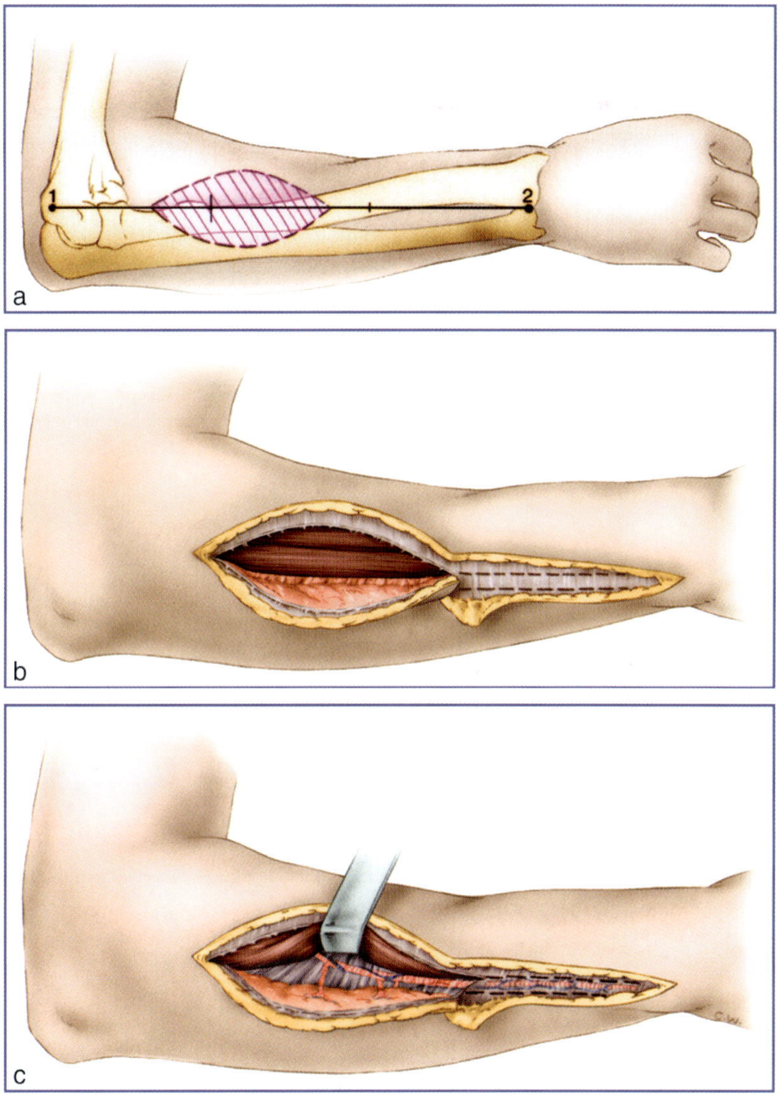

Figura 9.99 Colgajo interóseo posterior.

a Trazado del colgajo. La línea eje del colgajo se traza entre el epicóndilo (1) y la articulación radiocubital inferior (2). El punto de emergencia de la arteria interósea posterior en el compartimento posterior se sitúa en la unión del tercio proximal con los dos tercios distales.

b Disección del colgajo comenzando por su borde radial. La doble incisión aponeurótica en el trayecto del pedículo encuadra el tabique entre el tendón del cubital posterior (*extensor carpi ulnaris*) y el extensor propio del quinto dedo (*extensor digiti quinti proprius*); se levanta en primer lugar el borde radial del colgajo.

c Se reclina el cuerpo muscular del extensor propio del quinto dedo, para exponer el pedículo y verificar la disposición de las arterias perforantes. ▶

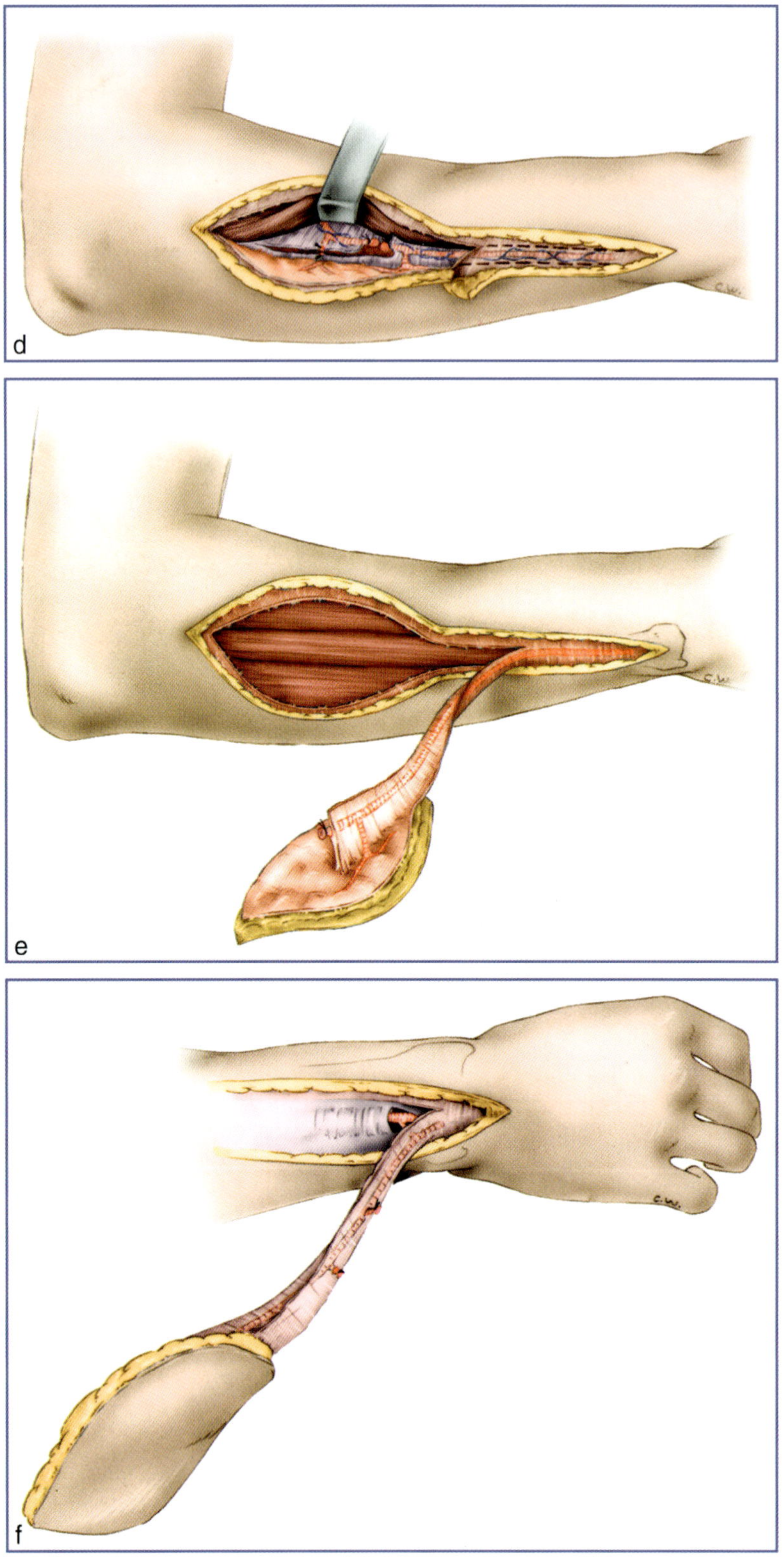

▶ **Figura 9.99** Colgajo interóseo posterior.

d Ligadura de la arteria interósea posterior inmediatamente proximal a la perforante elegida para vascularizar la isla cutánea.

e Disección progresiva del pedículo, desde proximal a distal, ligadura de las ramas musculares y cutáneas.

f Exposición de la anastomosis en "T" con la arteria interósea anterior.

Planificación del colgajo

Se traza sobre la piel una línea que une la articulación radiocubital inferior y el epicóndilo, con el antebrazo en pronación y el codo flexionado. El punto de emergencia de la arteria interósea posterior y de la más proximal de las perforantes cutáneas corresponde a la unión de los dos tercios distales con el tercio proximal de esta línea. Se trazan entonces los límites del colgajo cutáneo sobre la piel, recordando que, si se debe utilizar un colgajo de pequeñas dimensiones, este no deberá centrase en el punto de emergencia correspondiente a la unión de los tercios medio y proximal, sino, por el contrario, deberá desplazarse en sentido distal a lo largo de la línea de referencia. De este modo, aumentan las chances de incluir varias perforantes cutáneas dentro del territorio del colgajo (*v.* Figura 9.99 a).

Localización de las anastomosis distales

La ausencia de estas anastomosis distales en un pequeño porcentaje de los casos, nos ha impulsado a buscarlas de primera intención. Entonces, se incide en los últimos centímetros de la línea que marca el eje del colgajo y se diseca el intersticio entre el tendón del cubital posterior y el extensor del quinto dedo, para visualizar el pedículo interóseo posterior.

Según nuestra experiencia, la presencia de un pedículo visible en esta zona es suficiente para garantizar la existencia de anastomosis distales sin que sea necesario buscarlas específicamente. En efecto, en ausencia de estas anastomosis distales, la arteria interósea posterior se agota en el antebrazo y ya no es posible detectarla a la altura de la muñeca.

Disección propiamente dicha

La incisión comienza sobre el borde radial de la isla cutánea. Luego se incide la piel, el tejido celular subcutáneo y la aponeurosis que recubre el extensor común de los dedos. Esta aponeurosis se solidariza al margen cutáneo con algunos puntos de sutura reabsorbible para evitar cualquier tracción intempestiva (*v.* Figura 9.99 b).

La disección continúa levantando la cara profunda del colgajo y el cuerpo muscular del extensor propio del quinto dedo. Siguiendo en profundidad y luego de haber reclinado el cuerpo de dicho extensor, es posible visualizar el pedículo. Es en esta etapa donde se realiza el inventario de la disposición de las perforantes. En ocasiones, sucede que una perforante voluminosa se ubica a 1 cm o 2 cm más allá del ángulo proximal de la isla cutánea que ha sido trazada sobre la piel. En ese caso, para facilitar la disección y acrecentar la seguridad vascular del colgajo, no vacilamos en desplazar este ángulo proximal en una longitud equivalente, para incluir esta perforante. Gracias a este artificio, a menudo es posible simplificar la disección y, en particular, el proceso de separación entre la arteria y el nervio interóseos posteriores, ligando el eje arterial interóseo posterior y sus venas satélites inmediatamente después de la emergencia de las perforantes distales (*v.* Figura 9.99 d).

Una vez identificada la disposición de las perforantes y modificado, si fuese necesario, el trazado teórico de la isla cutánea, la incisión prosigue a lo largo de la línea de referencia hasta alcanzar la cara cubital del colgajo. En ese momento se procede a la ligadura de la arteria interósea posterior. Esta ligadura se realiza inmediatamente proximal a la emergencia de una perforante cutánea de buena calidad. La liberación del colgajo prosigue desde proximal a distal y liga electivamente todas las perforantes musculares (*v.* Figura 9.99 e).

En el tercio distal del antebrazo, el pedículo discurre en un túnel osteofibroso aplicado contra el periostio del cúbito. Aquí, la liberación del tabique se efectúa con el bisturí manteniendo el contacto óseo. Cuando una vena longitudinal superficial es encontrada en el tercio distal de la disección pedicular, se la integra al pedículo, ya que puede quizás, a pesar de las válvulas, colaborar en el retorno venoso.

Al llegar cerca del punto de rotación, en el extremo distal de la disección pedicular, a veces resulta posible visualizar la anastomosis en "T" con la arteria interósea anterior.

En varias ocasiones, para aumentar el largo útil del pedículo, ha sido posible prescindir de esta primera anastomosis, seccionándola entre dos ligaduras. Sin embargo, parece prudente efectuar dicha sección luego de una prueba de "clampeo", con un *clamp* de microcirugía colocado electivamente en la rama vertical de la "T" anastomótica.

Tunelización y colocación del colgajo *in situ*

El colgajo interóseo posterior está destinado, principalmente, a las pérdidas de sustancia dorsal y comisural, por lo que la tunelización se efectúa en la cara dorsal. A diferencia de otros autores, para nosotros no siempre ha sido posible esta tunelización. Para ofrecer el máximo de seguridad, dicha tunelización ha de ser amplia y la hemostasia dentro del túnel debe ser verificada, para evitar cualquier riesgo de hematoma compresivo. Por último, al finalizar la colocación del colgajo *in situ*, se fija la muñeca en extensión por medio de una férula de yeso durante los primeros diez días del posoperatorio.

Variantes técnicas

En los casos donde se requiera cubrir pérdidas de sustancia en el codo, es posible la utilización de un colgajo interóseo posterior con pedículo directo.

Colgajos aponeuróticos

Es posible utilizar un colgajo interóseo posterior que solo aporte aponeurosis y tejido celular subcutáneo. Este artificio, sin embargo, parece tener pocas aplicaciones prácticas; de hecho, el injerto de piel que se coloca luego de la disección del colgajo cutáneo directamente sobre los cuerpos musculares de los extensores, se integra relativamente bien y deja secuelas estéticas muy discretas.

Colgajos compuestos osteomiocutáneos

Como ocurre con el colgajo "chino", el colgajo interóseo posterior puede ser empleado para las reconstrucciones osteoplásticas del pulgar, en forma de un colgajo osteomiocutáneo. En este caso, la vascularización del componente óseo del colgajo se llevará a cabo por intermedio de las inserciones musculares, ya que la arteria interósea posterior participa poco en forma directa en la vascularización perióstica del cúbito. Se diseca una pastilla ósea sobre el cúbito, en contigüidad con una lonja muscular correspondiente a la inserción del músculo extensor largo del pulgar.

Ventajas e inconvenientes

La ventaja principal del colgajo interóseo posterior reside en el hecho de que no sacrifica ningún eje vascular principal del antebrazo. El revestimiento que aporta es fino, la pilosidad es aceptable, y sus secuelas estéticas en el sitio dador son discretas. En efecto, cuando no es posible el cierre primario del sitio dador, un injerto de piel fina apoyado sobre el lecho muscular subyacente habitualmente se integra en forma notable. Su utilización bajo la forma de un colgajo compuesto es una ventaja menor, ya que las indicaciones que se encuentran en la práctica se limitan a los raros casos de reconstrucción osteoplástica del pulgar (Figura 9.100).

En cuanto a las dimensiones máximas del colgajo que permite tomar este sitio dador, el mayor que hemos disecado alcanzó 13 cm de largo por 9 cm de ancho.

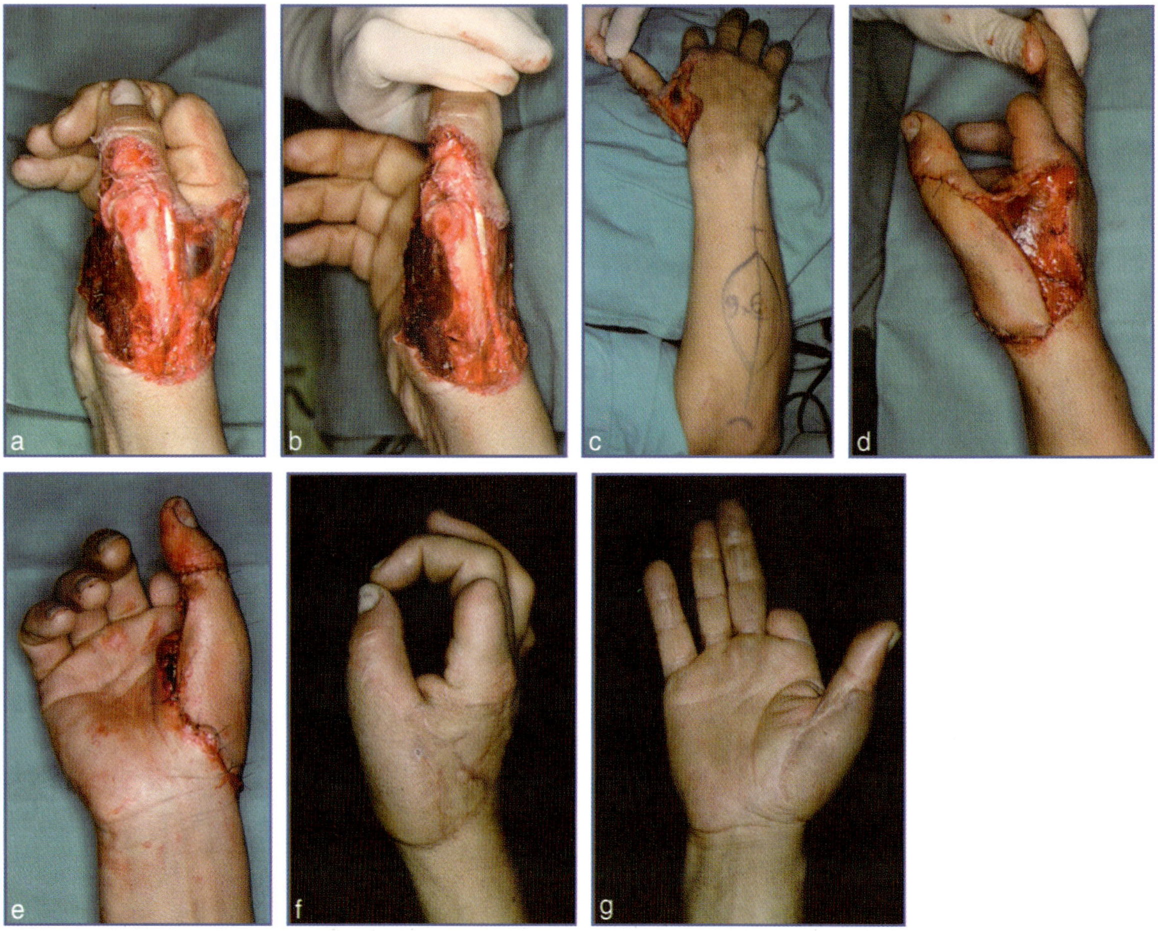

Figura 9.100 Utilización de un colgajo interóseo posterior para una pérdida de sustancia dorsal (unidad funcional del pulgar dorsal).

a, b Pérdida de sustancia del pulgar dorsal y de la primera comisura; la articulación metacarpofalángica del pulgar está abierta y expuesta.

c Planificación de un colgajo interóseo posterior (IOP) de 9x6 cm.

d, e El colgajo *in situ*.

f, g Resultado final. La articulación metacarpofalángica del pulgar fue artrodesada. La amputación en la primera falange del índice se debe a un traumatismo previo.

Paradójicamente, pareciera que la fiabilidad de estos grandes colgajos interóseos posteriores es excelente, por un lado, porque resulta fácil incluir durante la disección vascular varias perforantes cutáneas y, por el otro, porque estos colgajos de gran tamaño no parecen sufrir hiperemia o edema posoperatorio. La disección de este colgajo es exigente y debe realizarse con la ayuda de dispositivos de aumento. También resulta de vital importancia respetar los detalles técnico que hemos mencionado (localización de las perforantes y verificación de las anastomosis distales).

En una serie de veintitrés casos que ha sido recientemente revisada, hemos comprobado dos fracasos. Uno de ellos se debió a un error técnico en la disección de las perforantes cutáneas, y el otro, de origen venoso, por congestión posquirúrgica. Finalmente, hemos cambiado dos veces de opción de cobertura luego de haber comenzado con la disección del colgajo interóseo posterior: en estos dos casos, la disposición de las perforantes fue muy desfavorable, con una sola perforante de calibre satisfactorio, de origen muy proximal, cuya disección parecía imposible, debido a la contigüidad entre la arteria y el nervio interóseos posteriores.

Colgajos libres destinados a la cobertura de las pérdidas de sustancia de la mano

Casi la totalidad de los colgajos libres cutáneos, musculares o de fascia pueden proponerse para la cobertura de defectos cutáneos o mixtos en la mano. Aquí no propondremos un catálogo minucioso de estas diferentes soluciones, solo nos limitaremos a describir los sitios dadores que más utilizamos en la práctica.

Colgajo libre inguinal

Este fue el primer colgajo libre cutáneo realizado, en 1972, por Daniel y Taylor[15]. Este sitio dador fue utilizado durante mucho tiempo en cirugía de la mano, a pesar de sus numerosos inconvenientes. En efecto, dispone de un pedículo corto con vasos de pequeño diámetro, y su espesor impone frecuentemente la realización de múltiples escisiones de tejido graso.

La aparición de nuevos sitios dadores, que no presentan estos inconvenientes, condujo a la mayoría de las escuelas a abandonar progresivamente este colgajo. En la actualidad, ha despertado un nuevo interés, esencialmente porque el pequeño calibre de su pedículo ya no constituye, en manos expertas, un gran inconveniente. Por otro lado, la aplicación en este sitio dador de los principios técnicos de los colgajos cutáneos que utilizan arterias perforantes permitió evitar muchos de los inconvenientes y limitaciones inherentes a la versión "clásica" de este sitio dador.

En estas condiciones, sus ventajas vuelven al primer plano, representadas por las secuelas estéticas menores en el sitio dador, que siempre es disimulable.

Anatomía

En el comienzo de la disección, deben tenerse en cuenta las variaciones en el origen de la arteria circunfleja ilíaca superficial, las cuales fueron descritas precedentemente (Figura 9.101). Actualmente, se ha progresado en el

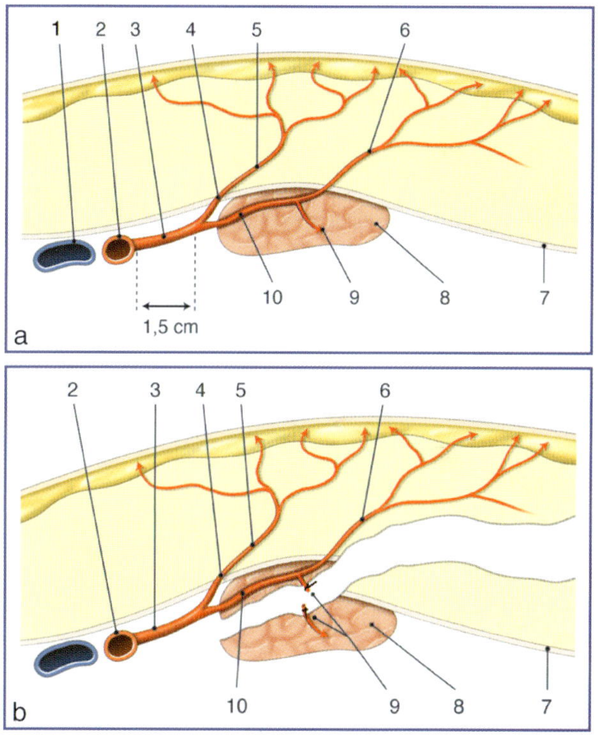

Figura 9.101 Representación esquemática del trayecto de las perforantes cutáneas en el colgajo libre de origen inguinal.

a Distribución de las ramas perforantes que nacen de las ramas superficial y profunda de la arteria circunfleja ilíaca superficial (ACIS).

b Plano de disección de un colgajo inguinal que se basa en las perforantes cutáneas de la ACIS.

1: Vena femoral; 2: Arteria femoral; 3: ACIS; 4: Rama superficial de la ACIS; 5: Rama perforante que nace de la rama superficial de la ACIS; 6: Rama perforante que nace de la rama profunda de la ACIS; 7: Fascia profunda; 8: Músculo sartorio; 9: Ramas perforantes que nacen de la rama profunda de la ACIS; 10: Rama profunda de la ACIS.

conocimiento del modo de distribución de la arteria ilíaca superficial, lo que permite diseñar colgajos de piel sobre la base de las perforantes cutáneas de la arteria circunfleja[7]. Esta se divide a 1,5 cm de su punto de origen en la arteria femoral común y da nacimiento a una rama profunda y una rama superficial. La rama superficial emerge de la fascia profunda prácticamente en su punto de origen y corre en dirección de la espina ilíaca anterosuperior. La rama profunda sigue un trayecto ascendente y lateral, y se ubica por debajo de la fascia muscular, donde se distribuye a los músculos vecinos. Además de esta distribución muscular, la rama profunda también proporciona ramos terminales para las capas dérmicas y cutáneas de la región inguinal lateral. Estas ramas perforantes que provienen de la rama profunda de la arteria circunfleja ilíaca superficial, pueden ser utilizadas para irrigar un colgajo inguinal libre.

Técnica quirúrgica

Una vez reparado el punto de emergencia de la arteria circunfleja ilíaca superficial y trazado su trayecto sobre la piel, pueden definirse los limites cutáneos de la disección. Para evitar una cicatriz desagradable en la región de la espina ilíaca anterosuperior, es posible diseñar un colgajo donde el eje mayor sea más distal (caudal) al del colgajo inguinal "clásico". El eje mayor de esta disección cutánea debe permanecer paralelo al trayecto de la arteria circunfleja ilíaca superficial. Durante la planificación del colgajo, este trayecto, así como la posición de las perforantes con destino cutáneo, pueden identificarse con la ayuda de un Doppler. La disección comienza por levantar la semicircunferencia inferior del colgajo, y el primer paso consiste en hacer un inventario de las perforantes con destino cutáneo. Esta disección debe efectuarse imperativamente con lupas binoculares, teniendo en cuenta el pequeño calibre de las estructuras vasculares en cuestión. Entonces, el objetivo de la disección es el de seguir, de distal a proximal, estas perforantes, junto con la red vascular anastomótica que las conecta entre ellas, hasta identificar el origen de esta red al nivel de la arteria circunfleja ilíaca superficial por intermedio de sus ramas superficial o profunda. El control distal de la red vascular por medio de la disección de estas perforantes permite ajustar entonces el espesor del colgajo y proceder a un adelgazamiento del tejido graso en forma primaria. En sentido proximal, la disección prosigue con la inclusión de las ramas profunda y/o superficial de la arteria circunfleja ilíaca superficial, y es en este vaso donde se efectuarán siempre las anastomosis vasculares (Figura 9.102).

Variantes técnicas: Colgajo inguinal osteomiocutáneo

La utilización del colgajo inguinal para la reconstrucción de defectos compuestos, con pérdida de sustancia ósea, ha sido ya mencionada durante la descripción del colgajo pediculado. Cuando se considera la reconstrucción de este tipo de defecto por transferencia libre, es necesario garantizar la

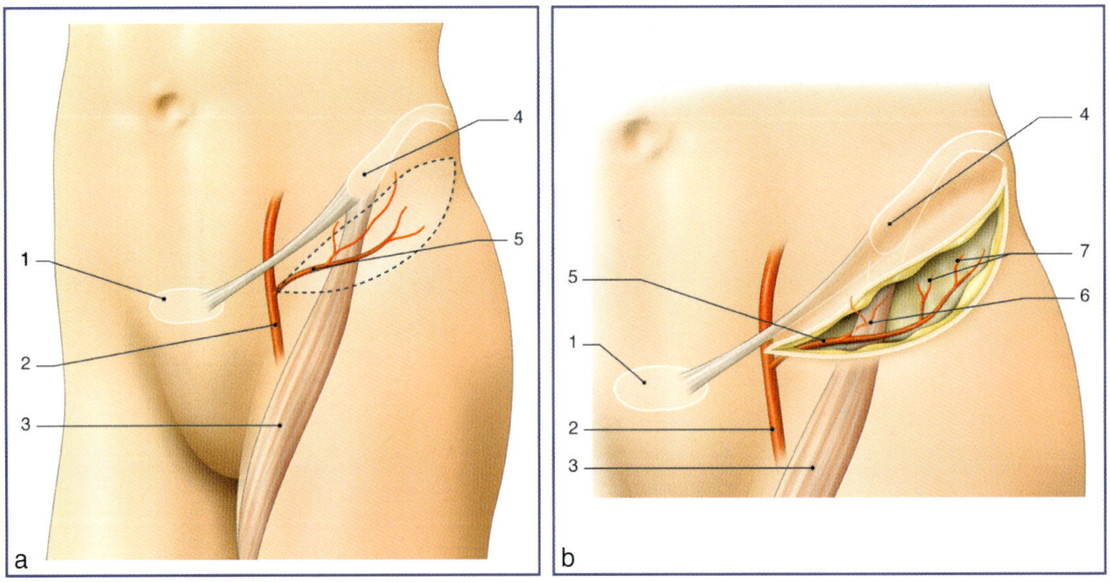

Figura 9.102 Disección de un colgajo libre inguinal por la técnica de las perforantes cutáneas.

a Trazado de los reparos sobre la piel: La elipse cutánea es trazada por debajo del ligamento inguinal y de la espina ilíaca anterosuperior (EIAS). 1: Espina del pubis, 2: Arteria femoral; 3: Músculo sartorio; 4: EIAS; 5: ACIS.

b Inventario de las perforantes luego de levantar el borde inferior del colgajo. Se identifican las perforantes que nacen de las ramas superficial y profunda de la ACIS y se las sigue desde distal hacia proximal durante la disección. 1: Espina del pubis; 2: EIAS; 3: Arteria femoral; 4: Músculo sartorio; 5: ACIS; 6: Ramas perforantes que nacen de la rama profunda de la ACIS; 7: Ramas perforantes que nacen de la rama superficial de la ACIS.

vascularización del componente óseo por medio de la arteria circunfleja ilíaca profunda[52,53]. Para conservar la contigüidad entre los componentes óseo y cutáneo, es necesario, además, incluir una lengüeta de los músculos oblicuo externo, oblicuo interno y transverso. Sin embargo, se ha cuestionado la fiabilidad de la vascularización del componente cutáneo a partir de la arteria circunfleja ilíaca profunda, ya que varias series informaron casos de necrosis limitada o completa de la paleta cutánea en este tipo de colgajos compuestos.

En estas condiciones, la técnica más fiable consiste en disecar también el pedículo circunflejo ilíaco superficial, que será reconectado separadamente al sitio receptor. De este modo, se garantiza una excelente vascularización no solo del injerto óseo (circunfleja ilíaca profunda), sino también de la paleta cutánea (circunfleja ilíaca superficial).

Sin embargo, la disección de un colgajo compuesto de este tipo es más invasiva que la de un colgajo inguinal puro. Las raras circunstancias que imponen un colgajo de este tipo en la mano están representadas por los defectos óseos extensos que afectan varios metacarpianos adyacentes. Este tipo de lesiones se observa en el marco de traumatismos balísticos. El injerto óseo ilíaco vascularizado permite entonces cubrir las pérdidas de sustancia en varios metacarpianos y proceder, en un mismo tiempo quirúrgico, a la cobertura cutánea.

Ventajas e inconvenientes

La ventaja principal del colgajo inguinal cutáneo es la discreción de la secuelas estéticas en el sitio dador. Esta ventaja ha vuelto a despertar el interés de varios equipos. Las modificaciones técnicas presentes en la versión "moderna" del colgajo inguinal permiten reducir aún más la cicatriz y limitar el número de adelgazamientos del tejido graso. Los inconvenientes son los de un pedículo de pequeño calibre que impone una técnica microquirúrgica sin fallas para conservar una buena fiabilidad (Figura 9.103).

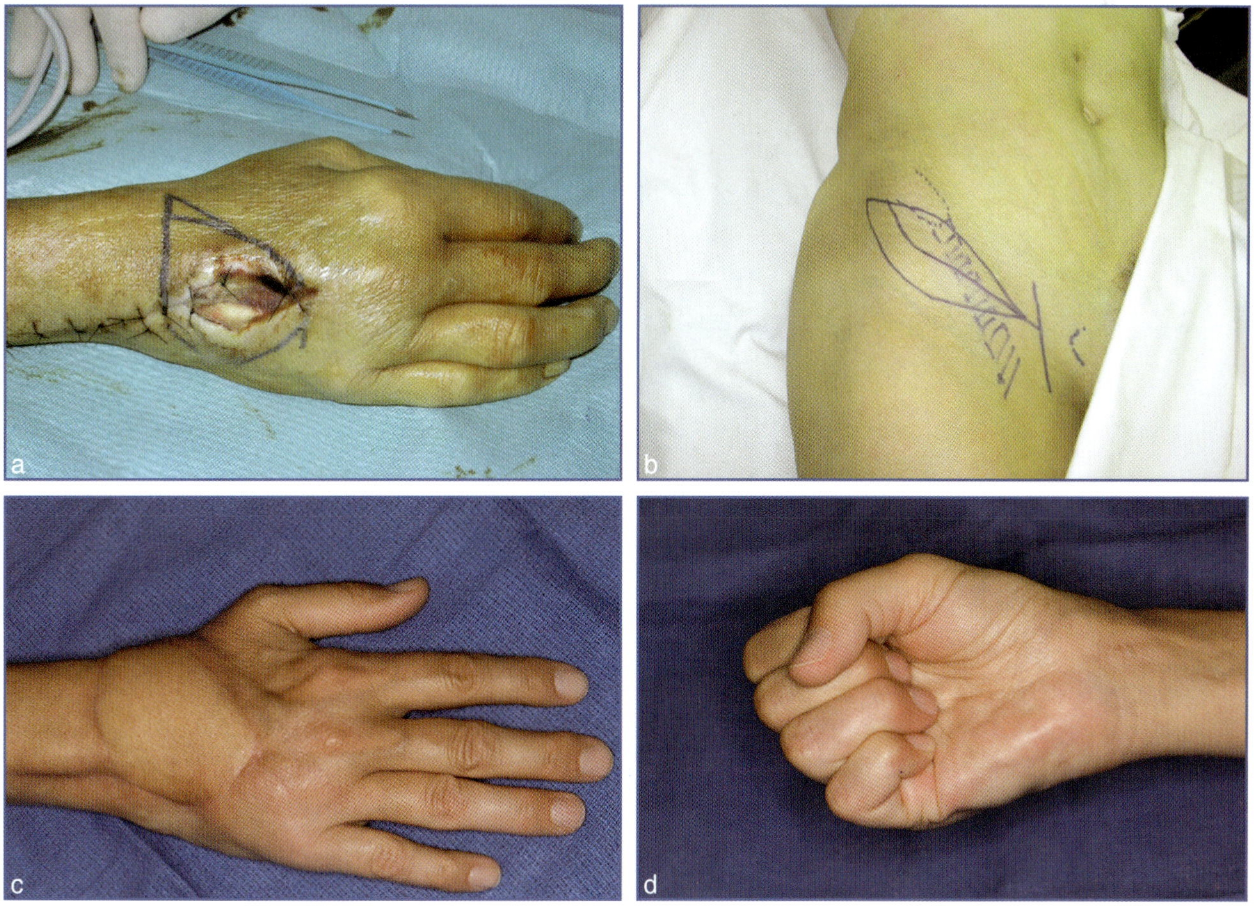

Figura 9.103 Colgajo libre inguinal (caso clínico).

a Pérdida de sustancia cutánea por necrosis después de un tiempo quirúrgico de reconstrucción del aparato extensor en un paciente con artritis reumatoide.

b Planificación de un colgajo cutáneo inguinal libre. Obsérvese el posicionamiento del colgajo por debajo de la espina ilíaca anterosuperior para minimizar la morbilidad de la toma.

c, d Resultado funcional y estético final.

Colgajo libre antebraquial

La utilización de un colgajo antebraquial como colgajo libre de la mano tiene pocas indicaciones, ya que la primera elección es siempre un colgajo pediculado (Figura 9.104).

Sin embargo, el empleo de este tipo de colgajos puede estar justificado cuando las condiciones locales impiden la utilización de un colgajo pediculado con pedículo distal; este es el caso cuando existe una interrupción en la continuidad de la arteria radial, ya sea en la muñeca o en la primera comisura. Si el pedículo cubital garantiza una perfecta vascularización de la mano, puede ser lícito proceder en la urgencia real a la disección de un colgajo "chino" libre,

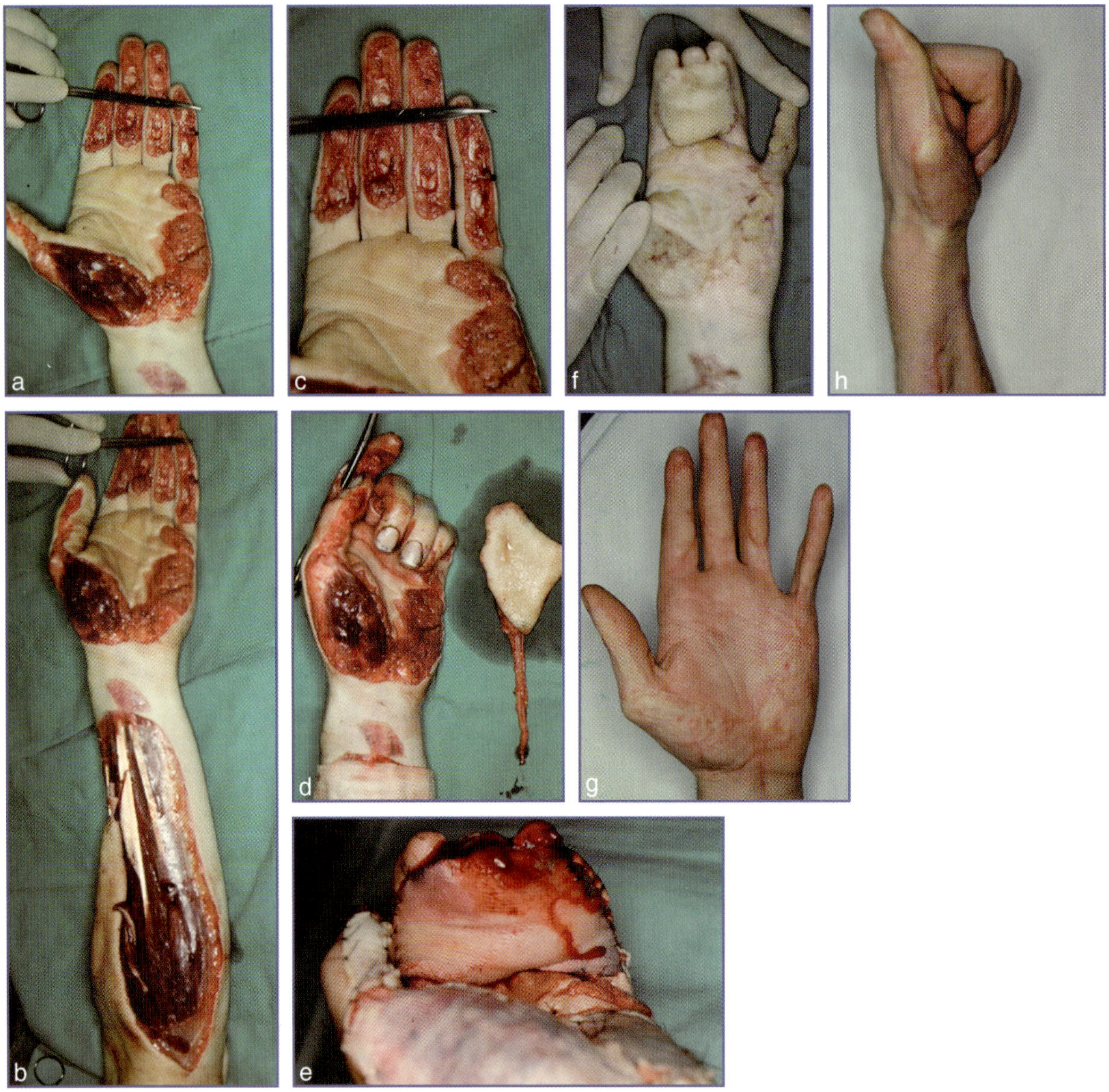

Figura 9.104 Utilización de un colgajo antebraquial como colgajo libre (realizado en situación de urgencia).

a Importante *scalp* palmar que compromete el antebrazo y la cara palmar de la mano, producido con una sierra para poliestireno. La arteria radial presenta secciones escalonadas. Los tendones flexores de los dedos largos se encuentran seccionados en la zona 2.

b, c Aspecto de la pérdida de sustancia palmar.

d Colgajo antebraquial libre, con pedículo proximal, tomado de urgencia sobre el antebrazo contralateral.

e Cobertura con el colgajo de las reparaciones efectuadas a los tendones flexores en la zona 2. La conexión vascular se realizó en forma termino-lateral sobre la arteria radial, en el vértice del primer espacio interóseo (la arteria radial penetra en el colgajo en su ángulo radial y proximal; la tunelización se efectuó en la cara dorsal de la primera comisura).

f Separación de los dedos; se empieza por el dedo en situación más cubital.

g Continuación de la liberación de las sindactilias.

h Resultado en flexión activa (sin ningún desgrase).

que será anastomosado en forma termino-lateral a este mismo eje cubital. La disección se realiza según los mismos principios que los descritos para la disección de un colgajo pediculado.

En la mayoría de los casos, se optará en estas circunstancias por un colgajo con pedículo proximal, que, por lo tanto, estará vascularizado en sentido normal. Se diseca una vena superficial y se la anastomosa en el sitio receptor para asegurar el retorno venoso.

Sin embargo, cuando las condiciones locales del sitio dador o del receptor lo exigen, es posible disecar un colgajo "chino" libre con pedículo distal, y el retorno venoso quedará asegurado por una vena superficial que emerge del colgajo a la altura de su borde proximal. De esta manera, las anastomosis vasculares se realizarán en dos puntos distintos del sitio receptor.

En circunstancias más excepcionales aún, este colgajo "chino" libre puede tomarse del miembro contralateral. Esto se realiza muy rara vez en la urgencia, debido a la necesidad de recurrir a una anestesia general. La realización de esta transferencia tisular libre tomada del antebrazo contralateral, en general se posterga por un lapso de 48 h a 72 h, plazo que se aprovecha para verificar la corrección de la resección en el sitio receptor.

Como ocurre con los colgajos pediculados, es posible utilizar este colgajo "chino" libre en su variante compuesta, osteocutánea o cutaneotendinosa.

Colgajo escapular y paraescapular

Los colgajos escapulares y paraescapulares forman parte de los colgajos cutáneos más utilizados en la actualidad. Estos sitios dadores presentan, en efecto, múltiples ventajas, entre las cuales se destacan la longitud y calibre del pedículo, la facilidad en la disección y las secuelas cicatriciales tolerables. La primera descripción fue hecha por Dos Santos en 1980 y corresponde a un colgajo escapular[17]. Más tarde fueron publicadas numerosas series sobre la utilización de este colgajo escapular[20,25,55].

La utilización del colgajo paraescapular fue propuesta ulteriormente por Nassif[42]. El colgajo paraescapular está vascularizado, al igual que el colgajo escapular, por una rama de división de la arteria circunfleja escapular. En la actualidad, preferimos el colgajo paraescapular, debido a que la cicatriz vertical nos parece más estética que la cicatriz transversal obtenida luego de la disección de un colgajo escapular. Por todos estos motivos, el colgajo paraescapular representa en la actualidad una de nuestras primeras elecciones técnicas cuando es necesario obtener un colgajo cutáneo libre. Sin embargo, desde hace algunos años, las indicaciones de este tipo de trasplante han disminuido, en parte, debido al efecto de *remake* del colgajo inguinal libre, donde la morbilidad del sitio dador, en términos de secuelas cicatriciales, es más que aceptable.

Anatomía vascular

Los colgajos escapulares y paraescapulares están vascularizados por diferentes ramas de división de la arteria circunfleja escapular, rama a su vez de la arteria subescapular. La arteria circunfleja emerge de un espacio triangular limitado, hacia arriba, por el infraespinoso y el redondo menor, hacia abajo, por el redondo mayor, y lateralmente, por la porción larga del tríceps. Poco después de emerger esta se divide en dos ramas terminales; una vertical, que corre por el borde axilar del omóplato y constituye la rama que nutre el colgajo paraescapular, y otra que corre transversalmente hacia afuera, constituye el pedículo nutricio del colgajo escapular. La arteria circunfleja escapular tiene un diámetro promedio de 2 mm y está acompañada en todo su trayecto por venas satélites, cuyo calibre se presta a la realización de microsuturas vasculares (3 mm). Es frecuente que la red de venas satélites de la arteria circunfleja escapular confluya en una vena única en la zona del espacio triangular, lo que facilita la etapa de reparación venosa durante la transferencia (Figura 9.105 a).

El territorio vascular de estos dos pedículos permite tomar colgajos de grandes dimensiones. En lo que respecta al colgajo escapular, se ha informado en la bibliografía sobre varios casos en los que el diseño del colgajo sobrepasa la línea media. Sin embargo, parecería que este tipo de colgajo no ofrece una seguridad vascular absoluta si se excede el límite teórico de la línea de las espinosas.

En lo que concierne al colgajo paraescapular, es posible disecar colgajos de hasta 30 cm.

Técnicas quirúrgicas

Disección de un colgajo paraescapular

Instalación del paciente: Este colgajo se toma bajo anestesia general, con el paciente en decúbito lateral, con el antebrazo sobre un apoyo que mantiene el brazo en abducción (*v.* Figura 9.105 b-d).

Se traza sobre la piel el contorno del omóplato, en particular su borde axilar. Es posible identificar con el dedo el intersticio muscular que indica la ubicación del espacio triangular entre el redondo menor y el mayor. Esta ubicación puede ser confirmada con la ayuda de la localización de la arteria circunfleja por medio de un Doppler. A partir de ese punto de emergencia trazado sobre la piel, se dibujan los contornos del colgajo paraescapular, de modo que su eje mayor esté situado paralelamente al borde axilar del

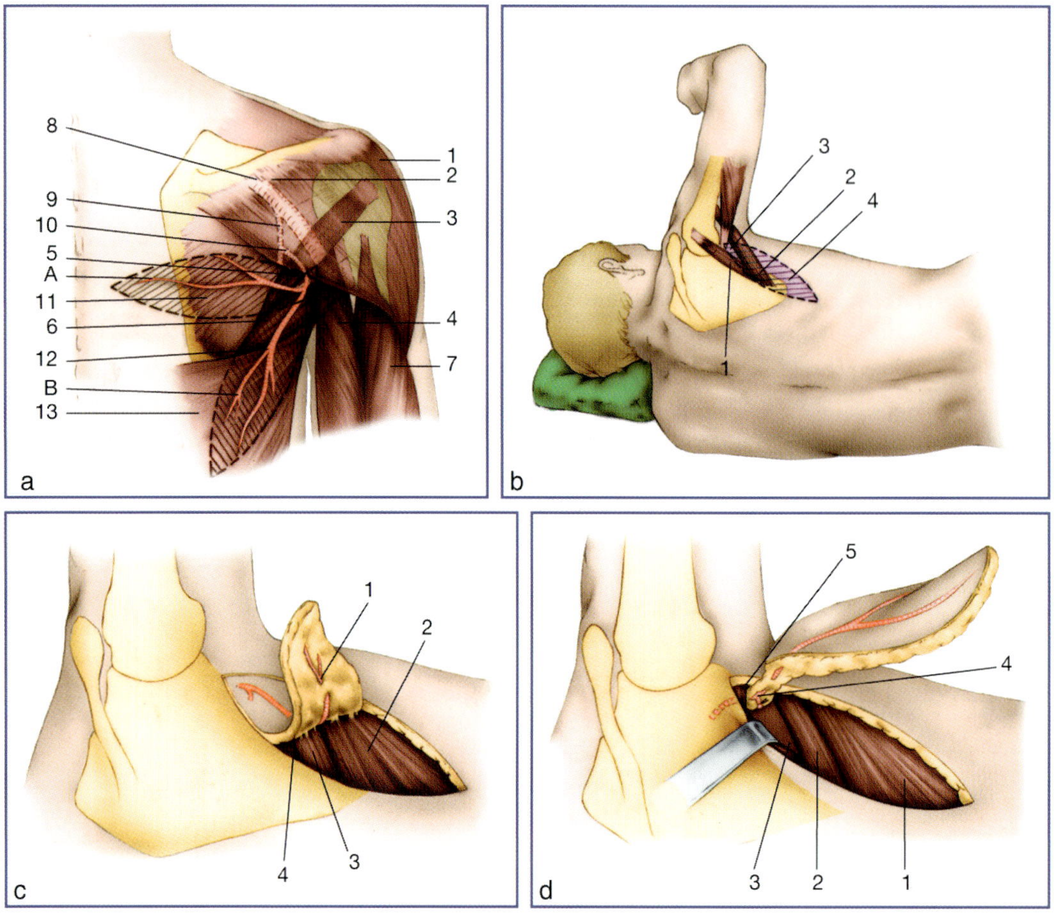

Figura 9.105 Colgajo escapular y paraescapular.

a Colgajo escapular y paraescapular. Anatomía vascular. 1: Deltoides; 2: Infraespinoso; 3: Redondo menor; 4: Porción larga del tríceps; 5: Espacio triangular; 6: Redondo mayor; 7; Vasto externo; 8: Arteria axilar; 9: Arteria subescapular; 10: Arteria circunfleja escapular; 11: Arteria cutánea "transversa" (arteria del colgajo escapular: A); 12: Arteria cutánea descendente (arteria del colgajo paraescapular: B); 13: Dorsal ancho.

b Planificación del colgajo paraescapular. 1: Redondo menor; 2: Dorsal ancho; 3: Espacio triangular; 4: Superficie del colgajo.

c Disección de un colgajo paraescapular: Levantamiento del ángulo distal del colgajo. 1: Rama cutánea descendente; 2: Dorsal ancho; 3: Redondo mayor; 4: Redondo menor.

d Continuación de la disección en el espacio triangular. 1: Dorsal ancho; 2: Redondo mayor; 3: Redondo menor; 4: Ligadura de la rama transversa; 5: Deltoides.

omóplato. Comenzando entonces por su mitad distal, se procede a la incisión de los contornos del colgajo hasta la fascia muscular. Luego, se lo levanta y se progresa desde el extremo hacia el punto de emergencia vascular. No es necesario tomar la fascia muscular con el colgajo. La cara profunda de la isla cutánea es así liberada del plano muscular subyacente, representado inicialmente por el músculo dorsal ancho y después por el redondo mayor. Cuando nos aproximamos al espacio triangular, la rama descendente de la arteria circunfleja escapular se hace visible por transparencia y puede seguirse hasta el espacio triangular. Una vez verificado el punto en que emerge la arteria, es posible terminar la incisión de los contornos del colgajo. Habiendo llegado a este punto, habitualmente se prosigue la disección dentro del espacio muscular propiamente dicho; para esto, se colocan los separadores sobre el redondo menor y el redondo mayor, para abrir este espacio al máximo. En este lugar, se ligan electivamente las numerosas ramas destinadas a irrigar el tejido muscular. Si es necesario disponer de un pedículo largo, es posible continuar con la disección en sentido proximal hasta encontrar el punto en que emerge la arteria torácico-dorsal.

Cierre del sitio dador

Se efectúa por sutura directa de los márgenes, cuando el ancho del colgajo no excede los 10 cm.

Variantes técnicas

Disección de un colgajo escapular

La utilización de un colgajo escapular, cuyo pedículo es la rama transversal de la arteria circunfleja, representa para nosotros un colgajo de segunda elección, debido al aspecto antiestético de su gran cicatriz transversal. Cuando las condiciones locales de un sitio receptor específico lo requieren, es posible disecar un colgajo bifoliado, que asocia sobre el mismo pedículo vascular un colgajo escapular y otro paraescapular. De igual modo, es posible considerar la disección de un colgajo escapular o paraescapular, sobre un pedículo vascular único (arteria subescapular), en asociación con un colgajo muscular del dorsal ancho o del serrato mayor. Entonces, será necesario un abordaje axilar suplementario para facilitar el tiempo de disección de la arteria subescapular.

Por último, Gilbert y Teot han insistido sobre la posibilidad de asociar al colgajo escapular o paraescapular una porción de la espina del omóplato o de su borde externo[20]. Las indicaciones para este tipo de transferencia compuesta osteocutánea son, sin embargo, excepcionales en el marco de las pérdidas de sustancia de la mano.

Ventajas e inconvenientes

La accesibilidad técnica relativamente fácil, el gran calibre de los vasos que irrigan el colgajo y la longitud útil del pedículo, son algunas de las grandes ventajas de este sitio dador. La posibilidad de asociar varios colgajos libres sobre un mismo pedículo representa también una de las ventajas importantes de este colgajo, pero rara vez es necesario recurrir a este artificio para las pérdidas de sustancia de la mano (Figura 9.106).

Los inconvenientes de estos colgajos escapular y paraescapular consisten en su relativo espesor, que en realidad

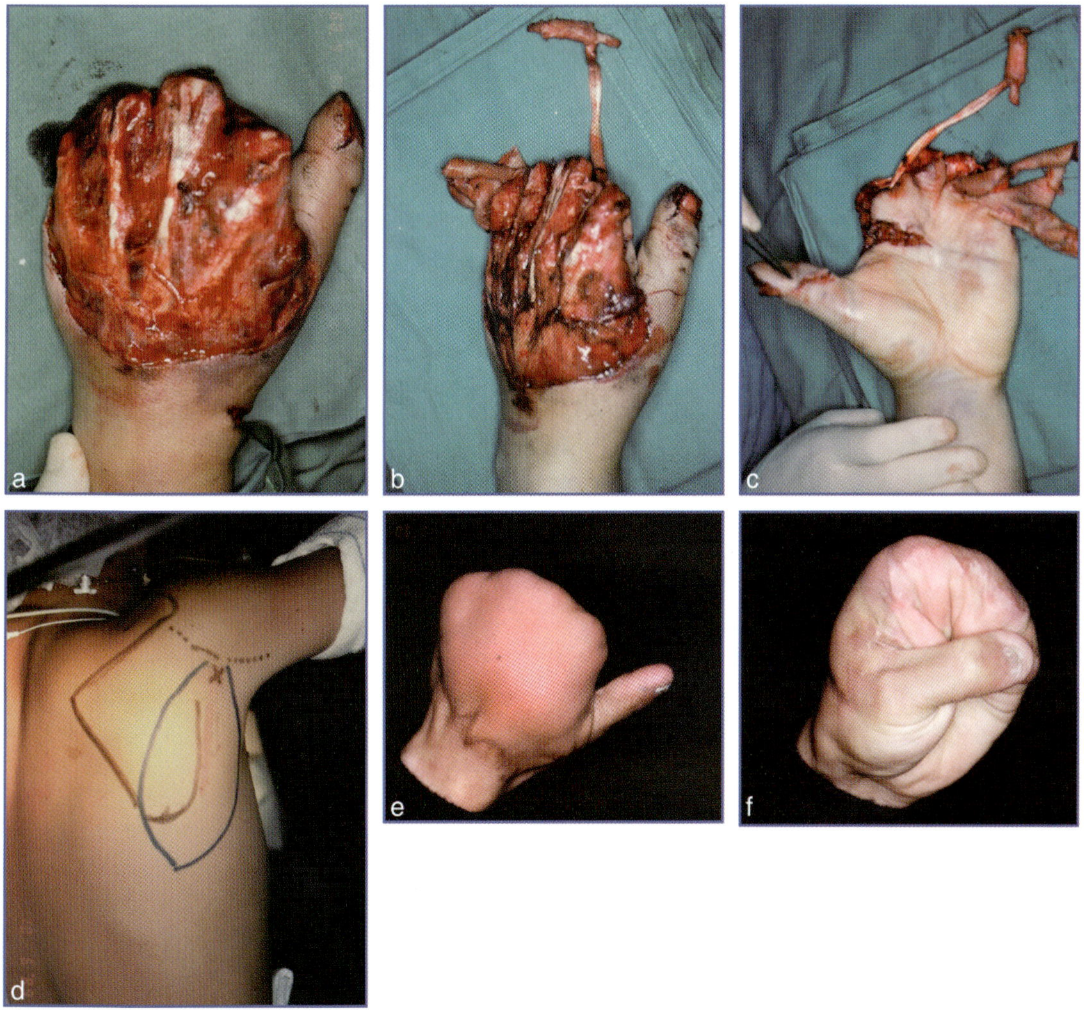

Figura 9.106 Utilización de un colgajo paraescapular.
a-c Mutilación de todos los dedos largos por una prensa industrial, contusión de la primera comisura que contraindica un colgajo antebraquial con pedículo distal.
d Planificación de un colgajo paraescapular libre.
e, f Resultado. Fueron necesarios dos tiempos de desgrase. La utilización del colgajo permitió la conservación de las articulaciones metacarpofalángicas en previsión de eventuales transferencias ulteriores de los dedos del pie.

varía según el morfotipo del paciente, pero que con frecuencia obliga a recurrir a una o varias etapas de adelgazamiento del tejido graso. La elasticidad cutánea es menor a la que se obtiene, por ejemplo, con un colgajo "chino".

Finalmente, este sitio dador solo aporta colgajos insensibles, ya que en la región no existe ningún nervio superficial que esté disponible para prestarse a una eventual resensibilización.

Colgajo del dorso del pie

La utilización de la cara dorsal del pie como sitio dador de un colgajo cutáneo ha sido propuesta por primera vez en forma de un colgajo en "isla". Luego, en 1976, Ohmori y Harii lo utilizaron como colgajo libre[43]. Este colgajo tiene, en particular, la indiscutible ventaja de proveer una cobertura de piel fina y elástica, que se adapta bien a las pérdidas de sustancia dorsal de la mano.

Sin embargo, las dificultades de disección específicas de este colgajo, pero, sobre todo, las secuelas en el sitio dador, nos ha impulsado a abandonarlo progresivamente.

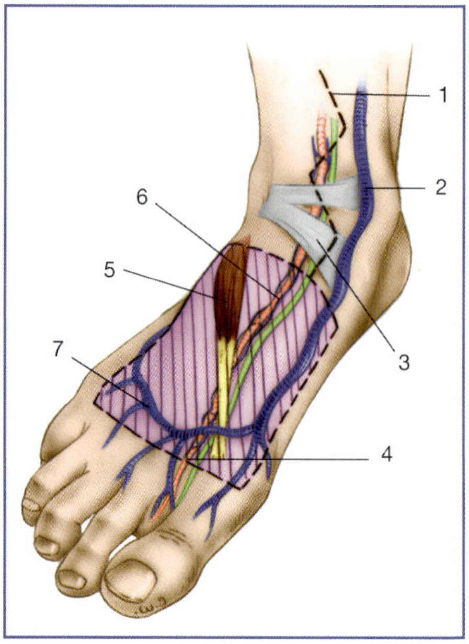

Figura 9.107 Planificación de un colgajo del dorso del pie. 1: Incisión proximal para exponer el pedículo anterior y pedio. 2: Vena safena interna; 3: Ligamento retinacular dorsal; 4: Primera arteria intermetatarsiana dorsal; 5: Primera digitación del músculo pedio; 6: Pedículo pedio; 7: Arco venoso dorsal.

Anatomía vascular

La arteria pedia sigue la dirección de la arteria tibial anterior y emerge del tobillo, habiendo pasado por debajo del ligamento retinacular dorsal. En el dorso del pie, su trayecto es paralelo al del tendón extensor largo del hallux, donde se sitúa lateralmente (Figura 9.107). En este trayecto, se halla situada en profundidad, en contacto con el periostio de los huesos del tarso, donde una digitación del músculo pedio la cruza en la parte inicial de su trayecto. En esta zona, es acompañada por el nervio peroneo profundo. La arteria pedia termina en la parte proximal del primer espacio intermetatarsiano y origina una rama perforante que alcanza la red plantar, por un lado, y la primer arteria intermetatarsiana dorsal, por el otro. Esta tiene un calibre y un trayecto sumamente variable. En el caso más favorable, esta arteria de calibre considerable recorre la cara superficial del músculo interóseo dorsal correspondiente. En otros casos menos favorables, esta arteria intermetatarsiana dorsal del primer espacio puede tener su trayecto en el interior del músculo interóseo e, incluso, en su cara profunda. En todos los casos, esta arteria se encuentra superficialmente con respecto al ligamento transverso intermetatarsiano, en el extremo distal de espacio.

El drenaje venoso está asegurado, en los casos donde este colgajo de diseca en forma de colgajo libre, por la venas superficiales que drenan por intermedio de la arcada venosa dorsal en la vena safena interna.

La resensibilización del colgajo en el sitio receptor podrá realizarse por medio de anastomosis con el nervio peroneo superficial o profundo. Sin embargo, cabe esperar que estas anastomosis alcancen niveles medios de discriminación de 20-30 mm. La dimensión máxima del colgajo así disecado es del orden de 14 cm x 12 cm.

Técnica quirúrgica

Luego de trazar sobre la piel los contornos del colgajo, de la arcada venosa dorsal y de su prolongación safena, la disección comienza por la determinación del pedículo pedio en el dorso del pie. Una incisión longitudinal permite identificar la arteria pedia por encima del retináculo dorsal del extensor y seguir luego este eje vascular hasta el borde proximal del colgajo (Figura 9.108).

En un segundo tiempo, se identifica la primera arteria intermetatarsiana dorsal en el borde distal del colgajo. Cuando no es posible identificar ninguna arteria, ni en la cara superficial del músculo interóseo, ni dentro del espacio, puede ser prudente renunciar a la toma del colgajo, ya que existe una red plantar dominante o exclusiva que torna aleatoria esta disección. Cuando la disposición vascular es favorable, con una red plantar o intermedia, se localiza el extremo distal de la arteria y de sus venas satélites y se las secciona entre dos ligaduras. El extremo distal del pedículo se solidariza entonces con el borde distal del colgajo cutáneo para evitar cualquier tracción

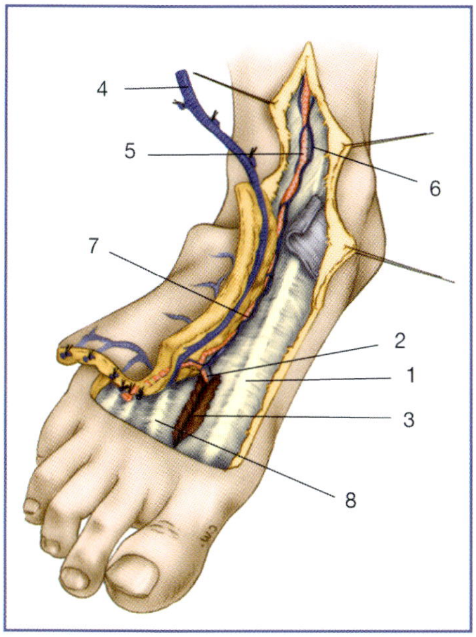

Figura 9.108 Colgajo del dorso del pie. 1: Extensor largo del hallux; 2: Rama perforante en la base del primer espacio interóseo; 3: Primer músculo interóseo dorsal; 4: Vena safena interna; 5: Arteria tibia anterior; 6: Venas satélites; 7: Arteria pedia; 8 Extensor común de los dedos del pie.

intempestiva durante la disección. En esta fase, los bordes medial y lateral del colgajo podrán ser levantados. La disección del borde medial del colgajo debe incluir la vena safena y su arcada dorsal correspondiente. En cambio, resulta imperativo dejar el peritendón del extensor largo del dedo gordo en el sitio dador para permitir su cobertura con un injerto de piel. Del mismo modo, se levanta el borde lateral del colgajo y se preserva el peritendón del extensor común de los dedos. En el primer espacio intermetatarsiano, la disección se torna prudente, ya que en esta localización la arteria pedia y la arteria del primer espacio intermetatarsiano, que la prolonga, nunca deben disociarse del plano cutáneo. La disección concluye con el progreso de distal a proximal y el levantamiento en bloque del plano cutáneo y el contenido vascular del primer espacio intermetatarsiano.

Cierre del sitio dador

Las secuelas en el sitio dador constituyen el principal inconveniente de este colgajo, por lo que el cierre será meticuloso. Luego de la reconstitución del ligamento retinacular dorsal de los extensores, se coloca en el sitio dador un injerto de piel de espesor intermedio, en una sola pieza, que será suturado con puntos separados a los márgenes del defecto cutáneo y aplicado mediante un apósito atado tipo Brown. La preservación del peritendón del aparato extensor es el punto clave, ya que garantiza que el injerto prenda satisfactoriamente.

Variantes técnicas

El colgajo del dorso del pie puede ser compuesto e incluir el segundo metatarsiano, así como la articulación metatarsofalángica del segundo dedo.

Ventajas e inconvenientes

La delgadez del revestimiento cutáneo aportado y la posibilidad de resensibilizar este colgajo por medio de las anastomosis nerviosas con el nervio peroneo son algunas de las ventajas indudables de este colgajo. Este revestimiento fino y elástico se adapta bien para recubrir la cara dorsal de la mano o para tratar un deguantamiento cutáneo.

Su principal inconveniente, que ya fue citado y que ha hecho que prácticamente en la actualidad no se utilice este sitio dador, está representado por las secuelas que genera. En el injerto cutáneo de la cara dorsal del pie, aunque este sea de mediano espesor y esté bien integrado, pueden originarse ulceraciones por conflicto con el calzado. A estos inconvenientes mecánicos se le agrega una intolerancia al frío, siempre presente e invalidante.

Colgajo braquial externo

La cara externa del brazo es un sitio dador de colgajos cutáneos libres, susceptible de ser utilizado en la urgencia, al igual que el colgajo "chino". Con respecto a este último, tiene la ventaja de no interrumpir un eje vascular principal y, eventualmente, puede ser resensibilizado. La primera descripción de este colgajo fue realizada por Song en 1982[51]. Varios autores, entre ellos Schusterman[48] y Katsaros[44], reportaron un tiempo después sus primeros casos clínicos.

Anatomía vascular

La mayoría de los trabajos anatómicos consagrados a esta región han demostrado que el colgajo braquial externo dispone de una anatomía vascular constante. La arteria humeral profunda, rama de la arteria humeral, acompaña al nervio radial en el canal humeral, en la cara posterior del húmero. Cuando alcanza el extremo externo de dicho canal, al nivel de la inserción del tabique intermuscular externo, esta arteria se divide en dos ramas terminales: anterior y posterior (Figura 9.109 a).

La rama anterior acompaña al nervio radial y corre entre el supinador largo y el braquial anterior; en su parte distal se anastomosa con la arteria recurrente radial anterior.

Por su parte, la rama posterior corre inmediatamente por detrás del tabique intermuscular externo o en su

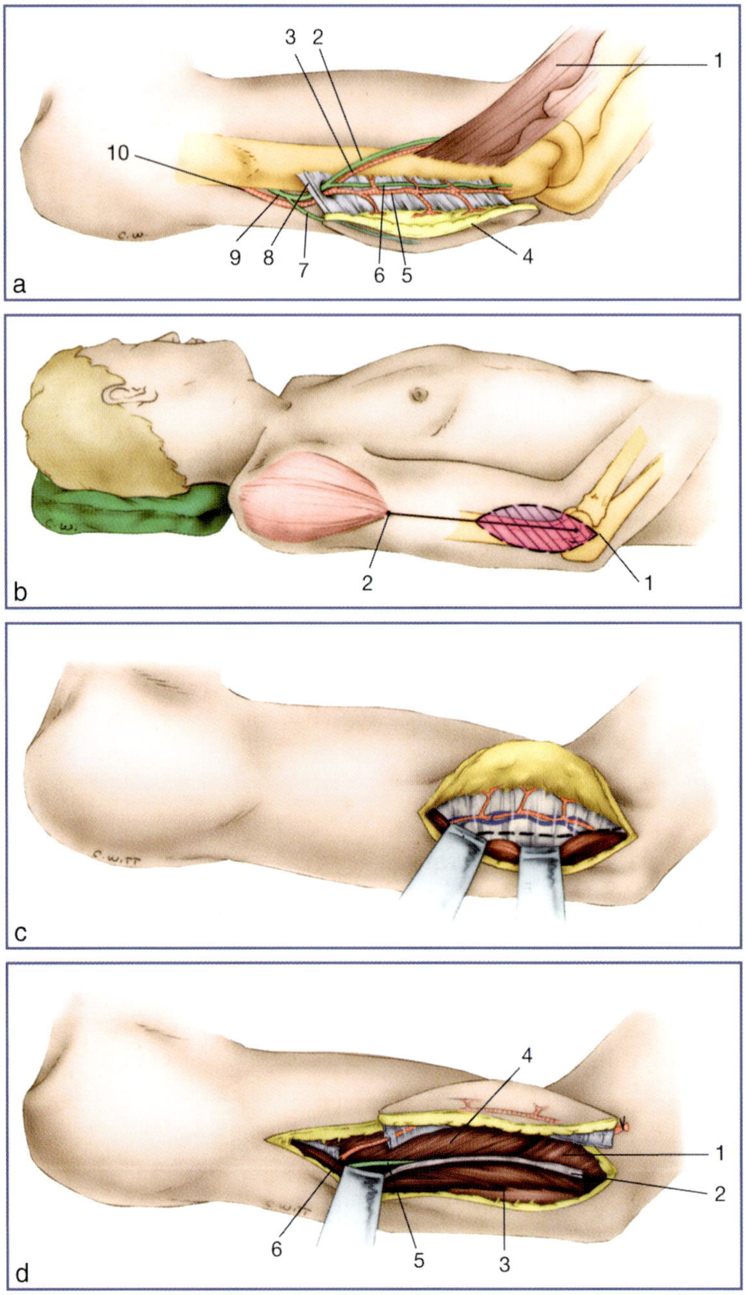

Figura 9.109 Colgajo braquial externo.

a Anatomía vascular. 1: Músculo supinador largo (*braquioradialis*); 2: Nervio radial; 3: Rama terminal anterior de la arteria humeral profunda; 4: Colgajo braquial externo; 5: Rama terminal posterior de la arteria humeral profunda; 6: Nervio cutáneo antebraquial posterior; 7: Nervio cutáneo braquial posterior; 8: Tabique; 9: Nervio radial (en el canal de torsión); 10: Arteria humeral profunda.

b Planificación de un colgajo braquial externo. 1: Epicóndilo; 2: Punta de la "V" del deltoides.

c Disección del borde posterior del colgajo y exposición del tabique intermuscular. Se visualizan la rama terminal posterior de la arteria humeral profunda y las ramas septales que vascularizan la piel.

d Continuación de la disección en sentido proximal hacia el canal humeral, después de liberar el tabique intermuscular externo. 1: Supinador largo; 2: Tabique intermuscular; 3: Tendón y músculo vasto externo del tríceps; 4: Músculo braquial anterior; 5: Nervio radial; 6: Salida del canal de torsion.

espesor, para terminar en la región del epicóndilo. En su trayecto, esta arteria da origen a varias ramas que recorren el tabique intermuscular y se ramifican en los tegumentos de la cara posteroexterna del brazo. Esta misma rama posterior origina también ramas óseas, que vascularizan la cortical del húmero en sus últimos diez centímetros.

Retorno venoso

La arteria humeral profunda y esta rama de división se hallan siempre acompañadas por venas satélites. Las venas profundas, satélites de la rama posterior de división y de la arteria humeral profunda, aseguran el retorno venoso del territorio del colgajo. Esta venas tienen un diámetro accesible a una sutura microquirúrgica (2 mm-2,5 mm). Prolongando esta disección proximalmente hasta el canal humeral, es posible obtener un pedículo vascular de una longitud máxima de 8 cm.

Inervación

El colgajo braquial externo puede ser tomado en forma de un colgajo sensible utilizando el nervio braquial posterior. Este último es una rama del nervio radial que nace del tronco de dicho nervio en el canal radial, por un tronco común con el nervio del vasto externo. Después de un trayecto en el canal humeral, el nervio braquial posterior emerge en la cara externa perforando la aponeurosis entre los vastos interno y externo. Inerva los tegumentos de la cara externa del brazo.

El nervio antebraquial posterior, por su parte, es un nervio sensitivo cutáneo, que proporciona la sensibilidad de los tegumentos de la parte posterolateral del antebrazo.

Este nervio atraviesa el colgajo braquial externo sin inervarlo y acompaña en su trayecto a la rama posterior de división de la arteria humeral profunda. No puede utilizarse para sensibilizar el colgajo, pero puede prestarse eventualmente para la realización de injertos nerviosos vascularizados.

Técnica quirúrgica

Este colgajo puede tomarse bajo anestesia locorregional. La utilización de un manguito neumático facilita esta disección en su fase inicial, pero debe ser retirado durante la intervención para permitir efectuar las etapas proximales de disección pedicular (*v.* Figura 9.109 b-d).

El paciente se instala en decúbito dorsal, con el brazo en rotación interna y el antebrazo en pronación. Se traza una línea de reparo entre la punta de la" V" deltoidea hasta el epicóndilo, que marca así la ubicación del tabique intermuscular externo. Se traza, entonces, el colgajo cutáneo de modo que su eje mayor longitudinal quede superpuesto con esta línea dibujada sobre la piel. En ningún caso, el colgajo debe sobrepasar en sentido proximal la inserción del deltoides. En lo que respecta al límite distal, es habitual no sobrepasar el pliegue de flexión del codo por motivos vinculados con la cicatriz. Si se desea realizar el cierre primario del sitio dador, el ancho máximo del colgajo no deberá sobrepasar los 6 cm. La extensión del colgajo más allá del pliegue del codo, en la cara externa del antebrazo, es teóricamente posible, pero no nos parece recomendable, debido a los problemas relacionados con la cicatriz.

Disección propiamente dicha

La disección comienza incidiendo el borde posterior del colgajo y atraviesa la piel, el tejido celular subcutáneo y la aponeurosis tricipital. Avanza, entonces, de atrás hacia adelante liberando progresivamente la cara profunda del colgajo del cuerpo muscular subyacente hasta alcanzar el tabique intermuscular externo. En esta etapa, las ramas terminales cutáneas son claramente visibles en el interior del tabique intermuscular.

Es posible entonces identificar la rama posterior de división de la arteria humeral profunda siguiendo estas ramas cutáneas, y continuar con la disección en sentido proximal.

En este momento, es cuando se debe identificar con claridad el nervio radial y separarlo del pedículo del colgajo (Figura 9.110). Cuando es necesario un pedículo largo, se debe continuar con la disección en sentido proximal hacia el canal humeral, pasando entre el deltoides y el tríceps. En el curso de esta etapa proximal de disección pedicular, el nervio radial queda expuesto, y debe evitarse cualquier maniobra de tracción en vista de mejorar la exposición, ya que se corre el riesgo de generar una parálisis radial transitoria posoperatoria.

Al finalizar la disección pedicular, es posible completar la toma del colgajo incidiendo sobre su borde anterior. No es estrictamente indispensable incluir en el colgajo la aponeurosis profunda que recubre el braquial anterior y el supinador largo. Esta disección de la mitad anterior del colgajo prosigue hasta alcanzar el tabique intermuscular, que se secciona entonces de distal a proximal, completando así la liberación del islote cutáneo. Durante esta disección, el nervio antebraquial posterior será necesariamente seccionado en sus dos extremos, ya que es imposible disociarlo del colgajo. En cuanto al nervio cutáneo braquial posterior, puede ser disecado en sentido proximal durante la fase de disección pedicular, si es necesario hacer de este colgajo, un colgajo sensible.

Cierre del sitio dador

El cierre del sitio dador mediante una sutura primaria es recomendable si se quieren limitar las secuelas estéticas. Este cierre primario solo es posible si el colgajo obtenido tiene menos de 6 cm de ancho.

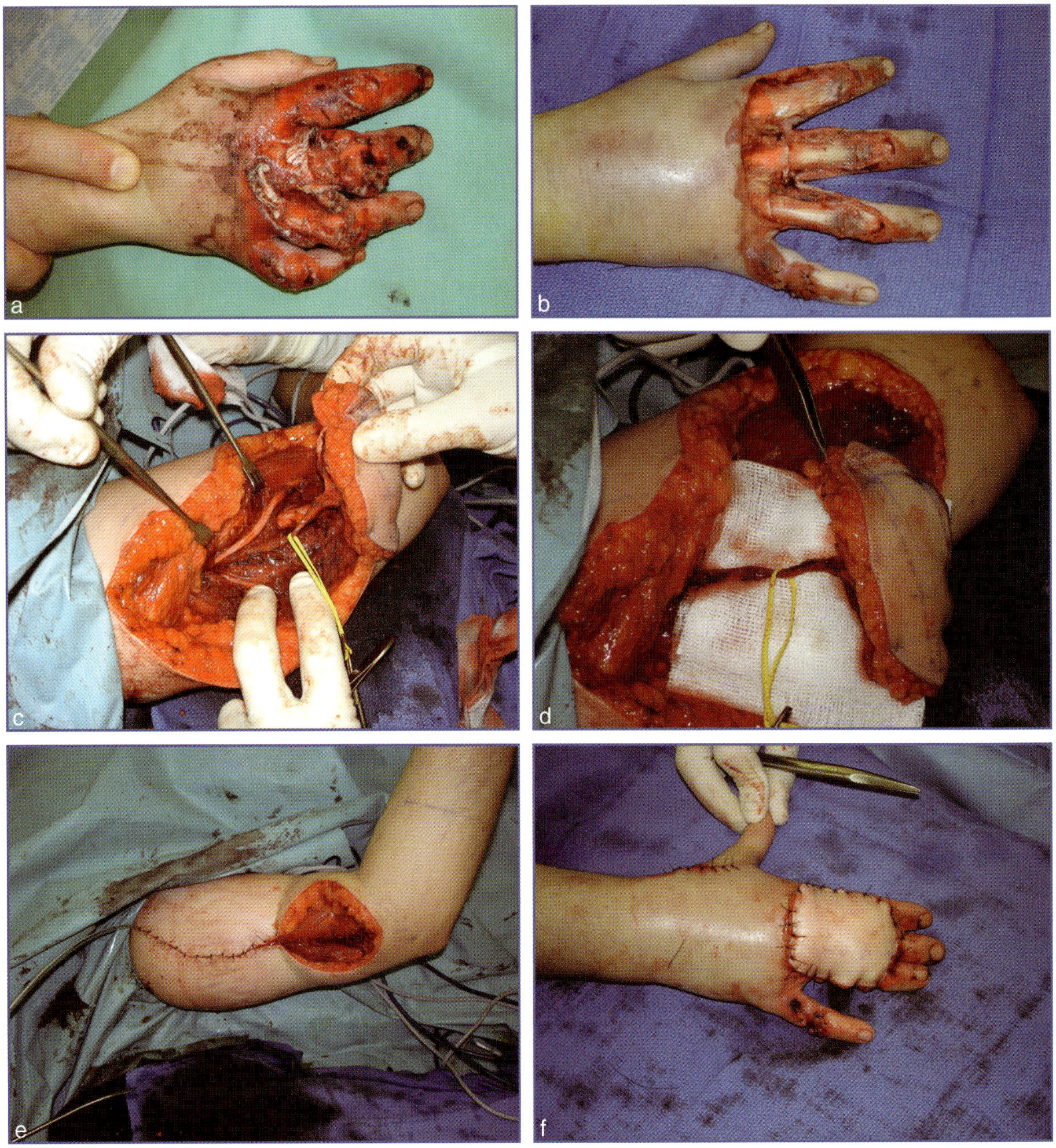

Figura 9.110 Observación del Dr. F. Breden.
a Lesión de la cara dorsal de la mano y de los dedos largos con una prensa caliente.
b Resultado luego de la resección. Quedan expuestas la cortical dorsal de las primeras falanges, las bandeletas medianas del aparato extensor y las interlíneas articulares de las IFP.
c Disección de un colgajo braquial externo.
d Obtención de la "isla" del colgajo.
e La pérdida de sustancia sobre el sitio dador deberá ser injertada.
f Se requiere una sindactilización provisoria, que luego será liberada por etapas.

Ventajas e inconvenientes

La obtención de un colgajo libre cutáneo sobre el miembro superior herido es una de las ventajas de este sitio dador, accesible bajo anestesia locorregional. La posibilidad de realizar un colgajo sensible es también otra de sus ventajas. Las cualidades mecánicas de revestimiento aportado son satisfactorias, incluso si el espesor del colgajo varía considerablemente de un sujeto a otro; en general, es mayor en las mujeres. Los inconvenientes del colgajo antebraquial posterior están relacionados con la modesta superficie utilizable y con la relativa escasa longitud de su pedículo.

Las secuelas estéticas siempre son aceptables cuando es posible realizar el cierre primario. Nos parece más discutible cuando es necesario realizar un injerto para cubrir el sitio dador y, aún más, si este injerto sobrepasa la cara externa del antebrazo.

Por último, entre sus inconvenientes figuran también la hipostesia o la anestesia de la cara posteroexterna del antebrazo, debido al sacrificio necesario del nervio cutáneo antebraquial posterior.

Colgajos musculares del serrato mayor

Todos los colgajos musculares libres descritos en la bibliografía, en teoría podrían ser incluidos en este apartado. Sin embargo, en materia de cobertura de pérdidas de sustancia de la mano, es imperativo recurrir a un colgajo plano y poco carnoso. El colgajo muscular del serrato mayor descrito por Harry Buncke satisface perfectamente a estos imperativos[9,10].

Como se verá más adelante, la cobertura de los defectos extensos de la palma de la mano es una de las raras circunstancias en donde puede considerarse un colgajo muscular libre de este tipo.

Las ventajas mecánicas que brinda este tipo de cobertura pueden justificar dicha elección.

Anatomía

El músculo serrato mayor está formado por múltiples digitaciones que se insertan sobre las primeras nueve costillas y en el borde interno del omóplato. Sus digitaciones proximales están vascularizadas por la arteria mamaria externa, mientras que sus digitaciones distales dependen de la arteria del serrato mayor, que nace junto con la arteria torácica dorsal de la arteria subescapular.

Dado que las últimas digitaciones pueden disecarse como colgajo libre, son estos últimos vasos los que serán utilizados para el trasplante.

La inervación es suministrada por el nervio del serrato mayor, rama colateral del plexo braquial. Esta disección muscular solo está justificada si es posible preservar la inervación de las digitaciones restantes para evitar así una escápula alada posoperatoria.

Técnica quirúrgica

La disección del colgajo se efectúa fácilmente en decúbito lateral, con el antebrazo reposando sobre un apoyo para mantener el brazo en abducción y antepulsión (Figura 9.111 b-e).

Se identifica el borde anterior del dorsal ancho y se traza la incisión sobre la piel siguiendo en primer lugar, en su parte proximal, el borde anterior del dorsal ancho, para inclinarse luego hacia adelante, en un trayecto arciforme de concavidad anterior. Así, la incisión se torna progresivamente paralela al eje de la octava costilla.

La exposición comienza por la liberación de la valva anterior de la incisión, que expone la parte anterior de las digitaciones distales del serrato mayor. Por detrás, reclinando el borde anterior del dorsal ancho, se expone con facilidad la arteria del serrato mayor, así como la arteria que irriga el dorsal ancho. Una vez que estos vasos son identificados y aislados, la disección muscular propiamente dicha comienza por individualizar las digitaciones distales.

Según los imperativos locales del sitio dador, pueden tomarse una, dos o tres digitaciones, que habitualmente son la séptima, la octava y la novena.

Una vez localizado el borde proximal de la digitación más apical, es fácil despegar con el dedo la cara profunda del músculo. En este punto existe un plano de fragmentación natural. Prolongando esta liberación hacia adelante, se accede a las inserciones costales del serrato mayor, que serán seccionadas. De la misma forma, prolongando hacia atrás la liberación de la cara profunda, se accede a las inserciones de este músculo sobre el omóplato, que también se seccionan.

La disección continúa, entonces, en el borde proximal de la digitación más apical con la identificación del punto de penetración del pedículo vascular y nervioso. Cuando el colgajo es utilizado únicamente como colgajo de cobertura, el nervio es seccionado en el punto exacto en donde penetra en el colgajo muscular. En cambio, cuando se ha planificado utilizar este colgajo como transferencia muscular activa, es necesario identificar el fascículo destinado a la inervación motora de las digitaciones elegidas y realizar una intraneurodisección progresiva desde distal a proximal a fin de preservar con seguridad la inervación de las digitaciones restantes.

La disección del pedículo vascular propiamente dicho se realiza según un esquema similar, de distal a proximal, separando paso a paso las ramas musculares destinadas a las digitaciones que quedan *in situ*. Cuando un pedículo vascular corto es suficiente, el "clampeo" definitivo del pedículo vascular se efectúa después del nacimiento de la arteria torácica dorsal.

En cambio, cuando se necesita un pedículo largo, es posible seccionar la rama destinada al dorsal ancho y proseguir con la disección en sentido proximal hasta la arteria subescapular.

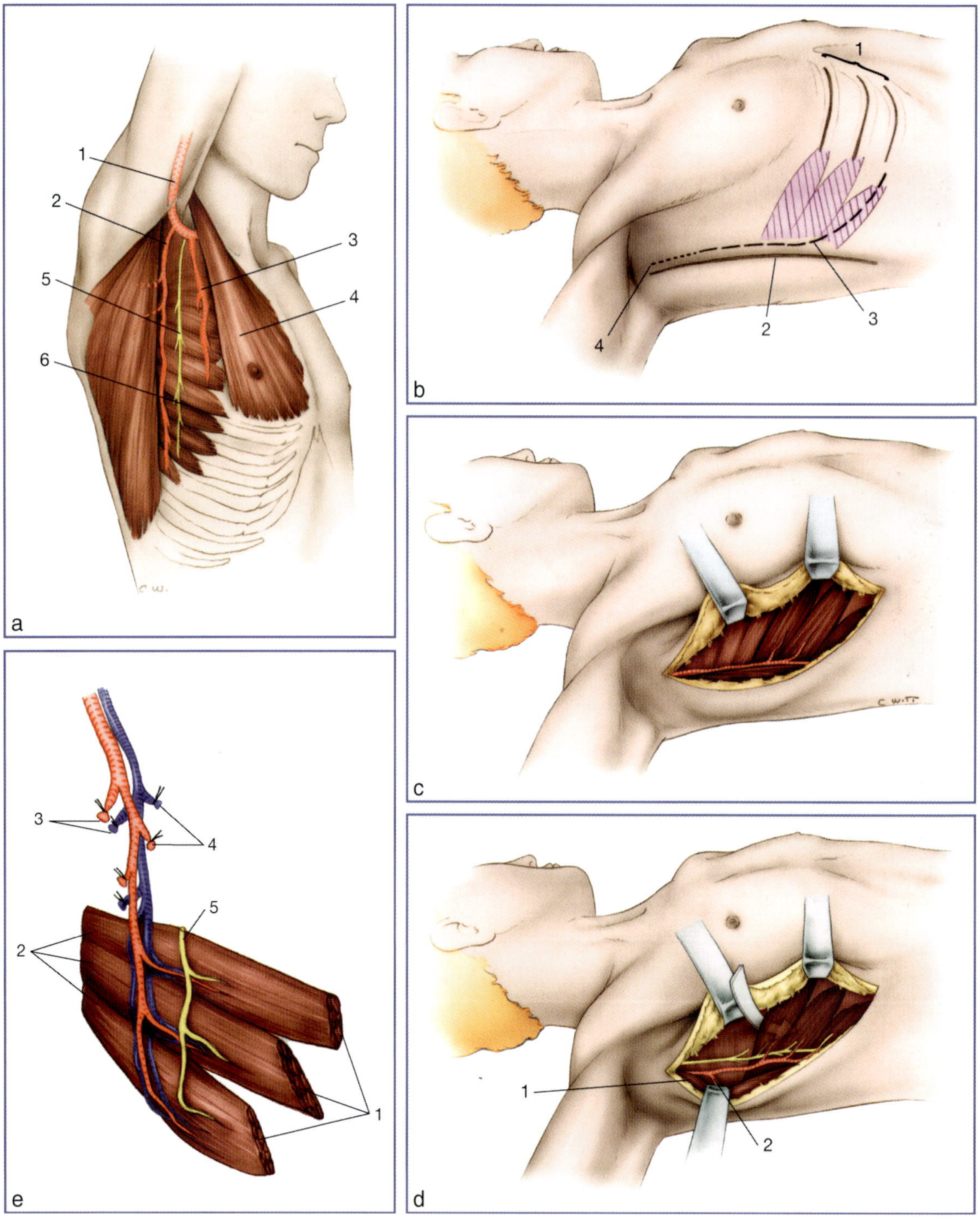

Figura 9.111 Colgajo libre de músculo serrato mayor.

a Anatomía vascular. 1: Arteria axilar; 2: Arteria torácica dorsal; 3: Arteria del serrato mayor; 4: Músculo pectoral mayor; 5: Músculo dorsal ancho; 6: Nervio del serrato mayor.

b Planificación de un colgajo de serrato mayor. 1: Identificación de las séptima, octava y novena digitaciones; 2: Borde anterior del músculo dorsal ancho; 3: Incisión cutánea; 4: Prolongación proximal axilar de la incisión, necesaria cuando el colgajo debe disponer de un largo pedículo, lo que impone la disección de la arteria subescapular.

c Primer tiempo quirúrgico: Levantamiento del borde anterior de la incisión y exposición de las tres últimas digitaciones. Se visualiza la arteria del serrato mayor.

d Liberación de la cara profunda del colgajo, exposición de las inserciones costales anteriores. 1: Pedículo arterial del colgajo; 2: Arteria torácica dorsal.

e Aspecto del músculo disecado. 1: Digitaciones musculares, inserciones costales; 2: Inserciones escapulares; 3: Ligadura de los vasos torácicos dorsales; 4: Ligadura de las ramas con destino a las digitaciones proximales; 5: Sección del nervio del serrato mayor al nivel del borde proximal de la séptima digitación.

Variantes técnicas

Es posible tomar en un solo bloque el músculo serrato mayor y el músculo dorsal ancho sobre un pedículo vascular único. Esto se realiza cuando debe cubrirse un defecto muy extenso en el miembro inferior, por lo que tiene pocas indicaciones prácticas en cirugía de la mano. La posibilidad teórica de utilizar este colgajo como transferencia muscular activa ha sido mencionada más arriba. En la mano, este tipo de colgajo puede realizarse para cubrir un defecto de la palma de la mano y, al mismo tiempo, reanimar los músculos tenares externos.

Ventajas e inconvenientes

La primera ventaja de este sitio dador es la gran longitud del pedículo disponible, siempre que se prosiga la disección en el hueco axilar hasta la arteria subescapular.

En segundo lugar, según las condiciones locales del sitio receptor, es posible disecar a demanda una, dos o tres digitaciones de este músculo. También se puede aprovechar el despegamiento natural que existe entre cada una de estas digitaciones para disponer de subunidades musculares independientes. De este modo, se puede considerar la cobertura de la primera comisura y de la palma de la mano por dos subunidades distintas (Figura 9.112).

Finalmente, gracias a su delgadez, este músculo es uno de los pocos que pueden emplearse como colgajo muscular para la cobertura de pérdidas de sustancia en la mano. Veremos más adelante que una de sus indicaciones de elección es la cobertura de defectos palmares, donde la estabilidad del revestimiento aportado es un imperativo mecánico esencial. El inconveniente teórico de este tipo de colgajo reside en el sacrificio de las digitaciones distales del serrato mayor.

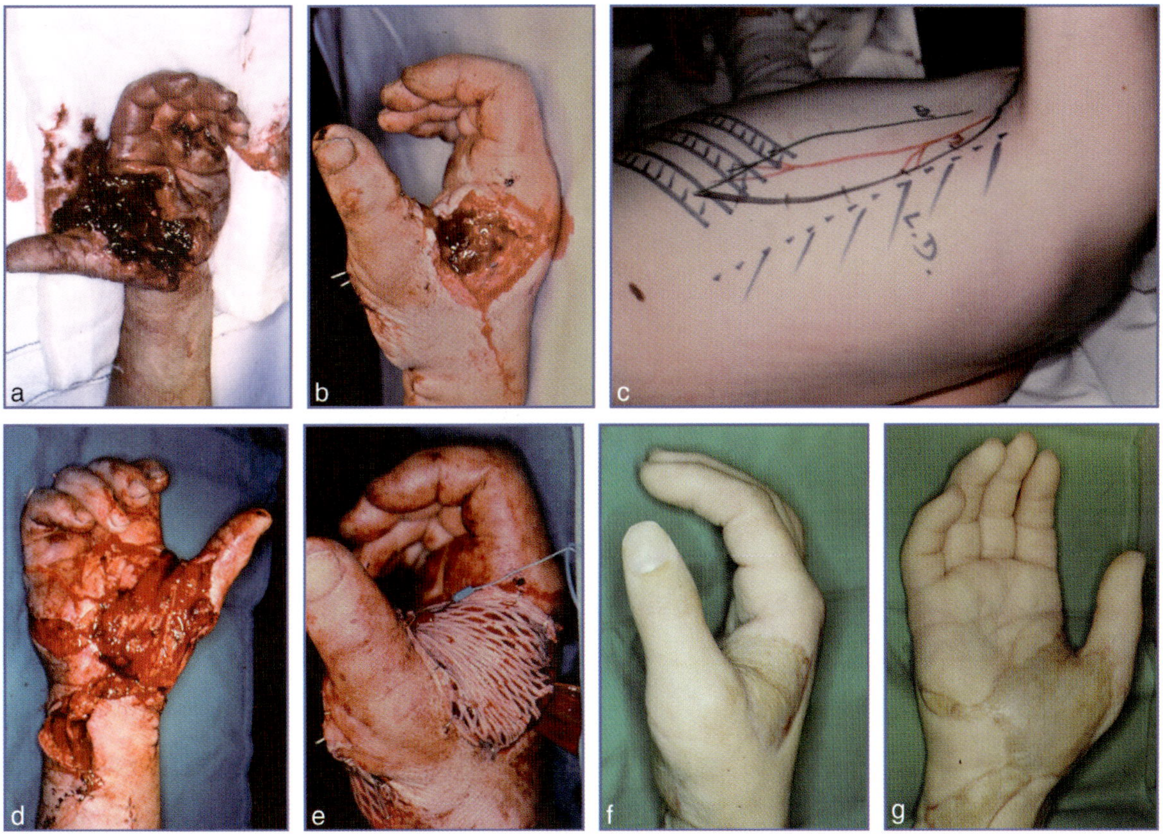

Figura 9.112 Utilización del colgajo muscular libre del serrato mayor (observación Prof. Voche).
a, b Pérdida de sustancia compleja de la primera comisura, destrucción de los tenares externos, sección de la rama motriz tenar, pérdida de sustancia segmentaria de la arteria radial.
c Planificación del colgajo muscular libre del serrato mayor.
d El colgajo del serrato mayor es colocado en su sitio y se reconstruye así la eminencia tenar y la primera comisura.
e Cobertura inmediata del colgajo con un injerto de piel fenestrado. El nervio del músculo del serrato mayor fue suturado a la rama motriz tenar para convertirlo en un colgajo muscular activo. La anastomosis vascular fue realizada en forma termino-lateral sobre la arteria cubital.
f, g Resultado.

Siempre que se preserve en forma meticulosa la inervación del serrato mayor remanente, este sacrificio no entraña ningún perjuicio funcional posoperatorio.

Colgajo de fascia temporoparietal

El colgajo de fascia temporoparietal ha sido recientemente introducido al arsenal de medios de cobertura que pueden utilizarse en la mano[2,4]. Este aporta un tejido de notable delgadez que puede resultar muy útil para la cobertura de ciertas zonas topográficas.

Anatomía del sitio dador

La arteria temporal superficial es una rama de la arteria carótida externa. En su origen, ella se sitúa entre los lóbulos superficial y profundo de la parótida, en contacto con el nervio facial. Esta emerge enseguida de la parótida, en un punto situado por fuera de la articulación temporomaxilar. Luego da tres ramas colaterales, que son la arteria transversal de la cara, la arteria cigomatomalar y la arteria temporal profunda media (Figura 9.113).

La arteria transversal de la cara nace al nivel del cuello del cóndilo, se dirige hacia delante, por debajo del arco cigomático, y termina en la mejilla. La arteria cigomatomalar se desprende de la arteria temporal superficial a la altura del arco cigomático, discurre hacia adelante por encima de este arco y termina en la parte externa del orbicular de los párpados, donde se anastomosa con la palpebral superior. La arteria temporal profunda media es inconstante, nace al nivel del arco cigomático y aborda el músculo temporal luego de atravesar la aponeurosis temporal.

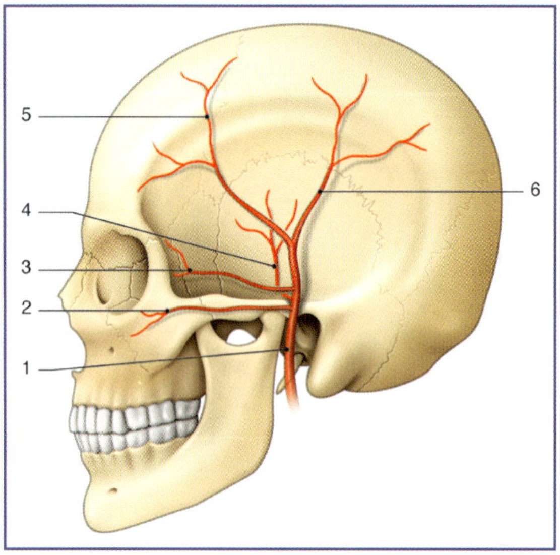

Figura 9.113 Colgajo de fascia temporal superficial. Bases anatómicas. 1: Arteria temporal superficial; 2: Arteria transversa de la cara; 3: Arteria cigomatomalar; 4; Arteria temporal profunda media; 5: Rama anterior terminal (frontal) de la arteria temporal superficial; 6: Rama posterior terminal (parietal) de la arteria temporal superficial.

La arteria temporal superficial acaba dando dos ramas terminales. La rama anterior o frontal se dirige hacia arriba y adelante, en tanto que la rama posterior o parietal se dirige directamente hacia arriba.

El calibre de la arteria temporal superficial es del orden de 1,8 mm a 2,7 mm en su origen, y su largo "útil" es aproximadamente de 3 cm a 4 cm.

La vena temporal superficial también tiene un calibre apropiado para las suturas microquirúrgicas (2,1 mm a 3,3 mm); esta se ubica habitualmente por delante de la arteria, a menos de un centímetro de ella. La vena temporal superficial se une con la vena maxilar para formar luego la vena retromandibular que, a su vez, drena en la vena yugular externa.

El nervio auriculotemporal es una rama sensitiva del trigémino; se ubica detrás de los vasos temporales superficiales y por encima de la fascia temporal superficial.

La fascia temporal superficial es una fina capa de tejido conjuntivo y es uno de los componentes del sistema músculo-aponeurótico superficial. Se sitúa inmediatamente por debajo del plano de los folículos pilosos del cuero cabelludo. La fascia temporal superficial está separada de la fascia temporal profunda subyacente por un plano de despegamiento de tejido conjuntivo laxo. En cambio, superficialmente, son muy íntimas las conexiones entre la fascia temporal superficial y el plano fibrograso subdérmico que contiene los folículos pilosos; estas conexiones se tornan cada vez más estrechas a medida que se progresa desde el arco cigomático hacia el vértice. Las conexiones vasculares son también muy densas entre el plano de la fascia temporal superficial y el plexo subdérmico. El espesor de la fascia temporal superficial es del orden de los 2 mm, la superficie disponible es de forma triangular, con una dimensión máxima que puede alcanzar unos quince centímetros.

Técnica de disección de un colgajo libre de fascia temporal superficial

La intervención comienza por trazar sobre la piel la superficie teórica del colgajo y el trayecto de los vasos temporales superficiales. La exposición se realiza mediante una incisión en "Y", donde la rama vertical se sitúa por delante del trago (Figura 9.114). El punto de ángulo de la incisión se ubica aproximadamente a la altura de la división de la arteria temporal superficial en sus dos ramas terminales: frontal y parietal.

La primera etapa de la disección consiste en identificar y disecar los vasos temporales superficiales en la región preauricular. En primer lugar, se diseca la arteria temporal superficial; se identifican sus ramas colaterales (arteria transversal de la cara y arteria cigomatomalar) y se seccionan entre dos ligaduras (Figura 9.115). La disección prosigue en sentido del flujo arterial, o sea, en dirección cefálica. El plano de despegamiento con la dermis, en efecto, es más fácil de identificar en la zona proximal, mientras que la disección se torna cada vez más difícil cuando se progresa en dirección cefálica. De hecho, cuanto más se progresa en sentido distal, en dirección de las regiones frontal o parietal, más densas son las conexiones vasculares y fibrosas entre la dermis y el plano subcutáneo, por un lado, y la fascia superficial, por el otro. Durante esta disección, la utilización de la coagulación bipolar es necesaria, ya que reduce el tiempo quirúrgico. El cirujano debe encontrar el equilibrio justo entre una disección demasiado superficial, que podría entonces dañar los folículos pilosos, y una disección demasiado profunda, que podría dañar la red vascular temporal. Durante el levantamiento del colgajo cutáneo más anterior, la disección encuentra la rama frontal del nervio facial. La utilización de un neuroestimulador permite facilitar su identificación y, entonces, esta rama será meticulosamente respetada. Detrás de los vasos temporales superficiales, el nervio auriculotemporal es también identificado. Puramente sensitivo, este puede quedar incluido sin inconveniente en el colgajo.

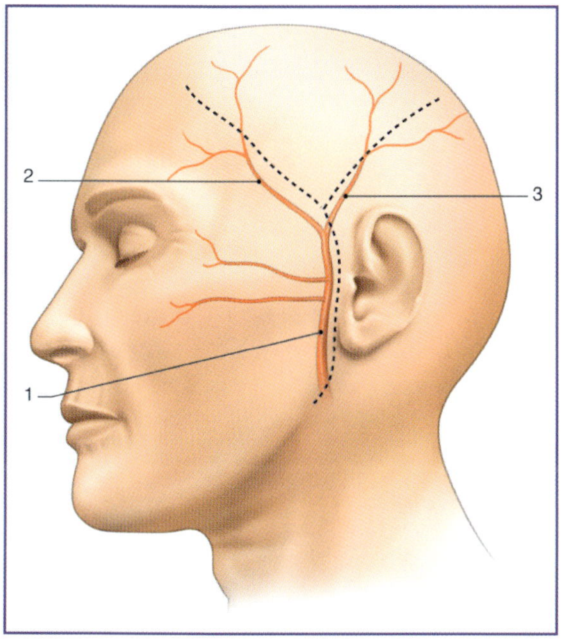

Figura 9.114 Colgajo de fascia temporal superficial. Planificación preoperatoria. El trazado sobre la piel se efectúa en "Y" y se delimitan tres colgajos de cuero cabelludo. 1: Arteria temporal superficial; 2: Rama anterior terminal (frontal) de la arteria temporal superficial; 3: Rama posterior terminal (parietal) de la arteria temporal superficial.

Una vez logrado el despegamiento completo de los tres colgajos cutáneos de cuero cabelludo, cuando queda expuesta la totalidad de la superficie de fascia temporal requerida, es posible incidir los márgenes del colgajo y, a continuación, levantarlo de la fascia temporal profunda (Figura 9.116). A medida que la disección procede de manera retrógrada, el músculo temporal se hace visible. Habitualmente esta

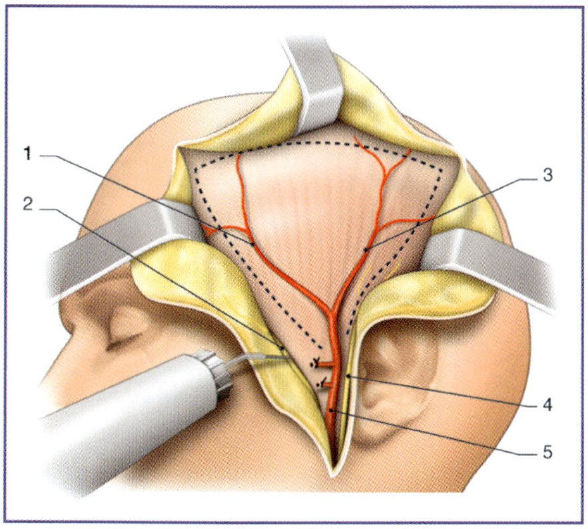

Figura 9.115 Colgajo de fascia temporal superficial. Exposición de la fascia temporal superficial mediante el levantamiento de tres colgajos de cuero cabelludo. 1: Rama anterior (frontal) de la arteria temporal superficial; 2: Rama frontal del nervio facial; 3: Rama posterior (parietal) de la arteria temporal superficial; 4: Nervio auriculotemporal; 5: Arteria temporal superficial.

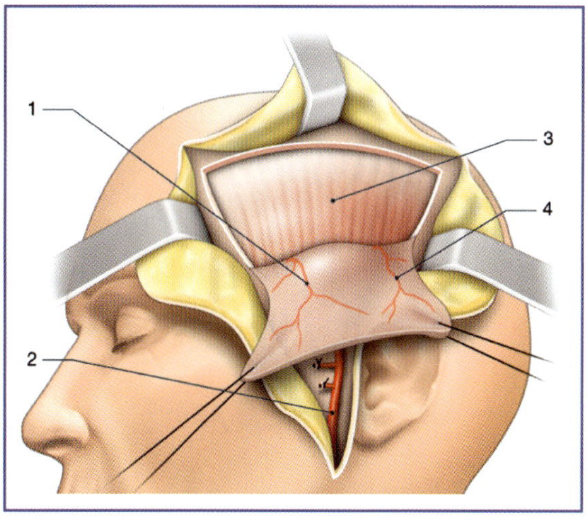

Figura 9.116 Colgajo de fascia temporal superficial. Separación entre la fascia temporal superficial y la profunda. 1: Rama anterior (frontal) de la arteria temporal superficial; 2: Arteria temporal superficial; 3: Músculo temporal; 4: Rama posterior (parietal) de la arteria temporal superficial.

etapa es fácil, ya que existe aquí un plano de fragmentación avascular. La disección termina con la obtención de un colgajo en "isla" sobre los vasos temporales superficiales, los cuales pueden seguirse hasta su emergencia en la parótida (Figura 9.117).

La anastomosis sobre el sitio receptor se realiza de manera convencional. Insistimos aquí sobre la necesidad de una hemostasia perfecta mediante la utilización de la coagulación bipolar, condición indispensable para realizar la cobertura inmediata del conjunto del colgajo con un injerto de piel fina.

Variantes técnicas

Múltiples variantes han sido propuestas para este colgajo. Es posible realizar colgajos bifoliados para responder a la geometría particular de un sitio receptor. Esta variante se obtiene por la separación de la fascia en dos territorios correspondientes a cada una de las dos ramas terminales de la arteria temporal superficial. También se ha propuesto la realización de colgajos compuestos "fascia y hueso", basados sobre la existencia de ramas perforantes óseas. Sin embargo, esta variante tiene pocas indicaciones potenciales en cirugía de la mano.

Ventajas e inconvenientes

En primer lugar, como ventaja principal de este colgajo figura su extrema fineza, que lo convierte en un medio ideal de cobertura, por ejemplo, de la cara dorsal de la mano (Figura 9.118), pero también para ciertas coberturas de los miembros[10,11]. Es por esta delgadez del revestimiento aportado que se ha propuesto su utilización como colgajo de cobertura o de envoltura de algunas lesiones digitales[3,6]. También, es gracias a su fineza y a sus supuestas cualidades de "tejido de deslizamiento" que este colgajo puede proponerse como colgajo de envoltura luego de ciertas tenolisis difíciles, con el objetivo de prevenir las recidivas de las adherencias cicatriciales[1]. En este resumen, sin embargo, se deben matizar las ventajas estéticas, ya que este colgajo es cubierto por un injerto de piel fina, con un aspecto final que varía según la calidad de la piel injertada y de cuanto ha prendido. La ausencia de secuelas visibles en el sitio dador también aparece como una de las principales ventajas de esta técnica, siempre que no quede una alopecia como secuela. En contraste, la exigencia de la técnica de disección en el sitio dador, sobre todo para un cirujano de la mano poco familiarizado con esta región, se encuentra entre los inconvenientes de este colgajo.

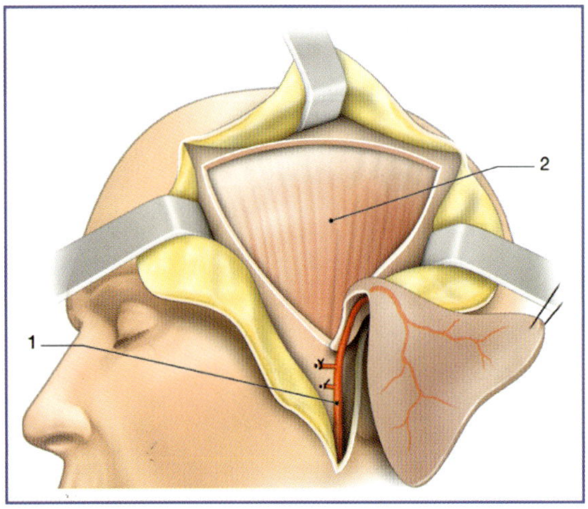

Figura 9.117 Colgajo de fascia temporal superficial. Obtención de la fascia temporal en "isla". 1: Arteria temporal superficial; 2: Músculo temporal.

Estrategia e indicaciones en las grandes pérdidas de sustancia de la mano

El colgajo ideal de cobertura deberá seleccionarse durante la etapa de urgencia en función de múltiples imperativos. La topografía y las características de la pérdida de sustancia serán tomadas en cuenta, así como el programa de reconstrucción ulterior. También se deberá considerar la edad del paciente, su sexo y sus necesidades funcionales. Todos los colgajos pediculados se llevarán a cabo durante la urgencia, aprovechando la experiencia del cirujano para realizar de primera intención una resección suficiente de los bordes del defecto (Figura 9.119 y Tabla 9.3).

En lo que respecta a los colgajos libres, solo realizamos la cobertura en urgencia verdadera cuando una reparación asociada exige imperiosamente una cobertura inmediata. En todos los demás casos, creemos que siempre es posible diferir 24-72 h la cobertura por medio de un colgajo libre. Este lapso se aprovecha para planificar este gesto quirúrgico, que exigirá varias horas, en las mejores condiciones. Durante este segundo tiempo de cobertura, la resección puede ser reevaluada y, si es necesario, efectuar una resección complementaria.

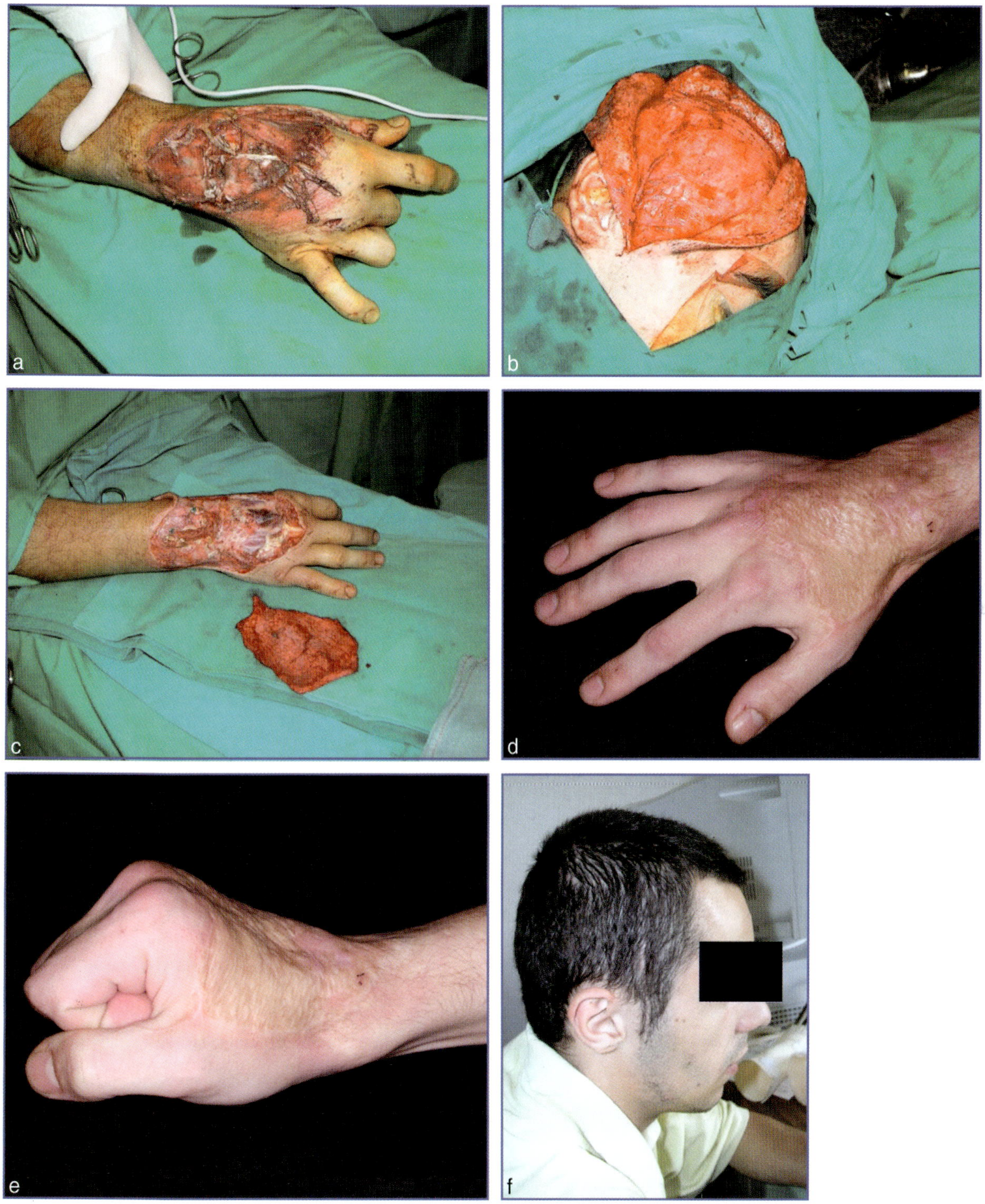

Figura 9.118 Colgajo de fascia temporal superficial: Caso clínico (Observación del Dr. J. Vialaneix).
a Mano derecha "de puerta"; pérdida de sustancia cutánea y del aparato extensor de los dedos largos.
b Exposición de la fascia temporal superficial por la vía en "Y" habitual.
c El colgajo está listo para ser revascularizado por medio de una sutura termino-lateral con la arteria radial.
d, e Resultado estético y funcional. El resultado podría haber sido mejor con la utilización de un injerto continuo en lugar de uno fenestrado.
f Ninguna secuela visible sobre el sitio dador.

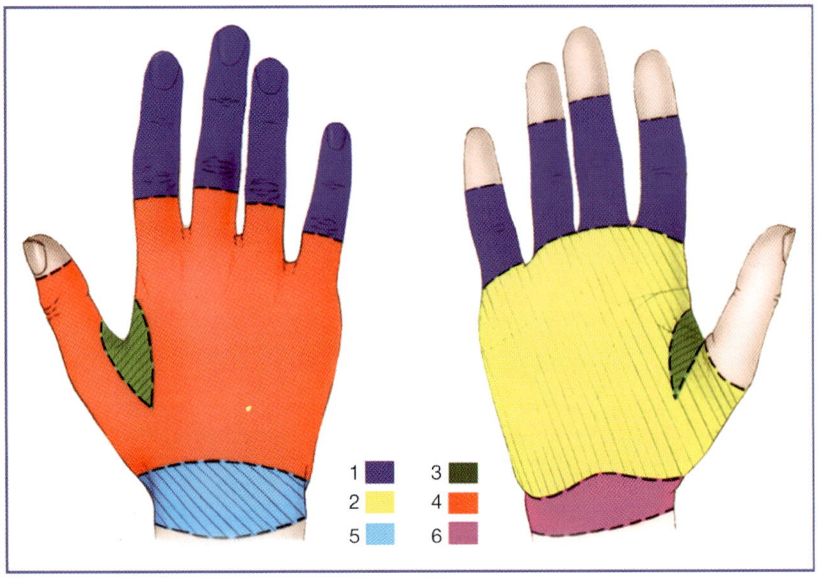

Figura 9.119 Zonas topográficas para la elección jerárquica de un colgajo de cobertura.

Tabla 9.3 Indicaciones de las diferentes técnicas de reconstrucción de las grandes pérdidas de sustancia de la mano

Localización de las lesiones	1.era elección de cobertura	Otras soluciones
Zona 1: Lesiones multidigitales palmares o dorsales	Colgajo "chino" con pedículo distal descruzado	Colgajo antebraquial libre o colgajo del dorso del pie libre
Zona 2: Lesiones palmares extensas	Colgajo antebraquial con pedículo distal o serrato mayor libre	Colgajo IOP (pérdida de sustancia proximal). Cubitodorsal pediculado (unidad funcional hipotenar)
Zona 3: 1.era comisura (palmar o dorsal)	Colgajo IOP	
Zona 4: Cara dorsal de la mano y de las metacarpofalángicas y cara dorsal del pulgar	Colgajo IOP	Colgajo antebraquial en "isla" Colgajo libre cutáneo (paraescapular)
Zona 5: Cara dorsal de la muñeca	Colgajo cubitodorsal	Colgajo antebraquial con pedículo distal Colgajo libre cutáneo Colgajo inguinal pediculado
Zona 6: Cara palmar de la muñeca	Colgajo IOP	Colgajo cubitodorsal Colgajo libre cutáneo (paraescapular)

En cambio, hemos abandonado por completo la cobertura diferida en las grandes pérdidas de sustancia. Godina[21] y Lister[33] demostraron claramente que la realización diferida de las transferencias tisulares libres implicaban un mayor riesgo de complicaciones vasculares. Además, estas coberturas en diferido crean las condiciones favorables para el desarrollo de un tejido cicatricial, cuya involución fibrosa puede afectar negativamente el pronóstico funcional.

En tanto que los factores personales relacionados con la edad y las preocupaciones estéticas de un paciente no pueden esquematizarse, limitaremos esta exposición de las indicaciones a los datos topográficos y a las características de la pérdida de sustancia.

Cobertura de las pérdidas de sustancia polidigitales (zona 1)

Cuando una pérdida de sustancia extensa afecta a un dedo aislado, en la mayoría de los casos es posible encontrar una solución local de cobertura y recurrir, si es necesario, a un dedo vecino como sitio dador de un colgajo *cross-finger*.

Del mismo modo, la combinación de un colgajo tomado en el dorso de la mano y de colgajos homodigitales al *cross-finger* puede ser suficiente para cubrir pérdidas de sustancia que afectan a dos dedos distintos (*v.* "Pequeñas pérdidas de sustancia"). En cambio, cuando dos, tres o más dedos están involucrados conjuntamente por una pérdida de sustancia extensa, en general, no es posible ninguna solución local de cobertura. En estas condiciones, es necesario recurrir a un colgajo a distancia. En la actualidad, para estas lesiones multidigitales, ya sean palmares o dorsales, nuestra primera elección técnica es el colgajo antebraquial en "isla" con pedículo distal. Para este destino, este colgajo debe ser imperativamente "descruzado" para disponer de un pedículo largo, con un punto de pivote en el ápice del primer espacio interóseo, que le permite alcanzar las cadenas digitales. Gracias a este descruzamiento, este colgajo puede alcanzar tanto la cara palmar como la dorsal de los dedos, y cubrir las lesiones multidigitales, al precio de una inevitable sindactilización.

La separación se efectúa luego, dedo por dedo, se respetando un lapso de autonomía de quince días como mínimo entre cada dedo y se comienza por liberar el dedo más alejado del punto de penetración del pedículo en el colgajo. Para este destino no puede utilizarse el colgajo interóseo posterior, ya que su arco de rotación no le permite sobrepasar las articulaciones metacarpofalángicas. En nuestra experiencia, la utilización del colgajo antebraquial "descruzado" ha destronado totalmente para este tipo de defecto al colgajo inguinal de Mac Gregor, cuyo espesor constituye un inconveniente difícilmente tolerable para las cadenas digitales.

Cobertura de las pérdidas de sustancia extensas de la palma de la mano (zona 2)

Para la cobertura de esta región, puede utilizarse la mayoría de los colgajos pediculados descritos precedentemente. Sin embargo, solo el colgajo "chino" dispone de un arco de rotación que permite alcanzar distalmente la zona comisural, por lo que se presta para la cobertura de las pérdidas de sustancia total o subtotal de la palma de la mano.

Cuando la pérdida de sustancia cutánea palmar se limita a la porción proximal de la palma, antes del pliegue de flexión palmar proximal, la elección de un colgajo interóseo posterior se impondría preferentemente al colgajo "chino", en razón de su menor morbilidad.

El colgajo cubital en "isla" de Becker tiene un papel limitado en estas pérdidas de sustancia palmares. En efecto, los límites impuestos a su trazado le impiden ser disecado según las dimensiones de una de las unidades funcionales palmares. Del mismo modo, es incapaz de garantizar la cobertura de una pérdida de sustancia extendida a toda la palma de la mano. Finalmente, el colgajo en "isla" sobre la arteria cubital sería una solución teórica si la arcada palmar superficial estuviera intacta. Sin embargo, como ya lo hemos mencionado durante la descripción de este colgajo, en ningún caso lo tomamos de primera elección, puesto que el sacrifico de la arteria cubital nos parece cuestionable.

Fuera de las posibilidades de cobertura ofrecidas por los colgajos pediculados, la mayoría de los colgajos libres pueden ser propuestos para la cobertura de la palma de la mano. Sin embargo, para este tipo de destino, nos inclinamos cada vez más por un colgajo muscular, como el del músculo serrato mayor. Esta elección se basa en las ventajas mecánicas que ofrece este tipo de cobertura. Una vez cubierta por un injerto de piel fina, la palma de la mano reconstruida de este modo ofrece una estabilidad mecánica en la prensión que es muy superior a la que puede obtenerse con un colgajo cutáneo tradicional.

Todos los colgajos cutáneos, incluidos los colgajos pediculados ya citados, presentan una inestabilidad que tiende a hacerlos deslizar durante la prensión digitopalmar, ya que el revestimiento cutáneo se mueve sin cesar sobre un "colchón" de tejido subcutáneo. Este exceso de movilidad puede causar gran discapacidad para un trabajador manual. El espesor del colgajo no es un inconveniente cuando se utiliza un colgajo de serrato mayor, ya que este músculo es fino por naturaleza y se atrofiará bajo los efectos de la denervación, con lo que se reconstruirá una palma de contornos muy aceptables.

Finalmente, cuando la palma de la mano ha sido reconstruida con este tipo de colgajo muscular, se dispone de un excelente lecho receptor para las reconstrucciones posteriores con injertos tendinosos.

Pérdidas de sustancia extensas de la primera comisura (zona 3)

Cuando una pérdida de sustancia extensa concierne a la primera comisura, nuestra primera elección técnica está representada por el colgajo interóseo posterior con pedículo distal; esta elección es prácticamente indiscutible. El arco de rotación de este colgajo le permite perfectamente llegar a cubrir las dos caras, dorsal y palmar, de la primera comisura. En general, un colgajo de pequeño tamaño es suficiente y, por lo habitual, es posible el cierre primario del sitio dador.

La piel que aporta tiene la delgadez necesaria para reconstruir esta zona comisural. Esta solución, representada por el colgajo interóseo posterior, ha eclipsado progresivamente todas las otras soluciones de cobertura.

Pérdidas de sustancia del dorso de la mano y de las articulaciones metacarpofalángicas con excepción de la muñeca (zona 4)

Para este destino, el colgajo interóseo posterior es también nuestra primera elección de cobertura.

Realizable en un solo tiempo, aporta una piel fina, de buena calidad y permite todas las reconstrucciones subyacentes. El arco de rotación de este colgajo, sin embargo, no le permite sobrepasar el nivel de la unidad funcional de las articulaciones metacarpofalángicas. Cuando una pérdida de sustancia desborda sobre la cara dorsal de la cadena digital, el colgajo interóseo posterior ya no será utilizable, por lo que se deberá recurrir entonces a un colgajo antebraquial con pedículo distal. Por último, también es importante que la muñeca y la región de la articulación radiocubital distal estén libres de cualquier lesión o contusión capaz de comprometer las anastomosis distales que alimentan en forma retrógrada este colgajo interóseo posterior. En caso de que exista una contraindicación para la realización de este colgajo en "isla", nuestra segunda elección es un colgajo cutáneo libre. En su versión "moderna", basada sobre la disección de las perforantes cutáneas, el colgajo inguinal es ciertamente nuestra primera elección, debido a la discreción de las secuelas estéticas. Este compite con el colgajo de fascia temporal superficial, apropiado para las pérdidas de sustancia relativamente limitadas en extensión, con la condición de que el cirujano esté familiarizado con técnica de disección del sitio dador.

Cuando la pérdida de sustancia está estrictamente limitada a la cara dorsal, la conexión de este colgajo en general resulta fácil, y se efectúa sobre uno de los dos ejes radial o cubital de la muñeca en forma terminolateral.

Pérdidas de sustancia dorsal de la muñeca (zona 5)

La existencia de un defecto extenso de la parte proximal del dorso de la mano y en la región de la muñeca deja sin efecto la utilización de un colgajo interóseo posterior, debido al riesgo de interrupción de las anastomosis distales. En estos casos, el colgajo cubital de Becker encuentra una de sus raras indicaciones, siempre que la pérdida de sustancia no alcance el punto de emergencia de la arteria que vasculariza el colgajo.

Cuando el colgajo cubital de Becker tampoco puede utilizarse, se considerará en orden jerárquico decreciente el colgajo antebraquial con pedículo distal, un colgajo libre cutáneo o el colgajo inguinal pediculado.

Pérdidas de sustancia palmar de la muñeca (zona 6)

Los traumatismos de la cara palmar de la muñeca se asocian, en general, a una sección de los elementos vasculares (arteria radial y cubital). Para este tipo de destino, la primera elección técnica de cobertura está representada por el colgajo interóseo posterior, siempre que la cara dorsal de la muñeca se encuentre libre de cualquier lesión. Cuando la pérdida de sustancia no se extiende hacia el borde cubital de la muñeca, se puede utilizar también un colgajo cubitodorsal en "isla" para la cobertura de estos defectos palmares de la muñeca.

En caso de defectos ampliamente extendidos a la cara palmar del antebrazo, o cuando el colgajo interóseo posterior no puede utilizarse, nuestra primera elección de cobertura está representada por un colgajo libre cutáneo (colgajo paraescapular), que es posible de conectar sobre uno de los dos ejes vasculares radial o cubital en forma termino-lateral.

Referencias

[1] Allen EV. Thromboangitis obliterans. Method of diagnosis of chronic occlusive arterial lesions distal to the wrist with illustrative cases. *Am J Med Sci* 1929 ; 178 : 237-244.

[2] Bakamjian YY. A two staged method for pharyngo-oesophageal reconstruction with a primary pectoral skin fl ap. *Plast Reconst Surg* 1965 ; 36 : 173.

[3] Becker C, Gilbert A. Lambeau antébrachial des branches distales de l'artère cubitale. In : *Monographie du GEM. Les lambeaux artériels pédiculés du membre supérieur*. Paris, Expansion scientifi que française, 1990, p. 102.

[4] Biemer E, Stock W. Total thumb reconstruction : a one stage reconstruction using an osteocutaneous forearm fl ap. *Br J Plast Surg* 1983 ; 36 : 52-55.

[5] Biswas G, Lohani I, and Chari PS. The sandwich temporoparietal free fascial flap for tendon gliding. *Plast Reconstr Surg* 108 : 1639-1645, 2001.

[6] Braun FM. Le lambeau antébrachial libre ou en îlot en chirurgie de la main. Thèse de médecine (Strasbourg), 1984.

[7] Braun FM, Hoang Ph, Merle M, Van Genechten F, Foucher G. Technique et indication du lambeau antébrachial en chirurgie de la main. À propos de 33 cas. *Ann Chir Main* 1985 ; 4 : 85-97.

[8] Brent B, Upton J, Acland RD, Shaw WW, Finseth FJ, Rogers C, Pearl RM, and Hentz VR. Experience with the temporoparietal fascial free fl ap. *Plast Reconstr Surg* 76 : 177-188, 1985.

[9] Brody GA, Buncke HJ, Alpert BS, Hing DN. Serratus anterior muscle transplation for treatment of soft tissue defects in the hand. *J Hand Surg* 1990 ; 15A : 322-327.

[10] Buncke HJ, Alpert BS, Gordon L. Serratus anterior microvascular transplantation. Presented at the American Association of Plastic Surgeous, 61 st Annual meeting, Colorado Springs, Colorado, May 18, 1982.

[11] Chang TS, Wang W. Application of microsurgery in plastic and reconstructive surgery. *J Reconst Microsurg* 1984 ; 1 : 55-63.

[12] Chow JA. The groin fl ap in reparative surgery of the hand. *Plast Reconstr Surg* 1986 ; 77 (3) : 421-426.

[13] Chowdary RP. Use of temporoparietal fascia free fl ap in digital reconstruction. *Ann Plast Surg* 23 : 543-546, 1989.

[14] Cormack GC. Le lambeau antébrachial de la branche cutanée proximale de l'artère radiale. In : *Monographies du GEM. Les lambeaux artériels pédiculés du membre supérieur*. Expansion scientifi que française, Paris, 1990.

[15] Daniel RK, Taylor GI. Distant transfer of an island fl ap by microvascular anastomoses : a clinical technique. *Plast Reconstr Surg* 1973 ; 52 : 111-117.

[16] Dautel G, Merle M, Borrelly J, Michon J. Variations anatomiques du réseau vasculaire de la première commissure

dorsale. Applications au lambeau cerf-volant. *Ann Chir Main* 1989 ; 8 : 53-59.

[17] Dos Santos LF. The scapular fl ap. *Plast Reconstr Surg* 1982 ; 69 : 601.

[18] Foucher G, Van Genechten F, Merle M, Michon J. A compound radial artery forearm fl ap in hand surgery. An original modifi cation of the chinese forearm fl ap. *Br J Plast Surg* 1984 ; 37 : 139-148.

[19] Foucher G, Merle M. Lambeau antébrachial de l'artère radiale en chirurgie de la main. In : *Monographies du GEM. Les lambeaux artériels pédiculés du membre supérieur*. Expansion scientifi que française, Paris, 1990, p 72.

[20] Gilbert A, Teot L. The free scapular fl ap. *Br J Plast Surg* 1982 ; 35 : 2-7.

[21] Godina M. Early microsurgical reconstruction of complex trauma of the extremities. *Plast Reconst Surg* 1986 ; 78 : 285-292.

[22] Gomis R, Bonnel F, Allieu Y. Vascularisation du lambeau libre inguinal cutanéo-osseux. *Ann Chir Plast* 1979 ; 24 (3) : 241-251.

[23] Guimberteau JC, Goin JL, Panconi B, Schumacher B. The ulnar reverse forearm fl ap : about 54 cases. *Plast Reconstr Surg* 1988 ; 81 : 925-932.

[24] Guimberteau JC, Panconi B, Boileau R. Lambeau antébrachial de l'artère cubitale. In : *Monographie du GEM. Les lambeaux artériels pédiculés du membre supérieur*. Expansion scientifi que française, Paris, 1990, p. 94.

[25] Hamilton SGL, Morrison WA. The scapular free fl ap. *Br J Plast Surg* 1982 ; 35 : 2-7.

[26] Hing DN, Buncke HJ, and Alpert BS. Use of the temporoparietal free fascial fl ap in the upper extremity. *Plast Reconstr Surg* 81 : 534-544, 1988.

[27] Hirase Y, Kojima T, and Bang HH. Secondary reconstruction by temporoparietal free fascial fl ap for ring avulsion injury. Ann Plast Surg 25 : 312-316, 1990.

[28] Hsu WM, Chao WN, Yang C, Fang CL, Huang KF, Lin YS, and Lee TH. Evolution of the free groin fl ap : the superfi cial circumfl ex iliac artery perforator fl ap. Plast Reconstr Surg 119 : 1491-1498, 2007.

[29] Jones BM, O'Brien CJ. Acute ischemia of the hand resulting from elevation of a radial forearm fl ap. *Br J Plast Surg* 1985 ; 32 : 396-397.

[30] Joshi BB. Neural repair for sensory restoration in a groin fl ap. *The Hand* 1977 ; 9 (3) : 221-225.

[31] Koshima I, Nanba Y, Tsutsui T, Takahashi Y, Urushibara K, Inagawa K, Hamasaki T, and Moriguchi T. Superfi cial circumfl ex iliac artery perforator fl ap for reconstruction of limb defects. *Plast Reconstr Surg* 113 : 233-240, 2004.

[32] Lin SD, Lai CS, Chin CC. Venous drainage in the reverse forearm fl ap. *Plast Reconst Surg* 1984 ; 74 : 508.

[33] Lister G, Scheker L. Emergency free fl aps to the upper extremity. *J Hand Surg* 1988 ; 13A (1) : 22-28.

[34] Logan SE, Alpert BS, Buncke MJ. Free serratus anterior muscle transplantation for hand reconstruction. *Br J Plast Surg* 1988 ; 41 : 639-645.

[35] Lovie MJ, Duncan GM, Glasson DW. The ulnar artery forearm fl ap. *Br J Plast Surg* 1984 ; 37 : 486.

[36] Mac Gregor IA, Simonetta C. Reconstruction of the thumb by composite bone-skin fl ap. *Br J Plast Surg* 1964 ; 17 (1) : 37-38.

[37] Mac Gregor IA, Jackson IT. The groin fl ap. *Br J Plast Surg* 1972 ; 25 : 3-16. [38] Mac Gregor IA, Morgan G. Axial and random pattern fl aps. *Br J Plast Surg* 1973 ; 26 : 202-213.

[39] Mac Gregor IA. Flap reconstruction in hand surgery : the evolution of presently used methods. *J Hand Surg* 1979 ; 4 (1) : 1-15.

[40] Masquelet AC, Penteado CV. Le lambeau interosseux psotérieur. *Ann Chir Main* 1987 ; 6 (2) : 131-139.

[41] Mimoun M. Le lambeau chinois libre et son retour veineux. *Ann Chir Plast* 1986 ; 31 (3) : 225-230.

[42] Nassif TM, Rocha JR, Bijos PB, Amarante LA. The parascapular fl ap : a new cutaneous microsurgical free fl ap. *Plast Reconstr Surg* 1982 ; 69 : 591-600.

[43] Ohmori K, Harii K. Free dorsalis pedis sensory fl ap for the hand with microneurovascular anastomoses. *Plast Reconstr Surg* 1976 ; 58 : 546.

[44] Katsaros J, Schusterman M, Beppu M, Banis M. The lateral upper arm fl ap : anatomy and clinical applications. *Ann Plast Surg* 1984 ; 12 : 489-500.

[45] Reyes FA. The fascial radial fl ap. *J Hand Surg* 1988 ; 13A (3) : 432.

[46] Rogachefsky RA, Ouellette EA, Mendietta CG, and Galpin P. Free temporoparietal fascial fl ap for coverage of a large palmar forearm wound after hand replantation. *J Reconstr Microsurg* 17 : 421-423, 2001.

[47] Schoofs M, Bienfait B, Calteux N, Dachy Ch, Vandermaeren Ch, De Conninck A. Le lambeau aponévrotique de l'avant-bras. *Ann Chir Main* 1983 ; 2 : 197-201.

[48] Schusterman M, Alland RD, Davis JC, Beppu M. The lateral arm fl ap, an experimental and clinical study. In : *Transactions of the VIII international congress of Plast Surgery*. Edite by H.B. Williamns, Montreal, IPRS, p 132, 1983.

[49] Shaw DT, Payne RP. One staged tube abdominal fl aps. *Surg Gynecol Obst* 1946 ; 83 : 205.

[50] Song R, Gao Y, Song Y, Yyu, Song Y. The forearm fl ap. *Clin Plast Surg* 1982 ; 9 : 21.

[51] Song R. *et al.* The upperarm free fl ap. *Clin Plast Surg* 1982 ; 8 : 27.

[52] Taylor G, Townsend P, Corlett R. Superiority of the deep circumfl ex iliac vessels as the supply of for free groin fl aps : clinical work. *Plast Reconstr Surg* 1979 ; 64 : 745-749.

[53] Taylor GI, Corlett R. Refi nements of the free iliac osteocutaneous fl ap designed on the circumfl ex iliac vessels. *Plast Surg Forum* 1988 ; 111-185.

[54] Timmons MJ. The vascular basis of the radial forearm fl ap. Plast. *Reconstr Surg* 1986 ; 77 : 80-92.

[55] Urbaniak J, Koman LA, Goldner RD, Armstrong NB, Nunley JA. The vascularized cutaneous scapular fl ap. *Plast Reconstr Surg* 1982 ; 69 : 772-778.

[56] Wee JTK. Drainage veineux dans le lambeau radial antébrachial à pédicule inversé. Considérations anatomiques et physiologiques. Applications chirurgicales. In : *Monographie du GEM. Les lambeaux artériels pédiculés du membre supérieur*. Expansion scientifi que française, Paris, 1990, p. 80.

[57] Whitney TM, Buncke HJ, Alpert BS. The serratus anterior free muscle fl ap : experience with 100 consecutive cases. *Plast Reconstr Surg* 1990 ; 86 (3) : 481-490.

[58] Woods JMt, Shack RB, and Hagan KF. Free temporoparietal fascia fl ap in reconstruction of the lower extremity. *Ann Plast Surg* 34 : 501-506, 1995.

[59] Zancolli EA, Angrigiani C. Colgajo dorsal de antebrazo ("on isla") (Pediculo de vasos interoseos posteriores). *Rev Asoc Arg Orthop Traumatol* 1986 ; 51 (2) : 161-168.

[60] Zancolli EA, Angrigiani C. Posterior inter-osseous island forearm fl ap. *J Hand Surg* 1988 ; 13B (2) : 130-135.

10

Lesiones de los tendones flexores

M. Merle - M. Racca

Con la colaboración de M. Isel

Anatomía. Biomecánica y nutrición de los tendones flexores de los dedos 310
Mecanismo de las lesiones 317
Métodos de tratamiento 324
Vendajes, férulas y técnicas de movilización protegida 337
Los diferentes tipos de ortesis en las lesiones de los flexores 344
Resultados 345
Conclusiones 346

Las lesiones de los tendones flexores de la mano son frecuentes y requieren una cirugía exigente.

Verdan y Michon generaron una verdadera revolución en las sociedades científicas cuando propusieron en los años sesenta su reparación primaria, lo que actualmente sigue siendo la base del tratamiento de las heridas de la mano[84]*. Kleinert*[34] *mejoraría los resultados funcionales proponiendo una movilización precoz protegida. Anteriormente, en los años treinta, Sterling Bunnel*[13] *consideraba que la reparación primaria de los tendones flexores en la "tierra de nadie"* (No Man's Land) *estaba destinada al fracaso y que los injertos eran el tratamiento de elección. Esta mutación completa de las técnicas y la transformación radical de los resultados quirúrgicos que siguieron fueron posibles gracias a los numerosos trabajos científicos experimentales con relación a la cicatrización tendinosa, la biomecánica y las técnicas de sutura.*

Las secciones de los tendones flexores deben ser consideradas como verdaderas urgencias quirúrgicas, debido a que la calidad de los muñones tendinosos se altera en cuestión de semanas. Además, estas lesiones se asocian frecuentemente a otras vásculo-nerviosas, que deben ser tratadas sin demora. Restablecer la vascularización digital equivale, entre otras cosas, a mejorar la cicatrización tendinosa y a preservar los espacios de deslizamiento. Reparar el nervio restaura la sensibilidad del pulpejo, indispensable para la función y la integración digital.

Las secciones netas de los tendones flexores son las que más se benefician con este abordaje terapéutico, que logra resultados funcionales compatibles con un retorno a las tareas habituales entre la séptima y la novena semana del posoperatorio. La sutura primaria es un acto técnico meticuloso y reflexivo, realizado por un cirujano entrenado y educado en los métodos de reeducación. En cambio, el fracaso de una reparación primaria genera una incapacidad prolongada que varía entre seis meses y un año, y necesita múltiples intervenciones quirúrgicas que van desde la simple tenolisis o la tenoartrolisis, hasta el injerto tendinoso en dos tiempos, incluso, en ocasiones, hasta la amputación. Además, el daño infligido a la vaina fibrosa digital por una intervención primaria inadecuada complica en gran medida las reintervenciones.

El aspecto funcional y las incidencias socioeconómicas exigen que estas intervenciones deban ser realizadas por cirujanos particularmente entrenados en estas técnicas, capaces de reparar las lesiones asociadas durante la urgencia y de coordinar la reeducación ulterior.

Anatomía. Biomecánica y nutrición de los tendones flexores de los dedos

Anatomía topográfica

Los tendones flexores de los dedos forman parte del sistema tendinoso denominado "extrínseco", ya que se insertan en el antebrazo, en oposición a los músculos "intrínsecos", situados en la mano.

El conocimiento de la anatomía de los tendones flexores permite definir zonas topográficas que modifican significativamente la terapéutica según la localización de la lesión.

En la actualidad, se ha adoptado la clasificación de la Federación Internacional de Sociedades de Cirugía de la Mano (IFSSH), en remplazo de la de Verdan y Michon de 1961[84], que fue ampliamente utilizada. La clasificación de la IFSSH divide los dedos largos en cinco zonas y el pulgar en tres (Figura 10.1 a).

Flexores de los dedos largos (*v.* Figura 10.1 b).

Zona 1: Está comprendida entre la inserción distal del tendón flexor superficial (FCS) y la inserción distal del tendón flexor profundo (FCP) que se inserta en la base de la falange distal. A este nivel, este tendón está conformado por dos fascículos principales unidos en su cara profunda. El FCP se mantiene en su trayecto por dos poleas anulares A4 y A5 y por la polea cruciforme C3. Encontramos también la víncula corta del FCP y la placa palmar de la articulación interfalángica distal (IFD). El FCP se encuentra aquí solo en el canal digital. Esta zona ha sido dividida en tres por Moiemen y Elliot. Esta clasificación no tiene un carácter pronóstico real, pero nos informa sobre el modo de reparación posible.

- Zona 1a: Corresponde a la inserción distal y a los 7 mm colindantes a la parte distal de A5. El muñón tendinoso distal es demasiado corto para obtener una buena toma del hilo de sutura: el reto será aquí la calidad del anclaje del tendón.
- Zona 1b: Se encuentra entre la zona precedente y la entrada a la polea A4. Es una zona de sutura más tolerante: el canal digital es más amplio y el muñón tendinoso tiene una buena longitud.

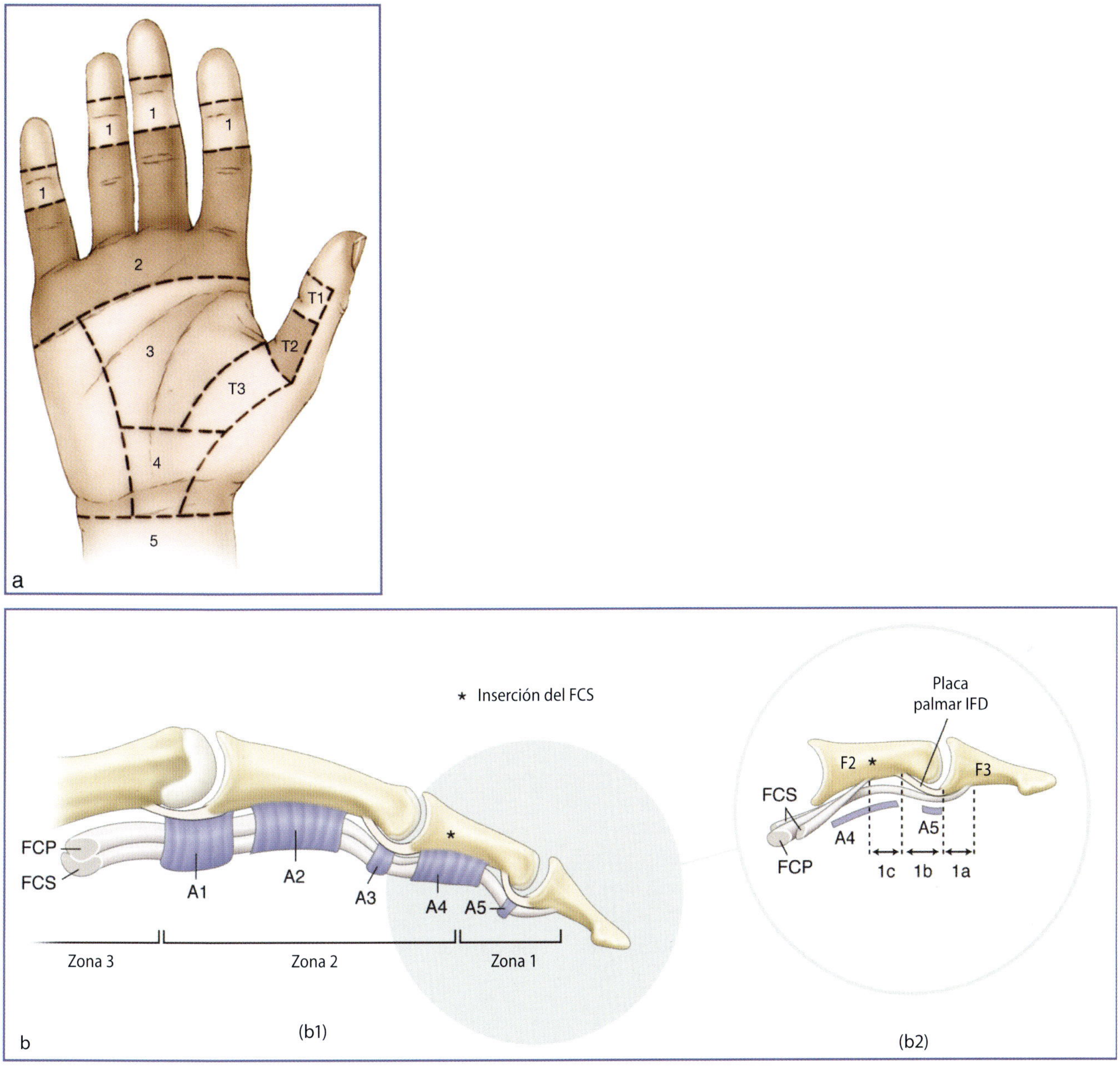

Figura 10.1 a La clasificación de la Federación Internacional de Sociedades de Cirugía de la Mano (IFSSH) divide los dedos largos en cinco zonas y tres para el pulgar. La zona 2 es la zona del canal digital o "tierra de nadie" o zona 2 de Verdan y Michon. **b** Las zonas 1 a 3 y la subdivisión de la zona 1 según Moiemen y Elliott. **b1**: La zona 1 se extiende desde la inserción del FCP la inserción del FCS. La zona 2 se sitúa entre la inserción del FCS y el borde proximal de la polea A1. En la zona 3 los flexores están rodeados de un entorno paratendinoso laxo celulograso. **b2** Subdivisión de la zona 1 según Moiemen y Elliott. La zona 1a abarca desde la inserción del FCP hasta la entrada de la polea A5. La zona 1b es la zona donde el FCP pasa solo debajo de la polea A5, que puede ser escindida. En la zona 1c, el FCP está debajo de la polea A4, por lo que la adecuación del calibre es absolutamente indispensable.

- Zona 1c: Corresponde al pasaje solitario del FCP bajo la polea A4: es una zona de sutura exigente y difícil, similar a la zona 2.

La Zona 2: Todavía llamada "tierra de nadie" de Bunnell o zona 2 de Verdan y Michon, comienza frente al pliegue palmar distal, es decir en la entrada del canal digital y termina en la parte media de la segunda falange donde se insertan las bandeletas del tendón flexor superficial. El canal digital es un túnel osteofibroso inextensible, formado en su parte posterior por el periostio de las dos primeras falanges y por las placas palmares de las articulaciones metacarpofalángicas (MF), las interfalángicas proximales (IFP) e interfalángicas distales (IFD). En la parte anterior, las poleas anulares A1, A2, A3 y las poleas cruciformes C1, C2 mantienen los tendones flexores superficial y profundo contra el esqueleto.

Sobre la base de la primera falange, el tendón flexor superficial se divide en dos bandeletas que se ubican primero laterales y, luego, dorsales con respecto al flexor profundo. A nivel de la articulación interfalángica proximal, las dos bandeletas intercambian fibras, forman el quiasma de Camper y van a insertarse en la parte media de la segunda falange. En el canal digital, el aparato flexor está rodeado por una vaina sinovial que favorece, a la vez, su deslizamiento y su nutrición. La adecuación entre el continente (poleas) y el contenido (tendones) es primordial para el desplazamiento tendinoso, donde existe un deslizamiento relativo del FCP con respecto al FCS en función de los movimientos realizados: la sutura debe ser técnicamente perfecta y la excursión tendinosa restaurada lo más rápido posible.

Zona 3: Está delimitada por el borde del ligamento anular del carpo y por el pliegue palmar distal. Es una zona laxa, rodeada de paratendones, con la excepción de los tendones del quinto dedo, que se encuentran en la vaina sinovial cubital.

Los músculos lumbricales tienen su inserción proximal a esta altura.

Zona 4: Corresponde al túnel carpiano y contiene los nueve tendones flexores de los dedos y el nervio mediano, que es más superficial y está en contacto directo con el ligamento anular del carpo. Este último es una verdadera polea de reflexión. En esta zona, los tendones están envueltos por una vaina sinovial que nace comúnmente del lado cubital.

Zona 5: Se extiende desde la unión músculo-tendinosa, que se encuentra en la unión del tercio medio con el tercio distal del antebrazo (límite proximal) hasta la entrada del túnel carpiano, que representa su límite distal. Desde anterior a posterior aparecen el manto músculo-tendinoso de los flexores superficiales del tercer y cuarto dedos, y después los del segundo y quinto dedos; por último, en el lecho más profundo aparecen los flexores profundos, a veces reunidos en una lámina tendinosa ancha y fusionada, y el flexor largo del pulgar.

En esta zona, los tendones flexores tienen un recorrido importante de 60 mm a 70 mm cuando la muñeca está en extensión[13,87,88]. Esta excursión es facilitada por un tejido paratendinoso laxo.

Columna del pulgar

Un solo tendón extrínseco asegura la flexión del pulgar: el flexor largo del pulgar (*flexor pollicis longus:* FPL). Este discurre por las tres zonas específicas T1 a T3 según la nomenclatura de la IFFSH y dos zonas comunes a los dedos largos, las zonas 4 y 5.

Zona T1: está situada entre la inserción de FPL en la base de F2 y la entrada a la polea oblicua. Aquí encontramos la polea A2.

Zona T2: Corresponde al pasaje del tendón bajo la polea A1 y oblicua; esta última es la más importante.

Zona T3: Corresponde al trayecto profundo del flexor largo del pulgar en la eminencia tenar, donde se refleja sobre el trapecio, para luego pasar entre los dos fascículos del flexor corto del pulgar. En la zona T1 la excursión del flexor es de 12 mm y puede llegar a ser de 35 mm a 40 mm en zona 5.

Las vainas sinoviales (Figura 10.2)

Las vainas sinoviales son esenciales para la nutrición y el deslizamiento de los tendones flexores. Las vainas tienen características de estanqueidad, están cerradas en sus extremos

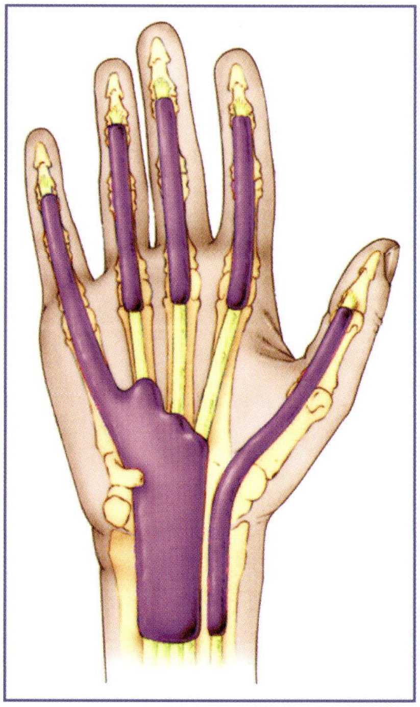

Figura 10.2 Organización de las vainas sinoviales de los tendones flexores. El flexor largo del pulgar tiene su propia vaina. El índice, el mayor y el anular tienen una vaina individual en el canal digital. El meñique tiene una vaina en común con los tendones flexores de los dedos largos.

y forman un fondo de saco cuya hoja parietal tapiza el canal digital y la hoja visceral se adhiere totalmente al tendón. La vaina sinovial constituye entre estas dos hojas verdaderos mesos, denominados "víncula", que participan en la nutrición tendinosa. El índice, el mayor y el anular tienen una vaina individual que ocupa el canal digital de cada uno de los dedos. Muy comúnmente, el flexor largo del pulgar tiene su propia vaina que va de la zona 4 hasta la zona T1, así como la vaina del quinto dedo que está dentro de una vaina común a los flexores de los dedos largos en la zona 4, para proseguir en el canal digital. Sin embargo, se observa una gran cantidad de variaciones en la distribución de las vainas, con comunicaciones frecuentes entre las vainas del pulgar y del quinto dedo, lo que explica la formación de flemones en "herradura" o en "báscula".

Las poleas

Las poleas son esenciales para lograr la flexión total de los dedos, ya que aplican el aparato flexor contra el esqueleto. Actuando sobre el momento de acción de los tendones, ellas convierten la fuerza y desplazamiento tendinoso en movilidad articular angular importante y precisa. Las pérdidas de las poleas producen un fenómeno de cuerda de arco que aumenta la potencia, pero disminuye la movilidad digital de forma importante. Doyle[18] define a estas poleas como bandas de tejido fibroso de espesor, ancho y de configuración variables que refuerzan la vaina sinovial.

En la actualidad, se utiliza como referencia el estudio anatómico de Doyle y Blythe. Estos autores distinguen cinco poleas anulares y tres cruciformes a las que hay que agregar la polea de la aponeurosis palmar y la polea formada por el ligamento anular del carpo.

Las poleas de los dedos largos (Figura 10.3)

La polea de la aponeurosis palmar está situada proximal a la polea A1 y se fija a ambos lados de la vaina por fibras sagitales que están en continuidad con el ligamento transverso intermetacarpiano. Esta neopolea, también llamada polea A0, desempeña un verdadero rol mecánico, ya que remplaza parcialmente a la polea A1 cuando esta es seccionada.

La **polea A1** está situada frente a la metacarpofalángica, es muy resistente y tiene una longitud media de 8 mm.

La **polea A2** está prácticamente en continuidad con la polea A1. Su función mecánica es esencial, se inserta en la parte proximal de la primera falange a lo largo de 17 mm.

La **polea cruciforme C1** le sucede hasta el cuello de la primera falange.

La **polea A3** es una polea anular estrecha que se fija a lo largo de 4 mm sobre la placa palmar de la IFP. Permite guiar al tendón entre la polea A2 y A4, y evita un ángulo de ataque demasiado importante en posición de flexión de la IFP. Su resección aislada tiene pocas consecuencias.

Le sucede **C2**, que se fija a la parte proximal de la segunda falange.

La **polea A4**, fijada a la diáfisis de la segunda falange, es biomecánicamente importante, ya que asegura la función del flexor profundo sobre la interfalángica distal.

La C3 es una polea cruciforme fijada frente al cuello de la segunda falange.

La **polea A5** está anclada a la placa palmar de la interfalángica distal a lo largo de 4 mm de promedio.

Las poleas A2 y A4 son las más importantes porque permiten una flexión casi completa del dedo. Estas dos poleas deben ser sistemáticamente preservadas en el transcurso de cualquier intervención quirúrgica o reconstruidas cuando se las encuentre lesionadas. En estas poleas se asientan grandes presiones anteriores, como fue bien descrito en las roturas de las poleas entre los escaladores. Sin embargo, algunos estudios biomecánicos recientes sugieren la posibilidad de una escisión parcial de A2 o A4 sin mayor pérdida de función[14,74,80].

Las poleas anulares secundarias A1, A3 y A5 se desplazan ligeramente a palmar durante la flexión digital, debido a la traslación que experimenta la placa palmar, lo que permite aumentar el momento de acción del tendón y, por lo tanto, la potencia en flexión[40].

Las poleas A1 y A4 son las más sólidas y pueden llegar a resistir fuerzas de 80 y 40 kg respectivamente[48].

En cuanto a las poleas cruciformes, ellas ejercen un rol de unión entre las poleas anulares y desaparecen como un efecto acordeón cuando se flexiona el dedo. Durante la flexión, se transforman en una estructura anular por compresión de sus fibras cruciformes entrelazadas. Estudios biomecánicos recientes le atribuyeron un poco más de importancia a C1, que parece ser un elemento más importante que A3 en la lucha contra el fenómeno de la cuerda de arco[79].

Las vainas fibrosas digitales, en general, y las poleas anulares en particular deben ser objeto de un cuidado especial durante cualquier cirugía de los flexores: ellas contribuyen de manera significativa a la movilidad tendinosa y a la calidad del resultado final. Por lo tanto, durante su abordaje deberán ser economizadas y confeccionar preferiblemente ventanas escalonadas (en particular para las tenolisis). Estas estructuras deberán ser suturadas o reconstituidas en caso de lesiones significativas (sobre todo cuando existe compromiso de poleas sucesivas) y, finalmente, protegidas durante la reeducación activa.

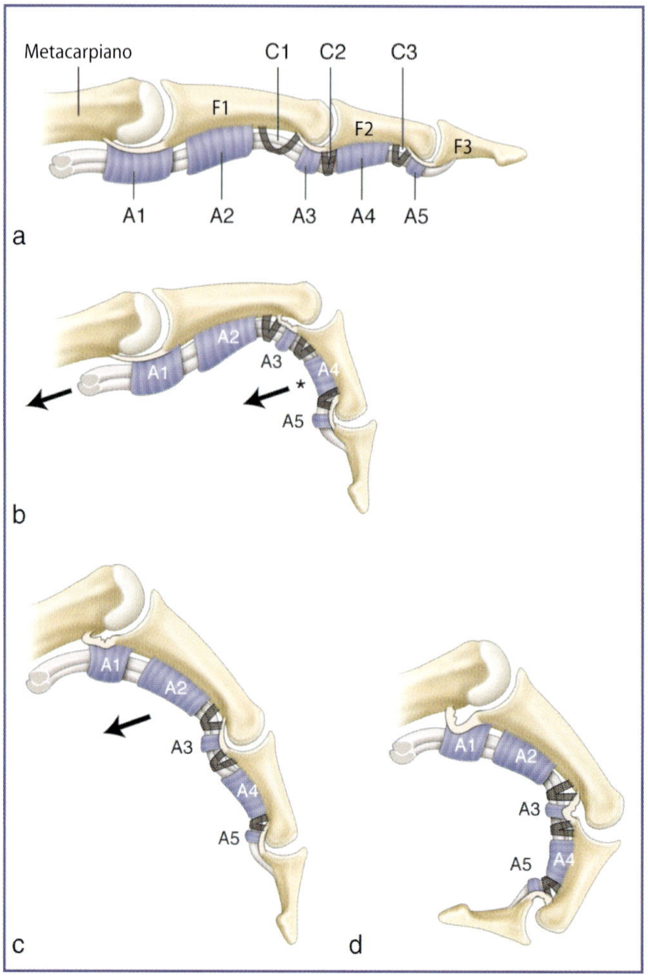

Figura 10.3 Biomecánica de las poleas. **a** Arquitectura de la vaina fibrosa digital, dedo en posición de rectitud. Las poleas cruciformes C1, C2 y C3 están desplegadas. **b** Dedo en el agarre de tipo "pinza": Las fuerzas son máximas sobre A4. C1 es comprimida y se vuelve una polea seudoanular para guiar los tendones entre A2 y A4. La polea A3 se traslada a palmar, aumenta la dupla de los flexores y, por lo tanto, la potencia desarrollada. **c** Dedo en el agarre de tipo "arqueado": Las fuerzas son máximas sobre la polea A2 y las poleas cruciformes permanecen desplegadas. La traslación anterior de A1 guía al flexor a la entrada de A2 y aumenta el momento de acción sobre la articulación MF. **d** Dedo en el "cierre global": Todas las poleas cruciformes están comprimidas en poleas seudoanulares. Las poleas A1, A3 y A5 presentan una traslación palmar para aumentar la potencia de cierre.

Las poleas del flexor largo del pulgar (Figura 10.4)

A la altura de cada articulación del pulgar, se encuentra una polea anular: **A1,** al nivel de la metacarpofalángica; **A2,** al nivel de la interfalángica. La **polea oblicua** cruza la diáfisis de la primera falange. A veces, esta presenta un aspecto de polea anular en su parte proximal. Junto con la polea A1 son las más importantes desde el punto de vista biomecánico.

La nutrición de los tendones flexores

Los tendones flexores se benefician de un doble sistema de nutrición, por un lado, por vascularización directa y, por el otro, por un sistema por imbibición proveniente del líquido sinovial.

La vascularización

Los tendones flexores reciben una vascularización en sus dos extremos a partir de su inserción muscular y ósea,

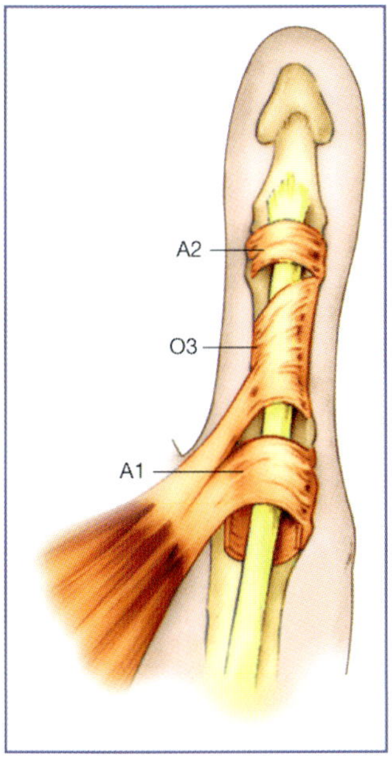

Figura 10.4 Las poleas del flexor largo del pulgar. El canal digital está constituido de dos poleas anulares A1 y A2, y una polea oblicua (O3).

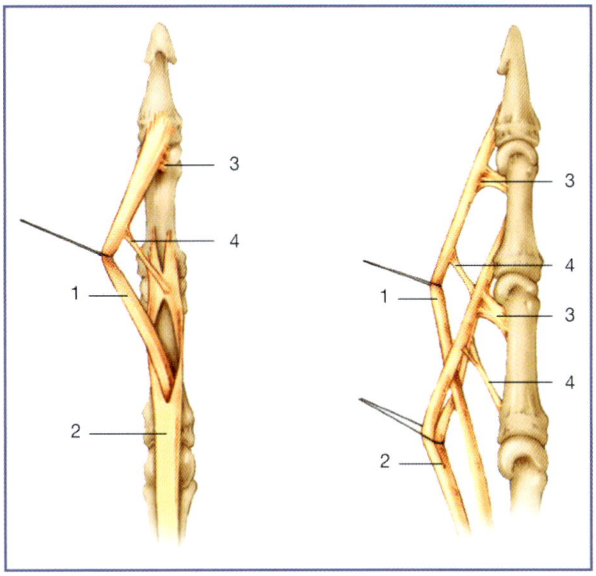

Figura 10.5 Organización del sistema vascular de los tendones flexores profundos (1) y superficiales (2) en el canal digital. Cada tendón está vascularizado por una víncula corta (3) y una larga (4).

por lo que solo aseguran la sobrevida del tendón a lo largo de algunos centímetros[39,43,44].

En los segmentos extrasinoviales, la vascularización es circunferencial en un tejido peritendinoso laxo y retinacular.

En el canal digital, la organización vascular es diferente. Los vasos se dirigen a la cara dorsal de los tendones por las vínculas[55]; cada uno de los flexores superficial y profundo está unido a una víncula corta y una larga (Figura 10.5). La vascularización proviene de las arterias diafisarias transversas retrotendinosas que se originan de las arterias colaterales de los dedos. El respeto de las vínculas es esencial para una buena nutrición de los tendones y, por lo tanto, para optimizar la cicatrización. La víncula del FCP está amenazada cuando se produce una avulsión del FCS, ya que en su excursión arranca el sistema vincular del FCP. Por este motivo, se comprende que el pronóstico de las reparaciones tendinosas está directamente ligado a la preservación de la vascularización vincular.

Pero la vascularización tendinosa es desigual, tanto longitudinal como transversalmente. El aporte vascular es dorsal y la zona palmar es, a veces, avascular, en particular en la decusación de los dos tendones. Longitudinalmente, la vascularización es rica a la altura de las vínculas y pobre en las zonas alejadas de ellas y frente a las poleas anulares, debido a la presión que estas ejercen sobre el tendón[45,46,55].

Estos datos anatómicos tienen consecuencias quirúrgicas que implican un respeto de las vínculas y de las anastomosis diafisarias transversas y, por ende, una reparación sistemática de las arterias colaterales que las alimentan. La exploración de una herida sospechada de lesión de los flexores debe preservar las conexiones posteriores de las arterias colaterales. Los tendones flexores deben ser extraídos de manera atraumática para evitar cualquier lesión suplementaria. En caso de avulsión con retracción significativa, se debe tratar de traccionar el tendón utilizando una varilla de silicona sin agravar la avulsión vincular. Por último, los hilos de suturas deben colocarse preferencialmente en la cara anterior del tendón para evitar su isquemia. Esta deducción lógica se contrapone por un estudio biomecánico que demuestra que el anclaje de la sutura es más sólido en posición posterior.

La bomba sinovial (Figura 10.6)

El líquido sinovial facilita el deslizamiento tendinoso, pero también su nutrición por un fenómeno de difusión y perfusión. La zona anterior del tendón, avascular, es la que se beneficia de la difusión del líquido sinovial. Este circula entre las fibras de colágeno para alimentar el metabolismo de los tendinocitos y, a continuación, es evacuado por el sistema vascular dorsal. Este mecanismo de bomba sinovial descrito por Weber[86] justifica la reparación de la vaina sinovial siempre que sea posible y la movilización precoz protegida para mejorar la nutrición y, por lo tanto, la cicatrización tendinosa.

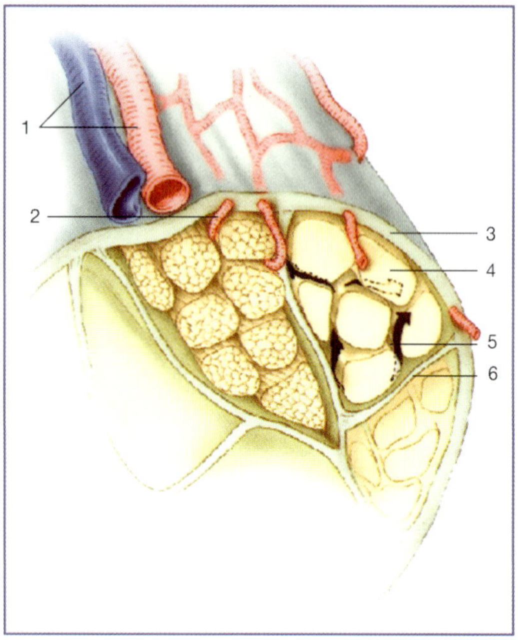

Figura 10.6 Mecanismo de nutrición del tendón por la bomba sinovial según Weber. El líquido sinovial difunde entre las fibras tendinosas para alimentar a los tendinocitos y, luego, ser evacuado por el sistema vascular dorsal. 1: Sistema vascular dorsal. 2: Sistema vascular intratendinoso; 3: Peritendón; 4: Fibra tendinosa; 5: Circulación de líquido sinovial entre las fibras; 6: Tabique fibroso.

La cicatrización tendinosa

El mecanismo de la cicatrización tendinosa es complejo y ha sido objeto de numerosos estudios. La cicatrización se consigue por dos mecanismos, uno extrínseco, que corresponde a la invasión fibroblástica de la zona reparada y otro intrínseco, que se debe a la capacidad de cicatrización propia del tendón[17]. Se realizaron numerosos estudios experimentales en animales (Hsu y Chang)[27], los cuales permitieron comprender mejor la síntesis de colágeno I y III (Russel y Manske)[63] (Berglund y col.)[5], la migración de los fibroblastos desde la periferia tendinosa hacia la zona central a reparar (Jones y cols.)[31] y la importancia de los factores de crecimiento FGF (factor de crecimiento de fibroblastos) y TGF beta (factor de transformación beta). Boyer y cols.[7] demostraron en el perro la elevación del VEGF (factor de crecimiento vascular endotelial) luego de siete días de la reparación tendinosa y por el lapso de una semana, lo que contribuye a mejorar la vascularización en la zona de cicatrización. Dalghren y cols.[16] evaluaron sobre el tendón del caballo los efectos de la IGF (factor de crecimiento de la insulina) que incrementa la producción de colágeno, lo que aumenta la resistencia de la cicatriz y disminuye el edema tisular. Tang[81] confirmó mediante sus trabajos en conejos, el incremento de la producción de colágeno I y de la proliferación celular bajo la acción del FGF. Gelberman y cols.[24] demostraron en perros que la inyección de PDGF-BB (factor de crecimiento derivado de plaquetas) en el sitio de la reparación tendinosa mejoraría la función a partir de la tercera semana.

La cicatrización extrínseca

Fue considerada, erróneamente, por Potenza[58,59] como el único medio de cicatrización del tendón. Esta invasión fibroblástica del tendón hipovascularizado por los tejidos circundantes mejor vascularizados genera adherencias. Un tendón extrasinovial podrá por remodelaje recuperar algo de movilidad tendinosa, pero en el canal digital dará lugar inexorablemente a un bloqueo tendinoso y, por lo tanto, habrá una pérdida de la función que requerirá una tenolisis secundaria.

Es a partir de esta observación que Bunnel[13] y Boyes[10] habían preconizado el abandono de la sutura primaria en la zona 2 para realizar la reparación tendinosa en forma secundaria, por medio de un injerto.

En realidad, si bien esta colonización fibroblástica parece inevitable, no debe impedir la reparación primaria como demostraron Verdan y Michon[84] por el principio de la sutura bloqueada. No obstante, lo que contribuye a limitar la colonización fibroblástica extrínseca es el rigor con que se realiza la técnica quirúrgica, por un lado, evitando lesionar al epitendón y el canal digital por maniobras instrumentales en el momento de buscar los extremos tendinosos y, por otro, utilizando material de sutura reabsorbible no inflamatorio, que permita una sutura axial que no produzca isquemia.

El restablecimiento de la estanqueidad epitendinosa contribuye igualmente a limitar la formación de adherencias. Los protocolos de movilización precoz son también indispensables para reducir el efecto mecánico de las adherencias.

La cicatrización intrínseca

A Lundborg[44,47] le debemos la perfecta demostración de que un tendón totalmente seccionado y privado de todo aporte vascular es capaz de cicatrizar sin adherencias, gracias al aporte exclusivo de líquido sinovial. Esta cicatrización se efectúa por una proliferación de células fibroblásticas provenientes del tendón, o por diferenciación de células vecinas que migran hacia la lesión acompañadas de una síntesis de colágeno. Inicialmente hay una síntesis de colágeno III; luego la combinación de factores químicos locales (citoquinas, metaloproteasas, TGF-beta) con las fuerzas mecánicas conducirá a un remodelado de la zona cicatricial.

Se entiende que ambos mecanismos de cicatrización, extrínseco e intrínseco, coexisten en diferentes proporciones según la naturaleza del traumatismo, la agresión quirúrgica, el tipo de reparación y el modo de reeducación posoperatoria.

En efecto, la movilización promueve la cicatrización intrínseca por el desplazamiento relativo de los tendones suturados entre sí y en relación con la vaina sinovial. En estado natural, la resistencia a este desplazamiento es muy baja gracias a la lubricación por el líquido sinovial y al revestimiento superficial del tendón. Así, un injerto tendinoso de un tendón extrasinovial, que ofrece un revestimiento un poco menos especializado ya es propenso a la abrasión y, por lo tanto, a las adherencias[2].

La sutura tendinosa, a su vez, provoca una fricción mucho mayor porque la superficie es aún más irregular. Las causas de la resistencia a la excursión tendinosa son múltiples[76]. Pueden estar relacionadas con el propio tendón por el edema de la zona afectada y, luego, por la constitución callo-tendinosa. El tipo de sutura utilizado, incluso perfectamente ejecutado, provoca una fricción dependiente de la técnica elegida: la presencia de nudos extratendinosos es irritante para la vaina y origen de bloqueos (especialmente si están ubicados en la cara anterior), los hilos transversales de los puntos axiales aumentan la resistencia, por lo tanto, son numerosos. La situación es aún menos favorable si la sutura es aproximativa: ensanchamiento en "parachoque de vagón" si la sutura axial es demasiado cerrada o, por el contrario, una brecha (*gap*) que conduce a un edema con turgencia de los muñones que puede bloquear el pasaje a través de la polea.

El protocolo de reeducación también tiene su influencia. La movilización pasiva permite un desplazamiento tendinoso de 3 mm a 4 mm, pero tolera mal una resistencia a la excursión tendinosa, lo que puede conducir a una fricción con plicatura del tendón sin movilización efectiva de la sutura. Una sutura con bajo coeficiente de fricción es entonces indispensable. La movilización activa permite luchar contra restricciones moderadas, pero ante tensiones más importantes sobre la reparación, como cuando existe edema digital y rigidez articular postraumática, se necesita una tracción mayor de lo normal para generar un movimiento activo. La sutura deberá ser aquí muy resistente.

El concepto de zona segura de Amadio ilustra este equilibrio[1]. Por un lado, la resistencia real de la reparación a las tensiones cíclicas *in vivo* es en realidad muy inferior a su resistencia máxima *in vitro*, debido a que la rotura se precipita por la aparición de una brecha. Por otro lado, es necesario aplicar una tensión mínima para compensar la fricción y ocasionar un movimiento de la sutura en la vaina.

Por último, con el tiempo, la cicatrización tendinosa reforzará el tendón y el riesgo de adherencias disminuirá. El futuro probablemente esté ligado a la ingeniería tisular aplicada a los tendones flexores para mejorar la velocidad de cicatrización intrínseca, por medio de la introducción directa de una matriz que contenga los elementos celulares y químicos necesarios y por la aplicación de una capa semipermeable y lubricante alrededor de la sutura para evitar adherencias[71,72,73,91,92,93].

Con todo esto se garantizará la alquimia de todos los factores. Así, la cicatrización intrínseca será dominante en el caso de una sección neta que, reparada de la manera más atraumática posible, reconstituya la estanqueidad del epitendón y de la vaina sinovial[30,54], y autorice una movilización precoz protegida que reactivará la bomba sinovial.

Mecanismo de las lesiones

Las heridas de los tendones flexores

El **interrogatorio** es esencial para determinar el mecanismo que produjo la lesión de los tendones flexores. Si el dedo esta flexionado en el momento del accidente, el extremo distal de los tendones seccionados estará situado a distancia de la lesión cutánea una vez que el dedo se coloque en extensión (Figura 10.7 a). Durante la exploración de una herida en los flexores, es esencial proceder a una inspección rigurosa del tendón sobre todo su recorrido. Además, una extracción cautelosa usando un gancho permite detectar una lesión "escalonada".

En el caso de una lesión con el dedo en flexión, se deberá prolongar la herida hacia distal para exponer la futura zona de sutura. Cuando la lesión se produce con el dedo en extensión, la herida deberá prolongarse proximalmente para recuperar el muñón proximal (*v.* Figura 10.7 b). Si la fuerza muscular aplicada en el momento del accidente es importante, el extremo proximal del tendón flexor estará retraído varios centímetros hacia proximal y producirá un verdadero efecto de "latigazo", que arrancará todas la vínculas esenciales para la nutrición del tendón.

Es conveniente precisar la naturaleza del agente causante de la lesión y su grado de contaminación y también hay que diferenciar las secciones por contusión de las secciones netas, cuyo pronóstico es más favorable.

Si bien el diagnóstico de las lesiones de los tendones flexores es habitualmente fácil cuando se trata de pacientes colaboradores, en cambio es muy difícil en los niños. Ante la menor duda, es prudente realizar una exploración

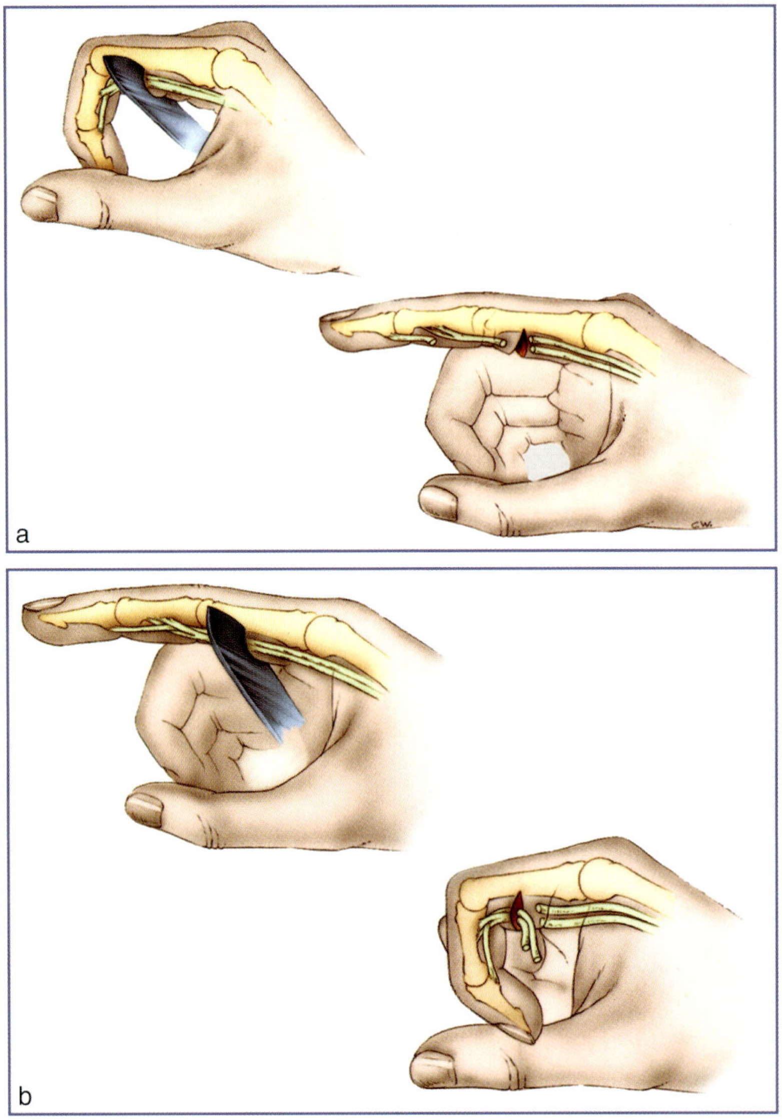

Figura 10.7 a Si la sección se efectúa con el dedo en flexión, los extremos distales de los tendones se encontrarán a distancia de la herida una vez que el dedo se coloque en extensión. **b** Una sección del dedo en extensión facilita la recuperación de los extremos distales de los tendones flexionando las articulaciones interfalángicas.

quirúrgica completa de la herida. En las secciones parciales de los tendones es particularmente cierto que el riesgo de rotura posterior es importante si, luego del simple cierre de la piel, se permite una movilización activa precoz.

El **examen clínico** de la mano suele ser suficiente para realizar el diagnóstico de lesión de los tendones flexores, ya que se interrumpe el efecto natural de cascada de los dedos. Fisiológicamente, cuando la muñeca se encuentra en posición neutra, los dedos se flexionan progresivamente desde el índice hasta el meñique.

Cuando el paciente no puede ser examinado o no está lo suficientemente relajado para observar este fenómeno de cascada, la prueba de la presión sobre el antebrazo es útil para detectar una lesión distal. Cuando está preservada la continuidad de los tendones flexores, una presión ejercida sobre la masa muscular anterior del antebrazo produce una flexión de todos los dedos, pero esta prueba es global y no permite revelar las lesiones tendinosas parciales. Los efectos de tenodesis de la muñeca también constituyen un medio fiable para evaluar la continuidad de los tendones flexores. La extensión de muñeca provoca la flexión de los dedos, caso contrario, estos permanecerán en extensión si existe una sección tendinosa.

Cuando el paciente es colaborador, la solicitación activa de los tendones precisará el diagnóstico. El flexor profundo es evaluado (Figura 10.8 a) manteniendo en extensión la MF y la IFP y pidiendo al paciente que flexione la interfalángica distal; solo el flexor profundo en continuidad es capaz de activar esta flexión. La evaluación del flexor superficial exige que todos los dedos sean mantenidos en extensión, salvo el dedo examinado. Es entonces cuando se

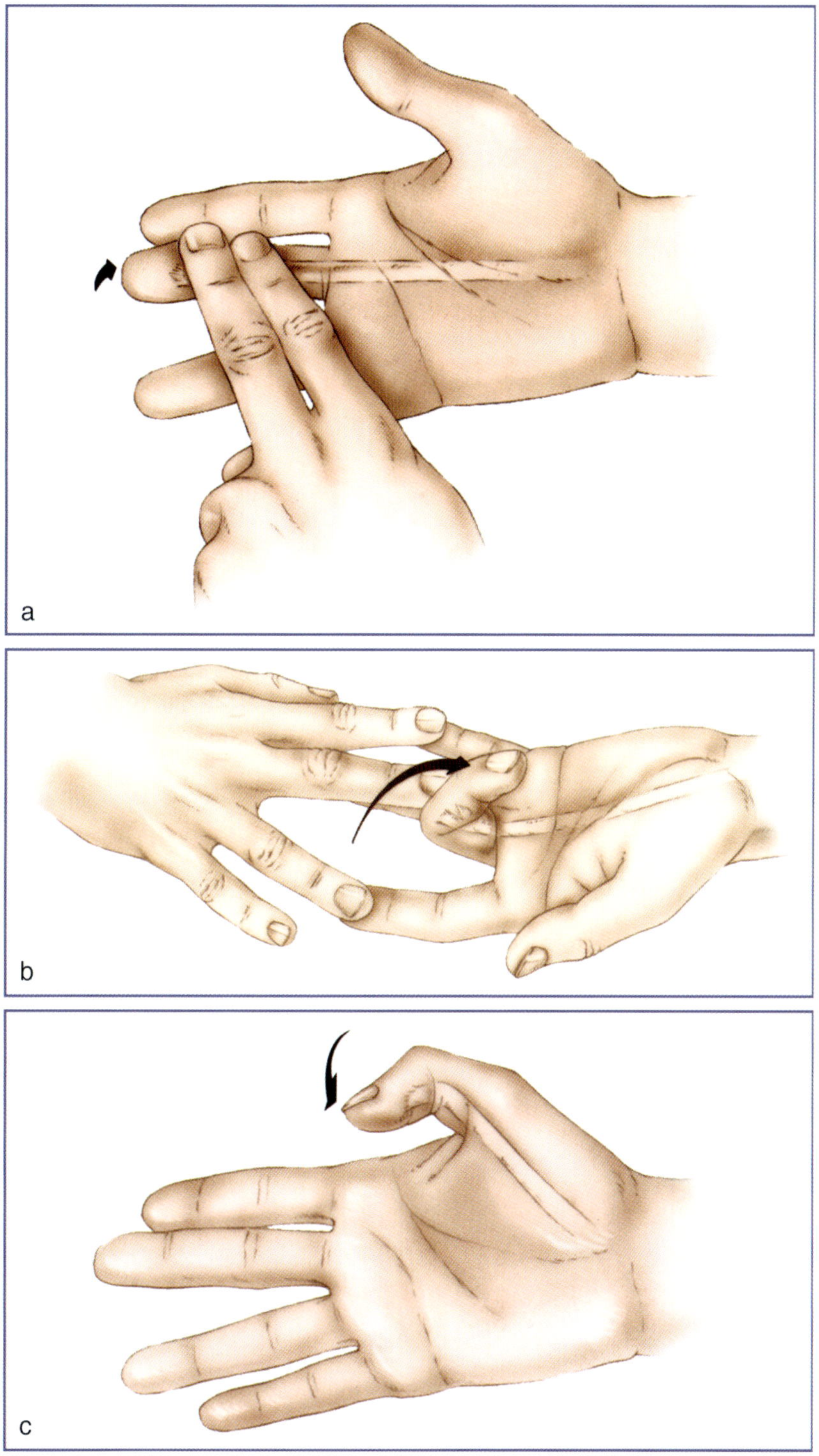

Figura 10.8 a Prueba del flexor profundo: la MF y la IFP se mantienen en extensión, el paciente debe realizar una flexión activa de la IFD. **b** Prueba del flexor superficial: Todos los dedos se mantienen en extensión. El dedo que se prueba está libre. Solo el flexor superficial intacto puede flexionar la IFP. **c** Prueba del flexor largo del pulgar: el paciente debe flexionar activamente la interfalángica.

le pide al paciente que flexione el dedo; solo el flexor superficial es capaz de flexionar la interfalángica proximal (Figura 10.8 b). En un tercio de los casos, esta prueba es negativa en el meñique, porque el tendón superficial es deficiente o está ausente.

La evaluación de las **lesiones asociadas**, en particular en los casos de aplastamiento o contusión, debe ser minuciosa, ya que todas las fracturas articulares, periarticulares o diafisarias pueden comprometer el pronóstico funcional de la mejor reparación tendinosa en la medida que el callo óseo modifique la anatomía del canal digital y genere adherencias tendino-periósticas. El tratamiento simultáneo de todas las lesiones en un prerrequisito para la movilidad precoz.

La lesión de los nervios colaterales será investigada mediante la prueba de discriminación de dos puntos, a veces difícil de realizar e interpretar en la urgencia: la profundidad de la herida, el agente vulnerante (chapa, vidrio) y la orientación de la herida deben hacer temer una lesión nerviosa.

El estado de vascularización de la mano y de los dedos condiciona también el pronóstico, pero, sobre todo, determina el grado de urgencia real de la lesión de los tendones flexores. La vascularización digital debe restablecerse para permitir una cicatrización tendinosa conveniente y una buena troficidad digital. Está demostrado que la sección de las dos arterias colaterales de los dedos no reparadas, compromete definitivamente el resultado funcional, cualquiera sea la calidad de la reparación de los tendones flexores. En efecto, si el dedo queda vascularizado a pesar de esta lesión, la hipovascularización crónica inducirá un daño a la cicatrización tendinosa y a la troficidad digital, lo que deteriorará el resultado. El estado de vascularización de los dedos se evaluará por el llenado del pulpejo, por la velocidad de recoloración del lecho ungueal y, sobre todo, por la realización de una prueba de Allen digital.

La prueba clínica para evaluar la flexión activa del flexor largo del pulgar es sencilla (Figura 10.8 c). Esta consiste en solicitar al paciente que flexione la interfalángica del pulgar. Sin embargo, aunque el tendón del flexor largo esté seccionado a nivel de la segunda falange, si la víncula corta permanece insertada en la placa palmar, es posible obtener una flexión sin fuerza, pero efectiva, de la interfalángica. Es por esto que la prueba clínica del flexor largo del pulgar, debe hacerse siempre contra resistencia del dedo del examinador.

Las lesiones cerradas del aparato flexor

Las roturas subcutáneas de los tendones flexores conciernen esencialmente al flexor profundo en su inserción distal en la falange. Conviene distinguir las roturas debidas a las lesiones del tendón provocadas por la evolución de una poliartritis reumatoidea o por una atrición tendinosa contra un plano duro de las lesiones traumáticas, ya que la calidad del tendón es muy diferente.

La rotura subcutánea del FCP o "dedo de jersey" (*jersey-finger*)

Mecanismo y definición: El "dedo de jersey" es la desinserción del flexor (FCP o más raramente FPL) asociado o no a una fractura F3. Es al flexor lo que el "dedo en martillo" (*mallet-finger*) es al extensor. Se produce cuando una fuerza extrínseca muy importante en extensión pasiva IFD es ejercida contra una tentativa de resistencia por parte del FCP. Algunos deportes están más expuestos a estas lesiones: rugby, fútbol americano, judo, etc. El accidente se produce cuando el paciente trata de mantener al adversario por la camiseta que se escapa. En la mayoría de los casos, la lesión compromete al cuarto dedo por razones anatómicas bien descritas. Por un lado, la inserción del FCP es más débil mecánicamente en el cuarto dedo y las interconexiones tendinosas son responsables de una menor autonomía de este rayo. Por otro lado, en posición de semiflexión, la punta de este dedo desborda el pulpejo de sus vecinos, por lo que es más vulnerable al "enganche".

Diagnóstico y clasificación: El diagnóstico es a menudo evidente y, además, esta patología es bien conocida en los círculos deportivos profesionales. Fuera de este contexto, el diagnóstico a veces demora más tiempo, lo que compromete el tratamiento y el resultado esperado. El paciente refiere un traumatismo compatible, con sensación de "chasquido" brutal. La exploración de superficie buscará una equimosis con edema digital. El examinador atento encontrará la pérdida de flexión activa potente de la IFD y, a veces, una limitación de la flexión IFP, cuando el muñón tendinoso está incrustado en la decusación del FCS. El muñón proximal apelotonado se percibe, a veces, por palpación sobre el trayecto digital o al lado de la articulación metacarpofalángica, lo que implica la rotura de las víncula s. La realización de una radiografía es indispensable para la búsqueda cuidadosa de un fragmento óseo en la cara anterior del dedo. En caso de duda, pueden proponerse una ecografía o una resonancia magnética, pero no deben en ningún caso diferir más de una semana.

La clasificación Leddy y Packer[38] describe las eventuales lesiones en tres tipos, a los que se le añadieron secundariamente dos tipos adicionales (Figura 10.9). El tipo 1: es la avulsión tendinosa retraída a la altura de la MF: el sistema vincular completo está avulsionado y el riesgo de retracción tendinosa rápida es importante. En el tipo 2, el muñón tendinoso se ha quedado atascado en la decusación del FCS: la víncula larga permanece indemne y la reparación todavía es posible a las tres semanas o más. En el tipo 3, la aparición de una fractura de la inserción del FCP permite la detención del fragmento óseo en el orificio distal del canal digital con preservación de la víncula corta y poca retracción. En el tipo 4 descrito por Smith[67], raro, el tendón esta desinsertado del fragmento óseo de un tipo 3. El tipo 5, finalmente, combina el arrancamiento óseo y una fractura transversal de F3[61].

El tratamiento de estas lesiones debe realizarse precozmente, ya que la cirugía secundaria es muy difícil (Tabla 10.1). La calidad del resultado y el tipo de tratamiento dependerán de la frescura y del tipo de lesión. En el caso de una lesión reciente, la reparación es el tratamiento de elección. La reinserción se realizará mediante un *pull out* o con un miniarpón, según las costumbres del cirujano (Figura 10.10).

El tratamiento de la rotura subcutánea del FCP es más difícil en diferido, debido a la retracción del tendón y la adherencia cicatricial del muñón, lo que limita la restauración de una longitud adecuada. Además, la vaina digital se colapsa y el pasaje tendinoso se hace imposible. La función del dedo será evaluada con precisión, particularmente la IFP y el FCS para orientar el tratamiento propuesto: el FCS no será sacrificado por una hipotética restauración del FCP. Si la vaina digital es permeable y la articulación IFD es funcional, el tratamiento hará uso de un injerto tendinoso en uno o dos tiempos, de acuerdo con las condiciones cicatriciales locales. En el caso de que el canal digital esté colapsado o la articulación IFD esté fracturada, con una función indemne del FCS y la IFP preservada, el tratamiento más razonable es una artrodesis IFD. La abstención podrá proponerse cuando en la articulación IFD se haya producido una tenodesis o capsulodesis "natural" y no se encuentre en hiperextensión.

Las roturas subcutáneas por atrición tendinosa

Estas son de aparición progresiva e indolora por distensión de la zona lesionada. Un dolor crónico, a menudo, es referido en las semanas precedentes sobre la zona de conflicto. La rotura se completa con relación a un esfuerzo adicional. Durante la reparación, identificar el tendón lesionado puede ser complicado ya que existe una gran adherencia entre los tendones distendidos y de los muñones rotos a los

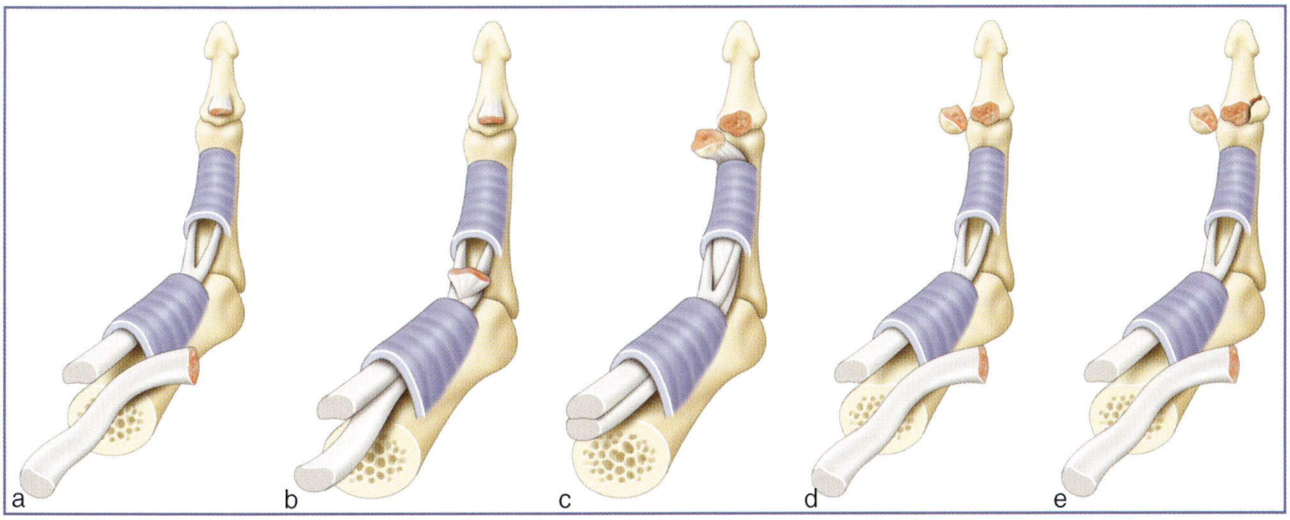

Figura 10.9 Clasificación del "dedo de jersey" según Leddy y Packer modificada. **a** Tipo I: El FCP está retraído a la palma, proximal a la polea A1. La desvascularización y el riesgo de acortamiento tendinoso son máximos. **b** Tipo II: El FCP esta incarcerado en la decusación FCS, a media altura del canal digital. **c** Tipo III: El FCP tiene su inserción ósea que está enclavada a la entrada de la polea A4. **d** Tipo IV: Se trata de un tipo 3 en la que el FCP está disociado del fragmento óseo incarcerado a la entrada de la polea A4. **e** Tipo V: Se trata de un tipo 3 con trazos fracturarios en la base de F3 de difícil reparación.

Tabla 10.1 Clasificación y manejo de las lesiones de "dedo de jersey"

Lesión de Leddy y Packer mod.	Lesión	Urgencia de atención	Pronóstico	Tratamiento en urgencia
Tipo I	Desinserción pura, retracción a la MF	Urgencia ++++ Riesgo mayor de retracción	Vascularización tendinosa - Demora en la atención Retracción del FCP importante y rápida Colapso del canal digital	Reinserción
Tipo II	Desinserción pura, retracción a la decusación del FCS	Reparable hasta tres semanas, a veces más, en función de la retracción	Vascularización tendinosa ± Demora en la atención Retracción Colapso del canal digital distal Rigidez IFP	Reinserción
Tipo III	Fractura de la base de F3 Enclavamiento sobre A5	Poca retracción Buena perfusión tendinosa Reparación a distancia posible	Inestabilidad de la IFD según el tamaño del frag. Lesión IFD + rigidez. Buena vascularización. Canal digital permeable	Tornillo - gran fragmento. Reinserción por *pull out* o arpón - pequeño fragmento
Tipo IV	Fractura de la base de F3 + Desinserción FCP del fragmento enclavado	Urgencia +++	Símil tipo 1 y 3: ▪ Consecuencias IFD ▪ Consecuencias FCP	▪ Osteosíntesis o escisión del fragmento según el tamaño ▪ Reinserción por *pull out* en aposición
Tipo V	Fractura de la base de F3 + Fractura transversal de F3	Urgencia +++	Ídem Movilización inmediata a menudo imposible, con adherencias y resultado funcional pobre	Osteosíntesis con tornillo o clavija Artrorrisis en ligera flexión Reinserción por *pull out* en aposición

tendones adyacentes. Aquí, la reparación necesita frecuentemente de un injerto intercalar.

La rotura de los flexores del cuarto y quinto dedo sobre el gancho del ganchoso

El gancho del ganchoso, que sirve de polea de reflexión, es origen de la abrasión tendinosa para los flexores del cuarto y quinto dedo (Figura 10.11). El injerto intercalar es el tratamiento de elección. Una alternativa es hacer una tenodesis lateral con el flexor adyacente (D4 y D3), distal al retináculo anterior, utilizando la misma técnica de las transferencias tendinosas en una mano paralítica.

La rotura del flexor largo del pulgar (artritis reumatoidea, artrosis escafo-trapecio-trapezoidea [STT], material de osteosíntesis)

El FPL es vulnerable en su paso por la muñeca. Puede ser erosionado sobre una placa de osteosíntesis de radio, colocada en una posición demasiado baja o sobre un tornillo de osteosíntesis de escafoides móvil o demasiado largo, o estar asociado a una consolidación viciosa en extensión de radio. También puede ser invadido y debilitado por los osteofitos de una articulación STT artrósica o por la sinovitis agresiva de la artritis reumatoidea. El injerto intercalar es el tratamiento de elección, pero, si la lesión lleva demasiado

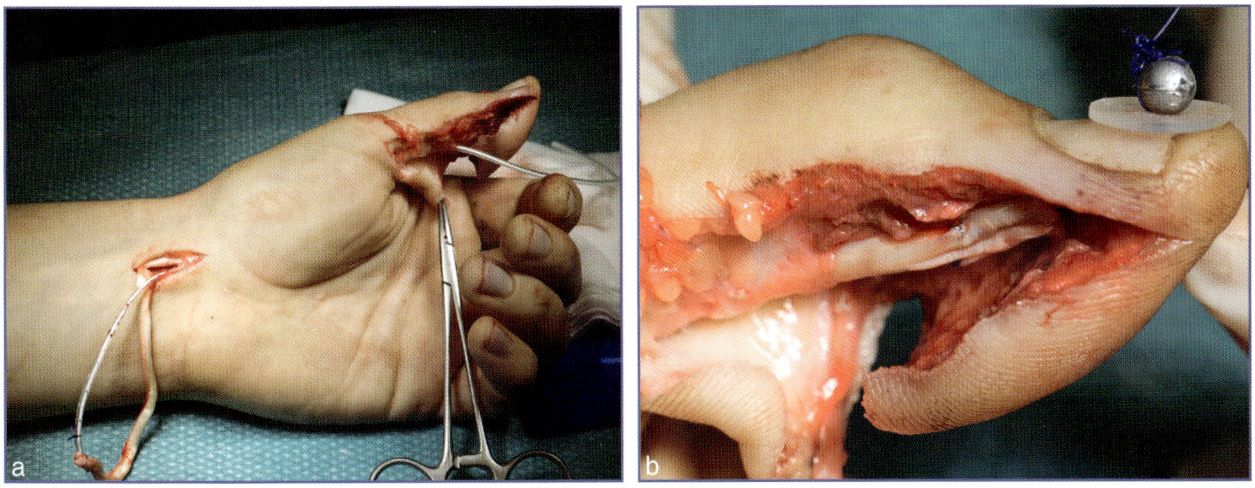

Figura 10.10 "Dedo de jersey" del pulgar de tipo 1. **a** El flexor largo del pulgar es recuperado al nivel de la muñeca y traccionado por un catéter. **b** Fijación en *pull out* ungueal.

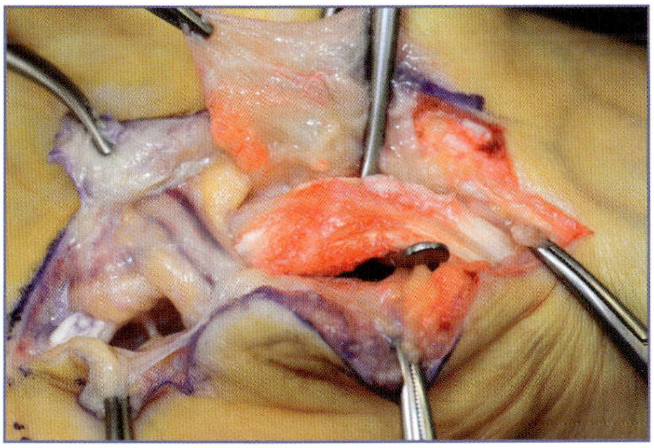

Figura 10.11 Atricción de los flexores profundos del cuarto y quinto dedo en relación con el gancho del ganchoso.

tiempo, puede proponerse la transferencia del FCS del cuarto dedo si es que existe una atrofia del cuerpo muscular o una retracción proximal importante. En los casos difíciles, la artrodesis de la IF del pulgar permite también la obtención de un pulgar estable y poderoso.

La rotura subcutánea de las poleas

El sistema de poleas permite la transmisión óptima de las fuerzas desarrolladas por los tendones flexores. Las poleas pueden romperse durante una escalada o debido al levantamiento de objetos muy pesados. Alrededor del 26% de los escaladores de competición presentan una rotura de polea[62], que altera a veces definitivamente su *performance*. La lesión compromete con mayor frecuencia a la polea A2, y menos frecuentemente a la polea A4. El agarre de tipo arqueado (con palma de la mano alejada de la pared) está habitualmente más implicado que el agarre de tipo pinza (garra, con la palma contra la pared).

El diagnóstico de la lesión es conocido en el medio deportivo y el retardo en el tratamiento está frecuentemente vinculado con el intento de continuar con la actividad a pesar del dolor. El mecanismo es evocador con una sensación de chasquido que hace que suelte el dedo. A veces, el dolor crónico durante las semanas precedentes es una señal de prerrotura. Al examen se observa un edema digital con movilidades activas y pasivas casi normales. La palpación lateral del aparato flexor es dolorosa sobre F1. Una ecografía confirma la lesión. Lo mejor es un examen dinámico, comparativo, que busque un efecto de "cuerda de arco" (*bowstringing*) durante un agarre arqueado contra-resistencia. La aparición de un despegamiento tendinoso de más de 2 mm es anormal[62].

El tratamiento suele ser conservador mediante anillo termoformado o en Velcro® no extensible por un período de seis semanas (Figura 10.12). Se debe evitar cargar sobre ese punto durante tres meses y la escalada con agarre arqueado por seis meses. El tratamiento conservador permite la formación de un tejido cicatricial mecánicamente más débil que la polea nativa, pero, por lo general, suficiente. Ocasionalmente, un tratamiento quirúrgico puede estar indicado en un escalador de alto nivel, en presencia de una lesión fresca (antes de los tres meses)[90], con una polea insuficiente que se traduce por una cuerda de un arco identificada por una ecografía[85]. La reconstrucción con la técnica de Lister, que utiliza un injerto de retináculo extensor, es de nuestra preferencia. La cara sinovial del injerto se aplica contra el tendón y el retináculo es suturado en tensión, con el dedo en ligera flexión, a los restos laterales de la polea mediante el pasaje transtisular de hilo PDS® 4/0. La

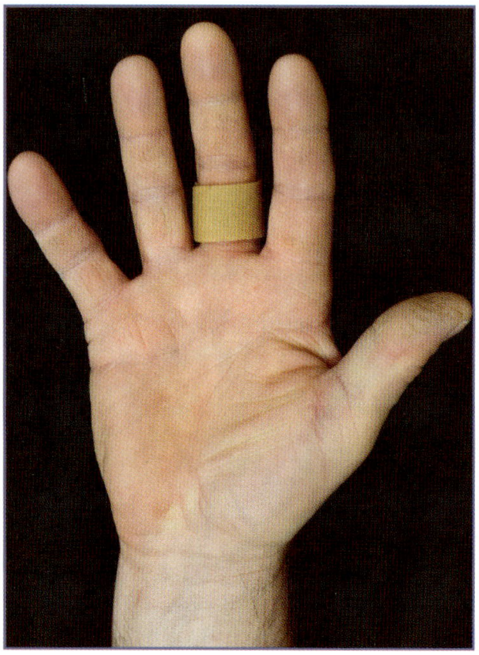

Figura 10.12 Rotura subcutánea de la polea A2 tratada con un anillo en Velcro® durante seis semanas.

reparación es protegida con una férula que evita la extensión dorsal y con un anillo de material termoformado por seis semanas, seguido por un anillo solo por otros tres meses. La movilización activa se lleva a cabo sin resistencia desde el principio[85].

Métodos de tratamiento

Los avances en el conocimiento de la anatomía del aparato flexor, de sus exigencias biomecánicas, de su sistema de nutrición y de su cicatrización han permitido un abordaje coherente de la reparación de sus lesiones, que contribuye a mejorar de manera significativa los resultados funcionales. Actualmente, estamos alejados del concepto de Boyes[8,9,10] quien consideraba que toda lesión del aparato flexor en la "tierra de nadie" o zona 2 o en el canal digital debía ser objeto de un desbridamiento y un cierre cutáneo primario, para efectuar en forma secundaria un injerto. La cirugía de los tendones flexores debe ser siempre realizada por cirujanos que posean un buen conocimiento de la anatomía de la mano, entrenados para una cirugía meticulosa y que dominen las técnicas de microcirugía. La noción del microtraumatismo quirúrgico debe estar siempre presente en el espíritu del cirujano. Potenza[58,59] demostró que cada agresión en la zona del peritendón induce a una proliferación fibroblástica, es decir a las adherencias. Es recomendable, entonces, operar a estos pacientes con un medio de magnificación óptico durante la disección y la reparación tendinosa: las lupas binoculares con un aumento 4x son en general suficientes, pero, si es necesario reparar un pedículo neurovascular, conviene recurrir a un aumento superior a 16X, que solo el microscopio quirúrgico puede ofrecer.

Vías de abordaje

La vía de abordaje debe permitir la mayor comodidad para reparar los tendones y los pedículos neurovasculares. En los dedos, las incisiones dorsolaterales tienen la ventaja de ser realizadas en zonas de poca tensión cutánea, pero, en cambio, estas permiten controlar un solo pedículo vásculonervioso y el acceso al canal digital no siempre es fácil. Por estos motivos, una herida transversal u oblicua será prolongada mediante una incisión de Brunner o en "bayoneta" (Figura 10.13). Se debe proceder al desbridamiento de toda el área contusa para prevenir una infección o una necrosis secundaria con exposición de la reparación. El cirujano debe

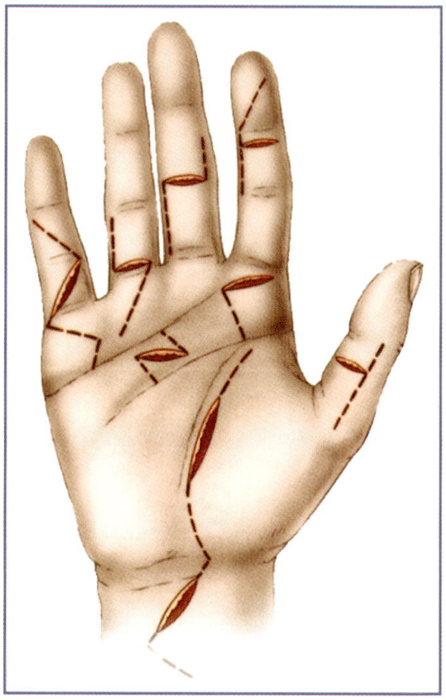

Figura 10.13 Vías de abordaje. Deben prolongar al mínimo las heridas, para facilitar la reparación tendinosa y vasculonerviosa. Las incisiones en "bayoneta", en "T" y en zigzag son las más utilizadas. Una contra-incisión en el pliegue palmar distal es a menudo necesaria para recuperar los extremos tendinosos. Las lesiones en la palma de la mano se agrandan por incisiones en zigzag para continuarse, si es necesario, sobre una vía de abordaje clásica del canal carpiano.

planificar la cobertura cutánea desde el abordaje quirúrgico para no eliminar ciertas opciones de colgajos, antes de considerar cualquier reconstrucción tendinosa o pedicular. Siempre que sea posible, la cobertura será de preferencia homodigital (*v.* el Capítulo 9). Para una exposición de "bayoneta", nuestra preferencia es un colgajo de Hueston, de un lado y del otro de la herida, lo que facilita la cobertura sin tensión, con una exposición perfecta del aparato flexor.

No debemos olvidar que la lesión tendinosa no siempre está situada frente a la lesión cutánea. La exposición será prolongada distalmente, en caso de una sección en flexión y proximalmente en el caso de una sección con retracción tendinosa o por un mecanismo de avulsión.

La reparación tendinosa se llevará a cabo mediante la apertura de las poleas cruciformes.

Recuperación de los extremos tendinosos (Figura 10.14)

Toda maniobra instrumental a ciegas dentro del canal digital producirá lesiones que provocarán la colonización fibroblástica y, por consiguiente, la formación de adherencias. Es esencial, por lo tanto, identificar la posición de los extremos del tendón y acercarlos de la forma menos traumática posible. El extremo distal del tendón flexor es bastante fácil de localizar mediante una simple flexión del dedo, en cambio, el extremo proximal puede haber sufrido un verdadero "latigazo" que provoca su retracción hasta la palma de la mano. Para conocer el nivel exacto de la retracción, nosotros acostumbramos utilizar una varilla de silicona (tendón conformador universal marca Arex®) que se introduce en la vaina a través de la herida, hasta que hace tope con el extremo tendinoso proximal retraído. Basta entonces con realizar una contraincisión en el canal digital o en la palma de la mano, para recuperar el extremo tendinoso proximal[51]. Comenzamos entonces la sutura del tendón según el principio de Tsuge[83]. Se solidariza el cabo tendinoso con la varilla de silicona y, luego, se la extrae de manera no traumática a través del canal digital. Para evitar cualquier tensión en la zona de sutura, el extremo proximal del tendón es fijado por medio de una pequeña aguja intradérmica que atraviesa el canal digital y el tendón flexor, lo que permite terminar la sutura axial del tendón sin tensión y realizar la sutura peritendinosa (*v.* Figura 10.10).

Técnicas de reconstrucción de las poleas

Las poleas son indispensables desde el punto de vista biomecánico para la correcta función de los flexores superficial y profundo. Su resección parcial puede ser legitimada para proceder a una mejor sutura tendinosa, en cambio su escisión total debe descartarse, en particular para las poleas A2 y A4. Solo las poleas cruciformes pueden ser sacrificadas.

En los accidentes muy graves de los dedos, las poleas pueden ser destruidas por el propio traumatismo y, por lo tanto, es inútil intentar una reparación primaria de los tendones flexores sin una reconstrucción previa de las poleas. Son varias las técnicas que se utilizan en función de las condiciones locales y la extensión de las lesiones por tratar.

La **técnica de fijación transósea** como la preconizara Michon[53] utiliza como injerto para la reconstrucción de la polea al palmar menor (*palmaris longus*) o bien se sacrifica un tendón flexor superficial. Con un instrumento de punta cuadrada se atraviesa el esqueleto de la falange, y el doble paso del tendón en este orificio asegura su fuerza de cierre y permite la movilización precoz (Figura 10.15 a).

La **técnica de Lister**[41] permite reconstruir poleas mucho más largas y por lo tanto biomecánicamente más eficaces. Esta utiliza el ligamento retinacular dorsal del carpo, cuya superficie de deslizamiento es de calidad (Figura 10.15 b). Se introduce alrededor de la falange por detrás del tendón extensor y nunca se interpone entre este y el periostio. La longitud de la polea asegura un buen funcionamiento del aparato flexor, pero la fragilidad de su fijación obliga a protegerla con un anillo cuando se desea una movilización protegida posoperatoria. Cuanto más larga es la polea, mejor será la función de la flexión de los dedos.

La **técnica del nudo corredizo** es propuesta para reconstruir la polea A2. El palmar menor es colocado en bucle alrededor de la primera falange, se extraen sus dos extremos por el bucle y se les imprime una tracción sólida para ser suturados luego con un PDS® 2/0 (*v.* Figura 10.15 c). La polea es ancha y la puesta en tensión aplica fuertemente los tendones flexores sobre la primera falange.

La **técnica de Welby**[37] consiste en hilvanar un injerto tendinoso libre en los restos de la polea en forma de un corsé. La longitud de la polea reconstruida es importante, pero la calidad de la reparación depende de la solidez y del amarre de los residuos de la poleas (*v.* Figura 10.15 d).

La **reconstrucción de la polea A4 mediante una bandeleta de FCS pediculado en distal** también es posible. Se preserva la inserción ósea distal del hemi-FCS, que ofrece una fijación sólida, y el muñón proximal se sutura después de pasar por los restos de polea al lado opuesto[56]. Esta técnica es muy útil, ya que el sacrificio de una hemi-bandeleta FCS permitirá al mismo tiempo mejorar la excursión tendinosa (*v.* Figura 10.15 e).

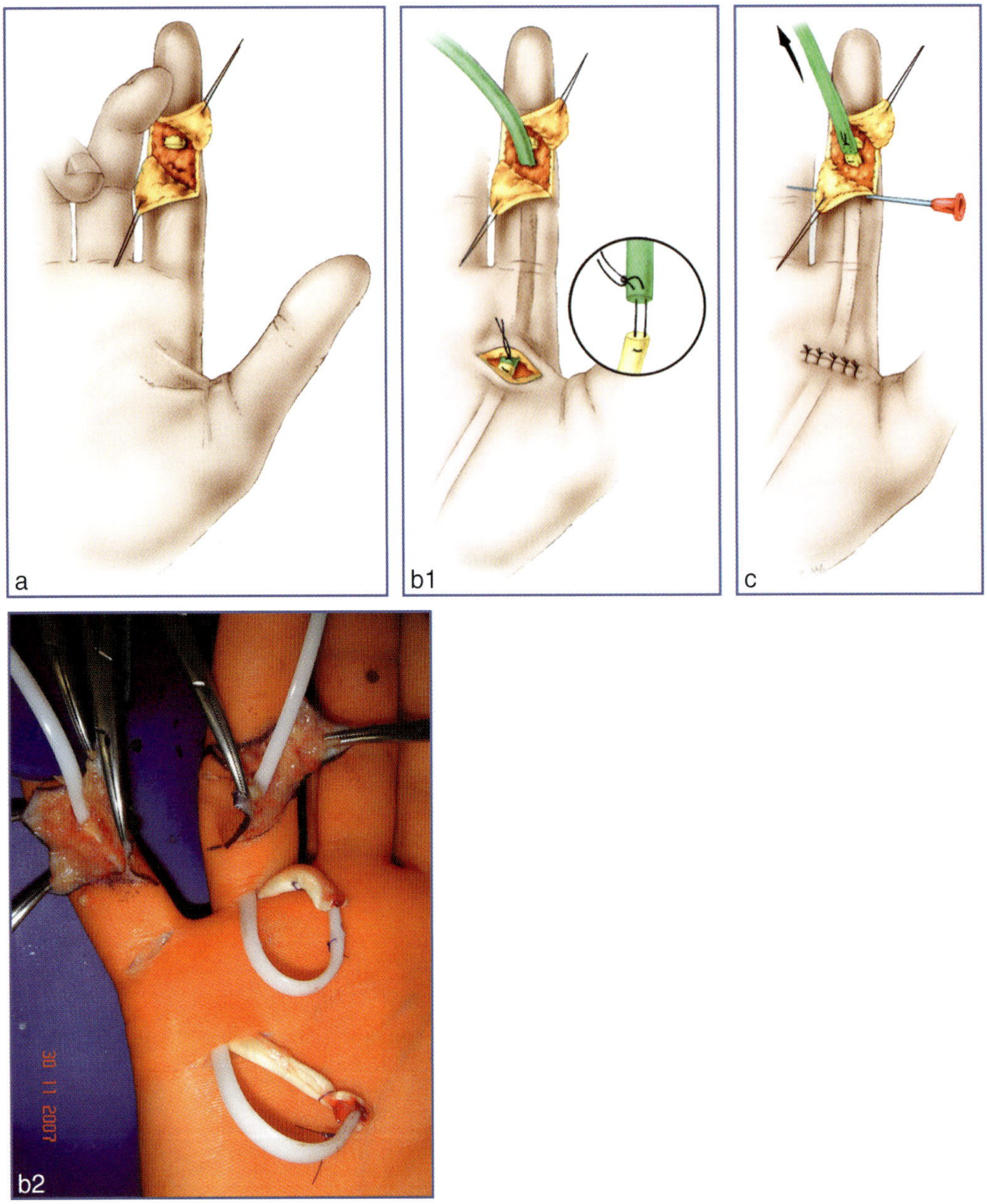

Figura 10.14 Método de extracción atraumática de los tendones flexores. **a** Un tendón conformador universal de silicona (Arex®) se introduce por la herida hasta hacer tope contra el o los tendones seccionados. **b1, b2** Una contraincisión permite solidarizar la varilla de silicona al tendón utilizando el principio de la sutura axial de Tsuge. **c** El tendón extraído se fija entonces al canal digital por medio de una aguja intradérmica.

Elección de las técnicas de sutura (Figura 10.16)

La sutura tendinosa debe seguir reglas muy precisas. En primer lugar, debe restaurar la anatomía del tendón y evitar su deformación, ya que podría bloquearse en el canal digital; por otro lado, no debe producir isquemia ni provocar la necrosis del tendón y, finalmente, debe ser lo suficientemente sólida para permitir una movilización precoz protegida.

La sutura axial, la clave de la solidez: Numerosos trabajos experimentales demostraron que, multiplicando las suturas axiales o los puntos en cuadro, se aumenta la resistencia de la reparación. Pero la acumulación de material de sutura y los numerosos pasajes de la aguja en el peritendón no hacen más que alterar su vascularización intrínseca e incrementar el riesgo de adherencias, con lo que se impide el normal deslizamiento del tendón. Una importante experiencia de más de quince años nos ha mostrado que la

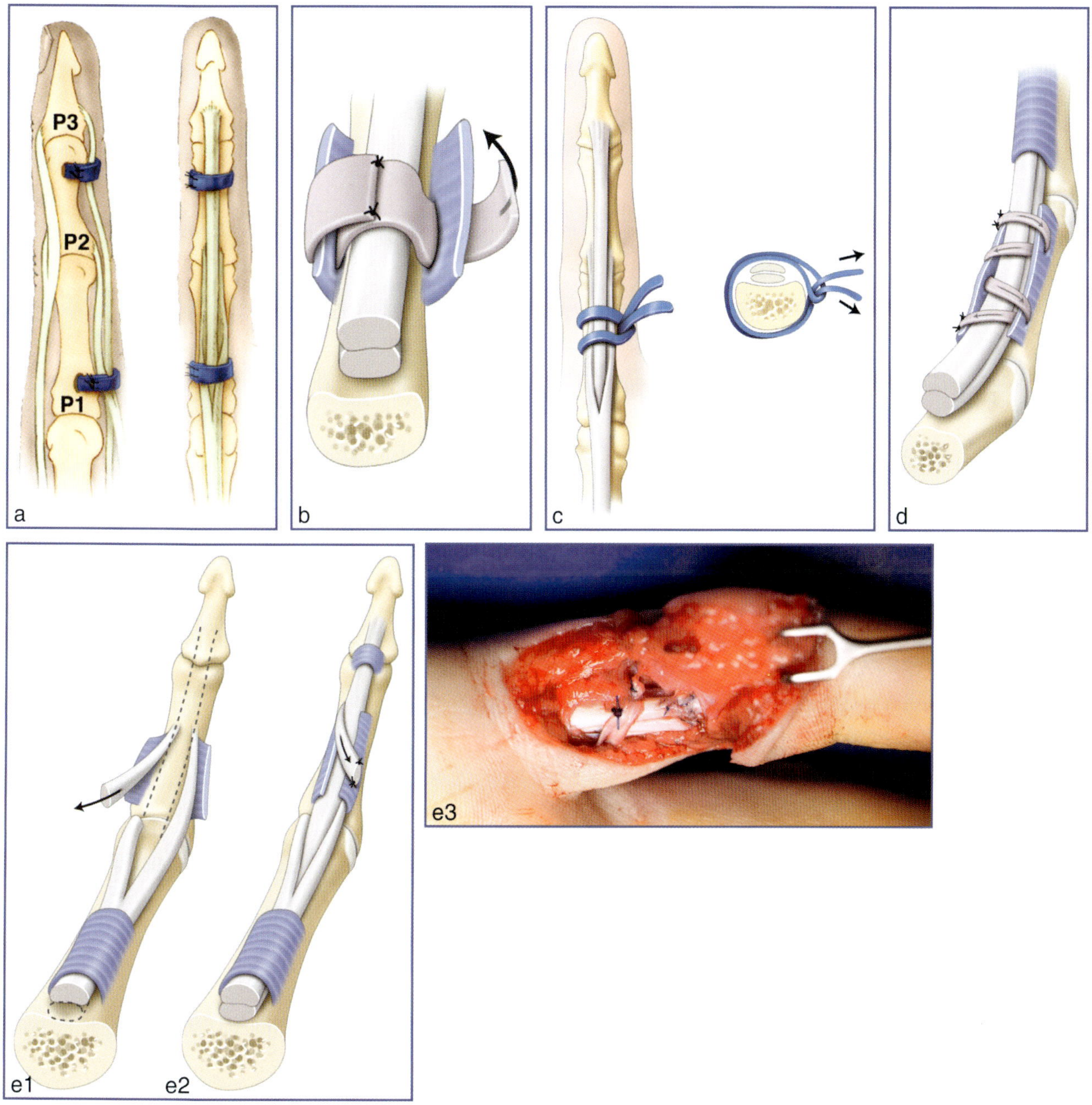

Figura 10.15 Técnicas de reconstrucción de las poleas. **a** Técnica de reconstrucción de las poleas A2 y A4 según Michon. El injerto tendinoso es fijado de forma transósea sobre F1 y F2. Un doble pasaje del injerto asegura un bloqueo suficiente para permitir una movilización precoz. **b** Técnica de reconstrucción según Lister modificada. El ligamento retinacular dorsal del carpo o un injerto tendinoso se fija sobre el remanente de la polea. **c** Técnica de reconstrucción de la polea A2 según el principio del nudo corredizo. Se coloca el palmar menor en bucle alrededor de la primera falange. Sus dos extremos son extraídos por el bucle y son suturados con un hilo de PDS® 2/0. **d** Técnica de Welby; el injerto es hilvanado a través de la polea remanente. **e1** Reconstrucción de la polea A4 con una hemibandeleta del FCS, que guarda su inserción sobre F2 y viene a fijarse sobre la polea remanente (**e2, e3**).

elección del PDS® como hilo reabsorbible fue beneficiosa gracias a su importante resistencia mecánica y a una reabsorción lenta en varios meses sin que se forme un granuloma inflamatorio subsiguiente.

Una sutura adecuada debe proporcionar como mínimo cuatro hebras axiales de PDS® 4/0 que salgan a 1 cm de la sección tendinosa[15,32,82] con anclajes transversales que tomen 2 mm de tendón como mínimo[89]. El tipo de sutura

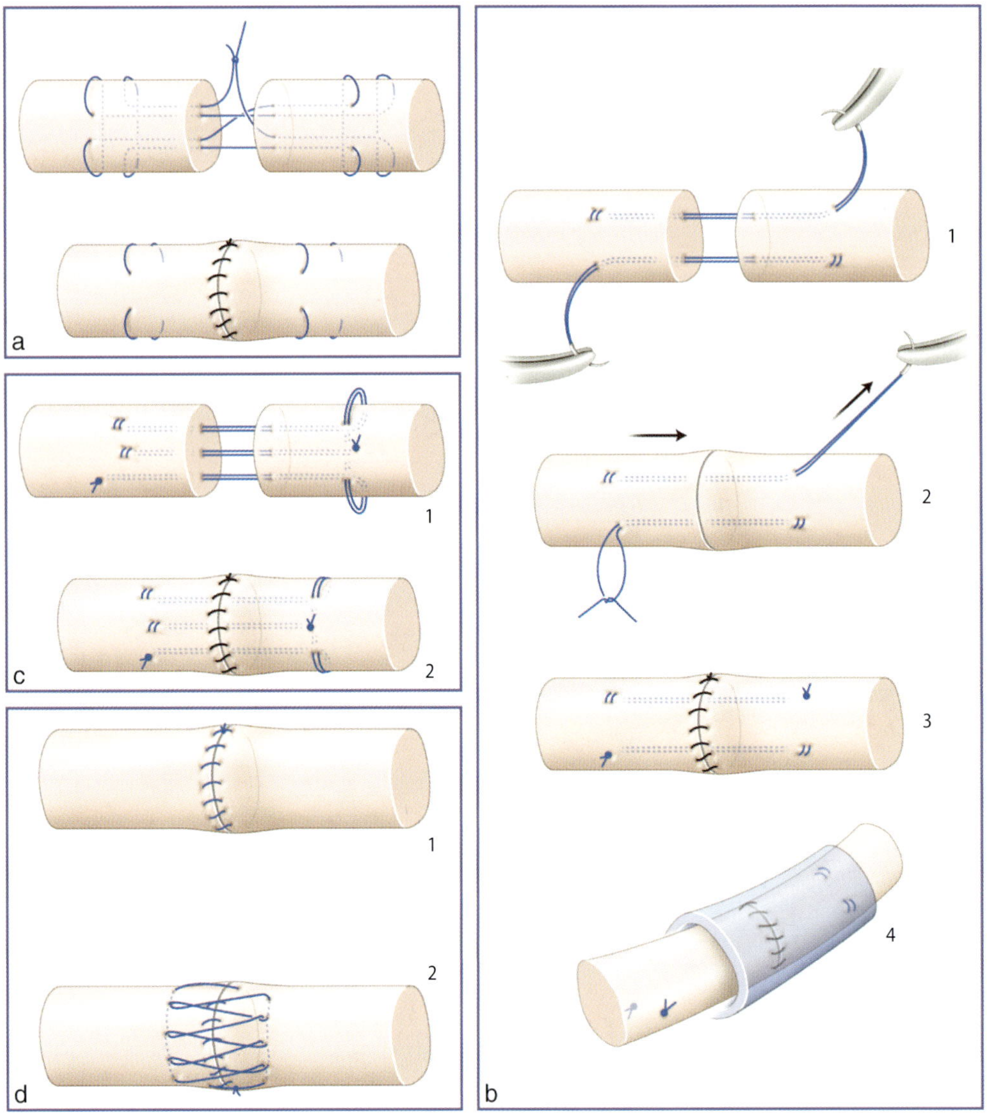

Figura 10.16 Las técnicas de sutura. **a** El punto "doble Kessler": Se confeccionan dos cuadros sucesivos, donde los trayectos transversales están situados entre 7 mm y 1 cm de la sección tendinosa. La toma horizontal de los bucles incluye 2 mm de tendón para ofrecer una óptima estabilidad. El nudo intratendinoso único ofrece una sutura de bajo coeficiente de frotamiento y una baja congestión. **b** El punto "doble de Tsuge". 1: Un primer hilo "bucle" es bloqueado a 1 cm de la superficie de sección. Pasa luego por los dos extremos tendinosos y se procede de igual manera, pero en sentido inverso, para la instalación del segundo punto. 2: La tracción sobre uno de los hilos permite el acercamiento de los muñones tendinosos mientras que el cirujano anuda el primer punto. 3: Aspecto final de la sutura: El cirujano exterioriza los nudos hacia posterior y lateral para limitar los conflictos con las poleas anulares. La sutura de la vaina sinovial facilita el deslizamiento. 4: En el caso de una sección tendinosa situada bajo una polea anular, los dos nudos estarán ubicados del mismo lado de la sección, para permitir su desplazamiento sin conflicto durante el deslizamiento tendinoso. Se privilegiará siempre su disposición posterolateral con respecto al tendón flexor. **c** La técnica de M-Tang de seis hebras. Realización: 1: Uno de los hilos bucles pasa por el tendón a la manera de un punto hemi-Kessler, mientras que el otro hilo bucle realiza un punto de Tsuge clásico. 2: Comparado con la técnica doble Tsuge, la sutura termina exponiendo un poco de material suplementario a la superficie, pero ofrece una sutura más sólida con seis hebras. **d** La sutura epitendinosa mediante una sutura continua: 1: La sutura continua simple permite la finalización del cierre, asegura el deslizamiento, limita las adherencias peritendinosas y, así, promueve la cicatrización. 2: La sutura continua según Silfverskiöld es mucho más compleja, más isquemizante y expone más material de sutura al frotamiento. Sin embargo, este permite el recalibrado de un tendón edematoso, contuso o turgente, a la manera de un "dedal japonés" utilizado en artroscopia.

elegido depende de la conformación tendinosa, del tipo de reeducación posoperatoria prevista y de la práctica del cirujano. La multiplicación de los trayectos transversales y de los nudos extratendinosos aumenta la resistencia al deslizamiento y la acumulación de material intratendinoso incrementa el volumen de la sutura.

En nuestra práctica corriente utilizamos diferentes técnicas de sutura: el **doble Kessler**, el **doble Tsuge**, y la técnica **M-Tang** con seis hebras intratendinosas en función de la exposición y de la localización de la lesión.

La **técnica doble Kessler** (Figuras 10.17 c y 10.16 a) presenta numerosas ventajas: un nudo intratendinoso; una sutura de bajo coeficiente de frotamiento y cuatro hebras intratendinosas, donde la tensión se reparte equitativamente durante el cierre de los dedos. El punto en cuadro se realiza según el principio del *locking-loop*[25]. Los inconvenientes se relacionan con una exposición a veces difícil y con que la solidez de toda la sutura recae sobre un solo nudo. Nosotros utilizamos esta técnica de primera intención cuando la zona de sutura es de fácil exposición. Esta técnica asegura la solidez de la reparación, la estanqueidad del peritendón y solo deja expuesto el nudo de la sutura continua (*surjet*) en la superficie del tendón (*v.* Figura 10.16 d1).

La **técnica descrita por Tsuge** (*v.* Figura 10.16 b y 10.17 b) utiliza hilos de PDS® 4/0 en bucle. El bucle se bloquea en uno de los muñones y, luego, el nudo es exteriorizado y bloqueado en el otro extremo del tendón. Esta técnica permite el uso de uno de los hilos como hilo tractor para exponer y, luego, mantener la aproximación tendinosa mientras que el cirujano anuda la otra hebra. La exposición y la posición de los nudos con respecto a las poleas anulares son importantes: la mejor posición de los nudos es en la cara posterolateral del tendón para no "chocar" con el borde anterior de las poleas en la excursión tendinosa. En el mismo sentido, los nudos serán dispuestos longitudinalmente para moverse sin conflicto: por ejemplo, en caso de lesión a la entrada de A4, los bucles estarán bajo A 4 y los dos nudos en el intervalo A4 - A2, lo que permite una excursión de estos hasta el borde distal de A2 con menos resistencia durante la flexión. Los hilos también pueden anudarse en la interface tendinosa, lo que duplica su número.

La **técnica M-Tang de seis hebras**[77,78] (*v.* Figura 10.16 c) puede ser utilizada sin nudo exteriorizado suplementario. Se realiza un punto en cuadro con un hilo bucle de PDS® 4/0 ofreciendo así las cuatro primeras hebras y, luego, se agrega un simple punto de Tsuge que proporciona dos hebras adicionales: la congestión intratendinosa y extratendinosa no es mucho más importante que la clásica técnica de Tsuge, pero presenta una solidez superior.

La sutura continua **epitendinosa es la clave del deslizamiento.** Esta completa la sutura tendinosa y reduce la fricción. La presencia de una sutura continua reduce el riesgo de una revisión quirúrgica ulterior[20]. Se hace con cuidado y precisión utilizando PDS® o Prolene® 6/0.

Una **sutura continua simple** es generalmente suficiente y se debe realizar sistemáticamente (*v.* Figura 10.16 d1). Requiere una toma de 2 mm en cada extremo, intentando invertir el borde tendinoso durante la introducción de la aguja en el tendón. El nudo también se ubica intratendinoso o sobre un borde posterolateral. Se puede iniciar la sutura continua en la cara posterior antes de anudar los hilos axiales.

La **sutura continua según la técnica mucho más compleja de Silfverskiold tipo A**[66] está reservada para los extremos tendinosos contusos o turgentes (*v.* Figura 10.16 d2). Este entramado ofrece más resistencia que una sutura continua simple, pero a costa de una isquemia y de un frote mayor durante la excursión tendinosa. Este tipo de punto ayuda especialmente a recalibrar muñones tendinosos edematizados o dilacerados. El pasaje horizontal del hilo en zona sana, a pocos milímetros del área de sección, ofrece un buen amarre en los casos donde una sutura continua simple cizalla las fibras tendinosas (Figura 10.19 c).

Reparación tendinosa según el nivel de la lesión

Reparación de los dedos largos

Reparación en la zona 1

Aquí solo se encuentra comprometido el tendón flexor profundo. El diagnóstico debe ser precoz, ya que su retracción en el canal digital complica la técnica y puede alterar la función hasta entonces intacta del FCS. Se debe buscar sistemáticamente una sección de la placa palmar IFD, puerta de entrada infecciosa de una artritis séptica u origen de una inestabilidad IFD en caso de sección completa.

Lesión en la zona 1a

El caso ideal consiste en encontrar el tendón flexor profundo unido a su víncula corta; este está entonces casi en su lugar y su reparación por sutura directa o por un anclaje es fácil y conduce generalmente a un resultado funcional constante. Cuando la víncula corta ha sido arrancada, el extremo del FCP se bloquea generalmente a la altura de la decusación del FCS. Es conveniente extender la vía de abordaje y proceder a su extracción de la forma más atraumática posible, evitando manipular y lesionar las bandeletas del tendón superficial.

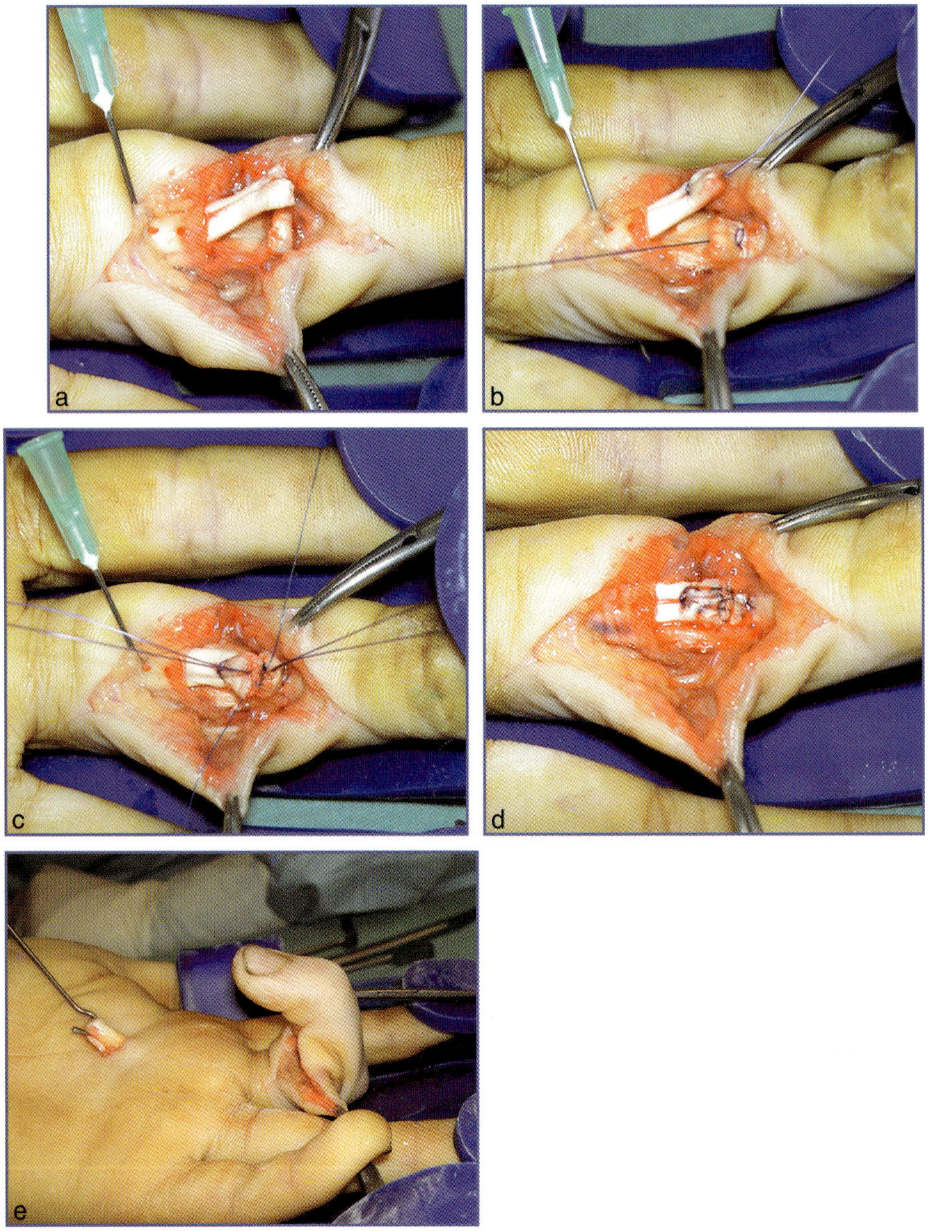

Figura 10.17 Sutura tendinosa a cuatro hebras con una sutura continua peritendinosa. **a** Lesión neta del flexor profundo en zona 2. El flexor profundo es extraído de la polea A2 y fijado con una aguja intradérmica. **b** Emergencia de los dos hilos axiales en bucle de Tsuge, en el medio de la sección tendinosa. **c** Se realiza un punto en cuadro de Kessler según el principio del *locking loop*. **d** El punto en cuadro y la sutura axial son anudados en la interface tendinosa. El peritendón es aproximado mediante una sutura continua con Prolene® 6/0. **e** Se realiza una contraincisión en el pliegue palmar distal para controlar la excursión del flexor profundo reparado en el canal digital.

La reparación es confiada a una técnica de *pull-out* o a un anclaje. El *pull-out*, descrito por Bunnell[13] en 1940, ha sido objeto de modificaciones en función del material disponible y de la existencia o no de trayectos óseos. Nosotros utilizamos un trayecto extraóseo con fijación sobre la uña. Dos o tres hilos dobles de PDS® 4/0 son trenzados en el muñón tendinoso, por lo menos a 1 cm de la zona de sección, para luego traccionar desde el área de sección tendinosa. Los hilos son luego liberados de las agujas y cortados a diferentes longitudes. Un artificio de cateterismo en "ida y vuelta" (*vai-ven*) entre dos agujas huecas permiten traccionar los hilos, en primer lugar, a través de una incisión en boca de pescado en la punta del pulpejo, y luego a través de la uña. A continuación, se pasan los hilos a través de una arandela de silicona y un hilo de cada largo pasa en el orificio de una bolita de retención de plomo (Figura 10.18 a-g1). Cada

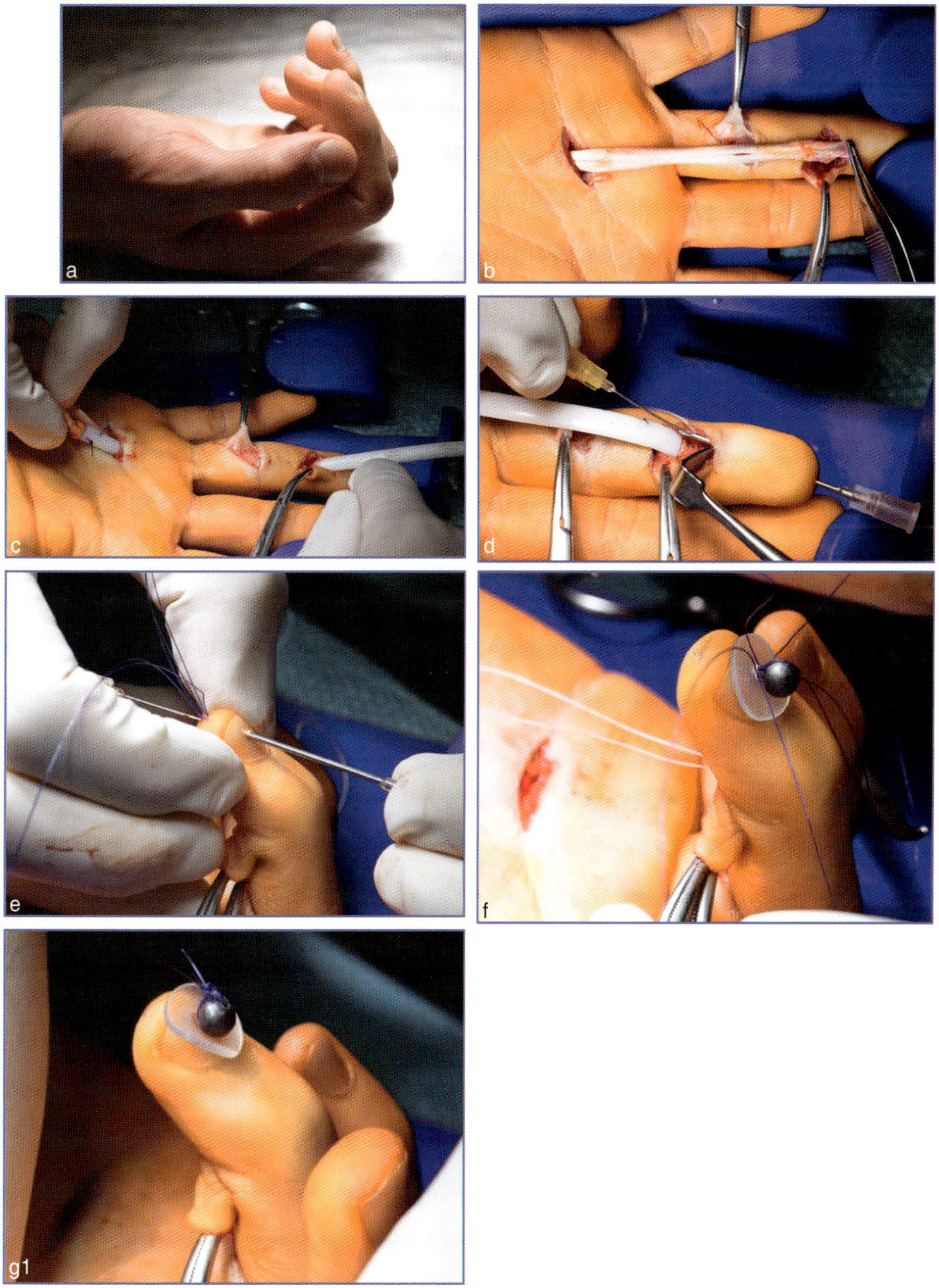

Figura 10.18 Reinserción del tendón flexor profundo en la zona 1. **a** Rotura del flexor profundo del cuarto dedo en zona 1. **b** El tendón avulsionado es extraído al nivel del pliegue palmar distal. **c** Extracción atraumática del flexor en la zona 1 por medio de una varilla de silicona. **d, e, f, g1** El hilo de sutura pasa por la cara palmar de F3, luego es extraído en la unión pulpejo-ungueal por una pequeña incisión, pasa entonces en forma transungueal para ser finalmente bloqueado sobre la uña por medio de un plomo que reposa sobre una arandela de silicona. ▶

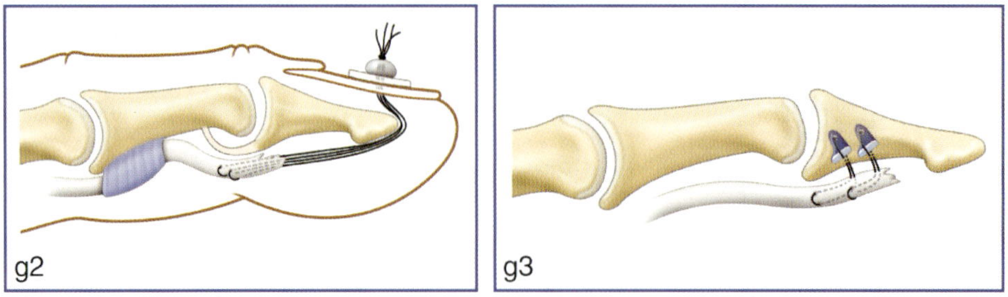

▶ **Figura 10.18 g2** El hilo de sutura pasa por la cara palmar de F3, luego es extraído en la unión pulpejo-ungueal por una pequeña incisión, luego pasa en forma transungueal para ser finalmente bloqueado sobre la uña por medio de un plomo que reposa sobre una arandela de silicona. **g3** Reinserción del FCP en la zona 1 con dos arpones Microfix® introducidos de manera retrógrada para aumentar la solidez de la reparación.

hebra se anuda sobre el plomo a su equivalente de la misma longitud. Es esencial reglar correctamente el ajuste de los nudos a fin de enfrentar el tendón en su área de inserción (control visual), en discreta sobretensión (control sobre la cascada de dedos) y con la misma tensión sobre cada par de hebras. Este último elemento proporciona una verdadera sutura mecánica con cuatro o seis hebras y no una sutura con dos hebras principales y dos accesorias. Los hilos del *pull-out* serán cortados debajo de la arandela de silicona a la sexta semana del posoperatorio.

También es posible reinsertar el tendón mediante arpones o anclas Mitek®[29,49] (Figura 10.18 g3). Los estudios biomecánicos *in vitro* demostraron que dos arpones Microfix® proporcionan una sutura más solida que un arpón Minilock® único[11]. Estos estudios recomiendan una introducción retrógrada hacia la IFD, en lugar de perpendicular o en el eje del tendón[65]. Después de preparar un agujero cortical con una broca 2,3 mm (Minilock) o 1,3 mm (Microfix), el arpón es fácilmente introducido oblicuamente a la base de F3 y se apoya contra la cortical bajo el efecto de tracción del hilo de sutura. Un punto en "U" según el principio del *loockin loop* aplica sólidamente el FCP contra la cortical ósea. Si la división del FCP en su parte terminal está bien individualizada, es conveniente utilizar dos arpones MicroFix®. La ventaja de esta técnica de anclaje es la de evitar todos los riesgos de complicaciones infecciosas o distrofias ungueales que fueron observadas con la técnica del *pull-out*. Al contrario, está expuesta al riesgo de expulsión de los arpones bajo el efecto de la tracción e introduce nudos en el canal digital, en contraste con la técnica de *pull-out* descrita. Puede ser difícil de introducir un arpón si F3 es pequeño calibre (por ejemplo, F3 del quinto dedo en una mujer). Esta técnica está contraindicada en niños, debido a la placa de crecimiento y al riesgo de epifiodesis iatrogénica.

Lesión en la zona 1b

La reparación es confiada a una técnica de reinserción o una técnica de tipo zona 2 en función de la calidad de los muñones tendinosos. Esta es una zona tolerante donde, sin embargo, hay que controlar el buen deslizamiento de la sutura bajo A5 durante la flexión. Una escisión de esta polea puede ser necesaria para evitar cualquier bloqueo.

Lesión en la zona 1c

La reparación es la de una lesión en la zona 2. La técnica es difícil, porque aun cuando los muñones tendinosos son lo suficientemente largos para permitir una sutura convencional; A4 es una polea estrecha y poco tolerante.

Reparación en la zona 2 (Figura 10.19)

Es la zona de todas las dificultades ya que hay que reparar al mismo tiempo los tendones flexores superficial y profundo en un canal digital que se supone inextensible. Es aquí donde el cirujano debe aplicar toda su habilidad para restablecer una anatomía de los tendones adaptada a la del canal digital. La técnica de reparación a cuatro o seis hebras se aplica a la reparación de los FCP y FCS. Pero cuanto más nos acercamos a la inserción distal de las bandeletas del FCS, es cada vez más improbable aplicar esta técnica. En este caso, es preferible limitarse a una reparación de las bandeletas mediante puntos en "U". Si la reparación de los dos tendones resulta imposible, teniendo en cuenta su volumen, es lícito, entonces, sacrificar una de las bandeletas del tendón superficial para dejar lugar al tendón restante

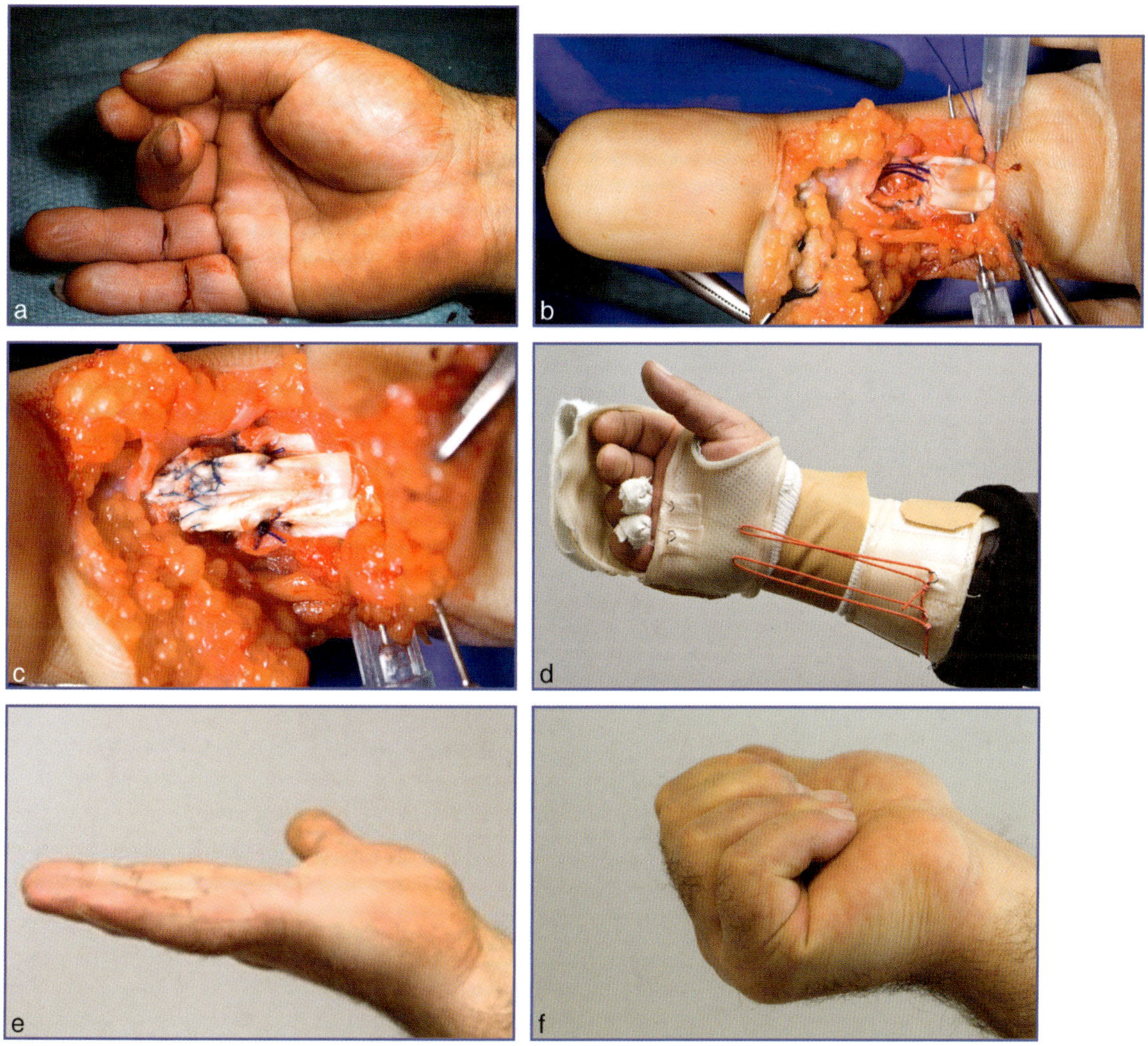

Figura 10.19 Reparación de los tendones flexores superficiales y profundos en la zona 2 del cuarto y quinto dedo. **a** La sección de los tendones del cuarto y quinto dedo es total. La cascada fisiológica en flexión de los dos últimos dedos ha desaparecido. **b** Las bandeletas del tendón flexor superficial están suturadas con puntos en "U". **c** La reparación del flexor profundo del cuarto y quinto dedo utiliza la técnica de Kessler modificada, con una sutura continua peritendinosa según Silfverskiöld. **d** Reeducación según el protocolo de Kleinert. **e, f** Resultados a seis meses: Solo subsiste un ligero déficit de extensión de la IFP del quinto dedo.

y evitar un bloqueo que conducirá necesariamente a una tenolisis secundaria. Para evitar este riesgo, Bakhach[4] propuso un artificio para dilatar las poleas A2 y A4 (plastia de polea en "omega"). Se trata de despegar las inserciones periósticas que están en continuidad con la polea sobre uno de los bordes de la falange. Una de las dificultades en la zona 2 es limitar la apertura del canal digital. Esta puede efectuarse con facilidad sin alterar la biomecánica de los tendones en las cercanías de las poleas cruzadas. Si es necesario se pueden desbordar algunos milímetros sobre la polea A2 e, inclusive, sobre la A4. Esta apertura se efectúa parcialmente como una verdadera "hoja de ventana" que luego puede eventualmente ser suturada sobre sí misma al final de la intervención.

Durante la etapa de disección, es importante preservar la vaina sinovial que no siempre se distingue a simple vista, ya que esta es fina y translúcida. Ella puede darse vuelta como el dedo de un guante cuando se repara el tendón flexor y luego aproximarse mediante una sutura continua para asegurar la estanqueidad de la vaina sinovial. Esta reparación contribuye a restablecer precozmente el flujo sinovial y por lo tanto, la nutrición de los tendones. La situación más favorable es el caso de una sección neta de los tendones. La herida cutánea es desbridada en bayoneta o en T para poder ofrecer una buena visión del canal digital. Lo ideal es utilizar la lesión de la polea para extraer, por masaje del antebrazo y de la mano, los extremos proximales del tendón o, si la retracción es muy importante, emplear una varilla de silicona como fue descrito con anterioridad (*v.* Figura 10.14). El extremo distal se recupera mediante la flexión de la IFP y de la IFD. Si los extremos tendinosos están contusos, puede realizarse un recorte económico de algunos milímetros utilizando el clamp de Viktor Meyer.

Los tendones se atraviesan para su fijación con pequeñas agujas intradérmicas a través de las poleas para evitar cualquier tensión en la sutura (*v.* Figura 10.19 b). Se realizan los puntos axiales, que no son inicialmente anudados. La sutura continua epitendinosa con un hilo de PDS® 6/0 comienza en la cara posterior. Puede ser juicioso retirar una de las agujas intradérmicas, lo que permite reglar la tensión de la aproximación tendinosa para evitar un fenómeno de acordeón o, al contrario, mantener una brecha sobre el tendón. El reglaje de la tensión debe ser idéntico sobre cada una de las hebras con el objeto de repartir equitativamente las fuerzas tensionales.

La reparación tendinosa finaliza completando la sutura continua epitendinosa con el hilo de PDS® 6/0. Se retiran las agujas intradérmicas, el o los tendones reparados se reintegran al canal digital y la vaina sinovial se sutura con un hilo de PDS 6/0. La movilización del tendón bajo las poleas confirma la ausencia de conflicto o bloqueo sobre la totalidad de su recorrido.

Reparación en la zona 3

Esta es una zona de buen pronóstico, ya que la lesión se ubica en la palma de la mano. Es necesario reparar las lesiones de los FCS y FCP, así como los pedículos neurovasculares. La menor tensión del diámetro de sutura en esta zona permite utilizar un hilo PDS® 3/0, lo que aumenta aún más la solidez de la reparación. Por lo tanto, nosotros utilizamos la técnica del doble cuadro de Kessler anudada en la interface de la sección tendinosa (*v.* Figura 10.16 a). Cuando la lesión se localiza en la vecindad de la polea A1, que es parte de la zona 2, es conveniente verificar que una vez que el dedo está totalmente en extensión, la zona de sutura no choca contra la entrada de esta polea, si esto ocurre, es legítimo abrirla parcialmente. Sin embargo, es preferible preservar siempre una porción de polea A1, ya que es conocida su importancia biomecánica para los tendones como así también para la estabilidad de la articulación metacarpofalángica.

Reparación en la zona 4

Es la zona del canal carpiano. Son lesiones graves, ya que, además del compromiso de los FCS y FCP, se suma la lesión del nervio mediano y del flexor largo del pulgar. Es imperativo abrir en su totalidad el ligamento anular del carpo para evitar cualquier compresión secundaria del nervio mediano. Es preferible preservar la función de ambos tendones flexores, con el fin de disponer de capital tendinoso a la hora de realizar una transferencia tendinosa para restaurar una función deficiente, como en el caso de la parálisis de oposición. En aras de ahorrar tiempo, estamos utilizando en esta zona la técnica de Tsuge con hilo PDS® 4/0. De hecho, en las lesiones multitendinosas, un punto de Tsuge se fija inmediatamente en cada tendón y en cada lado de la herida. Esto sirve como un hilo tractor, ayuda con la exposición y permite una sutura con el muñón correspondiente una vez que todos los tendones son encontrados. Esta zona es menos exigente desde el punto de vista de la calidad de la aproximación de las suturas, no obstante, en la medida en que los FCS y FCP son reparados, conviene ser meticuloso y alcanzar una verdadera estanqueidad peritendinosa con una sutura continua para evitar la aglutinación de los tendones en un bloque cicatricial. Igualmente sería útil preservar la abundante vaina sinovial, ya que contribuirá al deslizamiento y a la nutrición tendinosa.

Reparación en la zona 5 (Figura 10.20)

Situada entre la unión musculotendinosa y el canal carpiano, las lesiones de esta zona se asocian con frecuencia a las de los flexores de la muñeca, del nervio mediano, del nervio cubital, y de los vasos principales, es decir, de las arterias cubital y radial. Es la famosa *spaghetti wrist* y la reparación de estas lesiones debe ser global ya sea en el plano tendinoso como en el neurovascular. En esta zona no es necesario realizar suturas perfectas y totalmente estancas aunque, de ser posible, son preferibles para evitar la colonización fibroblástica intempestiva que podría comprometer

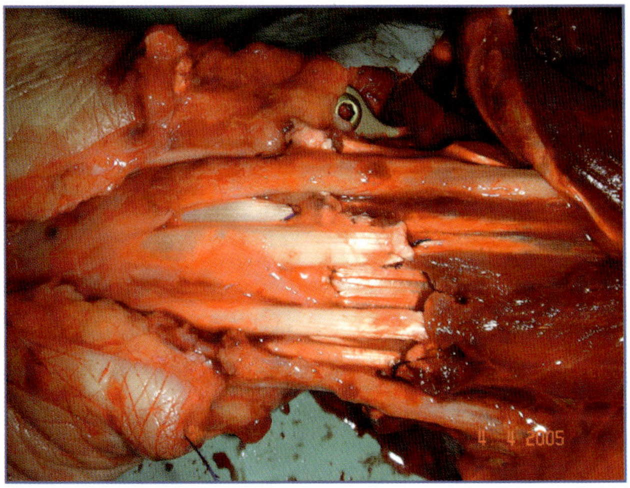

Figura 10.20 Herida compleja de la cara anterior de la muñeca en la zona 5. Todos los elementos tendinosos y vasculonerviosos fueron reparados. Es preferible retardar diez días los protocolos de movilización precoz con el fin de evitar cualquier tensión en las suturas nerviosas.

la reparación nerviosa. También es importante reparar el aparato flexor de la muñeca, en particular el palmar mayor (*flexor carpi radialis*), el cubital anterior (*flexor carpi ulnaris*) y también el palmar menor (*palmaris longus*), que luego podría ser útil para un injerto tendinoso. En estos casos, la técnica doble Tsuge descrita anteriormente ofrece importantes ahorros de tiempo. Las suturas se llevarán a cabo de forma sistemática desde la profundidad hacia la superficie para no olvidar ningún elemento (FCP, FCS, FPL, flexores de muñeca, nervios y arterias). Un punto en cuadro con PDS® 3/0 puede reforzar la sutura de PDS® 4/0 en los flexores de muñeca o la lámina tendinosa común de los FCP, ya que el volumen de las suturas no es tan importante como en la zona 2.

Reparación de las heridas del flexor largo del pulgar

Zona T1

La reparación del flexor largo del pulgar puede efectuarse según los mismos principios y las mismas técnicas propuestas para la zona 1 de los dedos largos (*v.* Figura 10.18).

Zona T2

Cuando la lesión se sitúa en zona T2, la vía de acceso puede ser delicada si el tendón esta retraído al nivel de la masa tenariana. El abordaje quirúrgico en este sector puede ser peligroso para la rama motriz del nervio mediano. Es preferible entonces, realizar una contraincisión a la altura de la muñeca para extraer el flexor largo del pulgar, solidarizarlo con una varilla de silicona y traccionarlo hasta la zona 2 para luego proceder a suturarlo según los principios clásicos utilizados para la reparación de los tendones del canal digital (*v.* Figura 10.14).

Zona T3-T4

Los problemas técnicos se superponen a los encontrados para los tendones flexores superficiales en las zonas 4 y 5, pero el abordaje de la región tenariana es sin duda difícil.

Reparación de las lesiones parciales

Basándose en los trabajos experimentales realizados en el pollo, Ollinger, Wray, Weeks[57] recomiendan la abstención quirúrgica para la reparación de las heridas parciales que afectan hasta el 75% de la superficie del tendón. Al Qattan[60] confirma este enfoque *in vivo* para las lesiones de hasta 50%. Por lo tanto, ofrece una resección lateral de la zona lesionada para evitar la formación de colgajos (*flaps*) tendinosos que provocarían un resalto. Esto no es compartido por Kleinert[33], quien propone realizar al menos una sutura continua epitendinosa en las heridas parciales de los tendones y hasta una sutura convencional si la sección es más importante. Esta actitud terapéutica parece la más apropiada, sobre todo en la zona 2, ya que toda lesión de los tendones flexores provocará una reacción fibroblástica intensa, que puede constituir verdaderos nódulos tendinosos que tienen la posibilidad de originar un fenómeno de dedo en "resorte" o un verdadero bloqueo. Una vez reparadas estas lesiones, se puede comenzar con una movilización precoz protegida, con un riesgo casi inexistente de rotura.

Pérdidas de sustancia tendinosa

Los traumatismos extensos de la mano pueden acompañarse de una pérdida de sustancia tendinosa o de contusiones escalonadas que exigen su resección. Si el revestimiento cutáneo es de calidad, es preferible reparar en la urgencia las poleas más importantes (A2, A4) y colocar en su lugar un tendón conformador universal de silicona (TCU Arex®) según la técnica de Hunter[28], para preparar la superficie de deslizamiento y la neovaina del futuro injerto, que será realizado generalmente ocho semanas más tarde. Si la pérdida tendinosa es puramente digital, la varilla de silicona será fijada a la base de la falange distal y su parte proximal queda libre en la palma de la mano en la zona 3. En cambio, si la lesión es extensa, la varilla de silicona debe ser más larga y debe dejarse libre en la zona 5.

Reparación de los tendones flexores en los niños

La primera dificultad en materia de cirugía de los tendones flexores en los niños concierne al diagnóstico. En un paciente demasiado pequeño para colaborar eficazmente con las pruebas clínicas, las lesiones de tendones flexores pueden pasar desapercibidas. El período del posoperatorio es igualmente origen de dificultades, ya que aún más que en los adultos, el protocolo de reeducación debe ser adaptado a la edad y al nivel de comprensión del paciente.

Sobre el plano técnico, la reparación se efectúa según los mismos principios que en los adultos. Pero el pequeño tamaño de los tendones no permite combinar una sutura de Kessler modificada y una sutura axial de Tsuge. Si el tamaño del tendón es suficiente, el punto en cuadro de Kessler modificado según el principio del *locking loop* es más sólido que el monoaxial de Tsuge. Se utiliza un hilo de Tsuge de pequeño diámetro (5/0), debido al pequeño calibre del tendón. Durante esta etapa de reparación, el cirujano deberá tener en mente el programa posoperatorio que será utilizado. Por lo tanto, si la edad del niño impone una inmovilización total, durante la intervención se deberá hacer todo lo posible para conseguir una sutura morfológicamente perfecta y una reconstitución anatómica de los planos de deslizamiento. En efecto, cualquier imperfección técnica será el origen de adherencias que no podrán ser atenuadas por la movilización posoperatoria.

En este sentido, algunas modificaciones técnicas pueden tener aquí su campo de aplicación. La sutura primaria del epitendón[64] es un artificio que consiste en realizar la sutura circunferencial peritendinosa antes de cerrar el punto en cuadro de Kessler o el bucle de Tsuge. Su objetivo es el de permitir un reglaje perfecto de la tensión del hilo centrotendinoso. La reconstitución de la morfología externa del tendón por la sutura continua ofrece un reparo preciso a este reglaje: todo exceso de tensión deforma en "parachoque de vagón" la zona de sutura. Las secuencias que deben observarse para efectuar esta reparación con una sutura primaria epitendinosa son las siguientes (*v.* Figura 10.16 a, b, d1):

- Pasaje y anclaje del bucle de Tsuge en el extremo proximal, lo mismo se hace con un segundo hilo de Tsuge en el distal.
- Realización de la sutura continua sobre la cara posterior del tendón.
- Los dos hilos de Tsuge son anudados en la interface tendinosa.
- Continuación de la sutura continua en la hemicircunferencia anterior del tendón.

Cuando se elige el punto en cuadro de Kessler modificado en lugar de la sutura de Tsuge, la sutura continua del hemitendón posterior se realiza con anterioridad a la confección del punto en cuadro.

El uso de un hilo de Prolene® 8/0 es totalmente satisfactorio para esta variante de la reparación en la zona 2. El pequeño tamaño de su aguja es propicio a una manipulación a través de la sección tendinosa. Nosotros tenemos la costumbre de realizar los diferentes tiempos operatorios bajo el campo de visión de un microscopio quirúrgico, lo que aumenta el confort del cirujano y facilita los diferentes tiempos de sutura, ya que el objetivo, le recordamos, es una reparación próxima a la perfección desde el punto de vista morfológico.

Se puede subrayar aquí que la fuerza de tensión de una sutura finalizada (su resistencia a la rotura) es solo uno de los elementos pronósticos de la reparación. En efecto, para una misma resistencia tendinosa, el riesgo de rotura será más elevado cuanto mayor sea tensión en el momento de la excursión tendinosa. La restitución de una morfología ideal en la zona de rotura, minimiza las adherencias, y es uno de los medios para disminuir las tensiones durante el deslizamiento del tendón bajo sus poleas de reflexión. El cierre de la vaina sinovial, ya comentado con anterioridad, culmina esta reparación "ideal". Es probable que dicho cierre, cuando es posible, reduzca las adherencias posoperatorias.

Reparación de las lesiones asociadas

Las lesiones vasculonerviosas asociadas a las heridas de los tendones flexores son frecuentes en la cadena digital. Se sabe que el pronóstico funcional de una cadena digital está directamente ligado con su sensibilidad y también con su trofismo. Por otra parte, la calidad de la cicatrización tendinosa depende de la vascularización del tendón y de su entorno tisular. Por todos estos motivos, resulta imperativo realizar en la urgencia y en las mejores condiciones técnicas posibles la reparación tanto de los vasos como de los nervios. Ha sido ampliamente demostrado que una lesión vascular debe ser reparada dentro de las primeras 6 h, y que una sutura nerviosa también debe beneficiarse de las técnicas de microcirugía en la urgencia. Estos principios son aplicables a todos los niveles de lesión, desde la zona 1 hasta la zona 5. La reparación de las lesiones vasculonerviosas en la zona 1, 2 y 3 no interfieren con los protocolos de movilización precoz protegida, en la medida que las articulaciones metacarpofalángicas se mantengan en 60° de flexión. No obstante, en las zonas 4 y 5 es preferible retardar la movilización de los tendones flexores reparados al menos diez días para limitar cualquier tensión y también para disminuir el riesgo de fibrosis alrededor de las reparaciones nerviosas (*v.* el Capítulo 14) (*v.* Figura 10.20).

La asociación de una fractura del esqueleto metacarpofalángico no contraindica en ningún caso la reparación primaria de los tendones flexores en la medida que la reducción de la fractura sea casi anatómica y no se modifique la configuración del canal digital. Por el contrario, una osteosíntesis sólida y estable permitirá la movilización precoz y evitará el desarrollo de adherencias tendinoperiósticas.

En las heridas más graves, lo que va a dominar el pronóstico es, sin dudas, el problema de la cobertura cutánea. No sirve de nada efectuar una reparación compleja del esqueleto, de los tendones flexores y de los pedículos neurovasculares, si no es posible lograr una cobertura por un revestimiento cutáneo de calidad en la urgencia. Es por esta razón que frente a las heridas contusas e, incluso, a las pérdidas de sustancias cutáneas, el cirujano deberá encontrar una solución de cobertura en la urgencia, que en general consiste en colgajos locales homodigitales, heterodigitales, colgajos pediculados de mayor superficie tipo colgajo interóseo posterior o un colgajo "chino" en las lesiones multidigitales y las que se extienden a la palma de la mano y a la muñeca (*v.* el Capítulo 9).

Al término de estas reparaciones, solemos utilizar un material antiadherente como el Divide Mitek® en las zonas 3, 4 y 5 con el fin de separar los tendones de las reparaciones vasculonerviosas y del revestimiento cutáneo.[52]

Vendajes, férulas y técnicas de movilización protegida

Cuidados posoperatorios luego de una cirugía de tendones flexores en el adulto

El principio del tratamiento es promover la cicatrización intrínseca frente a la cicatrización extrínseca, que es origen de adherencias y, por tanto, de rigidez. Los estudios experimentales[23] demostraron la superioridad de la movilización posoperatoria temprana, ya sea pasiva o activa, con respecto a la inmovilización.

La movilización mejora el trofismo y la calidad de la superficie de deslizamiento tendinoso, reduce las adherencias peritendinosas, aumenta la resistencia de la sutura a la tracción, induce una cicatrización intrínseca de calidad y mantiene la movilidad articular.

Sin embargo, el riesgo de rotura tendinosa existe, por lo que conviene ser prudente durante las movilizaciones, particularmente en las primeras tres semanas posoperatorias, período donde el riesgo es máximo por disminución de la resistencia a la tracción del tendón suturado. La reeducación de los tendones flexores se divide esquemáticamente en dos períodos: una fase de protección que va desde el día 3 al 45 del posoperatorio y una fase de refuerzo después de la sexta semana.

La fase de protección corresponde al período de cicatrización lenta donde el tendón es frágil: el objetivo es dejarlo consolidar lentamente e intentar limitar las adherencias mediante un deslizamiento tendinoso. Insistimos sobre un período de gran fragilidad tendinosa durante la segunda y tercera semanas. Esta fase de protección es adaptada en función del paciente, de las lesiones y de su reparación, y de las posibilidades de organización: así se podrá elegir un protocolo de movilización pasiva, activa o una inmovilización.

La fase de refuerzo es común a cualquier protocolo inicial. Su objetivo es restaurar las amplitudes articulares perdidas durante la fase de protección y luchar contra las adherencias. El tendón es aquí sólido y se le puede aplicar gradualmente fuerza. La movilización y las ortesis recuperarán el sector de extensión (incluidas la IFP y la MF) y la mano será reintegrada a las actividades diarias livianas. El trabajo en fuerza creciente permitirá romper las adherencias residuales más allá del segundo mes. Las actividades muy pesadas serán retomadas a partir del tercer mes.

Cuidado posoperatorio inmediato

Durante los primeros tres días del posoperatorio, el vendaje debe ser compresivo con el fin de evitar la formación de hematoma y edema, que son complicaciones temibles de la cirugía de la mano. De hecho, conducen a la instalación de una fibrosis tisular nefasta, aumentan el volumen del dedo y dificultan a su movilización. También hacemos hincapié en la sobreelevación de la mano en un cabestrillo en posición de pie o sobre un almohadón en posición vertical.

La férula de yeso inicial es larga, se incorpora al vendaje y protege las suturas. Debemos asegurarnos de que esta férula estabilice bien la muñeca y desborde un poco las puntas de los dedos para una óptima protección contra el enganche accidental del dedo durante los movimientos de la extremidad superior. La férula se coloca en la cara dorsal, con una flexión de muñeca de 30°, fija las metacarpofalángicas a 40° y las interfalángicas a 30°. Esta es la posición de relajación máxima del aparato flexor. Sin embargo, esta posición puede ser modulada en el caso de una reparación óptima con una sutura resistente sin tracción y sobre un tendón de excelente calidad. La protección de la sutura hará uso del efecto de tenodesis: la colocación en extensión de una articulación debe ser absolutamente compensada por una flexión más importante de las articulaciones adyacentes. Por lo tanto, si las MF pueden flexionarse entre 60° y 80°, se comenzará a disminuir el flexo (*flexum*) IFP; luego, únicamente si la tracción es baja, la muñeca será colocada en posición neutra o en discreta extensión de 10°. Esto permitirá por un lado limitar la rigidez IFP inducida por la inmovilización y, por otro lado, mejorará el confort del paciente, debido a que la flexión prolongada de la muñeca es a veces muy molesta.

Al tercer día, se retira el vendaje y, si el estado cutáneo y el edema de la mano lo permiten, se remplaza la férula de yeso por una ortesis en material termoformable desmontable adaptada a la anatomía dorsal de la mano y de la muñeca (*v.* más adelante Figura 10.25 a), para proteger las suturas tendinosas y facilitar la realización de las técnicas de movilización protegida según el principio de Duran[19], de Kleinert[33,34,35,36], de Strickland[69] o el de Elliott[3]. Esta ortesis debe ser regularmente retocada para seguir la forma de la mano, para corregir los puntos de apoyo o de inconformidad y para corregir la pérdida de mantenimiento durante la desaparición del edema. Los apósitos deben ser tan delgados como sea posible, que dejen el pulpejo libre y no entorpezcan el movimiento. Nuestra preferencia son los vendajes tubulares. Una interfaz no adherente (tipo Urgotul® o Mepitel®) permite, en un primer momento, los cambios más cómodos.

Reeducación posoperatoria entre el día 3 y el 45

Los protocolos de reeducación después de la reparación de los tendones flexores varían según las escuelas, pero, sobre todo, en función de la naturaleza de las heridas, las posibilidades geográficas de la reeducación y la participación y comprensión del paciente. Debemos juzgar en forma precisa y con celeridad estos elementos y, en caso de duda, tomar la opción menos riesgosa. El cirujano que ha realizado la sutura es quien elige el protocolo de reeducación, ya que es el más apto para juzgar las condiciones locales (solidez de la sutura, reparación de poleas, lesiones asociadas). Se distinguen cuatro opciones principales:

- Inmovilización estricta por cuatro semanas.
- Movilización pasiva según el protocolo de Duran modificado.
- Movilización activa-pasiva según el protocolo de Kleinert.
- Movilización activa según el protocolo de Strickland o de Elliott.

La **inmovilización estricta durante cuatro semanas** está reservada a un reimplante/desvascularización y a los pacientes no colaboradores.

El reimplante digital implica una lesión del aparato extensor y flexor, con un riesgo significativo de distensión tendinosa extensora: la movilización se iniciará luego de tres a cuatro semanas en función del estado vascular, cutáneo y de la solidez de las reparaciones tendinosas. Para las revascularizaciones, preferimos comenzar con la rehabilitación después de dos semanas, tiempo en el cual el flujo arterial se regulariza y puede soportar la flexión digital. En caso de reparación de un nervio colateral o de una arteria sin desvascularización, el resultado final es principalmente influenciado por la lesión de los flexores, por lo que preferimos una movilización inmediata.

Un paciente inmanejable o que no puede controlar con precisión su mano será igualmente inmovilizado con una ortesis o un yeso circular de acuerdo con el contexto. Esta elección concierne a los pacientes dementes y psicóticos, los imprudentes, los etilistas graves y los niños menores de diez años. Un paciente en coma o un niño mayor podrán beneficiarse de un protocolo de Duran, realizado por un fisioterapeuta o una tercera persona educada para tal fin.

El **Protocolo de Duran es una movilización pasiva exclusiva**[19] (Figura 10.21). Puede ser utilizado en los casos difíciles (sutura frágil o contexto inapropiado), pero se utiliza mayormente como calentamiento articular y tendinoso en preparación para el comienzo de algún otro protocolo.

La flexión activa de los dedos está prohibida. Sin embargo, en caso de lesión de los dedos cubitales se puede liberar el índice, gracias a su independencia relativa, con el fin de preservar la autonomía del paciente. Las movilizaciones son exclusivamente pasivas, siempre con la ortesis colocada. El terapeuta es quien las inicia y luego instruye al paciente a fin de que las realice cotidianamente. La finalidad es obtener un deslizamiento de los flexores con un mínimo de tensión en las suturas para favorecer la organización longitudinal de las adherencias. Sin embargo, el desplazamiento tendinoso es muy poco, entre 0 mm y 2 mm.

La movilización consiste en una flexión analítica de cada articulación, y luego global de cada rayo digital, hasta obtener una flexión máxima con una distancia pulpejo-palmar (DPP) de cero.

El trabajo continúa con una extensión analítica IFP, IFD y eventualmente MF. Las articulaciones suprayacentes e infrayacentes son mantenidas en flexión para no ejercer una tracción sobre la sutura (por ejemplo: durante la extensión de la IFP se mantiene la muñeca y la MF en flexión; inversamente, durante la extensión de la MF, se mantiene la IFP y la IFD en flexión). Hay que insistir sobre la movilización en extensión de la IFP, ya que es frecuente la rigidez en flexión a causa del edema, los dolores y la cicatrización tendinosa en la zona 2.

Estos ejercicios deben ser realizados cada dos horas, diez veces por cada articulación y en forma diaria.

En un paciente colaborador, la muñeca y las MF pueden ser trabajadas en autorreeducación o con un kinesioterapeuta que utilice el efecto tenodesis. Este protocolo necesita salirse de la ortesis, lo que a veces es motivo de errores. Por lo tanto, en los pacientes más difíciles, es preferible limitarse al trabajo de las IFP e IFD y dejar la ortesis en su lugar.

Manteniendo la flexión pasiva global de los dedos, se lleva la muñeca hasta los 30° de extensión. Luego se le solicita al paciente que relaje la muñeca hacia la flexión, lo que debe acompañarse automáticamente de una extensión de los dedos. La movilización en extensión de la muñeca permite atenuar los dolores y el edema de la cara dorsal de la mano inducidos por la posición en flexión, y también mantener la movilidad articular y aumentar la excursión de la reparación tendinosa por efecto tenodesis.

La movilización pasiva del pulgar respeta los mismos grandes principios de los dedos largos: la movilización analítica en flexión-extensión de la IF y de la MF implica el respeto de la posición de distención del flexor largo (muñeca en flexión de 20°, primer metacarpiano en antepulsión y abducción, MF en flexión de 20°). Posteriormente, la muñeca es llevada a 30° de extensión, manteniendo el pulgar en flexión completa bajo los dedos largos en flexión.

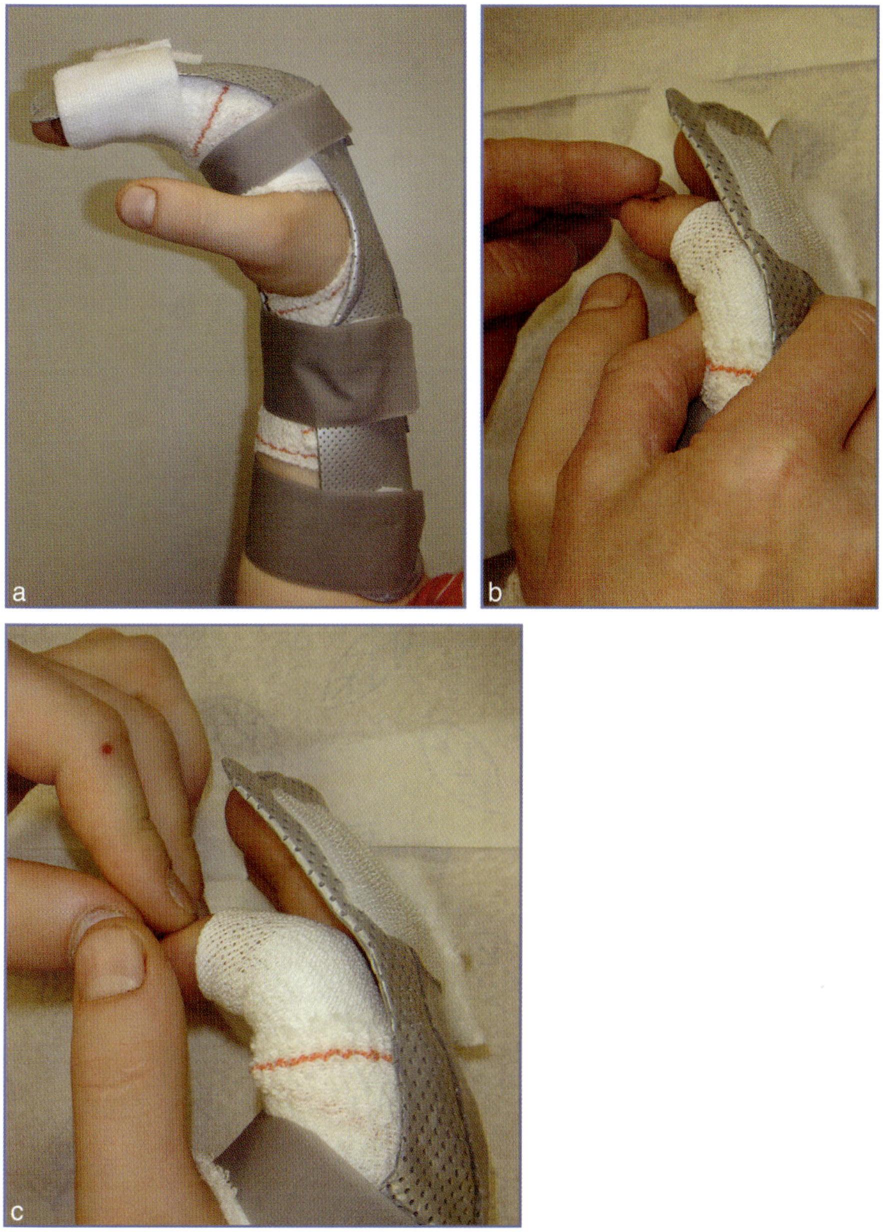

Figura 10.21 Movilización pasiva protegida según Duran. **a** La ortesis estática fija la muñeca y las MF en flexión, y las IFP en extensión. **b** La IFD es movilizada pasivamente con un contra-apoyo que bloquea la IFP en extensión. **c** La IFP es movilizada pasivamente, y la IFD se mantiene en extensión.

Protocolo de Kleinert o movilización activo-pasiva[50] (Figuras 10.22 y 10.23). Luego de la confección de la ortesis con mucha paciencia y rigor, es el kinesiólogo quien se encarga de capacitar al paciente. La reeducación será realizada por el mismo paciente durante las cuatro primeras semanas y es una buena manera de responsabilizarlo de cara a su tratamiento. Se lo instala con el codo flexionado a 90°, antebrazo vertical y en pronación, dedos flexionados en la ortesis. Es en esta posición que el aparato flexor está en máxima distención y la puesta en extensión de los dedos no desencadena ninguna contractura refleja (*stretch reflex*, como se ha demostrado a través del estudio electromiográfico realizado por Paquin)[50]. Se le solicita al paciente realizar una extensión activa completa de las IFP y las IFD, en forma simultánea, de todos los dedos contra la resistencia que ofrece el elástico hasta chocar contra el techo dorsal que proporciona la ortesis. El retorno a la flexión se hace de manera pasiva gracias al elástico, sin ninguna contracción

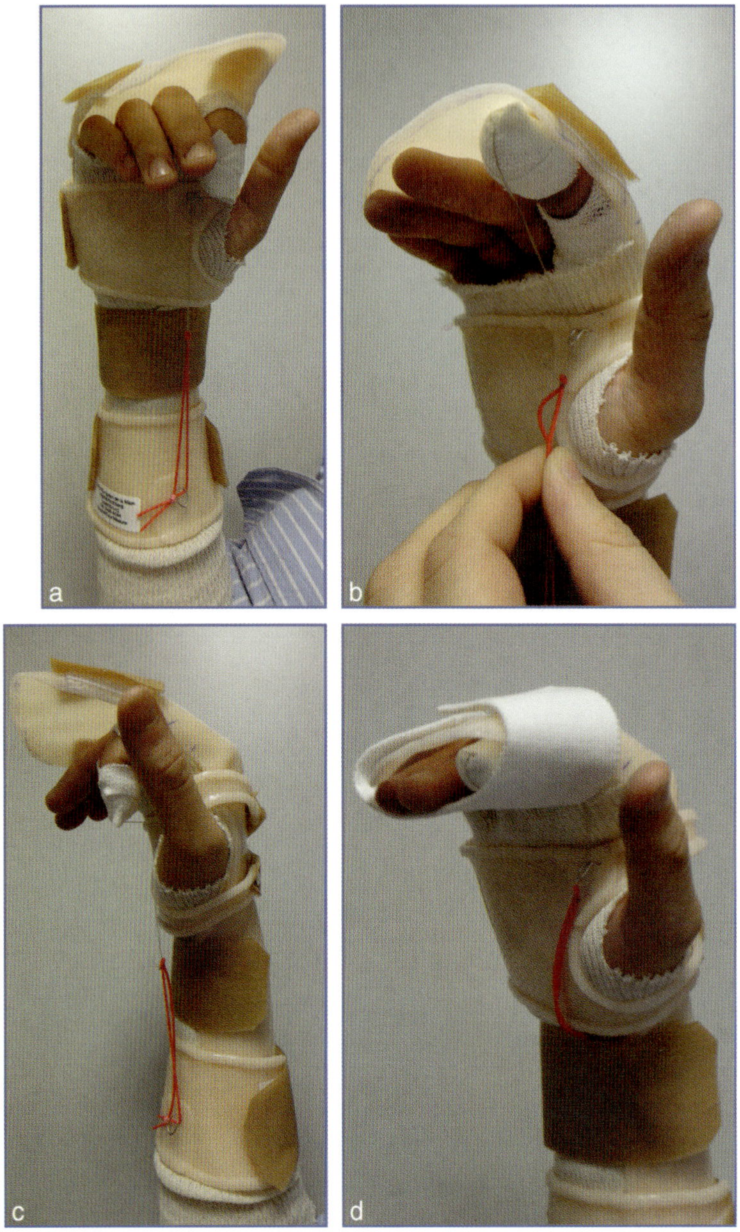

Figura 10.22 Movilización según Kleinert para una lesión de los flexores en la zona 2 del índice. a En reposo, el dedo operado está flexionado a la altura de la IFP y de la IFD gracias a la polea de reflexión del elástico. b, c La extensión activa del dedo operado desplaza sucesivamente la IFP y la IFD con el objeto de que los dos tendones flexores, superficial y profundo, sean movilizados. El paciente ayuda al movimiento distendiendo el elástico. d Las cadenas digitales son mantenidas en extensión contra el dorso de la ortesis por medio de una banda de Velcro®.

activa de los flexores. Esto se realiza en series de diez movimientos, que se repiten seis veces por día.

La flexión permanente de los dedos en la ortesis y la realización incorrecta de los ejercicios puede provocar una contractura en flexión de las IFP. Por eso se aconseja al paciente desprender los elásticos, movilizar las IF en extensión contra la ortesis y fijar las cadenas digitales, con la ayuda de una banda de Velcro® elástica, en secuencias de una hora, dos veces por día.

Del quinto al décimo día, a causa de la fragilidad tendinosa, el número de movimientos se reduce de diez a cinco, seis veces por día. El objetivo es movilizar el tendón a menudo, pero de forma breve para asegurar su deslizamiento. En el transcurso de los ejercicios hay que evitar a toda costa mantener la extensión al final del movimiento, flexionar activamente los dedos en el retorno que proporciona el elástico y luchar contra el techo dorsal que brinda la ortesis en las MF, contrayendo los extensores.

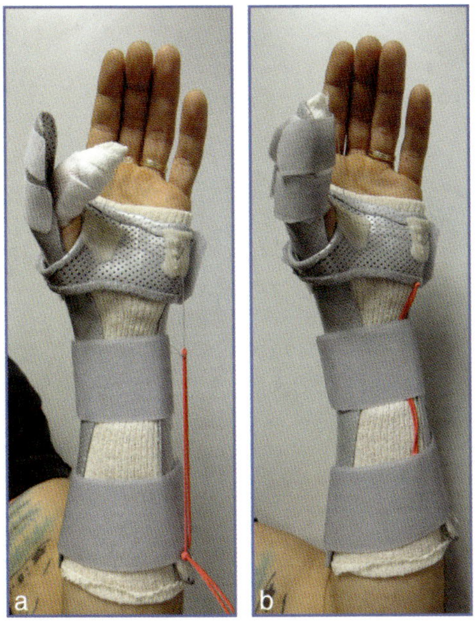

Figura 10.23 Ortesis de remplazo según Kleinert para una lesión en la zona 2 del flexor largo del pulgar. **a** La polea se sitúa frente a la cabeza del primer metacarpiano, una segunda polea se coloca frente a la cabeza del quinto metacarpiano. **b** En la noche, la IF del pulgar es mantenida en extensión por un anillo de Velcro®.

Para el pulgar, el paciente debe efectuar una extensión activa de la IF hasta hacer tope con la ortesis.

Este protocolo de Kleinert implica un seguimiento semanal del paciente con el fin de asegurar una correcta ejecución de los ejercicios, la ausencia de rigidez y la buena adaptación de la ortesis. Se verificará particularmente el amarre ungueal de los elásticos y el ajuste perfecto de la ortesis, ya que tiene tendencia a migrar hacia distal bajo el efecto de los elásticos y de la forma cónica del antebrazo.

La movilización activa ofrece la mayor excursión tendinosa, pero está expuesta al riesgo de rotura. La finalidad de esta movilización activa es la de obtener al décimo día posoperatorio una flexión activa al pliegue palmar distal con el fin de asegurar el deslizamiento tendinoso. Esta movilización activa es realizada con la condición de que el edema sea moderado y la movilización pasiva global en flexión del dedo afectado sea completa. También se necesita una sutura sólida con tendón de buena calidad y, sobre todo, un paciente muy colaborador, aplicado y prudente.

La muñeca y las cadenas digitales son mantenidas en la ortesis de protección tendinosa fuera de las sesiones de movilización.

Se distinguen dos tipos de movilización activa precoz: la "colocación-mantenimiento" según Strickland y la movilización activa global sin resistencia de Elliott.

En **el protocolo de Strickland** (Figura 10.24), el paciente se ubica con el codo flexionado a 90° y el antebrazo vertical en pronosupinación neutra. La mano del reeducador o la mano sana del paciente llevan pasivamente el dedo lesionado junto con el resto de los dedos en flexión global hasta el contacto pulpejo-palmar y luego se efectúa una extensión simultánea pasiva de la muñeca hasta los 30°. Se mantiene esta postura y se solicita una contracción suave de todos los flexores de cinco segundos. Hay que intentar mantener el contacto pulpejo-palmar con la menor contracción posible. Esta técnica es denominada también "de colocación-mantenimiento". Luego de cinco segundos, el paciente relaja la contracción y deja caer pasivamente la muñeca en flexión por efecto de la gravedad, lo que lleva automáticamente a la extensión pasiva de los dedos (efecto tenodesis). Durante la fase de flexión, debe vigilarse que el dedo lesionado se contraiga efectivamente y que no sea arrastrado de forma pasiva por los dedos vecinos sanos. Durante la fase de extensión, no hay que extender los dedos con la mano sana. Los ejercicios se realizan tres a cuatro veces por día, en repeticiones de diez veces. La ortesis es utilizada en forma permanente entre las sesiones, pero retirada durante estas, con riesgo de malentendidos y, por lo tanto, de rotura.

En esta técnica, la contracción es a menudo difícil de percibir o no se realiza, por lo que nosotros modificamos el protocolo[30] con el objetivo de paliar este déficit. Las MF son colocadas en flexión máxima; el kinesioterapeuta busca cuál es la posición en flexión de las IF donde el paciente pueda contraer isométricamente sus flexores. A partir de esta posición se le solicita al operado que contraiga cinco segundos sus flexores y que relaje la muñeca y los dedos como fue explicado anteriormente. Progresivamente, se intenta mediante la contracción disminuir el espacio pulpejo-palmar.

Para el pulgar, en ausencia de edema y si la flexión pasiva es completa, el paciente efectúa en un mismo tiempo una extensión de 30° de la muñeca (es la "colocación") y mantiene durante cinco segundos la flexión de la IF (es el "mantenimiento"). Luego, la relajación de los flexores se acompaña de una flexión de la muñeca, lo que produce una extensión del pulgar por efecto tenodesis. Este ejercicio se repite diez veces por día.

La **movilización activa global sin resistencia según Elliot**[3,22] (Figura 10.25) tiene la ventaja de evitar los retiros repetidos fuera de la ortesis. Se coloca la muñeca en 20° de flexión, las MF a 40° y las IF en leve relajación. Después de un calentamiento según el protocolo de Durán, el paciente realiza un cierre sincronizado de los dedos sin resistencia. Fuera de las sesiones, un Velcro® estabiliza las IF en extensión. Este protocolo exige directamente la sutura, que debe ser sólida, con un FCS reparado o intacto en caso de lesión

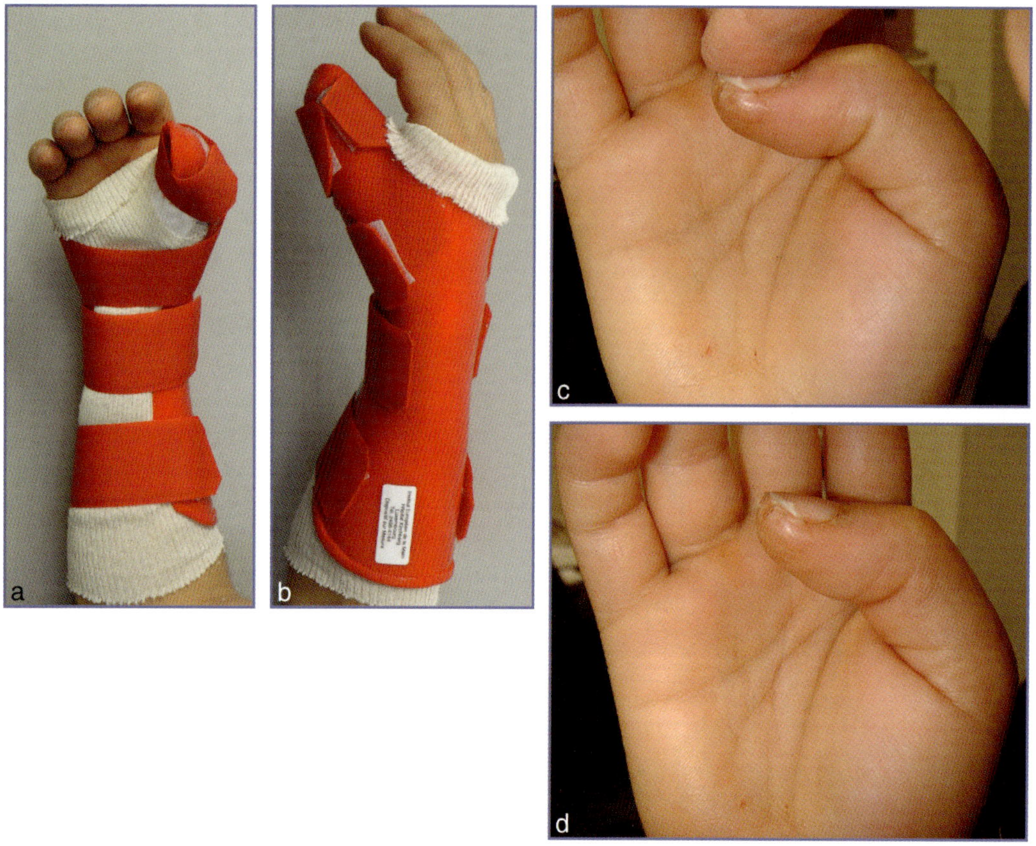

Figura 10.24 Movilización activa según Strickland o técnica de la "colocación-mantenimiento". **a, b** Ortesis de protección para una lesión en la zona 2 del flexor largo del pulgar utilizada fuera de las sesiones de movilización activa. **c** El paciente coloca el codo en flexión de 90°, el antebrazo vertical en pronosupinación neutra, el pulgar es llevado pasivamente en flexión por el kinesioterapeuta, que efectúa simultáneamente una extensión pasiva de la muñeca de 30°; esta fase es denominada de "colocación". **d** El paciente debe realizar una contracción suave durante cinco segundos con el objetivo de mantener el pulgar en la posición de flexión; esta es la fase de "mantenimiento". Luego se relaja esta contracción y se flexiona la muñeca. Por efecto tenodesis, el pulgar y los dedos largos se extienden.

del FCP. En efecto, en ausencia del FCS, el cierre global recaerá exclusivamente sobre la sutura del FCP, lo que expone un riesgo mayor de rotura.

Indicaciones

Excluyendo los casos excepcionales de inmovilización estricta descrita más atrás, la movilización precoz, sea activa o pasiva, es siempre preferible.

Los protocolos expuestos precedentemente pueden ser aplicados de manera aislada durante las seis primeras semanas, por razones de comprensión del paciente o de simplicidad organizativa.

De hecho, en nuestra práctica, estos son frecuentemente combinados con la asociación Duran-técnica activa. La movilización pasiva entretiene las movilidades articulares, facilita y prepara el deslizamiento tendinoso para la etapa activa. Esta última aporta una excursión tendinosa más importante contra las adherencias y estimula la bomba sinovial. El protocolo de Stickland es de ejecución compleja, debido al relajamiento que se necesita, a la correcta comprensión de la secuencia y al retiro repetido de la ortesis. La técnica de Kleinert es de nuestra preferencia para las lesiones en las zonas 2 y 3. Esta técnica necesita de una ortesista competente y disponible y no se adapta a las reparaciones por *pull out* en la zona 1, ya que este protocolo no garantiza la movilización del flexor profundo. Es preferible asegurar una flexión activa de las IFP con el FCS y realizar una movilización pasiva y/o activa de las IFD con la muñeca flexionada.

En las zonas 1 a 5, de existir lesiones nerviosas asociadas y si las suturas son particularmente sólidas, con un FCS competente y un paciente colaborador, nosotros alentaremos una movilización activa global según Elliot, que genera un deslizamiento tendinoso más importante. La muñeca puede colocarse en posición neutra o en ligera

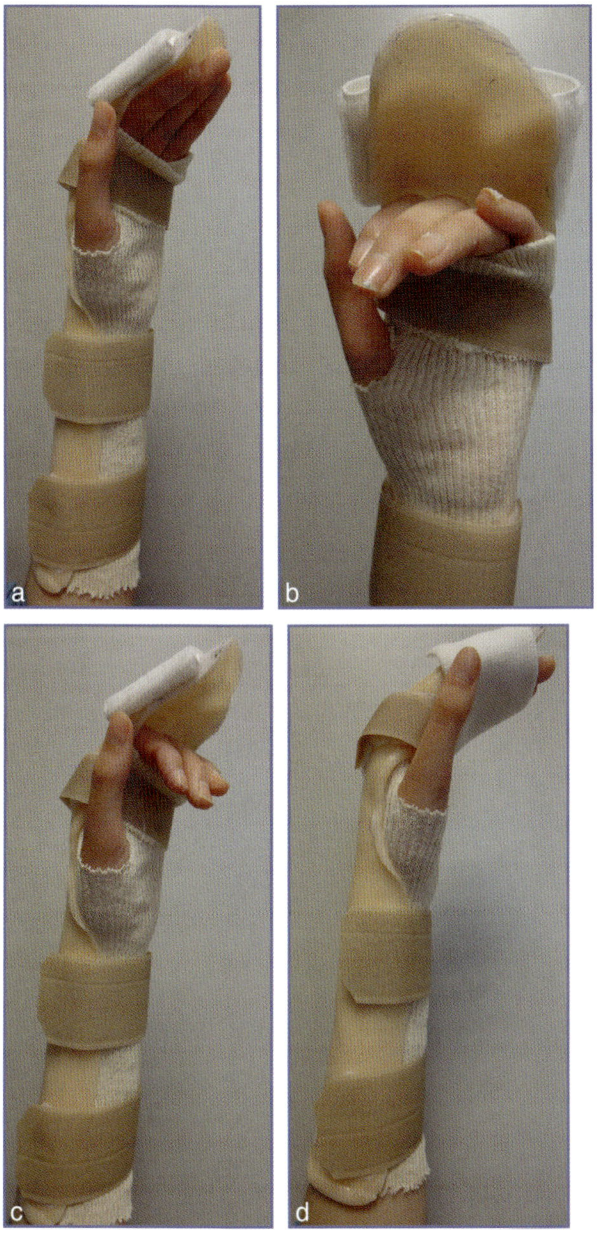

Figura 10.25 Movilización activa global según Elliot. **a** La muñeca es colocada a 20° de flexión; las MF, a 40°; y las IF, en ligera distención. **b, c** El paciente efectúa una flexión sincrónica de todos los dedos, sin resistencia. **d** Fuera de las sesiones de movilización, los dedos se mantienen en extensión a nivel de las IF por una banda elástica de Velcro®.

extensión (20°), las MF pueden flexionarse a 60° y las IF ubicarse levemente relajadas. Hay que estar alerta cuando la movilidad activa se torne "demasiado fácil": esto traduce la eficacia del protocolo, pero puede resultar perjudicial en un paciente muy optimista, ya que tendrá tendencia a sobrecargar una sutura todavía frágil, lo que puede conducir a una rotura precoz.

Por último, los protocolos pueden sucederse en el tiempo, en función de la evolución del dedo (rigidez, dolor, edema) del paciente (integración de los ejercicios, desobediencia) y de la cicatrización tendinosa (por ejemplo, activa a partir de la tercera semana).

La reeducación de los flexores más allá del día 45

Luego del día 45, cualquiera haya sido el protocolo utilizado, se procede a retirar la ortesis durante la jornada y se comienza junto con el fisioterapeuta una reeducación activa libre sin resistencia. Durante la noche, con el fin de evitar una hiperextensión involuntaria de la muñeca y de los dedos, el paciente portará la ortesis hasta completar la octava semana.

La reeducación intenta aquí luchar contra las rigideces articulares y las adherencias. Hay que insistir sobre el trabajo analítico de los flexores para favorecer el deslizamiento independiente del FCP y el FCS. La reintegración de la mano a las actividades cotidianas livianas es alentada con un aumento progresivo de la fuerza. Esto contribuye también a la liberación de las adherencias y a la recuperación de la fuerza y de la resistencia sobre una mano condicionada por el traumatismo y la inmovilización relativa.

Un flexo de la IFP puede instalarse en el curso del primer mes de la reparación tendinosa. Varias pueden ser las causas: retracción de la placa palmar, los frenos laterales (*check reins*) o los ligamentos colaterales; adherencias de los tendones flexores en la vaina sinovial a nivel de la sutura y de la decusación, y bridas cutáneas palmares o digitales. En estos casos, confeccionamos una ortesis dinámica de recuperación de la amplitud en extensión de las IF (Figura 10.26). La postura dinámica es asegurada por una lámina de Levame o un resorte. Esta ortesis es utilizada durante la noche. En caso de edema digital, nosotros colocamos un dedal compresivo de Lycra. Un compresor cicatricial en silicona y los masajes locales mejoran la suavidad del revestimiento cutáneo.

El trabajo en carga contrarresistencia será autorizado a partir de la octava semana y los trabajos muy pesados a partir del tercer mes.

En caso de aparición de un flexo de la IFP, lo que es relativamente frecuente con el protocolo de Kleinert, conviene tratarlo lo más rápido posible manteniendo las MF a 30° de flexión y recolocando progresivamente la muñeca hasta una extensión de 20°, lo que contribuye a romper las adherencias y a moldear el callo tendinoso.

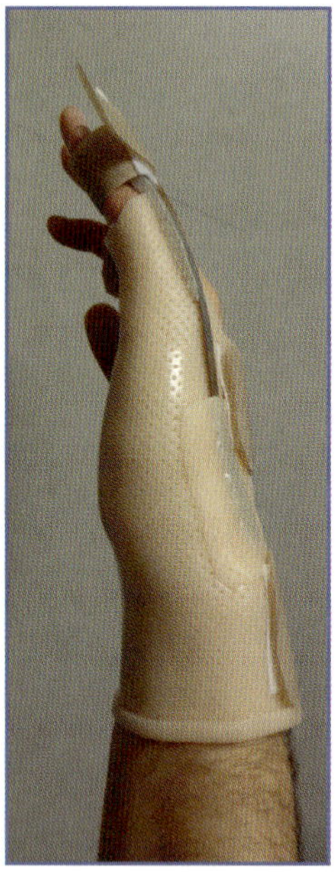

Figura 10.26 Ortesis dinámica de extensión de las articulaciones IF para corregir una rigidez en la flexión del quinto dedo.

Cuidado posoperatorio luego de una cirugía de tendones flexores en los niños

El período posoperatorio es origen de potenciales dificultades en los niños pequeños. Si bien los adolecentes o niños mayores pueden beneficiarse, bajo estricta vigilancia, de los mismos protocolos que los adultos, la inmovilización estricta es la única solución confiable en los niños pequeños menores de siete años. Varios trabajos han demostrado que se pueden obtener buenos resultados en los niños a pesar de la estricta inmovilización[6,21,54]. El vendaje y el yeso posoperatorio desempeñan un papel esencial. Sería riesgoso, en este contexto, contentarse con una simple férula destinada a ser renovada en las curaciones ulteriores. A falta de una nueva anestesia general, en cada curación, en cada cambio de vendaje y de férula se correría el riesgo de una movilización intempestiva y, por lo tanto, de una rotura. En consecuencia, nosotros preferimos realizar inmediatamente una inmovilización estricta por cuatro semanas, mediante un yeso circular braquipalmar. La inmovilización del codo, sin consecuencia para los niños, es un factor de seguridad suplementario: evita el deslizamiento de una escayola de yeso más corta, siempre difícil de ajustar en los pacientes muy pequeños. No estará autorizada ninguna modificación de este yeso antes del fin del período de inmovilización.

Los diferentes tipos de ortesis en las lesiones de los flexores

Ortesis de protección tendinosa

La ortesis de protección tendinosa está hecha de material termoformable, es removible, estática y estabiliza la muñeca y las cadenas digitales en flexión. Está compuesta de un modulo dorsal y uno palmar.

Esta ortesis se realiza al tercer día posoperatorio después de de retirar la férula de yeso dorsal y el vendaje compresivo, el cual es remplazado por un vendaje lo más reducido posible.

El molde se realiza con el paciente sentado frente a la ortesista, el codo flexionado a 90° con el objeto de distender los epitrocleares, la muñeca en flexión y el antebrazo y la mano en pronación (posición denominada en "cuello de cisne") (*v.* Figura 10.25 a).

Módulo dorsal

Se extiende desde la unión del tercio medio y el tercio superior del antebrazo hasta el extremo distal de los dedos largos, desde el segundo al quinto, y al pulgar si este está lesionado. Se posiciona la muñeca en flexión de 30°, ya que una flexión más importante es origen de dolor e incomodidad. La inclinación debe ser neutra.

Todas las MF son estrictamente flexionadas a 60°. Esta flexión es fundamental para disminuir la tensión de los flexores. Las IFP están en 0° de extensión.

Para el pulgar, el módulo dorsal antebraquial estabiliza la muñeca a 30° de flexión, y se dejan libres los dedos largos. La parte dorsal de la ortesis coloca el primer metacarpiano en ligera antepulsión y abducción, para preservar así la apertura de la primera comisura. Se ubica la MF a 30° de flexión y la IF a 0° de extensión.

Módulo palmar

Es un guante metacarpiano palmar que se extiende de la base de la primera falange hasta la muñeca. Es esencial moldear bien el arco transversal de la mano con el fin de colocar los metacarpianos contra el modulo dorsal y de inmovilizar las MF en flexión.

En distal, las cadenas digitales son mantenidas en extensión contra el techo dorsal mediante una banda elástica colocada en la cara palmar de los dedos, frente a la segunda y tercera falanges. Únicamente se mantiene en esta posición al índice, si este es el único comprometido; por el contrario, el tercer, cuarto y quinto dedos son integrados a la ortesis si existe una lesión de uno o de varios de estos dedos.

La inmovilización en extensión de las IF es fundamental, fuera de las sesiones de reeducación para prevenir el flexo de las IFP, que es provocado por la actitud antiálgica en flexión que adopta el paciente espontáneamente a causa del dolor, el edema y la sutura tendinosa si esta se encuentra en el canal digital.

La ortesis de protección será utilizada las 24 h durante seis semanas y se la podrá quitar para realizar las curaciones y las sesiones de kinesioterapia. La utilización de esta ortesis de protección requiere la cooperación y la comprensión del paciente para detectar los puntos de apoyo perjudiciales al trofismo cutáneo, a la vascularización y a la sensibilidad. Una higiene escrupulosa debe evitar la maceración de las comisuras.

Ortesis dinámica de remplazo de los flexores, también denominada de "Kleinert"

Esta ortesis permite una movilización pasiva a baja tensión de los tendones suturados sobre un trayecto de 3 mm a 4 mm, gracias a una movilización activa en extensión de las IF y de una flexión pasiva global dada por un elástico que actúa como sustituto de los músculos flexores. Esta movilización protegida limita las adherencias peritendinosas y mantiene la movilidad articular.

La indicación de elección de esta técnica concierne a las lesiones de los dos flexores en el canal digital, en la zona 2 y, por extensión, también a la zona 3.

Por el contrario, está contraindicada para las zonas 4 y 5 con lesión asociada del nervio mediano o cubital, lesiones de los tendones extensores o un reimplante. De igual manera, es desaconsejada en los niños o en pacientes muy indisciplinados.

Ortesis para los dedos largos (*v.* Figura 10.22)

La ortesis de base estática se completa colocando los dedos en flexión mediante un elástico. En presencia de una lesión que afecte uno o varios dedos, desde el tercero al quinto, los tres dedos serán colocados en la ortesis, debido a que pertenecen al mismo cuerpo muscular (principio de la cuadriga). El pulgar y el índice quedan libres. Si el índice está lesionado, se lo inmoviliza solo bajo la ortesis y los otros dedos quedan libres.

La tracción elástica se extiende desde el extremo distal del dedo lesionado y los dedos adyacentes hasta la parte más proximal de la ortesis. Está compuesta por un hilo de nailon y de un elástico.

El hilo de nailon se fija en el extremo distal del dedo con un capuchón de cinta adhesiva pegado sobre la uña o sobre un hilo en la uña colocado por el cirujano. El hilo debe pasar dentro de la polea de reflexión situada a la altura del contra-apoyo palmar. Esta polea es indispensable para lograr un cierre completo de la cadena digital y para guiar el elástico en el plano de flexión del dedo.

La polea es fijada frente al pliegue palmar distal, en el eje del dedo, para asegurar la flexión completa de la IFD con el fin de movilizar el flexor profundo. Esta polea respeta la convergencia digital hacia el tubérculo del escafoides. El hilo de nailon se desliza en la polea con un mínimo de frotamiento.

La tensión elástica debe posicionar los dedos pasivamente en flexión máxima de las IFP y las IFD para permitir la extensión activa completa de estas mismas articulaciones. Para satisfacer estas necesidades, el elástico debería ser largo y ser fijado sobre la parte antebraquial de la ortesis. La longitud del hilo de nailon corresponde a la distancia entre el extremo distal del dedo en extensión contra la ortesis y un centímetro por debajo de la polea de reflexión.

Ortesis para el pulgar

La polea de reflexión se sitúa frente a la cabeza del primer metacarpiano y una segunda polea es situada frente a la cabeza del quinto. El elástico atado al hilo de nailon es fijado a la parte proximal de la ortesis sobre el lado radial para los dedos largos y el lado cubital para el pulgar (*v.* Figura 10.23).

La ortesis de Kleinert será utilizada permanentemente, las 24 h durante cuatro semanas, y podrá ser retirada solo para las curaciones y durante los controles que realicen el cirujano y el kinesioterapeuta.

Resultados

Elección de un método de evaluación

La evaluación de los resultados de las reparaciones primarias de los tendones flexores siempre genera discusiones en la IFSSH. Michon y Verdan[84] propusieron comparar en porcentaje la función del flexor largo del pulgar con respecto al lado sano y para los dedos largos, medir la distancia entre el pulpejo y la palma, y disminuir un grado por cada déficit de extensión de 45°.

Buck-Gramcko[12] propuso combinar el movimiento activo global de las MF, IFP e IFD menos el déficit de extensión, pero agregando el concepto de distancia pulpejo-palma.

Strickland y Glogovac[70] consideran con justos fundamentos que la flexión activa de la MF no está directamente involucrada por la reparación de los flexores, evalúan los resultados a partir de la IFP y la IFD, y las comparan en porcentaje a la función del dedo contralateral.

- Así, la flexión activa normal (*total active motion* [TAM] en Estados Unidos) de las IFP y las IFD es de 100° + 75° = 175°.
- En un dedo lesionado se diferenciará entre la flexión activa de la IFP y la IFD, y se restará el déficit de extensión de cada articulación.
- La TAM del dedo lesionado con respecto al dedo sano contralateral dará la función porcentual de las dos articulaciones del dedo sano en comparación con el dedo afectado: TAM/175 x 100 = % de movilidad activa de la IFP y la IFD del dedo lesionado.
- El cálculo funcional permite clasificar los resultados en cuatro categorías (% de la función activa del dedo sano):
  - Excelente: 85% a 100%.
  - Bueno: 70% a 84%.
  - Regular: 50% a 69%.
  - Pobre 0% a 49%.
- Esta clasificación propuesta por Strickland y Glogovac[70] es, a nuestra manera de ver, la más simple, rápida, fácil de transmitir y suficientemente fiable para evaluar los resultados.

Resultados

Nuestra experiencia[50] con la técnica de Kleinert en la zona 2 aplicada a las secciones netas de los tendones flexores muestra resultados útiles, es decir, clasificados excelentes, bueno y regular en el 72% de los casos. Nuestra estadística se degrada cuando extendemos nuestras indicaciones a las heridas contusas y cuando delegamos la reeducación a kinesioterapeutas sin la suficiente experiencia en las técnicas de movilización protegida.

Numerosas series fueron publicadas[75] con resultados muy similares, cualquiera haya sido la técnica de movilización precoz utilizada. Según la clasificación de Strickland y Glocovac[70] los resultados excelentes y buenos comprenden entre el 69% y 92%, con una tasa de rotura entre el 0% y el 9,4%. Las últimas series reportan una tasa de rotura de alrededor del 3%-4% para las suturas multihebras[20,26]. Sin embargo, cuando están reunidas las condiciones ideales, es decir una lesión neta en la zona 2 y un paciente accesible al protocolo de movilización según Strickland y Cannon[69], nosotros obtuvimos los mejores resultados funcionales.

En los niños, los estudios comparativos entre la aplicación de un protocolo de movilización controlada y la inmovilización estricta no mostraron diferencias significativas en cuanto al resultado funcional. La edad del niño no interviene en el resultado y lesiones en la zona 1 proporcionan resultados superiores a los de la zona 2, lo mismo que la lesión única del flexor profundo sin lesión nerviosa asociada[21].

Conclusiones

La cirugía de las lesiones traumáticas del aparato flexor de los dedos debe ser efectuada en la urgencia, en particular cuando existen lesiones neurovasculares asociadas. El tratamiento quirúrgico debe ser minucioso, basado en el conocimiento de la cicatrización tendinosa y de la biomecánica de la cadena digital y del tendón reparado. En la mayoría de los casos, se puede lograr un resultado funcional útil, siempre que se efectúe una adecuada reeducación y que se apliquen los dispositivos necesarios en el período posoperatorio. Sin embargo, esta cirugía sigue siendo aleatoria cuando involucra a tendones contusos en un lecho tisular desfavorable. En esta mala situación, el cirujano no dudará en reconstruir las poleas del canal digital y en preparar la superficie de deslizamiento para un injerto de tendón utilizando una varilla de silicona, para luego recomendar la movilización pasiva de las articulaciones durante todo este período de preparación para el injerto.

La reparación de los tendones flexores es una cirugía exigente sobre el plano técnico, tanto para el cirujano como para el kinesioterapeuta, y todo el equipo deberá convencer al paciente para que participe en su tratamiento.

Referencias

[1] Amadio PC. Friction of the gliding surface. Implications for tendón surgery and rehabilitation. J Hand Ther Off J Am Soc Hand Ther 2005 ; 18(2) : 112–9.
[2] Amadio PC. Gliding resistance and modifications of gliding surface of tendon : clinical perspectives. Hand Clin 2013 ; 29(2) : 159–66.
[3] Bainbridge LC, Robertson C, Gillies D, et al. A comparison of post-operative mobilization of flexor tendon repairs with "passive flexion-active extension" and "controlled active motion" techniques. J Hand Surg Edinb Scotl 1994 ; 19(4) : 517–21.
[4] Bakach J, Sentuck-Rigal J, Boileau R, et al. La plastie d'expansion en Oméga. Une nouvelle technique d'expansion des poulies annulaires du tunnel digital des fléchisseurs. Ann Chir Plast Esth 2005 ; 50 : 705–14.
[5] Berglund M, Reno C, Hart D, et al. Patterns of mRNA expression for matrix molecules and growth factors in flexor tendons injury : differences in the regulation between tendon and tendon sheath. J Hand Surg 2006 ; 31A : 1279–87.
[6] Berndtsson L, Ejeskar A. Zone II flexor tendon repair in children. A retrospective long term study. Scand J Plast Reconstr Surg 1995 ; 29 : 59–64.
[7] Boyer MI, Watson JT, Lou J, et al. Quantitative variation in vascular endothelial growth factor mRNA expression during early flexor tendon healing : an investigation in a canine model. J Orthop Res 2001 ; 19(5) : 869–72.
[8] Boyes JH. Evaluation of results of digital flexor tendon grafts. Am J Surg 1955 ; 89 : 116.
[9] Bunnell S. Surgery of the hand. J.P. Lippincott ; 1971.
[10] Boyes JH, Stark HH. Flexor tendon grafts in the fingers and thumb. J Bone Jt Surg 1971 ; 53A : 1332–42.
[11] Brustein M, Pellegrini J, Choueka J, et al. Bone suture anchors versus the pullout button for repair of distal profundus tendon injuries : a comparison of strength in human cadaveric hands. J Hand Surg 2001 ; 26(3) : 489–96.
[12] Buck-Gramcko. A new method for evaluation of results in flexor tendon repair. Handchirurgie 1976 ; 8 : 65–9.
[13] Bunnell S. Surgery of the hand. 3rd ed. Philadelphia : J.B. Lippincott ;1956.

[14] Cao Y, Tang JB. Strength of tendon repair decreases in the presence of an intact A2 pulley : biomechanical study in a chicken model. J Hand Surg 2009 ; 34(10) : 1763–70.
[15] Cao Y, Zhu B, Xie RG, et al. Influence of core suture purchase length on strength of four-strand tendon repairs. J Hand Surg 2006 ; 31(1) :107–12.
[16] Dahlgren LA, Van der Meulen MC, Bertram JF, et al. Insuline like growth factor-I improves cellular and molecular aspects of healing in a collagenase-induced model of flexor tendinitis. J Orthop Res 2002 ; 20 : 910–9.
[17] Diao E, Lam J. Experimental studies of tendon injuries. Hand Surg. Update 4. American Society for Hand Surgery ; 2007. p.329–42.
[18] Doyle JR, Blythe WF. Macroscopic and functional anatomy of the flexor tendon sheath. J Bone Jt Surg 1974 ; 56A : 1094.
[19] Duran RJ, Hauser RG. Controlled passive motion following flexor tendon repair in zones two and three ; AAOS Symp Tendon Surg Hand. C.V. Mosby : St. Louis ; 1975. p.182–9.
[20] Dy CJ, Hernandez-Soria A, Ma Y, et al. Complications after flexor tendon repair : a systematic review and meta-analysis. J Hand Surg 2012 ; 37(3) : 543–551. e1.
[21] Elhassan B, Moran SL, Bravo C, et al. Factors that influence the outcome of zone I and zone II flexor tendon repairs in children. J Hand Surg 2006 ; 31(10) : 1661–6.
[22] Elliot D, Moiemen NS, Flemming AF, et al. The rupture rate of acute flexor tendon repairs mobilized by the controlled active motion regimen. J Hand Surg Br, 1994 ; 19(5) : 607–12.
[23] Gelberman RH, Amifl D, Gonsalves M, et al. The influence of protected passive mobilization on the healing of flexor tendons : a biochemical and microangiographic study. Hand 1981 ; 13(2) : 120–8.
[24] Gelberman RH, Thomopoulos S, Sakiyama-Elbert SE, et al. The early effects of sustained platelet-derived growth factor administration on the functional and structural properties of repaired intrasynovial flexor tendons : an in vivo biomechanic study at 3 weeks in canines. J Hand Surg 2007 ; 32(3) : 373–9.
[25] Hatanaka H, Manske PR. Effect of suture size on locking and grasping flexor tendon repair techniques. Clin Orthop 2000 ; 375 : 267–74.
[26] Hoffmann GL, Büchler U, Vögelin E. Clinical results of flexor tendon repair in zone II using a six-strand double-loop technique compared with a two-strand technique. J Hand Surg Eur Vol 2008 ; 33(4) : 418–23.
[27] Hsu C, Chang J. Clinical implications of growth factors in flexor tendon wound healing. J Hand Surg 2004 ; 29(4) : 551–63.
[28] Hunter JM, Salisbury RE. Flexor-tendon reconstruction in severely damaged hands. A two-stage procedure using a silicone-dacron reinforced gliding prosthesis prior to tendon grafting. J Bone Joint Surg Am 1971 ; 53(5) : 829–58.
[29] Huq S, George S, Boyce DE. The outcomes of zone 1 flexor tendon injuries treated using micro bone suture anchors. J Hand Surg Eur Vol 2013 ; 38(9) : 973–8.
[30] Isel M, Merle M. Orthèse de la Main et du Poignet. Protocoles de rééducation. Elsevier Masson : Issy-les-Moulineaux ; 2012.
[31] Jones ME, Mudera V, Brown RA, et al. The early surface cell response to flexor tendon injury. J Hand Surg 2003 ; 28(2) : 221–30.
[32] Kim JB, de Wit T, Hovius SER, et al. What is the significance of tendón suture purchase ? J Hand Surg Eur Vol 2009 ; 34(4) : 497–502.
[33] Kleinert HE. Should an incompletely severed tendon be sutured ? Commentary. Plast Reconstr Surg 1976 ; 57(2) : 236.
[34] Kleinert HE, Kutz JE, Ashbell TS, et al. Primary repair of lacerated flexor tendons in "no man's land". J Bone Jt Surg 1967 ; 49(3) : 577.
[35] Kleinert HE, Kutz JE, Atasoy E, et al. Primary repair of flexor tendons. Orthop Clin North Am 1973 ; 4(4) : 865–76.
[36] Kleinert HE, Verdan C. Report of the Committee on Tendon Injuries (International Federation of Societies for Surgery of the Hand). J Hand Surg 1983 ; 8(5 Pt 2) : 794–8.
[37] Kleinert HE, Bennett JB. Digital pulley reconstruction employing the always present rim of the previous pulley. J Hand Surg 1978 ; 3(3) :297–8.
[38] Leddy JP, Packer JW. Avulsion of the profundus tendon insertion in athletes. J Hand Surg 1977 ; 2(1) : 66–9.
[39] Leversedge FJ, Ditsios K, Goldfarb CA, et al. Vascular anatomy of the human flexor digitorum profundus tendon insertion. J Hand Surg 2002 ; 27(5) : 806–12.
[40] Lin GT, Amadio PC, An KN, et al. Functional anatomy of the human digital flexor pulley system. J Hand Surg 1989 ; 14(6) : 949–56.
[41] Lister GD. Reconstruction of pulleys employing extensor retinaculum. J Hand Surg 1979 ; 4(5) : 461–4.
[42] Lister GD. Incision and closure of the flexor sheath during primary tendon repair. Hand 1983 ; 15(2) : 123–35.
[43] Lundborg G. The microcirculation in rabbit tendon. In vivo studies after mobilisation and transection. Hand 1975 ; 7(1) : 1–10.
[44] Lundborg G, Hansson HA, Rank F, et al. Superficial repair of severed flexor tendons in synovial environment. An experimental, ultrastructural study on cellular mechanisms. J Hand Surg 1980 ; 5(5) : 451–61.
[45] Lundborg G, Myrhage R. The vascularization and structure of the human digital tendon sheath as related to flexor tendon function. An angiographic and histological study. Scand J Plast Reconstr Surg 1977 ; 11(3) : 195–203.
[46] Lundborg G, Myrhage R, Rydevik B. The vascularization of human flexor tendons within the digital synovial sheath region—structureal and functional aspects. J Hand Surg 1977 ; 2(6) : 417–27.
[47] Lundborg G, Rank F. Experimental intrinsic healing of flexor tendons based upon synovial fluid nutrition. J Hand Surg 1978 ; 3(1) : 21–31.
[48] Manske PR, Lesker PA. Palmar aponeurosis pulley. J Hand Surg 1983 ;8(3) : 259–63.
[49] McCallister WV, Ambrose HC, Katolik LI, et al. Comparison of pullout button versus suture anchor for zone I flexor tendon repair. J Hand Surg 2006 ; 31(2) : 246–51.
[50] Merle M, Foucher G, Michon J. La technique de Kleinert pour la réparation primaire des tendons fléchisseurs dans le "no man's land". Ann Chir 1976 30(11-12) : 883–7.
[51] Merle M, Foucher G, Michon J. Extraction atraumatique du bout proximal du tendon fléchisseur. Ann Chir 1977; 31(4): 357.
[52] Merle M, Lallemand B, Lim A, et al. Experimental and clinical evaluation of an absorbable biomaterial inducing an anti-adhesive barrier (Divide®). Eur J Orthop Surg Traumatol 2008 ; 18 : 255–63.
[53] Michon J. État actuel de la chirurgie des tendons fléchisseurs des doigts. Cah. d›enseignement SOFCOT Conférence d›enseignement. 1984. p.67–79.
[54] O›Connell SJ, Moore MM, Strickland JW, et al. Results of zone I and zone II flexor tendon repairs in children. J Hand Surg 1994 ; 19(1) :48–52.
[55] Ochiai N, Matsui T, Miyaji N, et al. Vascular anatomy of flexor tendons. I. Vincular system and blood supply of the

profundus tendon in the digital sheath. J Hand Surg 1979 ; 4(4) : 321–30.
[56] Odobescu A, Radu A, Brutus J-P, et al. Modified flexor digitorum superficialis slip technique for A4 pulley reconstruction. J Hand Surg Eur Vol 2010 ; 35(6) : 464–8.
[57] Ollinger H, Wray RC, Weeks PM. Effects of suture on tensile strength gain of partially and completely severed tendons. Surg Forum 1975; 26 : 63–4.
[58] Potenza AD. Critical evaluation of flexor-tendon healing and adhesion formation within artificial digital sheaths. J Bone Joint Surg Am 1963 ; 45 : 1217–33.
[59] Potenza AD. Mécanisme de guérison des plaies des tendons fléchisseurs des doigts et des greffes tendineuses. Chir Tendons Main : Étude expérimentale ; 1976.
[60] al-Qattan MM. Conservative management of zone II partial flexor tendon lacerations greater than half the width of the tendon. J Hand Surg 2000 ; 25(6) : 1118–21.
[61] Al-Qattan MM. Type 5 avulsion of the insertion of the flexor digitorum profundus tendon. J Hand Surg Br, 2001 ; 26(5) : 427–31.
[62] Rohrbough JT, Mudge MK, Schilling RC. Overuse injuries in the elite rock climber. Med Sci Sports Exerc 2000 ; 32(8) : 1369–72.
[63] Russell JE, Manske PR. Collagen synthesis during primate flexor tendón repair in vitro. J Orthop Res Off Publ Orthop Res Soc 1990 ; 8(1) : 13–20.
[64] Sanders WE. Advantages of "epitenon first" suture placement technique in flexor tendon repair. Clin Orthop 1992 ; 280 : 198–9.
[65] Schreuder FB, Scougall PJ, Puchert E, et al. The effect of mitek anchor insertion angle to attachment of FDP avulsion injuries. J Hand Surg Br, 2006 ; 31(3) : 292–5.
[66] Silfverskiöld KL, May EJ. Flexor tendon repair in zone II with a new suture technique and an early mobilization program combining passive and active flexion. J Hand Surg 1994 ; 19(1) : 53–60.
[67] Smith JH. Avulsion of a profundus tendon with simultaneous intraarticular fracture of the distal phalanx--case report. J Hand Surg 1981 ; 6(6) : 600–1.
[68] Strickland JW. Flexor tendon surgery. Part 1 : Primary flexor tendón repair. J Hand Surg Br, 1989 ; 14(3) : 261–72.
[69] Strickland JW, Cannon NM. Flexor tendon repair-Indiana method. Indiana Hand Cent Newsl 1993 ; 1 : 1–19.
[70] Strickland JW, Glogovac SV. Digital function following flexor tendón repair in Zone II : A comparison of immobilization and controlled passive motion techniques. J Hand Surg 1980 ; 5(6) : 537–43.
[71] Sun Y-L, Yang C, Amadio PC, et al. Reducing friction by chemically modifying the surface of extrasynovial tendon grafts. J Orthop Res Off Publ Orthop Res Soc 2004 ; 22(5) : 984–9.
[72] Taguchi M, Sun Y-L, Zhao C, et al. Lubricin surface modification improves extrasynovial tendon gliding in a canine model in vitro. J Bone Joint Surg Am 2008 ; 90(1) : 129–35.
[73] Taguchi M, Sun Y-L, Zhao C, et al. Lubricin surface modification improves tendon gliding after tendon repair in a canine model in vitro. J Orthop Res Off Publ Orthop Res Soc 2009 ; 27(2) : 257–63.
[74] Tanaka T, Amadio PC, Zhao C, et al. The effect of partial A2 pulley excision on gliding resistance and pulley strength in vitro. J Hand Surg 2004 ; 29(5) : 877–83.
[75] Tang JB. Clinical outcomes associated with flexor tendon repair. Hand Clin 2005 ; 21(2) : 199–210.
[76] Tang JB. BIomechanics of core and peripheral tendon repairs. Tendon Surg Hand. Elsevier Saunders ; 2012. p.35–49.
[77] Tang JB, Pan CZ, Xie RG, et al. A biomechanical study of Tang's multiple locking techniques for flexor tendon repair. Chir Main 1999 ; 18(4) : 254–60.
[78] Tang JB, Shi D, Gu YQ, et al. Double and multiple looped suture tendon repair. J Hand Surg Br, 1994 ; 19(6) : 699–703.
[79] Tang JB, Xie RG. Effect of A3 pulley and adjacent sheath integrity on tendon excursion and bowstringing. J Hand Surg 2001 ; 26(5) : 855–61.
[80] Tang JB, Xie RG, Cao Y, et al. A2 pulley incision or one slip of the superficialis improves flexor tendon repairs. Clin Orthop 2007 ; 456 : 121–7.
[81] Tang JB, Xu Y, Ding F, et al. Tendon healing in vitro : promotion of collagen gene expression by bFGF with NF-kappaB gene activation. J Hand Surg 2003 ; 28(2) : 215–20.
[82] Tang JB, Zhang Y, Cao Y, et al. Core suture purchase affects strength of tendon repairs. J Hand Surg 2005 ; 30(6) : 1262–6.
[83] Tsuge K, Ikuta Y, Matsuishi Y. Intratendinous tendon suture in the hand. A new technique. The Hand 1975 ; 7 : 250–5.
[84] Verdan C, Michon J. Le traitement des plaies des tendons fléchisseurs des doigts. Rev Chir Orthopédique Réparatrice Appar Mot 1961 ; 47 : 285–425.
[85] Voulliaume D, Forli A, Parzy O, et al. Surgical repair of flexor tendón pulley rupture in high level rock climbing. Chir Main 2004 ; 23(5) : 243–8.
[86] Weber ER. Synovial fluid nutrition of flexor tendons. Orthop Res Soc 1979 ; 4 : 227.
[87] Wehbé MA, Hunter JM. Flexor tendon gliding in the hand. Part I. In vivo excursions. J Hand Surg 1985 ; 10(4) : 570–4.
[88] Wehbé MA, Hunter JM. Flexor tendon gliding in the hand. Part II. Differential gliding. J Hand Surg 1985 ; 10(4) : 575–9.
[89] Xie RG, Xue HG, Gu JH, et al. Effects of locking area on strength of 2-and 4-strand locking tendon repairs. J Hand Surg 2005 ; 30(3) : 455–60.
[90] Yamaguchi T, Ikuta Y. Climber's finger. Hand Surg Int J Devoted Hand Up Limb Surg Relat Res J Asia-Pac Fed Soc Surg Hand 2007 ; 12(2) : 59–65.
[91] Zhao C, Ozasa Y, Reisdorf RL, et al. CORR® ORS Richard A. Brand Award for Outstanding Orthopaedic Research : Engineering flexor tendon repair with lubricant, cells, and cytokines in a canine model. Clin Orthop 2014 ; 472(9) : 2569–78.
[92] Zhao C, Sun Y-L, Amadio PC, et al. Surface treatment of flexor tendón autografts with carbodiimide-derivatized hyaluronic Acid. An in vivo canine model. J Bone Joint Surg Am 2006 ; 88(10) : 2181–91.
[93] Zhao C, Sun Y-L, Kirk RL, et al. Effects of a lubricin-containing compound on the results of flexor tendon repair in a canine model in vivo. J Bone Joint Surg Am 2010 ; 92(6) : 1453–61.

11

Lesiones del aparato extensor

M. Racca - L. Vaienti- M. Merle

Con la colaboración de M. Isel - C. Camps - A. Durand

Características, anatomía, biomecánica y cicatrización 350
Evaluación de las lesiones 353
Evaluación de las lesiones y naturaleza de los traumatismos 353
Técnicas de reparación 355
Indicaciones 371
Resultados 373
Conclusiones 373

Las lesiones del aparato extensor tienen a menudo la falsa reputación de ser benignas, en particular las de los dedos. Un examen clínico demasiado superficial puede hacer pasar desapercibida una lesión inicial, y recién algunas semanas después, las deformaciones de las cadenas digitales (boutonnière, "cuello de cisne", etc.) conducirán a un diagnóstico tardío que obliga al paciente a someterse a una intervención secundaria más delicada y de resultados inciertos.

Por el contrario, un diagnóstico precoz y una minuciosa exploración quirúrgica, permiten una reparación del aparato extensor en mejores condiciones a la vez que posibilitan una movilización precoz protegida[4,11,23,27,33,40,46,49].

Características, anatomía, biomecánica y cicatrización

Características del aparato extensor

Las características del aparato flexor no pueden trasladarse al aparato extensor. Con excepción de la parte situada bajo el ligamento anular dorsal del carpo, que se encuentra rodeada por una vaina sinovial, todo el resto del aparato extensor es extrasinovial.

La estructura de los tendones extensores está constituida de fibras longitudinales que no permiten un buen anclaje del material de sutura, mientras que los tendones flexores tienen una estructura helicoidal más resistente[41].

El aparato extensor se encuentra directamente situado bajo el revestimiento cutáneo y es, por lo tanto, vulnerable. Por ello, en caso de traumatismos se producen numerosas adherencias cutáneo-tendinosas. Sin embargo, la movilidad de la piel compensa en parte esta retención mecánica. Los déficits de extensión y de flexión de las cadenas digitales que se producen, desde el punto de vista analítico, son compensados a menudo por el efecto tenodesis de la muñeca.

Cuando las lesiones son proximales con respecto a las articulaciones metacarpofalángicas (MF), el déficit pasa inicialmente inadvertido, debido a la acción de las uniones intertendinosas y de las expansiones de los interóseos. El déficit de extensión se manifestará más tarde. El aparato extensor es menos potente que el aparato flexor, su recorrido es más corto y su acción más rápida, pero solo funcionará normalmente si su anatomía es reparada con precisión. Si el callo tendinoso es sometido precozmente a un esfuerzo, se alargará algunos milímetros y provocará un déficit de extensión. En cambio, el más mínimo acortamiento dará origen a un déficit de flexión.

Además, es poco frecuente que el aparato extensor sufra lesiones aisladas. En general los traumatismos se producen cuando las cadenas digitales están flexionadas, por lo que las articulaciones MF e interfalángicas (IF) son más vulnerables. Estos traumatismos provocan pérdidas de sustancia cutánea, tendinosa y, a veces, articular, lo que torna la reparación primaria más compleja. El tratamiento de estas lesiones exige un perfecto conocimiento de las técnicas de osteosíntesis y cobertura cutánea (*v.* los Capítulos 7 y 9).

Anatomía y biomecánica de los dedos largos

En las cadenas digitales resulta lógico hablar del aparato extensor y no de los tendones extensores, ya que la función se cumple gracias a la unión de los tendones extensores extrínsecos con el aparato intrínseco, formado por los interóseos y los lumbricales[54].

La unión musculotendinosa de los extensores extrínsecos se encuentra entre el tercio medio y el tercio inferior del antebrazo (Figura 11.1). Los tendones extensores propios

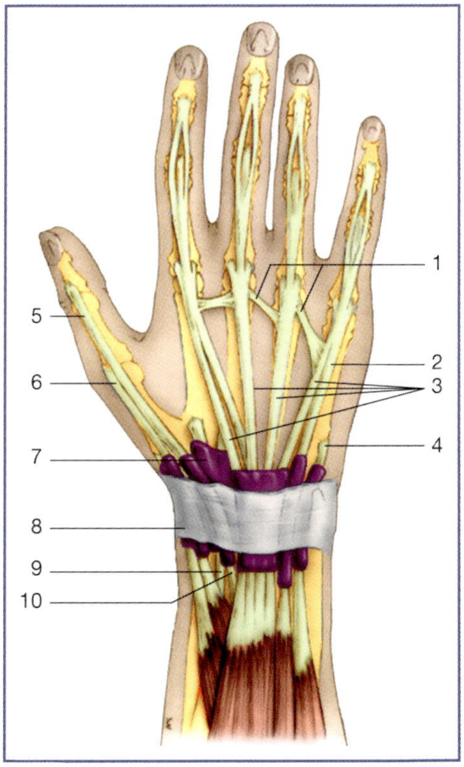

Figura 11.1 Anatomía del aparato extensor extrínseco. 1: Uniones intertendinosas; 2: Extensor propio del meñique; 3: Extensor común de los dedos; 4: Cubital posterior; 5: Extensor largo del pulgar; 6: Extensor corto del pulgar; 7: Vaina sinovial; 8: Ligamento anular dorsal del carpo; 9: Primer radial; 10: Segundo radial.

del índice y del meñique, el extensor largo del pulgar y el extensor común de los dedos están individualizados al nivel del ligamento anular dorsal del carpo y se deslizan dentro de los espacios osteofibrosos. Luego, los tendones se despliegan sobre los metacarpianos y frente a las metáfisis, y se mantienen unidos entre sí por verdaderas uniones intertendinosas o *juncturae tendinum*.

La anatomía se hace más compleja en las cadenas digitales. La terminología de Tubiana y Valenti[53] es la más clara para describir su organización (Figura 11.2).

- Los tendones extensores se estabilizan sobre la cúpula metacarpiana gracias a las bandeletas sagitales o cinchas del extensor, que se fijan al ligamento intermetacarpiano.
- La inserción del tendón extensor por una fina banda sobre la base de la primera falange es inconstante.
- La bandeleta mediana, originada a la vez de la trifurcación del tendón extensor y de la expansión de los intrínsecos, se fija en la base de la segunda falange.
- Las bandeletas laterales reunidas por el triángulo de Stack se fijan en la falange distal.

La extensión de la cadena digital solo puede producirse por la perfecta coordinación entre los aparatos extensores extrínsecos e intrínsecos. En efecto, la tracción del tendón extensor común por sí solo no produce más que la extensión de la primera falange, mientras que las otras dos

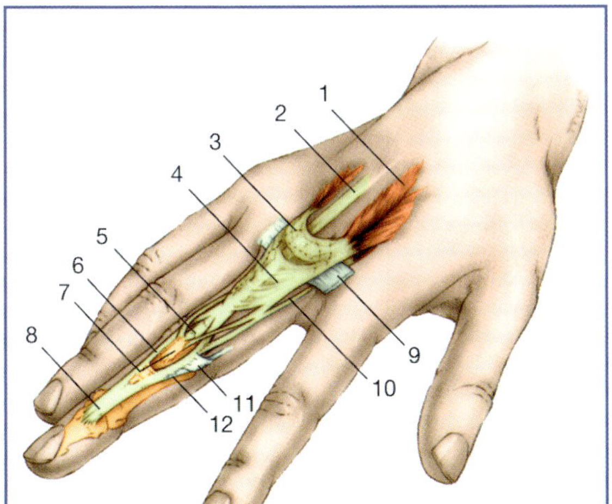

Figura 11.2 Anatomía del aparato extensor de la cadena digital. 1: Músculo interóseo; 2: Tendón extensor común; 3: Bandeletas sagitales; 4: Manto extensor de los interóseos (*dossiere*); 5: Bandeleta mediana del tendón extensor que se inserta en la segunda falange; 6: Bandeletas laterales del tendón extensor; 7: Triángulo de Stack; 8: Tendón extensor terminal que se inserta en la tercera falange; 9: Ligamento transverso intermetacarpiano; 10: Tendón del lumbrical; 11: Ligamento retinacular transverso; 12: Ligamento retinacular oblicuo.

permanecen flexionadas. Estas dos últimas solo pueden extenderse con el aporte de los interóseos y de los lumbricales. Los interóseos se insertan en la profundidad sobre los tubérculos laterales de la primera falange para asegurar la función de lateralización MF. Los fascículos superficiales forman el manto extensor de los interóseos sobre la articulación MF, con algunas fibras más distales que refuerzan la bandeleta mediana del tendón extensor. También se asocian con las fibras del lumbrical para reforzar las bandeletas laterales[39].

En conjunto, los sistemas extrínseco e intrínseco constituyen una aponeurosis sobre la cara dorsal de los dedos que está amarrada por los ligamentos retinaculares transversos y oblicuos (Landsmeer)[35].

Duchenne de Boulogne[12] ya en 1867 había observado que el sistema intrínseco era indispensable para asegurar la función de cada falange, así como también para estabilizar cada una con relación a la otra.

Landsmeer[36] demostró que cada falange debía estar controlada permanentemente por tres sistemas musculares, o por dos sistemas musculares y uno ligamentario, con lo que se asegura un efecto tenodesis. De esta forma, la primera falange está bajo la dependencia del tendón extensor, de los flexores y de los interóseos. La segunda y la tercera falanges están controladas por el extensor, los flexores y los ligamentos retinaculares.

La función digital exige un perfecto control de la articulación MF. Si la MF está en extensión completa, los interóseos extienden las dos últimas falanges por el juego de las bandeletas laterales, pero si la MF está flexionada a 90°, los interóseos refuerzan la flexión de la primera falange. Asimismo, si la MF está en posición intermedia, los interóseos guardan una doble función: estabilizan la articulación metacarpofalángica y producen la extensión de las falanges distales[47,55].

Los lumbricales contribuyen también a la extensión de las articulaciones IF proximales y distales, y se oponen a la tracción del flexor profundo gracias a su inserción directa sobre él y a la sinergia que estos tienen con el extensor común.

Los ligamentos retinaculares son necesarios para una buena coordinación de los movimientos de las dos últimas falanges, ellos actúan por un efecto tenodesis. De esta forma, los ligamentos retinaculares transversos evitan la hiperextensión de la interfalángica proximal gracias a las inserciones que tienen en las bandeletas laterales. Una sección completa o una lesión traumática de estos ligamentos inducirán una deformación en "cuello de cisne".

El ligamento retinacular oblicuo actúa por efecto tenodesis y coordina los movimientos de la falange distal con respecto a la media. Su distensión origina un déficit de extensión de la tercera falange. En cambio, su retracción provoca hiperextensión de la tercera falange y atrae hacia la cara palmar las bandeletas laterales, lo que genera la deformidad del dedo denominada en *boutonniere*.

El conjunto del aparato extensor tiene una amplitud de desplazamiento variable en función del nivel anatómico. Según Bunnel (1944)[9] para el dedo medio, el tendón extensor se desplaza 41 mm a la altura de la muñeca, 16 mm a la de la articulación MF, solo 3 mm sobre la interfalángica proximal (IFP) y 0 mm sobre la interfalángica distal (IFD). Eliot y McGrouther (1985)[14] demostraron que el enrollamiento total de la cadena digital del dedo mayor generó una excursión de 50 mm del tendón extensor en la muñeca y 3 mm en la IFD. Por esta leve excursión tendinosa en zona 1 es que resulta importante la restauración precisa de la longitud tendinosa para obtener una función completa.

Anatomía del aparato extensor del pulgar

El aparato extensor del pulgar está formado igualmente por la reunión del sistema extrínseco formado por el extensor largo y corto del pulgar con sistema intrínseco constituido por el abductor corto, el aductor y el flexor corto. Esta unión se produce a la altura de la articulación MF y forma una cincha que estabiliza el extensor largo sobre la convexidad de la cabeza del primer metacarpiano (*v.* Figura 11.1).

El sistema intrínseco participa de la extensión de la falange distal del pulgar, pero es el extensor largo quien asegura su hiperextensión, constituyéndose también como el principal extensor de la articulación MF.

Una ruptura subcutánea o una lesión del extensor largo del pulgar que pasa desapercibida, lo expone a una deformación en cuello de cisne por la hiperextensión de la metacarpofalángica inducida por el extensor corto. A la inversa, la lesión del extensor corto acompañada por un desgarro de la cincha, producirá una luxación del extensor largo hacia la cara palmar que crea una deformación en Z, denominada también "*boutonniere* del pulgar", caracterizada por la flexión de la MF y la hiperextensión de la IF.

Anatomía quirúrgica

La clasificación reconocida por la IFSSH (*International Federation of the Societies for the Surgery of the Hand*: Federación Internacional de Sociedades de Cirugía de la Mano) proviene de la clasificación de Verdan[56] (Figura 11.3).

El aparato extensor de los dedos largos está dividido en ocho zonas topográficas. Doyle[13] agrega una novena zona que concierne a la masa muscular del antebrazo.

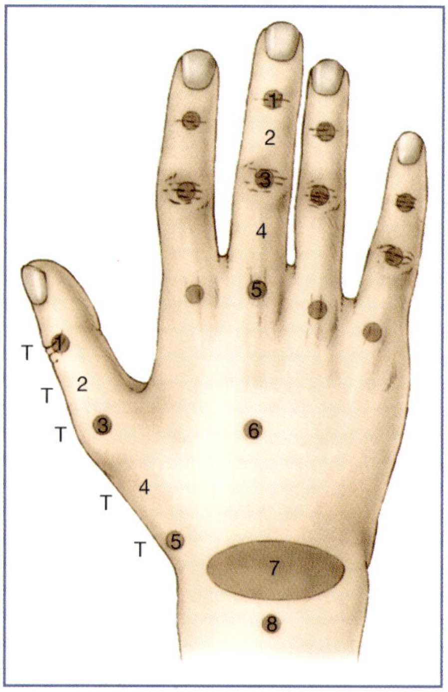

Figura 11.3 Zonas topográficas del aparato extensor en la clasificación de la Federación Internacional de Sociedades de Cirugía de la Mano (IFSSH). Los números impares corresponden a las zonas articulares y los números pares, a las zonas diafisarias. Las cinco zonas precedidas por la letra "T" se refieren al pulgar.

El aparato extensor del pulgar se divide en cinco zonas y la numeración está precedida de la letra "T" (del inglés *thumb*, 'pulgar'). Los números impares corresponden a las zonas articulares y los pares a las zonas diafisarias. La zona 1 corresponde a la IFD y la 8 a la unión musculotendinosa.

Cicatrización de los tendones extensores

A diferencia de los tendones flexores, donde existe abundante bibliografía, existen pocos trabajos experimentales que hablen de los mecanismos de cicatrización de los extensores.

De todos modos, se acepta que los tendones extensores tienen un doble mecanismo de cicatrización, intrínseco y extrínseco, aunque resulta difícil realizar un estricto paralelismo con el de los tendones flexores, debido a las diferencias anatómicas, histológicas, vasculares y biomecánicas. Mason[41] observó que los tendones extensores recuperaban su resistencia a la movilización activa al cabo de cinco semanas, y señaló que la mayor parte del aparato extensor

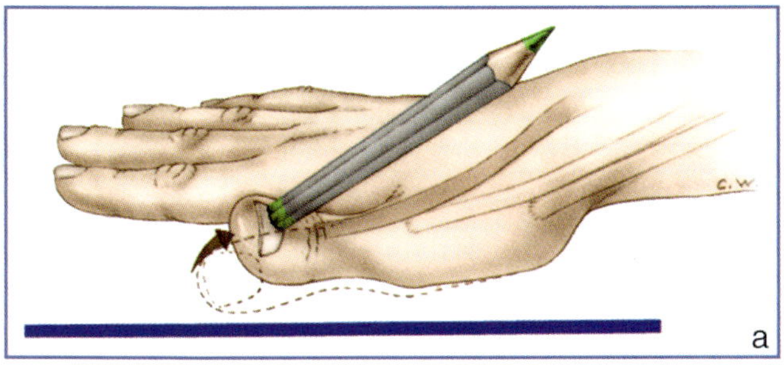

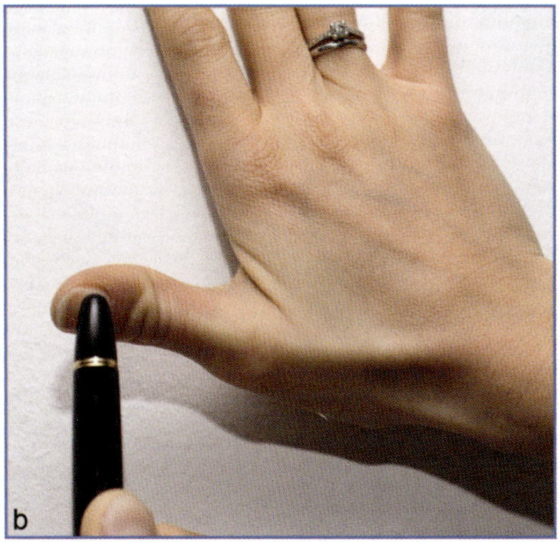

Figura 11.4 Examen del extensor largo del pulgar. **a** La mano se apoya plana sobre una superficie y se ejerce un contraapoyo sobre la uña; se pide al paciente que despegue el pulgar de la superficie. **b** Solo el extensor largo del pulgar, que hace relieve en el borde cubital de la tabaquera anatómica, puede realizar este movimiento.

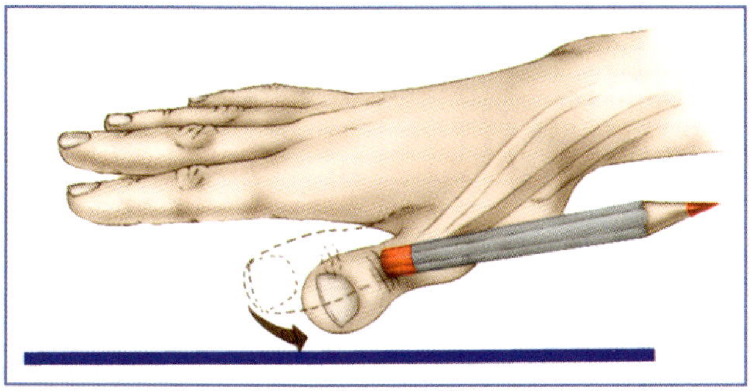

Figura 11.5 Examen del extensor corto del pulgar. Con la articulación metacarpofalángica flexionada, se pide al paciente que extienda esta articulación contra la resistencia de un lápiz aplicado sobre la primera falange.

es extrasinovial, lo cual favorece la aparición de numerosas adherencias cutáneas y periósticas.

El paratendón desempeña un papel importante en la proliferación conjuntiva que participa en la cicatrización tendinosa. Esta proliferación será tanto mayor cuanto más importante haya sido el traumatismo inicial y más intempestiva haya sido la movilización activa no protegida. Es en este contexto de "tormenta" cicatricial donde se producen las adherencias y los bloqueos tendinosos, que se manifiestan habitualmente por un déficit de la flexión de los dedos.

Evaluación de las lesiones

Examen del aparato extensor

Examen del aparato extensor del pulgar

Con la mano apoyada sobre la palma se le pide al paciente que despegue el pulgar del plano de la mesa. Solo un extensor largo del pulgar intacto puede realizar este movimiento, con la asociación de la hiperextensión de la IF. En esta posición, el relieve del extensor largo del pulgar es visible en la vertiente cubital de la tabaquera anatómica (Figura 11.4).

El extensor corto se prueba contra la resistencia de un lápiz aplicado en la primera falange con la MF flexionada (Figura 11.5).

Examen del aparato extensor de los dedos largos

Los tendones extensores propios del índice y del meñique son examinados por separado. Ellos son autónomos para asegurar la extensión completa de estos dedos cuando el dedo medio y el anular están flexionados. Su integridad permite a la mano hacer el gesto de los "cuernos" (Figura 11.6).

El extensor común debe examinarse cuidadosamente, ya que las uniones intertendinosas pueden ocultar una sección total más proximal de uno de los tendones comunes. El paciente debe poder extender el dedo contra una resistencia dorsal aplicada sobre la primera y luego sobre la segunda falange (Figura 11.7 a). La prueba de la extensión activa de la tercera falange debe efectuarse manteniendo la segunda falange en extensión. En esta posición, solo la indemnidad de las bandeletas terminales permite realizar esta función (*v.* Figura 11.7 b). A pesar de la ejecución rigurosa de estas pruebas, igual pueden ser distorsionadas por la presencia de edema, hematoma, fracturas y por el efecto de las uniones intertendinosas.

Evaluación de las lesiones y naturaleza de los traumatismos

La evaluación de las lesiones debe ser precisa y debe tener en cuenta el mecanismo traumático. Así, es conveniente separar las roturas subcutáneas de las heridas y los traumatismos por aplastamiento, y de las avulsiones y abrasiones dorsales de la mano[34]. En estos últimos, las lesiones osteoarticulares y cutáneas siempre están presentes.

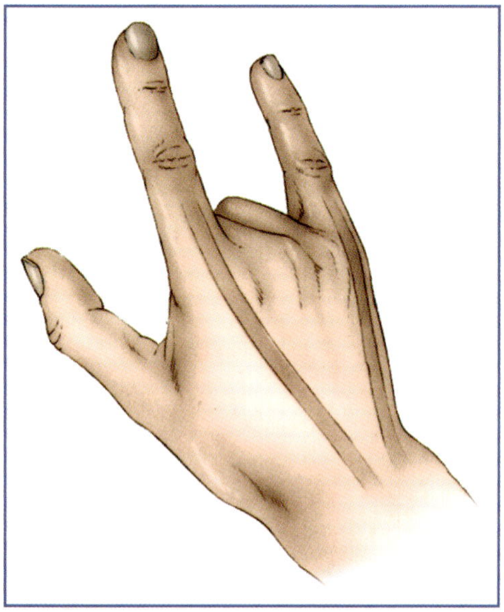

Figura 11.6 Examen del extensor propio del índice y del meñique: El paciente "hace los cuernos".

Finalmente, las heridas sépticas, en particular las mordeduras, que asocian una lesión tendinosa y una lesión articular, deben ser consideradas como una entidad que potencialmente puede producir una artritis séptica.

Las roturas subcutáneas

La lesión más frecuentemente observada es la desinserción del tendón de la base de la falange distal, con un arrancamiento óseo o sin este. Esta lesión, denominada "dedo en martillo" (*mallet finger*), es excepcional en la segunda falange del pulgar. Con menor frecuencia, la bandeleta mediana del aparato extensor puede también romperse con arrancamiento óseo o sin este, y si esto no es tratado conducirá a una deformación en *boutonnière*. En cambio, el extensor largo del pulgar se lesiona, por lo general, en la muñeca cuando cambia de dirección en la corredera osteofibrosa formada por el tubérculo de Lister con el ligamento anular dorsal del carpo; esta es una zona de hipovascularización para este tendón. El extensor largo del pulgar se rompe con frecuencia en las fracturas de radio distal por el roce con la fractura o con el dispositivo de osteosíntesis.

La patología que se produce en los individuos que han asestado un puñetazo[45] incluye entre otras lesiones, la rotura de la bandeleta sagital de los extensores a la altura de

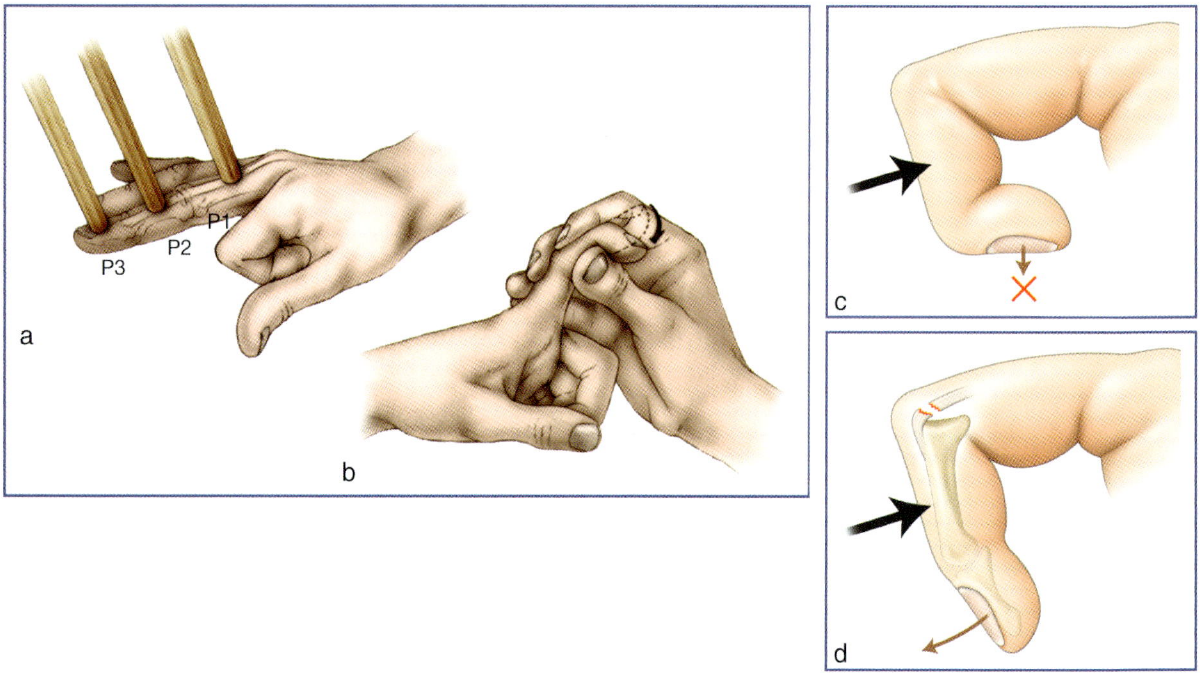

Figura 11.7 Examen del extensor común de los dedos. **a** Se aplica una contrarresistencia sobre cada una de las falanges. **b** La integridad de la inserción terminal del tendón extensor se verifica más simplemente bloqueando las articulaciones MF e IFP y pidiendo al paciente que coloque en extensión la IFD previamente flexionada. **c** y **d** Prueba de la bandeleta mediana del tendón extensor (en zona 3) según Elson[16] modificad por Schreuders[50]. El paciente aplica la falange media lesionada contra la falange media del dedo opuesto, con las IFP a 90° de flexión. Cuando la bandeleta mediana está lesionada, es posible realizar una extensión de la IFD mientras que la maniobra es imposible de realizar si la bandeleta está intacta.

las articulaciones MF, que producen la luxación del tendón en el valle intermetacarpiano.

Los traumatismos abiertos

Los dos dedos más afectados son el índice y luego el pulgar. Representan entre ambos el 55% de las lesiones de los tendones extensores[4].

La zona 5, es decir a la altura de la articulación MF, es la más afectada (42%), luego la muñeca (zona 7, 16%) y la IFP (zona 3, 14%). Así, el 72% de las lesiones están en relación con las zonas articulares, lo que es fácilmente comprensible en el marco de las lesiones laborales, donde la mano agarra, empuja, guía, coloca las articulaciones en semiflexión y las expone directamente a las herramientas. Es el caso de los traumatismos por sierras circulares, tupi, ensambladoras y sierras de cinta. También es la lesión típica de quien da un golpe de puño.

Estas zonas también son particularmente vulnerables en la práctica deportiva. No sorprende entonces que dichas zonas (1, 3, 5 y 7) constituyan la localización no solamente de heridas netas, sino también de lesiones complejas con pérdida de sustancia ósea y cutánea. Las zonas diafisarias 2, 4 y 6 sufren en general lesiones por aplastamiento (prensas, martillos, etc.), además de lesiones óseas que pueden necesitar de una osteosíntesis, así como también contusiones cutáneas condenadas a la necrosis.

La zona 6 sufre con frecuencia lesiones graves por discos abrasivos, lijadoras, máquinas de descortezar jamones, prensas calientes, la "mano de puerta", etc. Todas estas herramientas causan lesiones profundas con pérdida de sustancia ósea, tendinosa y cutánea[34]. También pueden afectar la zona 5 con lo que se agrega el problema de la restauración de la función articular metacarpofalángica.

La zona 8 es más bien afectada por traumatismos graves con fractura de ambos huesos del antebrazo, producidos habitualmente por el aplastamiento de una prensa, o por la sección-arrancamiento que produce una sierra y también en el denominado "antebrazo de puerta". Con frecuencia, las pérdidas de sustancia musculotendinosa y cutánea son muy importantes. Las lesiones en la zona 9 de Doyle se producen como consecuencia de traumatismos graves por avulsión-aplastamiento de los músculos extensores de muñeca y de los dedos, asociados a una lesión del nervio radial.

La evaluación de las lesiones y de los mecanismos que las produjeron debe ser minuciosa, porque de ello dependerá la conducta terapéutica. Si la lesión es simple y el desbridamiento completo, se podrá hacer una reparación global en urgencia, con técnicas quirúrgicas compatibles con movilización precoz. En cambio, en caso de imposibilidad de desbridar en urgencia las lesiones, es prudente demorar 48 horas las reparaciones tendinosas.

Técnicas de reparación

Tratamiento ortopédico

En zona 1, nosotros utilizamos la clasificación de Doyle[13], lo que permite ser precisos en la elección terapéutica:

- Tipo 1: Rotura subcutánea, con pequeña fractura desplazada o sin esta.
- Tipo 2: Herida con sección del tendón.
- Tipo 3: Herida con pérdida de sustancia cutánea y tendinosa.
- Tipo 4: Dedo en "martillo":
  - **a:** Con fractura transepifisaria de la falange (niño).
  - **b:** Traumatismo en hiperflexión con fragmentos óseos que comprometen entre el 20% y el 50% de la superficie articular.
  - **c:** Traumatismo en hiperextensión con fragmentos óseos que comprometen más del 50% de la superficie articular y subluxación precoz o tardía de la falange distal.

El dedo en "martillo" **tipo 1**, por rotura subcutánea de la inserción distal del aparato extensor, se trata mediante la inmovilización en extensión del la IFD con ayuda de una teja termoplástica dorsal, fijada por dos bandas de Tensoplast® (Figura 11.8). Esta teja se fija a la falange distal y, luego, a la segunda falange. La extensión estricta es suficiente para restablecer el contacto del tendón con su inserción, y es inútil buscar una inmovilización en hiperextensión, que puede estirar los vasos y alterar la circulación del pulpejo, lo que produce un verdadero disconfort. La inmovilización de la IFP es innecesaria[29]. La férula será utilizada en forma continua durante seis a ocho semanas, con la prohibición de retirarla. El mantenimiento de la IFD en extensión debe ser permanente. Cualquier cambio de férula debe ser realizado por una tercera persona con el fin de evitar estirar el callo tendinoso u óseo. Al término de la inmovilización, la teja debe ser retirada durante el día, pero utilizada de noche por un mes más, con el objeto de evitar un estiramiento del callo durante la recuperación de la movilidad. Con el mismo espíritu, la restauración de la flexión de la IFD se hace mediante una autorreeducación activa de la IFD, que torna innecesaria la kinesioterapia. La contracción activa espontánea y potente del flexor conduce a una relajación antagonista refleja del extensor, lo que limita las fuerzas de distracción sobre la cicatriz tendinosa. La flexión IFD pasiva debe ser evitada. Después del traumatismo, se puede observar una detención temporal del crecimiento de las uñas, con la aparición de una ranura transversal, que progresa hasta el borde libre, a razón de uno a dos milímetros por mes.

La desinserción acompañada de un pequeño fragmento óseo responde bien a este tipo de inmovilización, pero requiere de un control radiológico periódico para estar

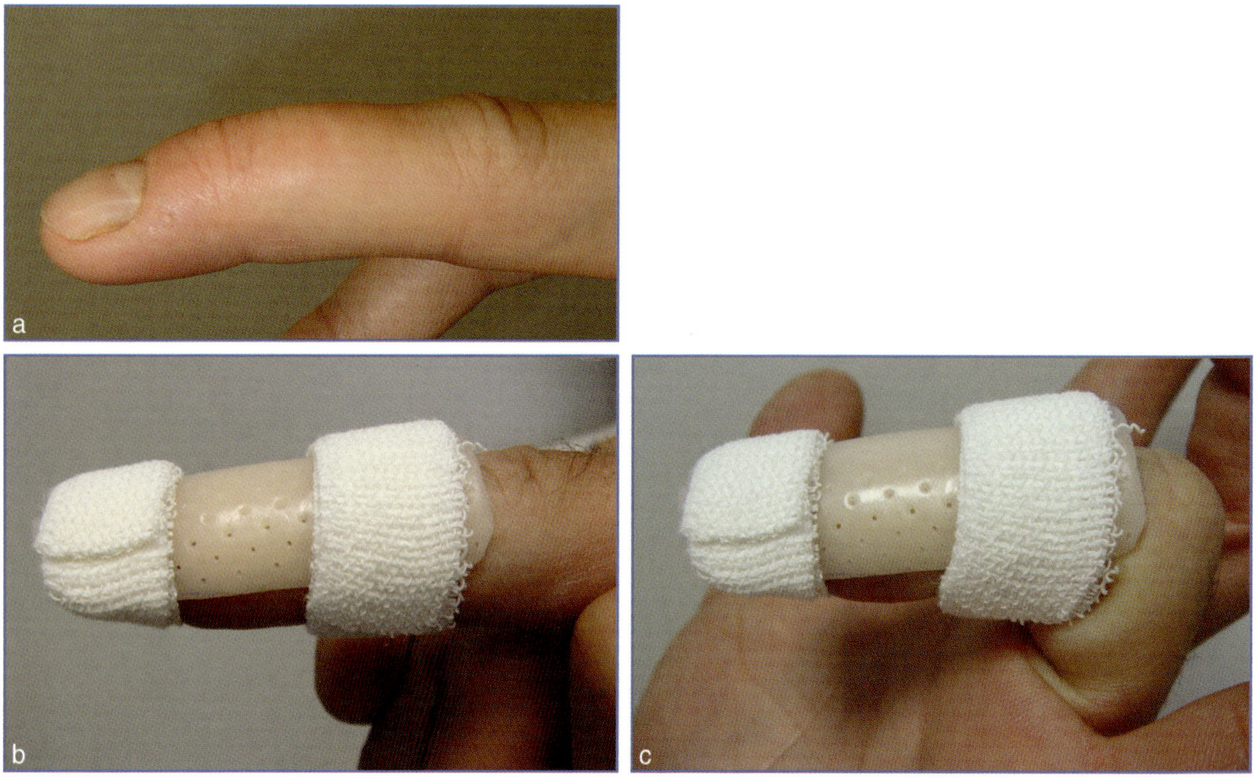

Figura 11.8 "Dedo en martillo" (*Mallet finger*) tratado mediante una teja dorsal. **a** "Dedo en martillo" por rotura de la inserción terminal del tendón extensor. **b** Una teja de material termoformable es fijada por una banda de Tensoplast® a la falange distal y, luego, a la falange media. **c** La férula deja libre la articulación IFP.

seguros de la reducción, ya que un eventual desplazamiento secundario conlleva una fijación quirúrgica.

La férula en "zapato" de Stack se basa en el mismo principio, pero es necesaria la elección del tamaño adecuado para obtener un buen resultado. La última generación de estas férulas está ahuecada en la zona del pulpejo lo que permite utilizar el dedo mientras dura el tratamiento (Figura 11.9 a). La férula de tres puntos tiene la ventaja de liberar el pulpejo y de permitir la flexión de la IFP, pero los anillos no son siempre bien tolerados porque el ajuste debe ser perfecto para corregir el dedo en "martillo" (*v.* Figura 11.9 b).

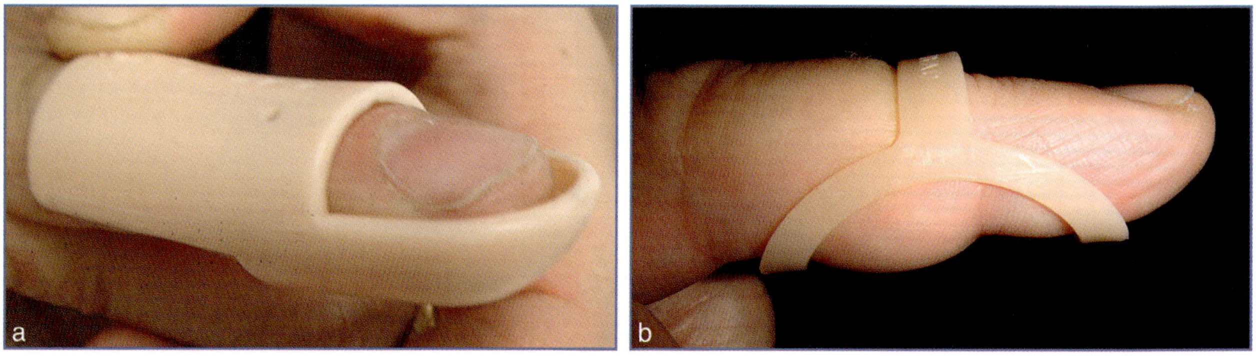

Figura 11.9 Otras férulas para tratar el dedo en martillo. **a** La férula de Stack. Son necesarios varios tamaños para corregir el "dedo en martillo". Este modelo oculta el pulpejo del dedo. **b** Más elegante es la férula de tres puntos que libera el pulpejo, pero los anillos no son siempre bien tolerados.

Estos dos tipos de férulas son colocadas por un período de seis a ocho semanas y dejan libre la IFP. Una recuperación *ad integrum* es obtenida en el 98% de los casos.

La rotura subcutánea de la bandeleta mediana en la zona 3 se trata también por métodos ortopédicos. Nuestra experiencia nos ha conducido a combinar el uso de una ortesis estática durante el día con una ortesis dinámica durante la noche, lo que tiene como objetivo restaurar la buena función de la bandeleta mediana. La ortesis estática palmar responde al criterio de los tres puntos de apoyo: MF en flexión de 30°, IFP e IFD en extensión completa (Figura 11.10). Teóricamente convendría dejar libre la IFD para movilizar las bandeletas laterales, por lo que la ortesis debería llegar hasta la mitad de la segunda falange. Pero esto hace imposible mantener una extensión interfalángica proximal correcta. Por la noche el paciente porta una ortesis dinámica de extensión pasiva, equipada con una lámina de Levame. Luego del cambio de ortesis, se le pide al paciente movilizar la IFD y mantener una extensión IFP estricta. Este protocolo es aplicado rigurosamente durante un período de seis semanas. Después, se retira la ortesis estática durante el día a fin de movilizar la cadena digital, y la ortesis dinámica nocturna se sigue utilizando por dos semanas más. La movilización activa en flexión debe ser prudente y progresiva para no inducir un déficit de extensión activa.

Es importante controlar regularmente estos pacientes por un período de tres meses para asegurar que no haya una degradación de los resultados.

Técnicas quirúrgicas

Las principales técnicas de reparación del aparato extensor son simples. En función de la zona lesionada, las opciones varían entre las suturas convencionales o las técnicas de reinserción que usan arpones o anclas reabsorbibles de tipo MicroFix® o Minilock Mitek® compatibles con los protocolos de movilización protegida. Por lo general, el tipo de lesiones asociadas y las posibilidades de cobertura cutánea determinarán la elección. Las pérdidas de sustancias del aparato extensor son igualmente reparables en la urgencia gracias a las plastias.

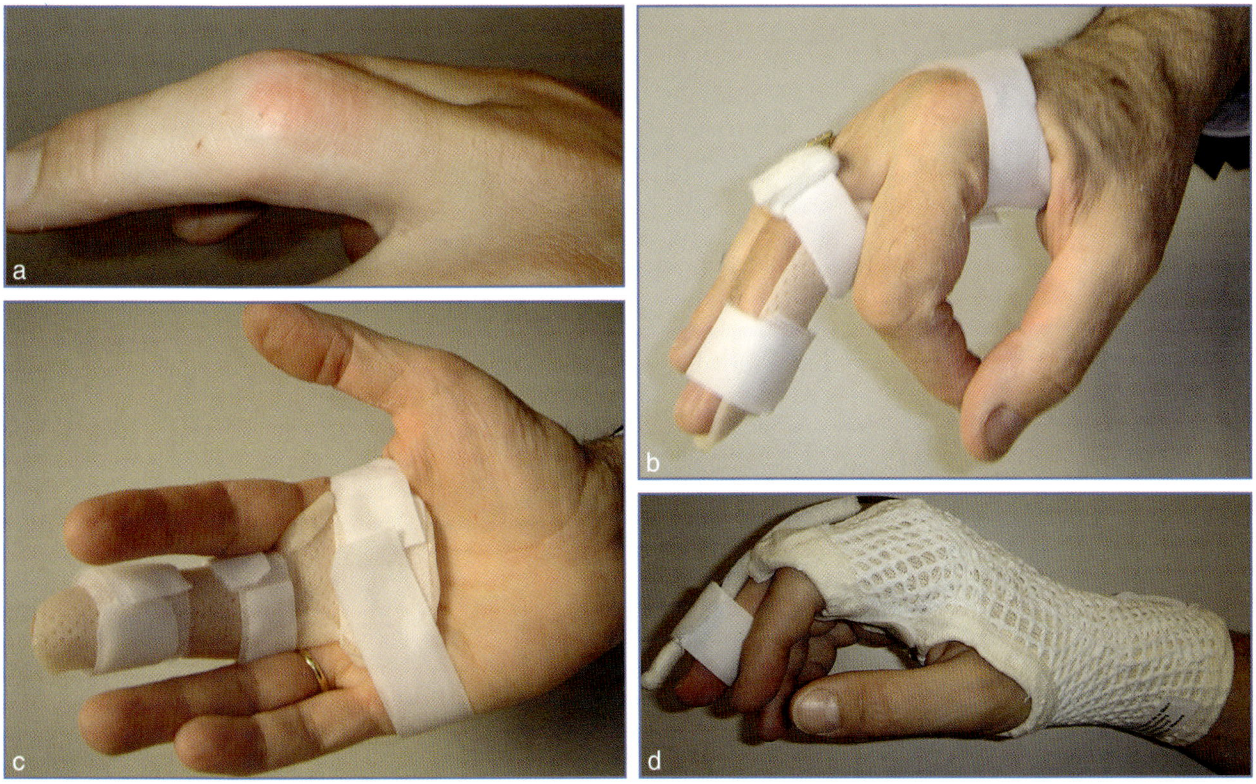

Figura 11.10 Rotura subcutánea de la bandeleta mediana (zona 3). **a** Aspecto inicial de la lesión. **b** y **c** Ortesis estática palmar de día: MF en flexión de 30°, IFP y IFD en extensión completa. **d** Ortesis de extensión por lámina de Levame para portación nocturna.

Vías de abordaje (Figura 11.11)

La zona 1

Es una zona que debe ser abordada con prudencia, ya que debe evitarse cualquier lesión de la matriz ungueal, así como también disecciones muy importantes que puedan generar una necrosis cutánea. El abordaje de la inserción terminal del tendón extensor se efectúa por una incisión transversal centrada en el pliegue interfalángico y se continúa en cada extremo por una incisión en "V" según la técnica de Beasley[5].

Las zonas 2, 3 y 4

El tipo de lesión es el que impondrá la vía de abordaje. Así una lesión oblicua o transversal se prolongará en "bayoneta" o "S" itálica. Kilgore[32] prefiere una vía de abordaje dorsolateral para evitar dañar la red venosa y linfática, pero este abordaje rara vez es compatible con una cirugía primaria, excepto cuando esta incisión forma parte del tallado de un colgajo homodigital (Hueston dorsal).

La zona 5

La vía de abordaje transversal puede justificarse cuando varias articulaciones MF están comprometidas. Tiene el mérito de ofrecer un perfecto control del aparato extensor y de las bandeletas sagitales, pero también la fama de desunirse con facilidad cuando la movilización se realiza en el posoperatorio inmediato. Personalmente nosotros preferimos el abordaje por incisiones intermetacarpianas longitudinales que respetan el drenaje venoso y evitan la superposición de la cicatriz del tendón a la de la incisión cutánea.

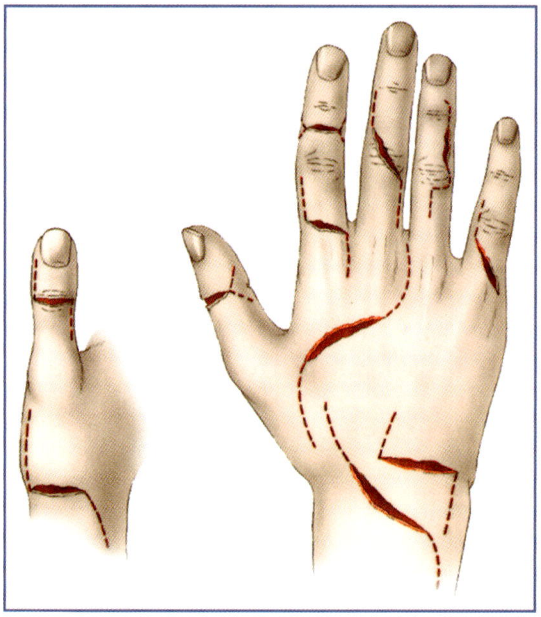

Figura 11.11 Vías de abordaje del aparato extensor en función de las heridas.

Las zonas 6, 7 y 8

Aquí, el revestimiento cutáneo está mal vascularizado y es conveniente evitar el decolamiento excesivo. Es preferible extender la herida según necesidad con incisiones longitudinales y sinusoidales cortas, ligeramente desfasadas con respecto a los tendones para evitar la formación de adherencias.

Técnicas de sutura

No se pueden trasponer las técnicas de sutura de los tendones flexores a los tendones extensores. Por un lado, la estructura de las fibras tendinosas de los tendones extensores es axial y, por otro lado, su espesor se reduce según Doyle a 0,65 mm en zona 1 y a 1,75 mm en zona 6[13]. Una herida abierta en zona 1 es suturada con un punto en "U" o un punto en cuadro de Kessler, completado por una sutura continua periférica con un monofilamento absorbible 4/0 (Figura 11.12 a y b). Si el tendón es de mala calidad, es preferible realizar una tenodermodesis, donde la sutura continua toma globalmente la piel y los extremos tendinosos. En la zona 2, las bandeletas laterales son suturadas con puntos en "U" o con una sutura continua de hilo 4/0. La zona 3 necesita de una reparación precisa; si la sección de bandeleta mediana ocurre en la proximidad de su inserción en la falange media, se puede recurrir a un arpón reabsorbible Microfix® o Minilock® y realizar una sutura de tipo Bunnell o Becker[24,26,58] (*v.* Figura 11.12 c y d) en la parte proximal del tendón, lo que permite la movilización precoz protegida. Más proximal a su inserción, la bandeleta mediana será reparada por una sutura continua cruzada tipo Silfverskiold[51] (*v.* Figura 11.12 e). En las zonas 4 a 8, el tendón es más ancho y más grueso lo permite una reparación reforzada con doble sutura continua bloqueada según Lee[37] (*v.* Figura 11.12 f y g). El propósito es buscar una sutura sólida compatible con una movilización precoz protegida, que no acorte el tendón, evite un déficit de flexión y no genere cicatrices hipertróficas.

Técnica del *pull-out*

La técnica del *barb-wire* de Jenning (1951) fue difundida en Francia por Allieu[2,3] en 1968. Se utilizó ampliamente para la reparación del aparato extensor, ya que es compatible con la movilización precoz, pero se trata de una técnica exigente tanto en su realización como en el seguimiento

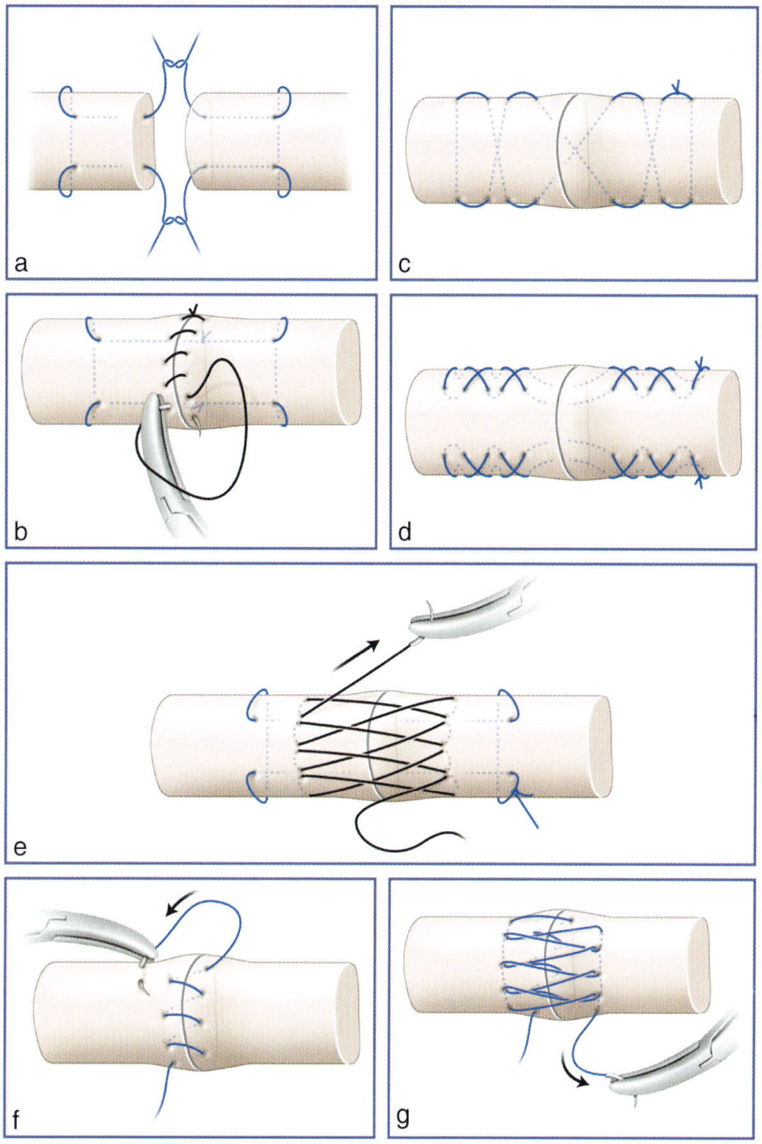

Figura 11.12 Técnicas de sutura del aparato extensor. **a** y **b** Sutura en cuadro de Kessler con una sutura continua peritendinosa con hilo 4/0. **c** Sutura por lazada según Bunnell. **d** Sutura por doble lazada según Becker. **e** Sutura por un punto en cuadro de Kessler completado con una sutura continua cruzada según Silfverskiöld. **f** y **g** Sutura por doble *surjet* bloqueado según Lee.

posoperatorio y de la calidad de la cobertura cutánea donde debe apoyarse la fijación del hilo de sutura metálico. Esta técnica ha sido progresivamente abandonada para dejar lugar a los anclajes reabsorbibles.

Reinserción de los extremos tendinosos

La aparición de los miniarpones o microarpones Mitek® en titanio de tipo paraguas[7,43] en los años 1990 y, luego, los arpones o anclas reabsorbibles Minilock y MicroFix Mitek® ha simplificado considerablemente la reinserción de los tendones extensores, y es, además, compatible con los protocolos de movilización precoz (Figura 11.13 a).

Luego de una perforación oblicua de la cortical dorsal de la base de la falange, con una broca de 1,3 mm para el arpón MicroFix® y de 2,3 mm para el Minilock®, su introducción es muy fácil en la cavidad intramedular. La tracción sobre el hilo de sutura asegura la inclinación del ancla o arpón y su autobloqueo; para un arpón Minilock® la fuerza de rotura es de 81,3 Newton. Estos arpones o anclas están equipados con un hilo parcialmente reabsorbible en Orthocord® (*v.* Figura 11.13 b).

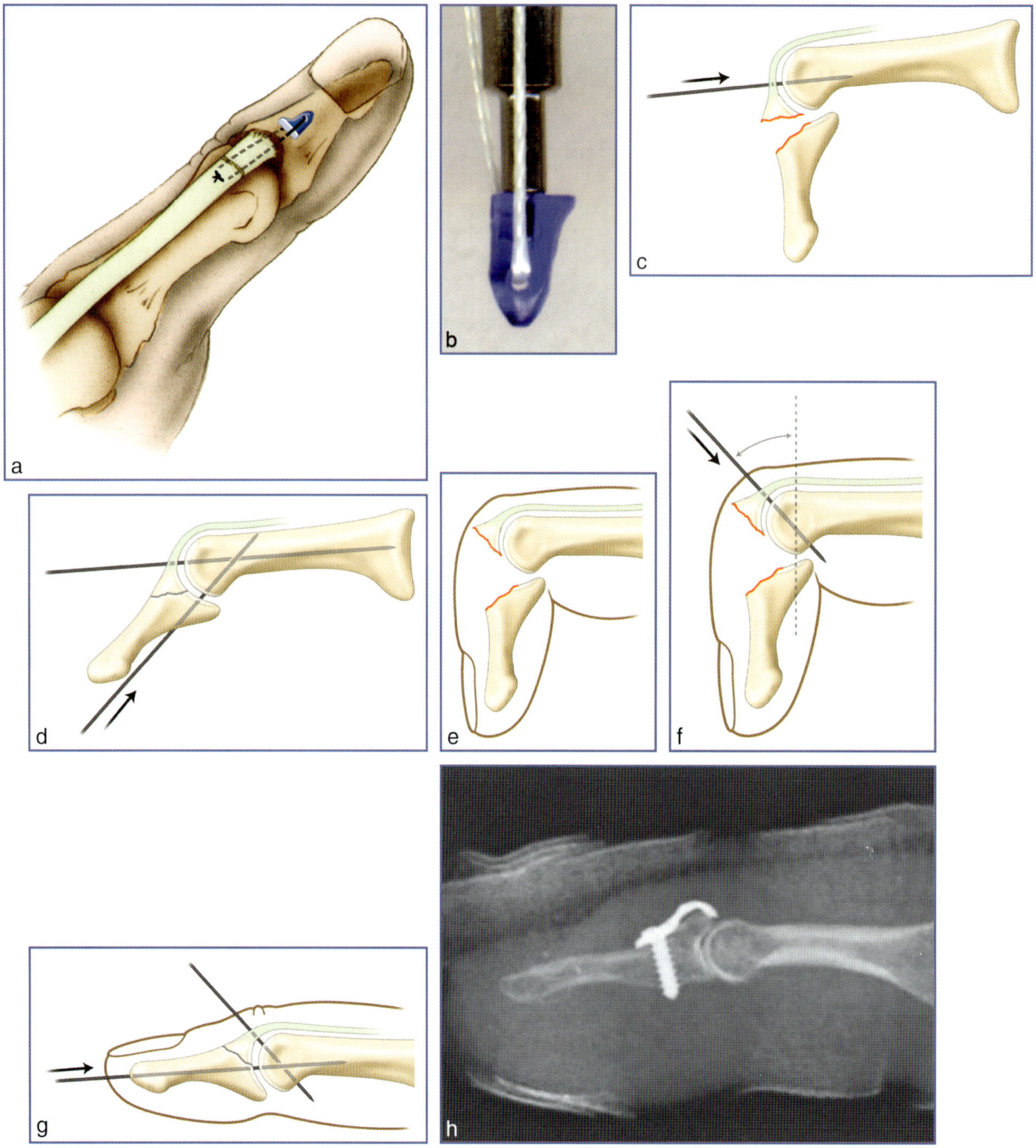

Figura 11.13 Reinserción en la zona 1. **a** y **b** Reinserción del tendón extensor por medio de un arpón o ancla reabsorbible MicroFix®. **c** y **d** Técnica de reinserción del tendón extensor con un gran fragmento óseo según Ishiguro. **e-g** Técnica de Hofmeister que estabiliza la IFD en extensión. **h** Osteosíntesis con microplaca consola con un tornillo de 1,7 mm.

Tanto la bandeleta mediana como la inserción terminal del tendón extensor, se amarran luego de introducir el arpón con un punto en "U" o una lazada de tipo Bunnell o Becker que lo aplica contra la cortical ósea. Esta técnica es igualmente efectiva cuando un pequeño fragmento óseo es arrancado. El arpón es insertado a través de la superficie ósea fracturada.

Reinserción del tendón en zona 1 con un fragmento óseo

Cuando el fragmento óseo es grande (**tipo 4 b y c** de Doyle), es aconsejable buscar una reducción anatómica para proteger al paciente de una subluxación de la IFD, de una artrosis postraumática, de una deformidad en cuello de cisne, de un déficit de extensión, siempre y cuando el fragmento óseo comprometa más del 50% de la superficie articular.

Reducción y estabilización con un enclavijado según Ishiguro[28]

Bajo radioscopia, se introduce en forma percutánea una aguja de Kirschner de 1 mm en la unión de la inserción del tendón extensor hasta alcanzar la falange media, mientras se mantiene en flexión la IFP y la IFD. Una vez que el fragmento es impactado sobre el foco fractura por medio de una movilización prudente en extensión de la falange distal, una segunda aguja percutánea se inserta en la unión pulpejo-ungueal, bloquea la IFD y queda alejada del foco de fractura (*v.* Figura 11.13 c y d).

Hofmeister y cols.[25] mejoraron la técnica implantando la clavija a 45° de inclinación en la segunda falange, luego colocaron la falange en posición neutra y, por último, introdujeron una clavija axial en la falange distal para bloquear el IFD. Las clavijas deberán permanecer en su lugar durante seis a ocho semanas. Esta última técnica tiene la ventaja de mantener la extensión completa de la IFD (*v.* Figura 11.13 e, f y g). Estas dos técnicas presentan el inconveniente de exteriorizar las clavijas durante varias semanas, lo que excluye funcionalmente al dedo y lo predispone a una infección; es por esta razón que es preferible enterrarlas.

Reducción y estabilización con una microplaca

El abordaje directo del foco de fractura permite una reducción precisa. Para evitar la fragmentación ósea por medio de una osteosíntesis directa, lo más aconsejable es utilizar una microplaca de osteosíntesis que pueda recortarse y que admita tornillos de 1,7 mm. La placa es recortada a través del agujero proximal lo que permite modelar dos ganchos; esta placa va a comportarse como una microplaca consola. Esta técnica autoriza a una movilidad precoz y a un retorno rápido de las actividades. Sin embargo, el grosor adicional del material implica su retiro secundario. Por otro lado, durante la colocación de la placa es conveniente guardar distancia de la matriz ungueal (*v.* Figura 11.13 h).

Reparación de pérdidas de sustancia tendinosas

Las pérdidas de sustancias del aparato extensor deben repararse en la urgencia, en la medida que pueda asegurarse su cobertura cutánea. Las técnicas de Snow[52], Aiache[1], Burkhalter y Foucher[22] son fiables y se adecuan al tratamiento de los diferentes tipos de pérdidas de sustancia.

Plastia de Snow

La plastia de Snow[52] permite reconstruir la bandeleta mediana. La plastia tendinosa con pedículo distal se toma a la altura de la diáfisis de la primera falange y se la hace girar 180°. Se la fija luego a la base de la segunda falange con un arpón o ancla Minilock Mitek® (Figura 11.14).

Plastia de Burkhalter y Aiche

La plastia de Burkhalter y Aiche permite también la reconstrucción de la bandeleta mediana por hemisección longitudinal de cada bandeleta lateral. Luego se procede a su sutura borde con borde para centrarla a la altura de la IFP (Figura 11.15).

Plastia de desdoblamiento de G. Foucher

La plastia de desdoblamiento de G. Foucher se utiliza en las grandes pérdidas de sustancias. Consiste en desdoblar el tendón extensor común en la zona 6-7 e invertirlo sobre su inserción distal 180° para puentear las pérdidas de sustancias de las zonas 3, 4 y 5, y fijarlo en la base de la segunda falange, ya sea con un punto transóseo o un arpón Minilock Mitek® (Figura 11.16).

Transferencia del extensor propio del índice

En casos de pérdidas de sustancia importante del extensor largo del pulgar, es lícito transferir el extensor propio del índice, desinsertado por arriba de la cincha metacarpofalángica. Se desvía desde la zona 7 por una contraincisión en la parte distal del ligamento anular dorsal del carpo. Siempre que sea posible, la anastomosis del extensor largo del pulgar se efectúa por arriba de la cincha metacarpofalángica, si esta se encuentra intacta. En caso de hallarse lesionada, es indispensable su reparación o reconstrucción

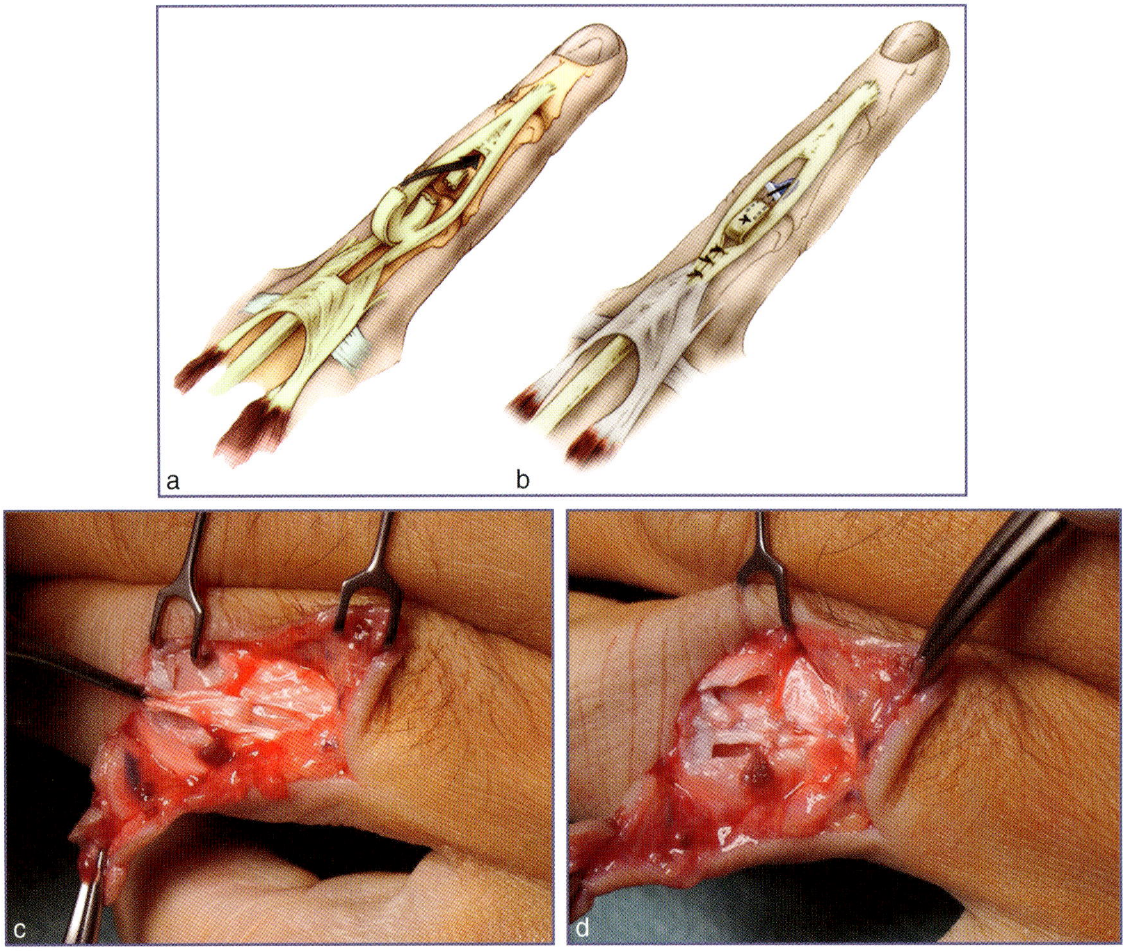

Figura 11.14 Reconstrucción de la bandeleta mediana del tendón extensor según técnica de Snow. **a** Se hace girar 180° un segmento tendinoso tomado sobre la primera falange y se lo reinserta en la base de la segunda falange por medio de un arpón Minilock® (**b**). **c** Herida por tupi con pérdida de la bandeleta mediana. **d** Plastia de inversión.

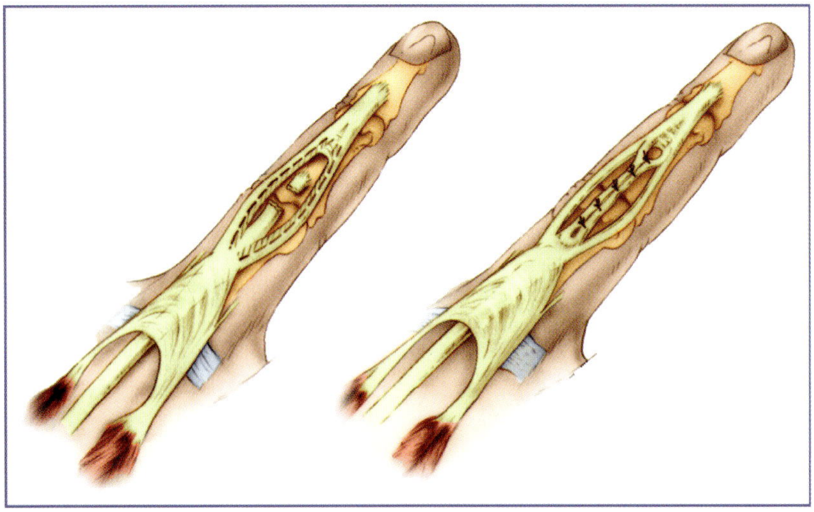

Figura 11.15 Plastia de Burkhalter y Aiache que reconstruye la bandeleta mediana a través de la hemisección de cada una de las bandeletas laterales, que son inmediatamente suturadas borde con borde.

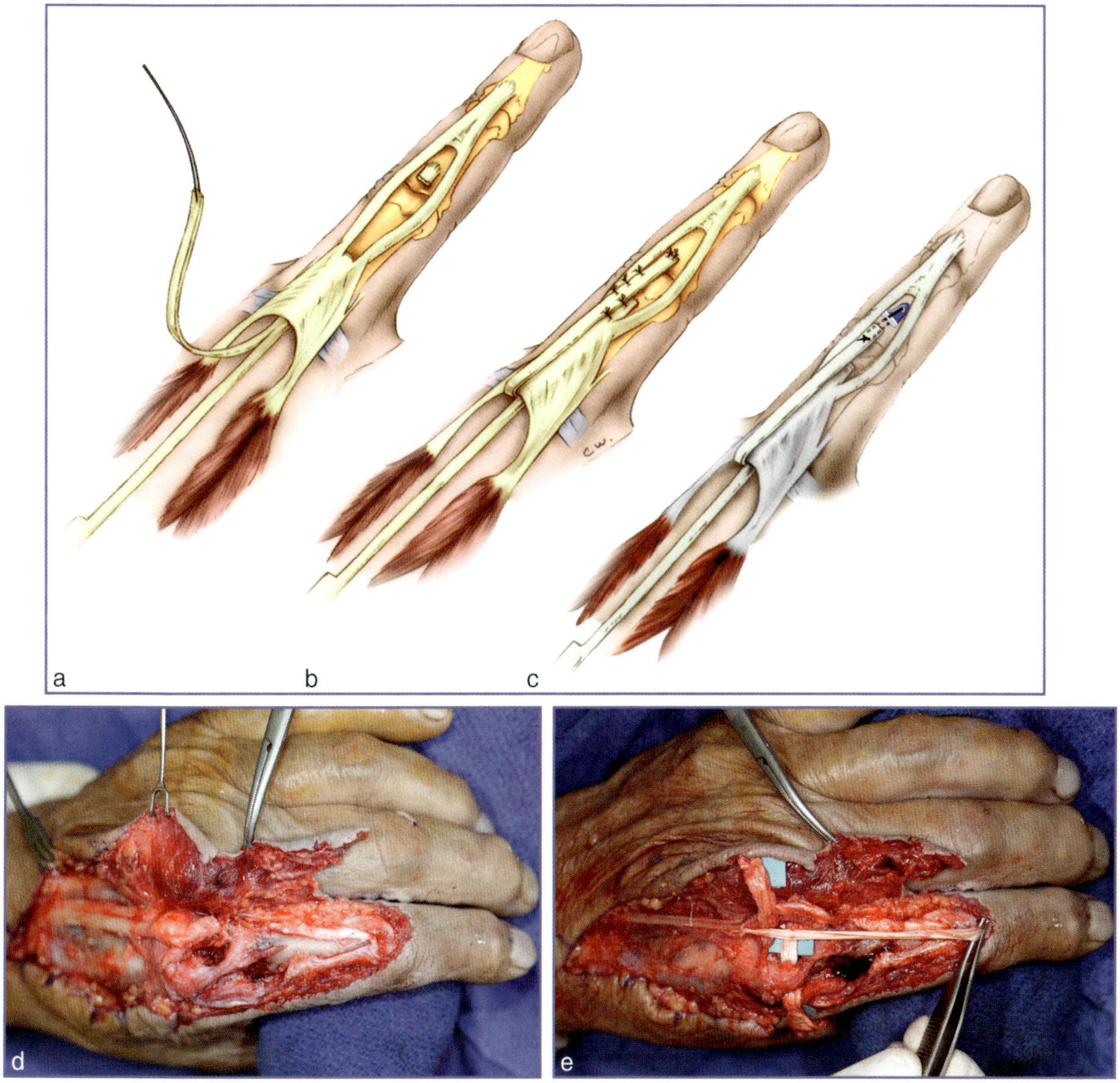

Figura 11.16 Plastia de inversión del tendón extensor. **a** Reconstrucción de una pérdida de sustancia tendinosa en las zonas 3-4 según la técnica de Foucher, por inversión de un desdoblamiento del aparato extensor realizado en la zona 6. **b** y **c** La fijación se hace en la base de la segunda falange con un punto transóseo o con arpón o Mitek® (**c**). **d** Herida en zona 4-5 por tupi reparada con plastia de inversión. **e** La cincha del extensor fue reconstruida por una plastia transósea con el palmar menor.

para evitar una luxación palmar del tendón que deformaría el pulgar en *boutonnière*.

Lesiones de la cincha metacarpofalángica[6,38] (bandeleta sagital)

La patología del puñetazo provoca simultáneamente una rotura de la cincha de los extensores y una lesión articular de la metacarpofalángica (Figura 11.17 a y b).

Cuando el diagnóstico es precoz, la rotura de la cincha puede ser reparada por una simple sutura en *paletot* (*v.* Figura 11.17 c y d). Es prudente completar el tratamiento inmovilizando la MF en flexión de 30° durante quince días. Luego, se practica la movilización activa progresiva limitando la amplitud a 60° durante quince días suplementarios y se agrega a la ortesis un complemento que permite solo esta amplitud de movimiento.

Cuando se trata de lesiones abiertas con pérdida de sustancia, la técnica de Michon permite reconstruir esta cincha

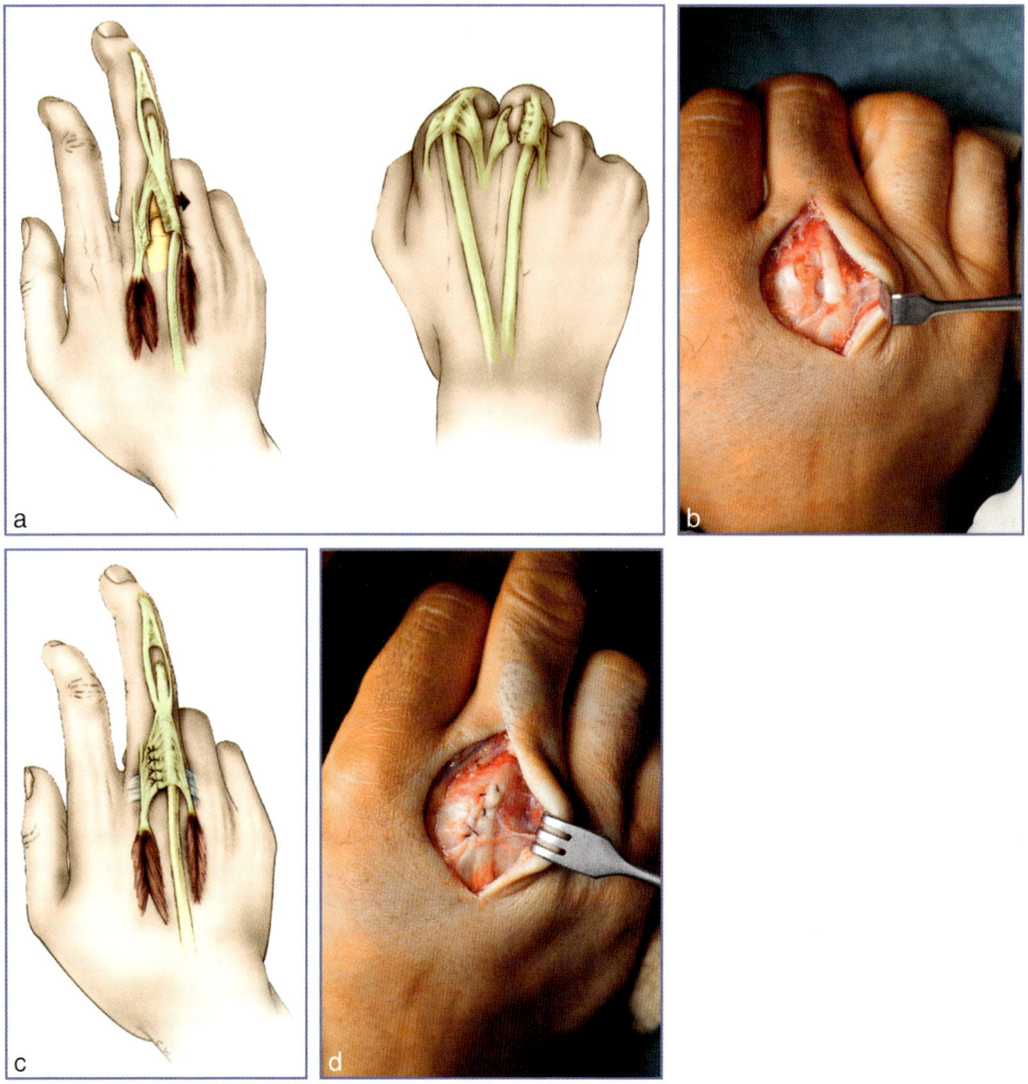

Figura 11.17 Reparación directa de la rotura de la cincha de los extensores. **a** Rotura de la cincha de los extensores. El tendón se luxa en el valle intermetacarpiano cuando se flexiona la MF. **b** Aspecto de una rotura fresca de la cincha. **c, d** Una sutura en *paletot* se puede realizar solo en los primeros días que siguen al traumatismo.

recortando una bandeleta a expensas del extensor para fijarla al ligamento transverso intermetacarpiano o a la cápsula articular (Figura 11.18 a y b). Wheeldon prefiere utilizar una unión intertendinosa (Figura 11.19). La tensión de esta plastia debe ser precisa. En el momento de la flexión total de la MF, el tendón extensor debe encontrarse estable sobre la convexidad de la cabeza de los metacarpianos.

Cuando la pérdida de la cincha MF es total y se asocia a una pérdida de sustancia cutaneotendinosa y articular, la plastia tendinosa de desdoblamiento debe estabilizarse con una doble polea realizada con el palmar menor, que se fija con un doble paso por la cabeza del metacarpiano. La primera polea provee deslizamiento y protección a la plastia tendinosa y la segunda la estabiliza (Figura 11.20).

Vendaje

La cirugía de la cara dorsal de la mano genera hematomas. Por lo tanto, en los traumatismos graves es prudente asociar al drenaje un vendaje compresivo durante las primeras 48 h. En este caso, antes de colocar cualquier dispositivo o efectuar movilización, es conveniente inmovilizar con una férula colocando el aparato extensor

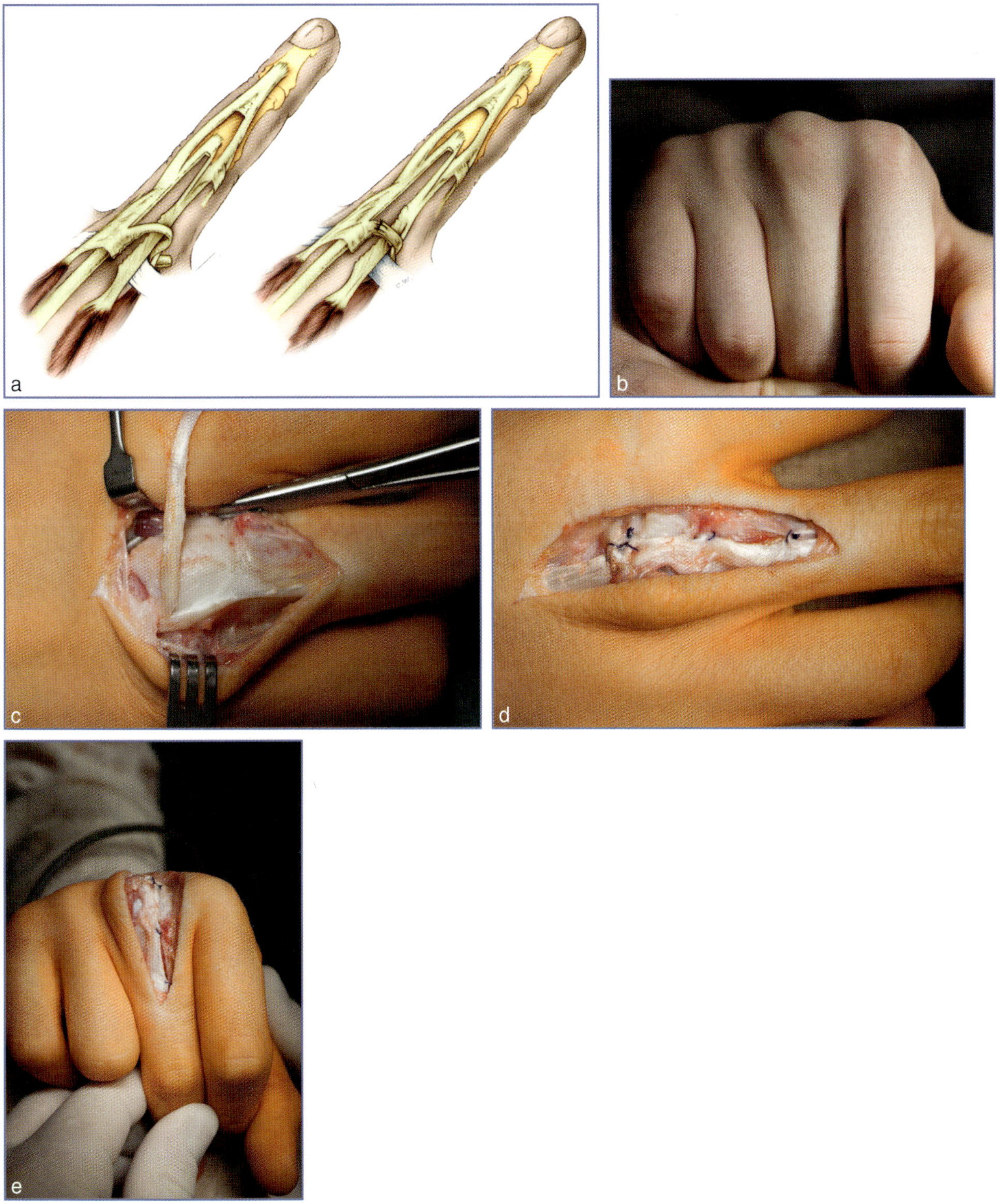

Figura 11.18 a Reconstrucción de la cincha del extensor por plastia del tendón extensor según técnica de Michon, en la que se fija este sobre el ligamento transverso intermetacarpiano o sobre el plano capsular. **b** Aspecto clínico de la rotura de la cincha del aparato extensor de la MF del tercer dedo. **c** Obtención de la plastia tendinosa a partir del extensor. **d** y **e** Reubicación en eje del extensor.

en posición de relajación: muñeca en extensión de 30°, MF entre 0° y 15°.

En las cadenas digitales las articulaciones IFP e IFD pueden mantenerse en extensión durante las primeras 48 h, antes de la colocación de una ortesis dinámica.

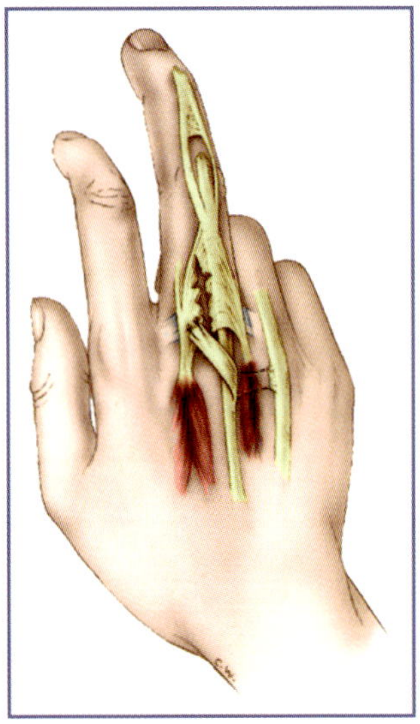

Figura 11.19 Plastia de Wheeldon en la que se utiliza una unión intertendinosa para estabilizar el aparato extensor.

Ortesis y protocolos de reeducación

Fueron muchas las controversias para determinar cuáles eran los mejores protocolos con el fin de garantizar resultados funcionales de calidad. Era clásico proponer una inmovilización estricta para todas las zonas lesionadas[48]. Luego, los estudios clínicos y biomecánicos demostraron que la solicitación de las reparaciones tendinosas era posible en todas las zonas a excepción de la zona 1. Si bien todavía puede defenderse la inmovilización estricta para lesiones tendinosas aisladas, es evidente que la movilización se impone en los traumatismos por aplastamientos con lesiones asociadas (piel, hueso, etc.). Con demasiada frecuencia, la lesión de los tendones extensores es considerada como banal y la inversión en la confección de ortesis a medida y la aplicación de protocolos de reeducación exigentes parece desproporcionada en el plano temporal y económico. Muy frecuentemente los resultados se consideran, erróneamente, excelentes cualquiera sea el protocolo utilizado, ya que los efectos tenodesis observados durante la movilización de la muñeca ocultan el déficit funcional real. Numerosos estudios aleatorizados demostraron que la movilización temprana mejora más rápidamente la recuperación de las amplitudes y de la fuerza[8,11,31,33,46,49].

Inmovilización

Zonas 1-2 y T1-T2

En las zonas 1-2 y T1-T2, la inmovilización es la regla durante un mínimo de seis a ocho semanas si la lesión es tratada precozmente, ya sea si se produjo una rotura subcutánea o hubo una herida. Es inútil inmovilizar la IFP, a menos que la reparación quirúrgica contraindique la

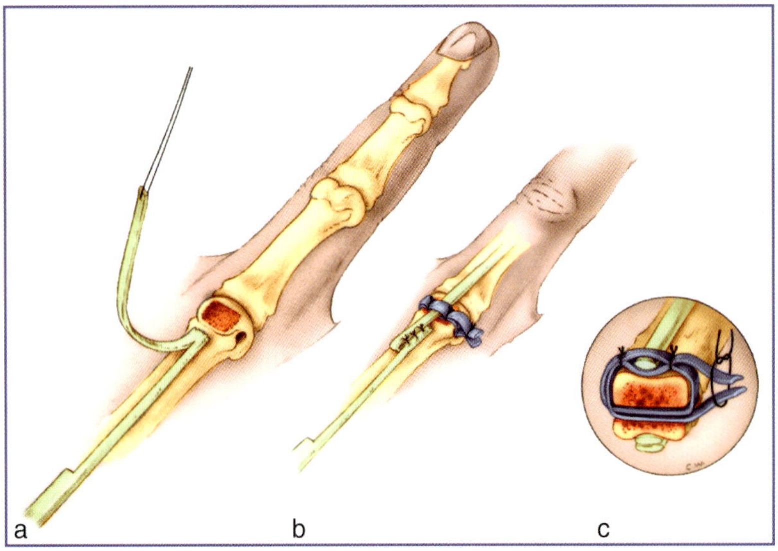

Figura 11.20 Reconstrucción de una doble polea para estabilizar la plastia del tendón extensor sobre la cabeza del metacarpiano. **a** y **b** La polea pasa dos veces en forma transósea. **c** La polea anterior actúa como plano de deslizamiento para la plastia del tendón extensor, y la polea posterior la estabiliza.

colocación de una teja dorsal; en este caso, es preferible colocar una férula palmar que inmovilice la IFP y la IFD hasta la cicatrización cutánea (10-15 días).

Zona 3

En la zona 3, la rotura subcutánea o la sección simple de la bandeleta mediana pueden ser tratadas mediante una inmovilización estricta de la IFP a 0° con la ayuda de una férula dorsal o palmar que permite la movilización activa de la IFD para salvaguardar la excursión de las bandeletas laterales del aparato extensor.

Zona 4

En la zona 4, la sección simple se inmoviliza como en zona 3. Pero un exceso de movilización precoz de la MF puede inducir una elongación de la zona de sutura, por lo que resulta prudente realizar una ortesis palmo-digital flexionando la MF a 20° y fijando la IFP a 0°.

Zonas 5, 6 y 7

En la zonas 5, 6 y 7, si la sección es simple, se confía la inmovilización a una ortesis antebraqui-digital que fija la muñeca a 30°-40° de extensión, las MF a 20° de flexión y las IF permanecen extendidas. Si la lesión en la zona 6 es distal a la unión intertendinosa, solo el rayo reparado será inmovilizado; en cambio, si la lesión es proximal, todos los dedos largos serán inmovilizados. De hecho, en las lesiones distales a la unión, la flexión de los dedos adyacentes, ya sea activa o pasiva, hace que el muñón proximal del tendón lesionado no cause una distensión de la sutura. En contraste, cuando las lesiones son proximales a la unión, la flexión de los dedos adyacentes coloca en tensión la reparación tendinosa.

Zona 8

La zona 8, por la complejidad de las lesiones asociadas (huesos, piel, nervios, vasos), a menudo, impone una inmovilización estricta de la muñeca en extensión de 30° y las cadenas digitales en posición de protección.

Técnicas de movilización posoperatoria protegida

Es conveniente diferenciar los protocolos de movilización para las zonas 3 y 4, donde nosotros utilizamos el método de Evans[18,21], de las zonas 5 a 8 donde nosotros realizamos una movilización activo-pasiva protegida por la colocación de una ortesis dinámica de extensión de bajo perfil.

El protocolo de Evans (Short Arc Motion: SAM)

Está diseñado para las lesiones de la zona 3 y 4. Inspirado en los estudios biomecánicos de Brand y Burkhalter, Evans[17,18,20] demostró que es posible movilizar las suturas 3 mm a 4 mm sin riesgo de roturas, utilizando el siguiente protocolo: en reposo, la cadena digital es inmovilizada estrictamente con una ortesis palmar que mantiene las articulaciones IFP e IFD en extensión (Figura 11.21). El paciente es autorizado a utilizar el efecto tenodesis de la muñeca. Cuando la muñeca está en extensión, la MF está libre en flexión y cuando la muñeca está en flexión, la MF está en extensión. Esta actividad asegura una movilización de las bandeletas laterales sin amenazar la reparación de la bandeleta mediana. Luego la ortesis es retirada para realizar el protocolo SAM (Short Arc Motion), la muñeca es entonces flexionada a 20°, las MF son bloqueadas a 0°, el paciente es autorizado, con una férula de bloqueo palmar, a flexionar la IFP hasta 30°. La puesta en tensión del extensor común de los dedos por la flexión de la muñeca combinada con la flexión activa de las IFP asegura un deslizamiento del tendón de 3,75 mm. La fuerza desarrollada es de 291 gramos, y se sabe que una sutura tipo Kessler se rompe a los 1353 gramos. Si las bandeletas laterales fueron reparadas, Evans sugiere limitar la flexión activa de la interfalángica distal a 30°-35°. Si estas no fueron reparadas, la flexión activa puede ser llevada hasta 60°, pero esta reeducación de la IFD debe efectuarse bloqueando imperativamente la IFP en extensión. Este protocolo es exigente porque implica una educación del paciente para que aprenda las posiciones alternativas de las articulaciones: MF a 0°, IFP flexionada de 0° a 30°; IFD a 0°, MF flexionada activamente de 0° a 60°.

Protocolo de movilización precoz protegida para las zonas 5, 6 y 7

El protocolo de movilización protegida de Evans para las zonas 5, 6 y 7[21] está reservado para un paciente colaborador, que puede beneficiarse de la movilización pasiva durante las tres primeras semanas. Fuera de la ortesis, la muñeca se coloca en extensión máxima y se mantienen al mismo tiempo las cadenas digitales en extensión de 0°. Las MF del índice y del dedo medio se movilizan entonces pasivamente, sin forzar, hasta los 30°-45° de flexión. El anular y el meñique pueden ser flexionados hasta los 40° o 50°. Según Evans, esta movilización asegura una excursión de 3 mm a 6 mm de la sutura sin amenazarla. A la cuarta semana, el paciente puede iniciar una movilización activa de las MF a 40°-60° de flexión, sin tensión excesiva, y mantener la muñeca en extensión. Luego, esta podrá ser recolocada progresivamente en la posición neutra y mantener las MF en extensión, lo que, por efecto tenodesis, favorece a la liberación de las adherencias. Las IF se flexionan activamente mientras se mantienen las MF en extensión. Después de realizar estos ejercicios diez veces por cada hora, la ortesis vuelve a ser recolocada. Durante la quinta y la sexta semanas, la reeducación activa se desarrolla amplificando los efectos tenodesis de la muñeca, pero limitando la flexión de las MF a 60°, las IF pueden movilizarse sin

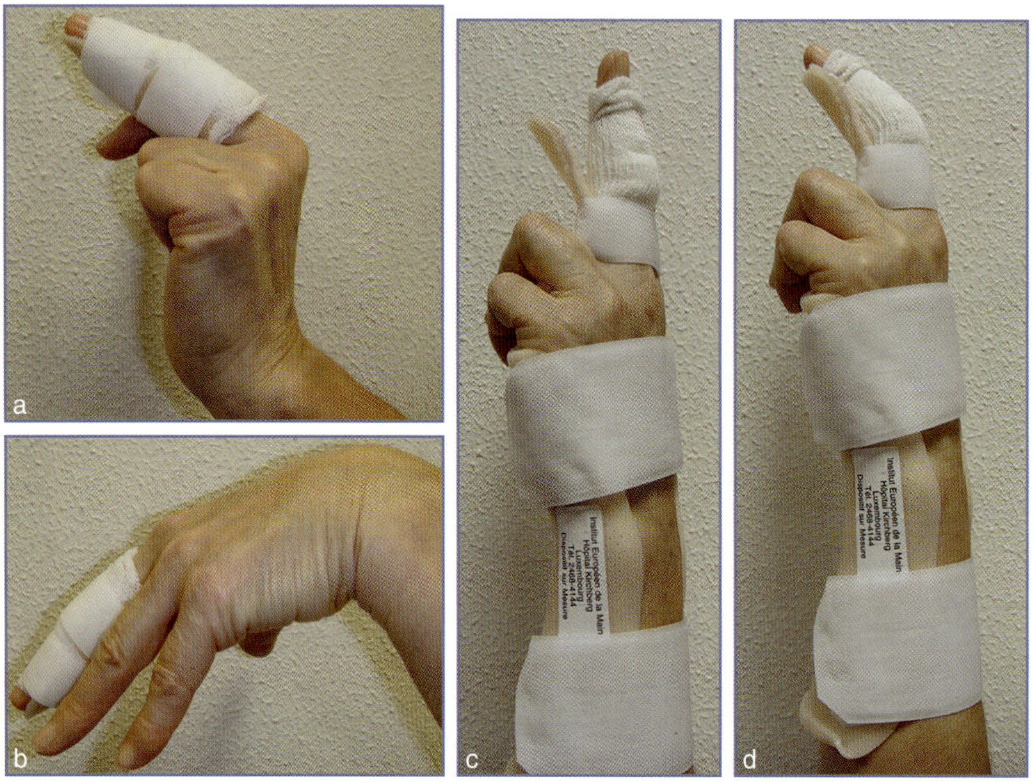

Figura 11.21 Ortesis según el protocolo de Evans. **a** Ortesis de reposo inmovilizando la IFP e IFD en extensión. Por efecto tenodesis de la muñeca, cuando la misma está en extensión, la MF queda libre a la flexión. **b** Inversamente cuando la muñeca está en flexión, la MF se ubica en extensión. **c** Ortesis de movilización activa en extensión, la muñeca está flexionada en 20° y las MF bloqueadas en 0°. **d** El paciente flexiona activamente la IFP a 30° protegida por la férula de bloqueo palmar.

límite, pero sin fuerza excesiva. Los ejercicios de fuerza están permitidos desde la décima semana.

Nosotros preferimos el protocolo de Kleinert invertido para las zonas 5, 6 y 7, lo que permite una movilización activo-pasiva bajo la protección de una ortesis dinámica de extensión de "bajo perfil". La ortesis dinámica de extensión de bajo perfil suplanta al sistema extensor (principio de Kleinert invertido) (Figura 11.22). La muñeca se estabiliza en 30° de extensión y las MF entre 0°-15° de flexión con la ayuda de una banda de Velcro®. La tracción dinámica con elástico se fija bajo la IFD. Contrariamente al protocolo usado para los tendones flexores de los dedos, se le colocará el sistema dinámico solo al dedo lesionado, pero todas las MF deberán ser estabilizadas.

Previa retirada de la banda de Velcro®, se realizan movimientos de flexión activa de las MF. El paciente debe flexionar activamente diez veces cada hora todas las articulaciones MF, teniendo en cuenta que los tendones extensores se asocian por las uniones intertendinosas. La tracción pasiva en extensión se realiza a través de la hamaca colocada bajo la cadena digital correspondiente y del elástico. Esta movilización debe ser progresiva sobre un período de cuatro semanas y la progresión, de 15° cada semana. La tensión dolorosa debe ser percibida por el paciente como un límite que no debe sobrepasarse. Cuando las MF son bloqueadas en extensión contra el alero dorsal de la ortesis con la ayuda de la banda de Velcro®, las IF se dejan libres para que flexionen de manera activa, porque esto no amenaza las suturas en las zonas 5 a 8 como lo demostró Evans. Recordemos que la flexión global de la cadena digital lesionada está proscrita.

En las lesiones de la zona 5 es más lógico colocar la tracción bajo la primera falange, a fin de movilizar analíticamente las MF, pero esta localización de la hamaca aumenta el riesgo de hiperextensión de las MF e induce a la vez una flexión de las IF. Por otro lado, cuando se realizan los ejercicios de flexión, la tracción elástica disminuye el brazo de palanca.

Para las lesiones en zona 8 (unión musculotendinosa), se estabiliza la muñeca en extensión de 30° y se dejan libres las cadenas digitales.

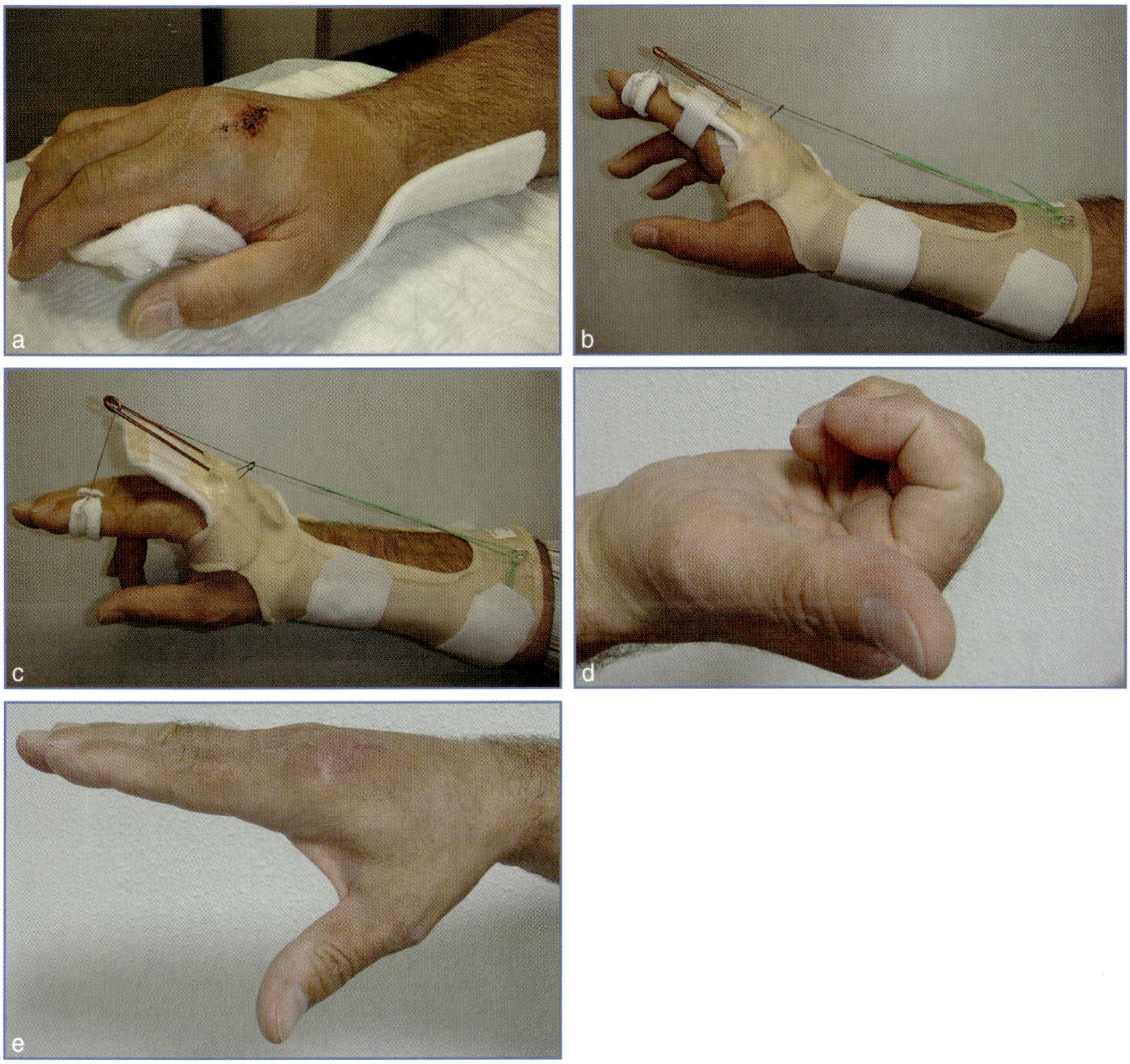

Figura 11.22 Herida en la zona 6. **a** A las 48 h se retira la férula. **b** La ortesis dinámica de extensión de "bajo perfil" estabiliza la muñeca a 30° de extensión y las MF a 0°-15° de flexión con la ayuda de una banda de Velcro®. **c** Cada hora, la banda se retira para permitir una flexión activa de las MF, mientras las IF se mantienen en extensión. La tracción en extensión se realiza pasivamente por un elástico. **d** y **e** Resultado funcional a las ocho semanas.

Las lesiones de los extensores del pulgar en zona T2-T5

La muñeca se estabiliza en 30° de extensión, la columna del pulgar se mantiene en ligera abducción-retropulsión y la metacarpofalángica se deja en 0° fijada con una banda de Velcro®. La tracción se ubica bajo la segunda falange de manera que en forma pasiva se mantenga la IF en hiperextensión. El ejercicio consiste en flexionar la IF por movimientos activos, mientras el elástico lleva pasivamente a la extensión (Figura 11.23). Luego la MF es liberada de la banda de Velcro® y se le pide al paciente que flexione selectivamente la MF. No se autoriza la flexión simultánea de la MF y la IF durante las primeras cuatros semanas[15,30].

Cuando la lesión se ubica en la zona T2, nosotros limitamos la flexión activa de la IF a 30°.

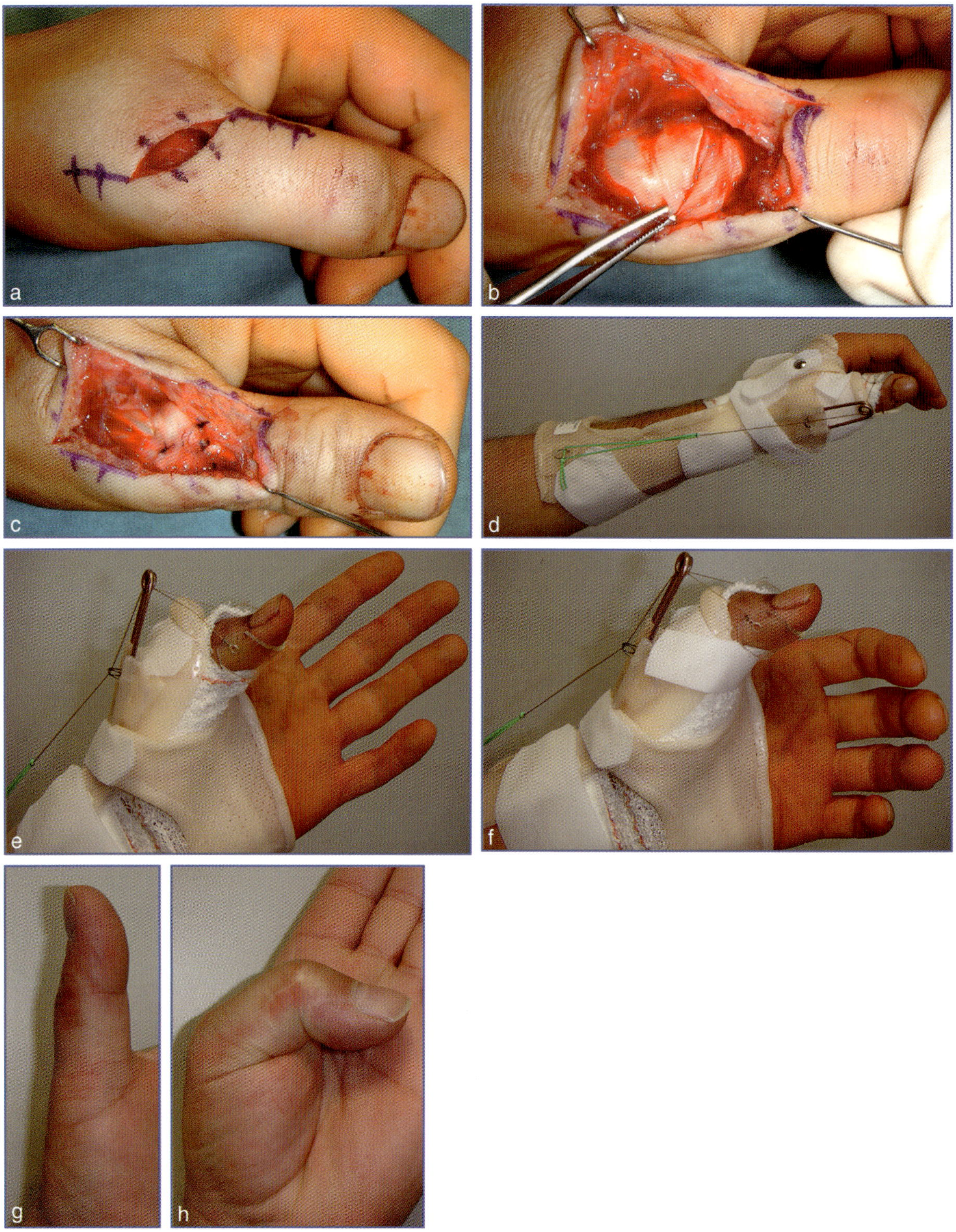

Figura 11.23 Herida de los extensores del pulgar en zona T3. **a** y **b** Herida por cuchillo: Los tendones extensores corto y largo del pulgar están seccionados. **c** Sutura de cada uno de los dos tendones. **d** Ortesis dinámica de extensión "bajo perfil". **e** Movilización selectiva de la MF con la ortesis de "bajo perfil" de extensión, IF en extensión. **f** Movilización selectiva de la IF mientras una banda de Velcro® mantiene la MF en extensión. **g** y **h** Resultado funcional a dos meses.

Protocolo de reeducación a partir de los treinta días

Al final de la cuarta semana se libera al paciente de su ortesis. La rehabilitación implica el trabajo activo del extensor y una flexión activa progresiva, y se va de lo selectivo a lo global manteniendo la muñeca en extensión. La flexión de la muñeca favorece el efecto tenodesis, que provoca la extensión de las cadenas digitales.

Para mantener en reposo el aparato extensor durante la noche, se le indicará al paciente la colocación de una ortesis dinámica de extensión por lámina de Levame en los rayos afectados (Figura 11.24).

A los 45 días la rehabilitación activa de enrollamiento global se intensifica para estirar las adherencias peritendinosas y se trata de evitar un déficit de extensión que reflejaría una elongación anormal del callo cicatricial. Para las lesiones en las zonas 5 a 8 se confecciona una ortesis dinámica de enrollamiento global. Para las zonas 2, 3 y 4 se prefiere un enrollamiento selectivo de las IFP e IFD y se dejan las MF estabilizadas en semiflexión. Estas ortesis se colocan de quince a veinte minutos y de cuatro a seis veces por día. Para el pulgar, el enrollamiento global concierne a la IF y la MF.

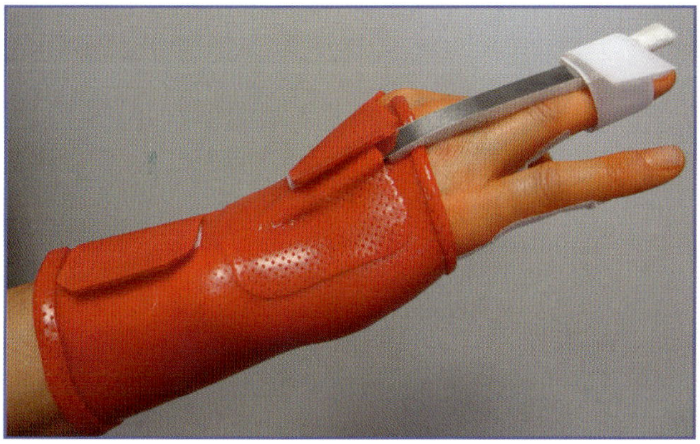

Figura 11.24 Ortesis dinámica de extensión por lámina de Levame para corregir el déficit de extensión.

Indicaciones

Los dedos largos

Zona 1

Las desinserciones subcutáneas están dentro del dominio del tratamiento ortopédico, con la colocación de una teja dorsal de material termoformable sobre la cara dorsal de la segunda y la tercera falanges durante seis semanas (*v.* Figura 11.8). Si el diagnóstico de dedo en "martillo" se realiza tardíamente a la segunda o tercera semana, se puede usar aun este procedimiento, pero prolongando el uso de la teja hasta la octava o décima semana.

Si la desinserción tendinosa se acompaña de un gran fragmento óseo no reductible por el tratamiento ortopédico, la fijación se realiza a través de un enclavijado o de una microplaca (*v.* Figura 11.13 c y h). Para los pequeños fragmentos óseos, la fijación se realizará con un arpón o ancla reabsorbible (MicroFix®) (Figura 11.25).

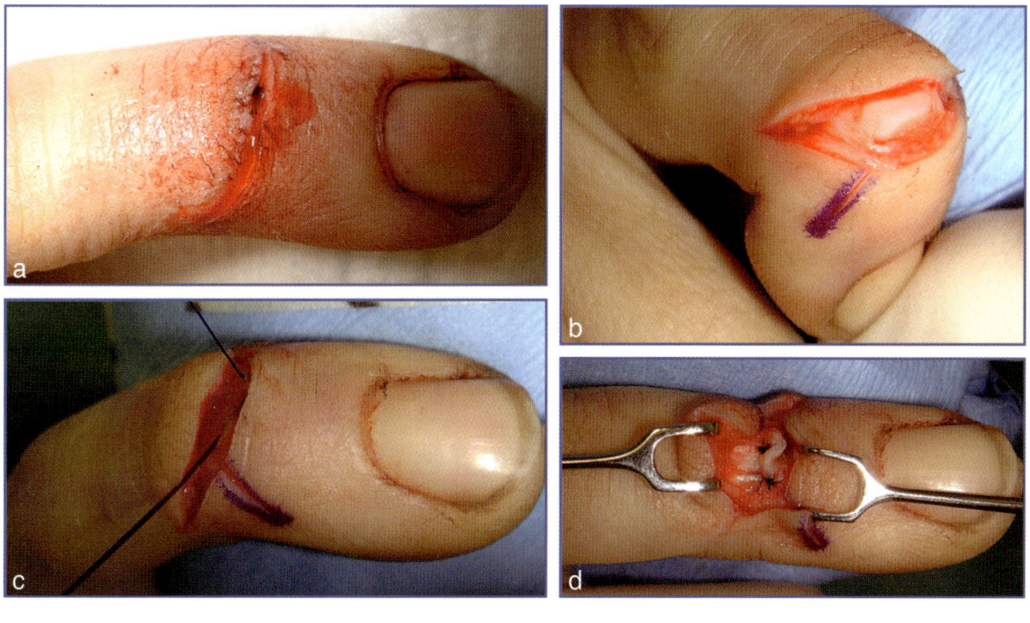

Figura 11.25 Herida producida por un cúter en la zona 1.
a y **b** Sección del extensor y herida articular. **c** y **d** Introducción de dos arpones reabsorbibles MicroFix® para reinsertar el tendón extensor.

Zona 2

Las dos bandeletas laterales raramente están afectadas simultáneamente. En este caso, se puede omitir la reparación de la bandeleta sin riesgo de alterar la función de la IFD. En los raros casos de lesión de ambas bandeletas laterales por una herida neta, la reparación se efectúa con una sutura convencional de puntos en "U". En este caso, es necesario inmovilizar la IFD con una teja durante cuatro semanas, dejando la IFP libre.

Si la lesión se complica con una fractura de la segunda falange, es importante fijar la fractura y reparar al menos una de las dos bandeletas con una sutura axial de Tsuge, complementada con uno o dos puntos en "U" para permitir una movilización precoz de la IFD (30°) y de la IFP, ya que, en este caso, el riesgo de adherencias del aparato extensor es alto, así como también el de rigidez de las articulaciones IF.

Zona 3

La simple desinserción subcutánea de la bandeleta mediana del tendón extensor se maneja con tratamiento ortopédico, mediante inmovilización en extensión de la IFP sola durante un mínimo de cuatro semanas, a la vez que se efectúa una movilización activa de la IFD.

La desinserción acompañada de un arrancamiento óseo se trata habitualmente con la fijación con un arpón Minilock Mitek® o, en caso de un gran fragmento, por un tornillo o un cerclaje de alambre o hilo reabsorbible (PDS 2/0 o 3/0).

Las heridas simples de la bandeleta mediana se suturan con un punto en "U" o un punto de Kessler, seguido de una movilización protegida según Evans, teniendo en cuenta las características específicas de esta zona.

Las pérdidas de sustancias son tratadas mediante las plastias de Snow (*v.* Figura 11.14) o de Burkhalater y Aiache (*v.* Figura 11.15), con preferencia de la primera, ya que evita debilitar las bandeletas laterales. Como rehabilitación se aplica el protocolo de Evans.

Zona 4

Son habitualmente lesiones simples que pueden beneficiarse de la sutura y de la movilización protegida. En caso de pérdidas de sustancias, se utiliza la plastia de desdoblamiento del extensor común, según la técnica de Foucher (*v.* Figura 11.16).

Zona 5 y 6

Las lesiones de la zona 5 son indisociables de la zona 6. Son, en general, heridas complejas asociadas a pérdidas de sustancias osteoarticulares y cutáneas. La plastia tendinosa de Foucher permite una reconstrucción primaria. A menudo, es necesario reconstruir o reparar la cincha según la técnica de Michon[44], Wheeldon[57] o Merle[42] (*v.* Figuras 11.17 a 11.20).

En caso de resultar imposible, es preferible la reconstrucción en dos tiempos, implantando varillas de silicona T.C.U de AREX®, en la medida que la cobertura cutánea sea de buena calidad y las proteja de una sobreinfección.

Cuando se trata de heridas simples del aparato extensor en zonas 5 y 6, la sutura simple seguida de una ortesis de bajo perfil permite una movilización protegida y logra los mejores resultados (*v.* Figura 11.22).

Zona 7

Se trata de una zona de bloqueo de los tendones extensores bajo el ligamento anular dorsal del carpo, cuyo tabicamiento produce seis correderas osteofibrosas.

Es prudente abrir aproximadamente 10 mm en forma longitudinal el ligamento anular, para facilitar los movimientos de la zona suturada. Se puede también seccionar uno o dos tabiques para facilitar el deslizamiento tendinoso. En esta zona, la reparación debe ser precisa, para evitar una cicatriz voluminosa que, inevitablemente, va a terminar por bloquearse. La movilización precoz y protegida es en este caso indispensable para limitar el riesgo de tenolisis secundaria.

Zona 8

Se trata casi siempre de traumatismos graves, en los que la reparación de cada tendón es ilusoria, debido a la contusión y a la asociación de lesiones óseas, musculares y cutáneas. En este caso, es preferible proceder a la anastomosis de los tendones entre sí e implantarlos con puntos en "X" en la masa muscular. Aquí, es elevado el riesgo de adherencias, y si el contexto lo permite, se debe recomendar la movilización precoz protegida.

Los problemas específicos del pulgar

Zona T1

El pulgar en "martillo" es una lesión infrecuente, que requiere de un tratamiento ortopédico o bien quirúrgico cuando se debe reinsertar un fragmento óseo. La ortesis coloca la IF en hiperextensión, con la muñeca a 20° de extensión, al precio de no darse el lujo de restaurar la hiperextensión IF activa natural del pulgar. Para proteger la reparación del extensor largo del pulgar es útil proceder a la artrodesis temporaria de la IF en ligera hiperextensión durante tres a cuatro semanas.

Zona T2

Las heridas netas o francas se tratan por sutura simple con colocación de una ortesis de "bajo perfil", que fija la muñeca en extensión de 30° y mantiene el pulgar en ligera abducción-retropulsión. En caso de pérdida de sustancia, la reconstrucción primaria puede efectuarse por desdoblamiento del extensor largo a partir del primer metacarpiano.

Zona T3

En esta zona conviene reparar los tendones extensores corto y largo y, eventualmente, también la cincha. Las heridas netas se tratan con una sutura simple con la colocación de una ortesis de "bajo perfil" (*v.* Figura 11.23). En las heridas complejas, se privilegia la reconstrucción del extensor largo, mediante una plastia de desdoblamiento de Foucher o por la transferencia del extensor propio del índice.

Zona T4

Las heridas netas se reparan de acuerdo con los principios clásicos de la sutura y de la movilización precoz protegida. En las pérdidas de sustancia puede recurrirse a la anastomosis del extensor largo con el corto si este no es demasiado fino, o, en caso contrario, por transferencia del extensor propio del índice.

Resultados

Los resultados de las desinserciones tendinosas en las zonas 1 y 3 tratadas con férulas son, en su conjunto, excelentes en más del 90% de los casos, en la medida que los pacientes sean tratados en los primeros días que siguen al traumatismo y, si son rigurosos, en la portación de la férula. Los resultados parciales están en relación a menudo con el uso inconstante de la férula y con cambios reiterados, a pesar de que están informados sobre que no deben retirarla en ningún momento durante como mínimo seis semanas y que toda manipulación de la férula debe hacerse con la ayuda de otra persona.

Las heridas simples de los tendones en las zonas 5 a 8 se manejan con protocolos de movilización precoz ya sea con ortesis estáticas o dinámicas de extensión. Chester[11] demostró que ambos protocolos daban resultados sensiblemente similares al final del seguimiento sin ninguna rotura. Elliot y Southgate[15] demostraron igualmente que una movilización activa precoz de IF del pulgar, gracias a una sutura reforzada, era el mejor método para obtener un buen resultado. Zubovic y cols.[58] demostraron que reforzando la sutura tendinosa con un doble cuadro según el método de Becker (cuatro hebras) se puede limitar a tres semanas la inmovilización sobre férula estática sin provocar rotura tendinosa.

Conclusiones

La aparición de técnicas de movilización protegida por medio de ortesis de "bajo perfil" ha permitido mejorar en forma notable los resultados funcionales de las lesiones netas en las cadenas digitales. Bien realizado, este método logra un 76% de resultados excelentes en los dedos largos y un 64,4% en el pulgar.

En las zonas 5 a 8, los resultados también son excelentes en forma constante. En cambio, en los traumatismos complejos, la asociación de fracturas y de pérdidas de sustancia cutánea determina un descenso de los resultados excelentes al 31,2%, regulares 12,6% y malos 5,6%. No obstante, gracias a estos procedimientos, los resultados siguen siendo mejores que los de todos los demás métodos propuestos. En caso de reintervención, la cirugía se limita a una simple tenolisis.

La aparición de los arpones o anclas reabsorbibles Minilock y MicroFix Mitek® ha sustituido las indicaciones de reparación tipo *pull-out* (*barb-wire*) en las zonas 1 y 3. El protocolo de Evans (*short arc motion*) ha mejorado considerablemente la calidad de los resultados funcionales.

Este campo de la traumatología es muy exigente desde el punto de vista de los dispositivos (férulas y ortesis) y de la rehabilitación, y también requiere de un perfecto dominio de las técnicas de reparación de las pérdidas de sustancia cutánea por parte del cirujano.

Referencias

[1] Aiache A, Barsky AJ, Weiner DL. Prevention of « boutonniere » deformity. *Plast Reconstr Surg* 1979 ; 46 : 164-167.
[2] Allieu Y, Romieu. L'utilisation du barb-wire de Jenning dans les sutures tendineuses. Absence d'immobilisation postopératoire. *Ann Chir* 1971 ; 25 : 987-994.
[3] Allieu Y. L'utilisation du barb-wire de Jenning en chirurgie de la main. Note de catamnèse. *Ann Chir* 1977 ; 31 : 359-361.
[4] Allieu Y, Ascencio G, Gomis R, Teissier J, Rouzaud JC. Suture des tendons extenseurs de la main avec mobilisation assistée, à propos de 120 cas. *Rev Chir Orthop* 1970 ; (suppl. 2) 69 : 1984.
[5] Beasley RW. Tendon injuries. *In : Hand Injuries*. WB Saunders, Philadelphia, 1981, p. 242-262,
[6] Bents RT, Metz JP, Topper SM. Traumatic extensor tendon dislocation in a boxer : a case study. *Med Sci Sports Exerc* 2003 10 : 1645-1647.

[7] Buch BD, Innis P, Mc Clinton A, Kotani Y. The Mitek mini G2 suture Anchor : Biomechanical analysis of use in the hand. *J Hand Surg* 1995 ; 20A : 877-881.

[8] Bulstrode NW, Burr N, Pratt AL, et al.: Extensor tendon rehabilitation a prospective trial comparing three rehabilitation regimens. *J Hand Surg.* 30B (2):175-179 2005

[9] Bunnell S. *Bunnell's Surgery of the Hand.*First edition, J .B. Lippincott, Philadelphia, 1944 p.47.

[10] Burkhalter WE, Carneiro RS. Correction of the attritional boutonniere deformity in high ulnar nerve paralysis. *J Bone Joint Surg* 1979 ; 61A : 131-134.

[11] Chester DL, Beale S, Beveridge L, Nancarrow JD, Titley OGA. A prospective, controlled, randomized trial comparing early active extension with passive extension using a dynamic splint in the rehabilitation of repaired extensor tendons. *J Hand Surg Br* 2002 ; 27 : 283-288.

[12] Duchenne GB. *Physiologie des mouvements.* JB. Baillière, Paris, 1867.

[13] Doyle JR. Extensor tendons-acute injuries, in Green DP, *Green's Operative Hand Surgery, ed 4. New york, NY: Churchill Livingstone,* 1999, pp 195-198.

[14] Elliot D, McGrouther D.A. The excursions of the long extensor tendons of the hand, *J Hand Surg,* 1986,11B,1:77-80

[15] Elliot D, Southgate CM. New concepts in managing the long tendons of the thumb after primary repair. *J Hand Ther* 2005 ; 18 : 141-156

[16] Elson R.A. Rupture of the central slip of the extensor hood of the finger. A test for early diagnosis. *Journal of Bone and Joint Surgery,* 68B (1986), pp. 229–231

[17] Evans RB, Burkhalter WE: A study of the dynamic anatomy of extensor tendons and implications for treatment. *J Hand Surg.* 11A:774-779 1986

[18] Evans RB. Therapeutic management of extensor tendon injuries. *Hand Clinics* 1986 ; 2 : 157-169.

[19] Evans RB, Thompson DE: The application of stress to the healing tendon. *J Hand Ther.* 1993;6:262-284

[20] Evans R.B. Immediate active short arc motion following extensor tendon repair. *Hand Clinics* 1995 ; 3 : 483-512

[21] Evans R.B.Clinical management of extensor tendon injuries:The therapist's perspective, in Rehabilitation of the hand and upper extremity 6th edit 2011,Elsevier Mosby p 521-554

[22] Foucher G, Braun F, Merle M, Michon J. Le « doigt-banque » en traumatologie de la main. *Ann Chir* 1970 ; 34 (9) : 693-698.

[23] Frère G, Moutet F, Sartorius C, Vila A. Mobilisation contrôlée postopératoire des sutures des tendons extenseurs des doigts longs. *Ann Chir Main* 1984 ; 3 : 139-144.

[24] Greenwald DP1, Randolph MA, Hong HZ, May JW Jr. Augmented Becker versus modified Kessler tenorrhaphy in monkeys: dynamic mechanical analysis. *J Hand Surg Am.* 1995;20(2):267-72.

[25 Hofmeister EP, Mazurek M, Ingari J. Extension block pinning for large mallet fractures. *J Hand Surg Am.* 2007 ;32(8):1141-7.

[26] Howard RF, Ondrovic L, Greenwald DP.Biomechanical analysis of four-strand extensor tendon repair techniques. *J Hand Surg Am.* 1997 Sep;22(5):838-42.

[27] Isel M, Merle M. Orthèse de la Main et du Poignet. Protocoles de rééducation. Elsevier Masson; 2012.

[28] Ishiguro T, Yabe Y, Itoh Y, and Hashizume N. Extension block with Kirschner wire for fracture dislocation of the distal Interphalangeal joint. *Tech Hand Upper Extremity Surg.* 1997; 1: 95–102

[29] Katzman B.M, Klein D.M, Mesa J, Geller J, Caligiuri D.A. Immobilization of the mallet finger. Effects of the extensor tendon. *J Hand Surg* 1999 ; 1 (Br) : 80-84.

[30] Khandwala AR, Blair J, Harris SB, Foster AJ, Elliot D. Immediate repair and early mobilization of the extensor pollicis longus tendon in zone 1 to 4. *J Hand Surg* 2004 ; 3B : 250-258.

[31] Khandwala AR, Webb J, Harris SB, Foster AJ, Elliot D. A comparaison of dynamic extension splinting and controlled active mobilisation of complete divisions of extensor tendons in zone 5 and 6. *J Hand Surg* 2008 ; 2(B) : 140-146.

[32] Kilgore ES, Adams DR, Newmeyer III WL. A prefered incision for dorsal finger exposure. *Plast Reconstr Surg* 1971 ; 47 : 194-195.

[33] Kitis A1, Ozcan RH, Bagdatli D, Buker N, Kara IG. Comparison of static and dynamic splinting regimens for extensor tendon repairs in zones V to VII. *J Plast Surg Hand Surg.* 2012;46(3-4):267-71.

[34] Koul AR, Patil RK, Philip V. Complex extensor tendon injuries : early active motion following single-stage reconstruction. *J Hand Surg Eur* vol. 2008 reprint.

[35] Landsmeer JMF. The anatomy of the dorsal aponeuris of the human finger and its functional significance. *Anat Rec* 1949 ; 104 : 31-44.

[36] Landsmeer JMF. A report on the coordination of the interphalangeal joints of the human finger and its disturbance. *Acta Morphol Neerlando-Scand* 1958 ; 21 : 59-84.

[37] Lee SK, Dubey A, Kim BH, Zingman A, Landa J, Paksima N. A Biomechanical Study of Extensor Tendon Repair Methods: Introduction to the Running-Interlocking Horizontal Mattress Extensor Tendon Repair Technique. *J Hand Surg* 2010;35A:19-23

[38] Le Viet D, Ebelin M, LOY S. Luxation traumatique de l'appareil extenseur au dos de l'articulation métacarpo-phalangienne de l'auriculaire. A propos de six cas. *Ann Chir Main* 1991 ; 4 : 273-279.

[39] Littler JW. The digital extensor – flexor system. *In* : JM Converse, *Reconstructive Plastic Surgery,* WB Saunders, Philadelphia, 2e éd., 1977, p. 3166-3214.

[40] Marin-Braun F, Merle M, Sanz J, Foucher G, Voiry MH, Petry D. Réparation primaire des tendons extenseurs de la main avec mobilisation postopératoire assistée. À propos d'une série de 48 cas. *Ann Chir Main* 1989 ; 8 : 7-21.

[41] Mason ML, Shearon CG. The process of tendon repair : an experimental study of tendon repair : an experimental study of tendon suture and tendon graft. *Arch Surg* 1932 ; 25 : 615.

[42] Merle M. Techniques et indications de couverture cutanée de l'appareil extenseur. *In* : R. Tubiana, *Traité de chirurgie de la main,* vol. 3, Masson, Paris, 1986, p. 100-107.

[43] Merle M, Duteille F, Rehart S, Wilson SW, Ferreira B. Use of mitek anchors in the digits. *Tech Hand Up Extrem Surg.* 2000;4(3):189-200.

[44] Michon J, Vichard P. Luxation latérales des tendons extenseurs en regard de l'articulation MP. *Rev Méd Nancy* 1961 ; 86 : 595-601.

[45] Mitz V, Gasnier F. Sololowc, Vilain R. La pathologie du donneur de coup de poing. *Ann Chir Plast Esthet* 1985 ; 1 69-77.

[46] Neuhaus V1, Wong G, Russo KE,Mudgal CS. Dynamic splinting with early motion following zone IV/V and TI to TIII extensor tendon repairs. *J Hand Surg Am.* 2012;37(5):933-7.

[47] Rabischong P. Innervation proprioceptive des muscles lombricaux de la main chez l'homme. *Rev Chir Orthop* 1968 ; 8 234.

[48] Russell RC, Jones M, Grobbelaar A: Extensor tendon repair: mobilize or splint?. *Chir Main.* 22 (1):19-23 2003 12723305

[49] Sameem M1, Wood T, Ignacy T, Thoma A, Strumas N. A systematic review of rehabilitation protocols after surgical repair of the extensor tendons in zones V-VIII of the hand. *J Hand Ther.* 2011;24(4):365-72

[50] Schreuders T.A.R., Soeters J.N.M., Hovius S.E.R., StamHJ. A modification of Elson's test for the diagnosis of an acute extensor central slip injury, *Hand Therapy,* 11 (2006), pp.111-112

[51] Silfverskiöld KL, May EJ. Flexor tendon repair in zone II with a new suture technique and an early mobilization program combining passive and active flexion. J Hand Surg. 1994;19(1):53–60.

[52] Snow JW. Use of a retrograde tendon flap in repairing a severed extensor tendon in the PIP joint area. *Plast Reconstr Surg* 1973 ; 51 : 555-558.

[53] Tubiana R, Valentin P. Anatomy of the extensor apparatus and the physiology of finger extension. *Surg Clin North Am* 1964 ; 44 : 897-907.

[54] Tubiana R. Architecture fonctionnelle de la main. *In :* R. Tubiana, *Traité de chirurgie de la main*, vol. 1, Masson, Paris, 1980, p. 52-127.

[55] Valentin P. Physiologie de l'extension des doigts. *In :* R. Tubiana, *Traité de chirurgie de la main*, vol. 1, Masson, Paris, 1980, p. 411-420.

[56] Verdan C. Primary and secondary repair of flexor and extensor injuries. *In :* JE Flynn, *Hand Surgery*, Williams and Wilkins, Baltimore, 1966, p. 220.

[57] Wheeldon FT. Recurrent dislocation of extensor tendons in the hand. *J Bone Joint Surg* 1954 ; 36B : 612-617.

[58] Zubovic A, Egan C, O'Sullivan M. Augmented (Massachusetts General Hospital) Becker Technique combined with static splinting in extensor repair zone III to VI : functional outcome at three months. *Tech Hand Up Extrem Surg* 2008 ; 12 : 7-11.

12

Amputaciones transitorias y amputaciones definitivas

G. Dautel

Amputaciones definitivas 378
Amputaciones transitorias 383

Sea cual fuere el dedo implicado y el nivel de la mutilación, la realización de una amputación digital es un acto quirúrgico con serias consecuencias funcionales. Hablamos de amputación transitoria cuando se planifica un programa quirúrgico de reconstrucción ulterior. En general, se trata de de una reconstrucción microquirúrgica por transferencia de un dedo del pie. En estas circunstancias, las reglas que regirán la realización del muñón son diferentes a las que se observan cuando la amputación digital es definitiva. Por lo tanto, desde la etapa de la urgencia, es crucial conocer en líneas generales el programa quirúrgico en su totalidad.

Amputaciones definitivas[3]

Reglas generales

La realización de una amputación digital no es una excepción a la regla, por lo que requiere, siempre que sea posible, que sea realizada en un solo tiempo. Por consecuencia, es imperativo intentar realizar de primera intención un muñón lo más satisfactorio posible.

Cobertura cutánea

Para poder ser utilizado correctamente, el muñón distal debe poseer una cobertura cutánea mecánicamente adaptada. Para ello, se debe evitar el exceso de partes blandas que conducen al clásico muñón digital en "badajo de campana", poco estético y sobre todo poco funcional, debido al exceso de movilidad de las partes blandas. También hay que evitar, en el otro extremo del espectro, los muñones poco acolchados recubiertos de una piel delgada, a menudo adherente, y dolorosos durante la prensión.

Ausencia de dolor

La existencia de dolores en un muñón digital conduce progresivamente a su exclusión. La obtención de un muñón indoloro necesita de un tratamiento específico de los nervios colaterales. La sola resección proximal de estos nervios colaterales palmares no es suficiente si no se alcanza la perfección técnica en la realización de la etapa ósea y cutánea.

Sensibilidad

Para poder utilizarlo correctamente, el muñón digital debe ser sensible, lo que excluye *a priori* ciertas soluciones de cobertura, como los colgajos a distancia, que, a largo plazo, solo ofrecen —en el mejor de los casos— una sensibilidad de protección. La obtención de un muñón sensible es el resultado de una elección juiciosa de la técnica de cierre y de cobertura cutánea. Indirectamente, la sensibilidad obtenida en el muñón depende del nivel de la sección ósea. Según los casos, habrá que empeñarse por conservar la longitud aunque ello exija la utilización de un colgajo sensible para obtener la cobertura del muñón, o bien, por el contrario, se deberá recurrir a un acortamiento que permita el cierre por simple enfrentamiento de las dos valvas cutáneas, dorsal y palmar.

Movilidad

La movilidad de un muñón digital depende, por una parte, de la integridad de las articulaciones situadas proximalmente a este y, por otra, a la existencia de motores tendinosos. Además, esta movilidad está igualmente ligada al nivel de sección ósea. Cuando solo subsiste un corto segmento de la base de una falange, incluso si las inserciones tendinosas se encuentran intactas, la movilidad obtenida tendrá poco efecto clínico, debido a la falta de longitud del brazo de palanca.

Técnicas de las amputaciones digitales definitivas[6]

Amputaciones a la altura de la tercera falange

En los capítulos consagrados a las pérdidas de sustancia de los pulpejos y los traumatismos ungueales, hemos insistido sobre la importancia funcional de la falange distal y las posibilidades técnicas de reconstrucción. Del mismo modo, en la descripción de las técnicas de reimplantes digitales se demostró con claridad que, precisamente los reimplantes más distales, a la altura de la tercera falange, fueron los que obtuvieron los mejores resultados funcionales. Sin embargo, existen circunstancias en las que la amputación programada y definitiva es la única solución técnica posible. En estas amputaciones digitales muy distales, nosotros nunca hemos realizado una transferencia distal del segundo dedo del pie para reconstruir la tercera falange, ya que el resultado funcional y estético de estas intervenciones nos parece al menos discutible. Por lo tanto, a la altura de la tercera falange, la amputación será siempre definitiva. Como lo veremos más adelante, las amputaciones a través de la falange distal del pulgar son, a veces, la excepción a la regla. En las zonas 1, 2 y 3 (Figura 12.1) se debe intentar conservar la longitud restante de la falange distal. Ya se han descrito los colgajos sensibles que pueden ser utilizados para cubrir la zona de la sección ósea. La actitud frente al complejo ungueal depende también del nivel de amputación. Se puede considerar su conservación en las zonas 1 y 2, pero esta exige técnicas complejas de reconstrucción y recurrir según los casos a injertos o a colgajos del lecho ungueal. En

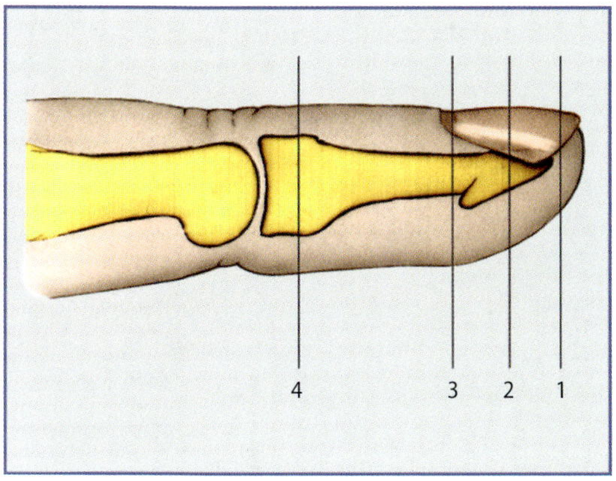

Figura 12.1 Topografía de las amputaciones distales a la altura de la tercera falange (zonas 1 a 4).

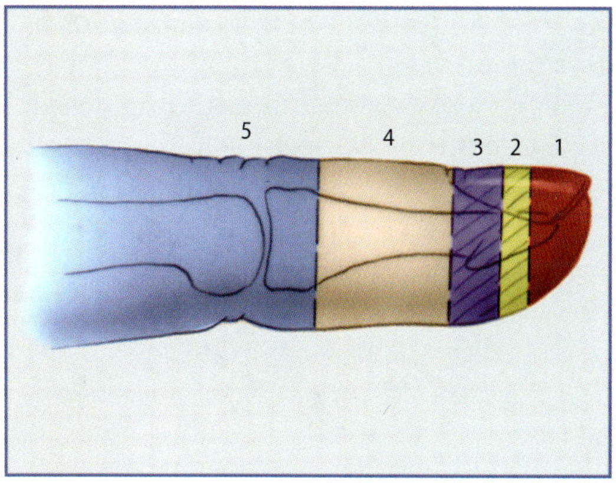

Figura 12.2 Nivel e indicaciones de las amputaciones definitivas de la falange distal (dedo largo). 1: Conservación de la uña y reconstrucción del pulpejo mediante un colgajo sensible. 2: Conservación discutible de la uña. 3: Conservación de la tercera falange. Reconstrucción eventual con un colgajo sensible. Esterilización ungueal. 4: Conservación discutible de la tercera falange. 5: Conservación de la tercera falange contraindicada. Amputación al nivel de la epífisis distal de la segunda falange.

cambio, en la zona 3, es una utopía querer restaurar un lecho ungueal de longitud suficiente. En estas condiciones, la falta de longitud conducirá inexorablemente, si se conserva la matriz, a un crecimiento de la uña en garra, con la consiguiente molestia funcional. Por lo tanto, a este nivel de amputación, es imperativo esterilizar definitivamente la matriz ungueal desde la fase de urgencia. No hay nada más frustrante para el cirujano que tener que reintervenir reiteradas veces para proceder a la exéresis de restos ungueales molestos. Recurriendo a medios de magnificación, esta exéresis será entonces meticulosa y se levantará una capa cutánea en la cara dorsal del surco ungueal proximal para proceder a la escisión radical de todo el tejido matricial.

Cuando el traumatismo causa una amputación más proximal y persisten algunos milímetros de la base de la tercera falange, es inútil e, incluso, molesto desde el punto de vista funcional conservar dicha base. Incluso, aunque las inserciones tendinosas estén conservadas, la falta de longitud del segmento óseo no le conferirá a este resto de falange ninguna movilidad funcional útil. En estas condiciones, es mejor proceder de primera intención a la regularización de la cabeza de la segunda falange, lo que simplifica la etapa de cierre cutáneo (Figura 12.2).

Amputaciones a la altura de la segunda falange

Amputaciones de la epífisis distal de la segunda falange

Se trata del nivel ideal de amputación. Está conservada toda la longitud del segmento diafisario de la segunda falange, lo que confiere una buena eficacia funcional a los movimientos de flexión-extensión de la articulación interfalángica proximal. El diseño de las valvas cutáneas es asimétrico, y se privilegia cada vez que sea posible a la valva palmar en detrimento de su homóloga dorsal. De este modo, se lleva el frente de sutura a la cara dorsal del dedo y se obtiene un acolchonamiento del extremo digital con una piel palmar más espesa y mejor adaptada a la prensión. El tiempo óseo consiste en moldear con la pinza gubia o la pinza de Liston el extremo distal de la segunda falange. El relieve lateral y el voladizo palmar de los cóndilos son sucesivamente resecados. Esta etapa nos parece esencial, ya que reduce el tamaño distal de la pieza ósea suprimiendo el relieve condilar, lo que permite constituir un muñón de morfología aceptable.

El tendón flexor profundo se localiza por medio de una pinza fina introducida en el canal digital; entonces se lo tracciona en forma axial para resecarlo más proximalmente, lo que permite luego que se retraiga libremente. En el aparato extensor, se cortan algunos milímetros de cada una de las cintillas laterales terminales por encima de la superficie de sección ósea. En ningún caso deben suturarse entre sí los elementos tendinosos flexores y extensores, debido al riesgo de crear un síndrome de "cuadriga", descrito por Verdan[7]. En esta etapa de la intervención se deben localizar y disecar cada uno de los dos pedículos colaterales palmares. Las arterias se ligan o se coagulan electivamente y los nervios se disecan aplicando una leve tracción axial. Así, se exterioriza el nervio en la herida, se lo recorta proximalmente y se deja que se retraiga en la zona sana para que su extremo no esté rodeado de tejido escleroso cicatricial. Por último se adosan entre sí las dos valvas cutáneas. Pueden ser necesarias resecciones cutáneas adicionales para obtener un "perfil" armonioso.

Amputaciones a través del segmento diafisario de la segunda falange

Cuando la mutilación inicial se ha producido más allá de las inserciones del flexor superficial, es legítimo optar por conservar el fragmento diafisario residual de la segunda falange. Bajo el efecto de este flexor superficial que aún se halla intacto y de la cintilla media del extensor, insertada en la base de la segunda falange, la movilidad obtenida permitirá que el muñón digital participe de la mayoría de las prensiones digitopalmares. La técnica de amputación es similar a la precedentemente descrita en cuanto al diseño de las valvas cutáneas, la resección proximal del flexor profundo y el tratamiento de los pedículos colaterales. En cambio, cuando la amputación se efectúa más proximal, en donde no persiste ninguna de las inserciones del tendón flexor superficial, es más discutible la conservación de la segunda falange. Siempre que las partes blandas sean suficientes y no existan dificultades adicionales, se podrá considerar la conservación del fragmento de la segunda falange, más por razones estéticas que funcionales. Por el contrario, no nos parece justificado proponer una técnica sofisticada de cobertura cutánea, recurriendo a un colgajo de vecindad, para conservar a toda costa una base de segunda falange desprovista de sus inserciones tendinosas y funcionalmente poco útil (Figuras 12.3-12.5).

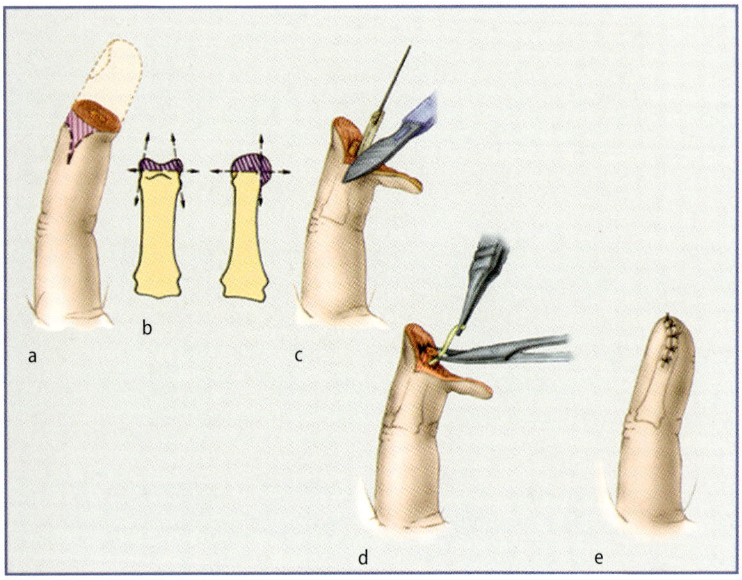

Figura 12.3 Amputación en la epífisis distal de la segunda falange. a. Diseño de las valvas cutáneas de manera asimétrica que privilegia la valva palmar. b. Nivel de la resección ósea. c. Sección proximal del flexor profundo. d. Ligadura de la arteria colateral palmar y resección proximal del nervio colateral palmar. e. Aposición de las dos valvas, dorsal y palmar; la línea de sutura es dorsal.

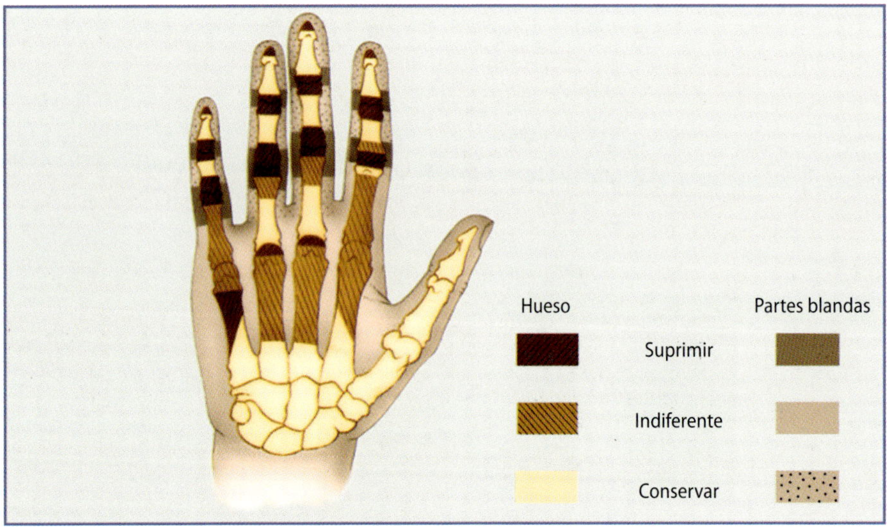

Figura 12.4 Nivel de amputación electivo para las amputaciones digitales aisladas (según Gosset y Michon[4]).

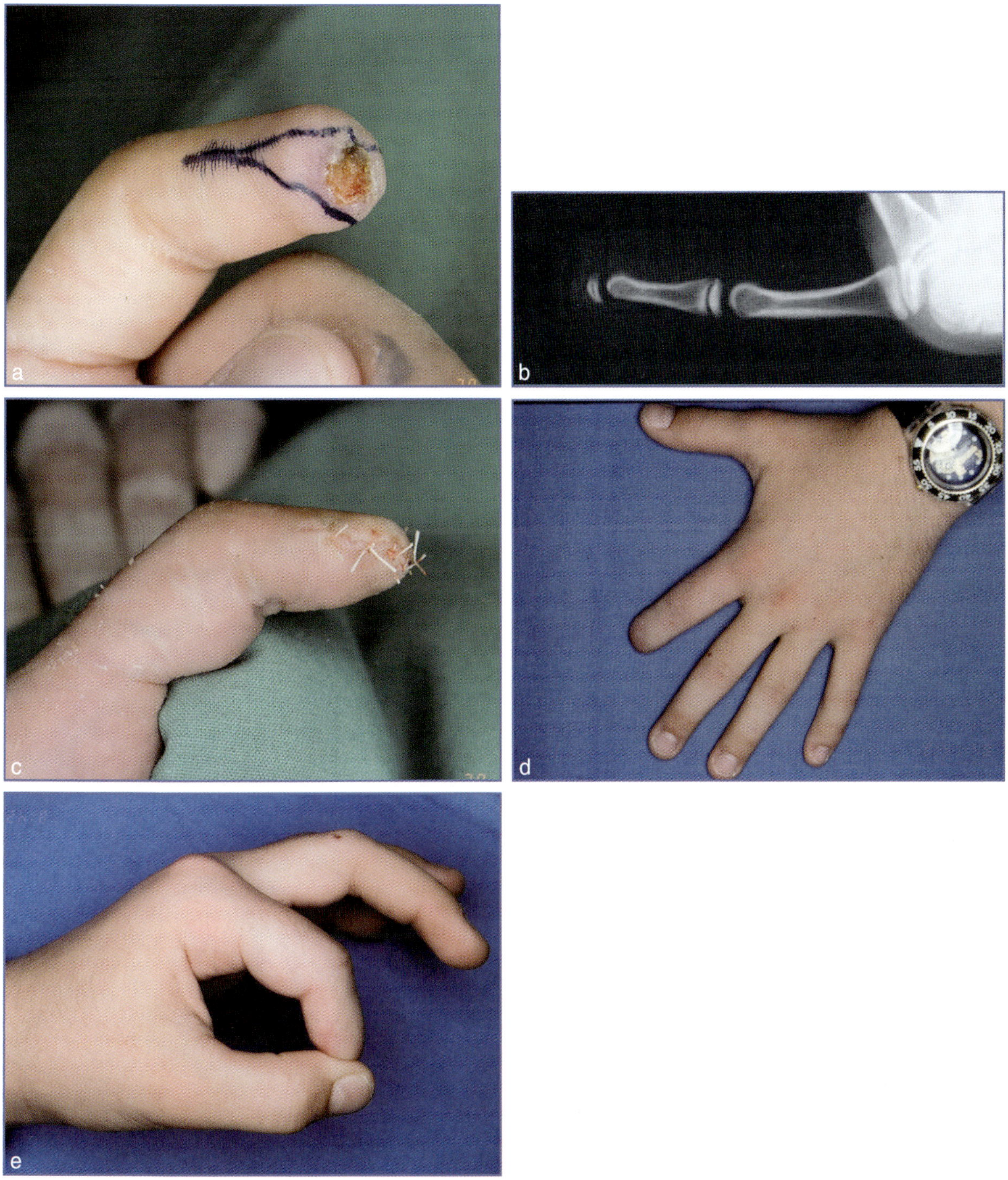

Figura 12.5 Revisión de un muñón de amputación "definitivo" del índice. **a** Resultado de una amputación por avulsión de la falange distal del índice en un paciente antes de la madurez esquelética. **b** Solo la base de la falange distal fue conservada. La amputación pasa por el cartílago de crecimiento de la falange distal. Este fragmento óseo no tiene ningún interés funcional en ausencia de una reconstrucción programada por transferencia microquirúrgica de la falange distal. **c** La reintervención quirúrgica consistió en una revisión del nivel de amputación, que pasa esta vez a través del cuello de la segunda falange. Gracias a este acortamiento, el extremo digital ahora está bien acolchado. **d** y **e** Resultado estético y funcional final. Las calidades mecánicas y sensitivas del muñón del índice permiten incluirlo en la pinza *pollici*-digital.

Amputaciones a la altura de la primera falange

Amputaciones de la epífisis distal de la primera falange

La epífisis distal de la primera falange constituye también una localización privilegiada de amputación. Esta primera falange residual está desprovista de toda inserción tendinosa del flexor, pero sin embargo tendrá movilidad gracias a la acción de los músculos intrínsecos y del extensor común, que disponen de una inserción en la primera falange. Por lo tanto, luego de este tipo de amputación cabe esperar una restauración completa de la movilidad de la articulación metacarpofalángica. Si bien este dedo mutilado quedará inexorablemente excluido de todas las pinzas finas, en cambio este podrá intervenir en la realización de las prensiones digitopalmares. Gracias a su presencia, este muñón digital preserva el ancho de la palma, que es uno de los factores de fuerza muscular en las prensiones globales. Desde el punto de vista técnico, la intervención se desarrolla según las mismas secuencias descritas para las amputaciones en la epífisis distal de la segunda falange. Ambos tendones flexores se resecan en sentido proximal.

Amputaciones a través del segmento diafisario de la primera falange

Es lícito conservar la mitad proximal de la primera falange, ya que este segmento digital todavía dispone de las inserciones tendinosas, esencialmente los intrínsecos, que le confieren una buena movilidad. Como en el caso precedente, este muñón digital puede participar de las prensiones e interviene en la conservación del ancho global de la mano. Sin embargo, la disminución de la longitud del brazo de palanca disminuye su eficacia.

Cuando la primera falange se encuentra reducida a un muy pequeño fragmento óseo, que corresponde a la metáfisis proximal, ya no resulta imperativa su preservación, dado que a este grado de acortamiento, la eficacia de esta falange conservada es nula.

Amputaciones a la altura de las articulaciones metacarpofalángicas

Cuando se efectúa una amputación a través de la interlínea metacarpofalángica, por lo general, nosotros nos limitamos a resecar el cartílago articular de la cabeza del metacarpiano y conservar toda la longitud del hueso. Esta técnica tiene la ventaja de no ocasionar ninguna modificación en la arquitectura del arco metacarpiano y mantiene la integridad del ancho de la palma de la mano.

Esta regla se aplica de forma casi invariable para el tercero y el cuarto dedos, en los cuales una amputación al nivel de la cabeza del metacarpiano se traduce por la aparición de un nuevo espacio comisural anormalmente ancho. Por una parte, este espacio resulta antiestético, pero sobre todo resulta funcionalmente molesto, ya que es responsable de que se "escapen" de la mano los objetos pequeños.

Si secundariamente aparecen estos problemas funcionales o estéticos, entonces se podrá considerar un gesto de resección proximal del metacarpiano o una traslocación digital, que nosotros nos negamos a realizar de urgencia.

Para los dedos índice y meñique, puede proponerse como regla general la conservación sistemática de la cabeza del metacarpiano. Esto obedece al interés mismo de conservar una fuerza muscular óptima. Sin embargo, en las mujeres o en los pacientes sedentarios, con preocupaciones esencialmente de índole estéticas, sería lícito proponer de primera intención la práctica de una amputación proximal del metacarpiano correspondiente.

Amputaciones proximales de los metacarpianos

La realización de urgencia de una amputación proximal solo puede concebirse para responder a los imperativos locales dictados por el traumatismo.

Reiteramos una vez más que, en ningún caso, se puede considerar la realización en la etapa de urgencia de una amputación proximal de este tipo, cuando el metacarpiano o la primera falange pueden conservarse.

En algunos raros casos observados en la urgencia, una destrucción grave del borde radial o cubital de la mano puede justificar la realización de una amputación proximal. En el índice, esta amputación debe seguir las reglas técnicas enunciadas por Chase[1,2].

Amputaciones del pulgar

El esquema propuesto para los dedos largos no puede ser aplicado sin modificaciones para el pulgar. La preeminencia funcional de este dedo determina que cada centímetro y hasta cada milímetro sea importante. Así, la conservación de un corto fragmento de la base de la segunda falange puede estar justificada en el pulgar, mientras que resulta perjudicial en los dedos largos. Si esta base residual de la segunda falange conserva las inserciones tendinosas, ella servirá de "plataforma" ideal para recibir una transferencia compuesta a partir de un dedo del pie.

De esta manera, en un sujeto joven, la utilización en estas circunstancias de un colgajo de Morrison modificado, permitirá conservar la ventaja funcional de la movilidad interfalángica.

Del mismo modo, cuando la amputación se encuentra próxima a la articulación metacarpofalángica, se debe intentar preservar a toda costa la base residual de la primera falange con sus inserciones tenares. Una vez más, en este caso, esta articulación móvil, bajo la acción de los músculos intrínsecos remanentes, modifica considerablemente el pronóstico de una eventual transferencia de un dedo del pie.

Amputaciones polidigitales

Las reglas precedentes, enunciadas para los dedos largos, son susceptibles de ser modificadas en los casos de mutilaciones polidigitales. Cuando todos los dedos se hallan mutilados, la longitud de cada muñón reviste una particular importancia. Dicha longitud del muñón es todavía esencial cuando el pulgar también se encuentra acortado y condiciona la realización de las pinzas *pollici*-digitales.

En estas condiciones, la necesidad de mantener la longitud puede justificar la conservación de un segmento digital, a pesar de las eventuales lesiones articulares, óseas o tendinosas.

Así, se podría considerar, por ejemplo, la conservación de un corto fragmento óseo de la base de la segunda falange, aun a costa de una artrodesis de la IFP, técnica que está fuertemente desaconsejada cuando se trata de una lesión en un único dedo.

Por último, subrayamos aquí que en los casos de amputaciones polidigitales que afectan a todos los dedos largos, a la altura de la primera falange, sería óptimo intentar "salvar" por lo menos una articulación metacarpofalángica, con el objeto de poder realizar ulteriormente una transferencia de un dedo del pie.

Amputaciones transmetacarpianas

Cuando un traumatismo ha mutilado la mano a la altura de los metacarpianos, la actitud en la urgencia debe limitarse a conservar toda la longitud posible y utilizar cada vez que sea necesario un colgajo de cobertura.

La elección de este colgajo de cobertura debe realizarse teniendo en cuenta el programa de reconstrucción ulterior. Por ejemplo, puede resultar criterioso sobredimensionar deliberadamente el colgajo, a fin de facilitar un tiempo ulterior de transferencia de un dedo del pie[5].

Amputaciones transitorias

Las diferentes reglas anunciadas hasta aquí, para la realización de muñones digitales, se aplican solo cuando el muñón debe ser definitivo y no se considera ningún programa de reconstrucción ulterior. En cambio, cuando se prevé un gesto de reconstrucción microquirúrgica por transferencia de un dedo del pie después de la regularización inicial, la actitud por adoptar frente a los muñones digitales es diferente.

En lo que respecta al tiempo cutáneo, es indispensable en la urgencia preservar lo mejor posible el capital cutáneo, sin importar que exista un relativo exceso, ya que será muy útil secundariamente.

En cuanto al componente óseo, es igualmente imperativo conservar la mayor longitud esquelética posible en el sitio receptor, si una reconstrucción ulterior está programada.

En el pulgar, cada milímetro es importante y la conservación de la longitud puede justificar el recurso de un colgajo de cobertura. En cuanto a los dedos largos, la conservación de, al menos, una articulación metacarpofalángica, que se convertirá en el sitio receptor de una eventual transferencia de un dedo del pie, también justifica que pueda utilizarse un colgajo de cobertura. Será adoptada la misma actitud conservadora con los elementos pediculares y los tendones flexores, que no deben ser resecados excesivamente en sentido proximal, dado el riesgo que existe de realizar injertos nerviosos o puentes vasculares durante el procedimiento de reconstrucción.

Referencias

[1] Chase RA. Functional levels of amputation in the hand. *Surg Clin North Am* 1960 ; 40 : 415-423,

[2] Chase RA. *Atlas of Hand Surgery*. WB Saunders, Philadelphia, 1973.

[3] Duparc J, Alnot JY. Amputations unidigitales des doigts. *In : Monographies du GEM : les mutilations de la main*. Expansion scientifi que Française, 1984, p. 61.

[4] Gosset J. Michon J. Traitement des plaies fraîches de la main. Rapport à l'Académie française de chirurgie, 27 sept. 1965.

[5] Michon J, Merle M. La main métacarpienne. In : Monographies du GEM, les mutilations de la main. Expansion scientifi que française, 1984, p. 192.

[6] Swanson AB. Levels of amputation of fi ngers and hands. Considerations for treatment. *Surg Clin North Am* 1965 ; 44 : 1115.

[7] Verdan C. Syndrome of the quadriga. *Surg Clin North Am* 1960 ; 40 : 425-426.

13

La uña traumática

G. Dautel

Anatomía y fisiología 386
Objetivos del tratamiento quirúrgico 387
Mecanismo de las lesiones ungueales 387
Material para el tratamiento de las lesiones ungueales 388
Tratamiento de las lesiones ungueales 388

Anatomía y fisiología

Fisiología

Si bien la uña ya no tiene en el ser humano un rol defensivo, conserva sin embargo una función importante. Es el único elemento rígido de estabilización del pulpejo de los dedos más allá de la tuberosidad falángica. Por ello, interviene en el control de la deformidad del pulpejo y participa, por lo tanto, en las pinzas de precisión. Ciertos gestos, como el de recoger objetos muy pequeños, son difíciles e, incluso, imposibles en ausencia de la uña. En respuesta a cualquier prensión con el pulpejo, la tableta ungueal ejerce una contrapresión capaz de tener un efecto amplificador sobre la función sensitiva del pulpejo. En ausencia de la uña, la capacidad de discriminación de dos puntos disminuye[22]. Por último, el rol estético de la uña no puede ser minimizado. Las deformaciones ungueales secuelares traumáticas, motivan frecuentemente un pedido de cirugía correctiva por parte del paciente, en particular las de sexo femenino.

Anatomía

La uña o **"tableta ungueal"** es un conglomerado de células córneas dispuestas en capas sucesivas. Su superficie es lisa y brillante. Su cara profunda presenta estrías longitudinales que contribuyen a su fijación en el lecho ungueal subyacente. El límite distal de esta zona de adherencia es el "hiponiquio", que marca la transición entre la uña adherente y el borde libre de la uña (Figura 13.1).

El hiponiquio es una zona histológicamente especializada que marca la transición entre el lecho ungueal y el tejido del pulpejo. En esta zona, se interrumpe la adherencia entre la uña y el lecho ungueal subyacente. Esta zona juega un papel de barrera mecánica que evita la acumulación de cuerpos extraños entre la uña y el lecho ungueal. A este rol mecánico se agrega una función inmunológica que se evidencia en la riqueza local de células polimorfonucleares. También su función es impedir cualquier fenómeno infeccioso.

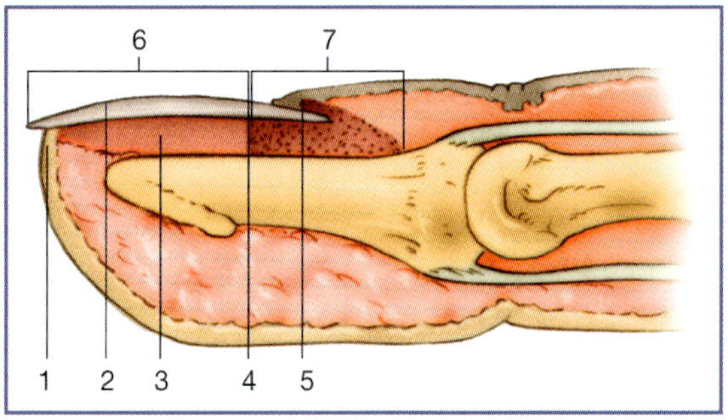

Figura 13.1 Anatomía de la uña y del perioniquio. 1: Hiponiquio; 2: Cuerpo de uña (tableta ungueal); 3: Lecho ungueal; 4: Proyección de la lúnula, que marca el límite entre la matriz fértil (7) y la zona estéril del lecho ungueal (6); 5: Eponiquio.

El perioniquio comprende el conjunto de partes blandas lateroungueales, más precisamente la unión entre la piel y la uña al nivel de los surcos lateroungueales. Esta zona fronteriza es también un área especializada histológicamente. Por su estanqueidad protege de la contaminación a las estructuras ungueales adyacentes. Cuando un traumatismo, aun menor, rompe con la integridad y la estanqueidad de esta unión, se crean las condiciones locales para una contaminación bacteriana ("perionixis").

El eponiquio representa la cara dorsal o superficial del surco ungueal proximal y termina por una cubierta epitelial delgada y estrechamente adherida a la cara superficial de la tableta ungueal. El eponiquio desempeña un papel en la "terminación" de la cara superficial de la uña y le confiere su aspecto brillante.

El lecho ungueal representa la zona tisular sobre la que se asienta y a la cual se adhiere la tableta ungueal. Presenta estrías longitudinales características que se corresponden exactamente a las que se encuentran en la cara profunda de la tableta ungueal. Esta estrecha correspondencia entre los microrrelieves de la superficie de la uña y los del lecho ungueal es responsable de la adherencia entre estas dos estructuras. El lecho ungueal puede dividirse en dos zonas de especificidad histológica diferente. La matriz ungueal, denominada "estéril", corresponde a la porción del lecho ungueal situada entre el hiponiquio en distal y un límite proximal que corresponde a la proyección, sobre el lecho ungueal, del límite distal de la lúnula. Esta "matriz estéril" contribuye a la formación de la uña agregándole nuevas capas celulares a la uña ya formada, lo que le confiere un mayor espesor. Aquí también es donde se elabora este particular relieve de estrías longitudinales que fijan la uña a su lecho.

La matriz fértil constituye el segmento ventral del surco ungueal proximal, para participar luego en la formación del lecho ungueal hasta el borde distal de la lúnula. En esta zona es donde se realiza el proceso esencial de síntesis de la uña. Histológicamente, esta zona comprende un epitelio multiestratificado. La capa profunda de este epitelio está formada por células germinales, cuya duplicación es la base del proceso de fabricación de la uña.

La lúnula es una zona blanquecina en forma de arco situada inmediatamente después de la cara dorsal del surco ungueal proximal.

La vascularización (Figura 13.2) del complejo ungueal depende de las ramas terminales de las arterias colaterales palmares. Estas se encuentran unidas entre sí por medio de arcos anastomóticos dorsales, situados en contacto con el plano óseo. Flint[6] distingue tres arcos anastomóticos dorsales. El arco distal se proyecta a la altura de la lúnula ungueal. El arco proximal se sitúa en la parte más proximal de la uña, que en este punto corresponde al surco ungueal proximal. Estos dos arcos están "alimentados" por una única rama colateral, nacida de la arteria colateral palmar al nivel del cuello de la tercera falange, a la que rodea lateralmente antes de dividirse en las dos ramas para cada uno de los arcos, distal y proximal. El tercer arco, denominado "superficial", se encuentra frente a la base de la falangeta y recibe un doble aporte vascular. La primera rama que lo irriga nace de la colateral palmar a la altura de la segunda falange y cruza dorsalmente la articulación interfalángica distal.

La segunda rama nace de la colateral palmar a la altura de la interfalángica distal. Estas dos ramas se anastomosan para dar origen al arco superficial. Estos diferentes arcos están unidos entre sí por medio de ramas anastomóticas, lo que demuestra claramente que, desde el punto de vista vascular, el aparato ungueal no depende únicamente de la falange distal. En otros términos, una pérdida de sustancia que ponga al desnudo la totalidad de la cara palmar de la última falange, no amenaza necesariamente la vitalidad de la uña.

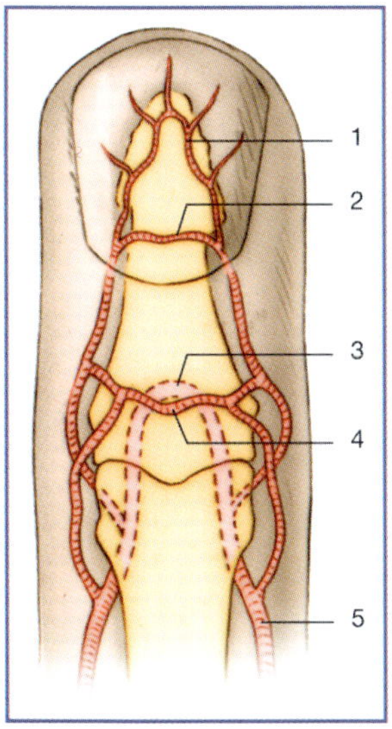

Figura 13.2 Vascularización del complejo ungueal. 1: Arco distal; 2: Arco proximal; 3: Arco del pulpejo; 4: Arco superficial; 5: Arteria colateral del pulpejo.

Objetivos del tratamiento quirúrgico

Solo será posible restaurar una uña de longitud, morfología y apariencia normal si se cumplen ciertas condiciones.

La longitud del lecho ungueal debe ser restaurada. Esto implica la reparación o la reconstrucción del lecho ungueal, pero para ello es necesario también suministrarle un soporte esquelético adecuado. En ausencia de este soporte, cada vez que exista un acortamiento esquelético, esto se traducirá por el crecimiento de una uña incurvada. Si el acortamiento es mínimo, esta incurvación será estética y funcionalmente tolerable. Si el acortamiento es mayor, dará como resultado una uña en garra, lo que constituye una deformación difícilmente tolerable.

Además de la longitud, la morfología del lecho ungueal también reviste una importancia crucial, ya que contribuye en darle a la uña su forma definitiva. El lecho ungueal reposa directamente sobre el periostio de la falangeta subyacente, por lo que cualquier defecto en la reducción o cualquier espícula ósea que sobresalga de manera anormal puede traducirse en una deformación del lecho ungueal y, en consecuencia, la propia uña.

La ambición del tratamiento quirúrgico dependerá de las circunstancias locales. Por ejemplo, en las amputaciones distales, cuando no es posible realizar un reimplante, la conservación de la uña tendrá sentido solo si se conserva un soporte esquelético residual suficiente. Luego de una amputación proximal (zona 4), este soporte ya no existe, lo que justifica esterilizar la matriz de primera intención.

La adherencia de la uña es también uno de los objetivos principales de la reconstrucción. Esto será posible si se reconstruye el propio lecho ungueal. Veremos que no existe ningún sustituto para este tejido especializado y que todas las técnicas que recurren a injertos o a colgajos dérmicos o epidérmicos están destinadas al fracaso.

Mecanismo de las lesiones ungueales

Los traumatismos por aplastamientos son, por amplio margen, los más frecuentes. En general, se producen por el impacto de una herramienta o el cierre intempestivo de una puerta. Las consecuencias locales consistirán, como mínimo, en un hematoma subungueal. Este puede ser de extensión limitada, con una zona de despegamiento que no afecte a la totalidad de la superficie del lecho ungueal. En un nivel superior de gravedad, este hematoma despega totalmente la uña del lecho. Cuando el traumatismo es violento puede provocar una fractura simple o conminuta que afecta, en general, a la tuberosidad de la falange distal.

En la mayoría de los casos esta fractura es estabilizada por la propia uña y no requiere una osteosíntesis.

Traumatismo por aplastamiento-flexión

Cuando al aplastamiento se le asocia un componente de flexión, frecuentemente las lesiones son estereotipadas. La base de la uña se luxa fuera del fondo de saco proximal, mientras que la mayor parte de la superficie de la uña queda adherida al lecho ungueal.

Cuando el traumatismo es lo suficientemente importante, se produce una fractura de la tercera falange, a la altura del cuello. La totalidad del fragmento distal bascula en flexión palmar. Este tipo de lesión es particularmente frecuente en el marco del clásico "dedo de puerta". En el niño pequeño, la solución de continuidad ósea puede ser más proximal en el cartílago de crecimiento, en la metáfisis de la tercera falange, y produce un desprendimiento epifisario de tipo Salter I[17].

Heridas y atrición de la uña y de su lecho

Las heridas simples producidas con cuchillos, cuchillas u otros instrumentos cortantes son raras, ya que la uña misma constituye una barrera eficaz. En cambio, las máquinas o herramientas industriales (sierras circulares, tupis, tornos y fresas) atraviesan fácilmente dicha barrera y ocasionan lesiones de difícil tratamiento, ya que con frecuencia se asocian a una pérdida de sustancia.

La uña en las amputaciones distales

Cuando una amputación digital pasa por el propio lecho ungueal, la mejor solución de reconstrucción consiste en reimplantar el fragmento amputado. Si se restaura la longitud normal del esqueleto y la integridad del lecho, se pueden minimizar las secuelas ungueales (*v.* el Capítulo 15).

Material para el tratamiento de las lesiones ungueales

La utilización de medios ópticos de magnificación, como las lupas binoculares o el microscopio, resulta indispensable para los gestos de reparación del lecho ungueal. El material de sutura debe ser de pequeño calibre y reabsorbible. Nosotros utilizamos un hilo trenzado (Vicryl®) de calibre 6/0. La utilización de hilos de mayor grosor se traduce en largos períodos de reabsorción, y la persistencia del granuloma inflamatorio a su alrededor puede ocasionar una distrofia ungueal[16]. Cuando se dispone de la uña avulsionada, se la deberá recolocar en su lugar, ya que es el material ideal para guiar el crecimiento de la nueva uña. En su ausencia, pueden utilizarse varios tipos de sustituto.

Diversos tipos de material sintético han sido propuestos. El más simple, el que siempre se encuentra disponible, es una simple lámina de gasa, proveniente de una compresa de gasa estéril. Esta tiene la ventaja de adherirse espontáneamente, pero no se la pude dejar *in situ* por mucho tiempo, debido a la posible aparición de fenómenos infecciosos[18]. Una simple hoja de Silastic® cortada a medida puede ser un sustituto aceptable (Figura 13.3). Existen también uñas artificiales preformadas y preperforadas, presentadas en envases individuales y estériles[14]. En ausencia de la uña, esta última solución es sin duda ideal y su único inconveniente es el costo.

Tratamiento de las lesiones ungueales[18,19,21,22]

Heridas y laceraciones simples

Las heridas aisladas del lecho ungueal por instrumentos cortantes son en realidad poco frecuentes, ya que la uña

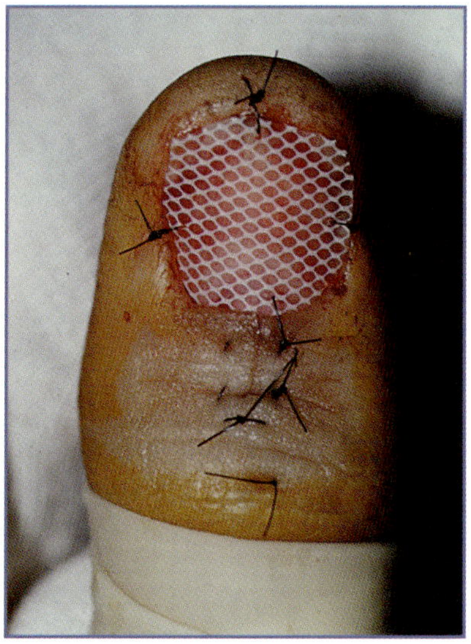

Figura 13.3 Colocación de una hoja de Silastic® como sustituto de la uña si no se dispone de una uña de banco.

misma constituye una barrera eficaz. Si la uña se mantiene perfectamente adherida a ambos márgenes de la herida del lecho ungueal, no es necesario extraerla para reparar individualmente dicho lecho. Siempre que se logre restaurar perfectamente la continuidad de la superficie de la uña, se obtendrá un buen enfrentamiento del lecho subyacente. Cuando la herida es mínima, un Steri strip® pegado sobre la uña puede ser suficiente. En presencia de una herida más importante, es preferible efectuar uno o varios puntos separados. En caso de una sección transversal que interrumpa totalmente la continuidad del lecho ungueal, puede utilizarse el método de osteosíntesis ungueal descrito por Foucher[8] aunque no exista fractura de la falange subyacente (Figura 13.4).

Hematomas subungueales

La conducta frente a un hematoma subungueal depende mucho de su importancia. Sea cual fuere su volumen, es testimonio de una lesión del lecho ungueal subyacente. Cuando un hematoma es poco voluminoso, es decir cuando ocupa una pequeña fracción de la superficie de la uña, se puede presuponer que la lesión del lecho es también mínima. Basta con evacuar este hematoma utilizando el artificio de un clip sujetapapeles. Su extremo calentado al rojo vivo atraviesa fácilmente la uña. La presión sobre el clip debe ser controlada e interrumpirse una vez que se atraviesa la uña. El hematoma constituye un colchón líquido protector que evita la quemadura del lecho ungueal. Cuando el hematoma es más importante y afecta casi la totalidad de la superficie del lecho ungueal, debe sospecharse la existencia de lesiones subyacentes de mayor consideración. Cuando el despegamiento de la uña es casi completo, es fácil completarlo bajo anestesia local para inspeccionar el lecho. Se suturan entonces todas las zonas laceradas con Vicryl® 6/0 y luego se vuelve a reposicionar la uña. Su base puede ser discretamente recortada, sin excederse, ya que debe penetrar una longitud suficiente en el fondo de saco proximal (Figura 13.5).

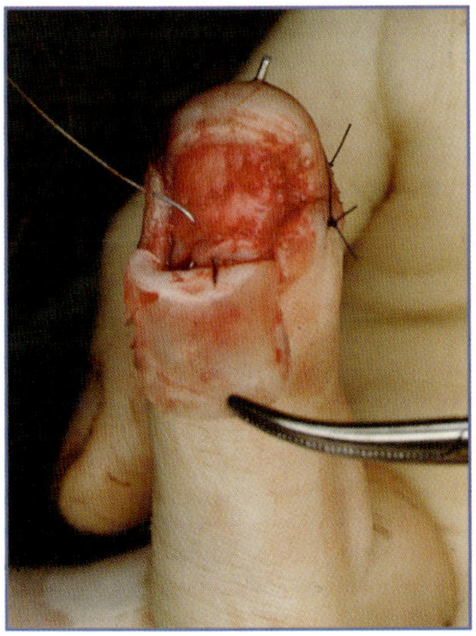

Figura 13.4 Reparación de una laceración simple del lecho ungueal: sutura con Vicryl® 6/0.

No solo no es necesario, sino que resulta también nefasto, raspar con el bisturí la cara profunda de la uña para hacer desaparecer las estrías características. Este gesto puede poner en riesgo las posibilidades de readherencia de la uña. En cambio, si un fragmento de lecho ungueal permanece adherido a la uña avulsionada, debe ser liberado con delicadeza de sus últimas adherencias con la uña y vuelto a colocar en forma de un injerto libre, como se verá más adelante. Resulta imperativo fijar la uña en su lugar. Para tal efecto se utilizan dos tipos de puntos separados. Los puntos en "U" se emplean para fijar la base de la uña en el surco ungueal proximal. Atraviesan la base de la uña y la cara dorsal del surco ungueal proximal y se anudan en la piel sin tensión (Figura 13.6). Un punto suplementario transversal puede efectuarse para aplicar estrechamente la uña contra el lecho ungueal subyacente.

Luxaciones de la base de la uña

Estas lesiones se producen cuando el mecanismo de lesión comporta un componente de hiperflexión. Antes de conformarse con reintegrar la base de la uña en el fondo de saco proximal, conviene verificar la ausencia de lesiones en el propio lecho ungueal. Bajo anestesia local, es relativamente sencillo levantar la base de la uña para inspeccionar el lecho en la zona de despegamiento. Si existe una lesión que justifique una reparación, entonces debe completarse el despegamiento, suturar el lecho ungueal y luego reposicionar la uña según la técnica antes descrita. Es indispensable realizar una radiografía para verificar la ausencia de una fractura de la tercera falange, a menudo frecuente cuando el mecanismo de lesión comporta una hiperflexión.

Lesiones ungueales y fracturas de la falange distal

Cuando la región del lecho ungueal es sometida a una compresión brutal, puede producirse una fractura de la tercera falange, por lo general, localizada en el tercio distal de la falangeta. El caso más frecuentemente encontrado en la práctica es el clásico "dedo de puerta". El impacto sobre el complejo ungueal puede adoptar dos formas distintas,

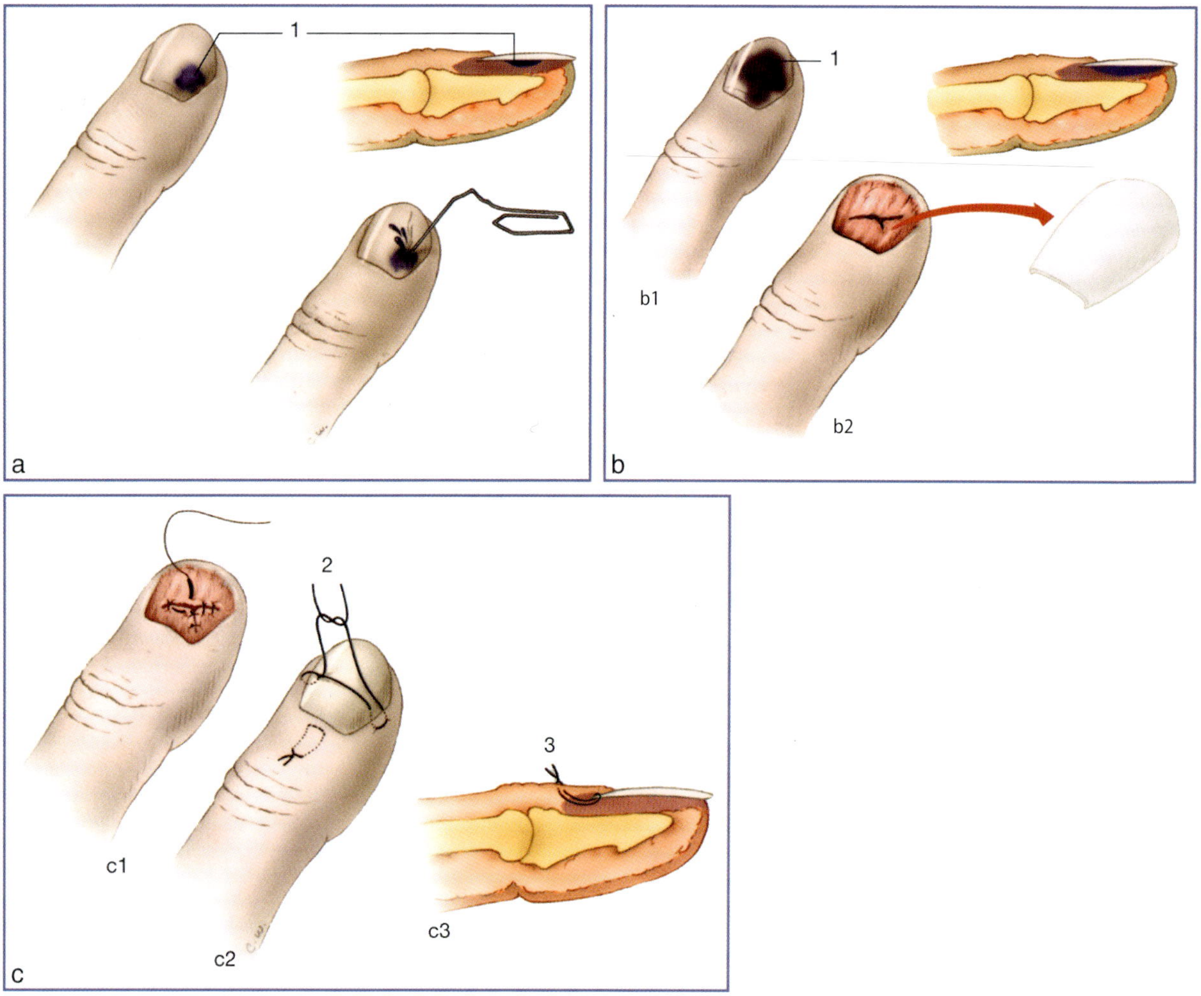

Figura 13.5 Hematomas subungueales. **a** Hematoma subungueal de extensión limitada (1). Es suficiente con la simple evacuación del hematoma por medio de un clip calentado al rojo vivo. **b** Hematoma subungueal extenso. *b1:* El hematoma (1) despega totalmente la tableta ungueal. *b2:* Ablación de la uña para la inspección del lecho ungueal. **c** Reparación del lecho ungueal y recolocación de la uña. *c1:* Reparación por sutura del lecho ungueal. *c2:* Recolocación de la uña para proteger la reparación subyacente. Un primer punto de sutura (2) pasa en forma de puente sobre la uña y evita la formación de un espacio muerto debajo de esta. *c3:* Un segundo punto (3) fija la base de la uña en el fondo de saco ungueal proximal.

ambas provocadas por el desplazamiento del foco de fractura (báscula palmar del fragmento distal).

Luxación de la base de la uña

La uña permanece intacta y, por lo general, el lecho ungueal también. Basta entonces con levantar la uña para verificar que no existe lesión alguna del lecho y luego reducir la luxación. La base de la uña se fija entonces en su lugar según la técnica habitual. Cuando se logra reintegrar así la base de la uña y cuando esta se halla intacta, es la propia uña la que estabilizará la fractura de la tercera falange. En estas condiciones no se requiere ni osteosíntesis ni férula adicional. No debe olvidarse perforar la uña en la zona de despegamiento para permitir la evacuación del hematoma (*v.* Figura 13.6 a).

Fractura o rotura ungueal asociada a una fractura de la falange distal

Cuando la base de la uña permanece en su lugar, es la propia uña la que se quiebra bajo el efecto del traumatismo y el desplazamiento. Habitualmente, el lecho ungueal es dilacerado a la altura de la convexidad del foco de fractura.

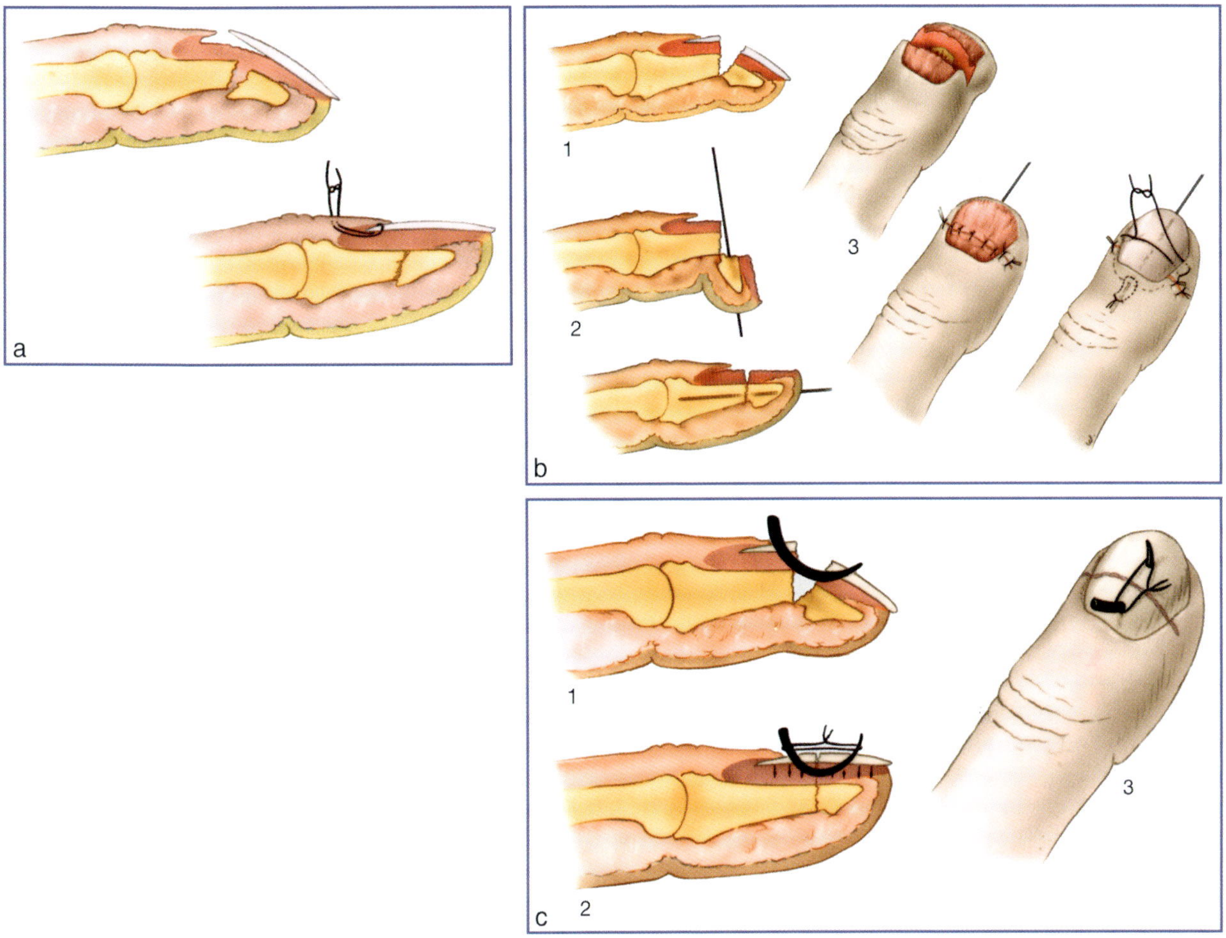

Figura 13.6 Fractura de la tercera falange asociada a una luxación de la base de la uña. **a** Cuando la uña está intacta, puede ser suficiente con reducir la base de la uña para estabilizar el foco de fractura. **b** Fractura de la tercera falange asociada a una rotura de la uña. 1: El desplazamiento se efectúa en forma de báscula palmar del fragmento distal. 2: Osteosíntesis en vaivén. 3: Osteosíntesis con una clavija axial, reparación del lecho ungueal y colocación de una uña de banco o artificial. **c** Osteosíntesis de la uña. 1: Colocación de una aguja 4/8 que atraviesa el cuerpo de la uña y el lecho ungueal subyacente. 2: Complemento del montaje con un cerclaje de hilo de acero apoyado sobre la uña. 3: El efecto de compresión obtenido elimina el espacio muerto y alinea las dos mitades del lecho ungueal.

En este caso, es indispensable completar el despegamiento para proceder a la sutura del lecho ungueal. Previamente se estabiliza el foco de fractura con una clavija de Kirschner axial única, de pequeño calibre (*v.* Figura 13.6 b).

En los niños pequeños, en quienes son frecuentes los "dedos de puerta", más bien se utiliza una aguja intradérmica, introducida al ras del extremo distal del borde libre de la uña. La uña rota no puede utilizarse, por lo que se la remplaza con una uña de banco, una uña artificial o una hoja de Silastic®. Cuando se utiliza una uña de banco, raras veces esta reproduce fielmente en ambos planos las curvaturas del lecho ungueal del dedo herido. Por lo tanto, es una utopía pensar que esta uña puede cumplir el rol de férula para estabilizar el foco de fractura, por lo que se deberá recurrir a una osteosíntesis. Foucher[5] propuso otro método para la reparación y la estabilización de estas lesiones: se pasa sucesivamente una aguja de 20 mm de diámetro y de 4/8 de circunferencia a través de la uña y del lecho ungueal del fragmento distal y, luego, a través de las mismas estructuras del fragmento proximal. Se completa luego el montaje por medio de un hilo de acero, anudado en ambos extremos de la aguja y apoyado sobre la uña (Figuras 13.6 c y 13.7). El ajuste del nudo se hará con moderación, lo suficiente como para afrontar perfectamente las dos mitades de la tableta ungueal. La presión que este dispositivo ejerce sobre la uña elimina todo espacio muerto subungueal, que podría

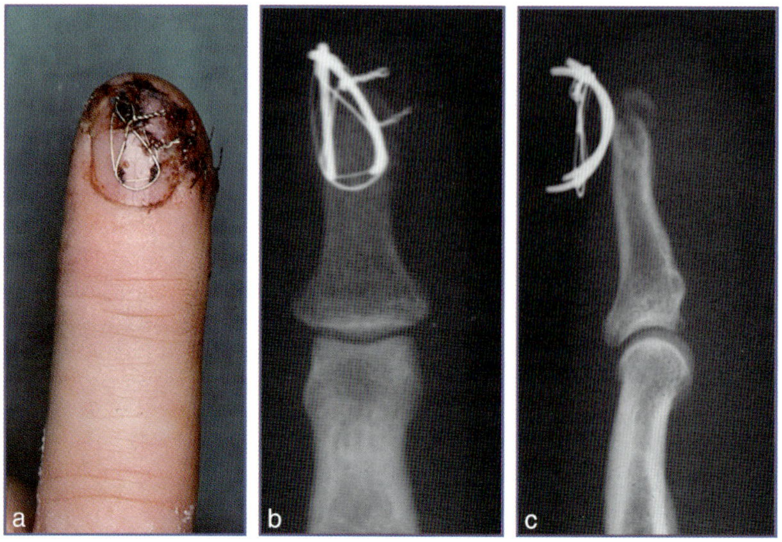

Figura 13.7 Utilización de la osteosíntesis ungueal según la técnica de Foucher.

ser origen de una infección. No se realiza ninguna reparación independiente del lecho ungueal. Una vez efectuado el montaje, la aguja es recortada a 2 mm de la uña en ambos extremos. Es posible retirar la aguja y el hilo de acero a partir de la tercera semana, sin anestesia.

Pérdidas de sustancia del lecho ungueal

Fuera de la zona matricial fértil

Las pérdidas de sustancia que afectan la mitad distal del lecho ungueal son más frecuentes que las que involucran la matriz "fértil", ya que el extremo distal de la uña esta más expuesto a los traumatismos. En el pasado se han propuesto los tratamientos más diversos para estas pérdidas de sustancia. Flatt[5] sugirió la utilización de un injerto de piel fina. Clayburgh[1] reportó en 1983 la utilización de injertos dérmicos "dados vuelta". La simple cicatrización dirigida de estas pérdidas de sustancia fue evocada también, al igual que la utilización de aloinjertos de origen porcino[2,3]. Esta solución parece tener un uso práctico limitado, ya que introduce un riesgo infeccioso suplementario inherente al procedimiento. Los injertos de mucosa palatina también fueron sugeridos[4,9,10] siempre con la idea de encontrar un tejido análogo desde el punto de vista histológico, que permita restaurar la adherencia de la uña. Por último, el empleo de un injerto de piel total solo será propuesto en los casos de esterilización "intencional" de la uña, casi siempre en el contexto de una cirugía oncológica que afecta a la uña o sus anexos[12]. Ciertos autores consideran que el lecho ungueal dispone de una capacidad de regeneración por cicatrización, por lo que para las pérdidas de sustancia limitadas en extensión, se aconseja "conducir" esta cicatrización mediante la colocación de un simple sustituto ungueal, cuando este último se encuentre avulsionado[15].

De hecho, se acepta en la actualidad que el lecho ungueal es un tejido histológicamente muy especializado y que solo los injertos que aportan un fragmento de lecho ungueal, con exclusión de cualquier otro material, pueden proporcionar buenos resultados en términos de morfología y de adherencia de la uña[18,19,21].

Los injertos finos de lecho ungueal: Representan la solución actual para estas pérdidas de sustancia; su utilización fue introducida por Shepard[13]. Cuando se trata de pequeñas pérdidas de sustancia, el sitio dador corresponde al propio dedo afectado. Después de ablacionar completamente la uña se inspecciona el lecho ungueal y, luego de un desbridamiento extremadamente meticuloso, se delimita la pérdida de sustancia. Si la superficie del lecho ungueal sano remanente excede ampliamente las dimensiones del defecto propiamente dicho, es posible tomar de él un injerto fino (Figuras 13.8 y 13.9).

Para evitar cualquier morbilidad inherente a la toma del injerto, la técnica debe ser meticulosa. Estos injertos se disecan con el bisturí utilizando medios ópticos de magnificación (lupas o microscopio). La hoja del bisturí se sostiene tangencialmente y, durante la disección, debe verse en todo momento por transparencia a través del injerto que se está disecando. Este es el único criterio capaz de guiar el espesor de la disección. Estos injertos finos de lecho ungueal sufren una retracción, pero, no obstante, es menor que en los injertos de piel. Por lo tanto, se aconseja sobredimensionarlos ligeramente con respecto a la superficie exacta del

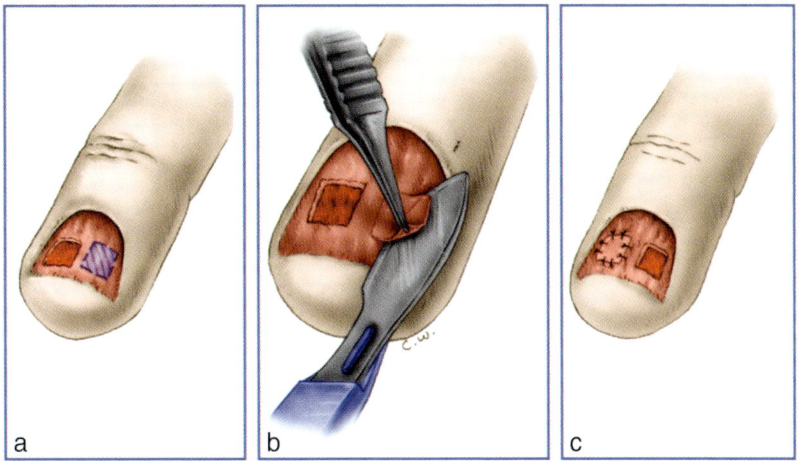

Figura 13.8 Injerto fino de lecho ungueal. **a** Pérdida de sustancia de superficie limitada, que involucra el lecho ungueal. **b** Disección de un injerto fino sobre el lecho ungueal sano adyacente. **c** El injerto es posicionado con puntos separados sobre el sitio receptor; el sitio dador cicatriza espontáneamente.

defecto. Una vez tomado, el injerto se sutura con puntos separados utilizando un hilo reabsorbible 6 o 7/0. A continuación, la reparación es cubierta con la propia uña, si todavía es utilizable, o bien con una uña de banco o artificial. Con frecuencia, la pérdida de sustancia expone el periostio o la cortical dorsal de la falangeta. Puede parecer utópico colocar un injerto fino de lecho ungueal directamente en contacto con el hueso.

Ciertos autores[13] proponen avivar la superficie ósea según la necesidad y, luego, esperar un primer tiempo de granulación espontánea antes de colocar el injerto fino de lecho ungueal. La experiencia de varios autores, como Zook[22] y Shepard[18,19], confirma, sin embargo, que estos injertos prenden cuando se colocan directamente sobre un hueso vascularizado. No obstante, para lograr que prendan, es indispensable que su posicionamiento y la sutura sean sumamente precisos. Cuando el lecho ungueal sano remanente tiene una superficie restringida y no puede suministrar un injerto de este tipo, habrá que recurrir a un dedo del pie. El primer dedo del pie es el sitio dador habitual, debido a la superficie del lecho ungueal disponible. La disección puede realizarse bajo anestesia local, por lo que es posible realizarla en la urgencia. En lugar de despegar totalmente la uña del primer dedo de pie, cuando no se necesita un injerto muy grande, tenemos por costumbre levantar solo una parte de la uña, la cual será recolocada al finalizar la disección. Esto se realiza siguiendo las mismas modalidades y cuidando siempre el espesor del injerto. Cuando el injerto es lo suficientemente fino, no habrá ninguna secuela aparente en el dedo dador. Por último, cabe señalar que antes de considerar la disección de un injerto de lecho ungueal sobre el dedo lesionado, o sobre un dedo del pie, se debe inspeccionar cuidadosamente la cara profunda de la uña avulsionada. En ocasiones, grandes fragmentos del lecho permanecen solidarios a la uña, por lo que podrán ser utilizados.

Los injertos de lecho ungueal de espesor total: A la inversa de los anteriores, cuando son tomados de un dedo del pie, estos provocan sistemáticamente una distrofia ungueal como secuela. Para el tratamiento de los defectos del lecho ungueal propiamente dicho, fuera de la zona matricial fértil, estos injertos no presentan ventajas considerables cuando se los compara con los injertos finos. Además, la morbilidad de la disección es tan importante que hemos dejado de utilizarlos. En cambio, estos injertos de espesor total se encuentran a veces disponibles a partir de dedos amputados no reimplantables. En este caso, la morbilidad de la disección es nula.

Se puede considerar disecar a medida un injerto compuesto de lecho ungueal y de uña, para luego colocarlo en el defecto y fijarlo *in situ* mediante puntos separados de espesor total o bien utilizando el artificio de síntesis ungueal descrito por Foucher[8] (Figuras 13.10 y 13.11).

Shepard[18,19] destaca que cada vez que se utilizan tales injertos de espesor total, estos deben ser orientados de manera similar en el sitio dador y en el sitio receptor. En otros términos, un injerto disecado según un eje longitudinal no debe ser colocado transversalmente en el sitio receptor, ya que provocaría la deformación durante el crecimiento de la nueva uña.

Los colgajos de lecho ungueal (Figura 13.12): Si bien es posible colocar sin inconvenientes un injerto de lecho ungueal directamente en contacto con la cortical de un hueso normalmente vascularizado, no sucede lo mismo cuando el subsuelo es avascular.

En estas circunstancias, Shepard[18,19] propuso la utilización de colgajos de lecho ungueal. Se trata de colgajos

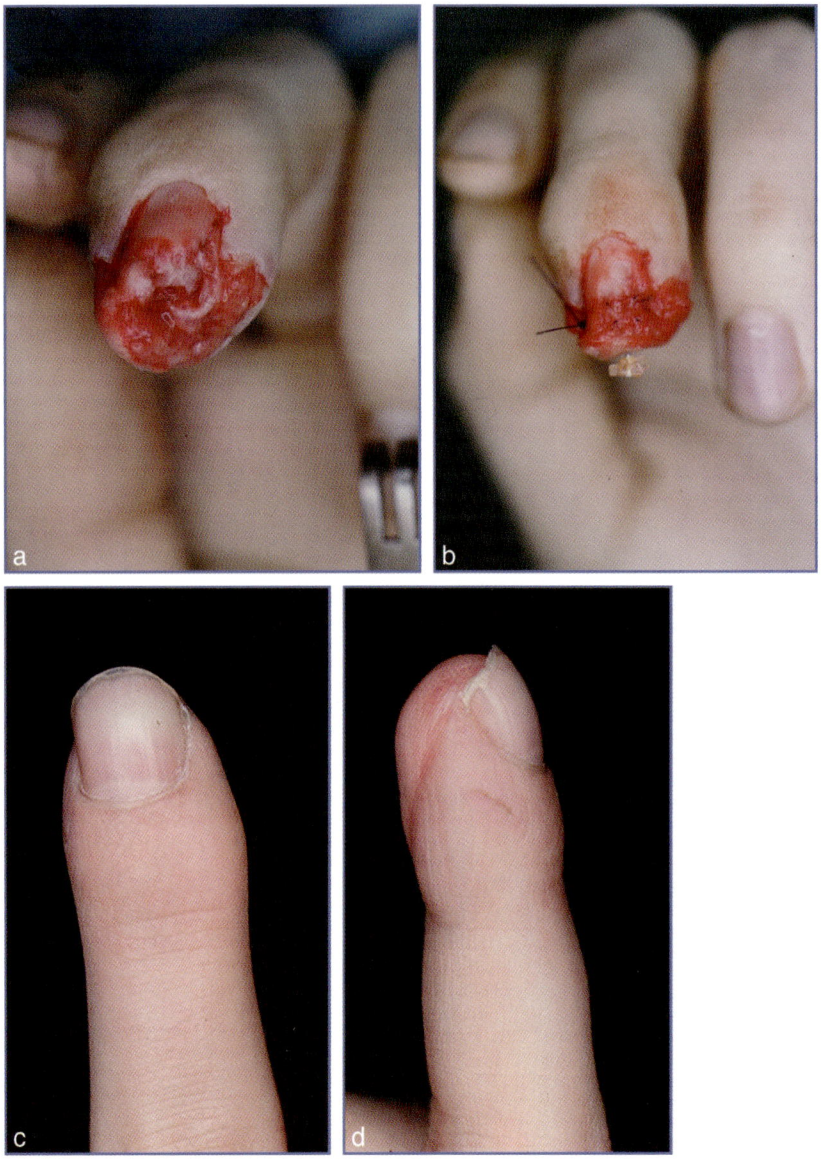

Figura 13.9 Utilización de injertos finos de lecho ungueal disecados sobre el mismo dedo herido. **a** Tratamiento de una pérdida de sustancia mixta, palmar y dorsal, producida por una mordedura. **b** Un colgajo de Atasoy fue realizado para reconstruir el pulpejo. Un injerto de lecho ungueal de aproximadamente 5-8 mm fue colocado directamente en contacto con el periostio de la falangeta. **c** y **d** Resultado en la uña: Ningún defecto de adherencia; discreta incurvación del borde libre de la uña, debido a una pérdida de longitud de la tercera falange.

de rotación con un eje mayor longitudinal, disecados a expensas del lecho ungueal residual. Al parecer, la riqueza vascular del lecho ungueal es suficiente para asegurar la sobrevida de estos colgajos. Una de las pocas circunstancias en las que estos colgajos resultan útiles es el caso de las amputaciones distales, donde en ausencia de un reimplante microquirúrgico, se intenta preservar la longitud del dedo prolongando el esqueleto con un injerto óseo convencional. El injerto óseo proviene del dedo amputado, si este se encuentra disponible. En la cara palmar, el injerto es cubierto con cualquier colgajo de avance. En la cara dorsal, se lo cubre con un colgajo de rotación de lecho ungueal. El sitio dador del colgajo se cubre con un injerto fino de lecho ungueal. Shepard reportó seis casos clínicos con buenos resultados en cuanto al crecimiento de la uña, con una sobrevida *ad integrum* de todos los colgajos utilizados. Nosotros nunca hemos utilizamos esta técnica, porque creemos que existe un inconveniente mayor en la utilización de un injerto óseo convencional en posición "terminal". En nuestra experiencia, este tipo de injerto está condenado a la reabsorción a largo plazo, incluso en los casos de gran riqueza vascular del entorno tisular.

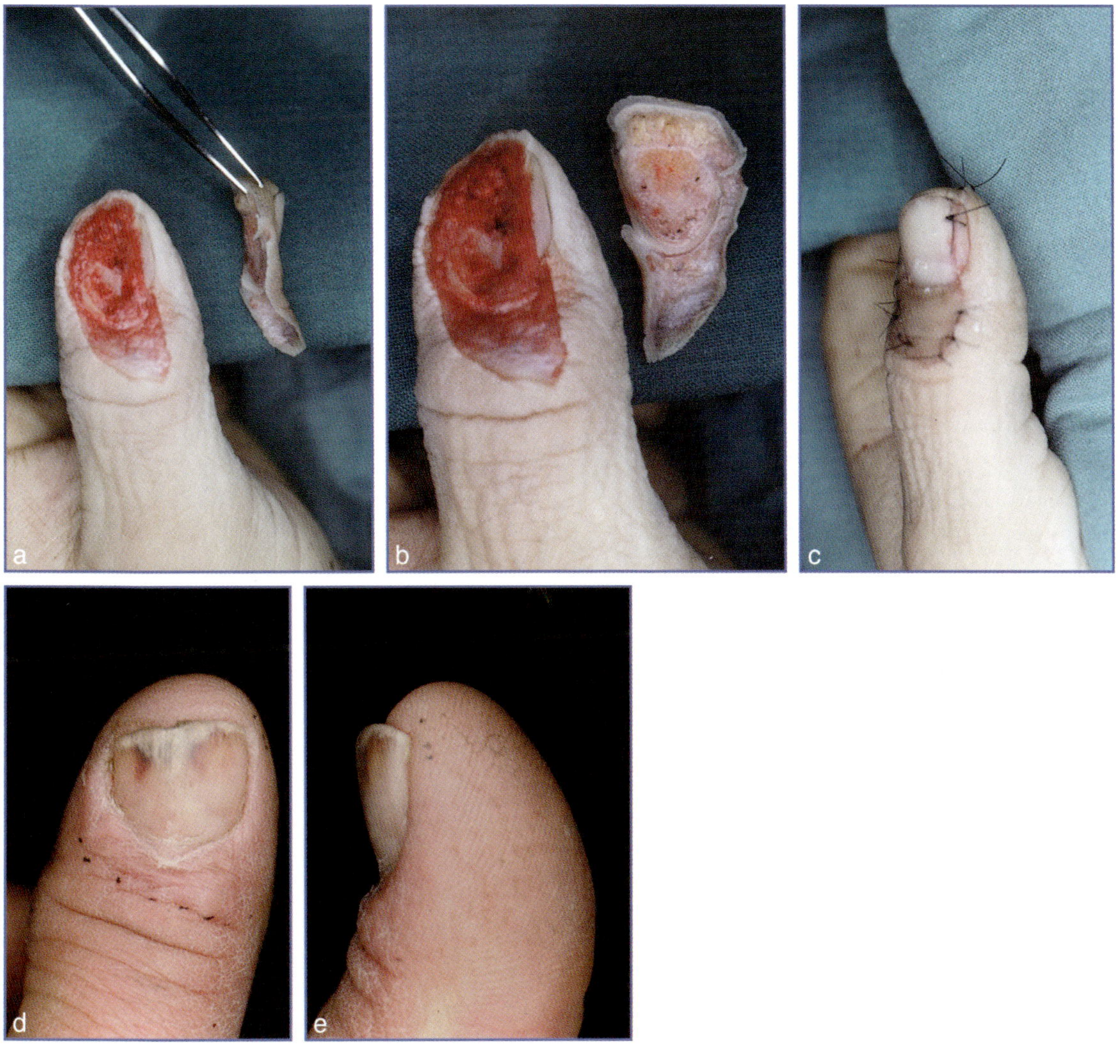

Figura 13.10 Injerto de espesor total del lecho ungueal. **a** y **b** *Scalp* dorsal mixto de la uña, que incluye un fragmento muy pequeño del pulpejo y casi la totalidad del complejo ungueal. **c** Reposición del fragmento con un injerto compuesto. **d** y **e** Resultado definitivo.

En la zona matricial

El tratamiento de las pérdidas de lecho ungueal se halla bien establecido y la utilidad de los injerto finos de lecho ungueales ampliamente aceptada. En cambio, el problema que presentan las pérdidas de sustancia en zona fértil no está completamente resuelto. Son pocas las series publicadas y los resultados informados, a menudo son inconstantes[18].

En este contexto se ha propuesto la utilización de **injertos de matriz ungueal** (Figura 13.3); al contrario del caso anterior, se trata necesariamente de injertos que comprenden todo el espesor de la zona matricial en el sitio dador. Excluyendo las oportunidades ofrecidas por el principio del "dedo banco", el único sitio dador posible es el pie, en particular el primer dedo. Después de ablacionar la uña, dos incisiones permiten levantar una solapa en el techo del surco ungueal proximal, de modo de exponer la zona matricial. Luego se diseca en continuidad y en espesor completo la zona matricial fértil y el lecho ungueal adyacente. El injerto debe tener el ancho exacto del defecto. Se sutura con puntos separados de hilo 6/0 o 7/0 y, luego, se recubre el lecho ungueal reconstruido con una uña de banco o, en su defecto, sintética.

Para el dedo del pie dador, la disección se traduce en la ausencia de uña en la zona de la toma del injerto. Por lo tanto, es imperativo tomar este injerto en la borde lateral, y nunca en la zona central de la uña. Una escisión triangular que llega hasta el plano óseo al nivel del surco lateroungueal permitirá, entonces, un cierre del sitio dador. En estas condiciones, la morbilidad de la disección será aceptable y se limitará a una uña más angosta.

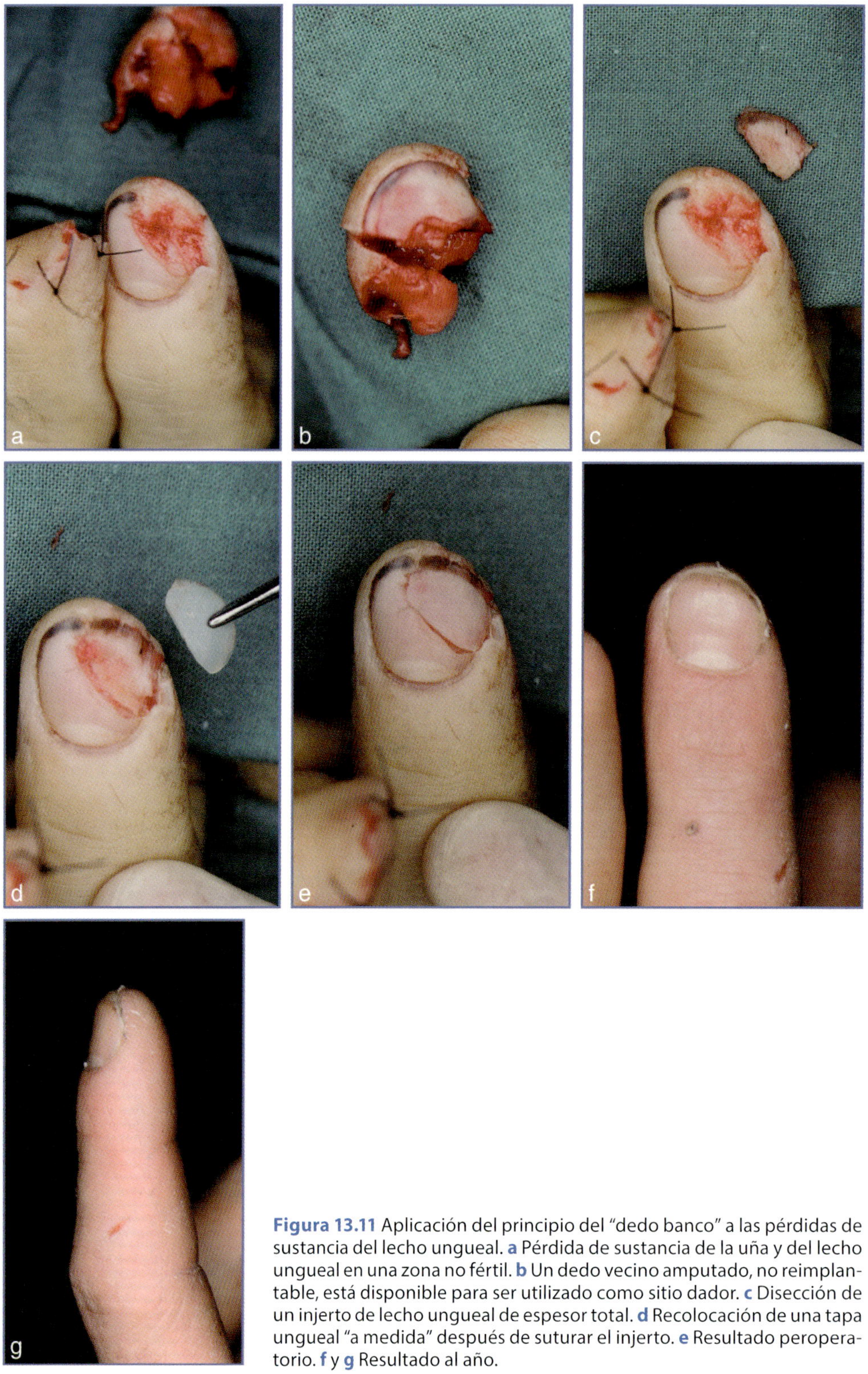

Figura 13.11 Aplicación del principio del "dedo banco" a las pérdidas de sustancia del lecho ungueal. **a** Pérdida de sustancia de la uña y del lecho ungueal en una zona no fértil. **b** Un dedo vecino amputado, no reimplantable, está disponible para ser utilizado como sitio dador. **c** Disección de un injerto de lecho ungueal de espesor total. **d** Recolocación de una tapa ungueal "a medida" después de suturar el injerto. **e** Resultado peroperatorio. **f** y **g** Resultado al año.

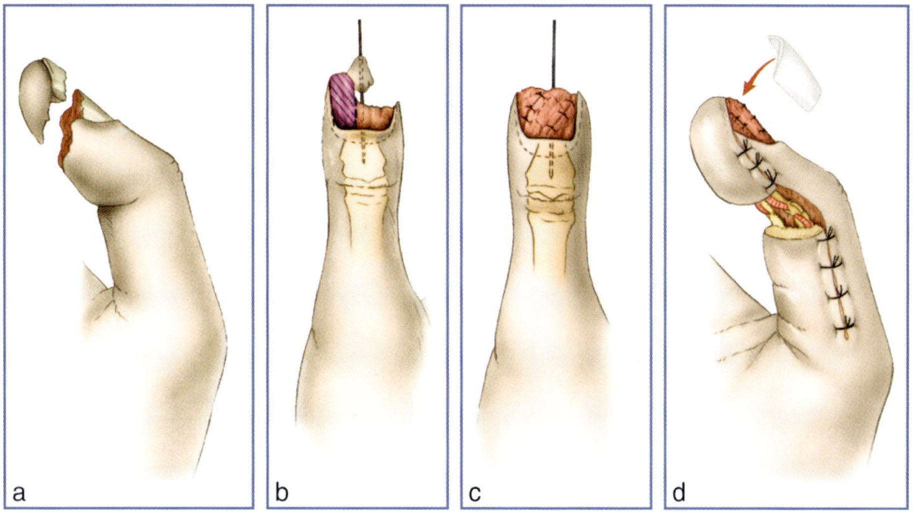

Figura 13.12 Utilización de colgajos de lecho ungueal. **a** Amputación distal no reimplantable (pulgar). **b** El fragmento óseo recuperado en el fragmento distal restaura la longitud. El surco lateroungueal es reclinado para permitir una incisión lateral que permitirá movilizar un colgajo de lecho ungueal. **c** Después de la rotación del colgajo, cobertura del sitio dador por medio de un injerto de lecho ungueal tomado sobre el lecho sano adyacente. **d** Reconstrucción del pulpejo por medio de un colgajo de avance en isla bipediculado y cobertura de la reparación del lecho ungueal con una uña artificial o de banco.

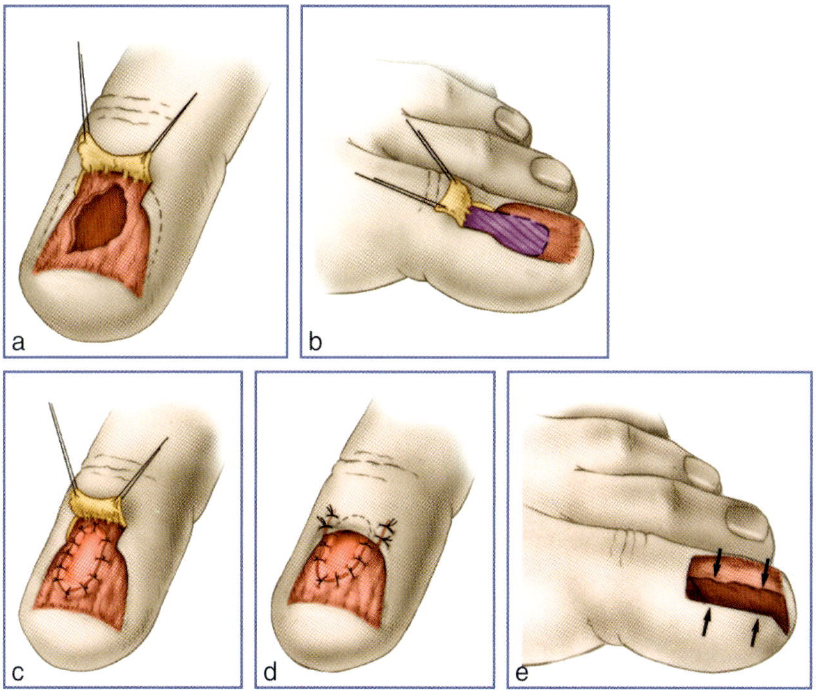

Figura 13.13 Utilización de injertos de matriz ungueal. **a** Pérdida de sustancia extensa central que afecta el lecho ungueal y la zona matricial adyacente. Se levanta una franja cutánea al nivel del surco ungueal proximal, que expone la pérdida de sustancia matricial. La zona en proyección del lecho ungueal se representa en línea discontinua. **b** En el primer dedo del pie, luego de la ablación de la uña, se levanta una franja cutánea en el surco ungueal proximal. Se diseca un injerto de matriz y de lecho ungueal de espesor total. **c** El injerto es suturado con puntos separados en el defecto y conserva su orientación. **d** Se vuelve a colocar la franja cutánea. El injerto se protege con una uña de banco o artificial. **e** En el dedo del pie, una incisión en ángulo permite el cierre del sitio dador.

Colgajos de deslizamiento y rotación: Los injertos precedentes están reservados para los grandes defectos en la zona matricial. Para las pérdidas de sustancia más pequeñas, se puede recurrir a los colgajos de deslizamiento o de rotación[18,19]. En caso de una pérdida de sustancia lineal, que involucra a la vez el lecho ungueal y la zona matricial, en la proximidad del surco ungueal lateral, es posible levantar un colgajo bipediculado que comprenda el segmento mas lateral del lecho y de la matriz ungueal. Se despega totalmente el colgajo del periostio y se logra así un efecto de traslación que permite la sutura completa del colgajo a la mitad restante del lecho ungueal hasta la zona matricial (Figura 13.14).

Cuando la capacidad de deslizamiento de este tipo de colgajo bipediculado es insuficiente y, en las mismas circunstancias topográficas (defecto de eje mayor longitudinal y de asiento lateral), Shepard propuso la utilización de colgajos con base distal. La conservación de una charnela distal única permite una traslación-rotación del colgajo más importante. La sutura de la mitad distal del colgajo, en plena zona matricial, debe ser meticulosa (Figura 13.15).

Papel de las transferencias ungueales libres vascularizadas[7,11,20]

Ciertos traumatismos ocasionan *scalps* dorsales extensos que destruyen totalmente el aparato ungueal. Desaparece la totalidad de la uña y del perioniquio y, a menudo, existe una pérdida de sustancia cutánea y ósea dorsal. En este tipo de situación, ninguna de las soluciones anteriores se adapta a la reconstrucción de la uña. La única solución, en caso de que la reconstrucción ungueal esté justificada, es una transferencia microquirúrgica compuesta, tomada del pie. Las indicaciones para este procedimiento complejo y de morbilidad no despreciable, son limitadas. Las pérdidas de sustancia compuesta del pulgar dorsal en un paciente joven pueden representar una indicación de este tipo. Cuando el pulpejo se encuentra intacto, la transferencia aporta a medida el complejo ungueal, los tejidos blandos y eventualmente

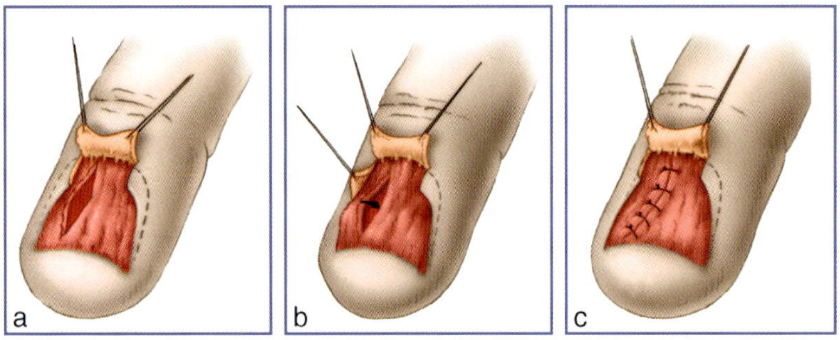

Figura 13.14 Utilización de un colgajo de traslación bipediculado. **a** Pérdida de sustancia lineal longitudinal próxima al surco lateroungueal. **b** Creación de un colgajo bipediculado de traslación. **c** Traslación del colgajo y sutura de los dos márgenes, incluida la zona matricial. La uña residual será más angosta.

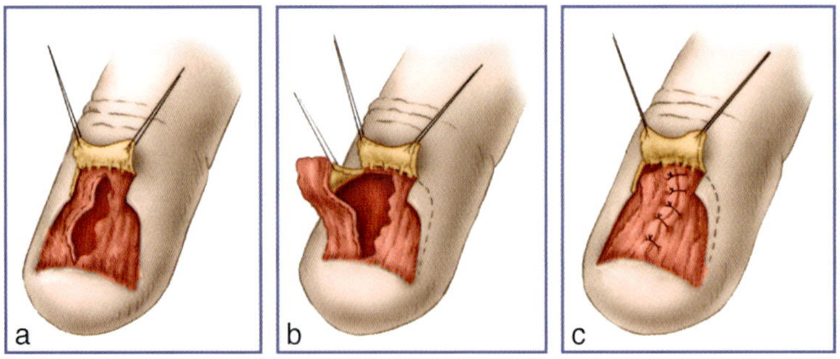

Figura 13.15 Colgajo de lecho ungueal con charnela distal. **a** Pérdida de sustancia lineal longitudinal, que se extiende hasta la zona matricial. **b** Disección de un colgajo de un solo pedículo y base distal. **c** El colgajo gira sobre su charnela, la uña residual será más angosta, pero se evita así una uña bífida.

la cortical ósea dorsal faltante, en cuyo caso este tipo de transferencia reconstruye un pulgar estéticamente y funcionalmente muy satisfactorio. Las indicaciones para esta transferencia en los dedos largos son aún menos frecuentes. Las consideraciones estéticas no bastan para justificar esta intervención. Para estos casos, la mejor elección es recurrir a una prótesis ungueal estética. Sencillamente pegada sobre un resto de uña, su utilización no resulta molesta y el resultado estético es superior al obtenido con una transferencia microquirúrgica.

Referencias

[1] Clayburgh RH, Wood MB, Cooney WP, 3rd. Nail bed repair and reconstructionby reverse dermal grafts. *J Hand Surg [Am]* 1983 ; 8 : 594-598.
[2] Ersek RA and Denton DR. Silver-impregnated porcine xenografts for treatmentof meshed autografts. *Ann PlastSurg*1984 ; 13 : 482-487.
[3] Ersek RA, Gadaria U, and Denton DR. Nail bed avulsions treated with porcinexenografts. *J Hand Surg [Am]* 1985 ; 10 : 152-153.
[4] Fernandez-Mejia S, Dominguez-Cherit J, Pichardo-Velazquez P, and Gonzalez-Olvera S. Treatment of nail bed defects with hard palate mucosal grafts. *J CutanMed Surg*2006 ; 10 : 69-72.
[5] Flatt A. Nailbed injuries. *Br J Plast Surgery* 1956 ; 8 : 38-43.
[6] Flint M. Some observations on the vascular supply of the nail bed and terminalsegments of the fi nger.*Br J of Plast Surgery* 1956 : 8 : 186-195.
[7] Foucher G, Braun FM, Smith DJ, Jr. Custom-made free vascularized compoundtoe transfer for traumatic dorsal loss of the thumb. *Plast ReconstrSurg*1991 ; 87:310-314.
[8] Foucher G, Merle M, Van Genechten F, Denuit P. La synthèse unguéale. *Annalesde Chirurgie de la Main* 1984 ; 3 : 168-169.
[9] Hatoko M, Iioka H, Tanaka A, Kuwahara M, Yurugi S, Niitsuma K. Hard-palatemucosal graft in the management of severe pincer-nail deformity. *PlastReconstrSurg*2003 ; 112 : 835-839.
[10] Hatoko M, Tanaka A, Kuwahara M, Yurugi S, Niitsuma K, Iioka H, Zook EG.Hard palate mucosal grafts for defects of the nail bed.*Ann PlastSurg*2002 ; 49 :424-428 ; discussion 428-429.
[11] Koshima I, Soeda S, Takase T, and Yamasaki M. Free vascularized nail grafts.*J Hand Surg [Am]* 1988 ; 13 : 29-32.
[12] Lazar A, Abimelec P, Dumontier C. Full thickness skin graft for nail unitreconstruction. *J Hand Surg [Br]* 205 ; 30 : 194-198.
[13] Matsuba HM, Spear SL. Delayed primary reconstruction of subtotal nail bedloss using a split-thickness nail bed graft on decorticated bone. *PlastReconstrSurg*1988 ; 81 : 440-443.
[14] Ogunro EO. External fi xation of injured nail bed with the INRO surgical nailsplint.*J Hand Surg [Am]* 1989 ; 14 : 236-241.
[15] Ogunro O, Ogunro S. Avulsion injuries of the nail bed do not need nail bedgraft. *Tech Hand Up ExtremSurg*2007 ; 11 : 135-138.
[16] Roxanne J. The etiologies and mechanisms of nailbed injuries.*Hand Clin*1990 ; 6 : 9-19.
[17] Salter R, Harris W. Injuries involving the epiphyseal plate. *Journal of Bone andJoint Surgery* 1983 ; 45A : 587-622.
[18] Shepard G. Management of acute nailbed avulsions. *Hand Clinics* 1990 ; 6 :39-58.
[19] Shepard G. Nail grafts for reconstruction. *Hand Clinics* 1990. 6 : 79-102.
[20] Shibata M, Seki T, Yoshizu T, Saito H, Tajima T. Microsurgical toenail transferto the hand. *PlastReconstrSurg*1991 .88 : 102-109 ; discussion 110.
[21] Van Beek A. Management of acute fi ngernail injuries.*Hand Clinics* 1990 .6 : 23-36.
[22] Zook EG. Anatomy and physiology of the perionychium. *Hand Clin*1990 ;6 : 1-7.

14

Lesiones de los nervios

M. Merle - M. Racca - L. Vaienti

Con la colaboración de A. Durand - B. Lallemand

Argumentos a favor de la reparación primaria 402
Anatomía quirúrgica y fisiología 403
Factores que determinan los resultados de una reparación nerviosa 404
Evaluación de las lesiones 405
Material técnico 405
Técnicas quirúrgicas 406
Cuidados posoperatorios 414
Elección de la técnica quirúrgica en función del tipo y el nivel de la lesión 416
Reeducación 420
Resultados 424

Las heridas de los nervios deben ser consideradas como verdaderas urgencias quirúrgicas, es decir, que requieren su intervención luego de las primeras horas del accidente. Por un lado, es en la urgencia cuando el cirujano reúne las mejores condiciones para asegurar la correspondencia entre los grupos fasciculares y, por otro lado, son muy frecuentes las lesiones asociadas, en donde revascularizar el nervio y su entorno tisular significa disminuir la esclerosis cicatricial epineural y perineural y, por lo tanto, preservar el deslizamiento de los nervios en su paso por la zona articular.

Este enfoque terapéutico ha sido a menudo muy controversial en las últimas décadas, ya que los estudios estadísticos realizados no mostraron diferencias significativas y fueron hechos a partir de series poco homogéneas y con criterios de evaluación diferentes. Por otra parte, los trabajos de Millesi[62,63] sobre los injertos nerviosos fasciculares utilizados en el tratamiento de las pérdidas de sustancia presentaban su método como la solución casi universal de los tratamientos secundarios de las lesiones nerviosas. Hubo que esperar a los estudios estadísticos de las series publicadas por Merle y Amend[55] y, luego, por Allieu y Debosbonnet[34] para demostrar que la sutura primaria es, sin lugar a dudas, el mejor tratamiento de las secciones nerviosas. Un estudio realizado en 1993[32] en nuestro servicio a partir de 1794 heridas nerviosas operadas demostró que el 87,4% de ellas incluía la reparación primaria.

Este concepto de reparación primaria había sido propuesto ya por Bunnel[18] en el año 1956. En su estudio, el plasma su experiencia sobre mil reparaciones y concluye así: "conviene suturar el nervio lo más rápido posible en un entorno tisular limpio. Este entorno tisular se obtiene mediante un desbridamiento inmediato. En estas condiciones es cuando se puede obtener la más rápida y el mejor grado de regeneración nerviosa".

A pesar del aporte de esta importante experiencia, el dogma de la reparación secundaria rara vez fue transgredido, a pesar de la aparición de las técnicas microquirúrgicas desarrolladas por Smith[73], Kurze[44], Michon en 1964[59] y Millesi en 1967[61]. Los trabajos experimentales de Grabb[37] (1968), Kline[42] (1974), Van Beek[83] (1975) y De Medinaceli[30] (1983) y las experiencias clínicas de Holst[38] (1975), Merle[54,55] (1979-1984), Allieu[34] (1984) demostraron finalmente la superioridad de la reparación primaria.

Hay que admitir que, a pesar de esta actitud terapéutica, existe una tasa incomprensible de fracasos de la reparación primaria. La multitud de trabajos experimentales permiten conocer mejor las exigencias anatómicas y biológicas que favorecen la regeneración nerviosa. Pero, por ejemplo, todavía queda por descubrir los mecanismos íntimos de la apoptosis. Por otro lado, hay que ser prudente con respecto a la aplicación en los humanos de los resultados experimentales obtenidos en las ratas, ya que la calidad de regeneración nerviosa no puede trasladarse.

El futuro de la regeneración nerviosa utilizará la ingeniería genética para prevenir o limitar la apoptosis, para estimular la regeneración axonal, preservar la placa motriz y evitar la atrofia muscular. Mientras tanto, debemos seguir mejorando la reparación nerviosa, cuidando el entorno tisular para limitar la esclerosis perineural y favorecer el deslizamiento de los troncos nerviosos, al precio de la realización de colgajos celulograsos o la colocación de una manga venosa. También existe el problema del tratamiento en la urgencia de la reparación de las pérdidas de sustancia nerviosa. Los resultados a largo plazo del tratamiento de estas pequeñas pérdidas de sustancia de nervios sensitivos con la utilización de neurotubos están lejos de ser convincentes.

La aparición de aloinjertos pretratados y que no necesitan de ninguna medicación inmunosupresora debe ser evaluada a largo plazo, sabiendo que el autoinjerto fascicular sigue siendo la primera elección para tratar estas pérdidas de sustancia. Una vez que se efectúa la reparación quirúrgica, es fundamental poder beneficiar a los pacientes con protocolos de reeducación rigurosos, sobre todo en términos de sensibilidad, sin olvidar la confección de ortesis para evitar las deformaciones de la muñeca y de las cadenas digitales.

Argumentos a favor de la reparación primaria

Los argumentos anatómicos, experimentales, electromiográficos y clínicos acumulados, demuestran sin ambigüedad, la superioridad de la reparación nerviosa primaria de las lesiones netas.

Argumentos anatómicos

Es en la urgencia que el cirujano, basándose en la organización fascicular y la vascularización epineural, realizará la mejor aproximación. Es el único momento donde se obtiene una imagen en espejo de los dos extremos nerviosos.

Argumentos experimentales

Diferentes estudios electromiográficos realizados en monos (Grabb[37], Kline[42]), y en ratas (van Beek[83]) pusieron en evidencia la superioridad de la reparación primaria. Becker[8] observó igualmente sobre el nervio ciático del conejo y de la rata, que la sutura primaria era superior a la reparación efectuada al segundo o al séptimo día.

Estos trabajos fueron opuestos a los de Ducker[35] (1969-1977) quien demostró que la actividad metabólica de las neuronas está en su apogeo luego de la tercera semana de la lesión axonal y que, por lo tanto, este es el mejor momento para efectuar la reparación nerviosa. Este argumento biológico no puede ser considerado, ya que al momento de la reparación tardía, es necesario recortar los extremos nerviosos, lo que provoca una nueva degeneración retrógrada[29] (1983).

De Medinaceli[31,32,33] ha demostrado que todo se juega en el ámbito de la reparación inicial y que las tentativas de reparación secundaria, muchas veces múltiples, solo consiguen resultados inferiores o, incluso, nulos.

Argumentos clínicos y electromiográficos

Nuestra experiencia clínica, evaluada con los mismos criterios desde 1976[54,55], ha demostrado los beneficios funcionales obtenidos con la reparación primaria microquirúrgica de las heridas de los nervios mediano y cubital. Además, también ha objetivado la importancia de la reparación sistemática de los ejes vasculares principales. Los estudios electromiográficos confirmaron también la calidad de la regeneración nerviosa tanto en el ámbito muscular como en el sensitivo.

La evaluación clínica del método de De Medinaceli por Amara[3] y Chardel demostró una constante mejora de los resultados: los malos resultados fueron reducidos de manera significativa en beneficio de los buenos, muy buenos y excelentes resultados funcionales.

Anatomía quirúrgica y fisiología

Los nervios periféricos tienen una estructura y una ultraestructura bien conocidas en la actualidad. En cambio, la visión denominada "microquirúrgica" está todavía muy lejos de la que el cirujano desearía obtener al intervenir directamente sobre el axón. La microcirugía nerviosa solo ha permitido pasar de la aproximación epineural a la aproximación fascicular. Un mejor conocimiento de la estructura nerviosa, de su vascularización y de sus capacidades de regeneración ha hecho que se pueda replantear los medios técnicos a utilizar para lograr un mejor afrontamiento de los extremos del nervio lesionado.

El nervio tiene una envoltura conjuntiva perifascicular llamada epineuro (Figura 14.1). Esta abundante estructura contiene los vasos, y su lesión por contusión y hematoma, origina una esclerosis que es mecánicamente perjudicial para la regeneración nerviosa. Esta es una estructura resistente que permite un anclaje sólido de los hilos de sutura. La reconstitución de su estanqueidad y la del perineuro protege la herida de la colonización fibroblástica extrínseca.

La unidad nerviosa accesible a la reparación microquirúrgica es el "grupo fascicular". Bajo el microscopio quirúrgico es relativamente fácil reconocer, en un nervio mediano, cinco a seis grupos fasciculares, pero un estudio histológico con un mayor aumento permitiría individualizar veinte a veinticinco fascículos. Cada uno de ellos está delimitado por una envoltura perineural, que es una verdadera barrera entre el medio intrafascicular —que es la expansión del espacio subaracnoideo— y el medio extrafascicular, constituido por la conjuntiva epineural.

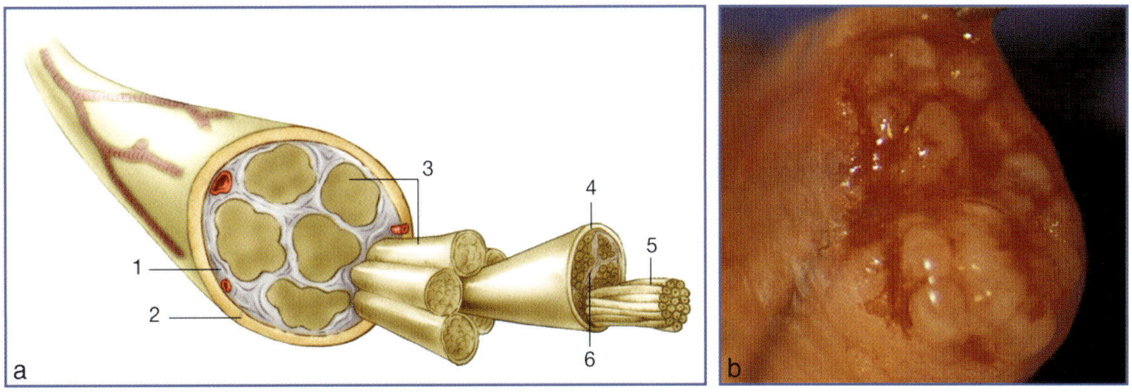

Figura 14.1 Estructura del nervio. **a** 1 y 2: Epineuro; 3: Grupo fascicular; 4: Perineuro; 5: Fibras nerviosas compuestas de fibras mielínicas y amielínicas; 6: Endoneuro. **b** Visión microscópica de la organización fascicular de un nervio cubital en la muñeca. El grupo de fascículos, en hora 6, es el que está destinado a los músculos.

En el interior del perineuro, se encuentran las fibras nerviosas mielínicas y amielínicas, en el seno de una matriz conjuntiva denominada endoneuro. En caso de lesión, la presión en el interior del tubo perineural origina una extravasación de la sustancia neural, denominada "en cuerno de caracol" o en "parachoques de vagón", que se agrava en caso de manipulación intempestiva de los grupos fasciculares.

Por otro lado, la abundancia de tejido conjuntivo es también una característica anatómica que debe tenerse en cuenta a la hora de realizar un buen afrontamiento de la sustancia neural. De hecho, el nervio mediano comprende en su estructura un 63% de tejido conjuntivo, por un 37% de tejido neural. El nervio cubital es aún más rico en tejido conjuntivo, con un 86%, comparado con el 14% de tejido neural.

Los intentos de intraneurodisección son en realidad perjudiciales para la vascularización del nervio, ya que los desórdenes fasciculares que genera ponen en riesgo su concordancia e incrementan la proliferación fibroblástica (Lundborg[48]). Entonces, es preferible preservar el tejido conjuntivo para asegurar un buen amarre de los hilos de sutura, lo que permite restaurar la estanqueidad del epineuro, que servirá de barrera contra la invasión fibroblástica.

La disposición de los fascículos dentro del tronco nervioso es compleja y está sujeta a grandes variaciones individuales. Sunderland[74] (1945), Bonnel[11,12] (1977-1985), Jabaley[40] (1981) demostraron que los fascículos se dividen o convergen para crear una verdadera red plexiforme, de manera tal que, cada 10 mm, ya no es posible encontrar una correspondencia entre dos extremos nerviosos. Sabiendo esto, se deduce que si no se realiza una reparación nerviosa en la urgencia, será necesaria la resección secundaria de un neuroma, lo que alterará considerablemente las posibilidades de una concordancia fascicular.

Esta organización plexiforme es predominante en el origen del nervio, para luego dar lugar a los grupos fasciculares que se van individualizando hasta originar las ramas colaterales sensitivas y musculares. Así, en el nervio cubital y al nivel de la muñeca, es relativamente fácil por microdisección individualizar los grupos fasciculares sensitivos, de los grupos fasciculares motores destinados a los músculos intrínsecos.

Si bien es cierto que alguna imperfección en la orientación puede ser tolerada en las lesiones que se encuentran ubicadas proximalmente, por el contrario, el menor error de aproximación en una lesión distal alterará en forma considerable el resultado funcional y originará errores en la orientación tanto en el territorio sensitivo como en el motor.

La excursión del nervio debe ser considerada cuando la lesión se halla frente una articulación o cerca de ella. Wilgis y Murphy[87] demostraron que la excursión del nervio mediano en la muñeca, entre la flexión y la extensión máxima, es de 15,5 mm de promedio.

Si la reparación nerviosa queda atrapada en un entorno cicatricial abundante, la movilidad del nervio se tornará nula. Una reeducación intempestiva, que comience incluso prudentemente en la tercera o cuarta semana posoperatoria, creará tensiones importantes sobre el nervio e inducirá fenómenos de isquemia y de esclerosis perjudiciales para la regeneración nerviosa. Por lo tanto, es importante en la urgencia, cualquiera sea la naturaleza de la lesión, realizar al menos un punto de aproximación de los extremos nerviosos para evitar una retracción y también restaurar el medio ambiente tisular para minimizar las reacciones cicatriciales alrededor del nervio.

La realización de una manga venosa alrededor de la reparación nerviosa o de un colgajo celulograso de cobertura limita la esclerosis perineural, favorece el deslizamiento y facilita la progresión axonal, al tiempo que limita el riesgo de secuelas dolorosas.

Factores que determinan los resultados de una reparación nerviosa

A pesar de los aportes técnicos microquirúrgicos de la técnica de sutura, nosotros hemos demostrado que la reparación primaria de los nervios fue ciertamente superior a una reparación secundaria, pero que, en el adulto, aquella no deja más que un 46,4% de resultados útiles[55]. Es la técnica de De Medinaceli la que ha transformado nuestros resultados y obtenido un 80% de resultados útiles para el nervio cubital[3].

Varias razones pueden explicar la decepción del cirujano en relación con estos resultados.

Cuando la herida está contaminada, en la lesión nerviosa crece un tejido cicatricial, como si fuese una reacción a un cuerpo extraño. Si la reparación fue aproximativa y traumatizante, la vascularización intraneural estará alterada. Además, una lesión del perineuro torna anárquica la regeneración axonal. Todos estos factores perjudicarán seriamente los resultados.

Conviene entonces tener en cuenta que los fenómenos de degeneración del extremo distal, van a generar anarquía en el diámetro de las fibras regeneradas y anomalías de reconexión neuronal con la placa motora. A pesar de los factores de crecimiento nervioso y del trofismo, la recuperación funcional no puede ser garantizada. Incluso en el extremo proximal del nervio lesionado se produce una degeneración retrógrada.

Estos argumentos clásicos no son suficientes para explicar por sí mismos la mediocridad de los resultados de las reparaciones primarias de las heridas netas de los nervios. Un factor importante para considerar es la regeneración nerviosa al azar.

De Medinaceli[31], a partir de un trabajo experimental a largo plazo, hace las siguientes constataciones:

- El rol de guía, en la regeneración nerviosa, corresponde fundamentalmente a la membrana basal que rodea a cada axón.
- Cada vez que se interrumpe la membrana basal, la regeneración se realiza de manera azarosa.
- El resultado funcional de cada uno de los axones, solo es previsible estadísticamente.
- Lo que cuenta en el resultado no es la abundancia de la regeneración nerviosa, sino la precisión de su recorrido.
- Es la imperfección del afrontamiento de los extremos nerviosos lo que origina errores de orientación.
- Los estudios histológicos demostraron que los extremos de los nervios son muy irregulares, los grupos fasciculares muy voluminosos y que su correspondencia, frente a frente, no está garantizada. Muy comúnmente, la sangre, los residuos celulares y del tejido conectivo epineural se interponen y crean un espacio de cien a trescientas micras entre los extremos nerviosos.
- El microscopio quirúrgico es inoperante para detectar estos desórdenes celulares, y la satisfacción de realizar una aproximación perineural de calidad, no significa que los axones estén bien orientados; además, la manipulación del nervio y la introducción del material de sutura no hacen más que aumentar los desórdenes celulares.
- Por otro lado, la lesión traumática del nervio genera también una alteración química. Cualquier interrupción de la continuidad axonal se acompaña de una fuga de potasio y de proteínas, y de una entrada masiva de sodio y de calcio. La célula no puede resistir a este desorden químico y, entonces, los extremos nerviosos sufren una verdadera quemadura química sobre uno o dos nódulos de Ranvier en proximal, tanto que la migración axonal se hará a través de una "tierra de nadie" sin el soporte de la membrana basal, lo que explica su dispersión anárquica.

Evaluación de las lesiones

La mano está inervada por tres nervios mixtos: el **mediano**, el **cubital** y el **radial**. Las lesiones proximales en el brazo, el codo y el tercio superior del antebrazo generan déficits sensitivos y motores. En cambio, mientras más distal es la lesión, más identificable es el déficit, en particular sobre el plano sensitivo, gracias a la prueba de discriminación de dos puntos o, mejor aún, a la prueba de Weinstein que se realiza con la ayuda de filamentos. Esta última es particularmente precisa cuando se trata de diagnosticar lesiones parciales. Mucho más delicadas resultan las pruebas motoras, ya que las lesiones asociadas (cutáneas, óseas, musculotendinosas) hacen que el examen sea doloroso e impreciso.

Las lesiones musculotendinosas y vasculares están frecuentemente asociadas a las lesiones nerviosas, por lo que no podemos conformarnos con una exploración ligera de la herida. Es indispensable conocer la hora, el mecanismo del accidente, el agente que produjo la lesión y su grado de contaminación. Una herida puntiforme en la muñeca, la palma de la mano o en un dedo puede disimular daños tisulares importantes.

Si una lesión neta, poco contaminada y sin lesión asociada representa el caso ideal, por el contrario, será más delicado evaluar la extensión de las lesiones en los casos donde haya contusión, avulsión, lesiones asociadas con desvascularización y edema.

A pesar de la naturaleza del traumatismo, que puede llevar a una reparación secundaria de la lesión nerviosa, es necesario considerar esta lesión como una verdadera urgencia, con el objeto de asegurar la revascularización de los tejidos y realizar un desbridamiento que pondrá al paciente a salvo de una necrosis y de una infección.

En el marco de una urgencia estricta, no se justifica realizar un electromiograma, ya que el nervio será electroestimulable hasta tanto la degeneración waleriana llegue a su término, es decir, hacia la tercera semana luego de producida la lesión.

Material técnico

La microcirugía nerviosa es un técnica exigente que necesita un aprendizaje en el laboratorio y la utilización de un material específico (*v.* Capítulo 3). Para nosotros, reparar un nervio por microsutura es más difícil que reparar un vaso de un milímetro de diámetro. La consistencia gelatinosa del nervio y la presión intrafascicular que exterioriza la sustancia neural hace que su afrontamiento no sea una tarea fácil.

La utilización del microscopio binocular, que ofrece una ampliación entre nueve y veinticinco veces, es indispensable para obtener una reparación de calidad. El uso de lupas binoculares con una magnificación de 6x puede ser suficiente para un microcirujano entrenado[10].

Las agujas de cincuenta a setenta micras de diámetro, enhebradas con hilos monofilamento de 9/0 o 10/0, son las más comúnmente utilizadas para atravesar el perineuro, el que es difícil de individualizar ópticamente, pero al que se lo percibe bien por la resistencia elástica que se opone al paso de la aguja.

El instrumental microquirúrgico ha sido adaptado a la cirugía nerviosa (Biover®). Los instrumentos son redondeados para facilitar su manipulación y brindar una mayor

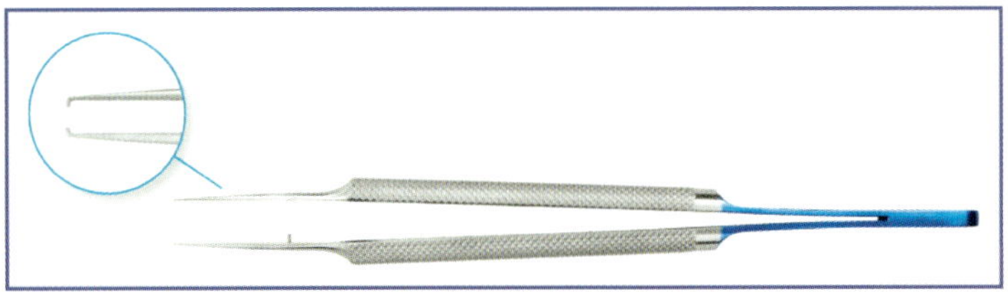

Figura 14.2 Pinza microquirúrgica de titanio Biover® equipada con microdientes. Ella facilita la prensión del nervio al nivel del epineuro.

comodidad al cirujano. Para sujetar el tejido epineural, utilizamos pinzas de titanio equipadas con microdientes (Figura 14.2). Las tijeras de Biover® son utilizadas en su versión alargada, lo que permite el corte fascicular de una sola vez. En general, nosotros evitamos cortar los nervios con las tijeras y, en particular, con la de Millesi, ya que provocan un aplastamiento del fascículo de unas décimas de milímetro y crean un verdadero espacio de necrosis.

De Medinaceli[31] demostró experimentalmente, gracias al aporte del microscopio electrónico de barrido, que la técnica del recorte del nervio fue una de las etapas más importantes para mejorar la coaptación de los extremos. Si bien la técnica de recorte por congelación controlada es indiscutiblemente la más eficaz, hoy en día, nosotros, no podemos ponerla en práctica en el quirófano, debido a los problemas de miniaturización del equipo. En la actualidad, preferimos utilizar el bisturí de Meyer[58] (*v.* más adelante Figura 14.20).

Hasta el momento, no consideramos el uso de adhesivos biológicos en el marco de una reparación primaria convencional de una lesión nerviosa, ya que las fuerzas de retracción ejercidas sobre la reparación son superiores a la adhesividad de esta sustancia. En cambio, estos adhesivos son sistemáticamente utilizados en la realización de injertos fasciculares.

Técnicas quirúrgicas

Sutura

La elección de la técnica de sutura ha sido objeto de numerosas y vivas controversias. Así, la sutura epineural fue por mucho tiempo la técnica recomendada por la mayoría de los cirujanos para reparar las lesiones nerviosas, a excepción de Langley y Hasimoto[45], quienes propusieron ya en 1917 la reparación fascicular. Esta última técnica fue muy difundida por Tupper[82] con el advenimiento de la microcirugía.

Sin embargo, el entusiasmo microquirúrgico se vio atenuado por los trabajos experimentales de Bora[13,14] y Cabaud[20] en 1976, quienes demostraron que no había diferencias entre las reparaciones por sutura epineural y perineural y que la acumulación de hilos de sutura en la zona del perineuro provoca una reacción a cuerpo extraño que crea un obstáculo suplementario a la regeneración nerviosa.

Las técnicas microquirúrgicas indujeron a los cirujanos a creer que podían disecar impunemente un nervio por disociación interfascicular para afrontar y suturar mejor los grupos fasciculares. Lundborg[48] demostró que la disección intraneural era agresiva, ya que desvasculariza el nervio y crea una esclerosis intensa.

Del mismo modo, la microcirugía ofrece la posibilidad de aislar los grupos fasciculares del abundante entorno conjuntivo. Millesi propuso entonces resecar algunos milímetros del epineuro para facilitar la reparación nerviosa. Nosotros no compartimos este abordaje técnico, por lo que intentamos preservar el epineuro, que es la estructura portadora de los vasos del nervio, y asegurar la estanqueidad de su cierre con el fin de evitar la colonización fibroblástica extrínseca.

En realidad, la técnica microquirúrgica ha contribuido, sobre todo, a preservar el nervio de su entorno y a minimizar el traumatismo quirúrgico. Es en este contexto que conviene no ser doctrinario y oponerse sin reservas a la sutura epineural y perineural. En realidad, ambas técnicas son frecuentemente complementarias, ya que, en función del traumatismo, es necesario asociar diferentes gestos para mejorar la coaptación fascicular sin crear desórdenes intraneurales mayores.

Las diferentes técnicas de sutura

Sutura epineural

El punto de sutura epineural toma apoyo sobre una estructura conjuntiva vascularizada resistente.

Con el objetivo de distender la zona de sutura, nosotros comenzamos por un punto posterior epineural realizado con Prolene® o Ethilon® 7/0. Este punto resulta muy práctico luego para realizar las suturas interfasciculares o perineurales.

La sutura axial epineural descrita por Laugier y retomada por Tsuge[81] nos parece más lógica porque se ancla a distancia de la zona de sutura y deforma menos la organización interna del nervio como lo demuestra la teoría de Saint-Venant[71]. Esta sutura, que se realiza con un bucle reabsorbible de PDS® 6/0, se ancla al epineuro y protege la zona de reparación de toda tensión. Finalizada la reparación nerviosa, es preferible asegurar la estanquidad epineural con un hilo Ethilon® 9/0 o 10/0, ya sea con puntos epineurales estrictos o bien con puntos epiperineurales (Figura 14.3).

Sutura interfascicular

La sutura interfascicular es el punto más atraumático. Propuesta por Michon[60], tiene el mérito de ubicarse entre el tejido conjuntivo epineural y de servir como verdadero hilo guía, para asegurar así, la orientación global de los grupos fasciculares. Para facilitar la introducción de la aguja entre los fascículos y evitar dañar el perineuro, coloreamos las superficies de sección nerviosa con azul de metileno. Este artificio técnico asegura una buena diferenciación visual entre la sustancia neural y la conjuntiva. Este tipo de sutura, combinada con la sutura epineural, es la que proporciona los mejores resultados en cuanto a las reparaciones de las lesiones netas de los nervios (Figura 14.4).

Sutura perineural, también denominada fascicular

En realidad, la reparación se efectúa a partir de grupos fasciculares aglutinados. Los puntos de sutura son realizados con hilos de 10/0 u 11/0 montados sobre agujas de cincuenta a setenta micras de diámetro.

La transfixión del perineuro es delicada, ya que esta envoltura es a la vez elástica y resistente. Una manipulación intempestiva del grupo fascicular va a lesionar, por un lado el perineuro y, por el otro, creará un efecto de "cuerno de caracol" o de "parachoques de vagón" perjudicial para la aproximación fascicular, a causa de la presión intraneural.

Para evitar tales inconvenientes, es muy útil realizar un contraapoyo con la pinza de microcirugía en el momento de pasar del hilo. El número de puntos de sutura por grupo fascicular deberá ser limitado. Si el afrontamiento es de calidad, un solo punto de sutura puede ser suficiente, gracias a la contención suplementaria suministrada por los puntos interfasciculares o epineurales.

La sutura perineural estricta no es deseable, ya que en lugar de suturar cinco o seis grupos fasciculares, el cirujano puede individualizar hasta quince o veinte fascículos difíciles de enfrentar. La intraneurodisección provoca entonces daños vasculares, a los que se le agrega una reacción inflamatoria inducida por la gran cantidad de puntos de sutura (Figura 14.5).

Sutura epiperineural

Bourrel[15] recomienda justificadamente este tipo de reparación. El punto de sutura con un hilo 9/0 o 10/0 carga primero el epineuro y, luego, el perineuro de los grupos fasciculares más periféricos. Esta técnica tiene el mérito de permitir una buena aproximación de los grupos fasciculares, que restaura a la vez la estanqueidad del epineuro. En 1981,

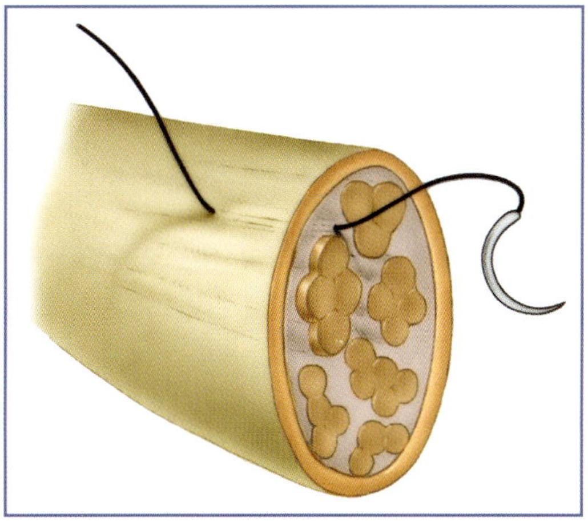

Figura 14.4 Sutura interfascicular o "hilo guía", que orienta globalmente el nervio y pasa por el tejido epineural entre los grupos fasciculares.

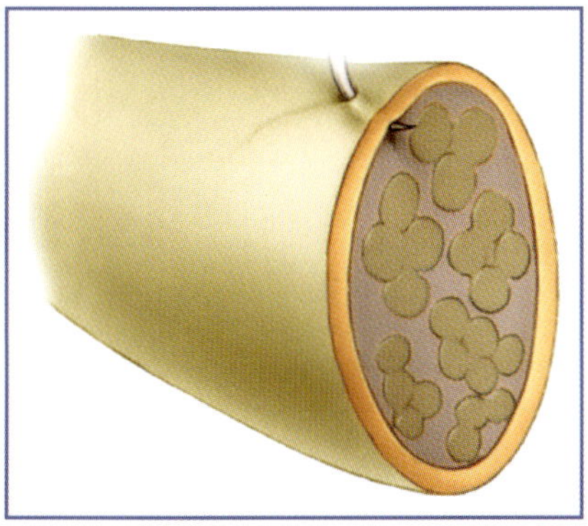

Figura 14.3 Sutura epineural.

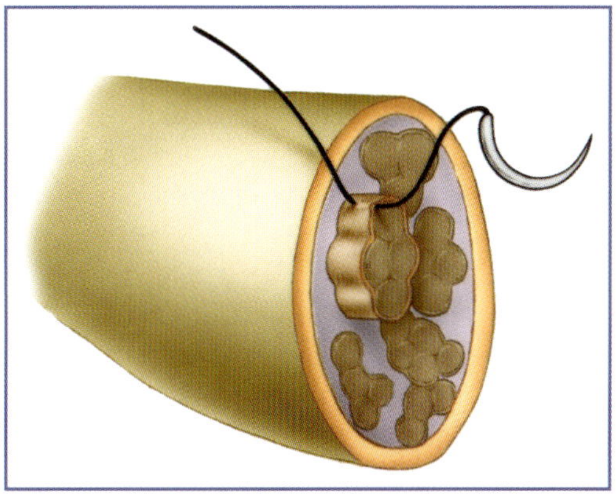

Figura 14.5 Sutura perineural o fascicular. Se trata de hecho de una sutura de un grupo de fascículos.

Bourrel[16] demostró a partir de una serie de 109 casos de heridas de los nervios de la mano, que la sutura epiperineural alcanzaba resultados muy buenos y buenos en el 64% de los casos, contra un 34% obtenido luego de una sutura epineural simple (Figura 14.6)

Resulta útil dominar bien estas diferentes técnicas de sutura y evitar los dogmatismos, ya que la naturaleza del traumatismo y de la lesión serán los que van a determinar la técnica de reparación a utilizar. Por lo tanto, no resulta raro encontrar heridas aparentemente netas, que luego de observadas al microscopio, se determine un desgarro (*strippage*) o una lesión fascicular que obligue a realizar una aproximación por sutura perineural pura. Esta misma técnica será utilizada para reparar las lesiones parciales.

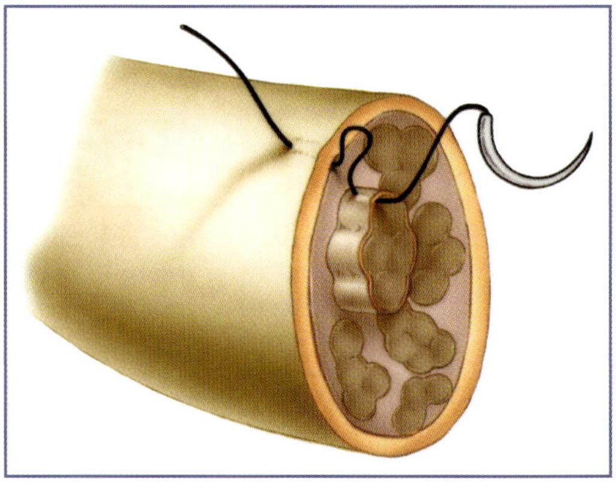

Figura 14.6 Sutura epiperineural. El hilo de sutura pasa del epineuro a la envoltura del grupo fascicular.

Técnica de De Medinaceli modificada para mejorar una reparación nerviosa

Para lograr un afrontamiento ideal de un nervio mixto (mediano, cubital y radial), De Medinaceli propone un método que reúne tres criterios indisociables: una mejora en el recorte nervioso, la protección química del nervio y el enfrentamiento de los extremos nerviosos sin tensión.

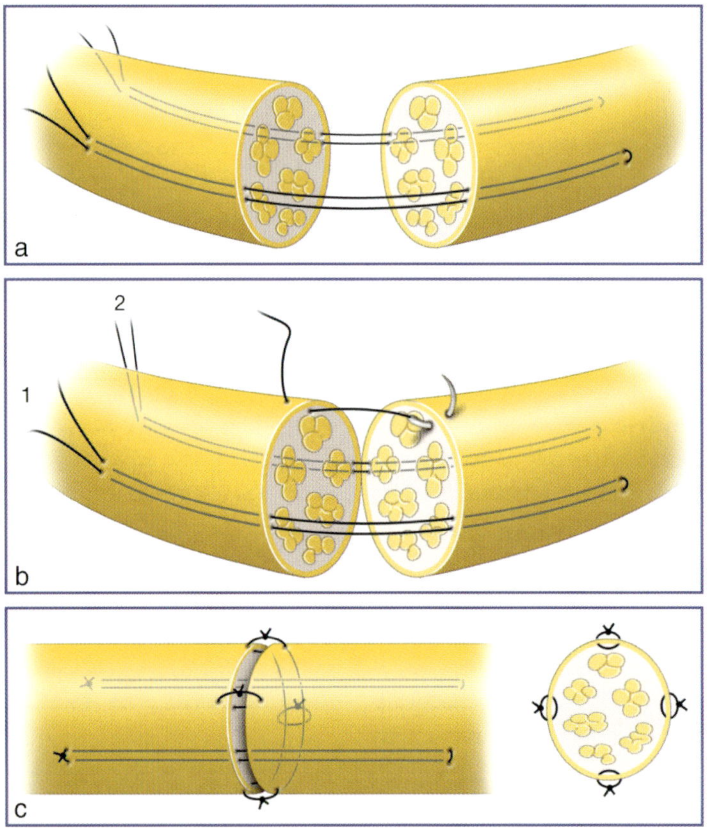

Figura 14.7 Sutura según la técnica de De Medinaceli modificada. **a** Se anclan dos hilos en bucle de Tsuge sobre el epineuro a una distancia del doble de la superficie de sección del nervio en hora 5 y 7 (1 y 2). **b** Los hilos 1 y 2 son anudados para obtener un buen afrontamiento de los dos extremos nerviosos. **c** Cuatro puntos epineurales con un hilo 9/0, aseguran la estanqueidad de la reparación nerviosa y evitan los problemas de rotación. Estos puntos pueden ser remplazados por una aplicación de Tissucol®.

Recorte nervioso

Las técnicas habituales de recorte nervioso alteran el nervio, porque si bien las envolturas epineural y perineural son sólidas, en cambio, el contenido es frágil y de consistencia gelatinosa. El recorte del nervio con microtijeras produce un aplastamiento y, en ocasiones, una elongación que, aunque limitados, son reales y capaces de inducir necrosis. Gosset[36], Michon[60], Meyer[58] prefirieron artificios que colocan al nervio en una envoltura de celofán o en un sistema de pinzas "guillotinas" para luego cortarlo con una hoja de afeitar. Incluso, estas técnicas no son perfectas, ya que dejan restos conjuntivos en la superficie de sección.

Los mejores recortes se obtienen congelando el nervio rápida y brevemente entre –2° y –5°. Pero para los "grandes nervios" es difícil de obtener una congelación homogénea sin alterar la estructura del mismo nervio. A la espera de técnicas más eficientes, nosotros preferimos el método de Meyer[58] que utiliza "abrazaderas" para nervios de diferentes diámetros y que, según el principio de la guillotina, permiten cortar el nervio mediante una hoja de afeitar.

Protección química del nervio

Para evitar las alteraciones celulares y la pérdida de electrolitos, el nervio es impregnado con la solución de Collins, que lucha contra la fuga de potasio. De Medinaceli[30] agrega la clorpromazina para proteger el nervio de una invasión de iones cálcicos (Tabla 14.1).

Enfrentamiento sin tensión

Si el recorte nervioso es neto y se logra preservar temporalmente su equilibrio químico, conviene realizar un afrontamiento ideal sin introducir material de sutura que alterará la estructura del mismo nervio y creará tensiones indeseables.

Apoyándose sobre el principio físico descrito por Saint Venant[71] en 1856, De Medinaceli demostró que una fuerza aplicada sobre la superficie de sección de un tubo plástico deforma solamente la estructura vecina de la zona puesta en tracción, en cambio, una tracción aplicada a distancia se repartirá uniformemente sobre la superficie de sección. Para garantizar un afrontamiento sin tensión y sin deformación de los extremos nerviosos, se fija a distancia un tutor en material reabsorbible (PDS®). Esta placa es fijada al epineuro mediante puntos de sutura situados a una distancia de dos veces el diámetro del nervio suturado.

La calidad de afrontamiento, la preservación de las cualidades físicas y químicas del nervio, la ausencia de tensión y de deformación de la superficie de sección nerviosa reducen el espacio muerto entre los extremos a menos de 20-50 micras frente a las 100-300 micras de una reparación convencional. Por cuestiones de patentes y de comercialización, estas placas reabsorbibles no están disponibles. Por lo tanto, nosotros hemos reemplazado estas placas y realizado una o dos suturas epineurales axiales con un hilo de sutura de Tsuge. Si la coaptación es de buena calidad, esta será estabilizada con 1 cm^3 o 2 cm^3 de Tissucol® o, para más seguridad, por algunos puntos epiperineurales realizados con un hilo de 9 o 10/0 (Figura 14.7). Esta técnica es particularmente dedicada a los grandes troncos nerviosos.

Tabla 14.1 Fórmula del líquido de irrigación "fisiológico" (Ringer-clorpromacina) por 20 mL

Clorhidrato de clorpromazina	7 mg
Cloruro de sodio	163 mg
Cloruro de potasio	6 mg
Agua destilada	20 mL

Sutura término-terminal en "V-Y"

En los traumatismos por aplastamiento o avulsión la reparación se torna difícil y con frecuencias es necesario recurrir a un injerto secundario. En cuanto a los nervios colaterales digitales, cuando uno de los dos nervios puede ser suturado y el otro presenta una pérdida de sustancia, es preferible anastomosar los dos extremos distales sobre el mismo nervio proximal (Figura 14.8).

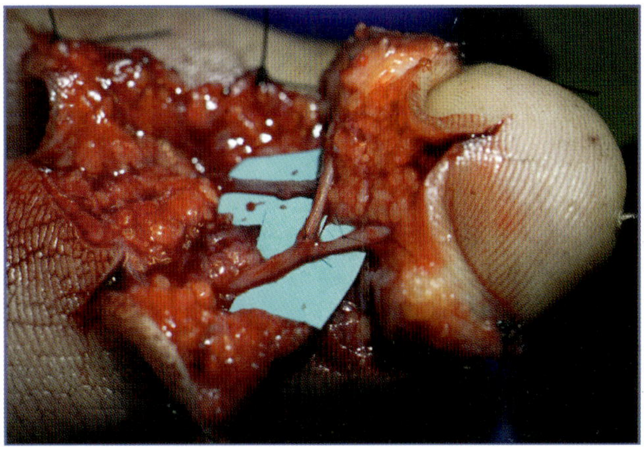

Figura 14.8 Sutura término-terminal en "V-Y". Reimplante muy distal de F3 con un puente de la arteria digital cubital, anastomosis de los dos nervios colaterales distales sobre el nervio colateral radial.

Sutura término-lateral

En 1992, Viterbo[84] revalorizó la técnica de sutura término-lateral descrita en el siglo XIX. Esta técnica está especialmente dedicada a las lesiones irreparables de los nervios mediano y cubital, al tratamiento de neuromas dolorosos, a las lesiones del plexo braquial y a las lesiones de los nervios digitales [4 bis]. Bajo visión microscópica, se recorta el nervio receptor en zona sana y después de una simple epineurotomía del nervio efector, se realiza una sutura epineural con un hilo 9/0 o 10/0 (Figura 14.9)[7]. Se supone que la regeneración colateral (*collateral sprouting*) provee resultados siempre que la continuidad de los grupos fasciculares haya sido preservada. Voche y Quattara[85] reportaron en el 2005 una serie de nueve pacientes a los que se les realizó una sutura término-lateral en los nervios digitales. Con un seguimiento promedio de diecisiete meses, obtuvieron una discriminación estática de dos puntos de 8,7 mm en promedio. Si bien esta técnica puede resultar útil para reparar los nervios digitales, en cambio, puede producir resultados imprevisibles cuando se la utiliza para reparar los grandes troncos (nervios mixtos).

Neurotubos

En 1982, Chiu[24], mediante la utilización de un injerto venoso para tratar las pérdidas de sustancia nerviosa de algunos milímetros, obtuvo resultados funcionales satisfactorios. En 1990, precisó que los resultados eran útiles para las pérdidas de sustancia de menos de 3 cm en los nervios cutáneos sensitivos[25], pero estos resultados permanecían siempre inferiores a los obtenidos por sutura directa sin tensión. Smahel y Jentsch[72] propusieron interponer un segmento nervioso en el interior del injerto venoso, con el objetivo de evitar el colapso del injerto venoso y de estimular la regeneración nerviosa. Tang[75], para las pérdidas de sustancia nerviosa de los nervios colaterales de 5 mm a 5,8 cm, describió una técnica en la que utiliza injertos venosos únicamente o asociados a un segmento nervioso suplementario, con la que obtuvo resultados funcionales satisfactorios. Estas observaciones fueron completadas por otras series que incluyeron nervios de mayor calibre (nervio mediano, nervio cubital y nervio radial). Estos resultados fueron confirmados por Calcagnetto y Braga-Silva[21], quienes no encontraron diferencias significativas en el plano funcional entre esta técnica y el injerto nervioso convencional para las pérdidas de sustancia nerviosa de los nervios colaterales de aproximadamente 15 mm. Sin embargo, Khouri[41] destaca el efecto nefasto de la presencia de fibroblastos y los resultados potencialmente reducidos por la fibrosis, cuando se utilizan injertos venosos. Particularmente, nosotros abandonamos rápidamente esta técnica, ya que en el adulto, el espesor del injerto venoso provoca reacciones fibrosas intraluminales y extraluminales perjudiciales para la regeneración nerviosa. En 1985, junto a Restrepo[69] demostramos que un tubo perineural vacío de sustancia era un buen soporte para favorecer la regeneración sobre longitudes de 15 mm.

En 1988, Mackinnon y Dellon[28,52] publicaron resultados buenos y excelentes en materia de recuperación sensitiva, en casos de pérdida de sustancia nerviosa inferior a 3 cm, en los nervios colaterales digitales, utilizando tubos

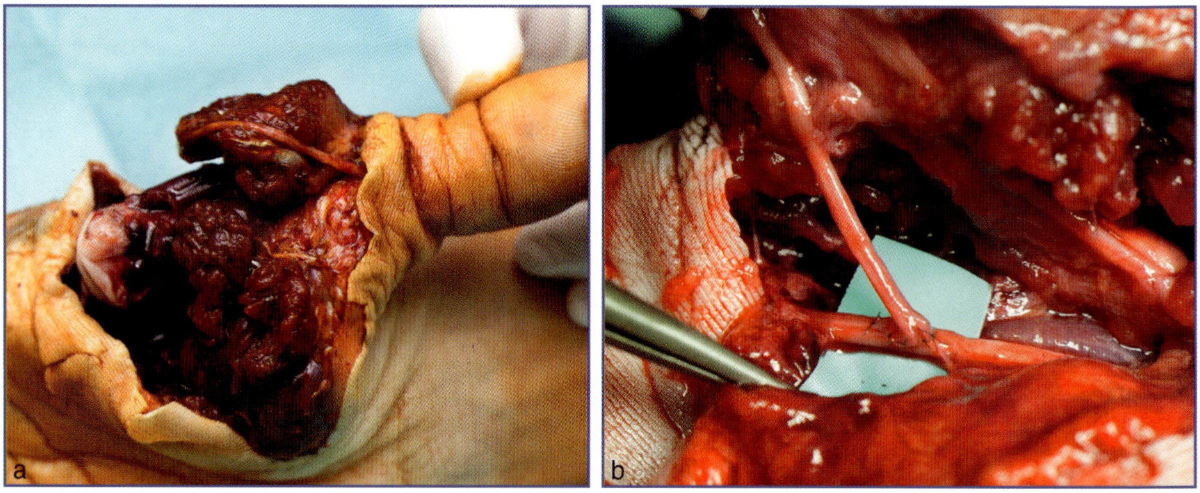

Figura 14.9 a Explosión de la eminencia tenar por un petardo. **b** El nervio colateral cubital del pulgar fue suturado en término-lateral sobre el nervio colateral radial del índice.

reabsorbibles de ácido poliglicólico. Berger[9] confirma estos resultados y recomienda el empleo de estos tubos para los nervios sensitivos únicamente, ya que los resultados son menos favorables en los nervios mixtos (Figura 14.10).

Otros materiales, como la silicona, fue utilizada por Lundborg[49,50,51] con resultados similares en los primates. Particularmente, con el uso de la silicona, nosotros hemos observado reacciones fibrosas peritubulares y endotubulares que entorpecen la regeneración nerviosa[56].

Taras[76,77] publicó resultados interesantes con respecto a la utilización de un tubo de colágeno de tipo 1 de origen bovino purificado, semipermeable, para una pérdida de sustancia promedio de 12 mm en los nervios digitales. En el 59% de los pacientes, obtuvo una discriminación de dos puntos inferior a 6 mm (S4)[78]. Actualmente, es una de las mejores estadísticas publicadas. La media de otras series publicadas para las pérdidas de sustancia de 9 mm a 20 mm que alcanzan una valoración S4 es del 24% al 44% de los operados[19,46,47,80,86]. Hubo una especie de fascinación del cirujano hacia este concepto de neurotubos. Recordemos que, para que el axón pueda progresar, necesita de la membrana basal de las células de Schwann y de los factores de crecimiento (NGF: *Nerv Growth Factor*). Esta tecnología progresará probablemente por el agregado, dentro de los neurotubos, de nanofibras de péptidos que tendrán un rol de membrana basal, de células de Schwann autólogas y de factores de crecimiento nervioso, como lo hiciera de manera experimental el equipo de Lim y Ramakrishna[66]. Nuestros resultados a largo plazo con la utilización de los neurotubos no han sido convincentes, ya que una mitad obtuvo una recuperación sensitiva de protección, a menudo acompañada de una hiperpatía, y la otra mitad obtuvo resultados pobres o nulos. En este contexto, nosotros preferimos realizar un autoinjerto.

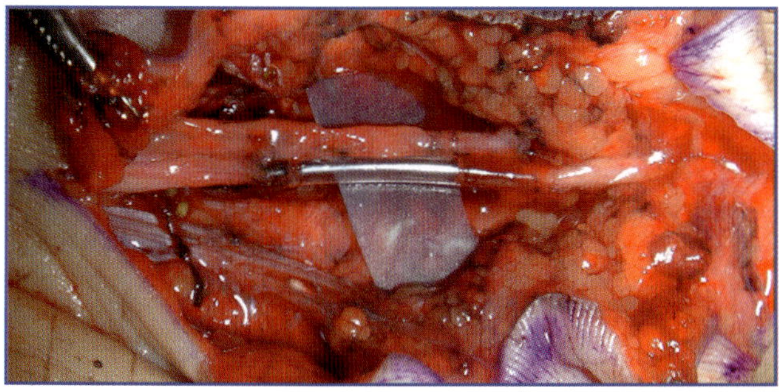

Figura 14.10 Neurotubo en ácido poliláctico que repara un nervio colateral digital.

Autoinjerto

Es conveniente separar el tratamiento con un autoinjerto de una pérdida de sustancia de los nervios digitales de la de los grandes troncos nerviosos.

La pérdida de sustancia es la consecuencia de un traumatismo por avulsión o por aplastamiento. Realizar un injerto autólogo en la urgencia implica que su revascularización se efectúa gracias a un lecho tisular de calidad que se beneficia de la reparación de los ejes vasculares principales, de un desbridamiento lo más completo posible con el fin de evitar la necrosis, que es origen de sepsis. Este es el gran momento de determinar el nivel de la lesión del eje nervioso y de asegurar su resección en zona sana. Dejando de lado las avulsiones de los nervios digitales encontradas en los "dedos de anillo" (*ring-fingers*), el recorte del nervio en una zona no afectada a menudo es factible. Para la realización de un autoinjerto en un nervio digital se puede recurrir al nervio interóseo posterior (NIOP), o al interóseo anterior, al nervio cutáneo lateral del antebrazo, al nervio braquial cutáneo medial o a un nervio digital proveniente de un dedo banco (Figura 14.11) (*v.* Capítulo 17).

Para evitar el problema de la morbilidad de los sitios donantes, es interesante observar los resultados a largo plazo obtenidos por los aloinjertos descelularizados sobre grandes series homogéneas. Nosotros hemos abandonado la utilización de los neurotubos a causa de la mediocridad de los resultados. Chevrolier y cols[23], sobre una serie homogénea de dieciséis casos (edad media de 39 años), demostraron que para un injerto de una longitud promedio de 38 mm, el 56% de los pacientes obtuvo un resultado de S3+ y S4.

En cambio, en los grandes troncos nerviosos, nosotros tuvimos más dificultad para evaluar la extensión de las lesiones neurales y con mucha frecuencia las subevaluamos. Por otro lado, la realización de un injerto fascicular de un gran tronco nervioso en la urgencia, en medio de una reparación tendinosa, está en contradicción con los protocolos de movilización precoz protegida. En la urgencia, conviene fijar los extremos nerviosos a los tejidos circundantes para evitar su retracción y realizar secundariamente, en los dos o tres meses posteriores, un injerto fascicular según la técnica de Narakas*. La fijación de los extremos puede realizarse también por medio de un neurotubo, que será remplazado luego por un injerto fascicular.

Aloinjerto

Tratar las pérdidas de sustancia nerviosa con un aloinjerto sin utilizar medicamentos inmunosupresores es un formidable desafío que comenzó en 1855, llevado a cabo por Albert[1], quien realizó los primeros casos clínicos con resultados mediocres. La aparición de los inmunosupresores nos condujo, junto a Ch. Bour en 1980, a experimentar en perros

* Michel Merle, Gilles Dautel La main traumatique. Tome 2. Chirurgie secondaire, le poignet traumatique. Ed. Masson. Capítulo 7.

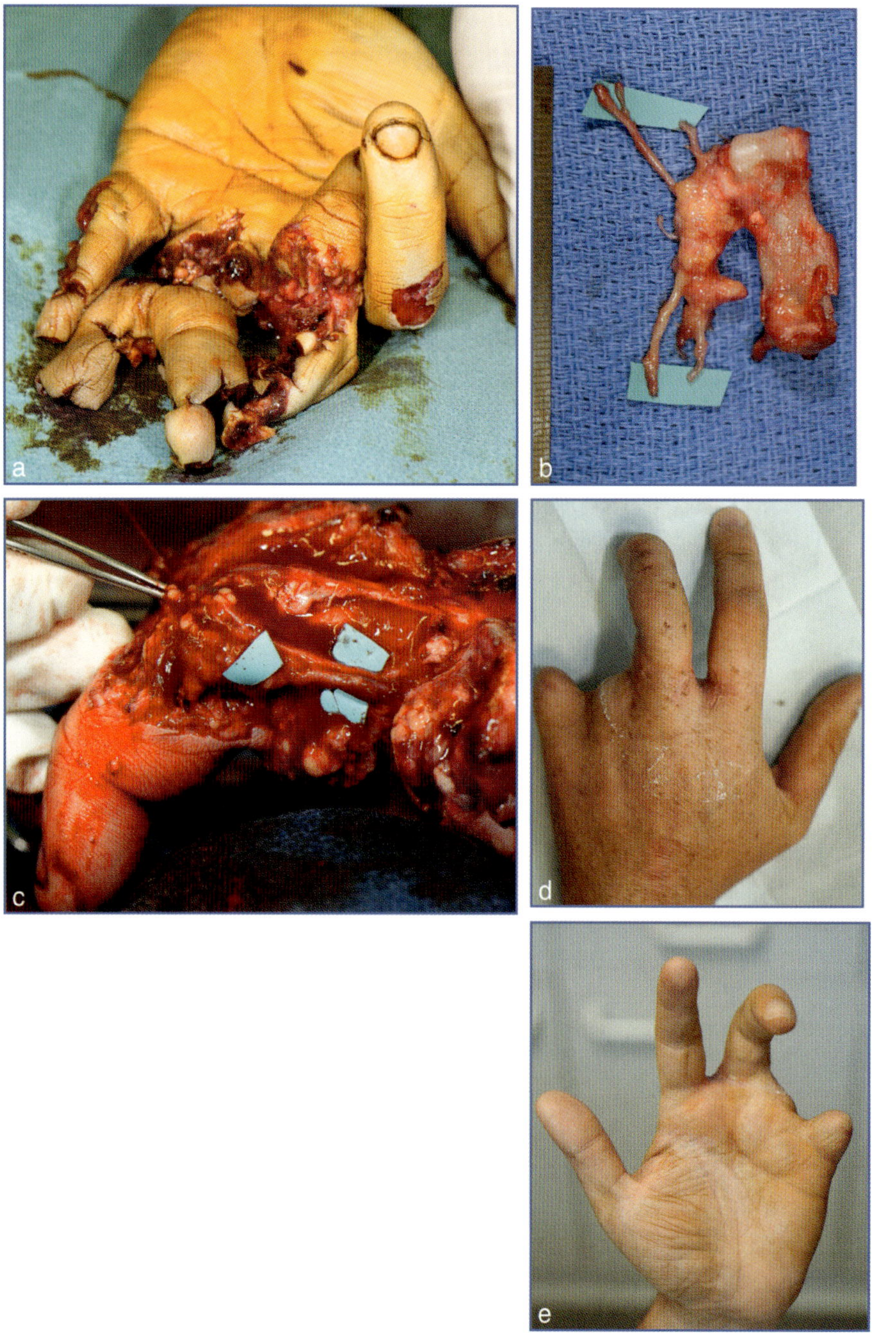

Figura 14.11 Injerto vascularizado del nervio colateral cubital de D3 proveniente del dedo banco D4. **a** Amputación por sierra circular. **b** Un injerto compuesto de hueso, arteria y nervio es tomado a partir de D4. **c** El injerto óseo reconstruye F1, el complejo arteria y nervio revasculariza y resensibiliza D3. **d** y **e** Resultado a las ocho semanas.

la transferencia de un aloinjerto de plexo braquial. Esto resultó un fracaso, porque luego de la regeneración nerviosa, al suspender la terapia inmunosupresora, el injerto degeneró. Fue Mackinnon y su equipo[53] quienes realizaron un tratamiento previo a los aloinjertos y colocaron al paciente bajo tratamiento con ciclosporina A o tacrolimus y prednisona durante la regeneración nerviosa. Los resultados funcionales sensitivo-motores fueron poco convincentes y, además, fue éticamente criticable la utilización prolongada de inmunosupresores para una cirugía puramente funcional. El verdadero avance se logra con la descelularización de los aloinjertos, mientras se conservan las estructuras extracelulares (EMC: *Extracellular Matrix*) y la arquitectura general del conducto nervioso. Esto pudo lograrse gracias a los procesos de irradiación, de congelación-descongelación y de detersión. En la actualidad, solo los aloinjertos de AxoGen recibieron la certificación de la Food and Drug Administration (FDA) de los Estados Unidos. El estudio multicéntrico realizado en los Estados Unidos desde 2007 es alentador, ya que 71 aloinjertos realizados en 56 pacientes para una pérdida de sustancia promedio de 23 mm lograron un nivel de S3 y/o M4 en el 86% de los casos. Esta tasa alcanza hasta un 89% en lo que concierne a la recuperación luego de un injerto nervioso digital, un 75% para el nervio mediano y un 67% para el nervio cubital[17,26,79]. Este estudio multicéntrico demuestra que los aloinjertos AxoGen proporcionan resultados equivalentes e, incluso, superiores a los autoinjertos. Solo un estudio prospectivo homogéneo validará este procedimiento (Figura 14.12).

Los adyuvantes peroperatorios en la reparación nerviosa

El manguito o enfundado venoso

Raimbeau y su equipo[2] fueron los que promovieron la técnica del enfundado venoso de las suturas microquirúrgicas de los nervios digitales. La técnica es sencilla y de rápida ejecución. Se extrae una vena de unos 15 mm a 20 mm de longitud por una pequeña incisión en la parte posterior de la mano. Bajo el microscopio, se introduce la vena "en calcetín" sobre uno de los extremos del nervio. La sutura se lleva a cabo por tres puntos de sutura epiperineural con hilo 9/0 o 10/0. Este manguito se desliza entonces sobre la sutura sin ser fijado (Figura 14.13).

En una serie de 53 casos de enfundados venosos realizados en 48 pacientes, con una edad promedio de cuarenta años, y evaluados con un seguimiento de 25,7 meses, Raimbeau y cols[67]. pudieron observar que ninguno de los pacientes presentaron un neuroma doloroso ni tampoco una exclusión funcional del dedo reparado. La prueba de discriminación

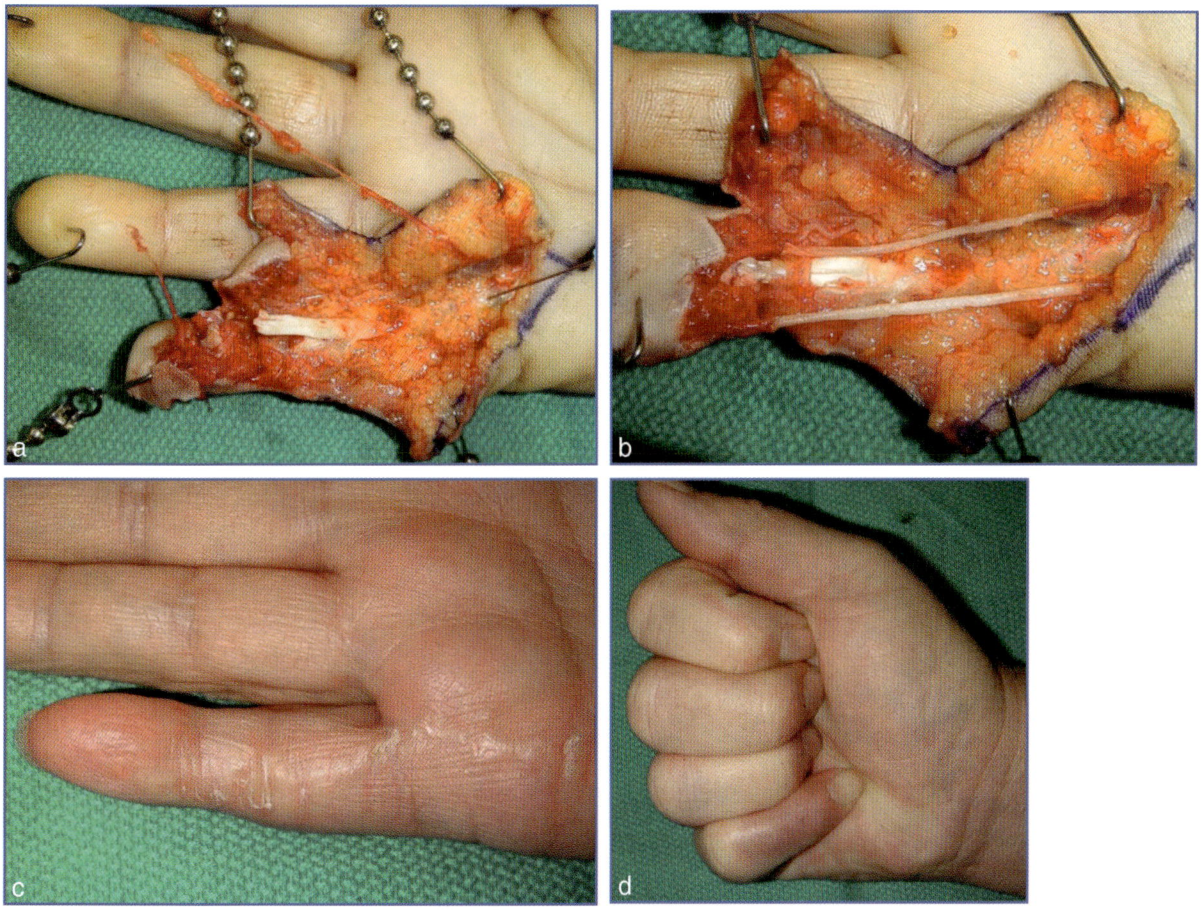

Figura 14.12 Aloinjerto de los nervios colaterales digitales en el quinto dedo (Axogen®). **a** Traumatismo con avulsión de los nervios colaterales y del flexor profundo. **b** Aloinjerto de 5 cm. **c** y **d** Resultado a los ocho meses (caso clínico: G. Bunke, San Francisco. Estados Unidos).

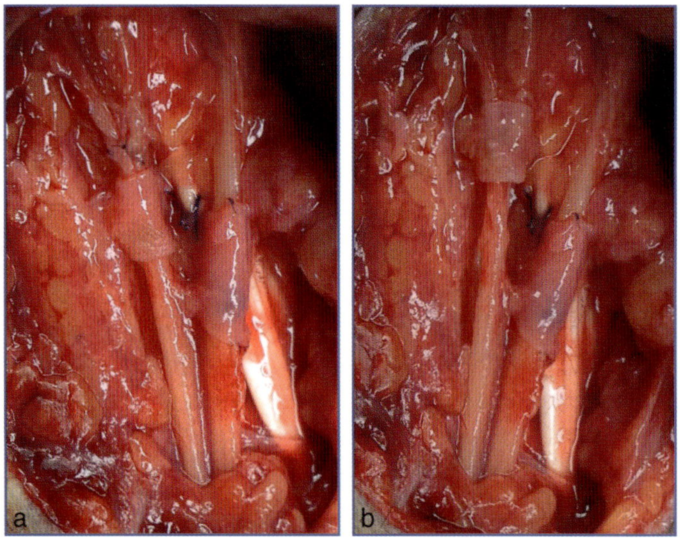

Figura 14.13 Sutura de las ramas de división del nervio radial en la muñeca. **a** Los manguitos venosos son introducidos en "dedo de guante" sobre los dos extremos proximales del nervio antes de suturarlo. **b** Los manguitos son enseguida deslizados frente a las suturas.

estática de dos puntos fue en promedio de 10,3 mm. La tasa de satisfacción de los pacientes operados fue del 96%. Si bien el enfundado venoso no mejora la calidad de la regeneración nerviosa y no reduce la sensibilidad al frío, en cambio, asegura la indolencia por la ausencia de neuroma doloroso. Por otra parte, este manguito venoso mantiene un plano de deslizamiento entre la endovena y el epineuro, factor importante que explica la ausencia del neuroma doloroso. Las ventajas de esta técnica son importantes, ya que, comparado con un neurotubo sintético, el costo es cero. Además, la vena se encuentra disponible dentro del campo quirúrgico y puede elegirse el diámetro apropiado. La biocompatibilidad es perfecta y las secuelas estéticas del sitio donante son insignificantes.

Los colgajos grasos

En los traumatismos extensos y complejos de la muñeca, es útil separar las reparaciones nerviosas de las tendinosas. Por un lado, se deben hacer esfuerzos para aplicar un protocolo de movilización precoz de los tendones flexores y, por otro lado, se debe favorecer el deslizamiento de los nervios próximos a las articulaciones. El cirujano podrá utilizar colgajos locales pediculados (colgajo radial antebraquial, colgajo interóseo posterior, colgajo cubitodorsal) para cubrir el nervio con un manto celulograso. A veces, cuando el pronador cuadrado está intacto, puede ser pediculado para separar y proteger los diferentes planos tisulares*.

Los biomateriales

La experiencia con biomateriales reabsorbibles tales como la celulosa hiperoxidada (Divide DePuy-Mitek®) para favorecer el deslizamiento de los tendones nos convenció de utilizarla en las reparaciones nerviosas efectuadas en la urgencia[57]. Esta lámina se enrolla alrededor de la reparación nerviosa sin ser fijada.

Cuidados posoperatorios

Nosotros tenemos por principio reparar en la urgencia cualquier lesión tisular con técnicas que sean compatibles con una movilización precoz. Este principio es aplicado frecuentemente a la estabilización de fracturas, a las suturas tendinosas, a las anastomosis vasculares y a la cobertura de pérdidas de sustancia cutánea por medio de un colgajo. En cambio, no podemos someter a todas las lesiones nerviosas a una movilización precoz, ya que si el nervio es sometido a una tensión, se corre el riesgo de provocar su desunión. Con seguridad, se puede considerar que la zona de reparación es mecánicamente sólida después del octavo día posoperatorio, pero las tensiones aplicadas al nervio son perjudiciales a la regeneración nerviosa. En el marco del tratamiento de las heridas complejas de la mano, las lesiones nerviosas deben alentar a retrasar la movilización precoz.

---

* Michel Merle, Gilles Dautel La main traumatique. Tome 3. Chirurgie secondaire, le poignet traumatique. Ed. Masson. Capítulo 13.

Inmovilización posoperatoria de las lesiones mediocubitales en la muñeca

Si la lesión nerviosa se presenta de forma aislada y no conlleva ninguna lesión tendinosa asociada, la muñeca es inmovilizada en posición neutra por un período de tres semanas, lo que permite al mismo tiempo la movilización activa de los dedos.

En cambio, si la lesión nerviosa está asociada a lesiones tendinosas (flexor radial del carpo[FCR], flexor ulnar del carpo[FCU]) la inmovilización posoperatoria exige la confección de una ortesis dorsal que fija la muñeca en flexión de 30° por un período de cuatro a cinco semanas (Figura 14.14). Por otro lado, una lesión de los tendones flexores de los dedos exige la colocación de una ortesis dorsal a 30° de flexión de muñeca y a 45° de flexión de las metacarpofalángicas.

Al comienzo de nuestra experiencia, nosotros utilizábamos en el posoperatorio inmediato, la técnica de movilización activa o pasiva protegida según los protocolos de Kleinert y Strickland o de Duran (*v.* Capítulo 10). En la actualidad, hemos retrocedido sobre esta actitud terapéutica y retardamos el comienzo de las técnicas de movilización protegida entre diez y quince días, con el fin de dejar pasar la tormenta fibroblástica peritendinosa y obtener la cicatrización del epineuro. Al término de la inmovilización de la muñeca en flexión, es importante que gradualmente se recupere la posición neutra y, luego, la extensión, ya que durante el período de tres a cuatro semanas que dura la inmovilización, el nervio se fija inevitablemente al lecho tisular por el proceso de cicatrización. Si se conceden rápidamente a la muñeca todas sus posibilidades de movilización, estaremos creando importantes tensiones en el nervio que serán perjudiciales para su regeneración.

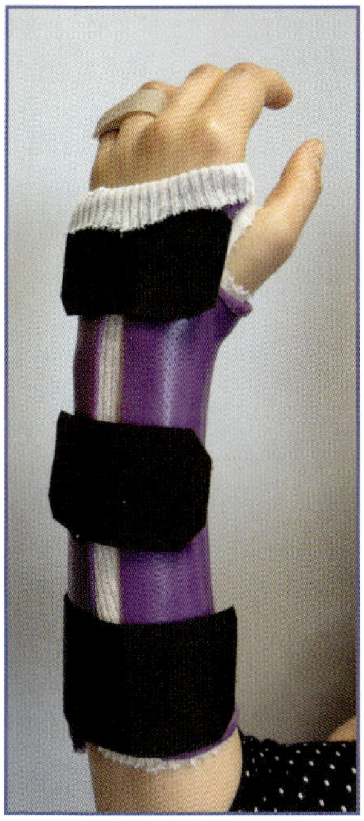

Figura 14.14 Ortesis estática antebraqui-metacarpiana palmar luego de una sutura del nervio cubital en la muñeca.

Luego de la reparación de una herida compleja, el paciente y su kinesioterapeuta deben movilizar la muñeca con mucha prudencia durante las cinco a seis semanas posteriores a la retirada de la férula. Solo así se podrán restablecer los espacios de deslizamiento entre los nervios y los tejidos circundantes, sin perjudicar de forma permanente la regeneración nerviosa.

Después de la reparación cubital y para prevenir o disminuir el desarrollo de una garra cubital, es importante colocarle al paciente una ortesis antigarra cubital de tipo Zancolli (Figura 14.15) durante el período de la regeneración nerviosa.

Inmovilización posoperatoria de las lesiones de los nervios digitales en la palma de la mano

En la palma de la mano, los nervios interdigitales no se encuentran sometidos a tensiones inoportunas cuando la muñeca es inmovilizada en extensión. En cambio, la movilización en extensión de las articulaciones metacarpofalángicas está proscripta. Así, cualquier herida de los nervios interdigitales será protegida durante las primeras dos semanas posoperatorias por una ortesis dorsal que fija estas articulaciones a 45° de flexión (Figura 14.16).

Inmovilización de las reparaciones nerviosas luego de los reimplantes digitales

La doble lesión tendinosa (flexor y extensor) prohíbe la movilización activa durante las primeras cuatro semanas posoperatorias. Sin embargo, teniendo en cuenta el acortamiento óseo efectuado durante el reimplante, la tensión ejercida sobre los nervios colaterales reparados es moderada, lo que puede autorizar una movilización pasiva limitada de las MF y de las IF luego del decimoquinto día del posoperatorio.

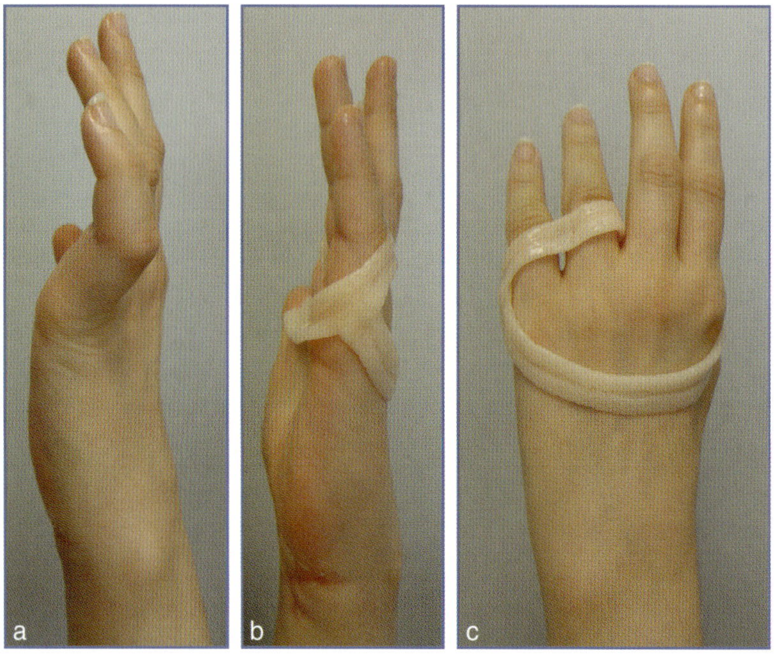

Figura 14.15. a Deformación en garra por parálisis cubital. **b** y **c** Durante la regeneración nerviosa, la garra es reducida con la utilización de una ortesis estática restrictiva "de Zancoli".

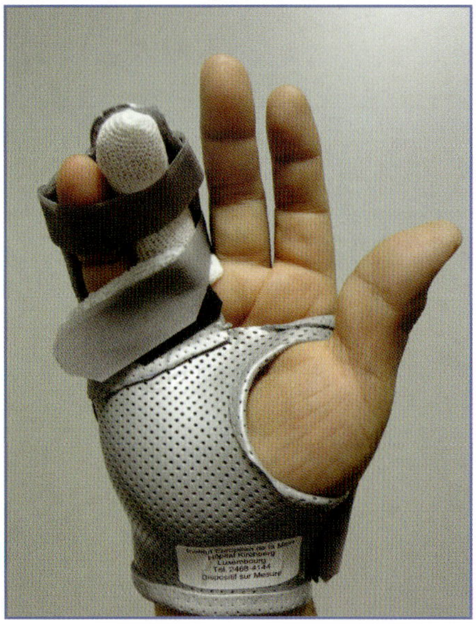

Figura 14.16 Ortesis carpo-digital dorsal restrictiva que flexiona las MF a 45°, pero compatible con una flexión MF e IF.

Elección de la técnica quirúrgica en función del tipo y el nivel de la lesión

La actitud terapéutica se modifica en función de la naturaleza neta o contusa de las lesiones. El primer caso, se resuelve sin lugar a dudas con la reparación primaria por sutura microquirúrgica, preferentemente con la técnica de De Medinaceli modificada; en cambio, las heridas contusas son más delicadas para tratar, ya que en la urgencia es difícil y azaroso evaluar la extensión de las lesiones, las que son muy frecuentemente subestimadas. Pero si no es posible reparar estas lesiones en la urgencia, entonces será necesario restaurar la orientación general del nervio y de reparar las lesiones asociadas, en particular, las vasculares. En cambio, cuando la contusión es limitada y, luego del recorte, la pérdida de sustancia es moderada, convendría elegir entre una sutura directa con un mínimo de tensión y un injerto fascicular.

Lesión de los troncos principales

Sección total del nervio cubital en la muñeca

La sección del nervio cubital en la muñeca se asocia en un 80% de los casos a una sección del cubital anterior (*flexor carpi ulnaris*) y de la arteria cubital.

Aquí, la organización fascicular está bien individualizada en dos grupos, uno destinado a los músculos intrínsecos y el otro, a la sensibilidad del cuarto y quinto dedos.

La reparación se realiza mediante la técnica convencional interfascicular y epineural o según los principios de De Medinaceli. En caso de tensión o de pequeñas pérdidas de sustancia (1,5 cm), una disección extensa y no desvascularizante hacia proximal permite igualmente una sutura primaria.

La reparación de la arteria cubital se realiza sistemáticamente. Si bien al comienzo de nuestra experiencia nosotros dudábamos en reparar el tendón del cubital anterior, porque se superpone a la sutura nerviosa y porque puede inducir a una esclerosis perineural; ahora lo suturamos sistemáticamente, ya que hemos observado una alteración en la estabilidad de la muñeca y un déficit de inclinación cubital que altera la fuerza de cierre de la mano (30% según Brand). Al final, nosotros protegemos la reparación nerviosa con una lámina de Divide® con el fin de separarla de la reparación tendinosa[57].

En el posoperatorio, para proteger estas diferentes reparaciones, la muñeca se fija en ligera flexión e inclinación cubital por un período de cuatro semanas.

Sección total y neta del nervio mediano en la muñeca

En la muñeca, la sección del nervio mediano es casi siempre neta y total, y se asocia normalmente a la lesión de los flexores de la muñeca y de los dedos (Figura 14.17). Su reparación se realiza en las mismas condiciones que las enunciadas para las lesiones del nervio cubital (Figura 14.19), asimismo es necesario proteger la reparación nerviosa y determinar la técnica de movilización de las cadenas digitales, como así también el momento de su realización.

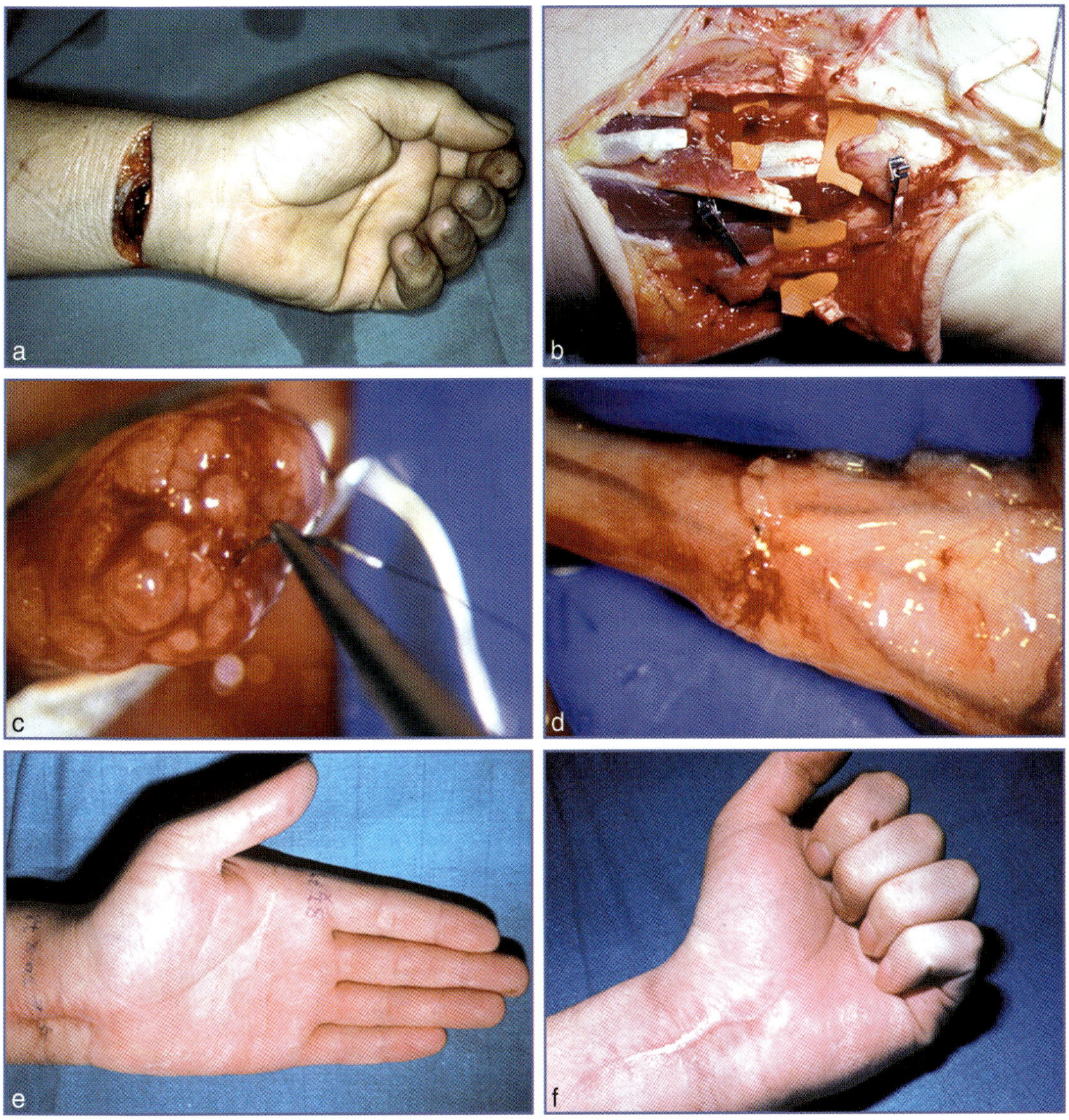

Figura 14.17 Herida neta en la muñeca. **a** y **b** Sección del nervio mediano, de los flexores de la muñeca, de los flexores superficiales del índice, del mayor y el profundo del índice. **c** La sutura comienza por los puntos interfasciculares (hilos guías). **d** Esta concluye con puntos epiperineurales que aseguran la estanqueidad epineural. **e** y **f** Resultado funcional al septuagésimo día posoperatorio. El signo de Tinel está en la base del índice.

La muñeca es inmovilizada a 30° de flexión por cuatro semanas y la movilización protegida según la técnica de Strickland, Kleinert o Duran comienza entre el día diez y el quince del posoperatorio, en función de la cicatrización cutánea. En cambio, si el nervio mediano es el único lesionado, la muñeca será inmovilizada a 20° de flexión por cuatro semanas, y se permitirá la flexión activa de los dedos.

Siempre que la lesión del nervio mediano se encuentre en la vecindad del canal carpiano, se procederá sistemáticamente a la apertura del ligamento anular del carpo, ya que luego de producirse la degeneración waleriana, el nervio queda desprovisto de axones y el frente de regeneración nerviosa puede quedar bloqueado a la entrada del canal carpiano, debido a que las reacciones edematosas o un hematoma provocarán la retracción del ligamento anular.

Lesiones parciales de los grandes troncos nerviosos

Las lesiones parciales de los nervios mediano y cubital deben ser diagnosticadas en la urgencia mediante un examen clínico preciso, pero, sobre todo, es durante la exploración quirúrgica donde se realiza la evaluación exacta de las lesiones. Es necesario dar vuelta el epineuro, que, generalmente, se encuentra hemorrágico, como un "dedo de guante" para visualizar los grupos fasciculares lesionados. Es durante la intervención en la urgencia que la reparación de las heridas parciales resulta más fácil y donde se obtienen los mejores resultados, ya que la concordancia de los grupos fasciculares es evidente. La sutura se realiza con un hilo 10/0, mediante uno o dos puntos perineurales (Figuras 14.18 y 14.19).

La inmovilización posoperatoria de la muñeca se limita a unos quince días, ya que los grupos fasciculares indemnes resultan la mejor protección de las suturas fasciculares contra las tensiones excesivas.

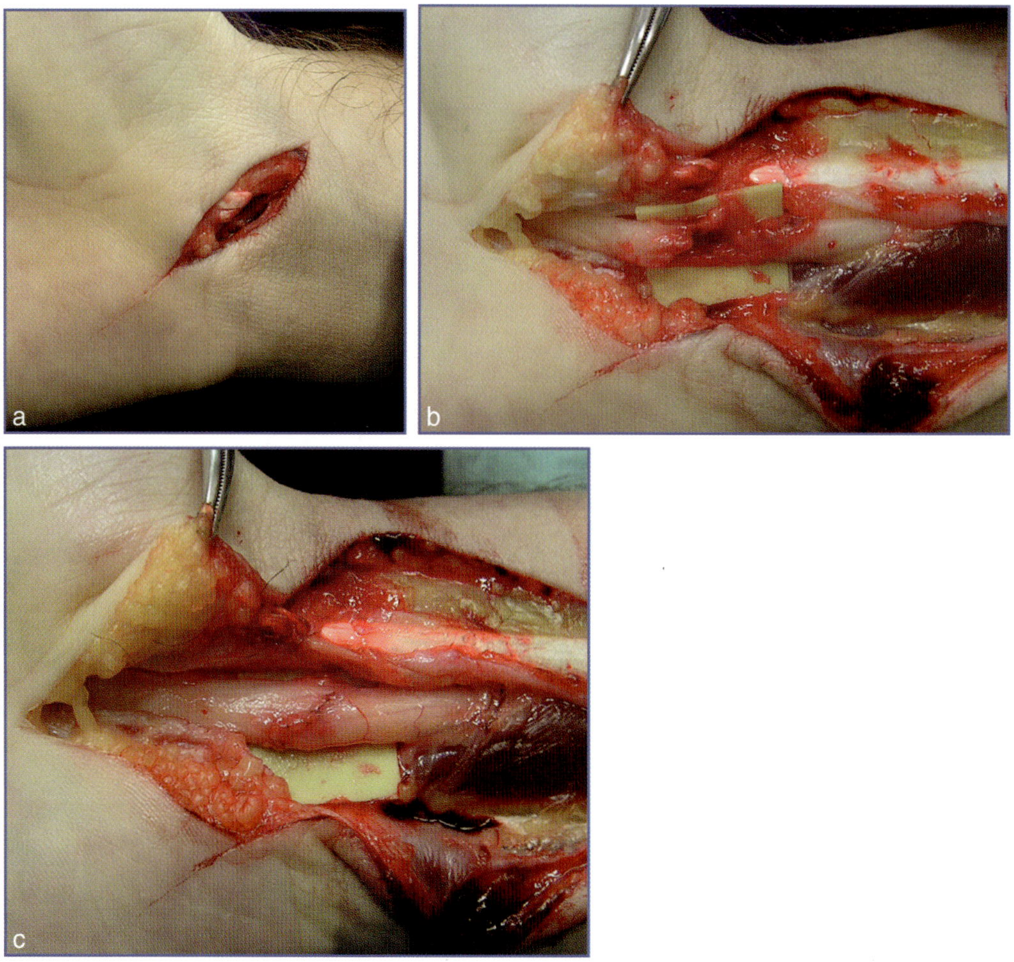

Figura 14.18. a Herida subtotal del nervio mediano por un trinchete (*cutter*). **b** El palmar menor es el único tendón lesionado y no será reparado. La herida es oblicua y neta. **c** La reparación nerviosa es realizada mediante una combinación de puntos perineurales y epiperineurales con el fin de asegurar una buena estanqueidad perineural.

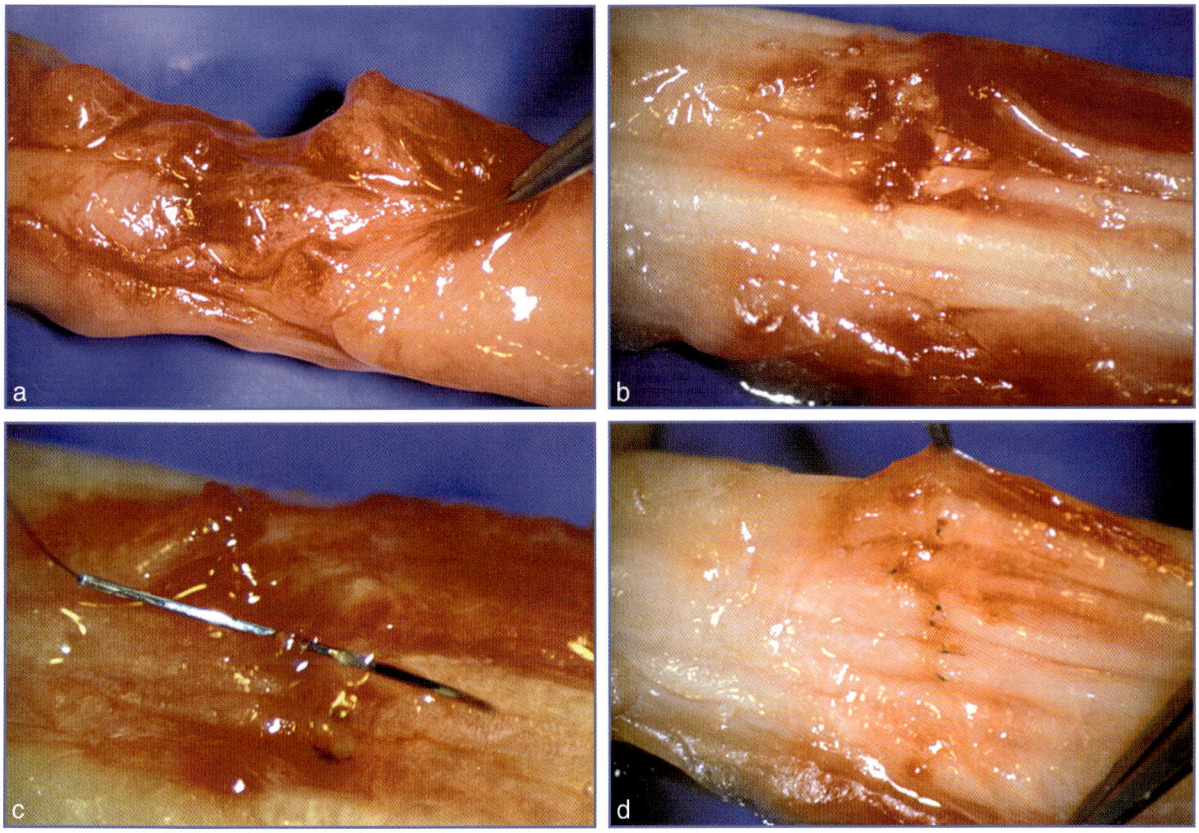

Figura 14.19 Herida parcial del nervio cubital. **a** El hematoma subepineural enmascara la lesión. **b** Una vez que el epineuro es dado vuelta como "en dedo de guante", las lesiones fasciculares son evidentes. **c** Cada grupo fascicular es suturado por uno o dos puntos de monofilamento 10/0. **d** Aspecto final de la reparación fascicular.

Heridas contusas y avulsiones

Es uno de los problemas más difíciles de resolver en el marco de la urgencia, ya que no se disponen medios objetivos simples para evaluar con precisión el grado de la lesión luego de producirse una contusión, elongación o una avulsión.

En el nervio cubital, si la contusión es limitada, es posible realizar una resección compatible con una sutura directa de 10 mm a 15 mm, pero casi nunca más de 5 mm en el nervio mediano. El recorte de los extremos nerviosos se realiza con la ayuda del sistema de "guillotina" de Meyer[58] (Figura 14.20). Si después del recorte, la pérdida de sustancia es muy importante, se recomienda la realización de un injerto fascicular. Este estará justificado en la urgencia solo si el nivel de la lesión es perfectamente identificado. Si no es el caso, es preferible fijar los extremos nerviosos *in situ* y realizar un injerto secundario. La muñeca será entonces inmovilizada por cuatro semanas en posición neutra.

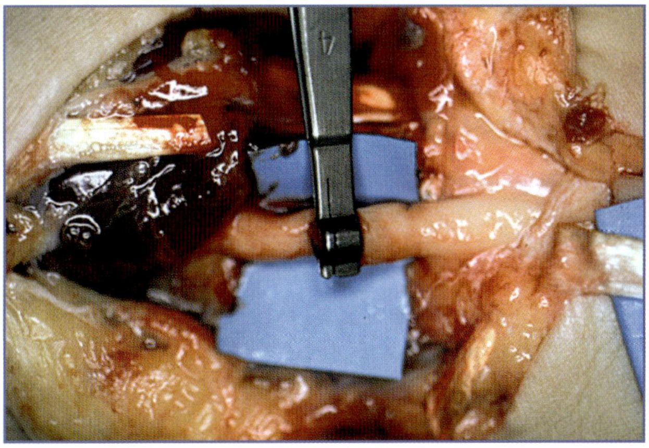

Figura 14.20 Recorte del extremo proximal del nervio mediano con el sistema "guillotina" de V. Meyer.

Si la contusión es extensa, deberá realizarse en forma secundaria una sutura o, si no, como ocurre la mayor parte de las veces, un injerto fascicular. Pero en la urgencia, es muy importante restablecer la orientación global del nervio y evitar la retracción natural de los extremos nerviosos. Muy frecuentemente, gracias a la ayuda del microscopio, podemos visualizar la vascularización epineural, la que servirá de guía para restablecer la morfología del nervio.

La avulsión nerviosa sigue siendo la lesión más temible. No es posible repararla en forma primaria, ni por una sutura ni por un injerto, ya que es imposible identificar el nivel de la lesión. En estos casos, los extremos nerviosos serán fijados a la aponeurosis o al periostio mediante hilos metálicos o clips para evitar su retracción. Secundariamente, el signo de Tinel permite situar el frente de regeneración nerviosa y, en general, es a partir del tercer mes del traumatismo que se podrá considerar una reparación secundaria.

Cuando las lesiones nerviosas no pueden ser reparadas en la urgencia, es conveniente preservar en ese momento la longitud y la orientación global del nervio, establecer los ejes vasculares y garantizar, mediante el desbridamiento oportuno, un lecho tisular de calidad. Estos movimientos realizados en la urgencia, crearán las mejores condiciones para facilitar la reparación nerviosa secundaria.*

Reparaciones nerviosas y reimplante

El resultado funcional de los reimplantes de mano, está directamente ligado a la calidad de la reparación nerviosa. En estos tipos de traumatismos, a menudo es necesario resecar los nervios en zona sana. Gracias al acortamiento óseo asociado, que puede llegar a veces a 2 cm o 3 cm en los reimplantes radiocubitales o en la muñeca, la reparación nerviosa sin tensión es todavía posible (*v.* Capítulo 16).

Lesión de los nervios pequeños

Los pequeños nervios de la mano son sensitivos o motores. Es por esta característica que frecuentemente se obtienen buenos resultados luego de la reparación. Si a pesar de este aspecto anatómico favorable se obtienen resultados decepcionantes, ello puede obedecer a la inexperiencia del cirujano, a la dificultad para realizar una reparación precisa en un tejido hemorrágico o bien a la duración de la isquemia.

Cuando se trata de reimplantes digitales y el tiempo de isquemia es corto, es preferible reparar los nervios colaterales antes de soltar el torniquete o los *clamps* vasculares, utilizando en general la técnica de sutura epiperineural, luego de haber recortado el nervio con la ayuda del sistema de "guillotina" de Meyer (Figura 14.21).

Es inútil efectuar reparaciones fasciculares en los nervios colaterales, como recomienda O'Brien[65], ya que por un lado esta técnica prolonga el tiempo quirúrgico y, naturalmente, genera isquemia y, por el otro, existe un aumento de la esclerosis intraneural, debido a la acumulación de los hilos de sutura en el perineuro. La protección de la sutura con un manguito venoso protege al paciente de un neuroma doloroso. Esta última técnica tiene la ventaja de permitir la movilización pasiva del dedo reimplantado a partir del décimo día del posoperatorio (Figura 14.22).

Las lesiones por avulsión son de pronóstico nefasto ("dedo de anillo") y la solución terapéutica aconsejada es la realización secundaria de injertos. Aun así, el pronóstico de estos injertos largos es mediocre, aunque se tome la precaución de elegir un lecho tisular favorable (*jumping graft*). Por estas razones, y luego de haber recortado estos nervios elongados, preferimos intentar en la urgencia una sutura epiperineural y esperar obtener como mínimo una sensibilidad de protección. Para las lesiones muy distales, en la unión con el pulpejo, todavía es posible reparar por sutura perineural la arborescencia terminal de los nervios colaterales (Figura 14.23).

En las lesiones múltiples, a menudo es necesario sacrificar uno o varios dedos funcionalmente condenados. El principio del "dedo banco" (*v.* Capítulo 17) puede ser utilizado en estos casos para resensibilizar el pulgar o un dedo largo. Del dedo sacrificado, se podrá obtener el nervio y la arteria colateral en bloque; la arteria servirá al mismo tiempo para revascularizar el dedo y para asegurar la vitalidad del injerto nervioso.

Reeducación

Después de la reparación microquirúrgica de las heridas nerviosas, la rehabilitación de la sensibilidad es casi ignorada y rara vez aplicada, a pesar de los trabajos de Moberg[64] Wynn Parry[88,89] y Dellon[27].

No obstante, la técnica es simple, pero demanda mucho tiempo. Los programas de reeducación deben llevarse a cabo por un equipo que asocie las habilidades del fisioterapeuta y las del terapista ocupacional. Ellos comprenden los principios fundamentales de la regeneración y degeneración nerviosa, así como los profundos cambios corticales que se producen después de la herida de un nervio.

En los minutos siguientes a una desaferenciación causada por la amputación o la herida de un nervio, en la corteza cerebral se produce una reorganización simultánea y sostenida de las áreas corticales somatosensoriales. Esto crea un verdadero "agujero negro" en el área somatosensorial del cerebro correspondiente al nervio lesionado. Esta área cortical que está en silencio y que no recibe más impulsos, va a ser colonizada e invadida por las áreas corticales vecinas. Durante el período posterior al traumatismo y antes de que la regeneración axonal llegue a la mano, esta no tendrá sensibilidad y no enviará impulso alguno al cerebro.

Luego de la reparación microquirúrgica de un nervio se lleva a cabo el proceso de regeneración neurológica, pero con múltiples errores en la dirección. Por lo tanto, la

* Michel Merle, Gilles Dautel. La main traumatique. Tome 2. Chirurgie secondaire, le poignet traumatique. Ed. Masson. Véase el algoritmo de toma de decisiones desarrollado, Capítulo 7, 1995.

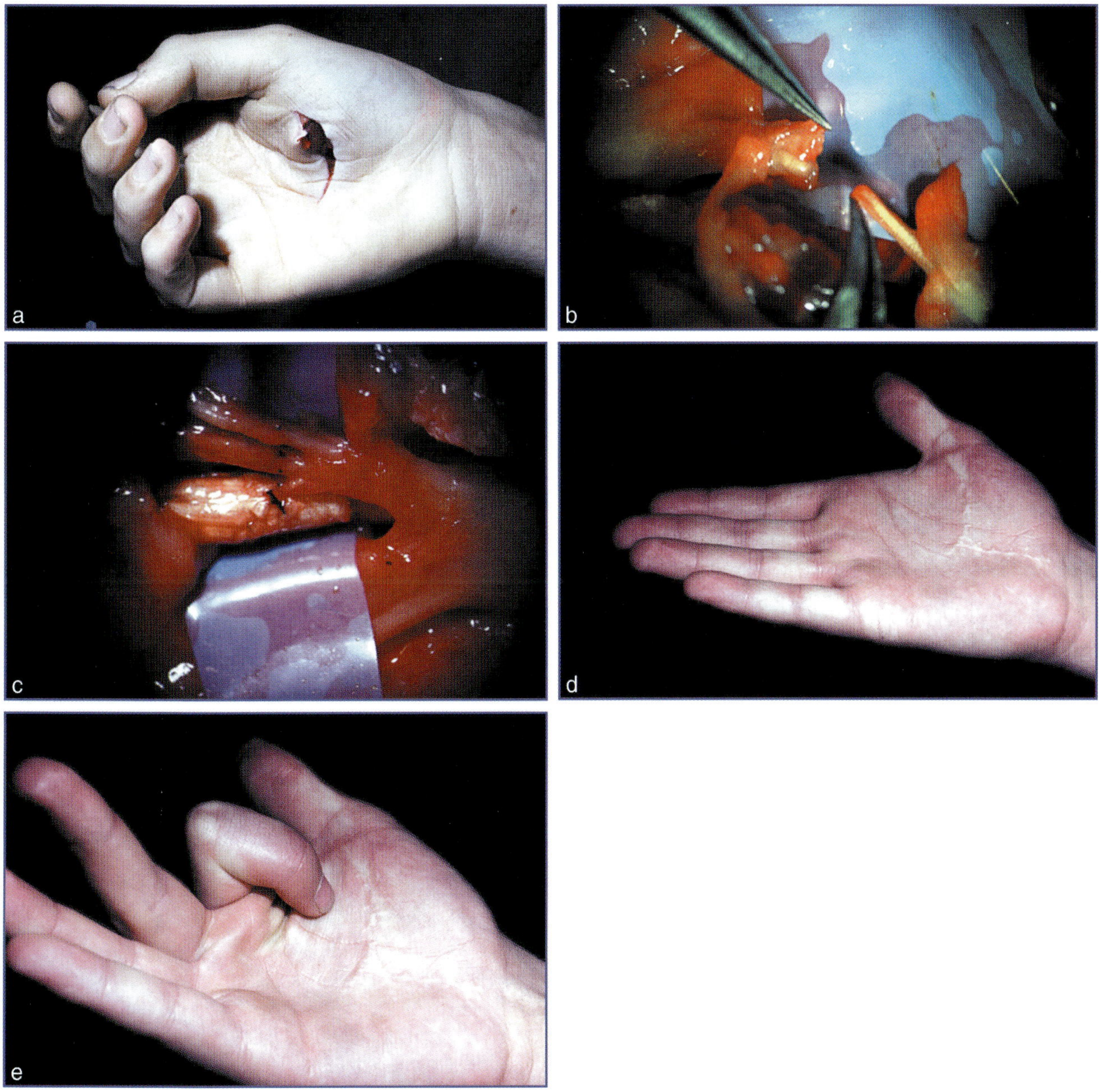

Figura 14.21 **a** Herida palmar con sección del flexor superficial del índice y de los nervios digitales del índice. **b** Preparación de los extremos nerviosos. **c** Sutura según Kessler del tendón flexor superficial. Sutura epiperineural de los nervios digitales del índice. **d** y **e** Resultado funcional de la mano al cuarto mes con una discriminación entre dos puntos del índice, a 8 mm.

piel de la mano y de los dedos no será inervada por los axones de origen. El impulso que será remitido a la corteza no se corresponde de ningún modo con el territorio original, por lo que la representación de la mano y los dedos estará distorsionada. El antiguo territorio, dedicado a la representación cortical de los dedos bien individualizados, va a modificarse en una superposición de los territorios de cada dedo. En resumen, el nervio no podrá recuperar su territorio original.

Los errores en la dirección de los axones modifican la cartografía de la representación cortical de la mano: "es como si al cerebro se le hablara con un nuevo lenguaje". Este nuevo lenguaje debe ser interpretado por el cerebro, lo que implica un reaprendizaje, para lo que un buen programa de reeducación de la sensibilidad será de utilidad.

Lundborg y Rosen[50] desarrollaron una importante estrategia para valorizar los resultados sensitivos de la reparación nerviosa. Ellos demostraron que el protocolo de

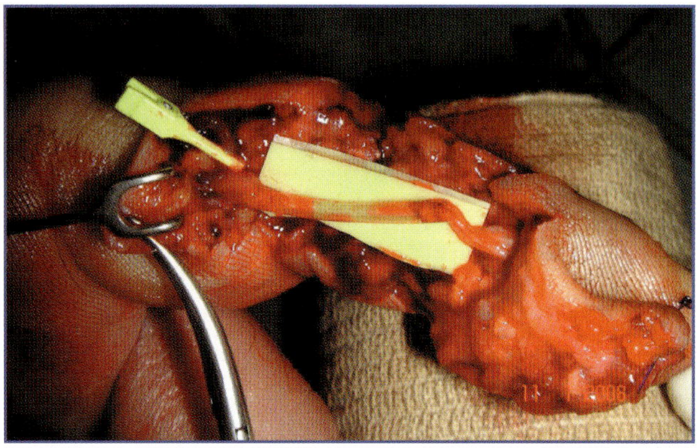

Figura 14.22 Pérdida de sustancia del nervio colateral radial del índice reparada en urgencia por un neurotubo de ácido poliláctico de 2 mm de diámetro. La arteria colateral está a la espera de la reparación sobre un *clamp* de Biover®.

reeducación debe empezar justo después de la reparación del nervio y mucho antes de que la reinervación alcance mano. La estrategia consiste en estimular el área cortical correspondiente el nervio lesionado y mantener la representación cortical de la mano denervada.

En un primer tiempo, los ejercicios de rehabilitación son realizados bajo el control visual y por comparación con el lado sano (principio del *biofeedback* y del espejo). Este período es crucial para evitarle al paciente la exclusión de su miembro ("mano en el bolsillo"), debido a la anestesia. Luego, en un segundo tiempo, la rehabilitación tiene lugar sin control visual y sin hacer referencia a una percepción normal. Esta progresión facilita el aprendizaje y evita hacer pasar al paciente por una situación de fracaso.

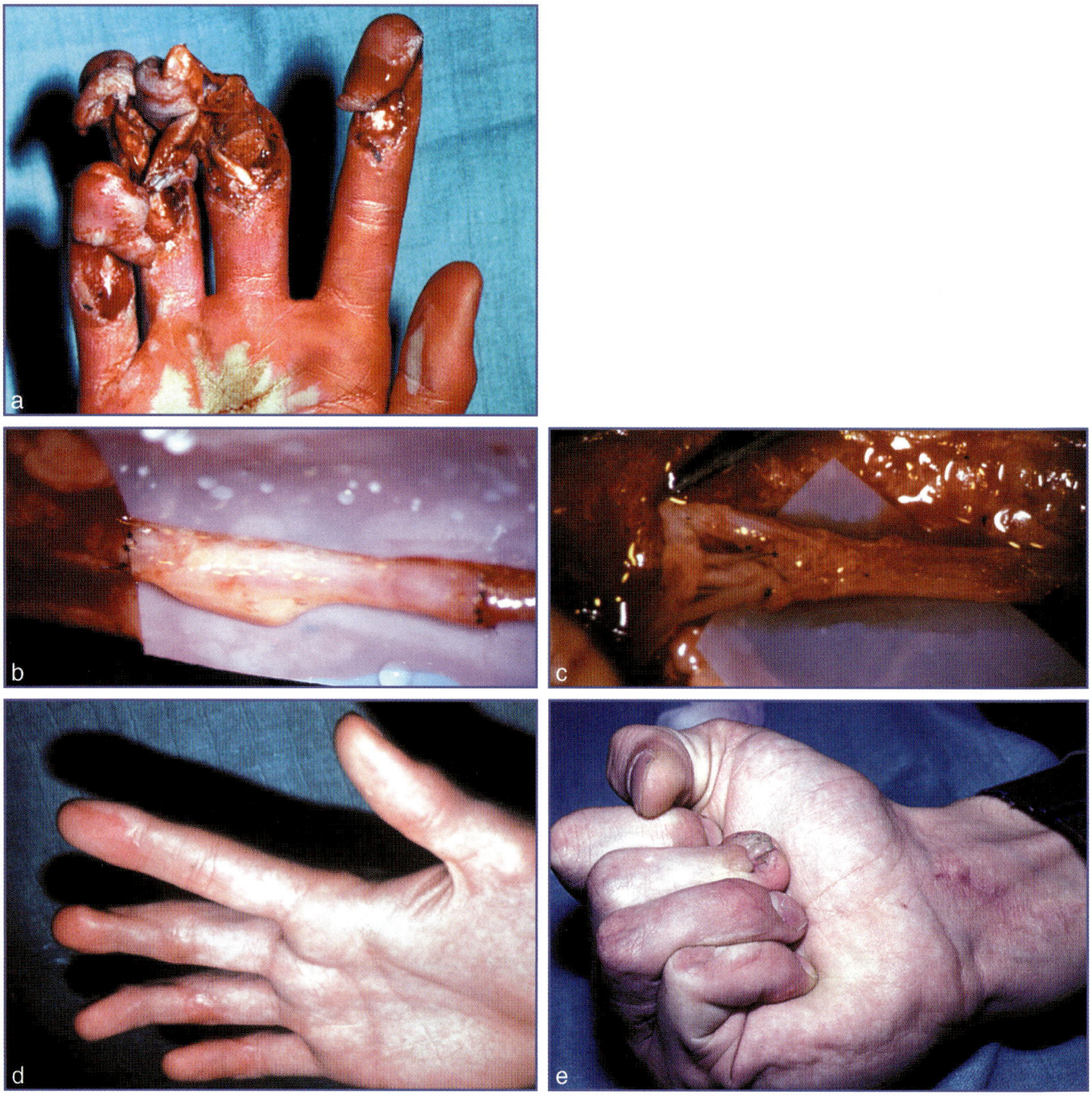

Figura 14.23. a Herida por aplastamiento de los extremos de los dedos. **b** Revascularización por micropuentes. **c** Suturas perineurales de la arborescencia terminal del nervio colateral. **d** y **e** Resultado a seis meses.

Es una rehabilitación agotadora, que requiere de una gran concentración, por lo tanto es conveniente que se realice durante diez minutos varias veces al día, en un ambiente tranquilo y agradable.

En ausencia de sensibilidad (S0) en la zona autónoma del nervio, la reeducación posoperatoria comienza después de la fase de inmovilización que resulte necesaria por las lesiones óseas y tendinosas asociadas. Esta es una fase en la que no hay recuperación en el plano neurológico. La rehabilitación tiene como objetivo mantener las articulaciones, los músculos, la piel, tratar las cicatrices y el edema, con el fin de obtener el mejor funcionamiento posible de acuerdo con la recuperación sensitiva. El fisioterapeuta y el terapista ocupacional deben responder a los desequilibrios tendinosos causados por la parálisis y educar al paciente para la utilización de ortesis[39].

Esta es la fase en la que el terapeuta debe informar al paciente que la reeducación va a ser prolongada, debido al tiempo necesario para la regeneración del nervio. Se debe ayudar al paciente a tomar conciencia de la naturaleza de los trastornos sensitivos y sus consecuencias funcionales. Debe explicarse el papel de la reeducación sensitiva para que él participe, motivado, de su tratamiento. Los riesgos inherentes a la anestesia son las quemaduras, las congelaciones y las heridas cortantes, que llevarán más tiempo para cicatrizar.

Sin embargo, el paciente debe seguir usando las zonas sensibles de su mano (por ejemplo, utilizando las funciones del nervio cubital cuando el nervio mediano está paralizado), con el objeto de que no se instale una exclusión tanto en las prensiones distales como en lo que respecta al ámbito cortical. Es suficiente con cambiar ciertos gestos como la prensión interdigital en relación con la pinza pulgar-índice (mediano) o engrosar el mango de ciertos objetos. Se debe compensar con el control visual las regiones insensibles y estar particularmente atentos a los puntos de presión si es que se utiliza una ortesis.

Es en este estadio S0 donde debe comenzarse con la fase de rehabilitación de la sensibilidad utilizando la visión y la audición con el objeto de desarrollar las interacciones corticales entre estos sentidos y el sentido del tacto. Por lo tanto, la corteza motora puede estar activa solo con imaginar un movimiento, lo que se denomina "imagen motriz". El hecho de ver que su mano es tocada por él mismo o por un tercero, inmediatamente después de la reparación nerviosa, activa la zona cortical a través de la interacción viso-táctil. Ramachandran[68] demostró que este efecto puede ser amplificado con la reeducación "en espejo". El espejo se coloca perpendicular al paciente; la mano paralizada es ocultada y la mano sana, que adopta la misma posición que la mano paralizada, se refleja en el espejo. El fisioterapeuta toca la mano sana, que se refleja en el espejo, y da la ilusión de tocar la mano lesionada. El paciente tiene una percepción táctil de la mano lesionada gracias a la combinación de la imagen en espejo con la verdadera sensación de la mano sana.

Lundborg y Rosen[70] desarrollaron el principio de la interacción audio-táctil realizando un guante equipado con micrófonos conectados a la cara dorsal de los dedos.

También es en esta etapa S0 que la rehabilitación bilateral debe ser instaurada. La mano denervada mejorará gracias a la estimulación de la mano sana, lo que contribuye a la reestructuración del esquema corporal.

La adquisición de la sensibilidad de protección termoalgésica mediante los termorreceptores y nociceptores de las terminaciones libres cutáneas corresponde al estadio S1. Las unidades sensoriales inmaduras recientemente formadas son sensibles a la presión y al frío de manera desproporcionada. El frío puede causar un dolor profundo difuso: en este caso, el paciente debe aprender a protegerse a sí mismo del frío.

La adquisición de la sensibilidad dolorosa superficial provoca sensaciones extrañas que pueden ser dolorosas, hiperestésicas, debido a los trastornos tróficos y vasculares que la acompañan (vasodilatación y edema). En este estadio S1, la reeducación activará la plasticidad cerebral. Las técnicas manuales y de fisioterapia de "desensibilización" se aplican directamente próximas al territorio comprometido o en forma gradual desde la zona sana hacia la zona hiperestésica. Es indispensable acostumbrar al paciente al contacto cutáneo: hay que "bombardear" los receptores de la piel con estímulos repetidos para atenuar la sensación dolorosa. Los masajes, las caricias, el amasado y la estimulación utilizando un contenedor lleno de partículas de estructuras diferentes son los ejercicios más practicados. Los estímulos vibratorios con frecuencias variables (Vibralgic®) ayudarán a excitar los diferentes mecanorreceptores. Si el dolor domina el cuadro, conviene poner en marcha la neuroestimulación (TENS: *transcutaneous electrical nerve stimulation*).

La aparición de una sensibilidad vibro-táctil a una frecuencia 30 Hz / 3 V proviene de la activación de corpúsculos de Meissner y Pacini y de las fibras de adaptación rápida. Este es el estadio S2 . Esta etapa será desarrollada mediante la aplicación de materiales de diferentes estructuras pegadas a un baja-lenguas y aplicados en la zona sensible para ganar un área de recuperación.

El retorno a una sensibilidad discriminativa corresponde al estadio S3, es decir, a la recuperación de las fibras de adaptación lenta de los discos de Merkel. La discriminación de dos puntos (DDP) será inferior a 30 mm e irá mejorando progresivamente con ejercicios de reconocimiento efectuados con los ojos cerrados. El paciente debe diferenciar una sensación táctil fija de una móvil y describir su trayecto localizando la zona testeada. A pesar del cansancio que puede sentir el paciente, es conveniente continuar con la reeducación de la sensibilidad, para que la discriminación de dos puntos sea inferior a 15 mm. Esto corresponde a una sensibilidad de tipo S3 +. El estadio S4 corresponde a una DDP inferior a 6 mm. En este punto, los mecanorreceptores de Pacini y Merkel son nuevamente funcionales. La destreza, la velocidad de recepción y el reconocimiento de objetos pequeños son desarrollados por el *picking-up test* de Moberg. La recuperación de la propiocepción en su totalidad es una excepción, ya que los pacientes tienen dificultades, con los ojos cerrados, para precisar cuál es la posición en el espacio de su dedo reimplantado.

Dicho todo esto, es comprensible que este protocolo sea tedioso tanto para los pacientes como para los terapistas ocupacionales y fisioterapeutas. Esta reeducación es fundamental para lograr un resultado funcional útil y debe realizarse en centros de rehabilitación especializados cuando la mano pueda movilizarse y antes que aparezcan los primeros signos de reinervación.

Resultados

Los resultados de las reparaciones nerviosas deben evaluarse con rigor utilizando pruebas reproductibles y puntuaciones que tengan en cuenta la utilización real de la mano reinervada.

La puntuación de Chanson y Michon[22], considerada como rigurosa e, incluso, estricta, tiene el mérito de reunir estas cualidades. No obstante, con frecuencia, es necesario acumular grandes series para poner en evidencia un factor etiológico o el beneficio de un avance técnico.

Así, los resultados dependen del nivel de la lesión: cuanto más proximal es la herida, más mediocre será el pronóstico en razón del agotamiento de la regeneración nerviosa. Del mismo modo, un nervio mixto sensitivomotor obtendrá un resultado inferior al obtenido en un nervio con función única.

Las lesiones por contusión, elongación, avulsión y las escalonadas, tienen un mal pronóstico. Lo mismo sucede cuando la lesión nerviosa está asociada a lesiones óseas, musculotendinosas y vasculares.

La edad del paciente es un factor determinante: los resultados serán excelentes o muy buenos en el 92% de los casos hasta los diez años, muy buenos o buenos hasta los treinta años y mediocres después de los sesenta años.

La reparación nerviosa de urgencia, junto con la reparación concomitante y sistemática de los ejes vasculares, producen grandes beneficios. En ausencia de una lesión arterial, la reparación nerviosa alcanza un 76,9% de buenos, muy buenos y excelentes resultados. Luego de una reparación arterial, si la arteria se mantiene permeable durante más de dos años, se obtienen buenos resultados en un 64,2% de los casos. En cambio, cuando la arteria no es reparada o se trombosa precozmente, no se obtiene resultado útil alguno[4]. Estas conclusiones deben sensibilizar al cirujano para que considere las heridas de los nervios como una verdadera urgencia, ya que estas se asocian frecuentemente con lesiones vasculares.

Los resultados útiles de la reparación nerviosa por sutura microquirúrgica efectuada en la urgencia han aumentado en diez años del 37,5% al 46,4%, mientras que para este mismo período, los resultados útiles de las reparaciones secundarias por injertos fasciculares solo pasaron del 23% al 25%[4].

El aporte de la técnica de De Medinaceli fue evaluado clínicamente por Amara[3] y Chardel para las lesiones aisladas del nervio cubital en la muñeca, comparándolas con una serie idéntica y, por lo tanto, homogénea, de lesiones reparadas mediante suturas microquirúrgicas convencionales. La técnica de De Medinaceli alcanzó un 80% de buenos resultados, 10% de resultados mediocres y 10% de fracasos, mientras que la técnica convencional arrojó apenas un 44% de buenos resultados y un 55% de resultados mediocres.

Indiscutiblemente, la reparación en la urgencia de los nervios digitales y colaterales ha progresado tanto con la sutura directa y el enfundado venoso, como con el injerto nervioso, recordando que este último ofrece resultados superiores a los neurotubos.

Referencias

[1] AlbertE. Einige operationen am nerven. *Wien Med Press* ;1885 :1285

[2] Alligand-Perrin P, Rabarin F, Jeudy J, Césari B, Saint-Cast Y, Fouque PA, Raimbeau G. Vein conduit associated with microsurgical suture for complete collateral digital nerve severance. *Orthop Traumatol Surg Res*. 2011;97(4 Suppl).

[3] Amara B. Réparation des plaies des nerfs médian et ulnaire selon la technique de De Medinaceli. Justification expérimentale et étude d'une série clinique. *Thèse Méd* Clermont-Ferrand I, 1995.

[4] Amend P. Réparation microchirurgicale des nerfs périphériques. À propos de 100 cas de plaies du nerf médian et du nerf cubital revus après un délai supérieur à deux ans et demi. *Thèse Méd* Nancy, 1982.

[5] Archibald SJ, Krarup C, Shefner J, Li ST, Madison RD. A collagen-based nerve guide conduit for peripheral nerve repair : an electrophysiological study of nerve regeneration in rodents and nonhuman primates. *J Comp Neurol* 1991 ; 306(4) : 685-696.

[6] Archibald SJ, Shefner J, Krarup C, Madison RD. Monkey median nerve repaired by nerve graft or collagen nerve guide tube. *J Neurosci* 1995 ; 15(5 Pt 2) : 4109-4123.

[7] Artiaco S, Tos P, Conforti LG, Geuna S, Battiston B. Termino-lateral nerve suture in lesions of the digital nerves: clinical experience and literature review. *J Hand SurgEur* Vol. 2010;35(2):109-14.

[8] Becker C, Guenning C, Graff G. Réparation du nerf périphérique : intérêt des colles biologiques et de la suture épipérineurale dans les interventions tardives. Étude expérimentale chez le rat. *Ann Chir Main* 1985 ; 4(3) : 259-262.

[9] Berger A, Lassner F, Schaller E. Die Dellon-Rohrchen bei Verletzungen peripherer Nerven. *Handchir Mikrochir Plast Chir* 1994 ; 26(1) : 44-47.
[10] Bernstein DT1, Hamilton KL, Foy C, Petersen NJ, Netscher DT. Comparison of magnification in primary digital nerve repair: literature review, survey of practice trends, and assessment of 90 cadaveric repairs. *J Hand Surg Am*. 2013;38(11):2144-50.
[11] Bonnel F. Configuration interne histo-physiologique du plexus brachial. *Rev Chir Orthop* 1977 ; 63 : 35-38.
[12] Bonnel F. Histologie structure of the ulnar nerve in the hand. *J Hand Surg* 1985 ; 10A, 2 : 264-269.
[13] Bora FW. Peripheral nerve repair in cats. The fascicular stitch. *J Bone Joint Surg* 1967 ; 49A : 659-666.
[14] Bora F, Pleasure D, Didizian NA. A study of nerve regeneration and neuroma formation after nerve suture by various technique. *J Hand Surg* 1976 ; 1 : 138-143.
[15] Bourrel P. Sections nerveuses traumatiques sans paralysie motrice de la main. *Ann Chir* 1974 28 : 831-834.
[16] Bourrel P, Ferro RM, Lortihoir JM. Résultats cliniques comparés des sutures nerveuses « mixtes » épipérineurales et des sutures névrilemnatiques. À propos d'une série de 109 cas de plaies des nerfs de la main. *Sem Hôp Paris* 1981 ; 47-48 : 2015-2023.
[17] Brooks DN, Weber RV, Chao JD, Rinker BD, Zoldos J, Robichaux MR, Ruggeri SB, Anderson KA, Bonatz EE, Wisotsky SM, Cho MS, Wilson C, Cooper EO, Ingari JV, Safa B, Parrett BM, Buncke GM. Processed nerve allografts for peripheral nerve reconstruction: a multicenter study of utilization and outcomes in sensory, mixed, and motor nerve reconstructions. *Microsurgery*. 2012;32(1):1-14.
[18] Bunnell S. Hand Surgery : the surgery of nerves of the upper extremity. *In : Instruct Lect Acad Ortho Surg* 1956 ; 10-1109, Edwards Bros.
[19] Bushnell BD, McWilliams AD, Whitener GB, Messer TM. Early clinical experience with collagen nerve tubes in digital nerve repair.*J Hand Surg Am*. 2008; 33(7):1081-7.
[20] Cabaud HE, Rodkey WG, McCaroll HR, Mutz SB, Niebauer JJ. Epineurial and perineurial fascicular nerve repair : A critical comparison. *J Hand Surg* 1976 ; 1 : 131-137.
[21] Calcagnotto GN, Braga Silva J. La réparation de pertes de substance des nerfs digitaux avec la technique de la greffe veineuse plus interposition de tissu nerveux. Etude prospective et randomisée. *Chir Main* 2006 ; 25 (3-4) : 126-130.
[22] Chanson L, Michon J, Merle M, Delagoutte JP. Étude des résultats de la réparation de 85 nerfs dont 49 gros nerfs. *Rev Chir Orthop* 1977 ; 63 suppl n° 11 : 153-160.
[23] Chevrollier J, Pedeutour B, Dap F, Dautel G. Greffes nerveuses en urgence des pertes de substance des nerfs digitaux palmaires : une étude rétrospective monocentrique. *Rev Chir Orthop*. 2014 ;100(6):446-451.
[24] Chiu DT, Janecka I, Krizek TJ, Wolff M, Lovelace RE. Autogenous vein graft as a conduit for nerve regeneration. *Surgery* 1982 ; 91(2) : 226-233.
[25] Chiu DT, Strauch B. A prospective clinical evaluation of autogenous vein grafts used as a nerve conduit for distal sensory nerve defects of 3 cm or less. *Plast Reconstr Surg* 1990 ; 86(5) : 928-934.
[26] Cho MS, Rinker BD, Weber RV, Chao JD, Ingari JV, Brooks D, Buncke GM. Functional outcome following nerve repair in the upper extremity using processed nerve allograft. *J Hand Surg Am*. 2012;37(11):2340-9.
[27] Dellon A.L., Kallman, CH Evaluation of functional sensation in the hand. *J Hand Surg*, 1983;8, 865-870.
[28] Dellon AL, Mackinnon SE. An alternative to the classical nerve graft for the management of the short nerve gap. *Plast Reconstr Surg* 1988 ; 82(5) : 849-856.
[29] De Medinaceli L, Wyatt RJ, Freed WJ. Peripheral nerve reconnection : Mechanical, thermal and ionic conditions that promote the return of function. *Exp Neurol* 1983 ; 81 : 469-488.
[30] De Medinaceli L, Church AC. Peripheral nerve reconnection : Inhibition of early degenerative processes through the use of a novel fluid medium. *Exp Neurol* 1984 ; 84 : 396-408.
[31] De Medinaceli L, Seaber AV. Experimental nerve reconnection : Importance of initial repair. *Microsurgery* 1989 ; 10 : 56-70.
[32] De Medinaceli L, Prayon M, Merle M. Percentage of nerve injuries in which primary repair can be achieved by end to end approximation : review of 2181 nerve lesions. *Microsurgery* 1993 ; 14 : 244-246.
[33] De Medinaceli L. *Cell Surgery to Repair Divided Nerves*. Casis-CID, Paris, 1994, vol. 1, p. 330.
[34] Desbonnet P. Les réparations nerveuses tronculaires au membre supérieur. *Thèse Méd* Montpellier, 1984.
[35] Ducker T.B., Hayes G.J. Peripheral nerve injuries. A comparative study of the anatomical and functional results following primary nerve repair in chimpanzees. *Military Med* 1968 ; 133 : 298-302.
[36] Gosset J. Remarques sur le traitement des plaies fraîches des nerfs. *Rev Prat* 1965 ; 15 : 399-408.
[37] Grabb WE. Median and ulnar nerve suture ; an experimental study comparing primary and secondary repair in monkeys. *J Bone Joint Surg* 1968 ; 50A : 964-972.
[38] Holst HI. Primary peripheral nerve repair in the hand and upper extremity. *J Trauma* 1975 ; 15 : 909-911.
[39] Isel M, Merle M. Orthèses de la main et du poignet. Protocoles de rééducation. Elsevier Masson Paris 2012.
[40] Jabaley M, Wallace W, Heckler F. Internal topography of major nerves of the forearm and hand. *J Hand Surg* 1980 ; 5 : 1-18.
[41] Khouri RK, Chiu DT, Feinberg J, Tark KC, Harper A, Spielholz N. Effects of neurite-promoting factors on rat sciatic nerve regeneration. *Microsurgery* 1989 ; 10 (3) : 206-209.
[42] Kline DG, Hackett ER, Leblanc HJ. The value of primary repair of bluntly transected nerve injuries, physiological documentation. *Surg Forum* 1974 ; 25 : 436-438.
[43] Krarup C, Archibald SJ, Madison RD. Factors that influence peripheral nerve regeneration : an electrophysiological study of the monkey median nerve. *Ann Neurol* 2002 ; 51(1) : 69-81.
[44] Kurze T. Microtechniques and neurological surgery. *Clin Neurosurg* 1964 ; 22 : 128.
[45] Langley JN, Hashimoto M. On the suture of separate nerve bundles in a nerve trunk and on internal nerve plexus. *J Physiol* 1917 ; 51 : 318-346.
[46] Lin MY, Manzano G, Gupta R.Nerve allografts and conduits in peripheral nerve repair. *Hand Clin*. 2013;29(3):331-48.
[47] Lohmeyer JA, Siemers F, Machens HG, Mailänder P. The clinical use of artificial nerve conduits for digital nerve repair: a prospective cohort study and literature review. *J Reconstr Microsurg*. 2009; 25(1):55-61.
[48] Lundborg G. The intrinsec vascularization of human peripheral nerves ; structural and functional aspects. *J Hand Surg* 1979 ; 4 : 34-41.

[49] Lundborg G, Rosen B, Abrahamson SO, Dahlin L, Danielsen N. Tubular repair of the median nerve in the human forearm. Preliminary findings. *J Hand Surg [Br]* 1994 ; 19(3) : 273-276.

[50] Lundborg G., Rosén B., Sensory relearning after nerve repair. *Lancet* 2001;358 (9284):809-810.

[51] Lundborg G, Rosen B, Dahlin L, Holmberg J, Rosen I. Tubular repair of the median or ulnar nerve in the human forearm : a 5-year follow-up. *J Hand Surg [Br]* 2004 ; 29(2) : 100-107.

[52] Mackinnon SE, Dellon AL. Clinical nerve reconstruction with a bioabsorbable polyglycolic acid tube. *Plast Reconstr Surg* 1990 ; 85(3) : 419-424.

[53] Mackinnon SE, Doolabh VB, Novak CB, Trulock EP.Clinicaloutcomefollowing nerve allograft transplantation. *Plast ReconstrSurg.* 2001;107(6):1419-29.

[54] Merle M, Foucher G, Michon J. La réparation en urgence des nerfs périphériques. *In* : J Michon, E Möberg, *Les Lésions traumatiques des nerfs périphériques*, Expansion scientifique française, Paris, 1979, p. 135-138.

[55] Merle M, Amend P, Foucher G, Michon J. Plaidoyer pour la réparation primaire microchirurgicale des lésions des nerfs périphériques. Étude comparative de 150 lésions du nerf médian et du nerf cubital avec un recul supérieur à deux ans. *Chirurgie* 1984 110 : 761-771.

[56] Merle M., Dellon AL, Campbell JN, Chang PS. Complications from silicon plolymer intubations of nerves. *Microsurgery* 1999 ; 10 : 130-133.

[57] Merle M. , Lallemand B, Lim A, and Gantois G. Experimental and clinical evaluation of an absorbable biomaterial inducing an anti-adhesive barrier (Divide®) *European Journal of Orthopaedic Surgery&Traumatology*, 2008, 18, 4 : 255-263.

[58] Meyer VE, Smahel J. The surgical art-surface of peripheral nerves. *Int J Microsurg* 1981 ; 2 : 187.

[59] Michon J, Masse P. Le moment optimum de la suture nerveuse dans les plaies du membre supérieur. *Rev Chir Orthop* 1964 ; 50 : 205-212.

[60] Michon J. *Les techniques modernes de réparation des nerfs périphériques. In : Les lésions traumatiques des nerfs périphériques*. Monographie du GEM. Expansion scientifique française, Paris, 1979.

[61] Millesi H, Gangelberger J, Berger A. Erfahrungen mit der Mikrochirurgie peripherer Nerven. *Chir Plast Reconstr* 1967 ; 3 : 47.

[62] Millesi H. Zum Problem der Uberbrückung von Defekten peripherer Nerven. *Wien Med Wochr* 1968 ; 118 : 182-187.

[63] Millesi H, Meissi G, Berger A. The interfascicular nerve grafting of the median and ulnar nerves. *J Bone Joint Surg* 1972 ; 54A : 727-750.

[64] Moberg E: Objective methods for determining the functional value of sensibility in the hand, *J Bone Joint Surg Br*;1958,40-(3):454-476.

[65] O'Brien. *Microvascular Reconstructive Surgery*. Churchill Livingstone, Edinburgh, 1977.

[66] Prabhakaran MP, Venugopal JR, Chyan TT, Hai LB, Chan CK, Lim AY, Ramakrishna S. Electrospun biocomposite nanofibrouss caf folds for neural tissue engineering. *Tissue Eng* Part A. 2008;14(11):1787-97.

[67] Raimbeau G, Payet E, Jeudy J, Cesrai B, Rabarin F, Saint Cast Y. Manchonnage veineux des sutures microchirurgicales des nerfs collatéraux palmaires. *E-Mémoires de l'Académie Nationale de Chirurgie*, séance du 22 octobre 2014.

[68] Ramachandran VS, Hirstein W: The perception of phantom limbs, The D.O. Hebb Lecture. *Brain* 1998; 121:1603-1630.

[69] Restrepo Y, Merle M, Petry D, Michon J. Empty perineural tube graft used to repair a digital nerve : a first case report. *Microsurgery* 1975 ; 6 : 73-77.

[70] Rosén B, Lundborg G: Enhanced sensory recovery after median nerve using cortical audio –tactile interaction . A randomosed multicentre study. *J.Hand Surg* 2007 ;32E (1) :31-37.

[71] Saint Venant A. Mémoire sur la torsion des prismes. *Mém Acad Sci (Paris)* 1856 ; 14 : 233-560.

[72] Smahel J, Jentsch B. Stimulation of peripheral nerve regeneration by an isolated nerve segment. *Ann Plast Surg* 1986 ; 16(6) : 494-501.

[73] Smith JW. Microsurgery of peripheral nerves. *Plast Reconstr Surg* 1964 ; 33 : 317-329.

[74] Sunderland S. *Nerves and Nerve Injuries*. Churchill Livingstone, Edinburgh, 1978.

[75] Tang JB, Gu YQ, Song YS. Repair of digital nerve defect with autogenous vein graft during flexor tendon surgery in zone 2. *J Hand Surg [Br]* 1993 ; 18(4) : 449-453.

[76] Taras JS, Jacoby SM. Repair of lacerated peripheral nerves with nerve conduits. *Tech Hand Up Extrem Surg* 2008 ; 12(2) : 100-106.

[77] Taras JS, Nanavati V, Steelman P. Nerve conduits. *J Hand Ther* 2005 ; 18(2) : 191-197.

[78] Taras JS, Jacoby SM, Lincoski CJ. Reconstruction of digital nerves with collagen conduits. *J Hand Surg Am.* 2011; 36(9):1441-6.

[79] Taras JS, Amin N, Patel N, McCabe LA. Allograft reconstruction for digital nerve loss.*J Hand Surg Am.* 2013; 38(10):):1965-71.

[80] Thomsen L Bellemere P, Loubersac T, Gaisne E, Poirier P, Chaise F. Treatment by collagen conduit of painful post-traumatic neuroma of the sensitive digital nerve : a retrospective study of 10 cases *Chir Main* ; 2010 ;29(4) :255-62.

[81] Tsuge K, Ikuta Y, Sakave M. A new technique for nerve suture : The anchoring funicular suture. *Plast Reconstr Surg* 1975 ; 56 : 496-500.

[82] Tupper J. Fascicular nerve repair. Lecture held at Symposium, San Francisco. *In* : DL Jewett, HR Jr. Mac Caroll, *Nerve Repair and Regeneration. Its Clinical and Experimental Basis.* Mosby, St-Louis, 1980, p. 320-328.

[83] Van Beek A, Glover JL, Zook I. Primary versus delayed primary neurorraphy, in rat sciatic nerve. *J Surg Res* 1975 *18* 335-339.

[84] Viterbo F, Trindade JC, Hoshino K, Mazzoni Neto A. Latero-terminal neurorrhaphy without removal of the epineural sheath. Experimental study in rats. *Rev Paul Med.* 1992;110(6):267-75.

[85] Voche P1, Ouattara D.End-to-side neurorrhaphy for defects of palmar sensory digital nerves.*Br J Plast Surg.* 2005 ;58(2):239-44.

[86] Wangensteen KJ, Kalliainen LK. Collagen tube conduits in peripheral nerve repair: a retrospective analysis. *Hand (NY)* 2010;5(3):273-7.

[87] Wilgis EFS, Murphy R. The significance of longitudinal excursion in peripheral nerves. *Hand Clinics* 1987 ; 2 : 761-766.

[88] Wynn-Parry CB: Rehabilitation of the Hand. London, Butter worths, 1981.

[89] Winn-Parry CB; Peripheral nerve injuries: sensation, *J Bone Joint Surg Br* ,986;68: 15-19.

15

Reimplantes digitales

G. Dautel - P. Voche

Material 428
Condiciones de traslado 430
Equipo quirúrgico y preparación de la intervención 431
Técnicas microquirúrgicas adaptadas a los reimplantes digitales 431
Preparación para el reimplante 434
Etapas técnicas de un reimplante en la segunda falange 437
Reimplantes especiales 440
Vendajes, cuidados posoperatorios y seguimiento 468
Complicaciones y reintervenciones 468
Indicaciones 470

En 1965, Komatsu y Tamai llevaron a cabo el primer reimplante con éxito de un pulgar totalmente seccionado[26]. Desde esa fecha, el campo de los reimplantes digitales ha evolucionado considerablemente. En cuanto a los materiales, los progresos fueron flagrantes en lo que respecta a los hilos de sutura, al instrumental de microcirugía y al microscopio quirúrgico. Al mismo tiempo, todos los equipos quirúrgicos dedicados a este tipo de cirugía realizaron un entrenamiento específico en el laboratorio. El progreso conjunto del material y de la capacitación de los cirujanos que practicaron los reimplantes condujo a un aumento constante de la tasa de éxito. Más tarde, con la práctica regular de estos reimplantes se pudo distinguir entre los éxitos "vasculares", basados en la sobrevida a largo plazo del dedo reimplantado, y los éxitos funcionales[46,47]. Hoy en día se considera legítimo realizar un reimplante digital solo si este tiene posibilidades de alcanzar un resultado funcional útil, fruto no solo de una técnica apropiada, sino también de una correcta indicación.

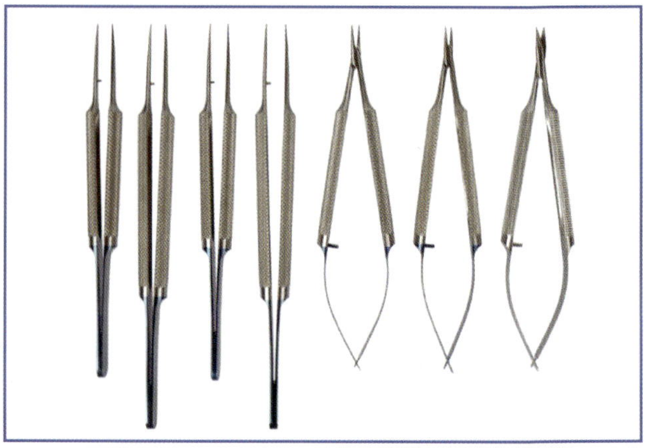

Figura 15.1 Instrumentos de microcirugía en titanio. De Izquierda a derecha: Pinzas de disección (x 4); estas pinzas están disponibles en una versión con dientes y sin estos y en dos tamaños distintos según la profundidad del campo quirúrgico, el portaagujas puede ser recto o curvo y la tijera es curva. Todos los instrumentos disponen de un cuerpo "cilíndrico" para una prensión más fácil y una toma en modo de "lápiz".

Material

La realización de reimplantes digitales exige un instrumental adaptado. Aquí, solo será detallado el instrumental involucrado en la fase microquirúrgica propiamente dicha.

Instrumental de microcirugía vascular y nerviosa

El instrumental mínimo comprende un portaagujas, un par de microtijeras y un juego de pinzas finas. Todos estos instrumentos son "cortos"; la etapa microquirúrgica se realiza en superficie, por lo tanto, es inútil cargar con instrumental de mango largo. Para el conjunto de este instrumental, hemos adoptado un diseño "ergonómico" en el cual el mango consiste esencialmente en una forma cilíndrica que permite tomarlo como si fuera un "lápiz". Este tipo de prensión facilita los movimientos de rotación axial del instrumento, necesarios para guiar correctamente la aguja a través de la pared vascular (Figura 15.1).

El portaagujas es de punta curva, forma que nos parece la más adaptada para guiar con facilidad la aguja, especialmente si se combina con la toma en "lápiz" y los movimientos de rotación axial ya mencionados.

Las microtijeras también son de punta curva. Un solo par es suficiente y será de utilidad en la etapa de disección preliminar como en los gestos de recorte o adventisectomía en los vasos.

Dos pinzas de disección finas sin "dientes" son suficientes y servirán para manipular los nervios y vasos en la fase de reparación. (La pinza con microdientes sirve para las prensiones epineurales, esencialmente cuando se manipulan grandes troncos nerviosos).

Agujas e hilos de sutura

Para hacer frente a todas las situaciones de reimplante digital, solo se necesitan tres calibres de hilos (9/0, 10/0 y 11/0). En forma muy esquemática, la reparación de una arteria colateral palmar en la base del dedo se efectúa utilizando un hilo de calibre 9/0; el 10/0 se utiliza en la proximidad de la articulación IFP, y todos los reimplantes muy distales se realizan con un hilo 11/0. El corte de la aguja es redondo a fin de facilitar su posicionamiento entre las "mandíbulas" del portaagujas. Se trata de agujas de 3/8 de círculo, morfología ideal para la reparación de pequeños vasos.

El hilo 11/0 se utiliza montado sobre dos tamaños de agujas (50 mcm y 70 mcm). Cuando se llega a los límites técnicos en la realización de estos reimplantes, es decir en los reimplantes transungueales, se utiliza este hilo montado en una aguja de 50 mcm para la reparación de las venas palmares y del pulpejo, que se distinguen por la extrema delgadez de sus paredes.

Utilizamos exclusivamente un hilo monofilamento sintético de color negro no absorbible. Su color facilita su identificación y su carácter no absorbible no presenta ningún efecto perjudicial a largo plazo.

"Accesorios"

Además del instrumental y de los hilos de sutura, se utilizan varios accesorios que facilitan esta fase microquirúrgica (Figura 15.2).

Un **fondo de color** se utiliza sistemáticamente durante la fase vascular de la cirugía. Se trata de un rectángulo de material sintético, cortado a medida, que se desliza bajo el vaso o el nervio que se va a reparar. Sus funciones son múltiples: aísla y define el campo microquirúrgico y facilita la prensión del hilo evitando que se "pegue" a los tejidos vecinos. Si se elije de color azul, facilita la visión gracias al contraste que ofrece con las estructuras por reparar.

Un **campo blanco** (Figura 15.3) permite al cirujano apoyar el borde cubital de ambas manos y obtener así la estabilidad necesaria durante la microcirugía. Debe ser de tela para que el apoyo sea confortable y su color blanco permite encontrar fácilmente los hilos de sutura, cuando se colocan sobre su superficie.

Las **agujas "blandas" descartables**, disponibles ahora en el mercado, se utilizan para lavar la luz de los vasos a reparar. Están montadas sobre una jeringa que contiene una solución de heparina diluida. Es posible plegar estas agujas hasta 60° sin obstruir su luz. Se obtiene así un instrumento mejor adaptado ergonómicamente. Cuando el cirujano toma la jeringa entre el pulgar y el índice, la aguja se orienta naturalmente según el eje del vaso.

Los **microtampones** también resultan muy útiles (Figura 15.4). Aunque las fases esenciales de esta cirugía se realizan con el manguito neumático, el campo quirúrgico a veces se inunda por efecto del sangrado mínimo de los tejidos vecinos o por el líquido de lavado. Ya que la utilización de la aspiración está formalmente prohibida, estos microtampones, de forma triangular y de poco volumen, remplazan con ventaja la utilización de una compresa.

Los *microclamps* (*v.* Figura 15.2) no se utilizan en forma sistemática. La estrechez del campo quirúrgico, en ciertos

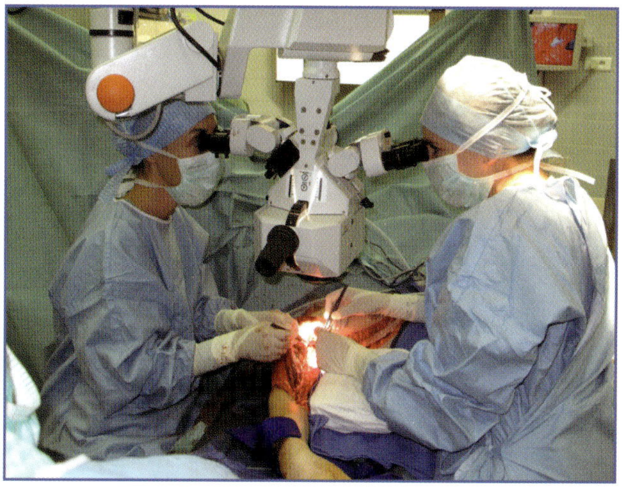

Figura 15.3 Instalación del cirujano. La estabilización de las dos manos del cirujano está asegurada por dos campos quirúrgicos blancos, lo que también permite contrastar fácilmente los hilos de sutura.

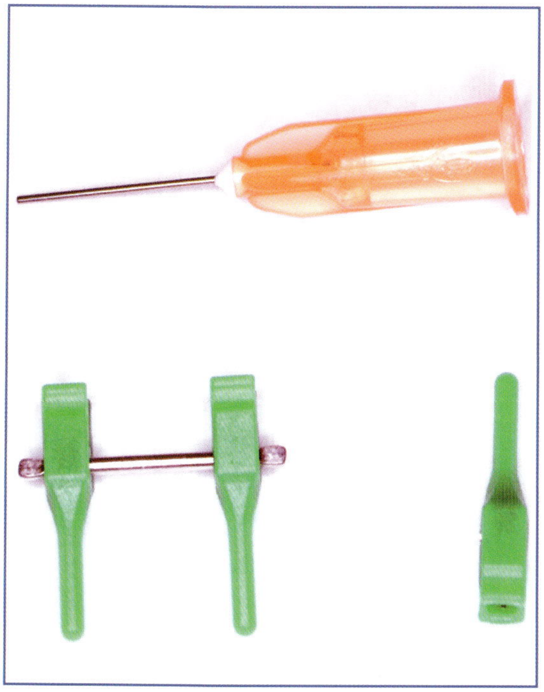

Figura 15.2 Accesorios para la microcirugía vascular: Aguja roma de irrigación y *clamps* vasculares "Biover®" de uso único. La aguja es utilizada para el lavado endoluminal de los vasos. Los *clamps* vasculares de uso único están disponibles en tres tamaños, en sus dos versiones (*clamps* simples y dobles) y según dos presiones de cierre (presión normal o presión baja adaptada para la reparación venosa).

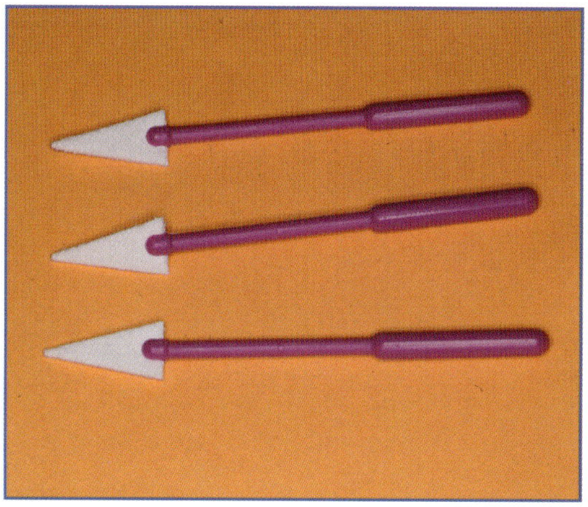

Figura 15.4 Microtampones para la microcirugía, que permiten el secado del campo quirúrgico bajo el microscopio.

reimplantes distales, impide a veces su utilización, aunque estén miniaturizados. Adoptamos uniformemente el uso de los *clamps* descartables denominados "Tamai" (Biover®). Estos se encuentran disponibles en tres tamaños, cada uno de los cuales corresponde a una presión de oclusión estandarizada. En el campo especifico de los reimplantes digitales, solo puede utilizarse el más pequeño. Existen en versión simple o doble. En esta última configuración, una barra de deslizamiento une los dos *clamps* y permite la aproximación de los extremos del vaso por reparar. La utilización de una pinza de disección sin dientes basta para manipular estos *clamps*, y los movimientos de aproximación se obtienen mediante el uso de una pinza tipo Halsted sin dientes. Los *clamps* están hechos de material plástico, lo que elimina todo fenómeno de refracción. Por último, su escaso peso y su baja presión de cierre hacen que sean atraumáticos y particularmente adecuados para los reimplantes digitales. Actualmente se encuentran disponibles *clamps* específicos de baja presión para la oclusión y reparación venosa.

Microscopio quirúrgico

Algunas de sus características permiten realizar la fase microquirúrgica de los reimplantes en condiciones óptimas (Figura 15.5).

Los dos sistemas ópticos permiten al cirujano y a su ayudante colocarse enfrentados a ambos lados de la mesa.

Un sistema con manoplas y un soporte articulado permiten que el cirujano posicione el microscopio a voluntad y con precisión.

Idealmente es preferible un regulador a pedal del *zoom* y del foco. Durante la reparación de los pequeños vasos, este dispositivo permite efectuar el paso de la aguja bajo un gran aumento y luego volver a un menor aumento para realizar el nudo más fácilmente, en un campo más amplio, sin interrumpir el desarrollo del gesto quirúrgico ni quitar los ojos del campo visual.

Antes de cualquier intervención, las manoplas de "pilotaje" del microscopio deben estar estériles para permitir que el cirujano posicione por sí mismo la óptica en el lugar preciso.

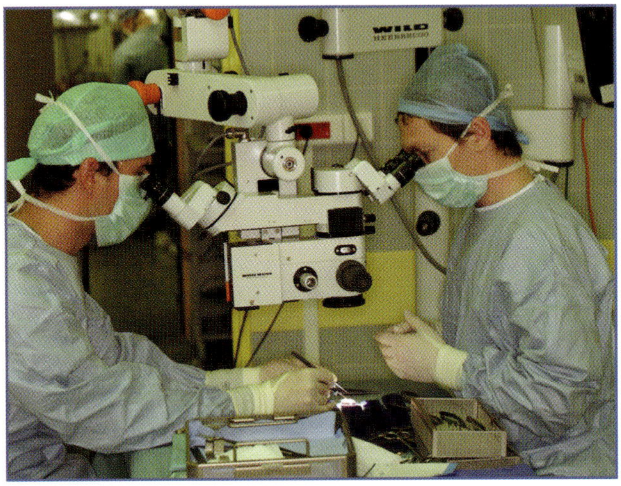

Figura 15.5 Microscopio quirúrgico.

Condiciones de traslado

En ocasiones, aunque el acondicionamiento del fragmento amputado haya sido defectuoso, es conveniente intentar un reimplante, pero también es posible dar consejos útiles al paciente que llega de otro centro asistencial.

Asepsia No se debe perder tiempo en obtener una limpieza óptima del fragmento antes de su traslado. Un simple enjuague con solución fisiológica es suficiente. Se proscribe la utilización de cualquier solución antiséptica y, por supuesto, de toda sustancia colorante. Igualmente, deben suministrarse consejos útiles en referencia al acondicionamiento del muñón. El sangrado debe controlarse mediante un vendaje compresivo. Para estas amputaciones digitales, nunca es necesaria la utilización del manguito hemostático. Como es evidente, la ligadura de los vasos arteriales responsables del sangrado resultaría nefasta, ya que nunca es indispensable para detener la hemorragia y conduciría a una resección suplementaria de la pared vascular durante el reimplante.

Acondicionamiento

Se coloca el fragmento amputado en una envoltura hermética de cualquier tipo: bolsa de plástico, frasco de recolección, etc. Este envoltorio, a su vez, es rodeado de hielo. La inmersión de la pieza amputada en un líquido helado o el contacto directo con el hielo está absolutamente prohibida.

Tolerancia a la isquemia

La ausencia de tejido muscular esquelético en los dedos es probablemente uno de los factores que explican su buena tolerancia a la isquemia[22,29].

Luego de algunas horas en isquemia "caliente" (es decir, a temperatura ambiente) la involución fibrosa de los músculos estriados es sistemática. En cuanto a las amputaciones digitales, en ausencia de cualquier acondicionamiento, es preferible realizar el reimplante antes de transcurridas seis horas de isquemia. Cuando el acondicionamiento ha sido realizado correctamente, el período de isquemia fría puede prolongarse sin comprometer el reimplante. Se han reportado varios reimplantes exitosos luego de veinticuatro horas de isquemia fría[23]. Hay que remarcar que el enfriamiento es en la actualidad el único método eficaz y utilizable en la práctica para aumentar la tolerancia a la isquemia.

Equipo quirúrgico y preparación de la intervención

Equipo quirúrgico

Un solo equipo quirúrgico puede hacer frente a la mayoría de las situaciones encontradas en la práctica. Mientras se acondiciona al paciente, el cirujano y su ayudante pueden comenzar con la preparación del fragmento amputado. De hecho, nos parece conveniente que el mismo cirujano que realiza la preparación del dedo sea el que realiza la preparación del muñón. De este modo dispondrá de todos los elementos para definir la mejor estrategia posible. Solo los casos excepcionales de amputaciones multidigitales exigen que trabajen dos equipos en forma simultánea. Resulta innecesario remarcar que la condición indispensable para cualquier cirugía de reimplante es un extenso entrenamiento de los cirujanos, en el laboratorio.

Anestesia

La mayoría de las amputaciones digitales requieren una intervención que puede efectuarse bajo bloqueo axilar (*v.* Capítulo 1). La anestesia general está reservada para los niños muy pequeños y para los casos donde fracasa la anestesia locorregional. Cuando la amputación digital afecta a un niño y la anestesia general es la única posibilidad, la tolerancia a la isquemia puede permitir diferir algunas horas la intervención cuando el paciente no se encuentre en ayunas.

Técnicas microquirúrgicas adaptadas a los reimplantes digitales

La realización de un reimplante digital requiere del dominio perfecto de las técnicas usuales de microanastomosis vascular y nerviosa, técnicas cuyo aprendizaje debe realizarse, repetimos una vez más, en el laboratorio.

Nuestra intención no es suministrar aquí un detalle exhaustivo de las técnicas disponibles[32,33], sino simplemente ilustrar aquellas que hemos adoptado y que son de uso cotidiano.

Un campo blanco proporciona estabilidad en ambas manos del cirujano y permite también localizar fácilmente los hilos de sutura.

Microsutura término-terminal arterial

Se localiza y se diseca cada extremo arterial. La manipulación del vaso se realiza utilizando pinzas finas sin dientes, tomándolo de la adventicia. Una vez que se obtiene una longitud suficiente a ambos lados del vaso, este se "clampea". Es preferible utilizar un *microclamp* de Tamai doble, de pequeño tamaño y en su extensión máxima, sin recurrir al efecto de acercamiento para afrontar el vaso que se va a reparar. De este modo se dispondrá de una longitud vascular más importante entre las morsas del *clamp*, lo que facilita su manipulación. El recorte de la arteria se efectúa con una microtijera, en forma perpendicular al eje del vaso. En caso de amputación por sección simple, este recorte debe eliminar solo la pared contusa del vaso. Al estudiar las avulsiones digitales, veremos la importancia de una apreciación juiciosa de este nivel de corte.

Al finalizar esta fase debe persistir una discreta diastasis entre ambos extremos en reparación, lo que permitirá juzgar mejor la tensión que se debe aplicar al atar los nudos y también facilitará la visión permanente de la luz vascular (Figura 15.6 a).

Adventisectomía

Se realiza con microtijera, luego de la colocación del *clamp* vascular. Con una pinza "sin dientes" se toma la adventicia en la zona de corte y se realiza una tracción suave en sentido del eje del vaso (*v.* Figura 15.6 b). Se efectúa entonces una sección neta, perpendicular al eje del vaso, y se deja que la adventicia se retraiga libremente. Este gesto simple permite realizar en un solo tiempo una adventisectomía circunferencial.

Dilatación y lavado

Para lograr la apertura de la luz vascular, a veces es suficiente solo con la adventisectomía. Sin embargo, en algunos casos, este permanece colapsado por efecto del aplastamiento que inevitablemente se produce durante el gesto de recorte vascular. El vaso tiene una apariencia plana, con una luz virtual y lineal. La utilización de dos pinzas finas "sin dientes" permite ejercer una tracción "ecuatorial" para restaurar la apertura de la luz vascular. También, se pueden introducir ambos extremos de una pinza de disección fina "sin dientes" para provocar una dilatación suave y progresiva (*v.* Figura 15.6 d, e). La luz del vaso es entonces lavada abundantemente con solución heparinizada.

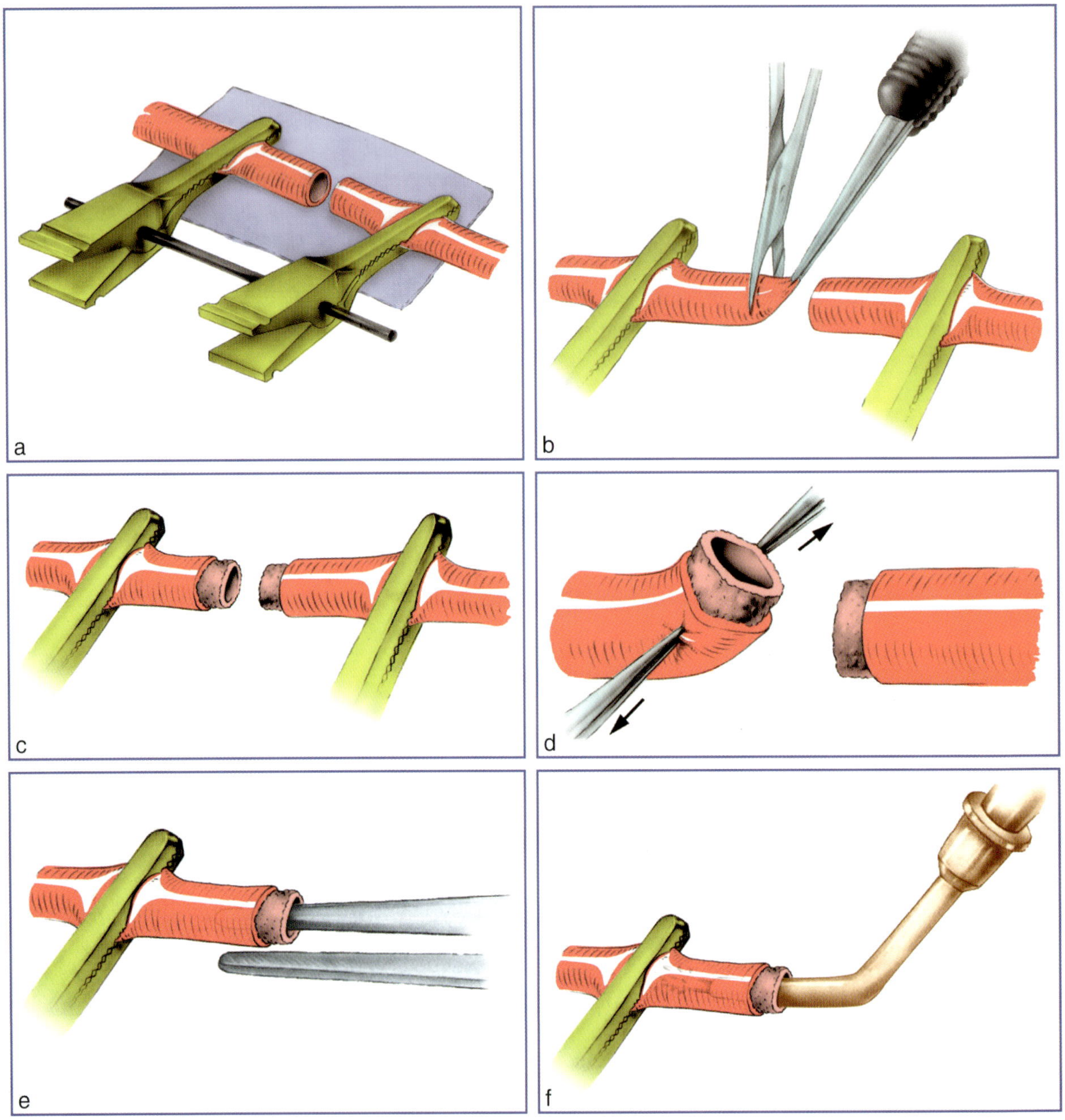

Figura 15.6 Realización de una anastomosis término-terminal. **a** Colocación del vaso en el *microclamp* doble de Tamai. Una distancia "X" debe persistir entre los extremos vasculares para facilitar el paso de los puntos. **b** Adventisectomía. **c** Aspecto al término de la colocación del vaso y de la adventisectomía. **d** Tracción "ecuatorial" para obtener la apertura luminal. **e** Dilatación mediante la pinza de disección sin dientes. **f** Lavado de la luz vascular con suero heparinizado. ▶

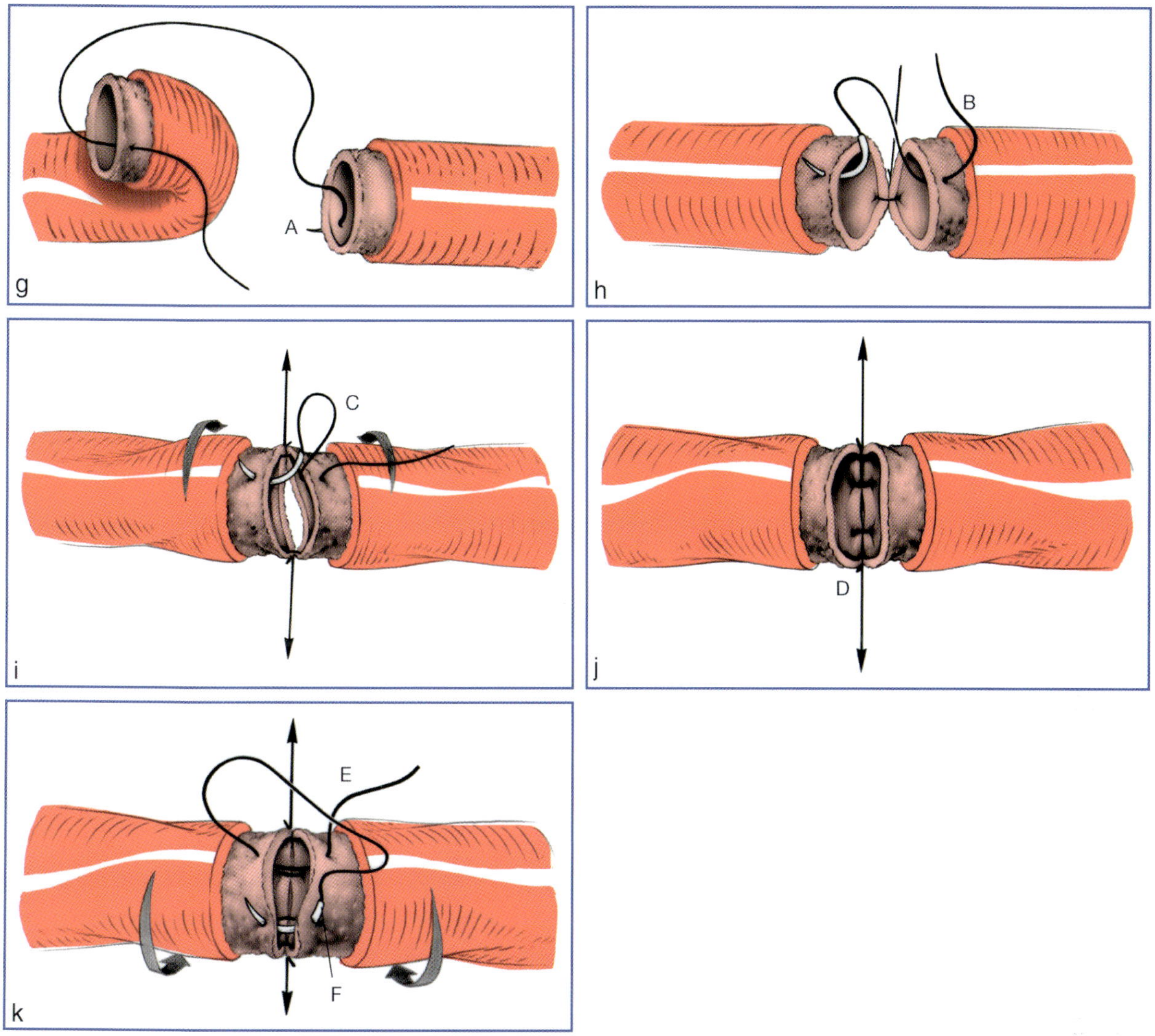

▶ **Figura 15.6** Realización de una anastomosis término-terminal. **g** Paso del primer punto ecuatorial en "hora 6" (A). **h** Paso del segundo punto anterior en "hora 0" (B). **i** Complemento de la sutura anterior. La tracción ejercida sobre los hilos guía A y B expone la hemicircunferencia anterior. Se colocan los puntos de sutura C y D. **j** Inversión del sentido de la tracción de los hilos para exponer la hemicircunferencia posterior. **k** Paso de los puntos E y F. Se introduce la aguja para realizar el punto F antes de realizar el nudo en el punto E.

Sutura propiamente dicha

El reimplante digital implica que se trabaje sobre vasos de pequeño calibre (hasta 0,3 mm a 0,4 mm de diámetro para los reimplantes más distales). Debido al pequeño calibre de estos vasos, la distribución de los puntos reviste una importancia crucial. Además, el exiguo campo quirúrgico y la fragilidad de los vasos pueden impedir las maniobras de rotación del *clamp* o contraindicar su uso. Por esto, hemos adoptado una técnica utilizable en todas las localizaciones de los reimplantes digitales, con *clamp* o sin este, que facilita la distribución de los puntos y limita las maniobras de torsión axial del vaso producidas por la rotación del *clamp*.

La eversión del vaso permite la colocación de un primer punto posterior en hora 6 (*v.* Figura 15.6 g). Luego se ata un nudo y se deja un cabo largo. El segundo punto es anterior, y se coloca en "hora 0", simétrico al precedente. Cuando la aguja presiona sobre la pared vascular, antes de atravesarla, resulta fácil verificar que las dos semicircunferencias estén bajo tensión simétrica y sincrónica, prueba del buen posicionamiento de este segundo punto. Si este no fuera el caso, se debe reconsiderar la ubicación de este segundo punto. Aquí también se deja un cabo largo para que sirva como hilo tractor (*v.* Figura 15.6 h).

Una vez ubicados estos dos puntos ecuatoriales, se suturan una tras otra las dos semicircunferencias laterales. Sin girar el *clamp*, basta con un movimiento de torsión axial en un sector angular limitado a 90° para exponer sucesivamente cada una de las dos semicircunferencias (*v.* Figura 15.6 i). El cirujano y su ayudante toman entonces cada uno de los hilos tractores para que la tracción ejercida haga rotar el vaso y origine una tensión que despliegue la pared y facilite la colocación de los puntos siguientes. Esta torsión axial del vaso es posible solo si se dispone de una longitud suficiente del vaso entre los extremos del *clamp*. Aquí reside el interés de la utilización del *microclamp* abierto al máximo. Dos puntos suplementarios en cada una de las semicircunferencias, es decir, un total de seis puntos es generalmente suficiente para una arteria colateral. Una vez colocados estos dos puntos "laterales", el cirujano y su ayudante intercambian los hilos tractores y exponen así la otra semicircunferencia lateral. Resulta entonces sencillo inspeccionar la luz vascular para asegurase que los puntos precedentes no son transfixiantes. Se repite luego la operación anterior para completar la sutura (*v.* Figura 15.6 j).

Estos dos últimos puntos son los únicos que no podrán ser controlados directamente, ya que ocluirán definitivamente la luz vascular. Durante el pasaje del quinto punto, la apertura de la luz residual todavía permite la introducción de una pinza de disección fina en la luz del vaso. Entonces se pasa el punto entre los extremos de la pinza y se evita tomar la pared posterior. Esto ya no será posible para el sexto y último punto. Así, cuando se trata de un vaso de muy pequeño calibre, utilizamos un artificio destinado a prevenir el riesgo de una toma "transfixiante": después del pasaje del quinto punto, este se deja sin anudar, el cirujano tracciona del hilo hasta dejar solo la longitud del cabo necesaria para atar el nudo. La aguja atraviesa entonces nuevamente las dos paredes vasculares en el lugar donde debe ir el sexto punto, pero esta vez con toda seguridad, ya que la luz aún está abierta. Entonces se deja la aguja provisoriamente en esta posición, clavada en las dos paredes vasculares para efectuar el quinto punto. Una vez cortados los dos cabos de este punto, se puede terminar con el nudo del sexto punto (*v.* Figura 15.6 k).

Microsutura término-lateral

En el marco de los reimplantes, las suturas término-laterales solo serán utilizadas durante la realización de un *bypass* largo destinado a la revascularización del pulgar, conectado en forma término-lateral a la arteria radial, al nivel del primer espacio interóseo. Nuestra técnica habitual consiste en una sutura paso a paso, en la que se cierra en primer lugar la pared posterior de la anastomosis. La ventaja consiste en la posibilidad de controlar la luz hasta la colocación del último punto (Figura 15.7).

Microsutura término-terminal venosa

Los principios enunciados anteriormente pueden aplicarse sin modificaciones en la realización de una microsutura venosa. La dificultad radica en la flacidez de la pared que hace difícil la identificación de la luz. A veces, resulta más fácil, en particular para la reparación de las venas de muy pequeño calibre, trabajar "inmersos" en un baño de suero heparinizado. La distribución de los puntos reviste aquí también una importancia crucial.

Reparación nerviosa

Las técnicas de reparación nerviosa se encuentran detalladas en el Capítulo 14. Su realización técnica no reviste particularidad alguna en el campo de los reimplantes. Sin embargo, veremos que la utilización juiciosa del "capital tisular" puede conducir a la realización de suturas cruzadas, a la utilización de injertos nerviosos tomados de un "dedo banco", etc.

Preparación para el reimplante

El primer paso preliminar consiste en evaluar profundamente la indicación del reimplante. También en este momento es cuando el interrogatorio recoge elementos pronósticos susceptibles de influir en la naturaleza del gesto quirúrgico. Además, el lapso transcurrido desde el accidente nos informa sobre la duración de la isquemia tanto fría como caliente. También es muy importante determinar con exactitud el mecanismo que produjo la lesión.

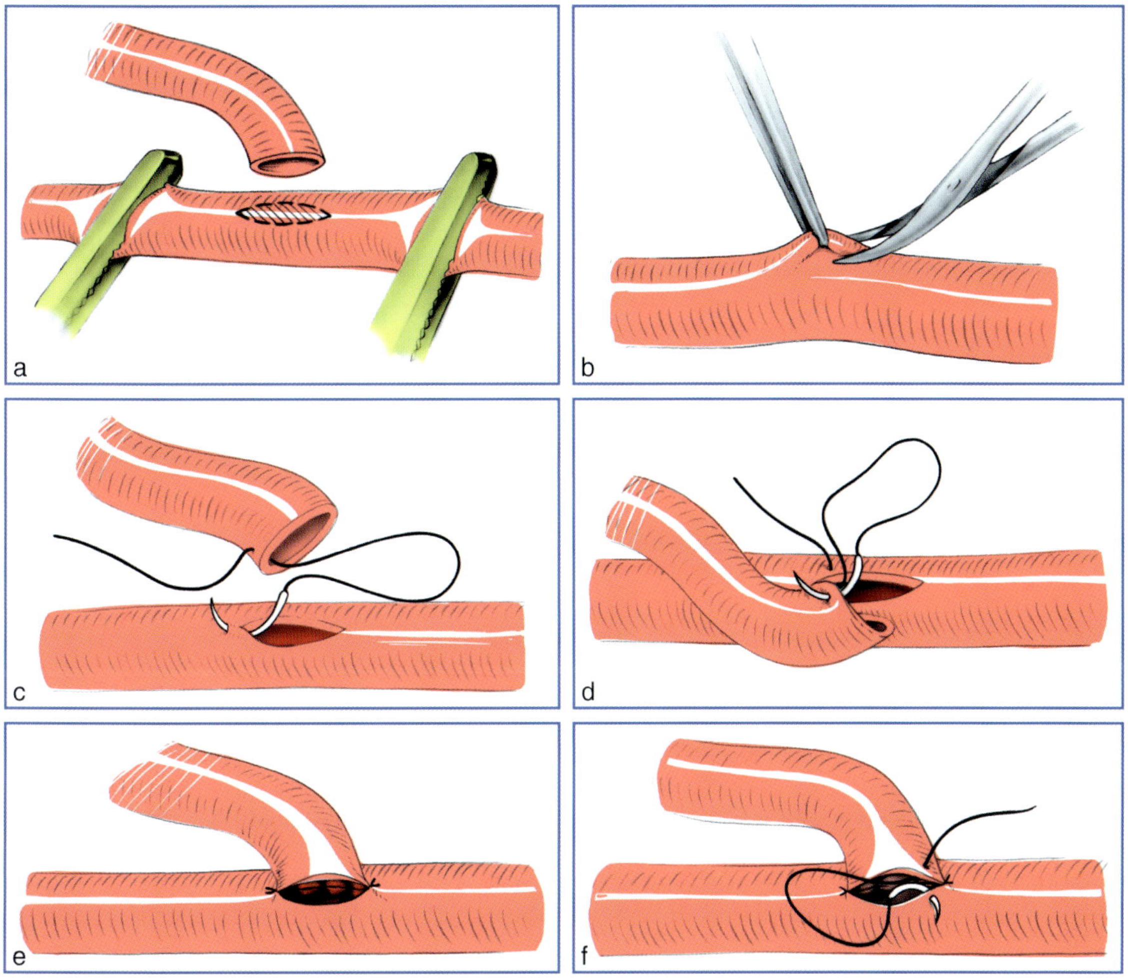

Figura 15.7 Realización de una anastomosis término-lateral. **a** Se "clampea" el vaso receptor y se determina el lugar para la ventana. **b** Corte parietal sobre el vaso receptor. **c** Paso del primer punto de ángulo. **d** Comienzo de la hemisutura posterior. **e** Término de la hemisutura posterior. **f** Confección de la hemisutura anterior.

Mecanismo de lesión

Secciones netas

Las secciones netas que ocasionan las guillotinas o las cizallas industriales son los mecanismos de amputación más favorables, pero también son los menos frecuentes en nuestra práctica. El reimplante será posible sin recurrir al recorte óseo ni a la utilización de puentes. En las secciones muy distales de este tipo, puede esperarse una recuperación funcional excelente si la reparación vascular tiene éxito, sobre todo en los niños, ya que se diferencian de los adultos por la calidad del resultado sensitivo obtenido.

Las herramientas con menos filo ocasionan amputaciones que conllevan un componente de atrición tisular y aplastamiento. El reimplante a menudo exige un recorte óseo y, eventualmente, la utilización de un puente vascular.

Amputaciones por prensas industriales

Estas ocasionan lesiones por aplastamiento en toda la extensión del dedo. Muy frecuentemente, existe una conminución esquelética extensa, y los tegumentos adquieren una coloración vinosa, debido a los hematomas subepidérmicos. En este contexto no es posible realizar ningún reimplante.

Avulsión

Cuando la amputación proviene de una tracción violenta en el eje del dedo, se habla de una amputación por avulsión. El "dedo de anillo" (*ring-finger*) es el ejemplo típico, pero ciertas máquinas industriales ocasionan lesiones similares en ausencia de cualquier alianza o anillo. Las lesiones son estereotipadas: rotura tendinosa, con frecuencia en el antebrazo, en la unión musculotendinosa. La continuidad esquelética se interrumpe en un nivel variable, pero, a menudo, distal con respecto a la lesión cutánea. Existe, entonces, un componente de desguantamiento que causa una avulsión parcial o total de la cobertura cutánea del dedo. La cadena articular, expuesta, parece intacta aunque hay veces que la parte distal de la tuberosidad falángica permanece solidaria a la piel avulsionada. El pronóstico de estas amputaciones por avulsión es sombrío. Las lesiones extensas de los vasos obligan a la realización de largos puentes y la desvascularización es origen de rigidez aun cuando el esqueleto permanece intacto.

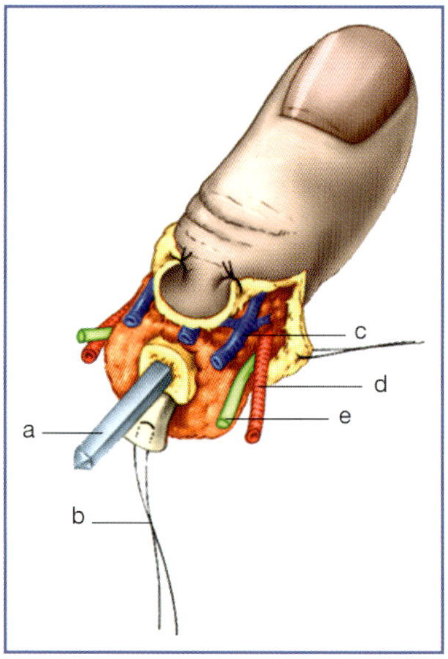

Figura 15.8 Preparación del dedo para un reimplante. a *Bilboquet* centromedular. b Tendón flexor. c Red venosa superficial. d Arteria colateral palmar. e Nervio colateral palmar.

"Dedo de puerta"

Se trata de un mecanismo de amputación por aplastamiento, que se observa sobre todo en los niños y ocasiona una lesión distal, comúnmente por debajo de la articulación interfalángica distal (IFD). A pesar de su mecanismo, es frecuentemente posible el reimplante microquirúrgico.

Preparación quirúrgica del extremo distal

Esta puede comenzar antes de la instalación misma del paciente en la sala de operaciones, aprovechando el tiempo de realización del bloqueo axilar. El cepillado quirúrgico se realiza con un cepillo suave y un antiséptico no coloreado, seguido de un lavado abundante con solución fisiológica. Se alista la mesa de instrumentación para la intervención propiamente dicha, lo que permite la preparación del segmento que se va a reimplantar, incluso antes de que el paciente ingrese al quirófano (Figura 15.8). Esto permite ganar un tiempo precioso, en particular en los casos de reimplantes digitales múltiples.

La preparación debe realizarse con la ayuda de una lupa binocular. En esta etapa se efectúa el desbridamiento y recorte cutáneo; en cambio, con frecuencia es prudente esperar hasta la etapa siguiente para efectuar el recorte óseo, así como para preparar la osteosíntesis, hasta haber comparado el fragmento amputado con el muñón proximal. La extensión del desbridamiento, la importancia de acortamiento y la estrategia de osteosíntesis, a menudo, se definen una vez confrontados los dos extremos esqueléticos. En cambio, es en esta etapa cuando se procede a ubicar el pedículo. Un abordaje, en general dorsolateral, permite incidir la fascia digital y exponer los pedículos. Las valvas cutáneas se retraen por medio de puntos de sutura a la piel. De este modo, los elementos pediculares disecados permanecen expuestos y podrán ser protegidos, en particular, durante la osteosíntesis. Todavía es posible mejorar la identificación de los pedículos utilizando los siguientes medios: el nervio puede teñirse con azul de metileno; la arteria puede identificarse con un microclip colocado en el extremo distal contuso y condenado a la resección. Estos artificios se tornan útiles en los casos de amputaciones múltiples, cuando es necesario soltar el manguito hemostático reiteradas veces. Si bien la arteria y el nervio del pedículo colateral palmar se identifican en esta etapa, en cambio, su preparación propiamente dicha en vista de la reparación será realizada en una etapa ulterior, luego de la osteosíntesis, y bajo microscopio. La identificación y la disección de las venas dorsales no se realizan sistemáticamente en esta etapa. Si bien la identificación de las venas dorsales a nivel de la primera falange no plantea un problema mayor, en cambio, en la segunda falange e, incluso, en la articulación IFD, resulta difícil y, a veces, imposible en un dedo exangüe. Disecando "a ciegas", se corre el riesgo de comprometer la integridad de la vena o las venas que serían utilizables. Por lo tanto, sería mejor realizar esta disección venosa al final de la secuencia del reimplante, una vez efectuada la revascularización. Al retirar el torniquete, el retorno venoso permite que las venas se llenen, lo que facilita la disección y la elección de la vena por reparar. En esta etapa de la preparación, también es posible colocar un hilo centrotendinoso que servirá para la reparación del tendón flexor. Al término del acondicionamiento del fragmento a reimplantar, resulta a veces preferible retornar a las condiciones de isquemia fría, en particular si son varios los dedos que van a reimplantarse, ya que habrá un período de espera prolongado. Se llena con hielo un recipiente estéril, cubierto de un guante quirúrgico dado vuelta, donde se coloca el fragmento preparado aislado del hielo[17].

Preparación quirúrgica del extremo proximal

Las secuencias de preparación del extremo proximal, son en general, simétricas de las precedentes. Es necesario practicar un recorte cutáneo, así como la identificación de los elementos pediculares, utilizando el mismo abordaje dorsolateral.

En esta etapa, debe buscarse un eventual tendón flexor retraído dentro del canal digital. Esta búsqueda será más difícil una vez efectuada la osteosíntesis.

Etapas técnicas de un reimplante en la segunda falange

Hemos elegido como descripción modelo la más típica de las indicaciones para un reimplante luego de una amputación aislada de un dedo largo. La integridad de la articulación interfalángica proximal (IFP) proporciona un resultado funcional satisfactorio, gracias a la conservación de la movilidad de dicha articulación.

Acortamiento óseo

Salvo ciertos casos de amputaciones perfectamente netas y limpias, causadas por guillotinas o instrumentos muy cortantes, el acortamiento esquelético es la regla antes de la osteosíntesis. Dicho acortamiento permitirá realizar las suturas vasculares, nerviosas y tendinosas sin tensión excesiva; también evitará o minimizará los problemas de cobertura cutánea. A veces, si el acortamiento es suficiente, se puede prescindir del recurso de un puente vascular y realizar una sutura directa. No existe una regla rígida que determine la magnitud del acortamiento. Wood[7] aconseja un acortamiento adaptado a la lesión de entre 5 mm a 10 mm, realizado con la pinza gubia, en uno de los dos extremos óseos. La elección de la osteosíntesis debe efectuarse con anterioridad, ya que permitirá guiar la orientación y extensión del recorte óseo.

Incluso en la zona diafisaria, este acortamiento tiene pocas consecuencias funcionales. El dedo reimplantado dispondrá de una movilidad reducida, que tendrá mayor efecto sobre la función global que este discreto acortamiento.

Osteosíntesis

Toda la gama de métodos de osteosíntesis miniaturizada y adaptada a la mano puede ser utilizada en caso de un reimplante (*v.* Capítulo 7). Sin embargo, en este marco el método ideal debe ser de rápida ejecución, cualidad esencial en caso de amputación multidigital. Su realización no debe exigir ninguna disección adicional. Por último, la ejecución debe estar siempre bajo el cuidado constante de los pedículos vasculares (Figura 15.9).

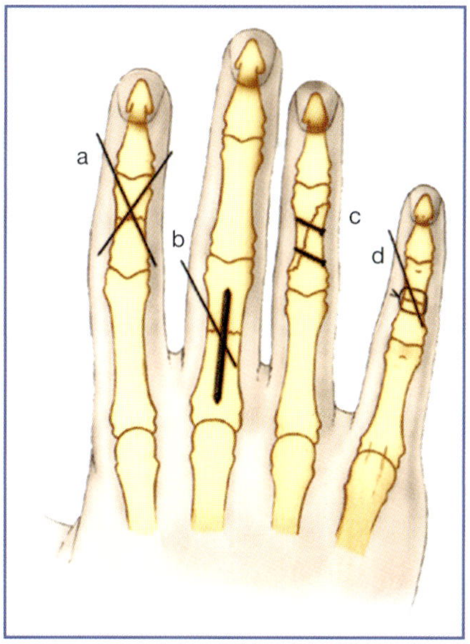

Figura 15.9 Diferentes tipos de osteosíntesis utilizables. a Osteosíntesis mediante clavijas de Kirschner. b Osteosíntesis por medio de un *bilboquet* centromedular bloqueado. c Osteosíntesis con tornillos corticales. d Osteosíntesis por medio de una combinación de un cerclaje y una clavija de Kirschner.

Material de osteosíntesis

La **osteosíntesis con un clavo centromedular** tipo *bilboquet* tiene la ventaja de su rápida colocación. La rotación se bloquea con una clavija de Kirschner oblicua a 45°. Este método se aplica solo a las amputaciones mediodiafisarias, es decir, cuando se dispone tanto en sentido proximal como distal de un apoyo endomedular suficiente.

La **osteosíntesis con clavijas o agujas de Kirschner** es el método más utilizado frente a la multiplicidad de lesiones encontradas. Teóricamente bastan dos clavijas en cruz para efectuar la osteosíntesis.

Cuando se planifica una osteosíntesis con clavijas de Kirschner, es preferible introducir las clavijas inicialmente en el dedo amputado. En este punto, las clavijas se colocan fácilmente en vaivén a través de la sección ósea con la precisión necesaria, a distancia de los trayectos pediculares.

La **osteosíntesis con tornillos** solo se aplica en los raros casos de amputaciones en bisel oblicuo largo. Se realiza con material miniaturizado, adaptado a la mano.

La **asociación clavija-cerclaje** es también un buen método de osteosíntesis, pero el pasaje del hilo de acero debe realizarse con precisión para evitar cualquier error de rotación.

La **osteotomía de Chevron** en cada uno de los extremos óseos, para efectuar luego una osteosíntesis con tornillos o un cerclaje, es una técnica larga y tediosa, ya que es difícil el reglaje de la rotación.

La **osteosíntesis con placas y tornillos** ha sido propuesta para los casos de reimplantes digitales[35]. Creemos que esta técnica debe permanecer al margen, ya que su principal ventaja, la movilización precoz, rara vez resulta posible, teniendo en cuenta el contexto.

Cualquiera sea el método de osteosíntesis utilizado, este deberá aportar la estabilidad necesaria para permitir la movilización pasiva del dedo durante las etapas sucesivas del reimplante.

Revascularización

Si bien el desbridamiento y el acortamiento óseo, seguidos por la osteosíntesis, representan siempre la primera etapa de un reimplante propiamente dicho, el orden de las siguientes etapas puede ser variable. Tenemos por costumbre realizar la revascularización y luego la reparación nerviosa, antes de reparar los tendones flexores. Esta secuencia tiene la ventaja de permitir una instalación fácil del dedo para la fase microquirúrgica. En ausencia de toda resistencia ejercida por el tendón flexor, resulta fácil colocar en extensión la articulación metacarpofalángica y las interfalángicas. En esta posición de extensión es donde debe definirse las longitudes óptimas de los eventuales puentes vasculares o injertos nerviosos (Figura 15.10).

Número de arterias a reparar

En el caso de una sección franca, cuando una anastomosis término-terminal directa puede ser efectuada, se repararan sucesivamente las dos arterias, ya que la tasa de éxito de los reimplantes parece estar influenciada por el número

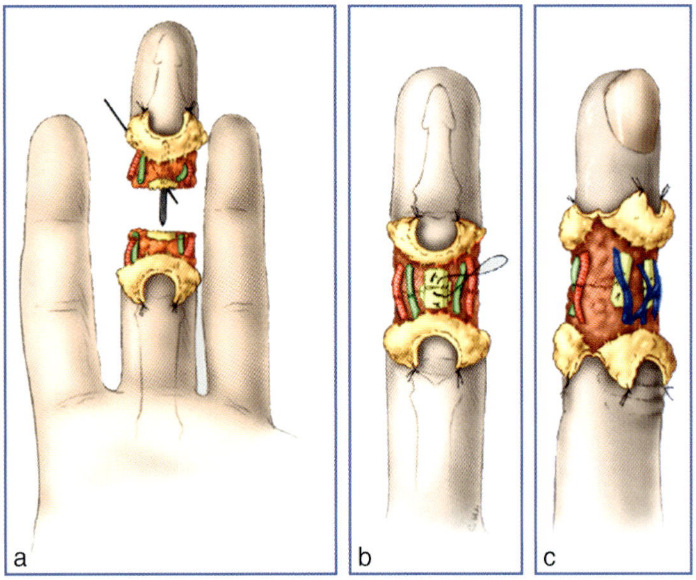

Figura 15.10 Los diferentes tiempos palmares del reimplante. **a** Osteosíntesis. **b** Reparación de los elementos vasculares y nerviosos palmares y, luego, el tendón flexor. **c** Reparación del aparato extensor y, posteriormente, de la red venosa dorsal superficial.

de arterias anastomosadas[42]. En caso de una pérdida de sustancia bilateral sobre los dos ejes colaterales palmares, se efectúa un solo *bypass*. La elección del lado para dicho *bypass* dependerá ante todo de las condiciones locales: el puente más corto sobre la arteria de mayor calibre representa la solución ideal. Estadísticamente, la arteria dominante se encuentra del lado cubital en el pulgar, el índice y el dedo mayor. La arteria colateral radial es la dominante en el cuarto y quinto dedo[28].

Preparación de los vasos, nivel de recorte

Fuera del contexto particular de la avulsión, el recorte arterial se limita a eliminar el extremo contuso del vaso con un corte perpendicular a su eje, lo que facilitará la anastomosis. Este recorte debe realizarse en etapas sucesivas hasta ubicarse en una zona perfectamente sana. Después de la adventisectomía, se procede a lavar el vaso con suero heparinizado.

Anastomosis

Al término de las etapas precedentes, el vaso por reparar se coloca sobre el *clamp* y se efectúa la anastomosis según la secuencia descrita anteriormente. Al finalizar la anastomosis, cuando se retira el *clamp*, es posible evaluar la permeabilidad de la sutura que ha sido realizada, sin que sea necesario liberar el manguito hemostático. Cuando la exanguinación es imperfecta o cuando el tiempo de torniquete ha sido prolongado, la sangre presente en la luz del vaso refluye libremente a través de la zona de sutura, lo que permite comprobar su permeabilidad.

Reparación nerviosa

Los nervios colaterales se reparan en esta etapa. Debe recordarse que la calidad del resultado funcional dependerá en gran medida de la tasa de reinervación obtenida. Esta reparación será entonces meticulosa y seguirá los principios enunciados en el Capítulo 14. En caso de pérdida de sustancia, se optará en general por un injerto secundario. El sacrificio de un sitio dador para un injerto nervioso no se concibe en la etapa de urgencia, en el contexto de un reimplante, ya que el éxito a largo plazo no está asegurado. Sin embargo, en caso de lesión multidigital, un dedo amputado que no se reimplantará puede resultar un excelente sitio dador para injertos nerviosos, incluso vascularizados (*v.* Figura 15.10).

Reparación de los tendones flexores

El método de elección es la técnica de Tsuge. El hilo doble de Tsuge puede colocarse sobre el extremo proximal, ya desde la etapa de preparación. Cuando la amputación pasa por el canal digital, la reparación conjunta de los dos tendones superficial y profundo no es obligatoria. Solo se repara el tendón flexor profundo. Cuando el recorte óseo crea un acortamiento notable del dedo reimplantado, es necesario recortar el tendón flexor en zona sana. El instrumental de Meyer optimiza la calidad de este recorte (*v.* Figura 15.10).

Al finalizar estas primeras etapas queda concluido el tiempo palmar del reimplante. Se sutura la piel con puntos separados flojos para evitar la desecación de las estructuras que fueron reparadas. Se cambia entonces de instalación para comenzar con el tiempo dorsal.

Reparación de los tendones extensores

En el caso de una amputación a la altura de la segunda falange, esta reparación concierne a cada una de las dos bandeletas laterales. Para esta reparación se utiliza un punto en "U" con un hilo PDS®. La disección y la exposición deben ser mínimas con el objeto de no comprometer la siguiente etapa de sutura venosa.

Sutura venosa

Si las venas dorsales pueden ser identificadas, es más simple realizar las anastomosis bajo el manguito hemostático. En algunos casos, y, en particular, en los reimplantes distales, solo es posible identificar las venas dorsales, al nivel del fragmento distal, si se retira el manguito. Una vez seleccionadas las venas por suturar, la recolocación del manguito está justificada para facilitar la sutura (*v.* Figura 15.10).

Cuando no se puede realizar una sutura término-terminal sin tensión, será necesario recurrir a un puente venoso. Es preferible suturar dos venas por arteria colateral reparada, pero más allá de esta proporción, la multiplicación de las anastomosis venosas disminuye el flujo sanguíneo a través de cada una de ellas, lo que incrementa el riesgo de trombosis.

Cierre cutáneo y vendaje

Una vez finalizadas las suturas venosas, se retira el manguito para permitir el control de la permeabilidad de las suturas arteriales, por recoloración del dedo reimplantado, y para verificar las anastomosis venosas. Una hemostasia rigurosa por coagulación bipolar debe preceder la etapa de cierre. Esta hemostasia coagula electivamente las venas de retorno que no han sido anastomosadas sobre el fragmento distal reimplantado y asegura así el flujo venoso hacia las venas reparadas.

El cierre cutáneo se realiza con puntos separados flojos y sin tensión. No se busca la estanqueidad y pueden dejarse, sin riesgo, parcialmente abiertas las incisiones mediolaterales utilizada para la exposición. Cuando el recorte o el traumatismo inicial crea una pérdida de sustancia cutánea, es necesario realizar un artificio de cierre. Ineludiblemente, se instalará un edema posoperatorio en las horas siguientes al reimplante, por lo que una sutura "constreñida" desde el punto de vista de la tensión cutánea se volverá rápidamente perjudicial a la permeabilidad de los vasos reparados. Se aplica sobre el dedo un apósito graso no circunferencial y se lo recubre con compresas húmedas dispuestas longitudinalmente, que facilitan el drenaje por capilaridad y evitan la maceración. Se coloca entonces un vendaje algodonado, sostenido por una venda sin ajustar; se completa con una férula que evita cualquier movimiento intempestivo de los tendones y los vasos reparados. Este vendaje deja el pulpejo del dedo reimplantado al descubierto, para permitir el monitoreo posoperatorio.

Reimplantes especiales

Revascularización difícil durante el reimplante

Utilización de puentes venosos

Cuando el recorte de los extremos arteriales contusos origina una pérdida de sustancia que imposibilita una anastomosis término-terminal directa, debe efectuarse un puente. Desde el punto de vista pronóstico es preferible realizar un puente que una la sutura arterial bajo tensión, o una sutura en una zona contusa, ya que es origen de trombosis[20]. Ya hemos mencionado que en estos casos se reparará un solo eje arterial colateral. Las condiciones locales determinan la elección del lado que se privilegiará para la revascularización. Es crucial realizar de primera intención un puente de longitud suficiente. Subestimar la extensión de las lesiones parietales conducirá a realizar un puente demasiado corto que resultará rápidamente ineficaz, ya que las lesiones vasculares de ambos lados causarán trombosis. A la inversa, un puente deliberadamente sobredimensionado sacrifica sin razón un segmento de arteria sana y entraña riesgos de trombosis inherentes a su longitud. En el extremo distal, la apreciación del nivel de corte solo es posible bajo el examen microscópico del vaso. El corte de resección debe ser neto, con una apertura de la luz y un tono parietal normales. No debe existir separación alguna entre las diferentes capas parietales. Los mismos criterios se aplican para juzgar el nivel de recorte proximal. Sin embargo, aquí es posible recurrir a la prueba de soltar el manguito hemostático. La obtención de un *jet* sanguíneo vigoroso que no se atenúa con el correr de las pulsaciones es un criterio formal que permite verificar un buen nivel de recorte. En ausencia de flujo, o si el débito se atenúa inmediatamente luego de algunas pulsaciones, es imperativo utilizar métodos locales para suprimir un eventual espasmo (lidocaína, suero caliente, blufomedil) y eliminar también la posibilidad de alguna causa general (paciente en vasoconstricción, hipotermia, baja presión arterial) antes de proceder a un recorte más proximal.

Las venas superficiales necesarias para la realización de los micropuentes serán tomadas electivamente de la cara anterior del antebrazo (Figura 15.11). Se ha propuesto la utilización de las venas satélites de un eje arterial profundo (arteria radial o cubital), ya que cuentan con la ventaja de la fineza de sus paredes[2]. Sin embargo, la facilidad de acceso y de disección nos lleva siempre primero a buscar una vena superficial. Todas las colaterales deberán ser ligadas o pinzadas con un clip en forma electiva, y luego será imperativo invertir el injerto antes de la conexión, debido a la presencia de válvulas. El cálculo de la longitud es primordial. Un injerto demasiado corto conducirá a una anastomosis bajo tensión, que será fuente de fugas y de trombosis. A la inversa, un injerto demasiado largo dará origen un efecto de bucle (*king-king*) mientras se llena de sangre. Las flexuosidades que aparecen sobre un injerto demasiado largo son responsables a su vez de trombosis a mediano plazo.

Una vez tomados, estos injertos venosos se retraen considerablemente, lo que dificulta la evaluación exacta de la longitud que debe darse al puente. Con un poco de práctica, es posible cortarlos de la longitud exacta necesaria basándose solo en la tensión una vez colocado el *clamp*. Sin embargo, es aconsejable al comienzo medir la longitud del injerto antes de su disección en el antebrazo y, luego, extender aquel en su longitud exacta sobre el sitio receptor, antes de proceder al recorte definitivo.

El segundo problema práctico es la incongruencia de calibre que se encuentra al efectuar la anastomosis, que resulta de dar vuelta a 180° el injerto venoso antes de su utilización. Al realizar la anastomosis proximal, por lo general, es posible hacer desaparecer esta incongruencia con una dilatación progresiva y prudente de la vena. Las mayores dificultades causadas por esta incongruencia de calibre se presentan al momento de realizar la anastomosis distal.

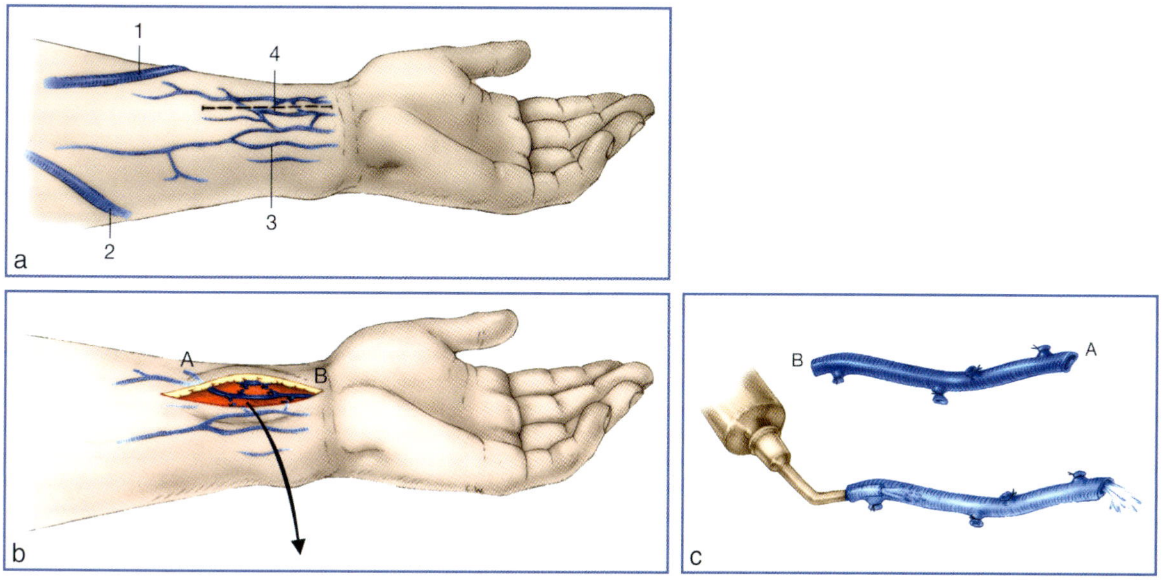

Figura 15.11 Realización de un puente para un reimplante digital. **a** Localización de los elementos del sistema venoso superficial en el antebrazo. 1: Vena radial superficial; 2: Vena cubital superficial; 3: Red venosa palmar superficial del antebrazo; 4: Trazado de la incisión para la obtención del puente. **b** Incisión cutánea y preparación del puente mediante ligaduras de las colaterales. **c** Inversión del puente y posterior lavado con suero heparinizado para controlar la estanqueidad.

Cuando se utiliza un puente largo, con una conexión distal a la altura de la IFD, la arteria colateral palmar es a menudo 1,5 a 2 veces más pequeña que el extremo proximal del injerto venoso proveniente del antebrazo. Ya no utilizamos más los recortes oblicuos del extremo del puente, seguidos por una sutura en bisel, porque reduce el calibre. Es necesario también abstenerse de toda dilatación del puente antes de comenzar con la anastomosis y tener un especial cuidado en la distribución de los puntos de sutura. Otra solución consiste, durante la disección, en prever esta incongruencia distal e identificar una rama colateral del injerto venoso de calibre más apropiado. La sutura término-terminal será entonces realizada sobre esta colateral y la rama principal será ligada.

Cuando las condiciones locales lo exigen, es decir, cuando la disección de los vasos obliga a elegir el extremo proximal de la colateral sobre un lado del dedo y el extremo distal de la arteria colateral sobre el otro lado, puede ser necesario efectuar un puente "cruzado" (Figura 15.12). El informe quirúrgico deberá dar cuenta de este artificio, que habrá de tenerse presente en caso de una reintervención quirúrgica posterior. Tal artificio compromete la realización ulterior de una intervención en la zona palmar. De manera especial, la tenolisis de los tendones flexores se vuelve particularmente riesgosa cuando existe un puente cruzado.

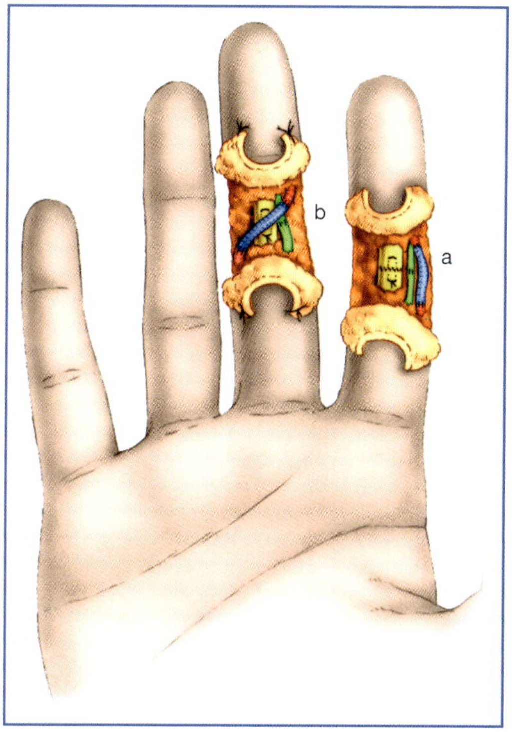

Figura 15.12 Realización de un puente arterial en el marco de un reimplante digital. a Puente directo. b Puente cruzado.

Utilización de injertos arteriales

Frente a las dificultades encontradas con la utilización de los injertos venosos, relacionadas con los problemas de incongruencia de calibre mencionados, algunos autores han propuesto la utilización de injertos arteriales[3,36]. Así, es posible tomar la arteria pedia sobre el dorso del pie, la arteria interósea posterior en el antebrazo, la arteria circunfleja ilíaca superficial en la región inguinal. Estas tomas, no solo tienen una morbilidad discutible (arteria pedia), sino que, en ocasiones, exigen una anestesia general. Todos nuestros reimplantes se realizan bajo anestesia locorregional, por lo cual nunca recurrimos a estos injertos arteriales.

Desvíos de arterias sanas

El desvío de una arteria sana de un dedo vecino puede ser una alternativa seductora cuando existe la necesidad de realizar un puente. Se evita una anastomosis y la congruencia del calibre es perfecta. Por ejemplo, se ha propuesto el desvío de la arteria radial del índice para revascularizar un pulgar. La morbilidad de este procedimiento nos parece inaceptable para un reimplante, cuyo éxito no está garantizado. Nosotros nunca recurrimos al desvío de arterias sanas. En cambio, aplicando el principio del "dedo banco" (*v.* Capítulo 17) es posible considerar el desvío de un eje arterial proveniente de un dedo condenado a la amputación. En cuanto al desvío de los ejes arteriales dorsales (primera o segunda arteria intermetacarpiana dorsal), podría representar un compromiso aceptable, pero las variaciones de calibre y de ubicación de estas arterias nos ha disuadido de utilizarlas de primera intención.

Reimplante en zona articular

El acortamiento óseo, que no tiene consecuencias funcionales en la diáfisis, puede incluso facilitar el tiempo vascular, nervioso y tendinoso. En cambio, no ocurre lo mismo si la amputación se encuentra en plena zona articular.

Amputación próxima a la IFD

Ninguna solución protésica es considerable a la altura de esta articulación. Cuando la amputación origina lesiones osteocondrales irremediables en la articulación interfalángica distal, se puede proceder de primera intención a una artrodesis. Realizada en extensión en las mujeres para obtener un resultado estético óptimo, y en 15° de flexión en los trabajadores manuales, esta solo causa perjuicio funcional limitado. En ningún caso, este compromiso articular es una contraindicación para el reimplante. Existen algunos casos donde el azar hace que la herramienta que produce la amputación pase por la línea articular y se preserven total o casi totalmente las superficies condrales. En estas condiciones, una reposición en artrodesis transitoria por seis semanas puede alcanzar a largo plazo una función muy satisfactoria e, incluso, normal de esta articulación.

Amputación próxima a la IFP

La amputación aislada de un dedo largo a través de la interlínea articular de la interfalángica proximal no es indicación de un reimplante. Cuando existen circunstancias especiales (fuertes motivaciones estéticas, mutilaciones asociadas de los dedos largos vecinos, amputaciones multidigitales, etc.), son posibles dos soluciones.

La realización de una artrodesis definitiva de la IFP es el "último recurso". En el mejor de los casos, si la metacarpofalángica y la IFD son móviles, se obtendrá un dedo de apoyo que solo será capaz de colaborar en el cierre de las prensiones digitopalmares groseras. La colocación durante la urgencia de un implante articular no carece de riegos, y solo es concebible para los dedos llamados "no limítrofes" (tercer y cuarto dedos), siempre que al mismo tiempo se pueda reparar o reconstruir el aparato capsuloligamentario. La última solución para considerar es la transferencia articular vascularizada. En el contexto de mutilaciones multidigitales, la primera opción es la de una transferencia según el principio del "dedo banco" (*v.* Capítulo 17). En ausencia de una articulación disponible, se puede programar en esta fase de la urgencia la reconstrucción secundaria de la articulación por medio de una transferencia vascularizada a partir de un dedo del pie (Figura 15.13)*. A la espera de esta cirugía secundaria, aconsejamos un enclavijado en distracción que mantenga la diastasis y conserve la longitud digital. Semejante programa sofisticado de reconstrucción solo debe concebirse para un dedo "precioso" en el contexto de mutilaciones multidigitales asociadas y, antes de proponer esta opción, los fundamentos del reimplante deberán ser rigurosamente reevaluados.

Amputación próxima a la metacarpofalángica

También debe señalarse aquí que las amputaciones de un dedo largo aislado, próximo a la articulación metacarpofalángica, no constituye *a priori* indicación para un reimplante. Si el contexto lo exige (amputaciones multidigitales a la altura de las metacarpofalángicas), el reimplante tendrá sentido solo si se prevé la reconstrucción articular. Aún más que en la IFP, la artrodesis metacarpofalángica

* Michel Merle, Gilles Dautel. La main traumatique. Tome 2. Chirurgie secondaire, le poignet traumatique. Ed. Masson. Vease el algoritmo de toma de decisiones desarrollado (Capítulo 2).

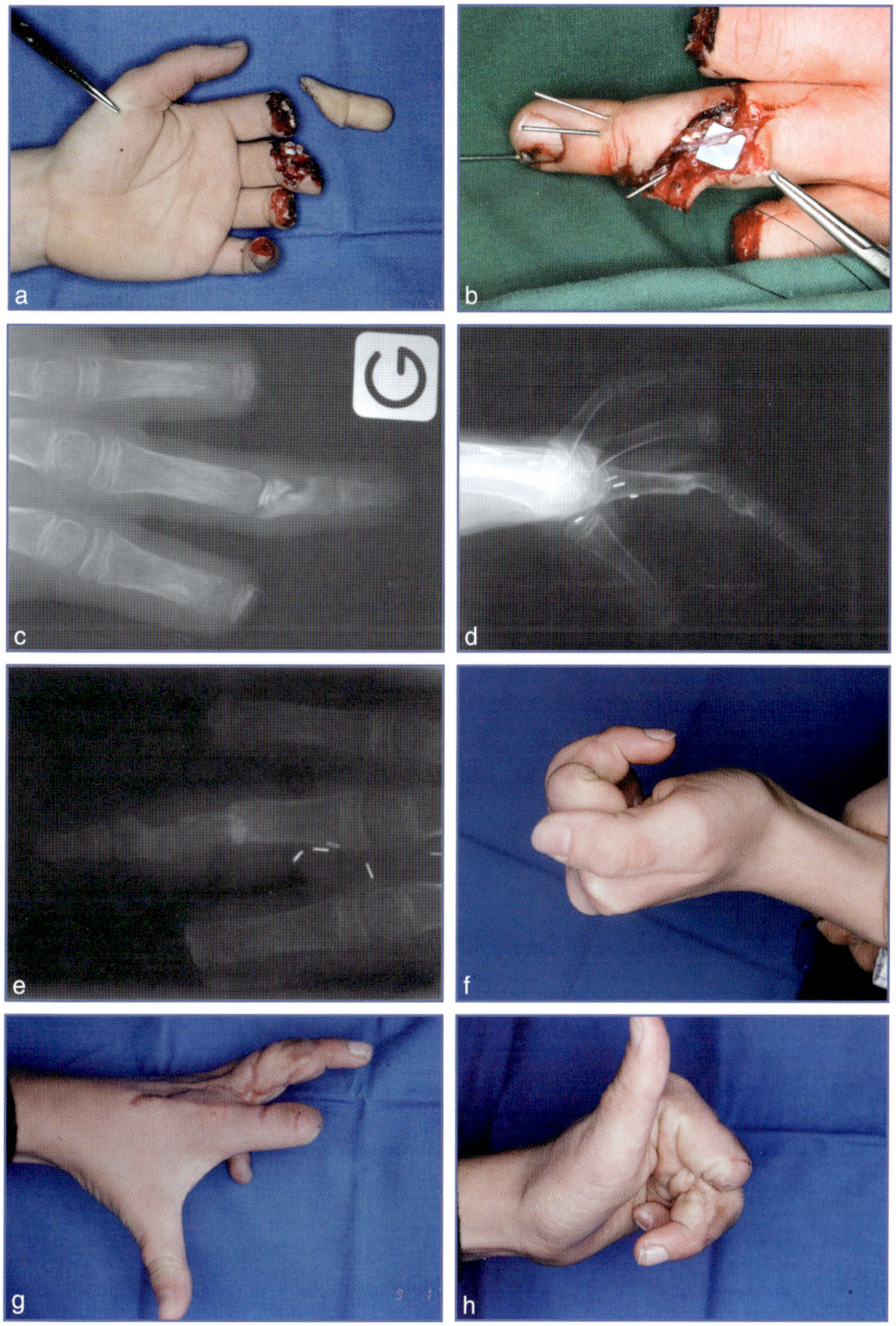

Figura 15.13 Reimplante en zona articular. **a** Paciente de trece años, mutilación multidigital por sierra circular. **b** Solo el tercer dedo podrá ser objeto de un reimplante. **c** Proyección radiográfica en donde se observa la destrucción de la IFP. **e** Aspecto radiográfico luego de la transferencia articular de la IFP del segundo dedo del pie. **d**, **f**, **g**, **h** Resultado funcional luego de la transferencia articular vascularizada a partir de la IFP del segundo dedo del pie. El carácter multidigital de esta mutilación, la situación "marginal" de este tercer dedo (amputación asociada del índice) y la edad del paciente justifican el uso de esta sofisticada técnica de reconstrucción.

resulta inaceptable desde el punto de vista funcional. En estas circunstancias de excepción se pueden considerar dos soluciones: la colocación de un implante (prótesis de tipo Swanson) en la urgencia o una reconstrucción diferida, ya sea con un implante protésico, o bien por medio de una transferencia articular microvascularizada tomada de un dedo del pie. Si se planifica una reconstrucción articular diferida, el mantenimiento de la longitud debe preservarse en la fase de urgencia, ya sea por medio de un enclavijado que preserve la diastasis o bien, utilizando un fijador externo.

Reimplante del pulgar

Debido a la preeminencia funcional de este dedo, todas las audacias técnicas están justificadas para lograr el reimplante de un pulgar seccionado. A pesar de los reportes pesimistas sobre los resultados de estos reimplantes[8,18], nuestra experiencia ha confirmado la idea de que se debe intentar "todo", desde la fase de urgencia misma, para reconstruir un pulgar mutilado.

Instalación

Nunca hemos recurrido a la posición de decúbito ventral que permite exponer fácilmente la cara palmar del pulgar. Como es evidente, esta posición resulta más cómoda para el cirujano y facilita la fase palmar de la reparación tendinosa, vascular y nerviosa, pero exige la realización de una anestesia general, motivo suficiente como para que rechacemos este artificio. En cambio, la dificultad de exposición de la cara palmar del pulgar influirá sobre la técnica de revascularización.

Osteosíntesis

El acortamiento óseo puede ser realizado tanto en el pulgar como en los dedos largos. En caso de una amputación en una zona articular, el reimplante debe ser realizado, según los casos, con una artrodesis interfalángica o metacarpofalángica. Aunque solo conserve movilidad en la articulación carpometacarpiana, el pulgar reimplantado conservará un grado útil de oposición. La artrodesis metacarpofalángica es lícita para el pulgar, mientras está prohibida para los dedos largos.

Revascularización

Las dificultades encontradas durante el tiempo de revascularización se deben a las condiciones de exposición mencionadas y a las particularidades anatómicas del pulgar. Más allá de la metacarpofalángica, la anatomía vascular del pulgar es comparable a la de los dedos largos. Pero la arteria esencial del pulgar, fuente principal de las arterias colaterales palmares, se halla sometida a variaciones de origen y trayecto[5]. En caso de amputación por sección franca más allá del tercio proximal de la primera falange, la revascularización puede efectuarse por sutura término-terminal de las arterias colaterales palmares. En caso de una amputación más proximal o cuando, sea cual fuere el nivel de amputación, existe un componente de aplastamiento o avulsión, la mejor solución consiste en recurrir a un largo puente conectado en forma término-lateral sobre la arteria radial. Esta técnica tiene la ventaja de permitir la sutura distal entre el puente y la arteria colateral cubital del pulgar, incluso antes de efectuar la osteosíntesis, en las condiciones ideales de instalación. Se procede luego a la osteosíntesis protegiendo el injerto venoso, y se tuneliza el injerto en la cara dorsal de la primera comisura. El tiempo de revascularización finaliza con la anastomosis término-lateral entre la arteria radial y el extremo proximal del puente, en la parte superior del primer espacio interóseo (Figura 15.14). Además de la comodidad y la facilidad de la anastomosis, se añade

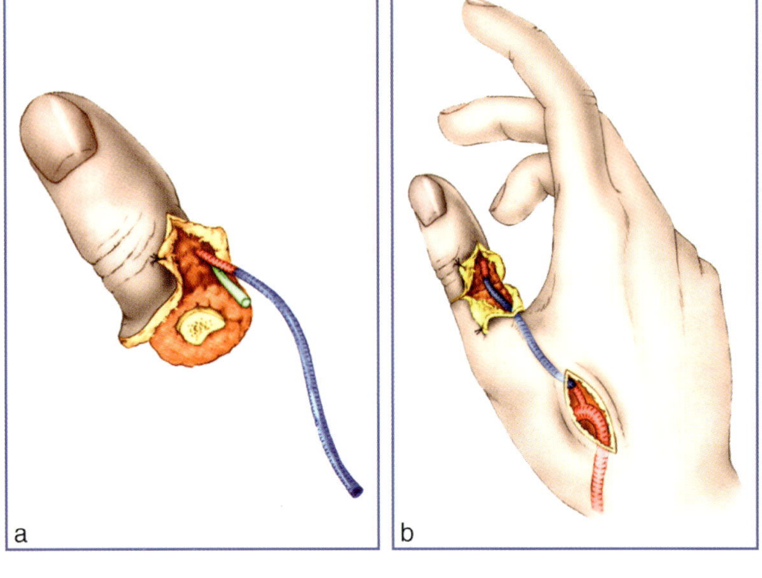

Figura 15.14 Utilización de puentes vasculares largos para la revascularización del pulgar. **a** En primer lugar se realiza la anastomosis término-terminal sobre la arteria colateral cubital del pulgar antes del reimplante. **b** Tras la osteosíntesis, el puente es introducido en un túnel subcutáneo en la cara dorsal de la primera comisura y se realiza la anastomosis término-lateral sobre la arteria radial a la altura del primer espacio interóseo.

la seguridad que aporta la conexión proximal sobre una arteria de gran calibre y de flujo importante.

Reimplantes muy distales

Las amputaciones distales, al nivel de la interfalángica distal y más allá de esta, no solo son los casos más frecuentes encontrados en la práctica diaria, sino que también representan la mejor indicación para un reimplante. En efecto, si no puede evitarse una artrodesis interfalángica distal, esta es en general bien tolerada desde el punto de vista funcional. Cuando la sección se produce más allá de la interlínea articular, se puede legítimamente esperar una recuperación de las amplitudes de la IFD. En el plano sensitivo, la distancia que debe franquearse entre el frente de sutura nerviosa y las terminales sensitivas es corta. En los niños, incluso es posible que, en ausencia de toda sutura nerviosa, se produzca un cierto grado de neurotización sensitiva del fragmento reimplantado, que alcanza una verdadera discriminación. Por último, desde el punto de vista estético, gracias al reimplante, el dedo herido recupera su longitud y conserva la uña.

Anatomía aplicada a la realización de reimplantes distales

El arco del pulpejo representa la anastomosis más distal entre las dos arterias colaterales palmares[13], situado en la proximidad del plano de inserción terminal del tendón flexor (Figura 15.15). Es a partir de este arco donde nacen las

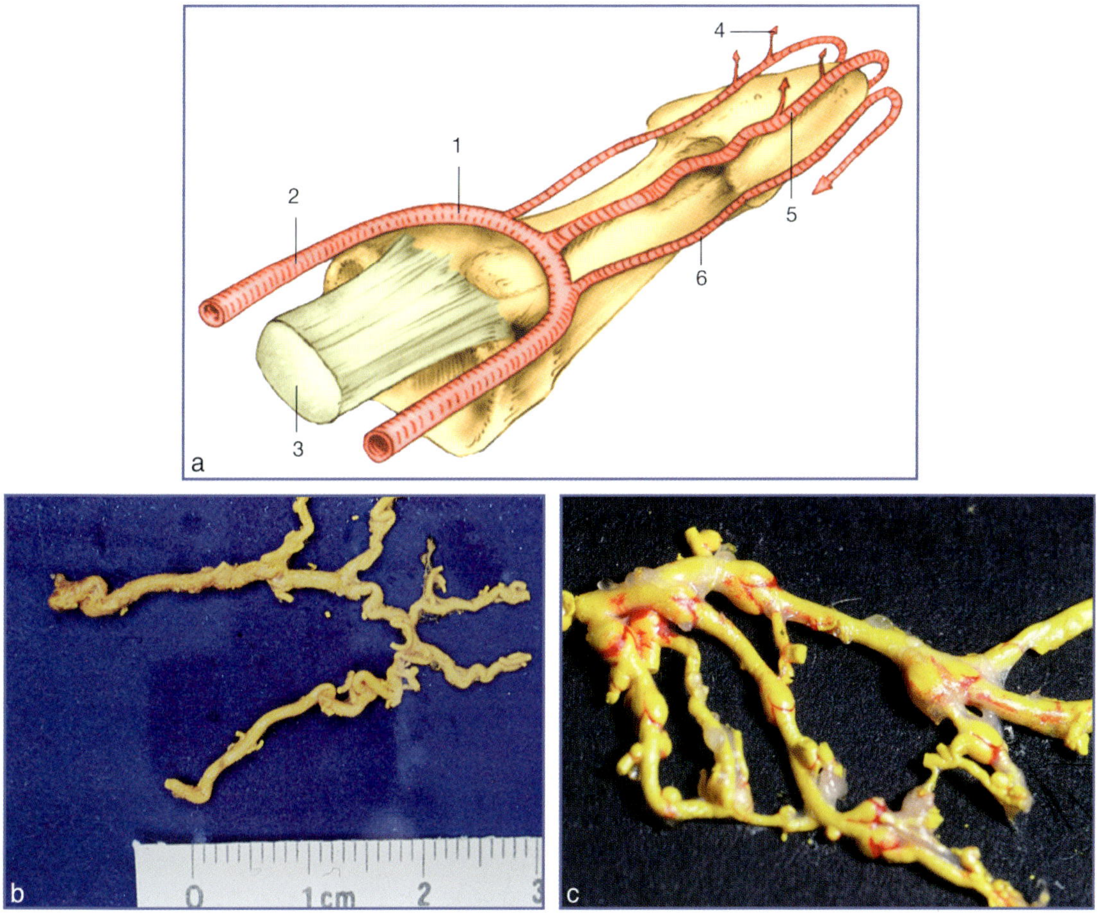

Figura 15.15 Vascularización arteriolar y venular de la falange distal. **a** Vascularización de la tercera falange. 1: Arco anastomótico del pulpejo; 2: Arteria colateral palmar; 3: Tendón flexor; 4: Rama terminal destinada al pulpejo; 5: Arteria central del pulpejo; 6: Rama colateral del arco del pulpejo. **b** Preparado anatómico del arco del pulpejo y de sus ramas. La red arterial correspondiente al arco del pulpejo y sus ramas fueron inyectadas con un látex de color; las ramas longitudinales del arco del pulpejo son visibles, así como las tortuosidades de las ramas arteriales, que serán exploradas durante la realización del reimplante distal. **c** Macropatografía de la red venular del pulpejo. La riqueza en microválvulas de esta red la convierte en un sistema de capacitancia, que contribuye al tono y a la maleabilidad del pulpejo. La complejidad de esta red incrementa la dificultad técnica de las suturas venosas del pulpejo en caso de reimplantes distales.

ramas terminales destinadas al pulpejo. Algunas de estas ramas alcanzan el extremo distal del dedo y contornean el relieve de la tuberosidad falángica para anastomosarse con la red dorsal. Estas ramas terminales tienen un calibre que varía entre 0,3 mm y 0,7 mm, por lo que son accesibles a una sutura microquirúrgica[41].

Gracias a esta disposición de las arteriolas que irrigan el pulpejo, prácticamente no hay límite distal para la realización de estos reimplantes. Comúnmente estos se practican hasta la zona 2 (Figura 15.16). Algunos autores han reportado anastomosis efectuadas con éxito en el contexto de arterias de 0,3 mm[27].

La segunda particularidad anatómica de la red arterial es la presencia de flexuosidades sobre el trayecto de las arteriolas en la región del pulpejo. Estas están presentes en la arteria colateral palmar, en la proximidad de la IFD y en sus ramas terminales[39,40]. Con frecuencia, durante la disección, el simple "estiramiento" de estas flexuosidades es suficiente para ganar algunos milímetros que permiten evitar la realización de un puente. Una de las ramas terminales del arco del pulpejo suele distinguirse a veces por su calibre, en general se encuentra sobre la línea media y se la considera como la arteria central del pulpejo.

La reaparición venosa representa siempre la principal dificultad técnica de estos reimplantes distales. Cerca de la IFD frecuentemente es posible disecar una o varias venas dorsales accesibles a una sutura microquirúrgica. En caso de una amputación más distal, transungueal, la red dorsal ya no ofrece ninguna posibilidad de sutura venosa. Las venas lateroungueales que bordean el surco lateral de la uña, mencionadas por varios autores[29,38], no son accesibles a una reparación microquirúrgica. Entonces, deben buscarse en la cara palmar del dedo los elementos venosos por suturar: ellos están situados en un plano superficial, inmediatamente subcutáneo, y forman el rico plexo anastomótico del pulpejo.

Técnica quirúrgica

Cuando una amputación se sitúa próxima a la interlínea articular de la IFD, la preparación primaria separada de cada uno de los dos extremos, descrita en los reimplantes más proximales, no aporta aquí ninguna ventaja en cuanto al tiempo, ya que en el área proximal es relativamente fácil identificar las estructuras vasculares o nerviosas, de calibres consecuentes al nivel. En cambio, para las amputaciones más distales, que asientan en la zona transungueal, esta identificación previa resulta muy útil. El uso del microscopio quirúrgico es necesario para identificar, bajo gran magnificación, la arteria central del pulpejo. Con el fin de evitar repetir esta búsqueda una vez finalizada la osteosíntesis, tenemos por costumbre colocar un hilo 11/0 de reparo, que se amarra sobre la adventicia de esta arteria o sobre una de sus ramas colaterales. Una vez realizada la osteosíntesis, este hilo, que es fácilmente encontrado con el microscopio, nos conducirá directamente sobre la arteria central[9,10] (*v.* Figura 15.16).

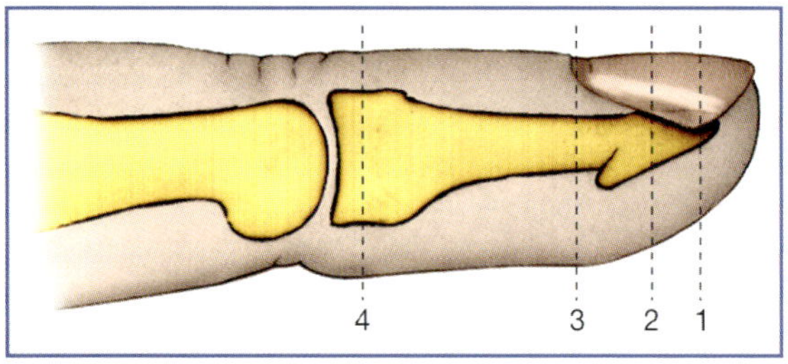

Figura 15.16 Topografía de las amputaciones digitales distales (zonas 1 a 4).

Luego de un simple recorte cutáneo y un acortamiento óseo en general mínimo, se procede entonces a la osteosíntesis del fragmento distal con una clavija de Kirschner (o un máximo de dos), y se trata de lograr la aproximación más exacta posible. En los adultos, los calibres apropiados son de 1 mm para la clavija axial y de 0,8 mm para la clavija oblicua antirrotatoria. En el adolecente o en un niño grande, puede reducirse el calibre de las clavijas (0,6 mm y 0,8 mm) o pueden reemplazarse por simples agujas intradérmicas, colocadas con la mano, sin ayuda de un perforador. La artrodesis interfalángica distal transitoria o definitiva solo es necesaria en caso de amputaciones cercanas a la articulación. En los demás casos, la osteosíntesis tratará de preservar la movilidad de esta articulación.

Cuando la amputación es transversal y pasa a través de la tableta ungueal, es posible asegurar la osteosíntesis con un punto de fijación apoyado sobre la uña, utilizando una aguja de sutura 4/8 como la propuesta por Foucher.

El tiempo microquirúrgico comienza inmediatamente después de la osteosíntesis. Cuando la amputación es muy distal y no permite una sutura venosa dorsal, se utiliza la incisión en "Z" descrita por Tsu Min Tsai[44] para el abordaje y la exposición de la cara palmar del pulpejo. Esta incisión permite levantar dos colgajos triangulares que exponen correctamente el plano subepidérmico durante la búsqueda de las venas del pulpejo (Figura 15.17).

La reparación arterial es la primera etapa del tiempo microquirúrgico. Dependiendo del nivel de amputación, deberá repararse una de las arterias colaterales o una de las ramas de división del arco del pulpejo.

Cuando la amputación se sitúa por encima del arco del pulpejo, las dos arterias colaterales son a veces accesibles a la reparación. Nosotros reparamos solo una, y ligamos la segunda, a fin de no crear un flujo arterial demasiado importante en esta extremidad reimplantada y para no empeorar el problema del retorno venoso.

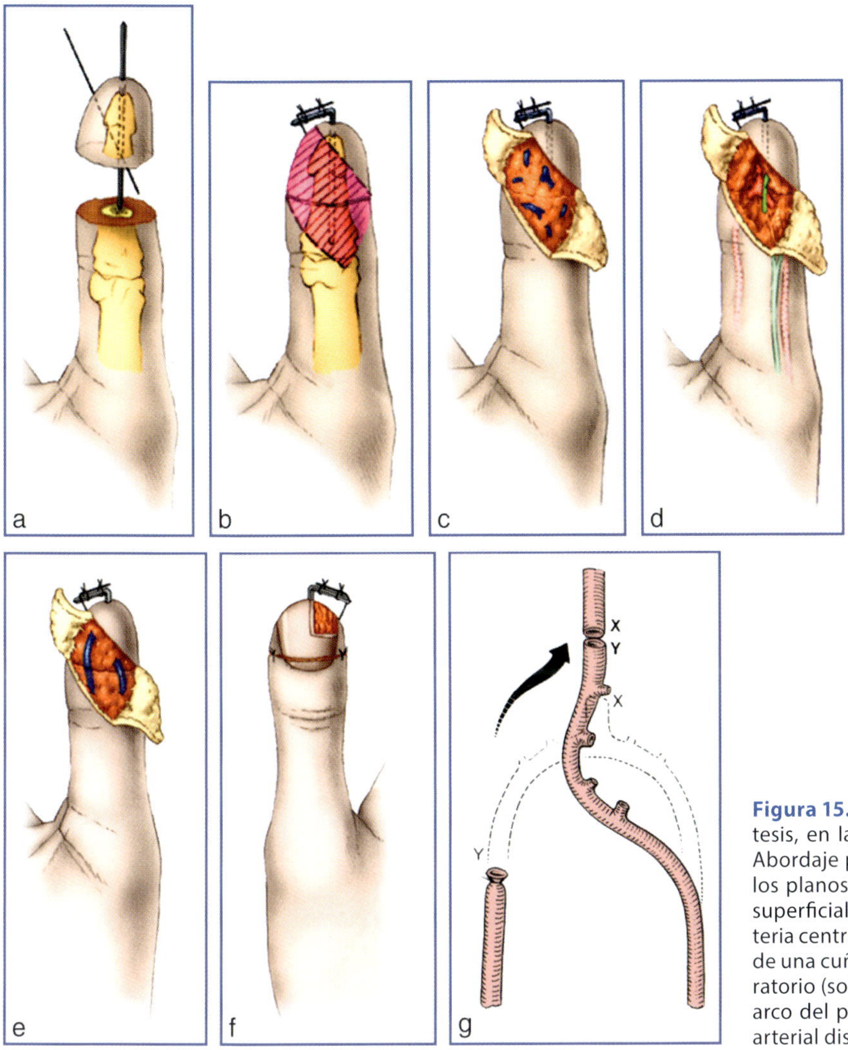

Figura 15.17 Reimplante distal. **a** Preparación de la osteosíntesis, en la que se utiliza una clavija axial y otra oblicua. **b** Abordaje palmar en "Z" según Tsu-Min-Tsai. **c** Exposición de los planos tisulares superficiales y de la red venular palmar superficial. **d** Tiempo arterial de la reparación. Se sutura la arteria central del pulpejo. **e** Sutura venular palmar. **f** Resección de una cuña ungueal con vistas al sangrado dirigido posoperatorio (solo en ausencia de sutura venosa). **g** Desviación del arco del pulpejo para compensar una pérdida de sustancia arterial distal.

Cuando la amputación se ubica por debajo del arco, se realiza la anastomosis de la arteria central del pulpejo con cualquiera de las ramas de división del arco del pulpejo. Si existe pérdida de sustancia, es posible desviar este arco luego de ligarlo en uno de sus extremos y obtener así un efecto de alargue del vaso proximal (*v.* Figura 15.17 g).

La reparación nerviosa en este tipo de amputación muy distal no presenta aspectos particulares. Sin embargo, en esta zona, cada uno de los dos nervios colaterales ha sufrido ya su trifurcación terminal. Es poco frecuente que pueda realizarse una anastomosis nerviosa para cada una de las ramas de división distal, pero un cierto grado de neurotización del extremo reimplantado desempeña probablemente algún papel en la calidad de los resultados sensitivos obtenidos. Hemos podido demostrar que por lo menos en los niños, en ausencia de toda sutura nerviosa, puede producirse una "neurotización" del fragmento distal que lleva a un resultado útil e, incluso, a una verdadera sensibilidad discriminativa[9,14]. Otros autores confirmaron que es posible tal resensibilización por neurotización de contigüidad[1].

La reparación venosa representa el punto técnico delicado de estos reimplantes distales. Cuando la amputación se produce antes del surco ungueal proximal, la disección con el microscopio identifica a veces una o dos venas dorsales de pequeño calibre, pero que permiten una anastomosis microquirúrgica. Cuando la amputación atraviesa el lecho ungueal, solo puede realizarse una sutura venosa palmar.

La identificación y la reparación de estas venas palmares resultan muy difíciles, ya que estas son de paredes finas y particularmente frágiles. Su vacuidad durante el transcurso de la cirugía, que se realiza bajo manguito hemostático, complica aún más su identificación. Entonces, para facilitar su identificación, proponemos no proceder al comienzo de la intervención, a la exanguinación del miembro que precede a la colocación del manguito. En estas condiciones, cuando la sutura arterial ya fue realizada, se produce a través de la anastomosis, y a pesar del manguito, un flujo sanguíneo suficiente para hacer funcionar la red venosa del pulpejo. Además, se puede aumentar cuantitativamente este flujo sanguíneo realizando maniobras de compresión manual de la palma y del dedo operado. Puesta así en evidencia, esta red venosa superficial se torna más fácilmente disecable y se presta para la realización de anastomosis directas utilizando hilos de sutura 11/0 o 12/0, montados en agujas de 50 mcm de diámetro.

No debe excluirse el recurso de un puente sobre las venas del pulpejo. Si se impone esta solución, se toma un injerto venoso en el antebrazo. No se trata aquí de una vena longitudinal superficial, sino de una de las ramas oblicuas comunicantes, de pequeño calibre, que unen a estas venas longitudinales (Figura 15.18).

En la mayoría de los casos de reimplantes muy distales, no es posible la reparación venosa. Sin embargo, el reimplante no está contraindicado por la falta de reparación venosa. El sangrado dirigido posoperatorio o la utilización de sanguijuelas permitirán suplir en algunos casos esta falta de sutura venosa[1].

Alternativa a la exposición según T.M. Tsai:

La vía de abordaje descrita precedentemente tiene la ventaja de facilitar el difícil ejercicio de la reparación de las venas del pulpejo. En cambio, esta incisión en "Z" complica la realización ulterior de un colgajo en isla del pulpejo cuando el reimplante fracasa. Cuando se prevé de primera intención realizar un simple sangrado dirigido para asegurar el retorno venoso en el posoperatorio, esta vía de abordaje se vuelve innecesariamente complicada. Este es particularmente el caso de las amputaciones muy distales (transungueales) y en los niños, en los cuales el pronóstico de los reimplantes es habitualmente bueno en ausencia de una reparación venosa (*ver* p. 324). La alternativa es una incisión en el medio del pulpejo al nivel del muñón proximal (Figura 15.19). La exposición y el tiempo de sutura microquirúrgica necesitan de la colocación de hilos de tracción anudados sobre la piel para impedir la retracción de los bordes cutáneos.

Seguimiento posoperatorio de los reimplantes distales

Al finalizar estos reimplantes distales se realiza una sutura floja de la piel y, luego, se coloca un apósito graso (con corticoides), no circular. La sutura cutánea, si bien no se realiza con el objetivo de ser perfectamente estanca, debe, sin embargo, eliminar meticulosamente todo "espacio muerto" entre los dos extremos digitales. En efecto, la constitución de un coágulo en este espacio que se interponga entre los dos extremos digitales sería un obstáculo al establecimiento de neoconexiones venosas en caso de un sangrado dirigido posoperatorio. Luego, se cubre el dedo con una o dos compresas húmedas, que drenan por capilaridad. No es necesario ningún vendaje circular suplementario, la mano se inmoviliza simplemente con una férula de yeso.

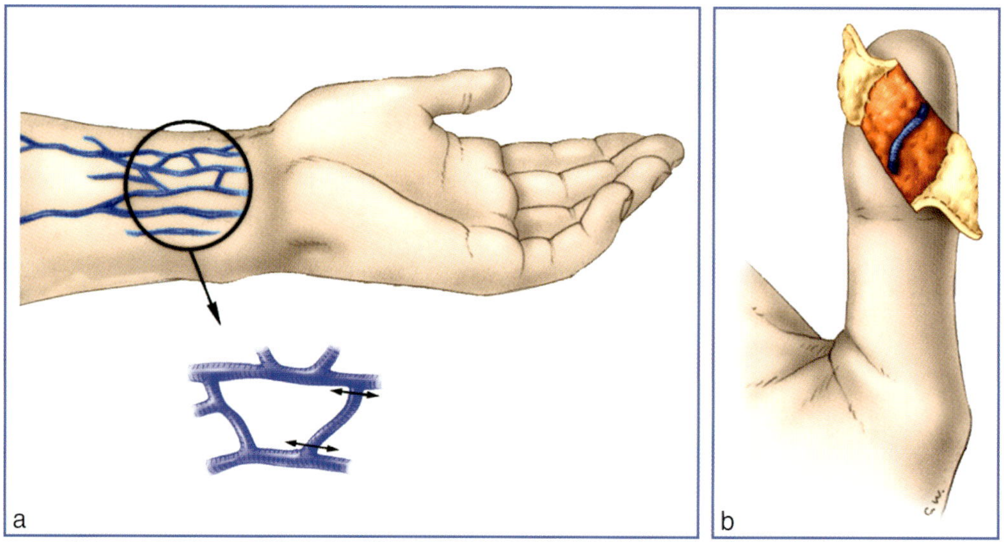

Figura 15.18 Realización de un puente sobre una vena del pulpejo. **a** Obtención del injerto a partir de una vena comunicante de la red venosa superficial de la muñeca. **b** Realización del puente.

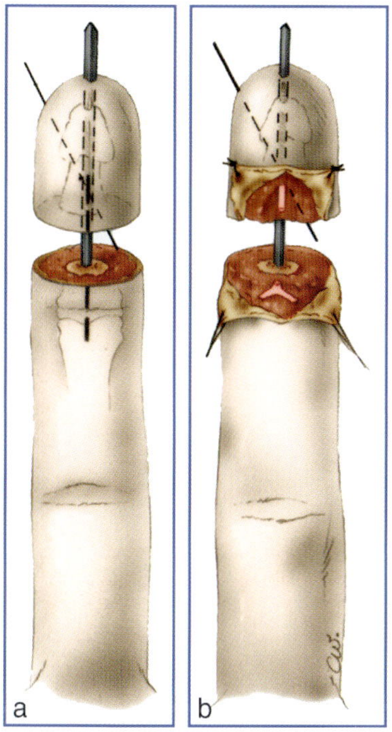

Figura 15.19 Abordaje medio del pulpejo para la realización de reimplantes distales. Se aconseja este abordaje cuando está previsto recurrir a un sangrado dirigido posoperatorio. Como ventaja, brinda la posibilidad de una reintervención con un colgajo local en "isla" del pulpejo si fracasa el reimplante. **a** Trazado de las incisiones sobre el fragmento proximal y distal. **b** Exposición del arco del pulpejo y de la arteria central del pulpejo.

Cuando no puede efectuarse una reparación venosa, el sangrado dirigido de la extremidad reimplantada podrá suplir esta ausencia de retorno venoso durante los cuatro o cinco días necesarios para el establecimiento de nuevas conexiones venosas. Para ello, se puede resecar un fragmento de la uña y escarificar luego el lecho ungueal subyacente[19] (*v.* Figura 15.17 f). Otra solución consiste en una resección tangencial de una zona del pulpejo.

El sangrado se mantiene entonces aplicando compresas embebidas de una solución heparinizada, durante cuatro o cinco días. Cuando este sangrado dirigido no es suficiente y el extremo reimplantado presenta signos de estasis venosa, está indicada la utilización de sanguijuelas[6]. Las sanguijuelas también pueden utilizarse cuando, en ausencia de cualquier signo de insuficiencia venosa, resulta difícil obtener un sangrado por simple escarificación. Al cabo de dos o tres días de este régimen, la vigilancia local del dedo reimplantado resulta difícil: constantemente sumergido en un ambiente húmedo, debido al sangrado constante, el dedo tiene un aspecto macerado y ya no es perceptible el pulso capilar. No debe concluirse rápidamente que se trata de un fracaso. Sin embargo, nos parece lógico continuar con el sangrado dirigido más allá del séptimo día. Después de este lapso, algunos extremos digitales reimplantados siguen sangrando a la escarificación; el sangrado es poco abundante y se detiene con rapidez; el pulpejo esta frío y se muestra totalmente carente de flujo sanguíneo en el momento de la regularización. La pregunta sobre la duración ideal del sangrado dirigido no se ha respondido uniformemente. El tiempo requerido es definitivamente más corto en los niños y en las amputaciones netas (tres o cuatro días), este lapso aumenta con la edad y en las amputaciones por aplastamiento[21]. Una última advertencia de rigor, en cuanto al volumen sanguíneo exteriorizado: en ningún caso este volumen debe ser demasiado abundante, ya que puede ocasionar una pérdida sanguínea mayor. Sería totalmente desproporcionado transfundir a un paciente por el único beneficio de un reimplante digital distal. Sucede que la hiperpresión venosa observada durante la fase inicial de estos reimplantes se traduce por un sangrado de volumen excesivo. Por lo tanto, se deben utilizar medios locales para regular el sangrado. En orden creciente de medidas por tomar, puede imponerse la suspensión de la heparina local, la utilización de material hemostático (Surgicel®, etc.) y hasta la realización de un punto de coagulación con la pinza bipolar.

Durante todo el período del sangrado dirigido, es delicado el manejo del vendaje. Cualquier maniobra para cambiarlo puede resultar perjudicial para las conexiones venosas que están en vías de establecerse. Sin embargo, es difícilmente tolerable para el paciente guardar un apósito húmedo, embebido de sangre, durante cinco a seis días. Hemos optado por un término medio: solo las dos compresas húmedas que rodean el dedo lesionado serán cambiadas tantas veces como fuere necesario, el apósito graso colocado sobre la herida queda en su lugar hasta completarse la cicatrización. Las soluciones "alternativas" a este sangrado dirigido son escasas, y solo mencionaremos simplemente el recurso de una anastomosis arteriovenosa propuesta por ciertos autores (en ausencia de una vena identificable sobre el fragmento distal, se desvía una arteria que será suturada a una vena del segmento proximal), así como la realización de suturas "venocutáneas"[25].

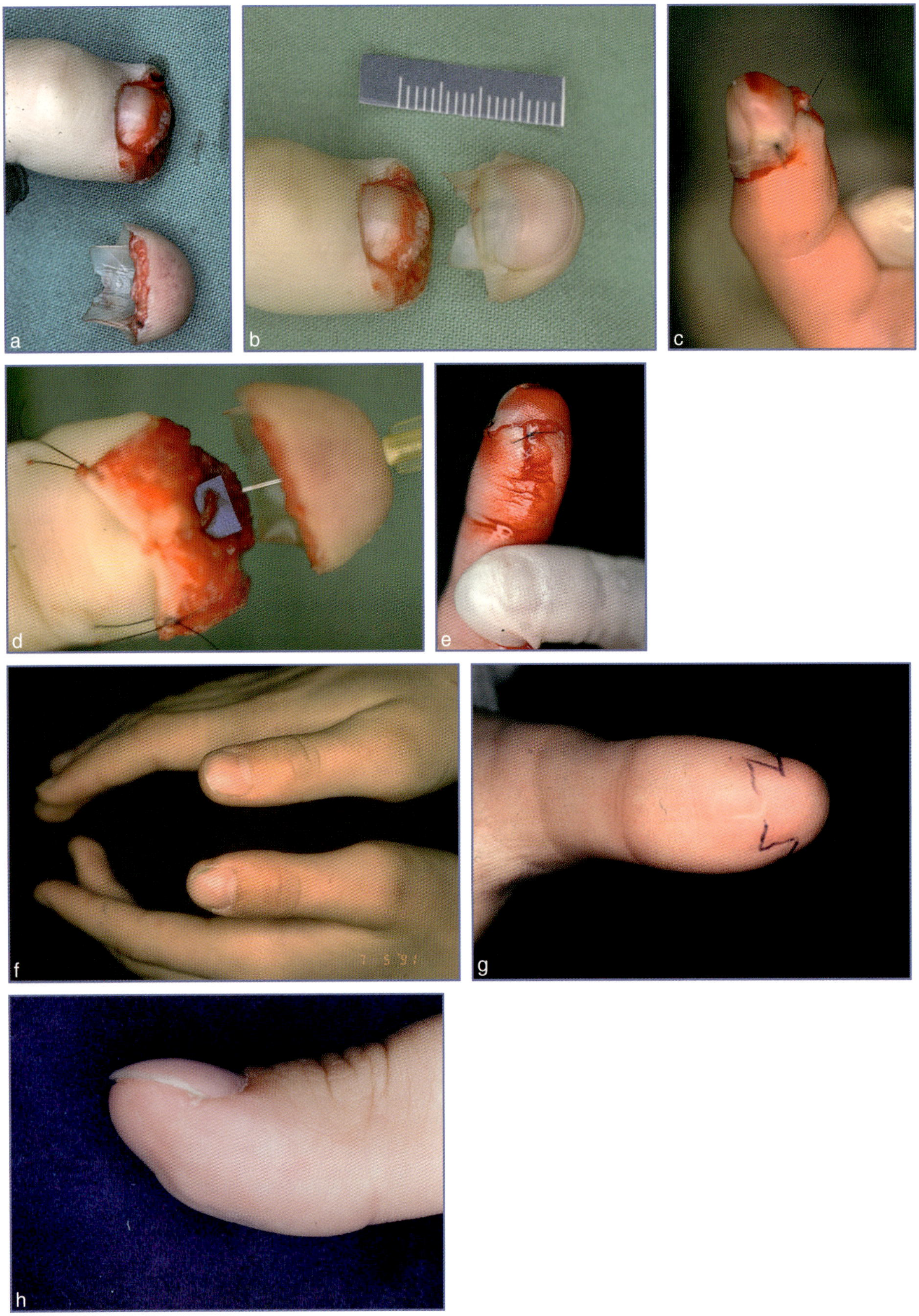

Figura 15.20 Amputación distal del pulpejo del pulgar en un niño de once años. **a, b** Aspecto preoperatorio que muestra la localización distal de la lesión. **c** Preparación de la osteosíntesis con una aguja axial e identificación de la arteria central del pulpejo. **d, e** Resultado peroperatorio inmediato. **f** Resultado a mediano plazo tras la realización de dos plastias en "Z" de integración. **g, h** Resultado final a diez años.

Resultado de los reimplantes digitales distales

Los resultados de estos reimplantes digitales distales (más allá de la interfalángica distal) fueron evaluados en nuestra serie de sesenta pacientes (61 dedos), con un seguimiento promedio de doce meses[10,11,31].

La tasa de éxito promedio, en todas las edades y todos los cirujanos en conjunto, fue del 48%, la cual aumentó al 68% en la población "pediátrica" (menores de dieciséis años). De este estudio estadístico se desprenden varios factores "predictivos": como es previsible, el mecanismo de amputación juega un papel preponderante, por lo que la avulsión o el aplastamiento son factores desfavorables desde el punto de vista del pronóstico. Sin embargo, subrayamos que estos dos factores están siempre presentes en el mecanismo que produce las amputaciones por una puerta en los niños ("dedo de puerta"). En ningún caso este mecanismo, cuando es responsable de la amputación, debe por sí solo representar un motivo de contraindicación al reimplante. En esta serie, en donde han participado varios operadores, la experiencia del cirujano parece ser determinante. Ella interviene durante el acto técnico en sí mismo, ya que se trata de una ocasión de practicar las anastomosis sobre vasos de muy pequeño calibre. Pero la experiencia del cirujano probablemente es igual de decisiva en el seguimiento posoperatorio, en el cambio de los apósitos y en la regulación del sangrado dirigido posoperatorio. La naturaleza de las anastomosis realizadas modifica también el pronóstico de estos reimplantes. Hemos podido confirmar que la ausencia de anastomosis venosas (y, por lo tanto, la necesidad de un sangrado dirigido) fue una situación menos desfavorable en los niños que en los adultos. Por último, la comparación de los resultados estéticos y funcionales de estos reimplantes distales con los de los otros medios de cobertura (colgajos locales) hace inclinar significativamente la balanza a favor del reimplante. Se respeta así la lógica, debido a que únicamente los reimplantes microquirúrgicos toman en cuenta el carácter pluritisular del defecto (pulpejo, hueso, uña). Desde el punto de vista sensitivo, en la población pediátrica, se pudo confirmar la existencia de una auténtica neurotización sensitiva de contigüidad, donde la reaparición de una verdadera sensibilidad discriminativa no es atribuible a la realización de suturas nerviosas (Figuras 15.20, 15.21 y 15.22).

Reimplantes distales del pulgar

Los reimplantes muy distales del pulgar sufren las dificultades de exposición propias de este dedo que ya hemos mencionado. Para eludir estas dificultades, sin embargo, no puede concebirse la realización de largos puentes que se anastomosen con la arteria radial. El flujo obtenido sería desproporcionado con respecto a la dimensión del fragmento reimplantado, y la incongruencia del calibre en la sutura distal sería difícil o imposible de ajustar. Cuando la amputación se debe a un corte en bisel dorsal, de manera tal que el nivel del corte de la arteria está situado más allá de la sección ósea, es posible eludir la dificultad realizando en primer lugar la sutura arterial, antes que la osteosíntesis. Esta sutura se realiza por vía dorsal, a través de la sección ósea (Figura 15.23). La osteosíntesis con una clavija de Kirschner que se lleva a cabo después de esta reparación debe evitar cualquier movimiento intempestivo de uno de los fragmentos en relación con el otro.

Reimplantes de los dedos avulsionados

Reglas generales

Cuando un componente de elongación axial o "avulsión" participa del mecanismo de amputación, se complican todos los aspectos del reimplante.

Para la revascularización se debe recurrir ahora a la utilización de puentes (*bypass*). Un examen de los vasos, bajo visión microscópica, será determinante para situar el nivel de recorte en la zona sana. Se han descrito diferentes aspectos que, durante el examen peroperatorio, demuestran la existencia de lesiones parietales. El *ribbon sign* es uno de los más clásicos: se trata de un aspecto tortuoso del vaso cuyo trayecto normal es rectilíneo[45]. Estas flexuosidades dan testimonio de las lesiones irreversibles de la pared, que imponen una resección a distancia. Si persiste una duda sobre el nivel del recorte proximal, es imperativo soltar el torniquete para verificar la calidad del flujo obtenido.

Para apreciar el nivel distal del recorte, esta técnica de soltar el torniquete carece de interés. Algunos autores han propuesto una prueba clínica que consiste en lavar el fragmento distal con una solución de Ringer: la obtención de un flujo de retorno por las venas dorsales es la condición *sine qua non* para realizar el reimplante[4]. Nosotros preferimos basarnos en el aspecto local de los vasos sobre el microscopio y realizar de primera intención largos puentes, como recomendara Foucher[15].

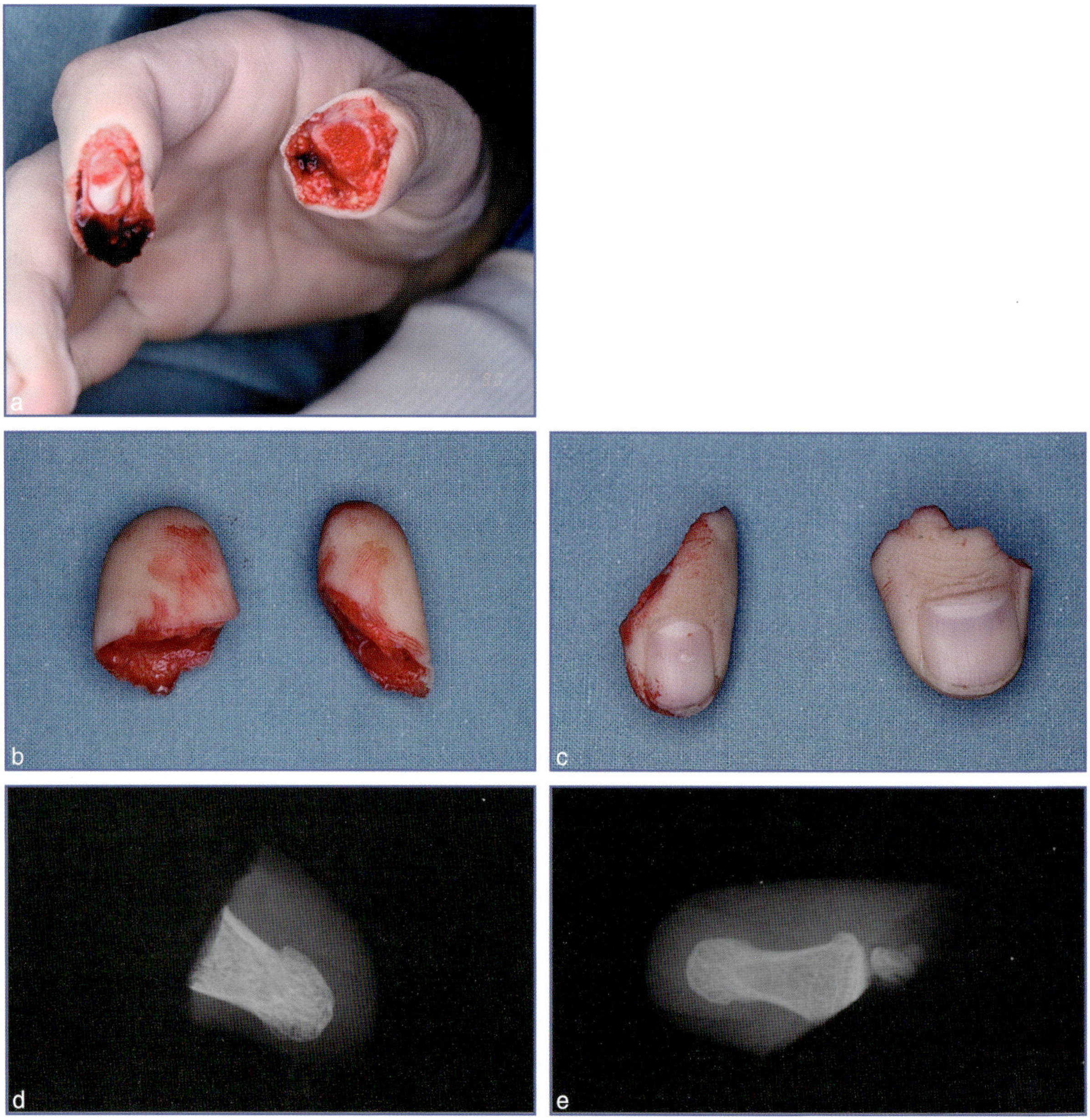

Figura 15.21 Amputación del pulgar y del índice con una guillotina. **a-c** Aspecto inicial preoperatorio. La amputación asienta, en el pulgar, a la altura de la base de la segunda falange y, en el índice, atraviesa la interlínea interfalángica distal. **d, e** Aspecto radiográfico de los fragmentos distales amputados. ▶

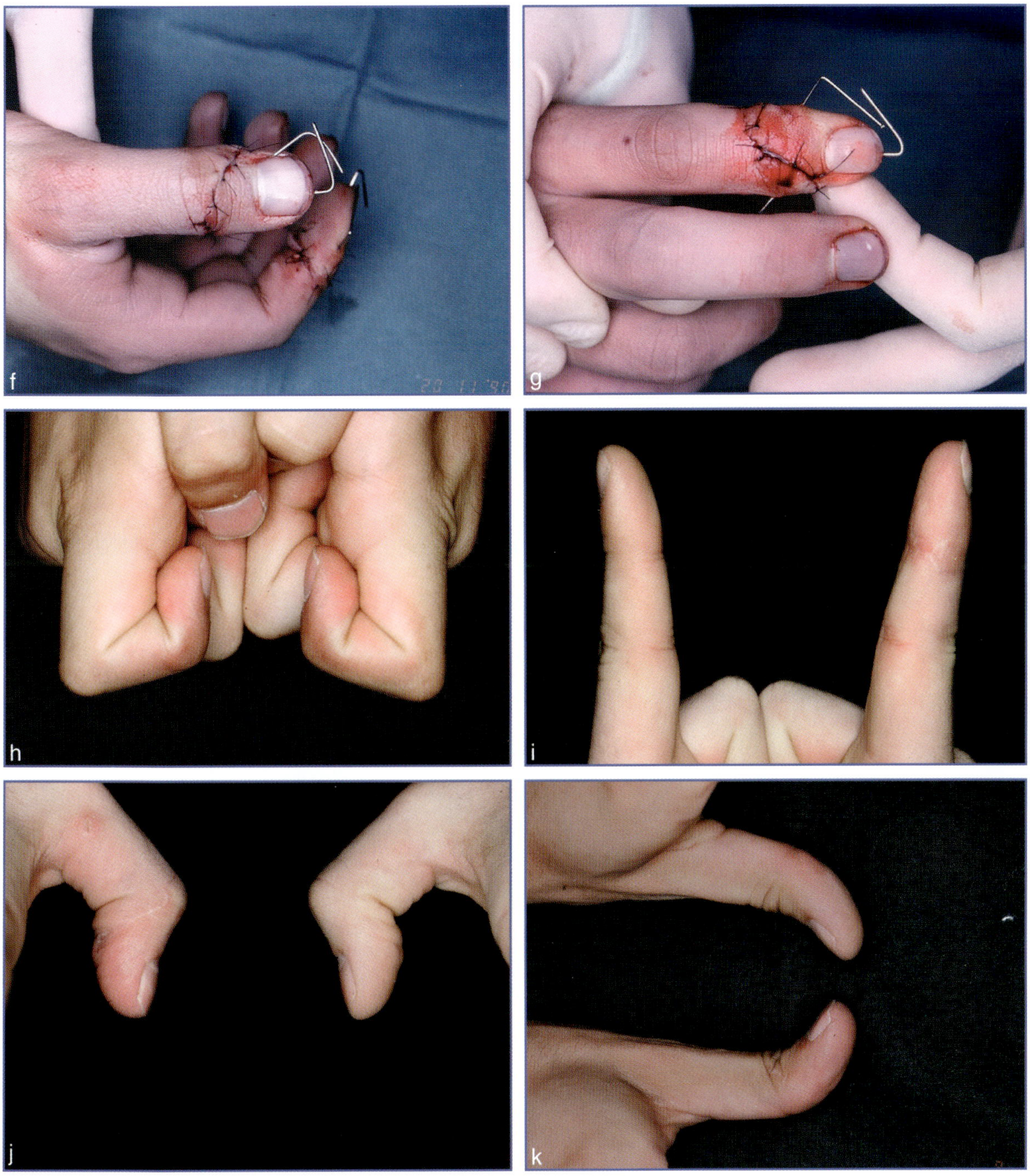

▶ **Figura 15.21** Amputación del pulgar y del índice con una guillotina. **f, g** Aspecto peroperatorio luego del reimplante. En el índice, la artrodesis interfalángica distal es transitoria. En el pulgar, la osteosíntesis proporciona la movilidad de la interfalángica. **h-k** Resultado final que muestra la conservación de la movilidad interfalángica del pulgar y la IFD del índice.

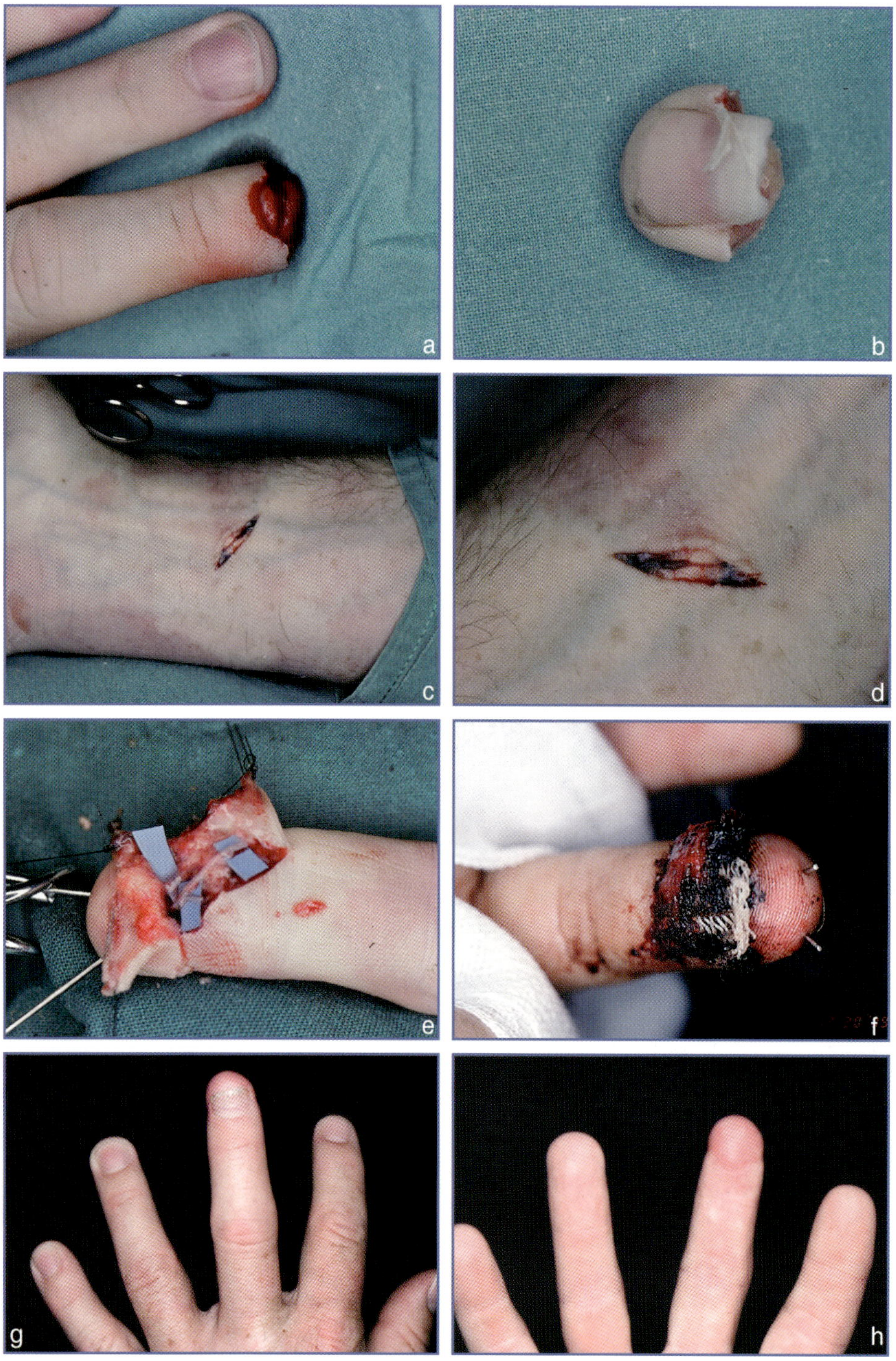

Figura 15.22 Amputación distal del tercer dedo de la mano izquierda en un paciente de cincuenta años, tabaquista severo. **a, b** Aspecto preoperatorio. **c, d** Disección de una vena comunicante del antebrazo con vistas a la realización de un puente. **e** Se ha reparado la arteria central del pulpejo. El abordaje según Tsu-Min-Tsaï permite identificar las dos venas de la red del pulpejo superficial. Se ha efectuado un puente que restablece la continuidad venosa. **f** Es preferible evitar retirar la capa profunda del vendaje, ya que podría romper las neoconexiones venosas que están formándose. **g, h** Resultado clínico. No fue necesario efectuar un sangrado dirigido en la fase posoperatoria.

La avulsión de los tendones flexores y extensores también suscita difíciles problemas técnicos. La solución de continuidad sobre el tendón es más o menos proximal, situada con frecuencia en la unión musculotendinosa del antebrazo. Para la interfalángica del pulgar es posible realizar una artrodesis definitiva, que vuelve inútil toda reconstrucción tendinosa. Cuando los imperativos funcionales del paciente contraindican esta artrodesis o cuando el flexor superficial está también comprometido, es posible planificar, en esta fase de la urgencia, la reconstrucción secundaria del flexor, utilizando una varilla de silicona en el canal digital. Entre las tres semanas y los seis meses posteriores al procedimiento inicial se procederá, entonces, al segundo tiempo de injerto tendinoso según Hunter.

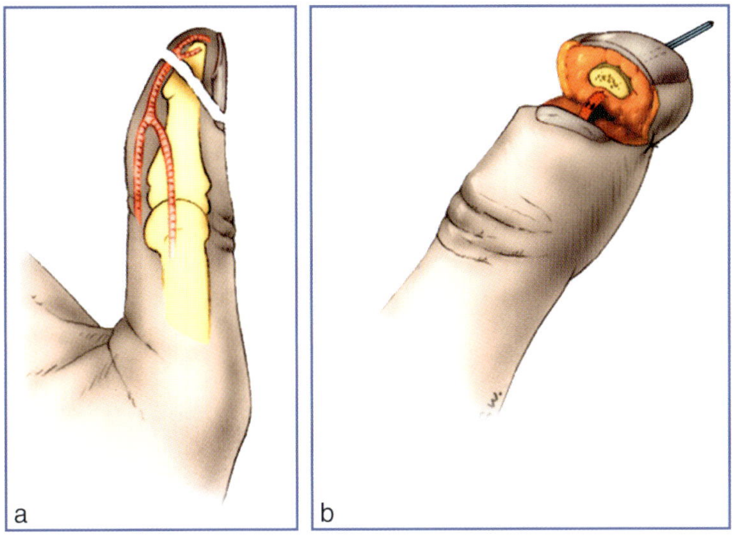

Figura 15.23 Realización de una anastomosis arterial a través de la superficie de sección ósea. **a** Arteria central del pulpejo. **b** Clavija de osteosíntesis axial.

La avulsión nerviosa es uno de los factores que limitan las indicaciones de reimplante de un dedo largo. Cuando el examen del dedo amputado muestra que la rotura nerviosa se ha producido muy arriba del nivel de amputación, el resultado sensitivo será mediocre o nulo. Para un dedo largo, este es un factor mayor de contraindicación para el reimplante.

Las avulsiones del pulgar: Se debe intentar siempre la reposición a pesar de la naturaleza peyorativa del mecanismo. La revascularización impone la realización de primera intención de un puente largo, conectado en distal sobre la colateral cubital, estadísticamente dominante, y en proximal sobre la arteria radial en forma término-lateral. Cuando la avulsión concierne al flexor largo del pulgar, la elección debe efectuarse entre la artrodesis definitiva de la interfalángica o una reconstrucción diferida por transferencia del flexor superficial del anular, luego de la inclusión primaria de una varilla de silicona en el canal digital. Cuando la reparación nerviosa no es factible en la urgencia debido a la avulsión, será posible, en un segundo tiempo, resensibilizar este pulgar por medio de una transferencia en isla sensible pediculada de tipo Littler (*v.* Capítulo 9) (Figura 15.24).

Ya hemos señalado que nosotros jamás utilizamos el desvío de arterias sanas para asegurar este tiempo de revascularización.

"Dedo de anillo"

Las amputaciones de tipo "dedo de anillo" producen una avulsión "experimental". Su pronóstico es sombrío, tanto por la tasa de éxito de los reimplantes como por los resultados funcionales obtenidos.

Sin embargo, es lícito intentar el reimplante, en especial cuando la sección ósea se encuentra más allá de la interfalángica proximal y se preserva la inserción del flexor superficial y de la cintilla media del extensor.

Las modalidades de revascularización fueron codificadas por Foucher[15]. Se accede a la arteria colateral por un corto abordaje mediolateral frente a la IFD y se elige el lado en donde esta arteria es más corta. Este mismo abordaje permite el acortamiento óseo y la preparación de la osteosíntesis con la introducción de clavijas de Kirschner en vaivén. Se conecta entonces un puente largo término-terminal sobre esta colateral, utilizando una vena longitudinal palmar superficial del antebrazo. Luego, se coloca el dedo avulsionado por encima del muñón distal y se completa la osteosíntesis. En general, el problema que plantea la avulsión del flexor profundo se resuelve con una artrodesis de la IFD. La sutura arterial proximal se efectúa en la palma y se conservan solo los primeros milímetros de la arteria colateral palmar. Al finalizar esta reparación, la revascularización de la envoltura cutánea y de la parte distal del esqueleto se llevará a cabo gracias a la arteria colateral no disecada, realimentada a contracorriente a partir de las anastomosis distales. Por lo tanto, es esencial no disecar nunca dicha arteria (Figuras 15.25 y 15.26).

La etapa nerviosa del reimplante puede, en este contexto, requerir la utilización de un injerto nervioso primario.

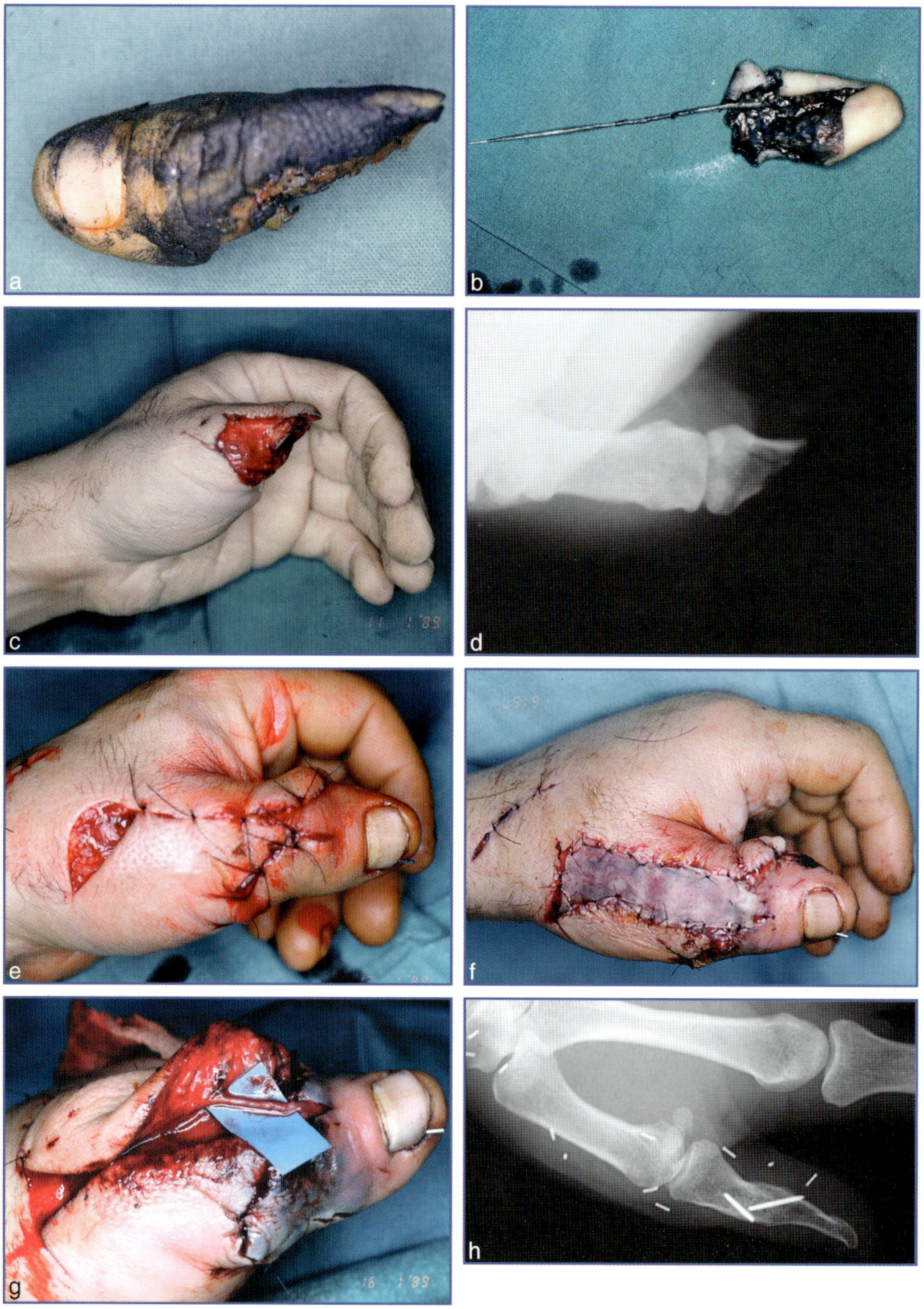

Figura 15.24 Reimplante de un pulgar avulsionado. Colgajo en "barrilete" "portavena". **a-c** Amputación del pulgar izquierdo por avulsión a la altura de la interlínea interfalángica. **d** Reimplante del pulgar utilizando un puente largo entre la arteria radial y la colateral cubital. Cobertura del puente venoso mediante un colgajo dorsal de avance y rotación. El objetivo del colgajo es asegurar la cobertura sin tensión de la sutura venosa que ha sido realizada. **e, f** Primera reintervención por trombosis del puente. Realización de un nuevo puente y cobertura con un injerto de piel fina dorsal. **g** Nuevo episodio de trombosis que condujo a la realización de un colgajo en "barrilete" "portavena". Anastomosis entre la vena de retorno del pulgar y una de las venas del colgajo en "barrilete". **h** Artrodesis definitiva secundaria de la interfalángica del pulgar. ▶

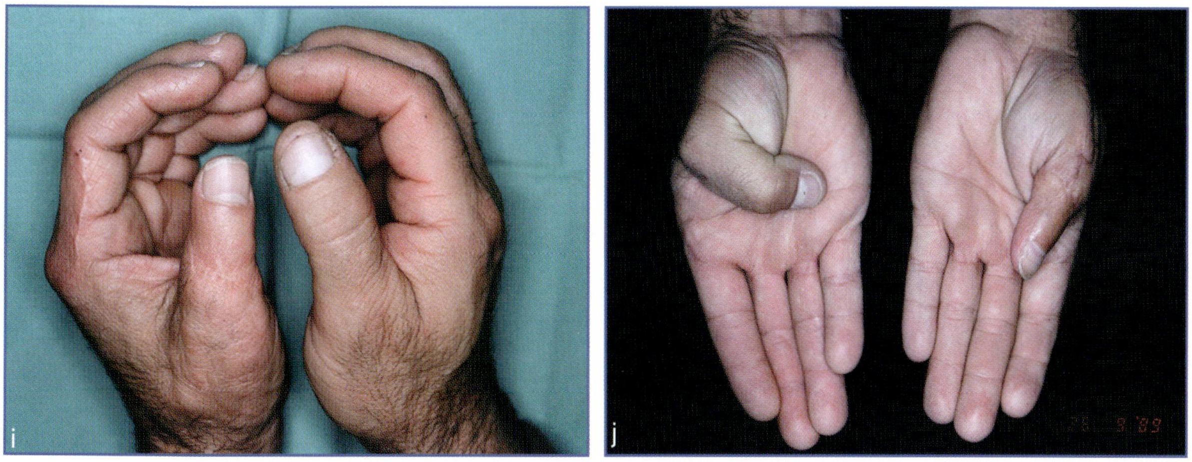

▸ **Figura 15.24** Reimplante de un pulgar avulsionado. Colgajo en "barrilete" "portavena". **i, j** Resultado final.

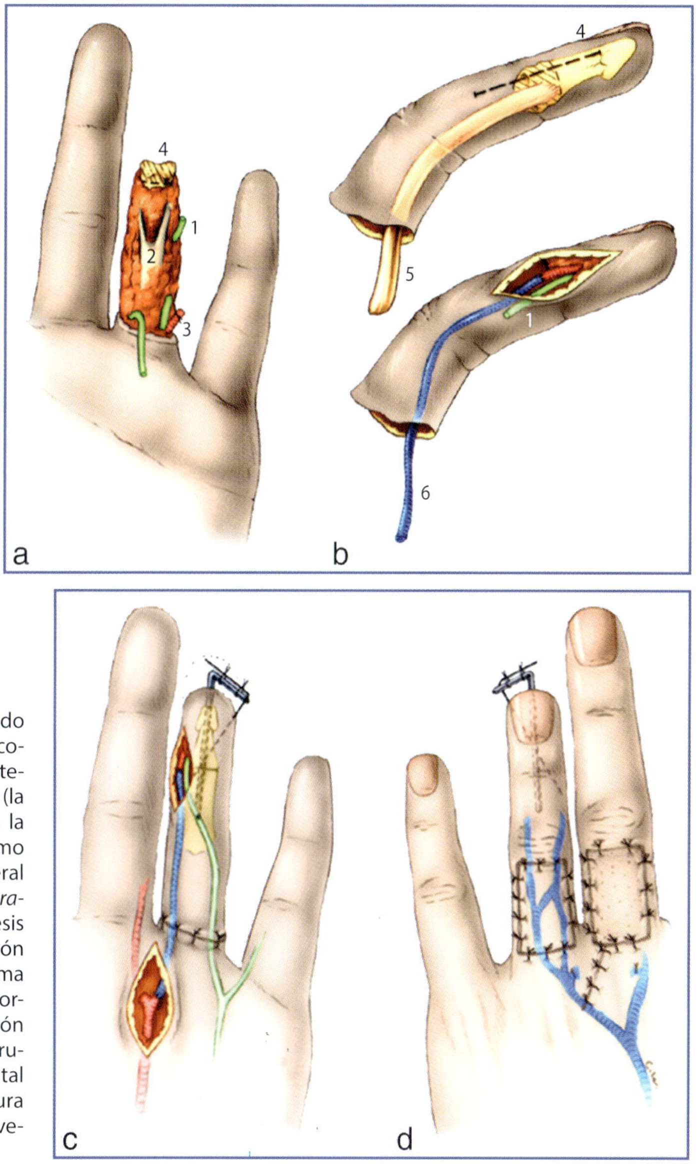

Figura 15.25 Reimplante de dedos avulsionados: "dedo de anillo". **a** Preparación para el reimplante. 1: Nervio colateral cubital; 2: Tendón flexor superficial intacto; 3: Arteria colateral palmar; 4: Cabeza de la segunda falange (la osteosíntesis será llevada a cabo conjuntamente con la artrodesis definitiva de la IFD). **b** Preparación del extremo distal. 1: Nervio colateral palmar; 4: Incisión mediolateral para exponer la arteria colateral a la altura de la IFD; en *rayado*: Resección ósea destinada a obtener una artrodesis definitiva de la IFD con efecto de acortamiento; 5: Tendón flexor profundo; 6: Puente venoso conectado en forma término-terminal a la arteria colateral radial y, posteriormente, introducido en la envoltura cutánea. **c** Conexión proximal del puente en la palma de la mano y sutura cruzada entre el muñón proximal del nervio colateral cubital y el muñón distal del nervio colateral radial. **d** Cobertura de la cara dorsal y restablecimiento de la continuidad venosa a través de un colgajo "portavena".

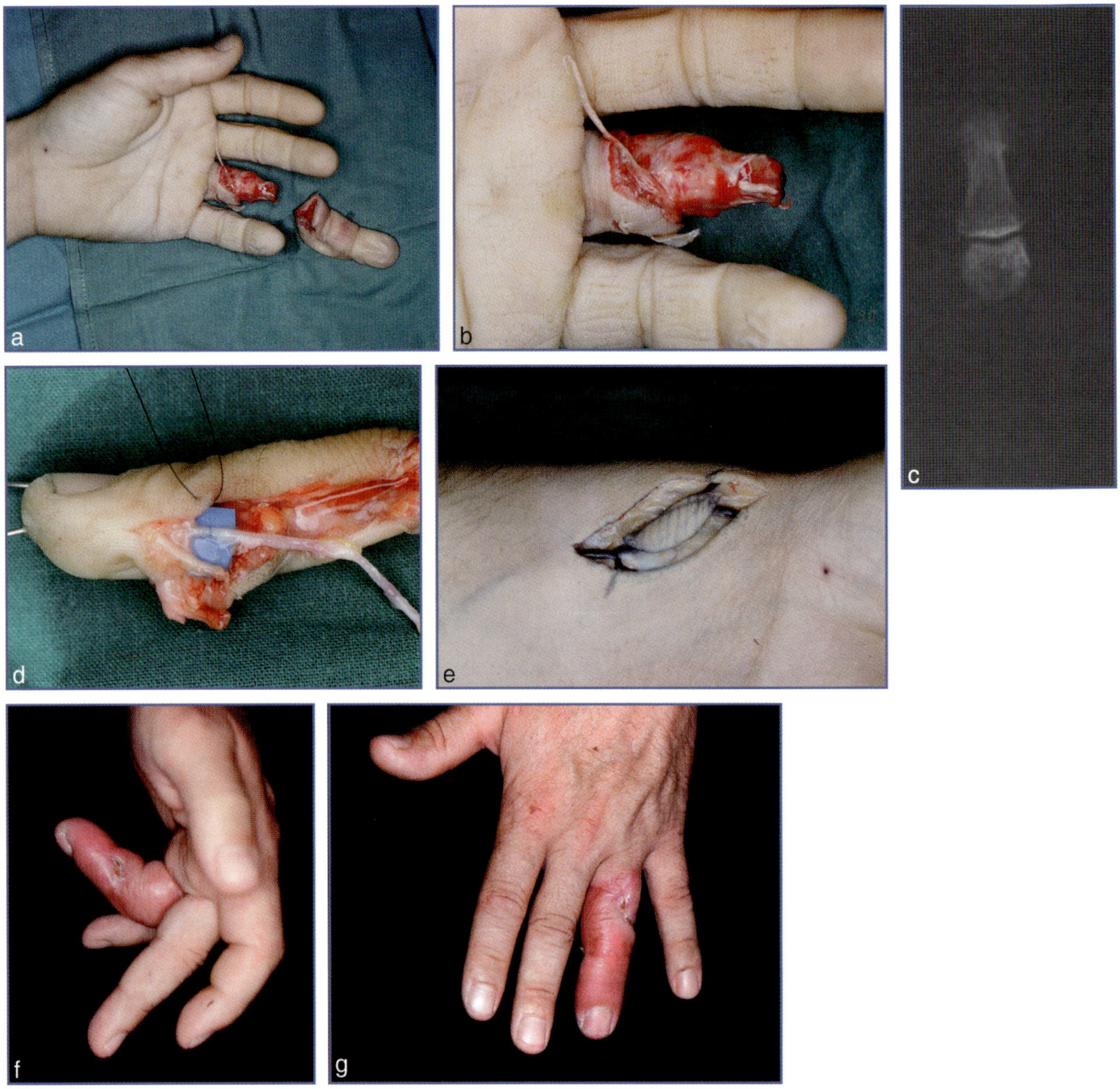

Figura 15.26 Reimplante de un "dedo de anillo". **a, b** Aspecto preoperatorio de las lesiones. El flexor superficial se encuentra insertado en la falange media. **c** Radiografía del fragmento amputado. **d** En primer lugar, se realiza la conexión de un puente arterial largo en la arteria colateral cubital. **e** Obtención de un parche cutáneo "portavenas". **f, g** Resultado clínico obtenido, donde se observa la conservación de la movilidad interfalángica proximal.

Sin embargo, a veces es posible realizar una reparación directa recurriendo a una sutura cruzada. Para ello, basta con seleccionar, en proximal como en distal, el muñón nervioso más largo. El exceso relativo de longitud obtenida permite entonces una sutura cruzada.

El tiempo palmar finaliza con el cierre cutáneo, casi siempre posible gracias al acortamiento óseo.

En la cara dorsal, si bien ciertos casos permiten una sutura directa de las venas, la mayoría de las veces se produce una pérdida de sustancia mixta, cutánea y venosa. La utilización de uno de los colgajos portadores de venas, que describiremos más adelante, es entonces la solución de elección.

Reimplantes con pérdida de sustancia cutánea

A pesar del acortamiento óseo, en ciertos reimplantes persiste una pérdida de sustancia cutánea palmar o dorsal. Las soluciones elegidas para garantizar la cobertura cutánea de estos defectos deben evaluarse cuidadosamente, particularmente aquellas que pretenden recurrir a un dedo adyacente sano. La morbilidad inherente a la toma, en efecto, debe confrontarse con el riesgo del fracaso del reimplante.

Pérdidas de sustancia dorsal

Las pequeñas pérdidas de sustancia dorsal, de extensión limitada, se cubren con un injerto dermoepidérmico fino, incluso cuando se deba cubrir parcialmente una sutura o un puente venoso. Las pérdidas de sustancia más extensas requieren en cambio la utilización de un colgajo de cobertura. De hecho, el problema más frecuente que se plantea es, conjuntamente, un defecto cutáneo asociado a una pérdida de sustancia que afectan a la red venosa superficial.

Estos dos problemas pueden ser resueltos de manera elegante en un solo tiempo quirúrgico utilizando un colgajo denominado "portavena". Se han descrito varios tipos que pueden resolver este doble problema.

Colgajos "portavena" con pedículo

El colgajo *cross-finger* o el *cross-finger* desepidermizado reverso ofrecen una buena seguridad de cobertura y la posibilidad de realizar varias anastomosis venosas a expensas, es cierto, de una forzosa sindactilia transitoria (Figura 15.27). Por otra parte, tiene el inconveniente de exigir una doble serie de anastomosis venosas proximal y distal[30]. Cuando el defecto es lo suficientemente proximal, se puede utilizar un colgajo metacarpiano en isla con pedículo directo (*v.* Capítulo 9 y Figura 15.24). El colgajo en "isla" venosa con pedículo proximal puede representar también una solución potencial[16]. Si bien en este caso es necesaria una sola anastomosis, es cierto que la vascularización del colgajo es más precaria, y su papel de ayuda trófica es desdeñable. Siempre que sea posible, nosotros preferimos una de las soluciones precedentes.

Colgajos "portavena" libre

Cualquiera sea el sitio dador, el principio de estos colgajos es el mismo: se toma una unidad cutánea en forma de monobloque junto con el tejido celular subcutáneo y la red venosa superficial. Esta unidad tisular es inmediatamente reconectada al sitio receptor y se efectúa una doble serie de anastomosis venosas en cada uno de los extremos, distal y proximal, del colgajo (Figura 15.28). Se espera entonces que el flujo venoso que atraviesa el colgajo sea suficiente para la sobrevida

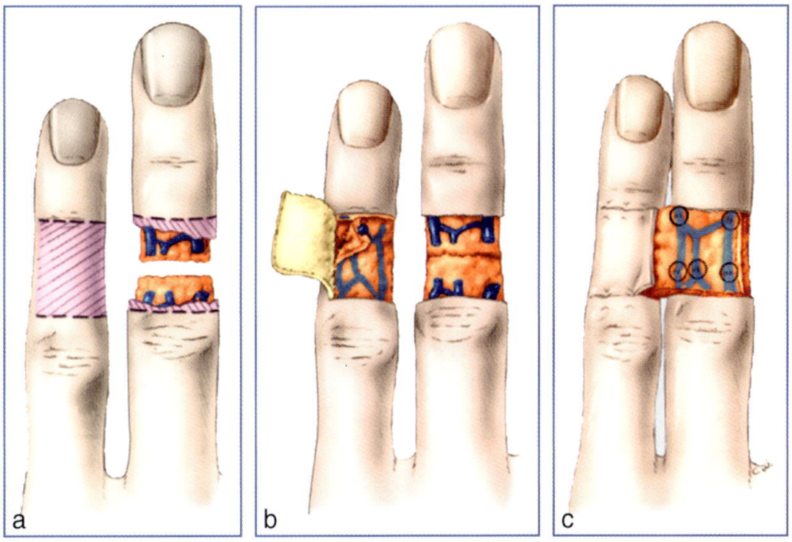

Figura 15.27 Utilización de un colgajo *cross-finger* desepidermizado reverso como "portavena" en el marco de los reimplantes digitales. **a** Sitio dador para un defecto en el dedo reimplantado. **b** Obtención del colgajo *cross-finger* desepidermizado reverso. **c** Doble serie de anastomosis proximales y distales tras la colocación del colgajo.

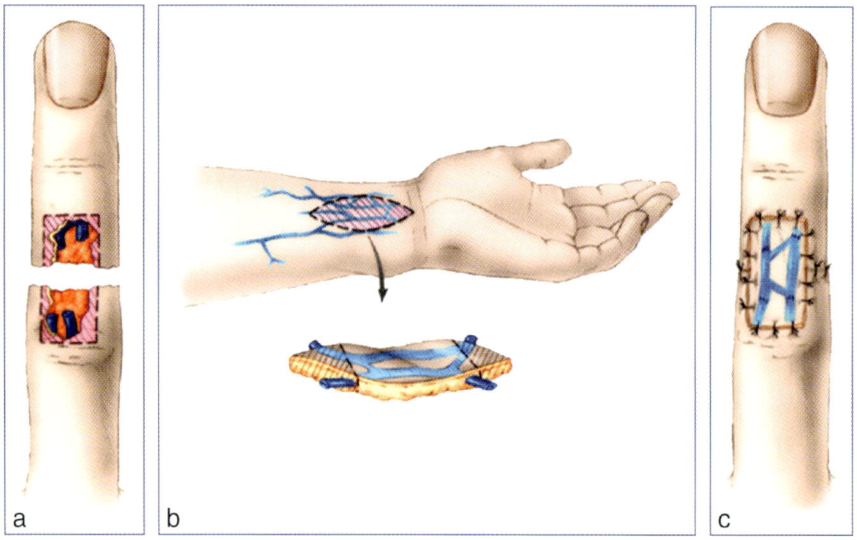

Figura 15.28 Utilización de un colgajo libre como colgajo "portavena" en el marco de los reimplantes digitales. **a** Defecto inicial del dedo que se va a reimplantar. **b** Obtención del injerto. **c** Realización de dos anastomosis, proximal y distal, tras la colocación del colgajo. El sitio dador en el antebrazo se cierra mediante una sutura primaria.

del territorio cutáneo. Honda y cols.[22] propusieron disecar estos colgajos sobre el dorso del pie: nosotros rechazamos esta solución, ya que exige un segundo campo quirúrgico e, incluso, una anestesia general. Por otro lado, el porcentaje de necrosis con este tipo de sitio dador es significativo[22]. Tsai y cols.[43] obtuvieron mejores resultados en cuanto a la sobrevida disecando un colgajo similar sobre un dedo adyacente.

También hemos disecado colgajos de este tipo sobre la cara palmar del antebrazo (*v.* Figuras 15.26 y 15.28).

En nuestra experiencia, todos estos parches cutáneos portadores de puentes atraviesan una fase inicial de edema, cianosis y desepidermización. Si bien este sufrimiento de la "isla" cutánea no compromete la permeabilidad de las anastomosis vasculares subyacentes, no podemos esperar de este colgajo ningún efecto de ayuda trófica. Sus únicas ventajas residen en la facilidad de su disección y en la discreción de las secuelas en el sitio dador (en especial cuando se toma de la cara palmar del antebrazo, donde es posible una sutura primaria). El lugar que ocupan estos colgajos en la práctica se limita a lo siguiente:

- Defectos cutáneos muy pequeños: La sutura simple de la piel por encima de un puente se efectuaría bajo tensión y comprometería la permeabilidad de este último; sin embargo, el tamaño limitado del defecto contraindica un colgajo pediculado "portavena", ya que este exigiría una escisión cutánea injustificada.
- En caso de una reintervención como consecuencia de una trombosis venosa: El edema de la revascularización muy frecuentemente no permite el cierre simple de la piel. Un colgajo venoso libre de este tipo sin duda protege mejor el puente de lo que lo haría un simple injerto de piel.

Por último, cabe señalar que la sobrevida de este tipo de colgajo no es totalmente independiente del contexto vascular particular que representa este reimplante. La vena o las venas que atraviesan la "isla" cutánea garantizan por sí solas el retorno venoso del dedo, luego del período posoperatorio inmediato. A través de este injerto venoso se produce entonces una considerable aceleración del flujo y probablemente de la presión. Por consecuencia, sería peligroso utilizar esta técnica en un contexto diferente al de los reimplantes.

El caso particular del pulgar

La asociación de una pérdida de sustancia cutánea y venosa durante la amputación del pulgar debe conducir a la utilización del colgajo en "barrilete" (*cerf-volant*) "portavena" (Figura 15.29; *v.* Capítulo 9 y Figura 15.24). Cuando el pulgar ha sido revascularizado con un puente conectado sobre la arteria radial, la disección proximal del pedículo deberá efectuarse con mucha precaución.

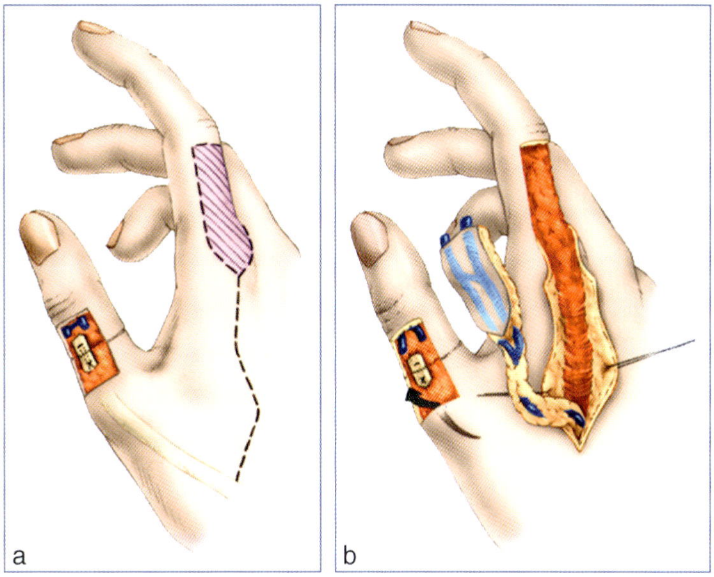

Figura 15.29 Utilización de un colgajo en "barrilete" "portavena" en el marco de un reimplante proximal del pulgar. **a** Trazado del colgajo en "barrilete" y defecto en el sitio receptor. **b** Transferencia del colgajo.

Pérdidas de sustancia palmar

En la cara palmar, gracias al acortamiento óseo, el recurso de un injerto de piel de extensión limitada o un simple colgajo de avance y rotación son suficientes para resolver la mayoría de los problemas.

En el contexto de un reimplante, las grandes pérdidas de sustancia cutánea palmar son infrecuentes. En el caso de una pérdida de sustancia palmar que afecte la primera o la segunda falange y cuando sea posible acudir a un dedo vecino sano, el colgajo de *cross-finger* dorsopalmar representa la solución de cobertura más apropiada.

En la cara palmar del pulgar se podrá considerar la utilización de un colgajo en "barrilete" para los raros casos de amputación distal asociados a un *scalp* palmar extenso de la primera falange.

Reimplante en el niño[19]

Particularidades técnicas

El reimplante en los niños tiene pocas, si alguna, particularidades técnicas. El material de osteosíntesis deberá estar adaptado al tamaño del dedo reimplantado, por lo que nosotros utilizamos exclusivamente clavijas de Kischner. En el caso de un reimplante distal, una aguja para inyección intradérmica en forma axial puede ser suficiente para la osteosíntesis (Figura 15.30 y *v.* más atrás la Figura 15.20). Algunos autores han insistido sobre la necesidad de utilizar en el niño suturas microvasculares con puntos separados, ya que una sutura continua (*surjet*)[42], podría crear una estenosis durante el crecimiento (Figura 15.31). En nuestra práctica, la utilización de puntos separados es sistemática, incluso en el adulto.

Evolución y resultados

La capacidad de recuperación funcional es muy superior en el niño que en el adulto. Por este motivo, no existe prácticamente ninguna contraindicación formal para el reimplante digital en el niño. La capacidad de regeneración nerviosa, superior en el niño, desempeña un papel importantísimo en la calidad del resultado funcional. En cuanto al crecimiento del dedo reimplantado, se admite que prosigue, pero con una discreta disminución[24].

Con respecto a los reimplantes distales, el establecimiento de nuevas conexiones venosas es más rápido en el niño que en el adulto y, con frecuencia, es posible detener el sangrado dirigido ya al tercer día del posoperatorio. En caso de fracaso vascular en un reimplante muy distal en el niño, es posible dejar el fragmento distal en su lugar, ya que a pesar de su progresivo secuestro, guía remarcablemente la cicatrización subyacente. Cuando acontece la caída de la costra, en general ya se ha producido la epitelización subyacente. Sin embargo, la cicatrización obtenida por este tipo de proceso no es comparable, en cuanto al resultado final, con el éxito del reimplante. La comparación con el lado contralateral confirma que este tipo de cicatrización siempre se efectúa a costa de una distrofia ungueal y del pulpejo. La uña crece frecuentemente con una curvatura en garra, debido al acortamiento adquirido del soporte óseo; el pulpejo es menos mullido, y se percata la desaparición del relieve del pulpejo distal.

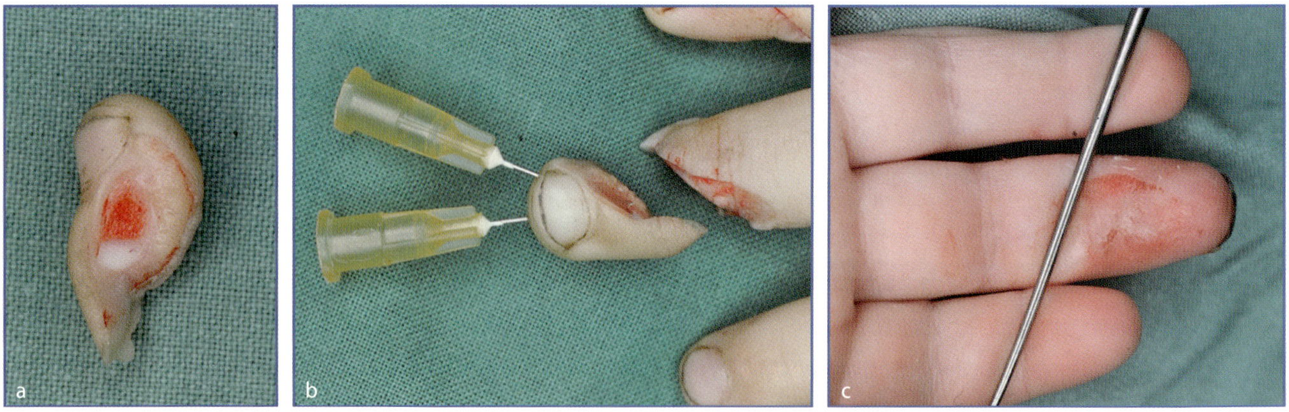

Figura 15.30 Reimplante distal en un niño de cinco años. **a** La sección neta, producida con un cuchillo, atraviesa el cartílago de crecimiento de la falange distal. **b** La fijación se realiza mediante dos agujas intradérmicas que franquean fácilmente el macizo cartilaginoso. **c** El fragmento reimplantado ha sobrevivido integralmente.

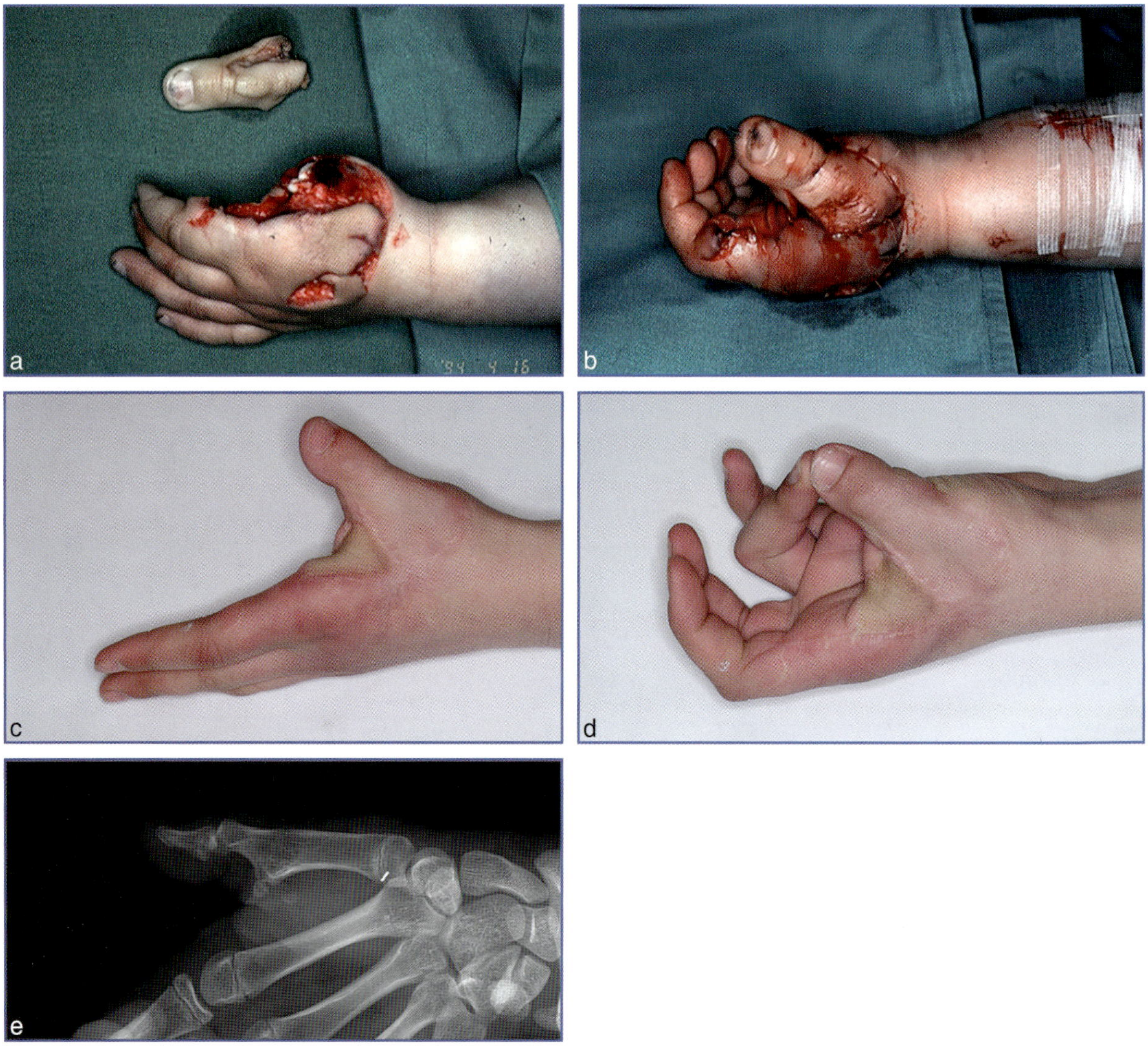

Figura 15.31 Amputación del pulgar a través de la metacarpofalángica en un niño de tres años. **a** La amputación es producida por una máquina de cortar césped y pasa a través de la metacarpofalángica. **b** Resultado inmediato tras el reimplante, con la artrodesis metacarpofalángica. **c, d, e** Resultado clínico y radiográfico a los catorce años de seguimiento, donde se observa la artrodesis de la metacarpofalángica.

Heterorreimplante y redistribución digital

En caso de amputaciones multidigitales, debe tenerse presente la posibilidad de considerar un reimplante heterotópico. Estos reimplantes heterodigitales se realizan con cierta frecuencia para reconstruir el pulgar.

Reconstrucción del pulgar por heterorreimplante

En caso de amputación conjunta del pulgar y de uno o varios dedos largos, cuando el pulgar no pudo hallarse o cuando ha sufrido lesiones que contraindican su reimplante, puede realizarse en la urgencia la reconstrucción reimplantando en la columna del pulgar uno de los dedos largos amputados. Las contraindicaciones del reimplante *in situ* del pulgar comprenden: la existencia de un deterioro óseo que dé lugar a un acortamiento inaceptable, las lesiones pediculares escalonadas, una pérdida de sustancia cutánea extensa circunferencial, etc.

Cuando a un pulgar amputado "mediocre" se le asocia una amputación proximal aislada de un dedo largo, la estrategia por seguir es clara: en el caso de una amputación proximal de un dedo largo, el reimplante es una mala indicación "teórica". La rigidez, la insensibilidad y la exclusión lo convertirán probablemente en un dedo inútil e, incluso, molesto. Reimplantarlo en su lugar de origen no evitará un tiempo posterior de reconstrucción del pulgar, al que se le agregarán las eventuales etapas quirúrgicas adicionales en el dedo reimplantado (tenolisis, injertos nerviosos, etc.). Reimplantado en la situación del pulgar, aun con rigidez articular, resultará un dedo útil, menos proclive a la exclusión.

Es en los casos de lesiones destructivas del borde radial de la mano en donde se producen las circunstancias más propicias para un heterorreimplante: mucho más que para los otros dedos "largos", el reimplante luego de una amputación proximal del índice es discutible.

Técnica quirúrgica

La técnica utilizada en la urgencia debe "resolver" las diferencias morfológicas y anatómicas que existen entre el pulgar y el índice (dos tendones flexores y tres falanges en el índice, un tendón flexor y dos falanges en el pulgar).

En caso de amputación del pulgar más allá de la metacarpofalángica, las dos falanges distales del índice (o de cualquier otro dedo largo amputado) pueden utilizarse para reconstruir el pulgar falángico (Figura 15.32). La osteosíntesis se llevará a cabo entre la base de la primera falange del pulgar y la segunda falange del índice. La longitud del pulgar reconstruido es la del pulgar sano contralateral, el flexor profundo del índice es suturado al flexor largo del pulgar, las bandeletas laterales y la lámina triangular del extensor del índice se solidarizan con el muñón del extensor largo del pulgar. La integridad de la metacarpofalángica (y de la trapeciometacarpiana) y la persistencia de los músculos intrínsecos, normalmente insertados, garantizan la recuperación de un arco de movilidad normal.

En caso de amputación del pulgar antes de la metacarpofalángica, para asegurar una reconstrucción satisfactoria, se debe disponer de un dedo largo amputado antes de la IFP (Figura 15.33). La IFP ocupará el lugar de la metacarpofalángica, y la IFD el de la interfalángica del pulgar. La persistencia de la trapeciometacarpiana garantiza la conservación de un arco de movilidad pasiva satisfactorio. La reanimación del flexor extrínseco del pulgar se obtiene por sutura del flexor largo al flexor profundo del dedo largo utilizado. Inversamente a lo que ocurre en las pulgarizaciones, donde existe, al finalizar la reconstrucción, un exceso relativo de longitud en los tendones flexores extrínsecos, la longitud del tendón resulta aquí exacta de primera intención, y resulta innecesaria cualquier adaptación del cuerpo muscular. En cuanto a la extensión, la simple sutura de uno de los extensores extrínsecos del pulgar a la bandeleta sagital del extensor sobre la primera falange del dedo reimplantado es insuficiente. Es preferible efectuar en la urgencia una reconstrucción de la expansión de los intrínsecos. Sin embargo, esta reconstrucción solo es posible si el dedo largo es amputado en situación suficientemente proximal. Se puede entonces individualizar cada una de las bandeletas laterales del extensor en la primera falange. Una será solidarizada a los tenares externos y la otra con el aductor (Figura 15.34).

Cuando la amputación del pulgar es muy proximal y ha destruido la articulación trapeciometacarpiana, la solución técnica consiste en reimplantar un dedo largo cuya metacarpofalángica esté conservada. Se trata solo de un "compromiso" funcional, ya que la metacarpofalángica del dedo reimplantado es incapaz de restaurar el sector de movilidad de la trapeciometacarpiana. Por otra parte, se trata de indicaciones excepcionales, dado que, de hecho, es muy infrecuente que se presente en forma simultánea una doble amputación proximal del pulgar y de un dedo largo, con un pulgar ausente o no reimplantable. Más a menudo, se encuentran indicaciones de pulgarización en la urgencia o en forma diferida para este tipo de amputación proximal.

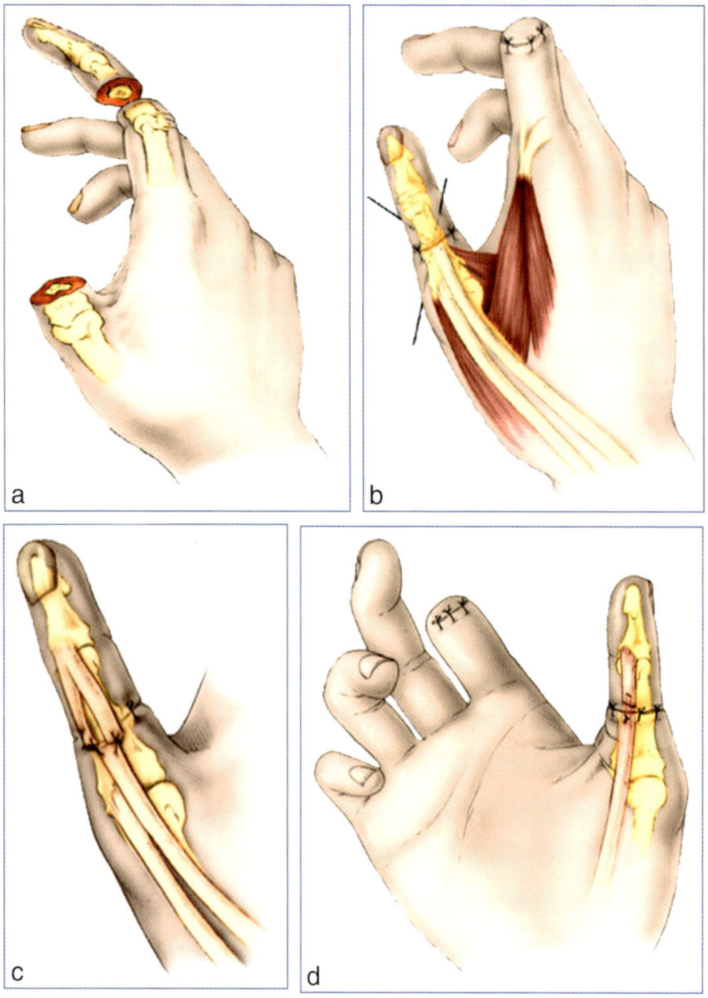

Figura 15.32 Reimplantes heterotópicos (I). **a** Amputación proximal del pulgar a la altura de la base de la primera falange y amputación del índice a la atura de la segunda falange. **b** Hetero-rreimplante del índice por el pulgar. Osteosíntesis entre la base de la primera falange del pulgar y la segunda falange del índice. **c** Las bandeletas laterales del extensor del índice se solidarizan al extensor largo del pulgar. **d** El flexor profundo del índice es suturado al flexor largo del pulgar.

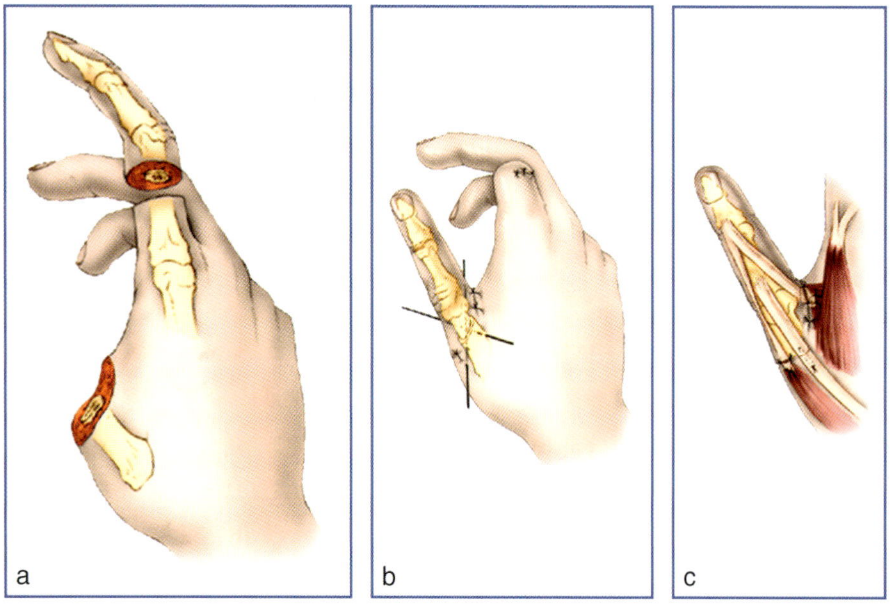

Figura 15.33 Reimplantes heterotópicos (II). **a** Amputación proximal del pulgar a la altura del metacarpiano y amputación del índice por encima de la IFP. **b** Osteosíntesis entre la primera falange del índice y el primer metacarpiano. **c** Sutura de la bandeleta mediana del extensor del índice al muñón proximal del extensor largo del pulgar. Utilización de las bandeletas laterales del extensor del índice para reconstruir los tenares externos y la expansión aponeurótica del aductor.

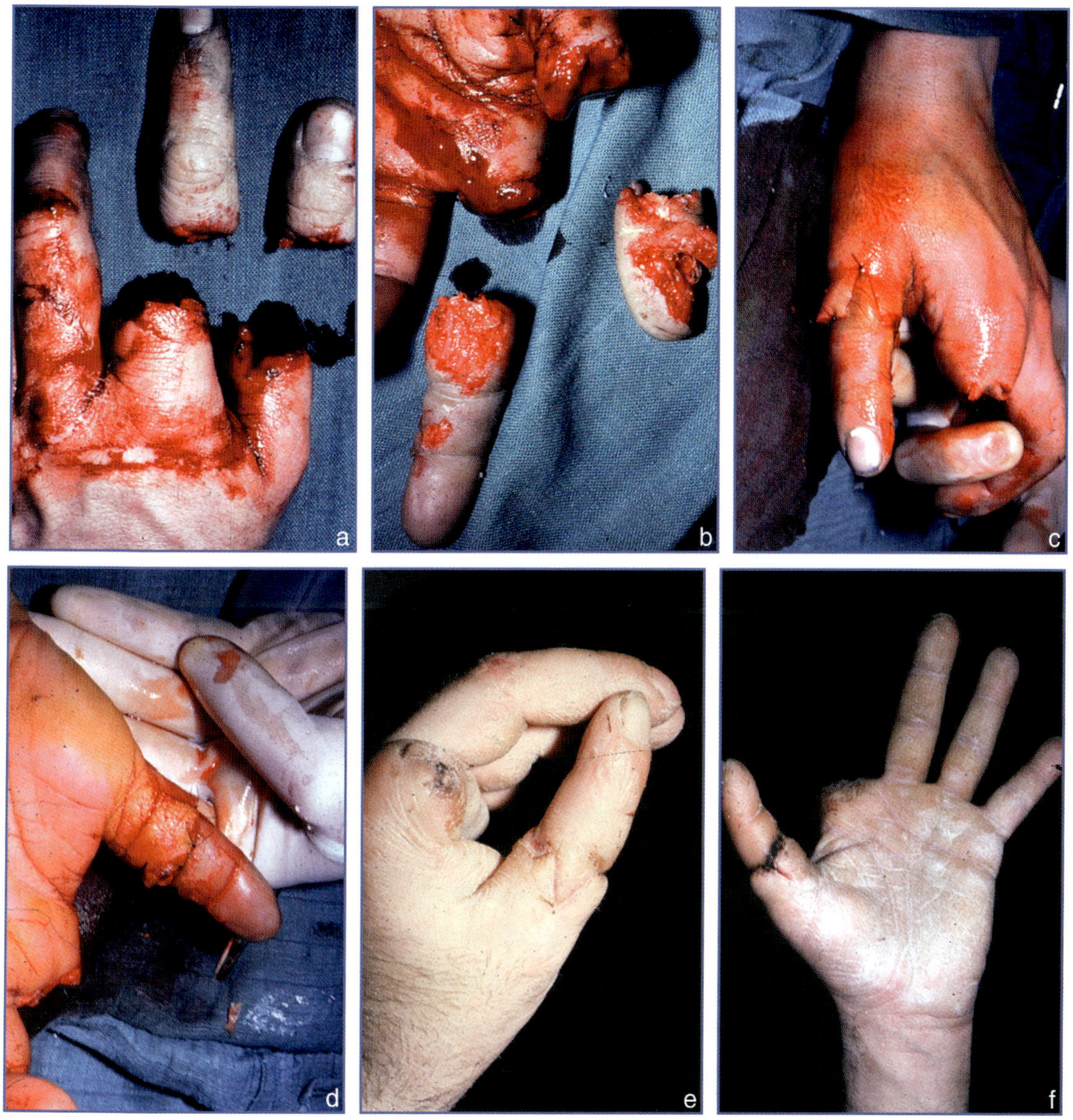

Figura 15.34 Heterorreimplante del índice por el pulgar. **a**, **b** Mutilación conjunta del pulgar y del índice. El deterioro del fragmento correspondiente al pulgar contraindica su reimplante *in situ*. **c**, **d** Aspecto peroperatorio de un reimplante heterotópico, en el que se privilegia el pulgar a partir de un fragmento disponible del índice. **e**, **f** Resultado posoperatorio inmediato.

Heterorreimplante para la reconstrucción de los dedos largos

La amputación simultánea de varios dedos largos puede también ser propicia a un heterorreimplante: cuando se amputan varios dedos, es posible que uno de ellos no sea reimplantable *in situ*, pero puede remplazar con ventajas el fragmento amputado de un dedo vecino que debe ser reconstruido en forma imperativa (Figura 15.35).

El ejemplo típico es la asociación de varias amputaciones de dedos largos más allá de la IFP. Si los dedos medio e índice fueron amputados y existe una conminución o destrucción extensa del fragmento distal correspondiente al medio, el índice debe ser reimplantado en situación del tercer dedo, asociado a una regularización de la primera falange del segundo dedo. Por lo general, en caso de amputaciones multidigitales que afectan varios dedos largos con el pulgar intacto, debe darse prioridad a la reconstrucción del medio y del anular, luego al meñique y, en última instancia, al índice.

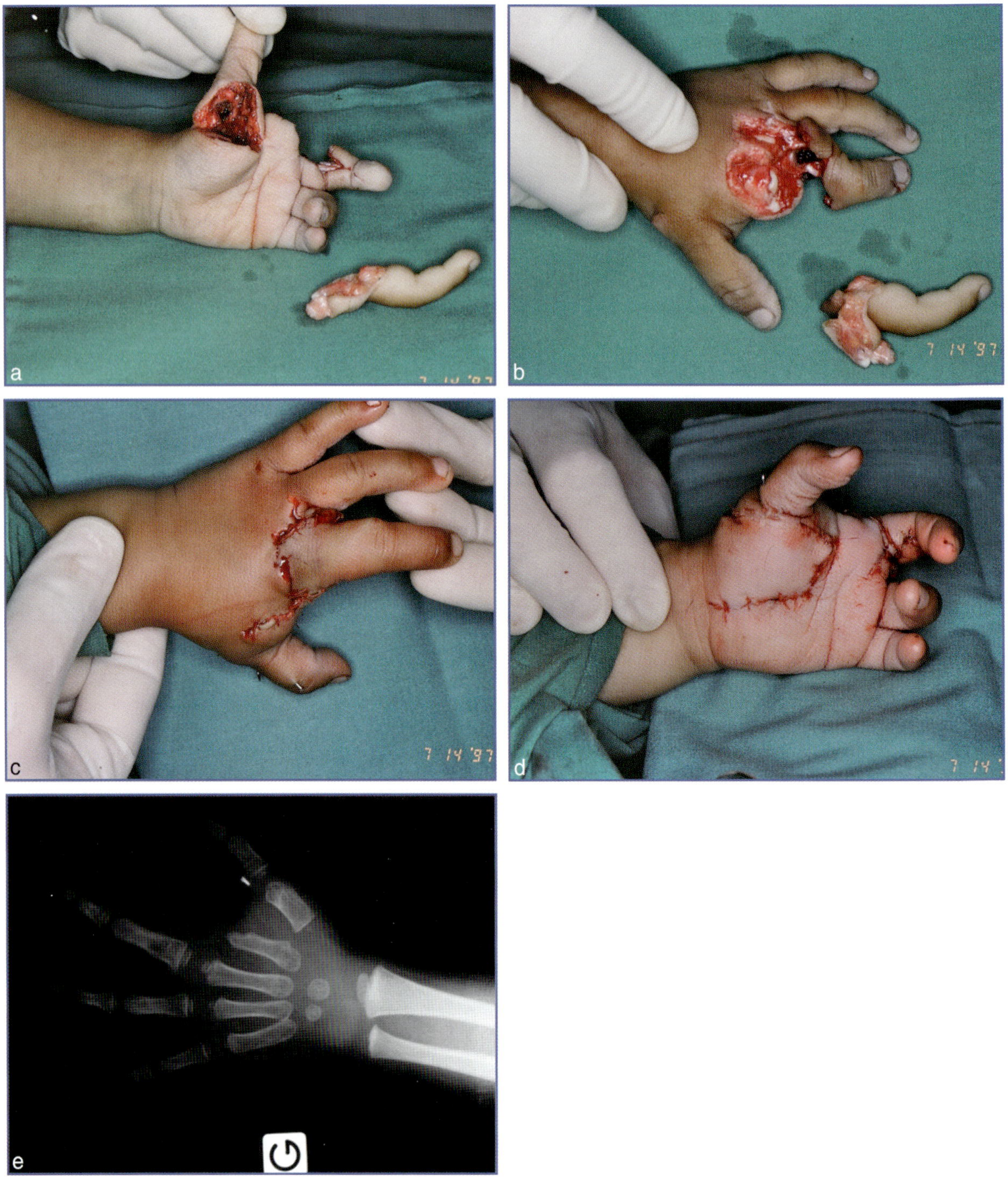

Figura 15.35 Heterorreimplante para los dedos largos. **a**, **b** Amputación del índice y del tercer dedo asociado a un deterioro palmar del pulgar con desvascularización, producido por una máquina de cortar césped, en un niño de seis años. En el índice, la amputación se produjo al nivel de la articulación metacarpofalángica, lo que deja intacto el fragmento distal. Sobre el tercer rayo, la amputación es incompleta, pero el fragmento amputado está muy dañado y la sección atraviesa la primera falange, con lo que se preserva, entonces, la interlínea articular metacarpofalángica. **c**, **d** El reimplante se efectúa en situación heterotópica, el índice es reimplantado en lugar del tercer dedo. **e** Aspecto radiográfico tras la consolidación definitiva.

Aplicación del principio del "dedo banco" a los reimplantes digitales

Además de los reimplantes heterotópicos, un dedo amputado no reimplantable también puede servir como sitio dador de unidades tisulares destinadas a la reconstrucción de un dedo vecino. Según los casos, se trata de transferencias no vascularizadas, en forma de injertos convencionales, o de auténticas transferencias tisulares libres reconectadas por microanastomosis en el sitio receptor.

Injertos de piel y transferencias libres cutáneas

Se pueden tomar todos los tipos de injertos de piel de un dedo condenado a la amputación. Cuando se utiliza la piel palmar de un dedo, se debe eliminar cuidadosamente el tejido adiposo, ya que se trata de injertos de espesor total, que a menudo prenden con dificultad.

El caso de la transferencia libre del pulpejo de un dedo amputado ya ha sido mencionado (*v.* Capítulo 9). Además del caso particular de la unidad tisular del pulpejo, se puede tomar cualquier territorio cutáneo digital bajo la dependencia de una arteria colateral palmar, en forma de un colgajo libre cutáneo destinado a la cobertura de un defecto en un dedo adyacente. Cuando el caso clínico es el de una amputación multidigital es posible utilizar este colgajo cutáneo libre como portador de puentes y asegurar así simultáneamente el tiempo de revascularización y de cobertura cutánea.

Nervios y vasos

Del mismo modo en que una arteria colateral puede utilizarse para la realización de un puente, se puede también utilizar el complejo nervio-arteria en forma de un injerto neurovascular para reconstruir en bloque un pedículo colateral palmar afectado por una pérdida de sustancia (Figura 15.36). Los intercambios vasculares entre los vasos epineurales y la arteria colateral son tales que un injerto de este tipo puede ser tomado en cualquier nivel del dedo, desde la región comisural hasta la trifurcación terminal, sin restricción de longitud y sin dejar de ser vascularmente viable[12]. Por supuesto, también es posible obtener injertos nerviosos convencionales.

Tendones y huesos

Una reconstrucción ósea compleja que requiera un injerto óseo convencional tomado del radio o de la cresta ilíaca, prácticamente nunca está indicada en la urgencia en forma simultánea al reimplante. En efecto, es una lástima sacrificar un sitio dador para el beneficio de un reimplante cuyo éxito vascular es aleatorio. En cambio, es lícito tomar un injerto óseo de un dedo condenado a la amputación ("dedo banco"). El mismo tipo de razonamiento es válido para los injertos tendinosos.

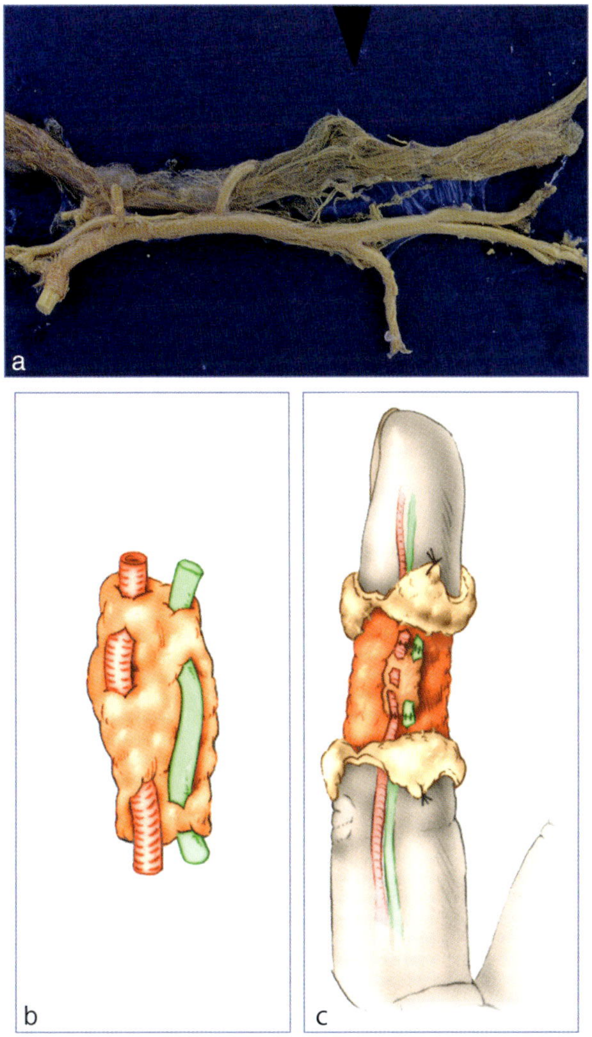

Figura 15.36 Aplicación del principio del "dedo banco": Injertos compuestos "nervio + arteria". **a** Se toma un pedículo (arteria, nervio y grasa peripedicular) de un dedo lesionado condenado a la amputación. **b** Se utiliza este injerto para restablecer la continuidad arterial y nerviosa en un dedo reimplantado. **c** Preparado anatómico que demuestra los cambios vasculares existentes entre la arteria y el nervio cubital. La vascularización endoneural del nervio colateral palmar proviene de las ramas de la arteria colateral palmar; el drenaje venoso se efectúa a través de la red de venas satélites.

Articulaciones

Solo las transferencias articulares vascularizadas pueden asegurar la sobrevida a largo plazo del cartílago articular, única garantía de la preservación de la movilidad articular. Existen algunas situaciones clínicas poco frecuentes que se prestan para la realización de estas transferencias mixtas en un dedo amputado para reconstruir un dedo vecino.

Tanto la interfalángica distal como la interfalángica proximal pueden ser tomadas, en forma de "isla" sobre una arteria colateral palmar, para la reconstrucción de la IFP de otro dedo.

Vendajes, cuidados posoperatorios y seguimiento

Vendaje

Luego de un reimplante digital, el vendaje debe guardar las mismas reglas comunes a todos los vendajes posteriores a una intervención quirúrgica realizada en la mano (*v.* Capítulo 18). Estaremos atentos de no colocar algún elemento del vendaje en forma circular. Sobre el vendaje algodonado se coloca una férula de yeso. Si el reimplante incluye una sutura de los tendones flexores, y más aún si después de haber realizado el recorte esta sutura queda bajo cierta tensión, optaremos por una inmovilización con la muñeca y las metacarpofalángicas en flexión. De otra manera, la posición funcional denominada "intrínseco plus" es la más apropiada para la inmovilización posoperatoria. En el posoperatorio inmediato, durante la permanencia del paciente en la cama, la mano deberá reposar en alto. Una simple lámpara incandescente será suficiente para mantener el dedo reimplantado en un ambiente cálido que favorezca la vasodilatación.

Medicación y tratamiento durante el posoperatorio

En el posoperatorio solo se administra en forma sistemática un vasodilatador (blufomedil), al comienzo por vía intravenosa y, luego, por vía oral. En el adulto, durante los primeros tres días de reposo estricto, también se administra en forma sistemática una heparina de bajo peso molecular (nadroparina cálcica, Fraxiparina® o enoxaparina sódica, Clexane®). El paciente debe saber, comprender y aceptar, antes de realizar el reimplante mismo, que no podrá fumar. Ya hemos mencionado que el sangrado posoperatorio debe ser controlado, incluso si un sangrado dirigido debe ser utilizado para paliar la insuficiencia del retorno venoso. No se ha podido demostrar que una anemia posquirúrgica moderada pueda tener un rol pronóstico peyorativo.

Seguimiento y monitoreo

El examen clínico del dedo reimplantado es el criterio esencial de la vigilancia posoperatoria. Se debe evaluar la coloración y la temperatura local, la velocidad del llenado capilar, así como la tonicidad del pulpejo y su capacidad para reexpandirse en forma espontánea cuando se lo deprime, buen indicio de su revascularización.

Luego de haber testeado numerosos medios paraclínicos de vigilancia (monitoreo de la temperatura cutánea, utilización de un láser-Doppler, etc.), hoy hemos vuelto al examen clínico como único método de vigilancia en los casos de reimplantes digitales. Este método supone una excelente experiencia del personal de enfermería, experiencia que solo es posible de transmitir en un servicio especializado con un importante flujo de pacientes.

Complicaciones y reintervenciones

Evolución clínica en las primeras horas posteriores a un reimplante

Deben conocerse ciertos aspectos del cuadro clínico en el posoperatorio inmediato, ya que forman parte de la posible evolución normal. No debe incitarse a una reintervención quirúrgica precoz, dado que podría comprometer el desarrollo del equilibrio que ya está en curso.

La existencia de una hiperemia transitoria del dedo reimplantado: la reparación de una e, incluso, dos venas por cada arteria colateral no restablece en forma inmediata un perfecto equilibrio circulatorio. Existe una desproporción entre la intensidad del flujo arterial y la capacidad de drenaje de las venas dorsales. Esta hiperemia transitoria puede persistir varios días, sin resultar perjudicial, antes que se instale un equilibrio, debido, probablemente, a la neoformación venosa.

Espasmos arteriales

Luego de haber confirmado, bajo visión microscópica, la permeabilidad de una arteria colateral palmar y, luego de haber obtenido una revascularización clínicamente evidente en el dedo reimplantado, no es raro que aparezcan situaciones de disminución de flujo. Estos espasmos arteriales son particularmente frecuentes luego de los reimplantes muy distales. Cuando la isquemia caliente ha sido prolongada, el bajo débito puede ser la consecuencia de una situación de "no reflujo" transitorio. En general, todos estos espasmos se resuelven en menos de una hora. En este contexto, puede resultar beneficioso mantener caliente al dedo y al paciente, y administrar ansiolíticos. En el contexto muy particular de los reimplantes distales, nos llamó la atención la frecuencia de espasmos prolongados posoperatorios. Luego de soltar el manguito hemostático habitualmente se produce la recoloración del fragmento reimplantado, ya sea en forma inmediata, o bien, diferida en algunos minutos, pero a veces el espasmo está presente desde el principio y no se observa revascularización alguna del fragmento. Hemos observado que tales espasmos se prolongan más de doce horas antes de desaparecer espontáneamente. Tal evolución nos sirve para aprender lo siguiente: en ningún caso se debe "condenar" y regularizar un fragmento reimplantado que no logra recolorearse sobre la mesa de operaciones. Se aconseja esta misma prudencia durante las primeras 24 h, si no existe ninguna urgencia que imponga una reintervención precoz.

Diagnóstico de las complicaciones posoperatorias

Las complicaciones suelen aparecer durante las primeras 72 horas del posoperatorio. Una reintervención tiene probabilidades de éxito solo si es precoz, es decir, cuatro horas como máximo después del comienzo de los primeros signos de isquemia o estasis venosa.

La isquemia por insuficiencia de perfusión arterial se traduce por palidez del dedo reimplantado; lentitud en el pulso capilar hasta que termina por desaparecer totalmente; falta o enlentecimiento de la reexpansión del pulpejo cuando se lo deprime; descenso de la temperatura cutánea.

La insuficiencia venosa se manifiesta a través de cianosis marcada luego de la fase en la que solo se detecta una aceleración del pulso capilar; aparición de petequias; aumento transitorio de la temperatura local, seguido por una rápida disminución. En ausencia de mejoría o si no se realiza una reintervención, el aumento de la presión venosa y la estasis circulatoria afectarán la perfusión arterial, que se vuelve más lenta y termina por detenerse.

Es poco probable que una reintervención quirúrgica tenga éxito si se realiza en el estadio de isquemia arterial, posterior a una estasis venosa inicial.

Indicaciones y modalidades de las reintervenciones

En nuestra experiencia, existen algunas situaciones que contraindican *a priori* una reintervención.

Los reimplantes muy distales, transungueales, nunca son objeto de una reintervención quirúrgica. La situación tan distal de la anastomosis arterial impide todo procedimiento destinado a realizar un puente conectado más lejos, en distal, sobre la red arterial del pulpejo. Si es necesario un puente corto, este deberá ser realizado durante la primera intervención. En cuanto a la realización de puentes largos que permiten una conexión más proximal sobre la arteria colateral, si bien es posible, no nos parece lógica en este contexto. Además, si se procede a la disección necesaria para realizar un puente de este tipo, se corre el riesgo de impedir la utilización a futuro de un colgajo de avance en "isla" del pulpejo sobre esta misma arteria colateral.

Cuando la solución "maximalista" fue adoptada desde la fase de urgencia, tampoco se justifica una reintervención precoz. Este es el caso de los dedos avulsionados en los que la revascularización fue confiada, de primera intensión, a un puente largo conectado distalmente a la altura de la IFD y, proximalmente, en la zona de la palma. Si inicialmente se utiliza un puente de máxima longitud y no caben dudas sobre la permeabilidad de las suturas iniciales, no está claro cuál sería el beneficio si se realizara un nuevo puente de la misma longitud.

Antes de cualquier reintervención, conviene eliminar la posibilidad de que esté involucrada una causa local de compresión del pedículo, cambiando simplemente el vendaje sin mover al paciente de la cama.

Es posible, aunque poco frecuente, que el simple hecho de rehacer una anastomosis sea suficiente para solucionar el problema. A menudo, se deberá recurrir a un escalón superior del arsenal terapéutico durante la reintervención, realizando un puente en lugar de la sutura primaria que se ha trombosado. Los trombolíticos *in situ* fueron propuestos para esta cirugía de revisión[37]. Se trata de una estrategia de "salvataje" durante el peroperatorio cuando las soluciones locales (trombectomía, nueva sutura, puente, etc.) no son suficientes frente a un trombo que se extiende más allá de la zona de sutura. Además, hay que tener en cuenta que después de una reintervención de este tipo, no es infrecuente que aparezca un nuevo problema cutáneo. Al edema producido por la isquemia inicial se agregan los efectos de este segundo episodio de isquemia que ha motivado la reintervención. Según los casos, deberá adaptarse alguna de las soluciones antes descritas (injerto cutáneo, colgajo pediculado o libre "portavena" o "porta arteria", etc.) (*v.* Figura 15.24).

Indicaciones

Reglas generales

Si bien cada caso debe ser considerado individualmente, se deben tener en cuenta ciertas reglas generales.

Existen algunas indicaciones absolutas; es el caso de la amputación del pulgar, en el que prácticamente siempre debe intentarse el reimplante, cualquiera fuere el mecanismo, incluso el de avulsión. Este principio también es válido para las amputaciones en los niños, en los que la cirugía del reimplante alcanza resultados muy satisfactorios gracias al potencial de reinervación que estos poseen.

En las amputaciones multidigitales, ya no se aplica el concepto clásico que contraindica los reimplantes por encima de las IFP. En este caso se da prioridad a la reconstrucción de una pinza *pollici*-digital, motivo por el cual el reimplante de uno o varios dedos está justificado. Las condiciones locales pueden requerir un heterorreimplante.

Todas las amputaciones por debajo de la IFP deben ser consideradas indicaciones potenciales para el reimplante. La movilidad conservada de esta articulación y la rehabilitación precoz garantizan un resultado funcional aceptable. En este contexto, las contraindicaciones estarán determinadas por el examen local de la lesión (aplastamiento, avulsión, etc.) o por las condiciones generales del paciente (paciente anciano, fumador, etc.).

Las amputaciones digitales más distales (al nivel de la IFD y más allá) representan las mejores indicaciones para el reimplante. Cuando el nivel de amputación supera la interlínea articular de la interfalángica distal, la movilidad de esta articulación puede a menudo conservarse. Además, el aspecto estético solo puede beneficiarse con la conservación de la longitud del dedo y del lecho ungueal. En este sentido, un reimplante exitoso obtiene un resultado superior al de un colgajo local de cobertura. Cuando no ha sido posible suturar ningún nervio, cierto grado de neurotización por contigüidad es suficiente para devolver una sensibilidad útil al pulpejo. En otros casos, un colgajo sensible de avance a partir del pulpejo proximal puede ser utilizado secundariamente para resensibilizar el pulpejo distal. El reimplante tendrá entonces el mérito esencial de conservar un aparato ungueal intacto.

Se debe tener presente la posibilidad de un fracaso vascular durante el gesto técnico. De hecho, en caso de fracaso, el intento de reimplante no debe dar por resultado una amputación más proximal que podría haberse efectuado de primera intención. Este es especialmente el caso de las amputaciones muy distales, en las que, en ausencia de sutura venosa, la tasa de fracaso es cercana al 40%. Es muy infrecuente que se requiera un puente arterial para estos reimplantes distales. El abordaje pedicular que esta técnica exige, entraña el riesgo, en caso de fracaso, de imposibilitar la realización de un colgajo local de cobertura del muñón, lo que lleva a una amputación más proximal.

Contraindicaciones

Las contraindicaciones de orden general a los reimplantes están bien establecidas. Son aquellas en donde el interés vital del paciente es prioritario, por ejemplo en casos de politraumatismos.

En el paciente fumador, debe establecerse por contrato tácito la interrupción total del tabaco antes de llevar a cabo la cirugía.

No debe intentarse nunca la reposición de un fragmento proximal único en un dedo largo a menos que existan imperativos particulares: mujer joven muy preocupada por el aspecto estético o pacientes con motivaciones funcionales muy fuertes. En estos casos, se prevendrá al paciente de los resultados funcionales previsibles que alcanzan estos reimplantes, de la duración de la reeducación exigida y de la probabilidad de gestos quirúrgicos ulteriores.

Cualquiera fuere el nivel y el dedo afectado, cuando la amputación se debe a un mecanismo de avulsión, la indicación de reimplante debe ser rigurosamente considerada. Este mecanismo requiere de artificios técnicos sofisticados que no garantizan el resultado.

El empleo de estos medios solo está justificado cuando el pulgar es el comprometido, y también en los niños, pero es más discutible en caso de avulsión proximal de un dedo largo en un adulto.

Referencias

[1] Akyurek M ; Safak T, Kecik A. Fingertip replantation at or distal to the nail base: use of the technique of artery-only anastomosis. *Ann Plast Surg* 2001 ; 46(6) :605-12.

[2] al Qattan MM, Boyd JB. Use of a vena comitans as a vein graft in digital replantation. *Microsurgery* 1994 ; 15(2) : 149.

[3] Arnez ZM, Lister GD. The posterior interosseous arterial graft. *Plast Reconstr Surg* 1994 ; 94(1) : 202-206.

[4] Bieber EJ, Wood MB, Cooney WP, Amadio PC. Thumb avulsion: results of replantation / revascularization. *J Hand Surg [Am]* 1987 ; 12(5 Pt 1) : 786-790.

[5] Braun JB, Werner JF ; BorellyJ, Foucher G, Merle M, Michon J. Quelques notions d'anatomie artérielle de la main et leurs applications chirurgicales. *Ann Chir Main* 1979 ; 3 : 701-706.

[6] Brody GA, Maloney WJ, Hentz VR. Digit replantation applying the leech Hirudo medicinalis. *Clin Orthop Relat Res* 1989 ; (245) : 133-137.

[7] Brown ML, Wood MB. Techniques of bone fi xation in replantation surgery. *Microsurgery* 1990 ; 11(3) : 255-260.

[8] Brown PW. Less than ten-Surgeons with amputated fi ngers. *J Hand Surg [Am]* 1982 ; 7(1) : 31-37.

[9] Dautel G. Fingertip replantation in children. *Hand Clin* 2000 ; 16(4) : 541-546.

[10] Dautel G, Barbary S. Mini replants: fi ngertip replant distal to the IP or DIP joint. *J Plast Reconstr Aesthet Surg* 2007 ; 60(7) : 811-815.

[11] Dautel G, Ferreira AP, CorcellaD, Merle M. Replantations digitales distales. A propos d'une série de 61 cas. *La Main* 1997 ; 2 : 329-335.

[12] Dautel G, Merle M. The blood supply of digital nerves : A microanatomical study of superfi cial and deep palmar venous networks. *J Hand Surg* 1992. 17B : 632-637.

[13] Edwards EA. Organisation of the small arteries of the hand and digits. *Am J Surg* 1960 ; 99 : 837-846.
[14] Faivre S, Lim A, Dautel G, Duteille F, Merle M. Adjacent and spontaneous neurotization after distal digital replantation in children. *Plast Reconstr Surg* 2003 ;111(1) : 159-165 ; discussion 166.
[15] Foucher G, Citron N, Merle M, Dury M. La revascularisation des arrachements digitaux par bagues. *Ann Chir Main* 1986 ; 5 : 256-259.
[16] Foucher G, Norris RW. The venous dorsal digital island fl ap or the "neutral" fl ap. *Br J Plast Surg* 1988 ; 41(4) : 337-343.
[17] Foucher G, Sammut D. Preoperative cooling and storage of amputated digits. *J Reconstr Microsurg* 1990 ; 6(1) : 71.
[18] Goldner RD, Howson MP, Nunley JA, Fitch R.D, Belding,NR, Urbaniak JR. One hundred eleven thumb amputations: replantation vs revision. *Microsurgery* 1990 ; 11(3) : 243-250.
[19] Gordon L, Leitner DW, Buncke HJ, Alpert BS. Partial nail plate removal after digital replantation as an alternative method of venous drainage. *J Hand Surg [Am]* 1982 ; 10(3) : 360-364.
[20] Hamilton RB, O'Brien BM, Morrison A, MacLeod AM. Survival factors in replantation and revascularization of the amputated thumb--10 years experience. *Scand J Plast Reconstr Surg* 1984 ; 18(2) : 163-173.
[21] Han SK, Chung HS, Kim WK. The timing of neovascularization in fingertip replantation by external bleeding. *Plast Reconstr Surg* 2002 ; 110(4) : 1042-1046.
[22] Honda T, Nomura S, Yamauchi S, Shimamura K, Yoshimura M. The posible applications of a composite skin and subcutaneous vein graft in the replantation of amputated digits. *Br J Plast Surg* 1984; 37(4) : 607-612.
[23] Iglesias M, Serrano A. Replantation of amputated segments after prolonged ischemia. *Plast Reconstr Surg* 1990 ; 85(3) 425-429.
[24] Ikeda K, Yamauchi S, Hashimoto F, Tomita K, Yoshimura M. Digital replantation in children: a long-term follow-up study. *Microsurgery* 1990 ; 11(4) : 261-264.
[25] Kamei K, Sinokawa Y, Kishibe M. The venocutaneous fi stula: a new technique for reducing venous congestion in replanted fi ngertips. *Plast Reconstr Surg* 1997 ; 99(6) : 1771-1774.
[26] Komatsu S, Tamai S. Successful replantation of a completely cut-off thumb. *Plast Reconstr Surg* 1968 ; 42 : 374-377.
[27] Koshima, I. Atypical arteriole anastomoses for fi ngertip replantations under digital block. *J Plast Reconstr Aesthet Surg* 2008 ; 61(1) : 84-87.
[28] Leslie BM, Ruby LK, Madell SJ, Wittenstein F. Digital artery diameters: an anatomic and clinical study. *J Hand Surg [Am]* 1987 ; 12(5 Pt 1) : 740-743.
[29] Lucas GL. The pattern of venous drainage of the digits. *J Hand Surg* 1984 ; 9A : 448-450.
[30] Martin DL, Kaplan IB, Kleinert JM. Use of a reverse cross-fi nger fl ap as a vascularized vein graft carrier in ring avulsion injuries. *J Hand Surg [Am]* 1990 ;15(1) : 155-159.
[31] Merle M, Dautel G. Advances in digital replantation. *Clinics Plast Surg* 1997 ; 24 : 88-105.
[32] Meyer VE. Microsurgery: indications and organization. *Helv Chir Acta* 1981 ; 47(6) : 781-795.
[33] Meyer VE. Zhong-Wei C, Beasley RW. Basic technical considerations in reattachment surgery. *Orthop Clin North Am* 1981 ; 12(4) : 871-95.
[34] Niibayashi H, Tamura K, Fujiwara M, Ikeda N. Survival factors in digital replantation: signifi cance of postoperative anaemia. *J Hand Surg [Br]* 2000 ; 25(5) :512-515.
[35] Nunley JA, Goldner RD, Urbaniak JR. Skeletal fi xation in digital replantation. Use of the "H" plate. *Clin Orthop Relat Res* 1987 ; 214 : 66-71.
[36] Nystrom A, Backman C. Replantation of the completely avulsed thumb using long arterial and venous grafts. *J Hand Surg [Br]* 1991 ; 16(4) : 389-391.
[37] Parkhouse N, Smith PJ. The use of streptokinase in replant salvage. *J Hand Surg [Br]* 1991 ; 16(1) : 53-55.
[38] Smith DO, Chikayoshi O, Chihiro K, Kiyotaka T. The distal venous anatomy of the fi ngers. *J Hand Surg* 1991 ; 16A : 303-307.
[39] Smith DO, Oura C, Kimura C, Toshimori K. Artery anatomy and tortuosity in the distal fi nger. *J Hand Surg* 1991 ; 16A : 297-302.
[40] Smith DO, Tajima N, Oura C, Toshimori K. Digital artery tortuosity and elasticity: a biomechanical study. *J Reconstr Microsurg* 1991 ; 7 : 105-108.
[41] Strauch B, De Moura W. Arterial system of the fi nger. *J Hand Surg* 1990 ; 15A : 150-154.
[42] Taras JS, Nunley JA, Urbaniak JR, Goldner FD, Fitch RD. Replantation in children. *Microsurgery* 1991 ; 12 : 216-220.
[43] Tsai TM, Matiko JD, Breidenbach W, Kutz JE. Venous fl aps in digital revascularization and replantation. *J Reconstr Microsurg* 1987 ; 3(2) : 113-119.
[44] Tsaï TM, Mc Cabe SJ, Maki Y. A technique for replantation of the fi ngertip. *Microsurgery* 1989 ; 10 : 1-4.
[45] Van Beek AL, Kutz JE, Zook EG. Importance of the ribbon sign, indicating unsuitability of the vessel, in replanting a fi nger. *Plast Reconstr Surg* 1978; 61(1) : 32-35.
[46] Weiland AJ, Raskin KB. Philosophy of replantation 1976-1990. *Microsurgery*. 1990; 11(3) : 223-228.
[47] Weiland AJ, Villarreal-Rios A, Kleinert HE, Kutz J, Atasoy E, Lister G. Replantation of digits and hands: analysis of surgical techniques and functional results in 71 patients with 86 replantations. *Clin Orthop Relat Res* 1978; 133: 195-204.

16

Reimplante de la mano

G. Loda

Con la colaboración de M. Merle

Principios generales 474
Principios técnicos 476
Cuidados posoperatorios 481
Indicaciones 482
Resultados 482
Aloinjertos de mano 483
Conclusiones 483

El reimplante de una mano es realmente una cirugía espectacular, pero desde un punto de vista técnico puede parecer menos exigente que un reimplante digital. En general, los problemas por resolver son numerosos: el tiempo de isquemia de las masas musculares, las diferentes opciones de osteosíntesis del esqueleto radiocarpiano o carpometacarpiano, las exigencias de la revascularización y de la reparación nerviosa y, finalmente, el tratamiento de la pérdida de sustancia cutánea que acompaña a este tipo de traumatismo.

Principios generales

Criterios de recuperación

Desde el primer reimplante de un brazo, realizado por Malt en 1962 en Boston, sabemos que la calidad de la recuperación funcional depende directamente de la calidad de la regeneración nerviosa. Si bien es clásico definir el nivel de amputación basándonos en criterios radiográficos, tomando como nivel de amputación el sitio de la pérdida de continuidad ósea o articular, nuestra experiencia es diferente y muestra que los criterios de reimplante deben basarse fundamentalmente en el nivel de lesión nerviosa y no en el nivel de la pérdida de continuidad del esqueleto[8,9].

El problema no es solo asegurar la sobrevida del miembro, sino también su funcionalidad a futuro. Es bastante clásico observar una desarticulación de la mano en la muñeca y una avulsión nerviosa en el antebrazo, así como también hemos podido observar una desarticulación del codo con avulsión del plexo braquial.

Este predominio por la recuperación nerviosa debe motivarnos a elegir una técnica de reparación primaria de los nervios sin tensión, incluso al precio de acortar la longitud del esqueleto si es necesario.

Nuestra experiencia confirma también la de otros equipos en cuanto al pronóstico funcional según el nivel de amputación. Las amputaciones proximales, es decir, las comprendidas entre el tercio distal de antebrazo y la articulación carpometacarpiana tienen un mejor pronóstico funcional que las amputaciones distales transmetacarpianas. A ese nivel, es difícil obtener una recuperación de los músculos intrínsecos, y las reparaciones tendinosas y vasculonerviosas suelen ser técnicamente más dificultosas[9].

Evaluación de la lesión

En la evaluación inicial se debe precisar el mecanismo de lesión: sección neta, avulsión o aplastamiento (pueden encontrarse solos o asociados). A estos mecanismos pueden sumarse las lesiones provocadas durante las maniobras realizadas para la extracción de los miembros lesionados atrapados, que agregan lesiones suplementarias por elongación.

De hecho, las secciones netas son excepcionales, y los niveles de lesión varían según la resistencia elástica de los tejidos, que no es la misma para las arterias, las venas y los nervios.

La estrategia del reimplante está relacionada con el mecanismo de lesión. Será diferente para una amputación neta, una amputación por avulsión o un aplastamiento y, por lo general, los diferentes mecanismos traumáticos pueden estar combinados.

Evaluación general

Para decidir el reimplante, el estado general del paciente debe ser evaluado cuidadosamente.

La historia clínica debe precisar si se trata de un traumatismo único o no, ya que será difícil realizar un reimplante de varias horas a un paciente que presenta, además, un traumatismo craneal, torácico, abdominal, etc. Las pérdidas sanguíneas deben ser conocidas, ya que en un reimplante de mano puede haber un sangrado importante al momento de retirar el manguito hemostático. La edad, la diabetes y el tabaco son factores que influyen directamente sobre la tasa de éxito y la calidad del resultado funcional.

Además, es importante determinar el aporte funcional real que le proporcionará la mano reimplantada a un trabajador manual exigente. Una sección neta dará un resultado funcional superior a la mejor de las prótesis, lo que no es el caso de una mano amputada por avulsión, donde los nervios solo podrán ser reparados mediante un injerto.

En la mujer, por razones estéticas, existen pocas contraindicaciones para el reimplante, en cambio, en un trabajador manual exigente es importante explicarle los límites de la cirugía y el grado de discapacidad que puede acarrear una mano insensible y no funcional.

Gracias a la microcirugía es casi siempre posible reimplantar una mano, pero, a veces, es un error llevar adelante esta cirugía a cualquier precio. Es solo a través de la experiencia que el cirujano podrá adquirir el rigor de las indicaciones.

Condiciones de transporte

Ya hemos visto las condiciones de transporte de los dedos amputados (*v.* Capítulo 15). Cualquier error en el transporte puede originar complicaciones e, incluso, contraindicaciones al reimplante; solo una campaña de información masiva puede corregir estos inconvenientes.

Recordemos que el miembro afectado debe ser envuelto en una compresa y, luego, colocado en una bolsa de plástico cerrada herméticamente, la que será depositada sobre el hielo, con el objeto de asegurar la protección de los tejidos contra la anoxia, manteniéndolos a 4 °C (Figura 16.1 a).

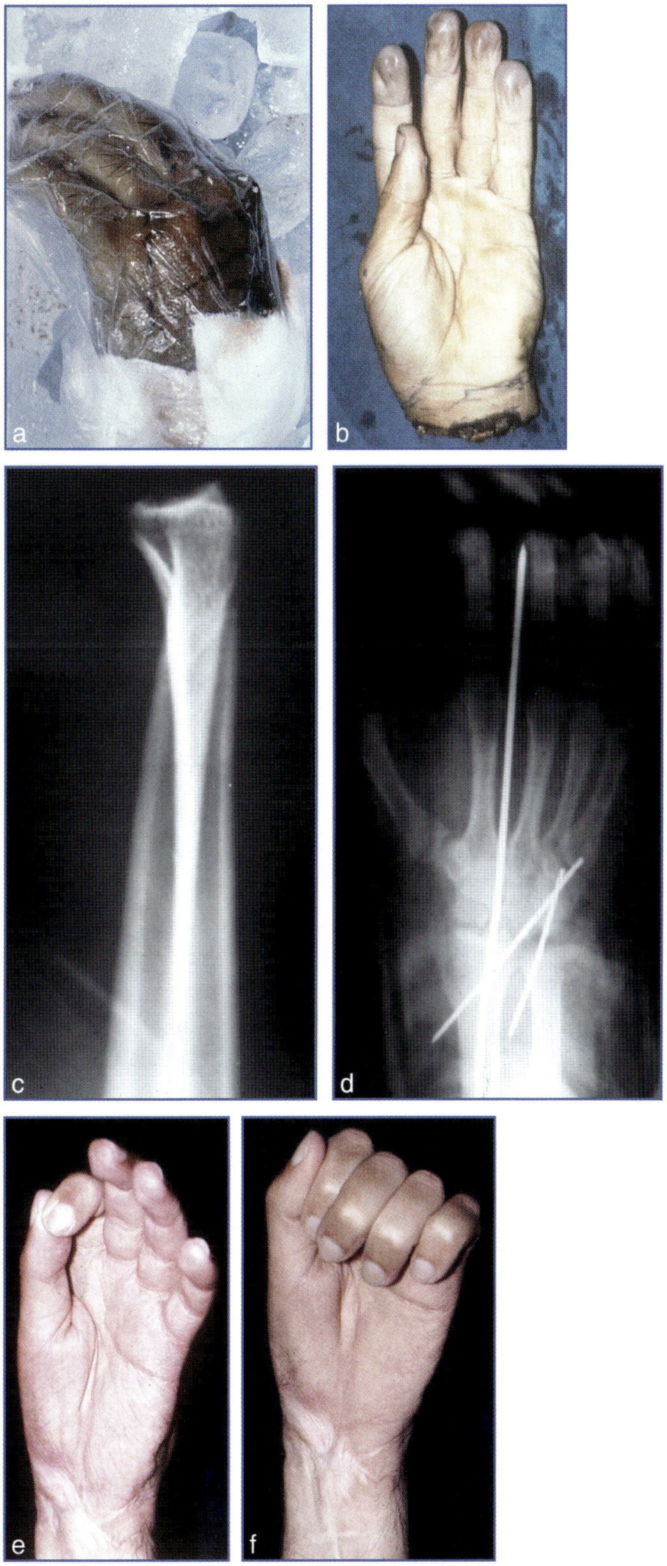

Figura 16.1 Amputación de mano, desarticulación radiocarpiana. **a** Correcta condición de transporte: Fragmento amputado en contacto con el hielo, pero aislado de este por un envoltorio impermeable. **b** La sección es relativamente neta a la altura de la muñeca. **c**, **d** Aspecto radiográfico. El reimplante se efectúa por artrodesis radiocarpiana transitoria gracias a una clavija axial y clavijas antirrotatorias. **e**, **f** Resultado funcional: La función de los extrínsecos es satisfactoria y permite la prensión *pollici*-digital.

En el muñón, es inútil colocar un manguito hemostático, ya que puede crear un segundo nivel de lesión. Un simple vendaje compresivo será suficiente para asegurar una hemostasia de las arterias radial, cubital y, eventualmente, interóseas.

Definición de la amputación

Este capítulo está dedicado exclusivamente a la amputación total de la mano. Es importante diferenciar una amputación de una desvascularización. En este último caso, subsiste una continuidad de ciertos elementos tisulares (piel, tendón, etc.) que van a modificar el pronóstico pese a que la mano esté totalmente desvascularizada. En efecto, la continuidad de esos tejidos asegura, casi siempre, el retorno venoso y linfático, y, por lo tanto, es esencial conservar estos puentes tisulares a la hora del desbridamiento quirúrgico.

Las técnicas de revascularización fueron desarrolladas en el Capítulo 8. Nuestro objetivo aquí es presentar la técnica de reposición de un miembro completamente seccionado.

Consecuencias de la isquemia sobre la mano amputada

La falta de la circulación en la mano amputada tiene consecuencias importantes, pero variables en función de los tejidos comprometidos.

La anoxia asociada a los catabolitos puede ocasionar lesiones tisulares permanentes. Por ello, es importante limitar estos efectos realizando un transporte en condiciones de hipotermia y procediendo a revascularizar los tejidos lo más rápidamente posible (*v.* Capítulo 2).

La piel y el tejido subcutáneo toleran particularmente bien la isquemia, siempre y cuando se aplique una refrigeración a 4 °C. Así, hemos podido reimplantar con éxito un *scalp* de un niño de cuatro años que tuvo que ser transportado más de 1000 km para llegar a nuestro servicio.

Ander[2] describió también un caso de transferencia de un colgajo inguinal que permaneció 30 horas en isquemia a 4 °C.

La isquemia ósea es bastante bien tolerada en el adulto durante los primeros cuatro a cinco días, según Albrektsson[1]. Sin embargo, parece que después de 12 h de isquemia, se observa un retardo en la formación del cayo óseo. En el niño, la tolerancia a la isquemia es menor, ya que los cartílagos de crecimiento se alteran al cabo de la segunda hora.

Las paredes de los vasos linfáticos parecen alterarse a partir de la octava hora. Luego del reimplante, la reorganización comienza al cuarto día posoperatorio para ser funcional entre el octavo y el decimocuarto día[3].

La isquemia del sistema nervioso periférico conlleva numerosas perturbaciones metabólicas luego de la octava hora, en particular al nivel de la barrera hematoneural, en la conducción axonal y en la placa motora. El edema que se instala provoca un verdadero síndrome compartimental. Para evitar los daños del edema, luego de la revascularización, es fundamental realizar una aponeurectomía de todos los compartimentos del antebrazo y de los espacios intermetacarpianos, como así también la liberación del nervio mediano en el canal carpiano y del nervio cubital en el canal de Guyon. En cambio, resulta inútil realizar una neurolisis intraneural, ya que puede comprometer aún más la vascularización nerviosa.

El músculo también es muy sensible a la isquemia. Se debe asegurar un débito sanguíneo de 1,35 a 6 mL/min cada 100 g de músculo para mantener su actividad metabólica. La isquemia crea un estado anaeróbico que favorece la acidosis metabólica y, por lo tanto, la sobreinfección. En el momento de la revascularización, debe tenerse en cuenta la acumulación de catabolitos dentro de las masas musculares[3]. Para evitar la entrada a la circulación general de estos catabolitos que provocan importantes alteraciones en la permeabilidad vascular periférica, es prudente no realizar la anastomosis del sistema venoso hasta haber "lavado" la mano reimplantada con sangre arterial.

Es espectacular observar que durante el primer minuto de reperfusión, el retorno venoso es de color "vinoso". Durante esta fase, se produce una vasodilatación que provoca una importante pérdida de sangre, la que debe ser tenida en cuenta por el equipo de anestesia. Si la isquemia de las masas musculares ha sido prolongada en el muñón, resulta aconsejable realizar el desbridamiento para evitar la necrosis y la infección secundaria. En la mano, es fundamental realizar una aponeurectomía de todos los interóseos para limitar los efectos del edema que siempre se produce luego de la revascularización.

Principios técnicos

Preparación de los extremos

Extremo distal

Desde la llegada del herido, el equipo quirúrgico prepara la mano por reimplantar. Previamente, deben obtenerse radiografías para definir correctamente el tiempo de osteosíntesis. La mano es lavada y cepillada con un antiséptico incoloro. Si la mano está manchada con grasa, se la puede limpiar con éter con el fin de facilitar la vigilancia posoperatoria de la vascularización.

El tiempo de resección cutánea elimina los tejidos contusos o definitivamente desvitalizados. Las incisiones cutáneas deben permitir la realización de las aponeurectomías y la correcta exposición de los tejidos por reparar.

En los casos de amputación proximal, la incisión anterior palmar abre el compartimento antebraquial y se prolonga hacia el canal carpiano. Es a esta altura que pueden identificarse con facilidad todos los elementos tendinosos, así como el nervio mediano. El nervio y la arteria cubital serán identificados luego de la apertura del canal de Guyon.

La arteria radial es abordada en el canal radial si la línea de amputación pasa por el tercio inferior del antebrazo, o bien en la región proximal del primer espacio interóseo dorsal si la amputación es más distal. Si la amputación es transmetacarpiana, el abordaje palmar puede realizarse disecando el revestimiento cutáneo y efectuando un colgajo con charnela distal, o bien por múltiples incisiones de tipo Brunner.

Luego de esta preparación palmar, todos los elementos tendinosos y vasculonerviosos palmares deben ser identificados y suficientemente disecados para permitir su reparación. En caso de contusión, un examen minucioso efectuado con lupas binoculares o bajo el microscopio permitirá la correcta determinación del nivel de resección. En este caso, habrá que determinar el acortamiento necesario del esqueleto para asegurar una reparación nerviosa y vascular sin tensión. Si el acortamiento es demasiado importante y conduce a una alteración funcional y estética inaceptable, la alternativa técnica consiste en la realización de puentes vasculares e injertos nerviosos, estos últimos se efectúan en un segundo tiempo.

La preparación de la cara dorsal de la mano es más rápida, ya que los tendones extensores son fácilmente identificables. Lo mismo ocurre con las ramas sensitivas de los nervios radial y cubital.

La red venosa también se identifica con facilidad, sin embargo, deben utilizarse las venas que no presenten ningún daño.

Resulta más delicado apreciar la vitalidad del revestimiento cutáneo dorsal, puesto que los colgajos con circulación invertida creados por los traumatismos están frecuentemente condenados a la necrosis. Por lo tanto, resulta prudente considerar, luego de esta preparación, los medios para recubrir el aparato extensor y las reparaciones venosas.

El dogma que imponía reparar dos venas por cada arteria, ampliamente difundido al inicio de la cirugía de reimplante, fue dejado de lado. En los traumatismos complejos, es muy difícil encontrar más de dos venas sobre las cuales se pueda realizar una sutura directa, sin puentes. En nuestra experiencia, con solo una vena reparada se alcanza el éxito, ya que se desarrollará un sistema venoso suplementario a partir del quinto día del posoperatorio.

Al finalizar la preparación de la mano por reimplantar, es fundamental verificar que se haya realizado la aponeurectomía palmar y dorsal de los músculos interóseos a fin de evitar un síndrome compartimental.

Por otro lado, en las amputaciones proximales, conviene eliminar todos los restos musculares adheridos a los tendones, ya que no se revascularizarán y se degenerarán en tejido fibroso.

Extremo proximal

La preparación del muñón proximal se realiza bajo manguito hemostático, luego de haber lavado, cepillado, desbridado y realizado la aponeurectomía. Se aíslan y se identifican los elementos tendinosos y vasculonerviosos, lo que permitirá una reparación anatómica con la parte distal del miembro a reimplantar (Figura 16.2 e).

La disección de los elementos vasculonerviosos debe limitarse al mínimo necesario para poder efectuar la reparación microquirúrgica. Los elementos vasculares serán observados bajo el microscopio para buscar contusiones de la pared o una rotura por debajo de la adventicia.

Cuando se produce un traumatismo por avulsión, es recomendable controlar la calidad del débito sanguíneo antes del reimplante, ya que una rotura subadventicial situada a distancia de la amputación podría interrumpir totalmente el flujo, lo que impondría la realización de un puente vascular.

Estabilización del esqueleto

Es un tiempo quirúrgico importante que requiere la elección de técnicas fiables, rápidas y sólidas, que protejan al paciente de los fallos de la osteosíntesis, origen de osteítis y seudoartrosis, siempre difíciles de tratar secundariamente.

Por lo general, se realiza un acortamiento óseo que va desde algunos milímetros hasta varios centímetros, para permitir una sutura sin tensión de los vasos y nervios.

La osteosíntesis de las amputaciones del tercio distal del antebrazo se resuelve con placas en compresión.

Si la amputación es al nivel de la articulación radiocubital distal, se debe considerar una resección del extremo distal del cúbito, según Darrach, o una artrodesis-artroplastia según Sauve-Kapandji, a fin de conservar la pronosupinación. Una amputación más distal puede ser indicación de una resección artroplástica de la primera fila del carpo. Si se pretende conservar la movilidad del fragmento, es

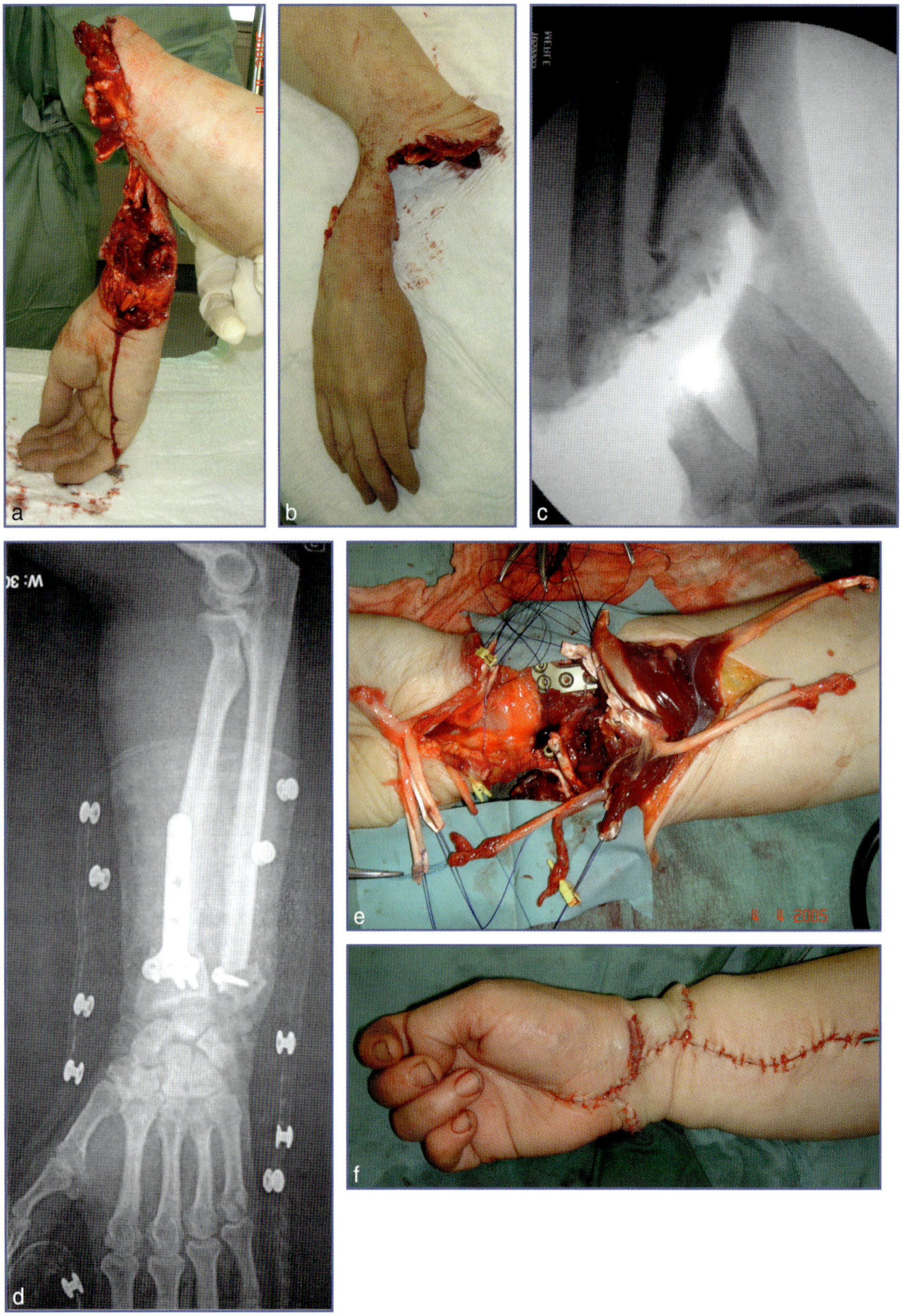

Figura 16.2 a, b Amputación por cierra circular en el tercio inferior del antebrazo derecho en una mujer. La sección de los tendones y de los pedículos vasculonerviosos es relativamente neta. **c, d** La fractura de radio es conminuta e impone un recorte óseo de 3 cm, lo que facilitará el desbridamiento de los tendones, vasos y nervios. **e** Los elementos tendinosos y vasculonerviosos son identificados y los tendones superficiales son reparados para ser utilizados posteriormente para restaurar la función de los intrínsecos. **f** Al final de la intervención, el buen equilibrio entre la reparación de los extensores y de los flexores debe ubicar los dedos en semiflexión. ▶

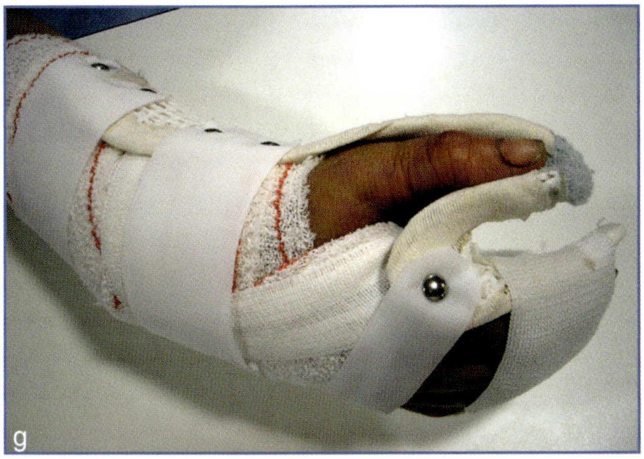

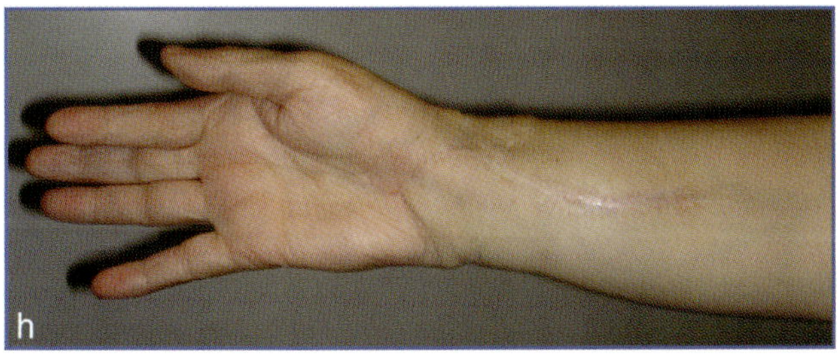

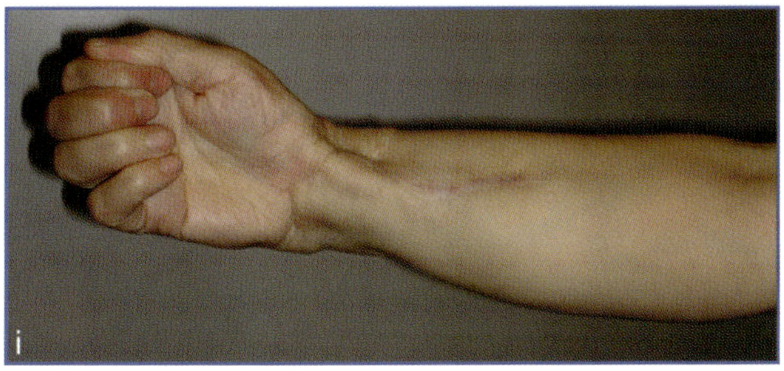

▶ **Figura 16.2 g** Una ortesis estática es realizada al quinto día posoperatorio en posición de protección de muñeca y de los dedos para limitar la rigidez articular. **h, i** Resultado funcional a un año. La sensibilidad es discriminativa a 12 mm dentro del territorio mediano. Una transferencia del palmar menor (*palmaris longus*) según Camitz favorece la pinza *pollici*-digital.

preferible mantener en distracción esta nueva articulación radiocarpiana y colocar, entonces, un tutor externo.

En caso de efectuar la resección de la primera fila de los huesos del carpo, es importante conservar el aparato capsuloligamentario palmar y dorsal, para reinsertarlo y, así, asegurar la estabilidad de la nueva articulación.

La ventaja de las técnicas de osteosíntesis con fijador externo es que permite resolver de manera más sencilla el problema de la cobertura cutánea en ciertos traumatismos complejos.

También se puede lograr la estabilización del esqueleto radiocarpiano con clavos de Steinmann introducidos a través del segundo y tercer espacios intermetacarpianos, o bien con un clavo de Rush introducido en vaivén por la cabeza del hueso grande, a través del tercer metacarpiano, que se fija luego a la diáfisis del radio. Este último procedimiento de osteosíntesis puede permitir una artrodesis temporal en caso de resección de la primera fila del carpo, como así también una artrodesis definitiva según el principio de Mannerfelt[11]. En este caso, el bloqueo definitivo es asegurado por una clavija de Kirschner antirrotatoria, o por una grampa radiocarpiana de Blunt (*v.* Figura 16.1 d).

En las amputaciones a la altura de la muñeca, a menudo los huesos del carpo resultan enucleados o pulverizados. Entonces, está justificado realizar una osteosíntesis directa de la base de los metacarpianos al radio, utilizando clavijas axiales. Previamente, se deberá solidarizar entre sí los metacarpianos con una clavija de Kirschner transversal.

Las amputaciones transmetacarpianas se estabilizan por medio de una osteosíntesis intramedular utilizando un fragmento de una clavo de Steinmann de 2 a 3 mm de diámetro, más una clavija oblicua antirrotatoria. Este es un método rápido que asegura una buena solidez del montaje[12].

Otra posibilidad es la utilización de placas de osteosíntesis que aseguran una gran solidez, pero la colocación necesita mayor tiempo y se prolonga así el tiempo de isquemia (*v.* Figura 16.2 d).

Si la amputación transmetacarpiana es oblicua, puede resultar destruida la articulación metacarpofalángica del índice o del meñique. En este caso, si existe una cobertura cutánea de buena calidad, es posible efectuar un reemplazo articular en la urgencia, con un implante DePuy-Neuflex®.

Técnicas de revascularización

En las amputaciones distales

En las amputaciones transmetacarpianas, no siempre es posible reparar directamente el arco palmar superficial o las arterias digitales. En este caso, es preferible realizar puentes venosos entre la arteria cubital y las arterias digitales que se anastomosan en forma termino-lateral con el puente.

Si el arco palmar superficial está intacto, se pueden efectuar dos puentes venosos en forma termino-lateral, que van a anastomosarse con las arterias digitales del segundo y el cuarto espacios. La arteria digital del tercer espacio puede no repararse, ya que el dedo medio se revasculariza por la arteria digital del segundo espacio.

Cuando el arco palmar superficial está destruido, para evitar la realización de múltiples puentes, se puede utilizar el arco venoso superficial del dorso del pie con sus ramas de división[12,14,15]. Este arco será anastomosado a las arterias radial y cubital, y las colaterales directamente a las arterias digitales (Figura 16.3).

Cuando debe revascularizarse el pulgar en forma aislada, se utilizará la arteria interósea posterior, la que será seccionada en la parte proximal del antebrazo y luego invertida al nivel de su anastomosis con la arteria interósea anterior, para terminar siendo anastomosada con la arteria principal del pulgar.

En las amputaciones proximales

Después de acortar el esqueleto, es posible efectuar la sutura directa de las arterias radial y cubital (*v.* Figura 16.2). Pero en caso de contusión, la continuidad vascular es restablecida por un injerto venoso.

En ciertos casos de avulsión, donde solo un pedículo es reparable, se puede considerar una revascularización cruzada, anastomosando la arteria radial con la cubital.

Más rara aún es la utilización de la red arterial dorsal que, por medio de sus comunicantes comisurales, asegura la perfusión de las arterias colaterales de los dedos.

Principios técnicos de microcirugía vascular

Es importante reparar vasos sanos, que no estén contusos, que no presenten signos de avulsión o rotura de la subadventicia. Ante la duda, es preferible efectuar un recorte hasta llegar a zona sana y restablecer la continuidad vascular por medio de un injerto venoso, en lugar de exponer al paciente a una trombosis secundaria que necesitará de todos modos la realización de un puente, pero en condiciones más desfavorables.

En función de los vasos por reparar, se podrá obtener un puente de la vena basílica, de la cefálica, de la safena, como así también de la arcada dorsal del pie y, para los vasos más pequeños, de la cara anterior de la muñeca.

Los injertos venosos no deben ser muy cortos, porque pueden trombosarse; lo mismo ocurre si son demasiado largos, ya que por un efecto serpentina, generan un enlentecimiento del flujo sanguíneo.

El restablecimiento de la continuidad arterial no debe ser necesariamente realizado con un injerto venoso. La arteria radial o cubital puede servir de injerto para uno de los dos ejes arteriales principales de la mano. En este caso, por motivos relacionados con la cobertura cutánea, es posible

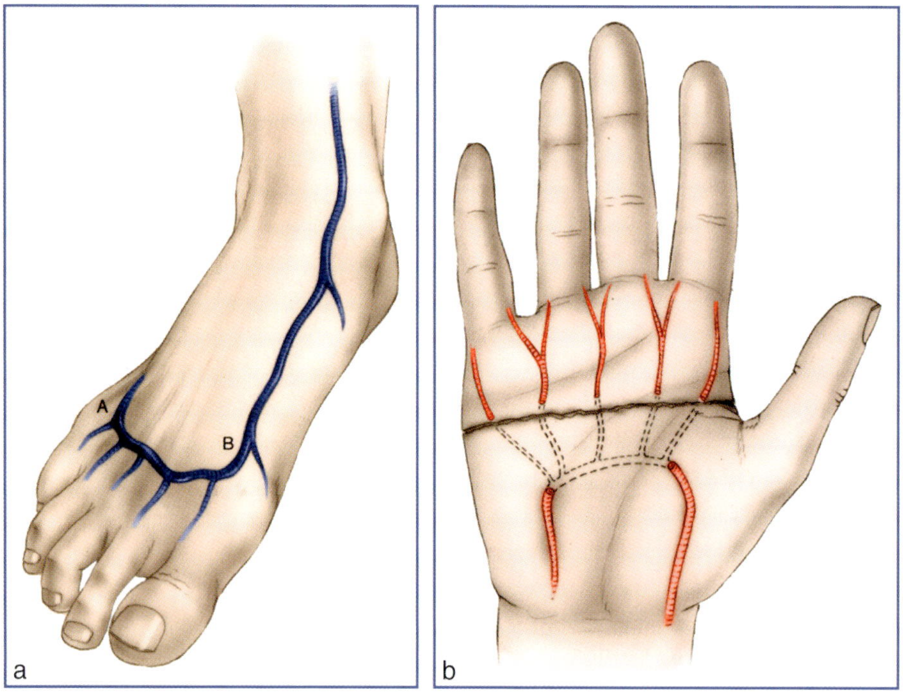

Figura 16.3 Utilización de la arcada venosa del dorso del pie para reconstruir la arcada palmar superficial. La arcada venosa propiamente dicha es utilizada para reconstruir la arcada palmar superficial. Las ramas aferentes de esta arcada son utilizadas para revascularizar las arterias digitales comunes. Solo un pequeño segmento de estas ramas venosas aferentes es conservado de manera de permitir la anastomosis término-terminal, con lo que se eliminan, a su vez, los riesgos de presencia de una válvula.

utilizar la arteria y su unidad cutánea, y practicar un colgajo "chino" radial o su equivalente con la arteria cubital. Este colgajo cutáneo puede contener el nervio cubital, que servirá de injerto nervioso vascularizado para restablecer la continuidad del nervio mediano. Es el principio del colgajo compuesto portador de arteria.

Reparación nerviosa

Ya hemos mencionado que el pronóstico funcional depende de la calidad de la regeneración nerviosa. Es importante reunir en la urgencia todas las condiciones locales para realizar una reparación primaria microquirúrgica de los nervios sin tensión, por medio de una sutura interfascicular y epiperineural (*v.* Capítulo 14).

En las amputaciones proximales de la mano, la reparación es, con frecuencia, de buena calidad y la orientación global del nervio cubital está asegurada, siempre y cuando la parte motora sea individualizada de la parte sensitiva.

Más aleatoria es la reparación del nervio mediano, ya que no podremos garantizar la recuperación de la rama tenar. En cambio, en las amputaciones distales transmetacarpianas es imposible alcanzar la recuperación funcional de los músculos intrínsecos dependientes del cubital, mientras que los nervios digitales se recuperan con más facilidad.

Las pérdidas de sustancia nerviosa continúan siendo un problema de difícil solución a la hora del reimplante, ya que en los traumatismos por avulsión o con contusiones extensas, no es posible determinar con precisión el nivel de lesión. En este caso, es preferible fijar los extremos al esqueleto o a las fascias, y realizar el injerto nervioso dos o tres meses más tarde.

Reparación de los tendones

Las reparaciones tendinosas se realizan después de la etapa de osteosíntesis y antes del tiempo microquirúrgico. Nosotros utilizamos las mismas técnicas presentadas en el Capítulo 10, que privilegian la combinación de un punto en cuadro de Kessler modificado con una sutura axial según Tsuge. Si las lesiones se ubican en la unión musculotendinosa, es necesario proceder al reimplante de los tendones en la masa muscular. Es importante reparar los tendones flexores superficiales y profundos con el fin de preservar el capital tendinoso para la realización de eventuales transferencias si la parálisis del mediano o el cubital produjeran secuelas demasiado significativas.

Luego de la reparación de los tendones flexores, los dedos se encontrarán en flexión, lo que complicará la exposición quirúrgica de la palma de la mano. Para evitar este inconveniente, es preferible reparar el aparato extensor inmediatamente.

Cobertura cutánea

Si el acortamiento óseo ha sido efectuado y el revestimiento cutáneo es de calidad, el cierre borde con borde, mediante puntos separados, no presenta problemas.

En caso de lesiones cutáneas, en las que debe preverse la tensión provocada por el edema, es prudente limitar el cierre cutáneo a las zonas donde no exista ninguna tensión. El resto será cubierto de injertos de piel de mediano espesor, que serán colocados solo donde el lecho receptor sea susceptible de revascularizarlos. Este tipo de injerto dérmico es suficiente para proteger un puente venoso.

En la cara dorsal, un defecto menor de 1 cm a 2 cm puede ser cubierto con un colgajo bipediculado de deslizamiento. Este colgajo puede realizarse tanto en el dorso de la mano como de la muñeca. Las incisiones de descargas bien ubicadas pueden facilitar la realización de este colgajo.

Los problemas de cobertura cutánea son más difíciles de resolver en la cara palmar de la mano, donde la piel se presta poco para la realización de colgajos locales. Es entonces necesario recurrir a colgajos más complejos, como el colgajo interóseo posterior, siempre y cuando el sistema anastomótico interóseo anterior y posterior no esté comprometido por el traumatismo. En este caso, el colgajo "chino" con pedículo distal no tiene lugar, ya que su supervivencia depende de la arcada palmar, que se alimenta a su vez de la arteria cubital, que es la que debe asegurar el éxito del reimplante.

Nosotros evitamos realizar colgajos a distancia de tipo inguinal (Mac Gregor) que dejen la mano en una posición declive y que compliquen una eventual reintervención.

Por todas estas razones, preferimos realizar, dentro de las 48 h que siguen al reimplante, un colgajo libre que, en general, consiste en un colgajo paraescapular, un colgajo serrato mayor o un colgajo braquial externo.

Cuidados posoperatorios

Los cuidados posoperatorios deben ser estrictos, ya que la pérdida sanguínea producida por el traumatismo y por el propio reimplante es importante, y a menudo subestimada. El equipo de recuperación posoperatoria debe controlar el correcto funcionamiento de los riñones y los pulmones, como así también mantener el equilibrio electrolítico.

El control de la mano reimplantada se realiza por medio de un monitor de temperatura y, fundamentalmente, por el control visual del pulso ungueal y del buen llenado de los pulpejos. Los riesgos de trombosis son mayores durante las primeras horas o los primeros días. Es infrecuente observar una trombosis después de la primera semana posreimplante. En general, no es necesaria ninguna medicación posoperatoria. Controlamos la isocoagulabilidad y, en caso de riesgo vascular, utilizamos el buflomedil para suprimir los espasmos que subsisten en el posoperatorio, sobre todo, cuando el tiempo de isquemia ha sido muy prolongado.

Al quinto día, el paciente recibe una férula estática que ubica la muñeca y la mano en una posición de protección para limitar los riesgos de rigidez (*v.* Figura 16.2 g). Si la reparación de tendones extensores es en la zona 8, y la de flexores es en la 5, se puede comenzar con una movilización pasiva al final de la segunda semana.

Indicaciones

Las contraindicaciones absolutas para el reimplante de la mano son infrecuentes, puesto que, habitualmente, este procedimiento alcanza un resultado funcional útil, aun cuando la recuperación de la sensibilidad es solo de protección y la de los músculos intrínsecos es aleatoria.

En realidad, la indicación del reimplante de la mano dependerá del estado general del paciente, ya que en el contexto de un politrauma, con traumatismo de cráneo, tórax y abdomen, no resulta lícito realizar una intervención de larga duración y considerada como hemorrágica.

Las lesiones locales asociadas pueden también conducir al equipo a contraindicar el reimplante. La acumulación de fracturas múltiples y de lesiones vasculares a diferentes niveles origina frecuentemente complicaciones trombogénicas.

Por último, si la avulsión nerviosa es extensa y no permite entrever ninguna posibilidad de reparación secundaria por injerto o transferencia musculotendinosa, resulta inútil reimplantar una mano que será definitivamente insensible, dolorosa y distrófica.

Pese a todo, en la mujer y en el niño tenemos tendencia a extender las indicaciones aunque las condiciones locales sean desfavorables. Esto se debe a que la demanda social y estética es muy fuerte, incluso aunque el pronóstico funcional sea malo.

En cambio, las contusiones extensas no son contraindicaciones formales al reimplante, ya que si el desbridamiento es bien realizado, es posible asegurar una buena cobertura cutánea por medio de un colgajo libre efectuado inmediatamente o, más tarde, dentro de las 48 h que siguen al reimplante para proteger los tejidos nobles.

Resultados

Veintisiete reimplantes de manos fueron realizados en Nancy entre 1980 y 1995. Del total, doce pacientes fueron evaluados por H. Rolland con un seguimiento promedio de cinco años. Esta población fue de diez hombres y dos mujeres, con una edad promedio de 37 años (10 a 57 años). En un tercio de los casos, la mano comprometida era la dominante y en la mitad de los casos, los accidentes fueron laborales. La lesión más frecuente fue la amputación transmetacarpiana (siete casos), luego fue la radiocarpiana (tres casos), la transcarpiana (un caso) y al nivel de la epífisis distal de radio (un caso).

El mecanismo de lesión más frecuente fue imputado a una sierra circular (siete casos) pero, además, encontramos cuatro casos de avulsión y un caso de aplastamiento.

Todos los reimplantes fueron realizados con un tiempo de isquemia menor a 5 h. La duración promedio de la intervención fue de 6 h.

La movilización posoperatoria comenzó pasivamente al final de la primera semana, se privilegió la postura en intrínseco plus de las metacarpofalángicas y se aseguró una movilización protegida de los tendones flexores.

Los gestos quirúrgicos complementarios fueron numerosos, en particular para asegurar una cobertura cutánea por medio de un colgajo de Mac Gregor (tres casos) y a través de un colgajo interóseo posterior (dos casos). Un procedimiento de tenoartrolisis digital fue necesario en seis casos, una transferencia tendinosa en dos casos e injertos tendinosos igualmente en dos casos.

El resultado funcional fue medido según el protocolo de cuatrocientos puntos del Centro de Reeducación Funcional de Nancy. Este se basa en cuatro parámetros: La **movilidad** valorada sobre doce movimientos globales; la **fuerza de prensión**, evaluada por cinco aparatos de medición; la **función monomanual,** evaluada por la toma y desplazamiento de veinte objetos y, finalmente, la **función bimanual,** juzgada por el rendimiento en veinte tareas de la vida diaria.

Resultados: Ninguno de los doce reimplantes evaluados recuperó una movilidad, al menos, igual a la mitad de la normal.

El porcentaje de recuperación promedio fue del 30%, con un resultado máximo del 50% cuando el nivel de amputación fue más proximal.

Por otra parte, hay que destacar los malos resultados obtenidos en los pacientes que presentaron un mecanismo por avulsión:

- La fuerza fue en promedio inferior al 20% de la normal. El resultado fue mediocre en las amputaciones por avulsión.
- La función bimanual fue superior a la función monomanual y cercana al 80% de la recuperación para las amputaciones más proximales.
- La evaluación de cuatrocientos puntos objetivó que las amputaciones proximales netas alcanzan los mejores resultados funcionales, pero que no superan al 50% de la normal.
- La sensibilidad permanece pobre, asociada a dolores térmicos en todos los casos. No hay sensibilidad discriminativa. Un paciente sobre dos tiene una pérdida de la sensibilidad de protección.
- Sobre el plano profesional, nueve casos sobre doce encontraron una actividad laboral, y solo dos casos retornaron a su puesto de trabajo anterior.

La evaluación subjetiva de los pacientes fue interesante, ya que pese a un resultado parcial sobre el plano funcional, todos ellos estuvieron satisfechos con los resultados, a excepción de un paciente que presentó un síndrome doloroso crónico y reclamó la amputación.

Los resultados publicados por otros equipos[14,15] confirman que la recuperación funcional se sitúa alrededor del 50% de la mano contralateral, lo mismo que para la sensibilidad. La recuperación de los músculos intrínsecos es particularmente decepcionante.

Aloinjertos de mano

En 2008, cuarenta aloinjertos de mano fueron realizados con una tasa de éxito elevada. Pese al primer caso realizado el 23 de septiembre de 1988 por el equipo de Dubernard[5] sobre una indicación inaceptable, hay que admitir que el equipo de Lyon ha logrado encontrar la combinación inmunosupresora para evitar el rechazo de un órgano multitisular, donde la antigenicidad es muy elevada. Todos los pacientes presentaron episodios de rechazo en las primeras semanas o los primeros meses. La mayoría de los pacientes estabilizaron su estado mediante un ajuste de su tratamiento inmunosupresor. Todos los observadores que retomaron el seguimiento en relación con esta carga muy pesada que representa un tratamiento inmunosupresor de por vida, admiten que el riesgo de complicaciones no es menor: linfoma, diabetes, insuficiencia renal, etc. Todos reconocen la necesidad de seleccionar los receptores que deberán asumir los efectos del tratamiento.

Queda por determinar cuáles son las buenas indicaciones. Así como hemos condenado la indicación del primer caso, que concernía a un paciente monoamputado de nueve años de evolución, también hemos aprobado el primer caso de un aloinjerto en un paciente amputado bilateralmente, que se encontraba en un verdadero estado de sufrimiento físico y psíquico, con un equipamiento protético que no le era de utilidad[13].

A su juicio, el Comité Consultor Nacional de ética autorizó la realización de cinco casos de aloinjerto en pacientes amputados bilateralmente de menos de tres años. Las indicaciones continúan siendo raras en Francia, ya que es un país particularmente bien estructurado en cuanto a los Servicios de Urgencia de la Mano reglados por la Federación Europea de Servicios de Urgencia de la Mano (FESUM). La mayoría de los equipos que han tenido que tratar amputaciones bilaterales han conseguido siempre reimplantar al menos uno de los brazos. Herzberg y cols.[6] han demostrado, con un seguimiento de tres y seis años en dos pacientes con injertos bilaterales, que los resultados funcionales fueron muy superiores a los resultados de la mejor de las prótesis y, además, fueron comparables a los resultados de aquellos reimplantes con una mejor recuperación de los músculos intrínsecos. En cuanto a la sensibilidad, en un caso notaron una sensibilidad discriminativa de dos puntos a 10,5 mm y, en el otro caso, una sensibilidad no discriminativa a 15 mm.

Será interesante conocer el efecto real del tacrolimus[18] sobre la velocidad y la calidad de la regeneración nerviosa. Estos aloinjertos de mano son indiscutiblemente un medio formidable para evaluar la plasticidad cerebral para integrar injertos compuestos, como, por ejemplo, el injerto parcial de cara realizado recientemente por Devauchelle[4]. Estos permitirán, además, afinar los tratamientos inmunosupresores.

Conclusiones

El reimplante de una mano amputada por sección neta al nivel de la muñeca es una intervención bien reglada, que se efectúa por medio de técnicas microquirúrgicas en vasos y nervios de más de 2 mm de diámetro y que, en general, proporciona un resultado funcional útil.

El reimplante de una mano amputada en la región metacarpiana es más complejo y sus resultados son más aleatorios, ya que las reparaciones vasculares son más numerosas y, por otra parte, en esta zona no podemos esperar una recuperación de los músculos intrínsecos.

Esta cirugía debe realizarse en pacientes que no presenten otros traumatismos mayores, en perfecta colaboración con el equipo de anestesia, que deberá afrontar los problemas ligados a las pérdidas sanguíneas en el preoperatorio y el peroperatorio.

Referencias

[1] Albrektsson T. Ischaemia and bone grafts. *Scand J Plast Reconstr Surg* 1982 1921-1923.

[2] Anderl H. Storage of a free groin fl aps. *Chir Plast* 1977; 4 : 41-43.

[3] Baudet J, Goumain AJM. Réimplantation d'une main. *Ann Chir* 1975 ; 29 :491-498.

[4] Devauchelle B, Badet L, Lengele B, Morelon E, Testelin S, Michallet M, D'Hauthuille C, Dubernard JM. First human face allograft: early report. *Lancet* 2006; 368 : 203-209.

[5] Dubernard JM, Owen E, Herzberg G, Lanzetta M, Martin x, Kapila H, Dawahra M, Hakim NS. Human hand Allograft: report on fi rst 6 months. *Lancet* 1999 ; 353 : 1315-1320.

[6] Herzberg G, Weppe F, Masson N, Gueffi er X, Ehrard L. Clinical evaluation of two bilateral hand allotransplantations at six and three years follow-up. *Chirurgie de la Main* 2008 ; 27 : 109-117.

[7] Lanchow General Hospital. Regeneration of veins and lymphaties after limb reimplantation in dogs. *Chin Med* J 1973 ; 6 : 77-78.

[8] Loda G. Analisis critico de los resultados alejados anatomofuncionales en la reimplantacion de miembros y segmentos de miembros. Premio « Academia Nacional de Medicina Argentina ». Avelino Gutierrez, 1973.

[9] Loda G. *Functional classification of reimplant*. International Reconstruction Microsurgery Society, New York, 1989.

[10] Malt R.S. Replantation of severed arms. *J Am Med Ass* 1964 ; 189 : 114. [11] Mannerfelt L. Nouvelle technique d'arthrodèse du poignet pour le traitement des polyarthrites rhumatoïdes. *Rev Chir Orthop* 1972 ; 58 : 5,471-480.

[12] Merle M, Dautel G. Plaies complexes et mutilations des mains : replantations digitales. *Encycl Méd Chir* (Paris-France) Techniques chirurgicales-orthopédietraumatologie, (Elsevier, Paris) 44380, 1992, 12 p.

[13] Merle M. Some aspects of hand transplantation. *J Hand Surg [Br]* 2001 ; 26 : 522.

[14] Meyer V. *Upper Extremity Replantation*. Churchill Livingstone, Edinburgh, 1985.

[15] Meyer V, Black MJM. *Microsurgical Procedures*. Churchill Livingstone, Edinburgh, 1991.

[16] Paavilainen P, Nietosvaara Y, Tikkinen KA, Paakkala T, Vilkki S. Long term results of transmetacarpal replantation. *J Plast Reconst Aesthet Surg* 2007 ; 60 : 704-709.

[17] Wilhelmi BJ, Lee WP, Pagenstert GI, May JW Jr. Replantation in the mutilated hand, *Hand Clin* 2003 ; 19 : 89-120.

[18] Yeh C, Bowers D, Hadlock TA. Effect of FK506 on functional recovery after facial nerve injury in the rat. *Arch Facial Plast Surg* 2007 ; 9 : 333-339.

17

El "dedo banco"

G. Dautel

Posibilidades teóricas del "dedo banco" 486
Aplicaciones prácticas 488

Las lesiones multidigitales son frecuentes. Cuando un dedo amputado no es reimplantable o cuando las lesiones son muy graves y condenan a un dedo a la amputación, este se convierte en un sitio dador privilegiado para obtener unidades tisulares destinadas a la reconstrucción de los dedos vecinos. Se trata de una oportunidad única que debe aprovecharse durante la etapa de la urgencia. La morbilidad de la disección es inexistente, por lo que todas las "audacias técnicas" están permitidas para intentar que los dedos vecinos lesionados se beneficien del principio del "dedo banco".

Posibilidades teóricas del "dedo banco"

Este principio es aplicable a todos los tipos de tejidos[12]. Según los casos, el injerto (o la unidad tisular) podrá utilizarse en forma de injerto convencional no vascularizado o en forma de colgajo con vascularización propia[17].

En este último caso, podrá tratarse de un colgajo en "isla" o de una transferencia libre con microanastomosis.

Piel y "dedo banco"[1,2,6,16]

Injertos de piel

Representa la ilustración más simple de este principio. Todos los tipos de injertos cutáneos pueden tomarse de un dedo condenado a la amputación. En lo posible, se elegirá una piel cuya textura y espesor se adapten a la naturaleza del sitio receptor. Cabe señalar que la piel palmar de los dedos constituye un mediocre sitio dador, debido a su espesor. A pesar de un meticuloso desgrase, los injertos de piel total tomados de la cara palmar de los dedos prenden con dificultad.

Quiroplastia

El revestimiento cutáneo de un dedo puede retirarse antes de ser amputado. La superficie cutánea así obtenida se utiliza para cubrir un dedo vecino, el dorso de la mano, la primera comisura, etc. Sin embargo, esta piel disponible por quiroplastia solo se mantendrá vascularizada si el trazado de las incisiones respeta las reglas del trazado de un colgajo que, según los casos, será un colgajo con eje o un patrón aleatorio (*random pattern*)[14].

Colgajo en "isla"

Todos los colgajos en "isla" descritos en el Capítulo 9 sean dorsales o palmares pueden disecarse en un dedo condenado a la amputación.

Colgajos libres

Del mismo modo, es posible disecar un colgajo libre cutáneo sobre un pedículo colateral palmar. En la mayoría de los casos se trata de colgajos libres del pulpejo, pero nada impide utilizar, según las necesidades, la piel palmar de la primera o segunda falange o, incluso, la piel dorsal de la segunda falange. Para disponer de una vena de retorno de calibre suficiente, se la disecará la cara dorsal del dedo. Esto lleva implícito incluir, si la disección es esencialmente palmar, una paleta cutánea dorsal en continuidad con la vena de retorno.

Uña y "dedo banco"

Un dedo amputado es el sitio ideal para un injerto de lecho ungueal. De este se pueden tomar injertos finos o gruesos de lecho ungueal y también injertos de espesor total de matriz ungueal. Por último, si bien se trata de una oportunidad que nunca hemos encontrado en nuestra práctica, se puede considerar la disección de un injerto de uña vascularizado.

Hueso y "dedo banco"

Injertos convencionales

Puede tomarse un fragmento de falange para reconstruir un defecto segmentario de un dedo adyacente. Un injerto de este tipo debe necesariamente intercalarse entre dos extremos óseos vascularizados para poder revascularizarse en óptimas condiciones y escapar de la reabsorción. Teniendo en cuenta los tiempos prolongados de consolidación observados en estas circunstancias, la osteosíntesis deberá ser sólida.

Injertos óseos vascularizados

Existe la posibilidad teórica de tomar un injerto óseo proveniente de una falange en continuidad con un pedículo colateral palmar. El trasplante deberá entonces incluir también las partes blandas y la piel dorsal correspondiente, con el objeto de incluir una vena dorsal de retorno. Un injerto de este tipo tendrá sin duda una capacidad de consolidación y de integración más rápida que un injerto convencional. De hecho, colocados en un ambiente tisular favorable, los injertos óseos convencionales de pequeño tamaño utilizados en la mano se integran sin dificultad. Es, sobre todo, en materia de injertos articulares cuando se plantea la necesidad de un trasplante vascularizado.

Articulaciones y "dedo banco"

Injertos convencionales

Injertos osteocondrales "parciales"

A pesar de numerosos trabajos experimentales, no se ha impuesto en la práctica ningún sustituto sintético para el cartílago. Cuando nos enfrentamos en la urgencia a una fractura articular con un defecto osteocondral, puede resultar tentador, si se dispone de un dedo amputado no reimplantable, tomar de este un fragmento óseo y cartilaginoso del tamaño correspondiente.

De ser posible, el injerto compuesto deberá reproducir fielmente las curvaturas del sitio receptor en los tres planos del espacio. La fijación de este injerto compuesto de pequeño tamaño es delicada. Cuando su tamaño lo permite, pueden utilizarse microtornillos ubicados en una zona no articular o simples clavijas de Kirschner. Para fragmentos de tamaño aun menor, hemos empleado en ocasiones un simple adhesivo (Tissucol®). En estas circunstancias, el único objetivo es posicionar el fragmento en su sitio; no se trata de una osteosíntesis, por lo que resulta necesario inmovilizar la articulación.

Injertos hemiarticulares y articulares no vascularizados

Las observaciones reportadas en la bibliografía comúnmente hacen referencia a las transferencias articulares de los dedos del pie[5,11,13,19]. Eades[10] reportó un caso donde se utilizó una articulación interfalángica proximal (IFP) proveniente de un tercer dedo de la mano para la reconstrucción de la metacarpofalángica (MF) del cuarto dedo[4]. Tanto si proviene del pie como de un dedo de la mano amputado, el comportamiento de estos injertos no vascularizados es el mismo. El componente óseo atraviesa una fase de necrosis seguida por una revascularización. Al mismo tiempo, el cartílago involuciona con lo que el cartílago hialino es remplazado por fibrocartílago. A pesar de la alteración histológica sistemática del cartílago, se han comunicado éxitos aislados, con conservación radiológica del espacio articular y una movilidad clínicamente útil. Estos éxitos clínicos se reportan especialmente para las reconstrucciones de la metacarpofalángica[10], con rangos de movilidad que alcanzan a veces hasta los 70°. Habitualmente, los resultados funcionales son más modestos para la IFP[7]. Probablemente, el pequeño tamaño de estos injertos articulares o hemiarticulares y, por consecuencia, la rapidez de su revascularización los diferencie de los injertos masivos y explique en parte estos buenos resultados aislados. De cualquier modo, la utilización de un injerto articular no vascularizado, aplicando el principio del "dedo banco", solo es una solución de salvación para una metacarpofalángica o una IFP, que, además, debe evaluarse junto con una solución protésica.

Transferencias osteoarticulares vascularizadas

La articulación MF y la IFP son los únicos sitios receptores donde puede considerarse una transferencia articular vascularizada, ya que la articulación interfalángica distal (IFD) puede ser sometida a una artrodesis. La superioridad de las transferencias articulares vascularizadas en relación con los injertos convencionales está bien establecida[20].

El cartílago hialino de las superficies articulares persiste sin alteración, la consolidación ósea es más rápida y persiste la posibilidad de crecimiento si el injerto conserva una epífisis fértil[4,10,16]. En el marco del principio del "dedo banco", la transferencia de estas articulaciones puede efectuarse en forma de trasplantes libres[15] o en "isla":

- La articulación IFD de un dedo largo puede ser utilizada para reconstruir la IFP de otro dedo. Su empleo para la reconstrucción de la IFD es teóricamente posible y puede parecer lógico. En realidad, es raro que coexista el imperativo funcional y la posibilidad práctica de una reconstrucción de este tipo.
- La articulación IFP de un dedo largo puede servir para la reconstrucción de otra IFP o de una MF.
- En lo que concierne a la MF misma, las raras oportunidades que se presentan en general consisten en traslocaciones de una "isla" articular hacia un dedo adyacente.

Ya sea que se trate de un colgajo en "isla" o un colgajo libre, estas transferencias conllevan siempre, como mínimo, una "isla" cutánea dorsal que provee el pedículo venoso de drenaje y permite la monitorización.

Tendones y "dedo banco"

En la práctica, se trata casi exclusivamente de injertos tendinosos convencionales no vascularizados. Así, puede tomarse un injerto tendinoso sobre el aparato extensor de un dedo condenado a la amputación y servir de injerto intercalar para la reconstrucción del aparato extensor de un dedo vecino. También, es posible desviar un tendón extrínseco (flexor o extensor) de la palma o del dorso de la mano para reanimar la movilidad de un dedo adyacente.

Nervios y "dedo banco"

Un dedo amputado puede suministrar un injerto nervioso perfectamente adaptado para la reconstrucción de un nervio colateral. La ausencia de morbilidad en la disección justifica la realización de este injerto en la urgencia. También es posible la utilización de injertos compuestos "nervio-arteria" cuando existe una pérdida de sustancia sobre un pedículo colateral palmar. En estas circunstancias, el injerto nervioso se beneficiará de las múltiples conexiones vasculares que existen entre la arteria colateral y el nervio[8,9]. Entonces, es lógico esperar que este tipo de injerto nervioso se comporte como un injerto vascularizado.

Vasos y "dedo banco"

El recurso de un puente venoso es una opción técnica frecuente cuando se deben revascularizar uno o varios dedos gravemente mutilados. Cuando un dedo amputado está disponible, este puede servir como sitio dador para la obtención de injertos arteriales, a partir de una arteria digital o colateral. Esta opción puede evitar la disección a distancia de un injerto venoso. También es posible combinar la etapa de cobertura cutánea con la etapa vascular mediante la realización de un colgajo "portaarteria" o "portavena"[3].

Aplicaciones prácticas

Se han reunido algunas observaciones que ilustran el principio del "dedo banco". Por supuesto, no pretendemos ser exhaustivos en la ilustración de este principio, cuyas posibilidades son numerosas y variadas.

Piel y "dedo banco": Quiroplastia

Paciente masculino de cincuenta años, víctima de una mutilación con una sierra circular. Presenta grandes estragos escalonados del índice (pedículos, tendones flexores, lesión osteocondral, etc.) que contraindican su conservación. El pulgar presenta una amputación distal.

En la urgencia, se realiza una amputación proximal del índice (Chase). Previamente se realiza un "desguante" de este dedo y se utiliza la piel palmar para cubrir la primera comisura (quiroplastia).

Comentarios: Uno de los pedículos colaterales del índice estaba intacto, lo que permitió la disección de este colgajo estrecho destinado a la comisura. La amputación de Chase se efectuó, en este caso, de primera intención, debido a la existencia de una factura-luxación de la MF. En otras circunstancias, se debe conservar la primera falange del índice, sobre todo, en un trabajador manual.

Piel y "dedo banco": Colgajo en "isla" palmar

Un paciente masculino de 38 años presenta un aplastamiento del pulgar y del índice derecho. El índice esta desarticulado a la altura de la IFP, el pulgar presenta una pérdida de sustancia extensa del pulpejo. El índice no se ha encontrado.

En la urgencia, la piel palmar residual del índice es utilizada en forma de un colgajo en "isla" sensible para reconstruir el defecto del pulpejo del pulgar. Este colgajo tiene su pedículo sobre la arteria colateral radial del índice; se incluyen en el pedículo ambos nervios colaterales. Se lleva el colgajo *in situ* hasta el pulgar por medio de una tunelización. El índice se amputa en forma proximal (Chase).

Comentarios: La importancia del defecto del pulpejo en el pulgar impide realizar cualquier colgajo local de cobertura. Podría haberse considerado un colgajo de Littler o, incluso, un colgajo libre del pulpejo. El principio del "dedo banco" permite economizar algún otro sitio dador. Esto justifica la intervención de Chase en la etapa de urgencia (Figura 17.1).

Piel y "dedo banco": colgajo libre del pulpejo

Un paciente masculino de veinticinco años presenta una mutilación multidigital por un torno, con la asociación de una pérdida de sustancia del pulpejo del pulgar y un grave deterioro del segundo y tercer dedo (mano izquierda en un paciente diestro, trabajador manual).

En la etapa de urgencia, se diseca un colgajo libre del pulpejo sobre el tercer dedo no reimplantable. Se disecan 25 mm de la arteria y el nervio colateral cubital, para reconectarlos luego al pedículo colateral cubital del pulgar. El trasplante se diseca en continuidad con una "isla" cutánea dorsal y una vena superficial, que también se reconecta al sitio receptor. A los seis meses, el hemipulpejo cubital del pulgar posee una sensibilidad discriminativa entre dos puntos de 12 mm.

Comentarios: el principio del dedo banco permite economizar un sitio dador, ya que ningún colgajo local es susceptible de cubrir este defecto del pulpejo del pulgar.

Uña y "dedo banco"

Un paciente masculino de veinticinco años presenta una amputación distal del tercer dedo, y una pérdida de sustancia del lecho ungueal del índice. El fragmento distal del tercer dedo ha sido encontrado, pero está demasiado

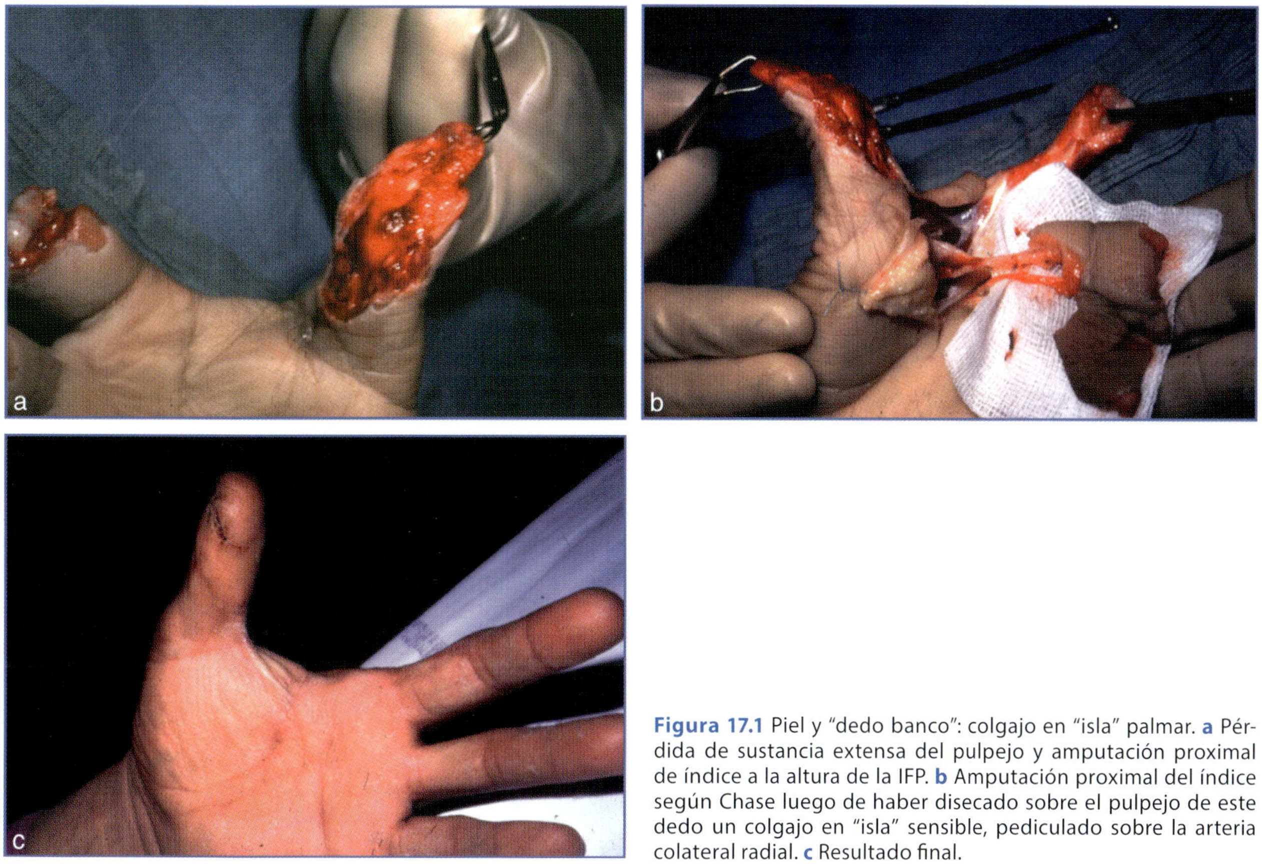

Figura 17.1 Piel y "dedo banco": colgajo en "isla" palmar. **a** Pérdida de sustancia extensa del pulpejo y amputación proximal de índice a la altura de la IFP. **b** Amputación proximal del índice según Chase luego de haber disecado sobre el pulpejo de este dedo un colgajo en "isla" sensible, pediculado sobre la arteria colateral radial. **c** Resultado final.

deteriorado para poder ser reimplantado. Un injerto de lecho ungueal de espesor total es disecado con las dimensiones exactas de la pérdida de sustancia. Este mismo fragmento distal del tercer dedo suministra también una cobertura (tableta ungueal) que será utilizada para mantener el injerto contra su lecho. A largo plazo, las secuelas se limitan a una discreta incurvación distal de la uña (Figura 17.2).

Comentarios: Un injerto de espesor total de lecho ungueal puede sobrevivir aun si se lo coloca directamente en contacto con el periostio de la falange, como en este caso.

Hueso y "dedo banco"

Un paciente masculino presenta el 17 de enero de 1990 una mutilación de la mano izquierda causada por un torno, con amputación proximal del índice. Los dedos tercero y cuarto sufren una pérdida de sustancia compuesta (piel, hueso, tendón) a la altura de la primera falange. La articulación MF del tercer dedo está destruida.

En la urgencia, se opta por la reconstrucción de una mano a "tres dedos": el índice no es reimplantable, debido al carácter proximal de la amputación y a la destrucción de la metacarpofalángica. El tercer dedo tampoco podrá conservarse, ya que la pérdida de sustancia ósea comprende casi la totalidad de la primera falange e, incluso, la superficie articular proximal. El cuarto dedo será reconstruido utilizando el principio del "dedo banco". El índice suministra un injerto óseo convencional que corresponde a su segunda falange. Se obtiene un injerto de la medida exacta del defecto óseo, al nivel de la primera falange del cuarto dedo. El injerto es intercalado entre la base y el tercio distal de la diáfisis de la primera falange (cuarto dedo). En proximal, la osteosíntesis está asegurada por la asociación de microtornillos y de clavijas, y en distal, por un *bilboquet* centromedular junto con un cerclaje. El tercer dedo es utilizado en quiroplastia para cubrir la pérdida de sustancia cutánea dorsal sobre la primera falange del cuarto dedo. Se toma del índice un injerto tendinoso para reconstruir el extensor del cuarto dedo a la altura de la metacarpofalángica (Figura 17.3).

Comentarios: La adopción de primera intención de un programa "realista" permite utilizar de forma óptima el capital tisular. En este caso, la osteosíntesis deberá ser confeccionada nuevamente en forma secundaria (colocación de placa y tornillos) ante un defecto de consolidación en el sitio distal de unión. Repetimos que el tiempo de la revascularización de estos injertos óseos convencionales no permite la más mínima imperfección en la osteosíntesis.

Articulaciones y "dedo banco"

Un paciente masculino que presenta el 9 de abril de 1991 una mutilación de los dedos cuarto y quinto causada por un torno. El cuarto dedo podrá conservarse, ya que dispone de los pedículos colaterales y los tendones flexores

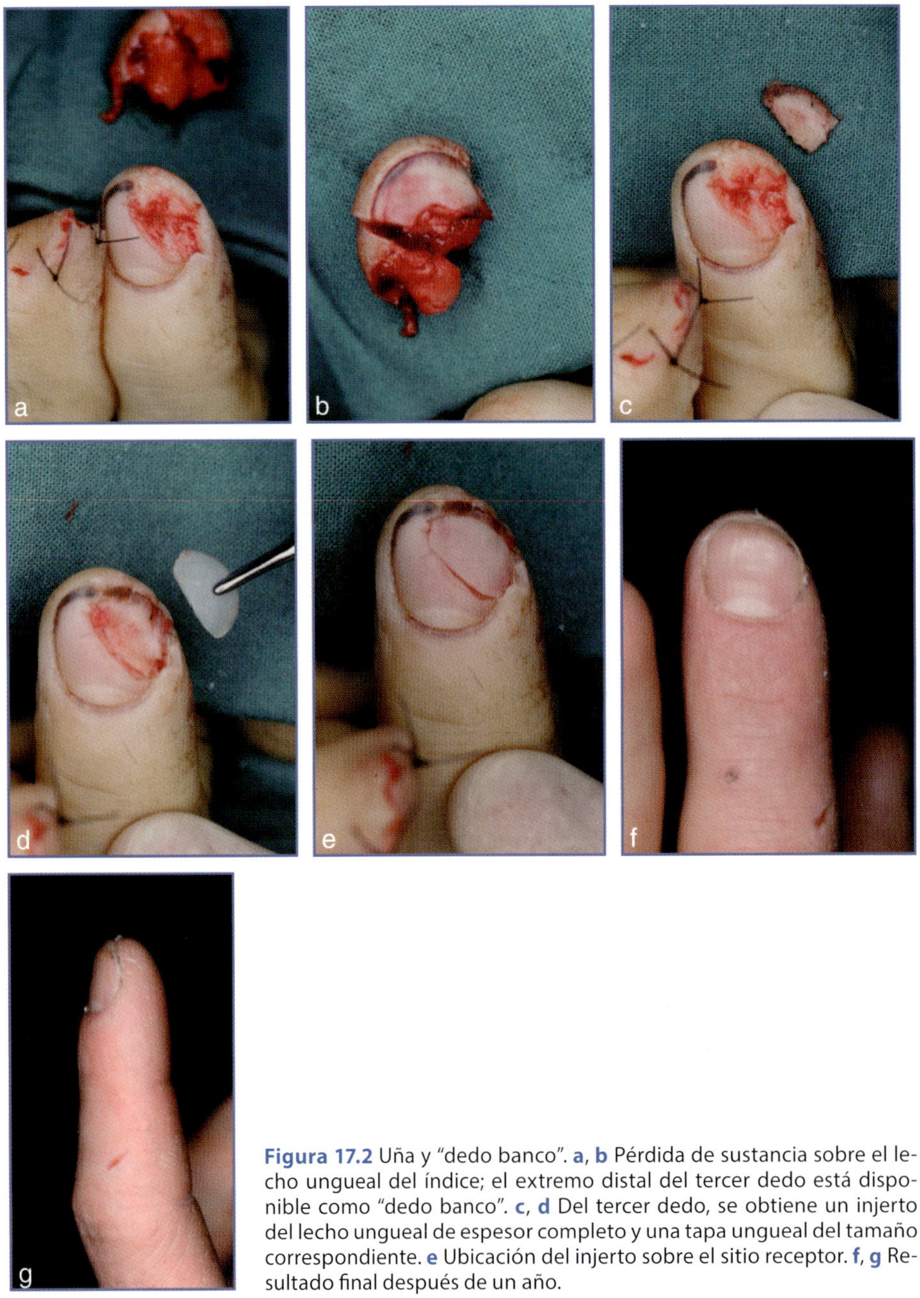

Figura 17.2 Uña y "dedo banco". a, b Pérdida de sustancia sobre el lecho ungueal del índice; el extremo distal del tercer dedo está disponible como "dedo banco". c, d Del tercer dedo, se obtiene un injerto del lecho ungueal de espesor completo y una tapa ungueal del tamaño correspondiente. e Ubicación del injerto sobre el sitio receptor. f, g Resultado final después de un año.

intactos. En cambio, la articulación IFP está destruida y existe una pérdida de sustancia ósea, cutánea y tendinosa a la altura de esta articulación. El quinto dedo deberá ser regularizado, ya que presenta las mismas lesiones dorsales, asociadas a un grave deterioro palmar que compromete los flexores y el pedículo colateral cubital.

En la urgencia, se diseca en "isla" la articulación IFD del quinto dedo y se toma en bloque, además de la articulación, la piel dorsal y el aparato extensor. El pedículo colateral radial del quinto dedo provee la vascularización de esta "isla". La osteosíntesis se obtiene por medio de la colocación en vaivén de una clavija axial, que artrodesa transitoriamente la IFD transferida.

Comentario: Al cado de seis meses de férulas y ortesis, la movilidad activa obtenida en la IFP reconstruida de este modo es de 30° (–30, +60). Una metacarpofalángica normalmente móvil le confiere a este cuarto dedo, a pesar de su situación cubital, un cierre de la mano y una capacidad de prensión satisfactoria para este carpintero ebanista (Figura 17.4).

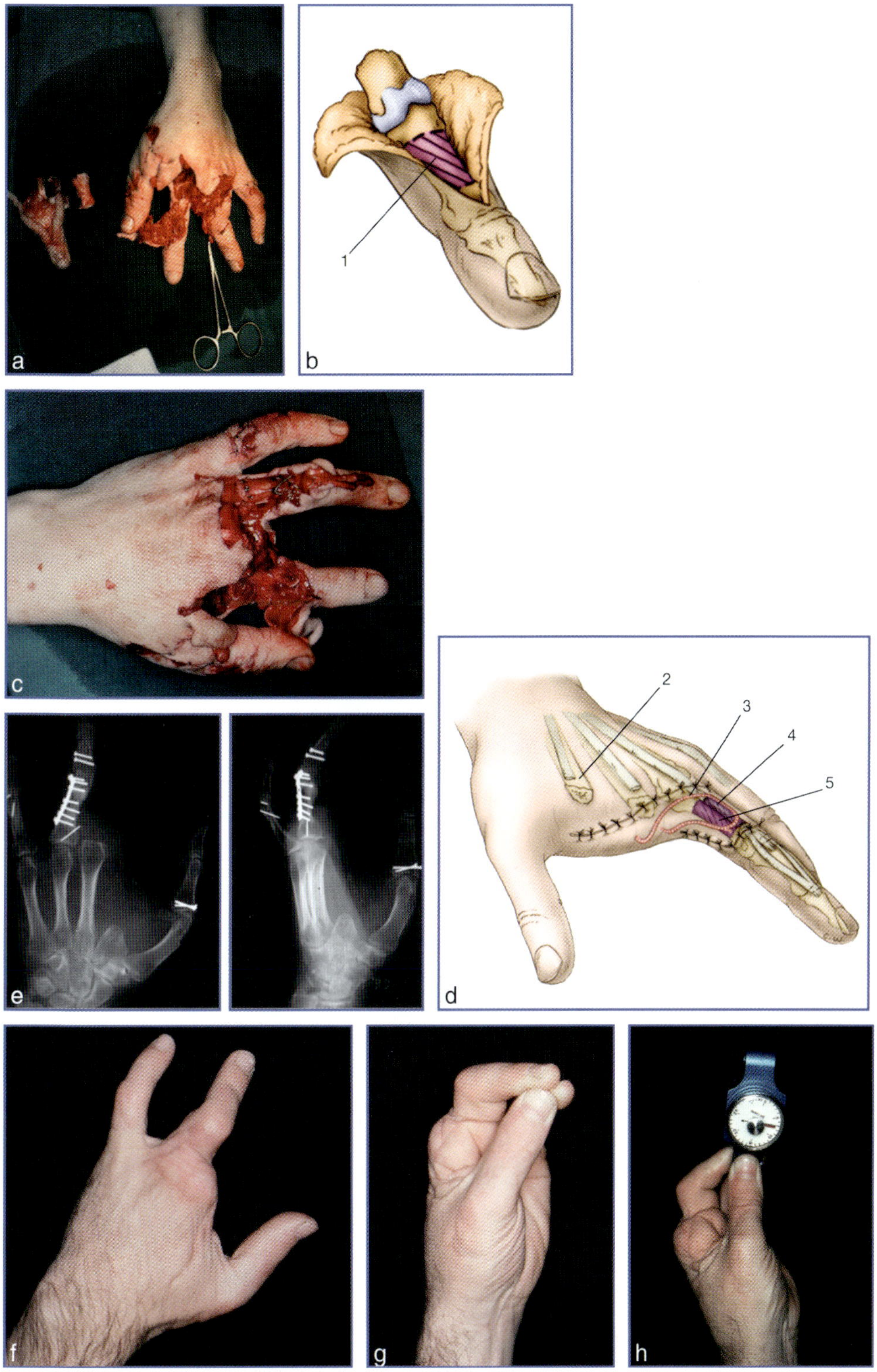

Figura 17.3 Hueso y "dedo banco". **a**, **b** Estado de las lesiones iniciales. Injerto óseo intercalar tomado sobre la segunda falange del índice amputado (1). **c** Vista peroperatoria después de restablecer la continuidad esquelética sobre el cuarto dedo. **d** Realización de la quiroplastia a partir del tercer dedo. El injerto óseo se encuentra colocado (5). El índice fue amputado en un nivel más proximal, según Chase (2). Un injerto tendinoso convencional (4) restablece la continuidad del aparato extensor. Arteria colateral radial del tercer dedo (3). **e** Aspecto de la osteosíntesis luego de haber resuelto un defecto de consolidación proximal. Cabe señalar que existe también una fractura articular en la base de la primera falange del pulgar. **f-h** Resultado final.

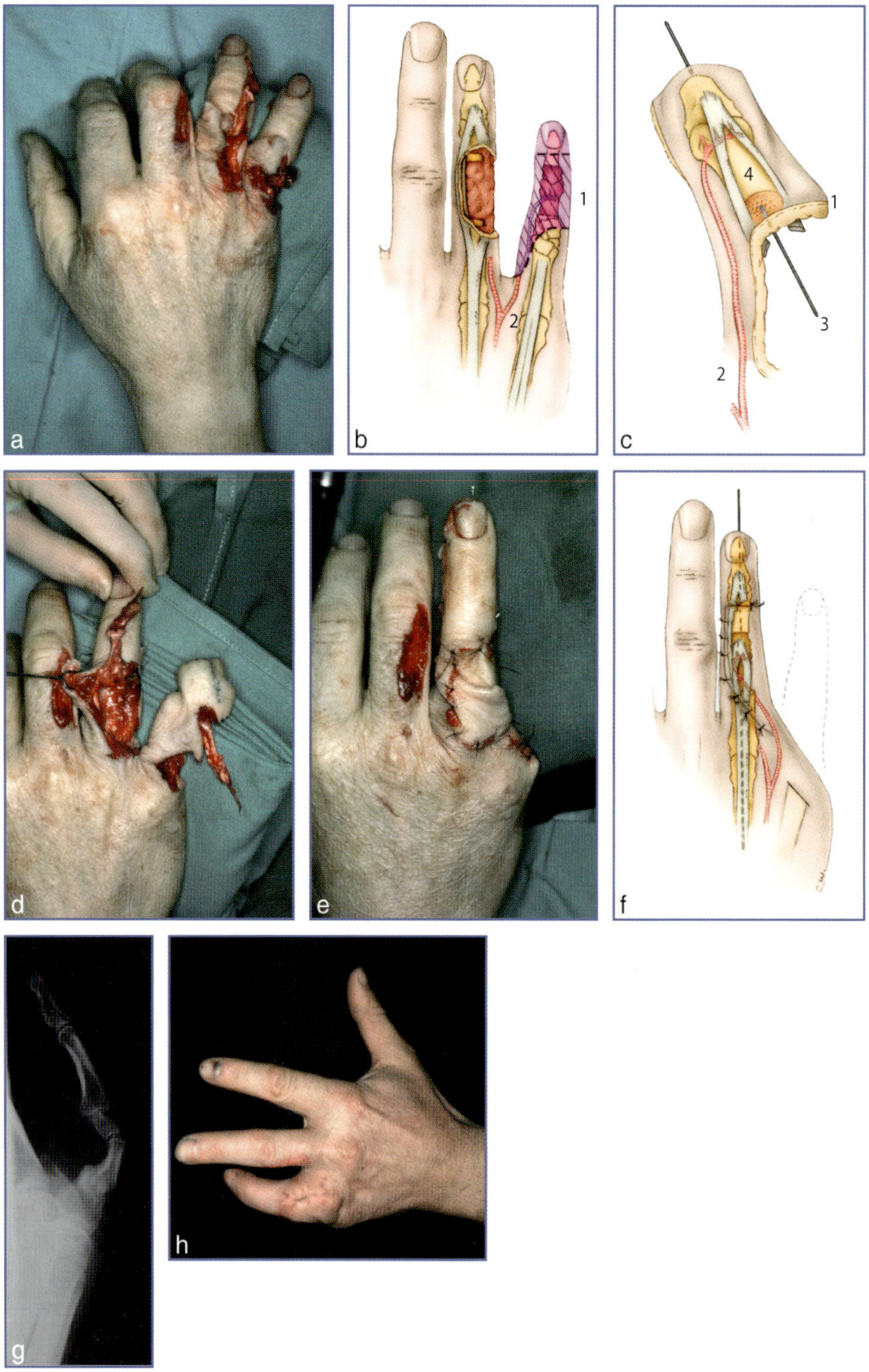

Figura 17.4 Articulación y "dedo banco": Transferencia en forma de "isla" de una articulación IFD para reconstruir la IFP de un dedo adyacente. **a**, **b** Estado de las lesiones iniciales. La zona rayada corresponde a los elementos tisulares que serán transferidos en forma de isla, vascularizados por la arteria colateral radial del quinto dedo todavía intacta (2). Colgajo compuesto que incluye la articulación IFD del quinto dedo (1). **c** Representación del colgajo en "isla" compuesto antes de su transferencia. El colgajo está vascularizado por la arteria colateral radial del quinto dedo (2), la piel dorsal que recubre la articulación servirá para reparar la pérdida de sustancia cutánea en el dedo receptor (1). Las dos bandeletas laterales del aparato extensor (4) se unirán y serán suturadas al tendón receptor del cuarto dedo, lo que restaurará la capacidad de extensión activa de la articulación IFP. Obsérvese la clavija axial (3). **d** Aspecto durante la intervención del colgajo en "isla" antes de la transferencia. La osteosíntesis se prepara por medio de una clavija axial. **e** Vista peroperatoria del colgajo en "isla" *in situ*. **f** Representación esquemática de la colocación del colgajo en "isla". **g** Aspecto radiográfico de la articulación transferida. **h** Resultado funcional a largo plazo.

Referencias

[1] Alpert BS, Buncke HJ. Multilating multidigital injuries: use of a free microvascular fl ap from a nonreplantable part. *J Hand Surg [Am]* 1978 ; 3 : 196-198.

[2] Alpert BS, Buncke HJ, Brownstein M. Replacement of damaged arteries and veins with vein grafts when replanting crushed, amputated fi ngers. *Plast Reconstr Surg* 1978 ; 61 : 17-22.

[3] Brandt K, Khouri RK, Upton J. Free fl aps as fl ow-through vascular conduits for simultaneous coverage and revascularization of the hand or digit. *Plast Reconstr Surg* 1996 ; 98 : 321-327.

[4] Buncke HJ, Jr., Daniller AI, Schulz WP, Chase RA. The fate of autogenous whole joints transplanted by microvascular anastomoses. *Plast Reconstr Surg* 1967 ; 39 : 333-341.

[5] Bunnel S. Surgical repair of joints. *In* : S. Bunnel (éd.), *Surgery of the Hand*.: Lippincott, Philadelphie, 1948, p. 304.

[6] Chase RA. the damaged index digit: A source of components to restore the crippled hand. *J Bone Joint Surg* 1986 ; 50A : 1152-1160.

[7] Colson P. Greffes ostéo-articulaires. *In* : R. Tubiana, *Traité de chirurgie de la Main*. Masson, Paris, 1984, p. 531.

[8] Dautel G, Merle M. The blood supply of digital nerves: A microanatomical study of superfi cial and deep palmar venous networks. *J Hand Surg* 1992 ; 17B : 632-637.

[9] Dautel G, Noel D, Merle M. Vascularized nerve grafts of digital nerves. Clinical report on nine cases Seventh annual meeting of the American Society for Reconstructive Surgery. Orlando, Floride, 28-30 sept., 1991, 1992 Unpublished.

[10] Eades J, Peacok E. Autogenous transplantation of an interphalangeal joint and proximal epiphysis. *J Bone Joint Surg* 1966 ; 48B : 4.

[11] Erdelyi R. Experimental autotransplantation of small joints. *Plast Reconstr Surg* 1963 ; 31 : 129-150.

[12] Foucher G, Braun F, Merle M, Michon J. Le "doigt-banque" en traumatologie de la main. *Ann Chir* 1980 ; 34 : 693-698.

[13] Graham W, Riordan D. Reconstruction of a metacarpo-phalangeal joint with a metatarsal transplant. *J Bone Joint Surg* 1948 ; 30A : 848.

[14] Grainor B. Osteocutaneous digital fi llet fl ap: A technical modifi cation. *J Hand Surg [Am]* 1989 ; 10B : 79-82.

[15] Hattori Y, Doi K, Takka S, Ikeda K. Free vascularized joint transfer from the nonreplantable digit as a free fl ap for primary reconstruction of complex hand injury. *J Hand Surg [Am]* 2004 ; 29 : 931-935.

[16] Herndon CH, Chase SW. Experimental studies in the transplantation of whole joints. *J Bone Joint Surg Am* 1952 ; 24-A-3 : 564-578.

[17] Kuntscher MV, Erdmann D, Homann HH, Steinau HU, Levin SL, Germann G. The concept of fi llet fl aps: classifi cation, indications, and analysis of their clinical value. *Plast Reconstr Surg* 2001 ; 108 : 885-896.

[18] Libermanis O, Krauklis G, Kapickis M, Krustins J, Tihonovs A. Use of the microvascular fi nger fi llet fl ap. *J Reconstr Microsurg* 1999 ; 15 : 577-580.

[19] Santy P. Néoplasie douloureuser de la première phalange du pouce: Greffe totale de la première phalange du gros orteil. *Lyon Chirurugical* 1944 ; 87.

[20] Yoshizu T, Watanabe M, Tajima T. Etude experimentale et applications cliniques des transferts libres d'articulation d'orteil avec anastomoses vasculaires. *In* : R. Tubiana (éd.), *Traité de chirurgie de la main, vol. II*, Masson, Paris, 1984, p. 539-551.

18

Apósitos y vendajes

G. Dautel

Reglas comunes 496
Casos particulares 499

La realización del vendaje que marca el fin de la intervención es responsabilidad del cirujano. Las funciones de este primer vendaje son múltiples. Garantiza la inmovilización de la mano y de los dedos lesionados, por lo que cumple entonces un papel antiálgico. La posición de inmovilización se define para proteger las reparaciones que acaban de efectuarse, pero también para evitar las rigideces articulares.

Este mismo vendaje puede favorecer el drenaje y evitar la formación de hematomas, que pueden resultar particularmente perjudiciales en caso de revascularización.

Por último, luego de una intervención de microcirugía, el primer vendaje debe efectuarse de manera que permita el seguimiento clínico o el monitoreo del dedo afectado.

Por todos estos motivos, el vendaje es una acción que compete a la responsabilidad de cirujano, por lo que no puede ni debe delegarse.

Reglas comunes

Posición de inmovilización

En ausencia de imperativos particulares ligados con la naturaleza de las lesiones, la posición de inmovilización ideal es la denominada "intrínseco plus". La muñeca se encuentra en extensión de 45°, las metacarpofalángicas flexionadas a 80° y las interfalángicas en extensión. Esta posición tiene la ventaja de colocar en tensión a los ligamentos laterales de las articulaciones metacarpofalángicas e interfalángicas. Teniendo en cuenta sus respectivas posiciones anatómicas, la tensión máxima del fascículo principal del ligamento de la metacarpofalángica se obtiene con la flexión de esta, mientras que dicha tensión en el mismo fascículo de la interfalángica se logra con la extensión. El respeto de esta posición de inmovilización evita las rigideces articulares, debido a la retracción de estos fascículos ligamentarios. Cuando es necesaria una inmovilización de varios días luego de una intervención de baja complejidad, bastará con una férula de yeso para mantener esta posición de inmovilización. Esta férula se moldea sobre el vendaje algodonado y se la coloca preferentemente en la cara dorsal. La mayoría de los fabricantes ofrecen ahora férulas "ya confeccionadas" disponibles en rollos, las que combinan algunas capas de yeso o resina plástica con una cubierta mullida de algodón, que asegura su acolchado. Este acolchado mejora el confort sin que las primeras capas del vendaje entren en contacto con la piel, tal como será descrito más adelante (Figuras 18.1 y 18.2).

La férula y el vendaje inicial forman una unidad indisociable. Es preferible que, durante la primera curación, si es necesario mantener la inmovilización, se realice una nueva férula, ya que es raro que el segundo vendaje sea exactamente igual al primero en sus contornos.

En otros casos, según los imperativos de la rehabilitación, esta férula de yeso será remplazada por una ortesis moldeada a medida sobre un vendaje mínimo.

En ciertos traumatismos graves que conllevan un componente importante de aplastamiento, debe esperarse la aparición de un edema considerable. Diferentes máquinas o herramientas industriales son responsables de este tipo de traumatismo (prensas hidráulicas, gatos neumáticos, prensas calientes, etc.) En este caso, el primer vendaje y la posición de inmovilización inicial revisten una importancia crucial. Bajo los efectos conjugados del edema que comienza a aparecer y de la búsqueda de una posición antiálgica, la mano se inmoviliza en una posición viciosa, lo que causa una retracción en extensión e, incluso, en hiperextensión de las metacarpofalángicas y un flexo de las interfalángicas. El edema se organiza muy rápidamente y esta posición viciosa se perpetúa y se vuelve irreversible. Las fuerzas de retracción son considerables y difíciles de controlar, incluso con una férula confeccionada con el mayor de los cuidados, por un cirujano conocedor de los riesgos. En estas condiciones, cuando la naturaleza de las lesiones y las comprobaciones locales hacen prever una evolución como esta, no dudamos en realizar un enclavijado en artrodesis transitoria de las metacarpofalángicas durante unos diez días, período crítico de evolución del edema. Cuando con el enclavijado se obtiene un "punto fijo" en las MF, resulta más fácil inmovilizar las interfalángicas con una férula simple. La lucha contra los efectos nefastos del edema incluye también la realización de incisiones de descarga, cuyas modalidades fueron expuestas en el Capítulo 9.

La posición del paciente en la cama es especialmente importante si debe permanecer en ella en forma estricta durante algunos días.

Este es el caso particular de los reimplantes digitales. En lugar de utilizar sistemas complicados de suspensión, preferimos recurrir a una simple elevación de la mano y del antebrazo utilizando almohadas o cojines. Lo esencial es que la mano y la muñeca conserven una posición de sobreelevación con respecto al nivel de la cama, para favorecer el retorno venoso y la regresión del edema.

La posición del "brazo en cabestrillo" se impone a todos los pacientes ambulatorios durante el posoperatorio inmediato. La longitud del cabestrillo debe calcularse con exactitud. Si es demasiado corta, el codo estará excesivamente flexionado, posición que es poco propicia para un retorno venoso adecuado. Si es demasiado larga, dejará la mano y la muñeca en situación de declive, origen también de edema persistente.

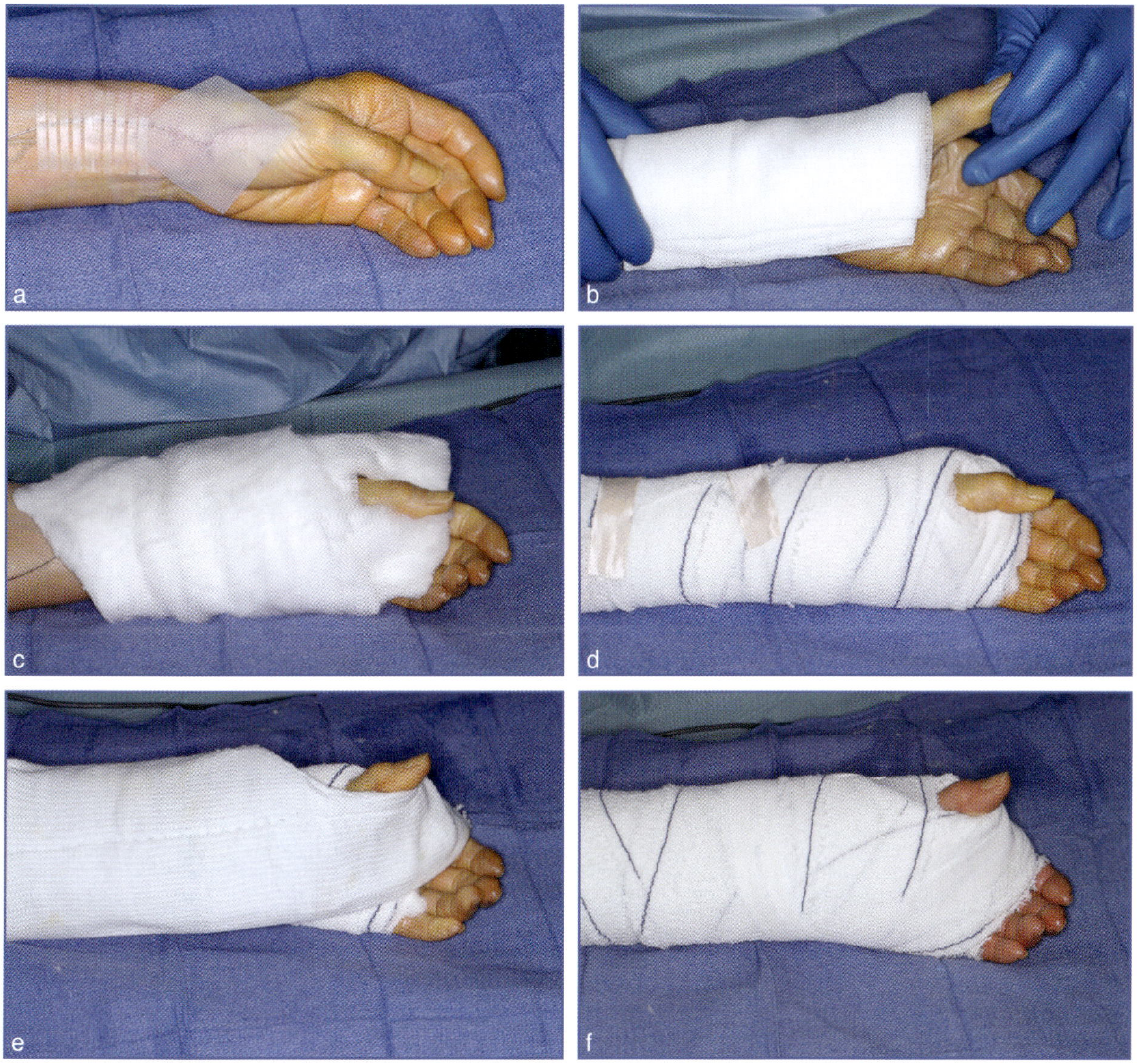

Figura 18.1 Realización de un vendaje estándar para la columna del pulgar. **a** Capa antiadherente en contacto con la piel. **b** Esta capa es cubierta por varias compresas. **c** Una lámina de algodón asegura el acolchado sobre el conjunto. **d** La férula de yeso es recortada para adaptarse a la primera comisura. **e, f** Se fija el conjunto con una venda de Velpeau.

Por último, no podemos terminar estos comentarios dedicados a la inmovilización sin hacer referencia a que esta es solo de segunda elección, impuesta por las condiciones locales. Si bien la inmovilización estricta durante 72 h, a título antiálgico, está justificada hasta el momento de la primera curación, en cambio, una inmovilización más prolongada puede tener consecuencias nefastas en cuanto a lo funcional. La movilización activa del codo y del hombro después de una intervención en la mano es prácticamente siempre posible. Se debe alentar también la movilización de los dedos sanos, siempre que esta no provoque movimientos involuntarios del dedo operado. La movilización pasiva del dedo operado es, a veces, una alternativa a la inmovilización estricta. En todos los casos, la movilización precoz es un factor clave para el resultado funcional, ya que favorece la regresión del edema, evita la sínfisis de los planos de deslizamiento y previene la rigidez articular.

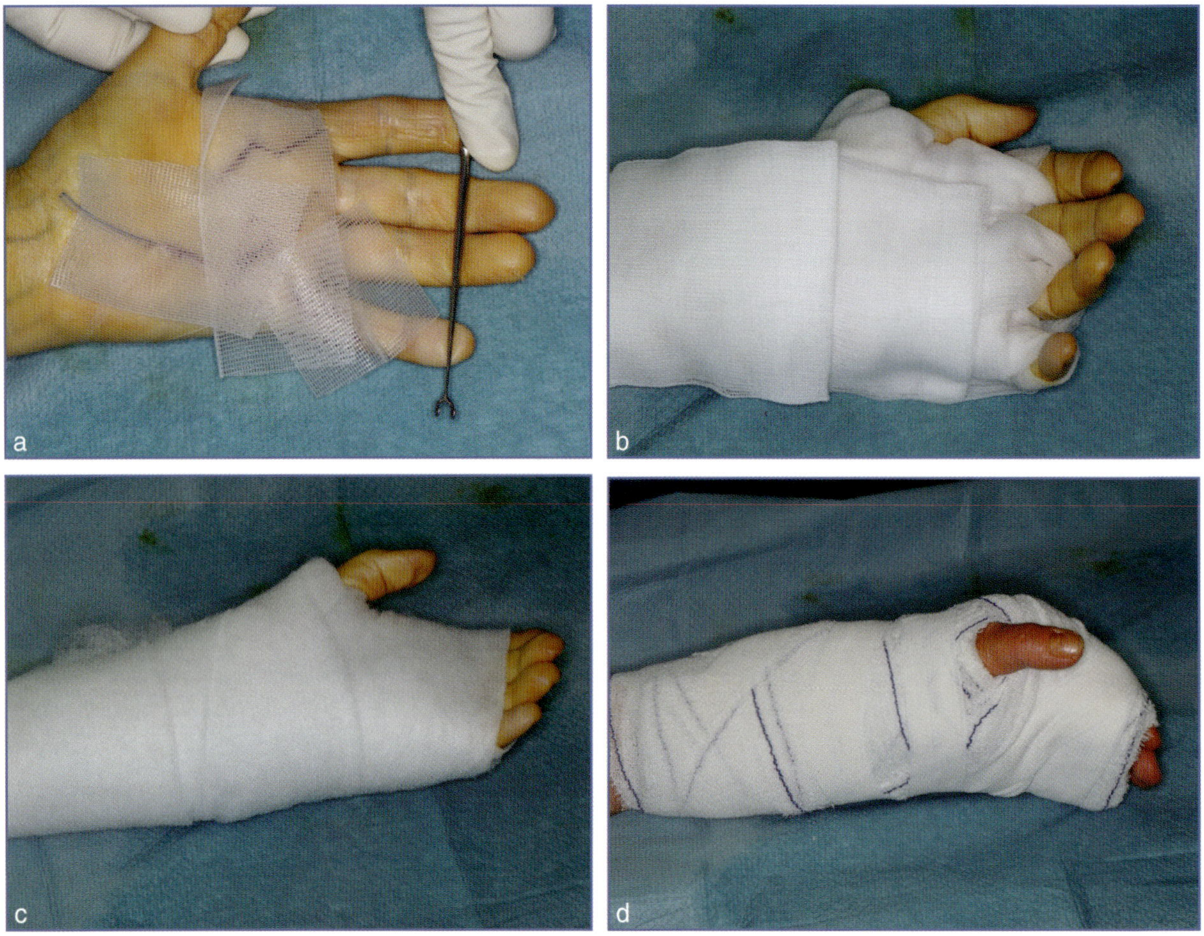

Figura 18.2 Realización de un vendaje estándar para los dedos largos. **a** Capa antiadherente en contacto con la piel. **b** Compresas estériles en contacto con la piel y en los espacios comisurales. **c** Acolchado con una lámina de algodón (*softbande*). **d** Inmovilización en posición intrínseco plus mediante una férula palmar.

Confección del vendaje

Cuando debe vendarse toda la mano, se comienza con la colocación, en contacto con la piel, de unas láminas de material no adherente (Urgotulle®). Estas están disponibles en todos los tamaños y pueden adaptarse perfectamente a todas las geometrías de las heridas o incisiones. Su principal ventaja es la ausencia de adherencia con el plano cutáneo. Durante la primera curación, esta primera capa antiadherente podrá quitarse sin ningún dolor, argumento de confort esencial para cualquier paciente, y, sobre todo, para los niños. Por encima de esta capa antiadherente se disponen múltiples compresas de gasa estériles. Aquí también es crucial que ninguna de estas compresas adopte una posición circular que pueda provocar un efecto de torniquete. Cada dedo se encuentra así separado del vecino por una pantalla de gasas que evitará que se produzcan fenómenos de maceración. Se tendrá un especial cuidado cuando se dispongan compresas entre el pulgar y el índice: la primera comisura debe permanecer abierta, con el pulgar a medio camino de su rango de oposición. Esta pantalla de compresas se completa con la colocación de varias gasas desplegadas sobre la palma de la mano. En ausencia de cualquier otro sistema de drenaje, nosotros tenemos por costumbre humidificar ligeramente las compresas de gasa con solución fisiológica estéril.

De este modo, se obtiene un efecto de drenaje por capilaridad, aun en presencia de un cuerpo graso en contacto con la herida. Para cubrir finalmente el apósito elaborado, se utiliza una capa de algodón hidrófilo estéril. El volumen del algodón utilizado debe limitarse a una o dos capas, ya que si es más grueso, enmascara los relieves y torna imposible la realización de una férula de yeso eficaz. Una o dos vendas de algodón de 10 cm aseguran la cohesión del vendaje, y a este con la férula de yeso. Las vendas se colocan con una discreta tensión. En ningún caso se trata de realizar aquí un vendaje de tipo compresivo, ya que no tiene lugar alguno en el caso de la mano.

Casos particulares

Vendaje "de dedo"

Después de un gesto quirúrgico sobre un dedo aislado, en ausencia de lesión tendinosa de los flexores o de los extensores y, cuando no hay un imperativo de una inmovilización particular, será posible realizar únicamente el vendaje del dedo en cuestión y dejar libre el resto de la mano. En lo posible, el vendaje deberá ser poco voluminoso, para que facilite la movilización interfalángica. Si la única opción es un vendaje circular, este debe ser flojo y será necesario utilizar materiales "elásticos" (vendas de Velpeau, Elastoplast®, etc.) con el objeto de eliminar todo riesgo de compresión. En las lesiones distales que afectan la tercera falange, este vendaje puede ser realizado utilizando una gasa tubular elástica que facilite la realización de vendajes mínimos. Estos vendajes tubulares digitales están disponibles en todos los consultorios, con los respectivos dispositivos de aplicación, que facilitan la colocación del vendaje.

Cicatrización dirigida

Cuando se opta por la cicatrización dirigida, en presencia de una pequeña pérdida de sustancia del pulpejo, el vendaje será el que guie la evolución y la maduración de la cicatrización. El primer vendaje aplicado al concluir el desbridamiento, será un apósito graso sin corticoides. Basta con un simple apósito impregnado de vaselina para obtener este resultado (Vaselitulle®, Jelonet®). En efecto, se busca obtener las condiciones propicias para la granulación. Este apósito graso será renovado tres veces por semana hasta obtener una granulación de calidad, que llene el defecto inicial. Cada curación puede resultar indolora si previamente se realiza una sesión de "remojo" en suero fisiológico, al que se agrega un antiséptico.

Desde la segunda curación se alienta al paciente para movilizar activamente la interfalángica proximal (IFP) y la distal (IFD). Cuando el tejido de granulación ha cubierto la pérdida de sustancia y sus límites llegan a los márgenes epiteliales, se comienza a utilizar un apósito graso impregnado en corticoides. De este modo se detiene la granulación, lo que permite el proceso de epitelización. Se produce entonces una retracción de los bordes de la herida, que limita progresivamente la zona que debe epitelizarse. Bajo el efecto conjugado de la contracción y la epitelización, se produce una migración de zona cicatricial en dirección distal. Una parte de la cicatriz definitiva, bajo el efecto de esta migración distal, queda oculta bajo el borde libre de la uña, protegida de estímulos que podrían resultar nocivos. En las primeras semanas es frecuente la presencia de una hiperestesia cicatricial. En el peor de los casos, esta remitirá con maniobras de desensibilización (golpeteo y percusión de la zona cicatricial) realizadas por un kinesioterapeuta.

Vendaje después de un reimplante distal

En todos los casos, cualquiera que haya sido la intervención vascular, optamos por una inmovilización global de la mano por un período de cinco o seis días. Cuando se ha efectuado una sutura venosa y no se requiere un sangrado dirigido en el posoperatorio, puede dejarse el vendaje inicial, sin cambiarlo hasta el quinto o sexto día. El primer vendaje efectuado antes de la salida del paciente se limita solo al dedo lesionado. Se estimula al paciente a movilizar la metacarpofalángica y la IFP a partir del octavo al décimo día.

Cuando no se ha efectuado ninguna reparación venosa y no es necesario ningún sangrado dirigido durante el posoperatorio, acostumbramos reducir el vendaje al mínimo. Se coloca en contacto con la herida una compresa grasa que deja visible el extremo del dedo reimplantado hasta el final de la primera semana, ya que las maniobras que exigen su cambio podrían comprometer las conexiones venosas que se están estableciendo. Dos compresa húmedas, dispuestas en "8", recubren este apósito graso.

Estas últimas recogerán la sangre proveniente del sangrado dirigido y serán remplazadas cada vez que se encuentren saturadas, con el fin de evitar al paciente las molestias inherentes a un vendaje impregnado de sangre, sin cambiar durante varios días.

Vendaje después de un reimplante proximal

Cada vez que el reimplante incluya un tiempo de reparación tendinosa, tenemos por costumbre optar por un período de inmovilización estricta de cuatro semanas. El vendaje inicial realizado en el quirófano se deja colocado durante cuatro a cinco días. En este período, la inmovilización está asegurada por medio de una férula de yeso. Al cabo de la primera semana, esta férula es remplazada por una ortesis.

Vendaje después de una cirugía de los tendones flexores

Aun cuando el programa de reeducación es susceptible de ser reevaluado secundariamente, el primer vendaje debe ser realizado pensando en el método de inmovilización o de movilización que se utilizará en el posoperatorio. La inmovilización se efectúa con la muñeca y las metacarpofalángicas en flexión mediante una férula de yeso dorsal, que es remplazada en la primera curación por una ortesis. Si se planifica una inmovilización según la técnica del Kleinert, es acertado colocar sobre el borde libre de la uña un punto de anclaje, que permitirá fijar el dispositivo de la férula elástica en flexión.

Vendaje después de una cirugía de los tendones extensores

También en este caso, el primer vendaje realizado en el quirófano se completa con una férula de yeso dorsal. La posición de inmovilización posoperatoria es la de extensión de muñeca a 45° y flexión de las metacarpofalángicas. Las interfalángicas permanecen en extensión. En la primera curación, este montaje será remplazado por una férula "estática" o "dinámica", según el programa elegido.

Vendaje en los niños

Las restricciones en términos de vendajes son muy particulares en los niños pequeños. En efecto, debe realizarse una protección que resista la fase de agitación del despertar de la anestesia y que también sea capaz de permanecer en su lugar durante la fase de cicatrización completa. Salvo excepciones, lo habitual es realizar en el quirófano el vendaje definitivo, combinado si es necesario, con una inmovilización en yeso o resina plástica. Para evitar los "dramas" que generan los cambios del vendaje en esta temprana edad, este último será dejado en su lugar hasta la cicatrización completa. Pero también no es raro proponer una cita con la familia para un cambio a los quince o veinte días después de la intervención inicial. Se debe dar a los padres una información completa, en la que se explique en detalle que todo vendaje desecho, sucio, húmedo o maloliente requiere de una consulta en un medio especializado. Al contrario, el vendaje inicial debe ser diseñado para resistir el uso intensivo y despreocupado al que será sometido por los niños. A las capas profundas habituales (Urgotulle®, compresas, algodón estéril y vendaje con venda de Velpeau en superficie), le agregamos una capa consistente de Elastoplast® como refuerzo. Proximalmente, se coloca un Elastoplast® ancho (6 cm), tomando simultáneamente el vendaje y la piel del brazo o el antebrazo, para evitar así un deslizamiento intempestivo. Por último, si se debe realizar una inmovilización con yeso o resina plástica, esta debe ser confeccionada inicialmente en forma circular. Cabe recordar que en el caso particular de la cirugía de los tendones flexores de los niños, el yeso en cuestión debe ser realizado en el quirófano, tomando el codo y prolongando la inmovilización hasta los extremos digitales. Este permanecerá en su lugar hasta la cicatrización final. En los niños muy pequeños, en caso necesitar un cambio de yeso, este solo puede ser realizado bajo anestesia general, de lo contrario, la agitación generada por este cambio podría poner en riesgo las suturas tendinosas que fueron realizadas (Figura 18.3).

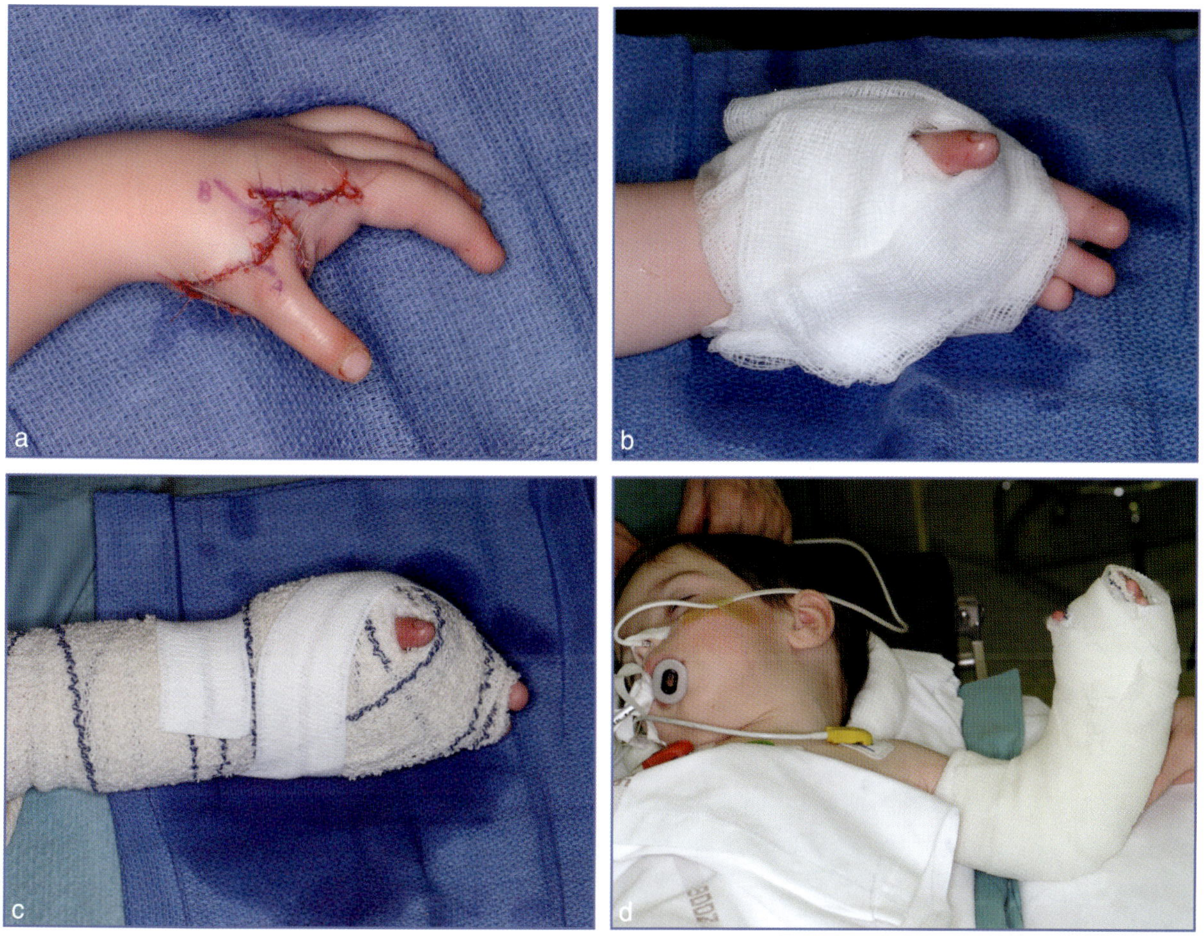

Figura 18.3 Realización de un vendaje en un niño. **a** El gesto quirúrgico en cuestión es una pulgarización del índice. **b** Se coloca una capa de compresas húmedas en la primera comisura. **c** El conjunto del vendaje es fijado con una venda de Velpeau circular reforzada con una o varias vueltas de Elastoplast®. **d** Se confecciona un resina plástica circular de primera intención, fijando el codo a 90° de flexión.

19

Tratamiento quirúrgico de las infecciones de la mano

T. Jager

Fisiopatología y generalidades 504
El panadizo 505
Tratamiento 507
Flemón de las vainas y tenosinovitis infecciosas 508
Artritis sépticas de la mano 512
Infección de los compartimientos de la mano 513
Mordeduras en la mano 514
Conclusiones 516

Por su frecuencia y su gravedad las infecciones de la mano necesitan a menudo de un tratamiento quirúrgico en urgencia. A pesar de su aparente benignidad no deben ser subestimadas, ya que pueden ser el origen de secuelas importantes si no son tratadas de manera rápida y adecuada. Un seguimiento regular y precoz del paciente es indispensable para verificar la evolución hacia la curación y descartar la presencia de complicaciones.

El objetivo de este capítulo no es discutir la antibioticoterapia, que debe ser siempre adaptada a los gérmenes locales y a la evolución de sus eventuales resistencias. Se tratará aquí de presentar los diferentes cuadros clínicos de las infecciones y precisar la conducta por seguir.

Fisiopatología y generalidades

La mano tiene una abundante irrigación y se infecta muy poco en relación con el número de traumatismos y de heridas que sufre en la vida cotidiana.

La infección es secundaria a una inoculación por una herida o microheridas[7] en el marco de la onicofagia para el caso del panadizo. Las raras contaminaciones hematógenas son para tener en cuenta, pero ellas no varían la conducta quirúrgica por seguir.

La inoculación séptica

La inoculación séptica implica inicialmente una reacción del huésped[9] con inflamación y respuesta inmunitaria: es la fase de la infección sin colección. Esta produce un aumento de la presión local, con liberación de enzimas y de toxinas que van a luchar contra el agresor, pero al mismo tiempo ocasionarán una necrosis grasa: es la fase purulenta. La infección va a ser inicialmente contenida por las estructuras fibrosas y capsulares, los tabiques del pulpejo, la vaina sinovial, etc., lo que explica la producción de cuadros clínicos específicos. Sin embargo, la proximidad de estas estructuras entre sí conduce a una difusión de la infección que puede ser bastante rápida. Se observarán signos clínicos específicos de cada localización.

El inóculo bacteriano es de pequeño volumen en las infecciones de la mano y los signos generales son raros. Se puede encontrar una linfangitis y adenopatías luego de la diseminación proximal de la infección. La fiebre y la elevación de la proteína C reactiva están ausentes en cerca de tres cuartos de los casos de infección de la mano[7]. Estas son el signo de infecciones graves asociadas a una bacteriemia y no aportan al diagnóstico positivo, sino a su gravedad. El estado de vacunación antitetánica debe ser siempre cuidadosamente verificado.

Considerar siempre la rapidez de su evolución

Las infecciones de la mano son urgencias quirúrgicas. Un lapso breve entre la lesión contaminante y la aparición de signos infecciosos o su agravación rápida con la aparición de signos generales, necesita una intervención inmediata, ya que la evolución puede ser fulgurante hacia la necrosis tisular.

La relación entre huésped y agente infeccioso

La relación entre huésped y agente infeccioso va a condicionar la gravedad de la evolución de una infección[7,16]. Las inmunodepresiones, y entre ellas la diabetes, son factores peyorativos. Los signos inflamatorios son menos marcados y, a menudo, el tratamiento se comienza en el período de las complicaciones. Por esta razón, si bien mejoran los síntomas de manera artificial y transitoria, el uso de antiinflamatorios puede enmascarar la clínica de la infección y precipitar su diseminación masiva. Su uso a ciegas, está presente en la mayoría de los casos de fascitis necrosante. Por otro lado, la antibioticoterapia empírica, sin la limpieza quirúrgica de la herida es una fuente de cronificación de la infección, ya que esta atenúa los signos clínicos sin conducir necesariamente a la curación. El tabaquismo disminuye masivamente el flujo sanguíneo en la mano[14], reduce el aporte de los antibióticos y predispone a la necrosis tisular. La diabetes y la toxicomanía endovenosa están asociadas a infecciones multibacterianas[5]. Finalmente, algunos gérmenes se caracterizan por una virulencia mayor como *P. Multocida*, ciertos estreptococos y los *staphylococcus aureus* resistentes a la meticilina, que son cada vez más frecuentes[5].

Tratamiento quirúrgico inicial

El tratamiento quirúrgico inicial apunta a disminuir el inóculo bacteriano y a proceder a la limpieza de los tejidos necrosados. Esta debe ser amplia en lo que concierne a la grasa subcutánea y las estructuras fibrosas no indispensables, ya que las recaídas infecciosas están a menudo ligadas a una primera escisión demasiado económica. La herida operatoria será suturada con puntos de aproximación, eventualmente con la colocación de un drenaje o, en su defecto, dejado a la cicatrización dirigida para limitar el riesgo de abscesos secundarios. La toma de muestras profundas y múltiples peroperatorias de material para bacteriología debe ser sistemática, incluso para las infecciones "menores". Esto a título médico-legal, pero también y, sobre todo, para validar la antibioticoterapia o corregir el tratamiento en caso de germen inhabitual o resistente. Se dará comienzo a la antibioticoterapia de amplio espectro en el quirófano, después de realizar la toma de muestras.

La evaluación precoz a las 48 h es obligatoria

El seguimiento estricto a las primeras 48 h es imperativo en el tratamiento de las infecciones de la mano. El cirujano debe controlar él mismo las curaciones y debe confirmar la cura o al menos la neta regresión de los síntomas iniciales. En ausencia de una mejoría evidente, debe realizarse una nueva limpieza quirúrgica. Esta permitirá una escisión complementaria y un nuevo lavado abundante de la herida, que será nuevamente evaluada a las 48 h a más tardar. Es necesario estar particularmente muy atentos en las formas membranosas de los flemones y de las artritis "envejecidas", ya que las recaídas son frecuentes.

Una reevaluación a los 15 días es útil para limitar las secuelas de rigidez, por medio de un equipamiento precoz y una reeducación adaptada. Es acá donde se juega una parte importante del resultado final.

El panadizo

Estados evolutivos y formas particulares

Con el nombre de panadizo se conoce a las infecciones del tejido célulo-adiposo de los dedos. La arquitectura de este tejido es particular, está dividida en múltiples pequeños compartimientos limitados por tabiques fibrosos. La aparición de una infección luego de una inoculación conduce rápidamente a un aumento de la presión, que ocasiona una necrosis grasa y un dolor intenso. En dos o tres días se produce una colección purulenta y necesita un desbridamiento quirúrgico. Habitualmente se trata de una infección por *S. aureus*[7].

Panadizo periungueal o pierionixis

El panadizo periungueal o pierionixis (Figura 19.1) es el más típico y el más frecuente. Este puede sobrevenir en el cuadro de microtraumatismos por onicofagia, pero igualmente luego de una inoculación por una herida puntiforme (espina) o cuidados de manicura incorrectos. La búsqueda del mecanismo de producción es importante a fin de no pasar por alto la presencia de un cuerpo extraño. La fase de invasión se caracteriza por un eritema a veces mínimo y, sobre todo, un dolor a la palpación lateroungueal. Aparecerá enseguida una turgencia periungueal inflamatoria no fluctuante. En la fase de maduración, en general 48 h después del comienzo de los signos, el dolor es importante, pulsátil, permanente y a veces insomniante. El examen buscará las complicaciones debidas a la extensión de la infección.

Panadizo del pulpejo

El panadizo del pulpejo (Figura 19.2) es más raro, caracterizado por mostrar una piel del pulpejo tensa y dolorosa, con indemnidad del revestimiento periungueal. Se debe investigar la presencia de una puerta de entrada y la persistencia de un cuerpo extraño. El edema es menos marcado que en las formas dorsales, en razón de la rigidez relativa de los tabiques del pulpejo anteriores y del menor volumen de expansión disponible. Se produce un verdadero síndrome compartimental del pulpejo, que conduce a una necrosis grasa rápidamente. El compromiso óseo de la tercera falange o de la vaina de los flexores por extensión proximal es posible.

El diagnóstico diferencial con el panadizo herpético es a veces difícil. La constatación de un posible contagio en las dos semanas anteriores y la presencia de vesículas de contenido líquido claro nos orientan en el diagnóstico. La resolución es espontánea después de tres semanas, con un 20% de recidivas a largo plazo. Se debe evitar la incisión por el riesgo de una sobreinfección bacteriana, y la lesión debe ser cubierta con un apósito para evitar todo contagio suplementario[15].

Las formas complicadas

Las formas complicadas sobrevienen de una infección descuidada por el paciente o enmascaradas por un tratamiento antibiótico a ciegas o inadecuado.

Con frecuencia se encuentra una lesión lateral o proximal al lecho ungueal en los panadizos vistos tardíamente, que constituye el comienzo de una evolución en "ojal".

Panadizo en "ojal"

El panadizo en "ojal" es una extensión lateral y en el pulpejo por fistulización. Debe ser sistemáticamente buscado en todos sus límites luego del desbridamiento quirúrgico, a fin de evitar el fracaso terapéutico.

Complicaciones tendinosas

Las complicaciones tendinosas son graves. La extensión palmar de la infección puede conducir a un flemón de la vaina de los flexores. La presencia de signos clínicos debe ser sistemáticamente investigada. En caso de sospecha, es conveniente un lavado previo de la vaina. La vía de abordaje

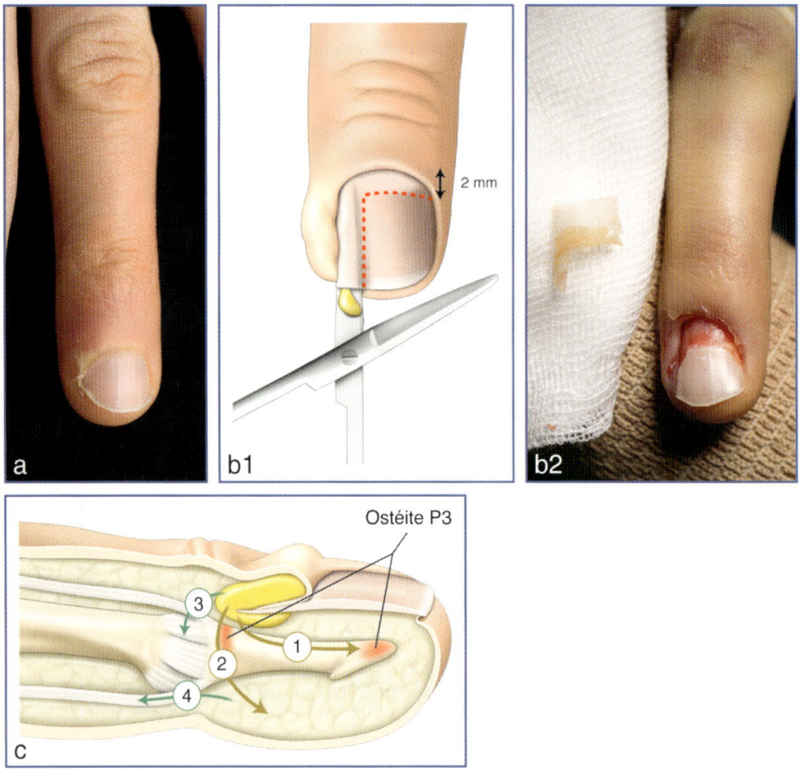

Figura 19.1 a Panadizo periungueal o perionixis. **b1** La tableta ungueal flota en el pus y deberá ser extirpada. **b2** Recorte ungueal en el panadizo luego del despegamiento con tijera. Nótese la distancia de 2 mm en relación al repliegue eponiquial. **c** Vías de progresión potencial de una panadizo periungueal descuidado. 1: Extensión ósea hacia el penacho o a la metáfisis de F3 y conformación de una osteítis. 2: Extensión latero-falángica en dirección al pulpejo, lo que produce un panadizo en "ojal". 3: Contaminación articular IFD y propagación a lo largo del tendón extensor. 4: Extensión palmar proximal y evolución hacia un flemón de la vaina de los flexores.

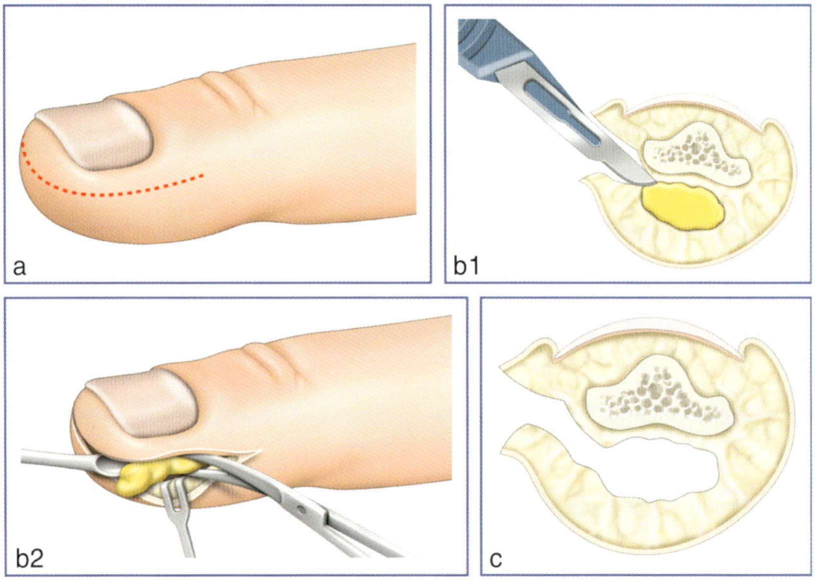

Figura 19.2 a Panadizo del pulpejo que forma un verdadero síndrome compartimental. Incisión en boca de pescado. **b1-b2** Se debe realizar una escisión (**b1**) y curetaje (**b2**) de los tejidos necróticos para evitar la difusión de la infección a lo largo de la falange y del flexor profundo (**c**).

será cerrada antes de proceder al tratamiento del panadizo propiamente dicho. La necrosis de la bandeleta terminal del tendón extensor es rara. Suele ser la complicación de una artritis séptica en un paciente inmunodeprimido y su tratamiento es difícil. La delgadez del tendón extensor hace que su reconstrucción sea difícil, y la artrorrisis está contraindicada, dado el contexto séptico. Igualmente, la inmovilización con una férula en teja dorsal es incómoda y aumenta el riesgo de necrosis cutánea.

Osteítis y artritis interfalángica distal

Las osteítis y la artritis interfalángica distal del dedo se encuentran casi exclusivamente en los pacientes inmunodeprimidos, sobre todo los diabéticos. Un tratamiento médico previo prolongado, la toma de AINE o la negligencia conducen a una osteítis del penacho de F3 o de la zona metafisaria luego de la perforación necrótica del lecho ungueal. Se recomienda en este contexto la realización de una radiografía peroperatoria, para no subestimar la gravedad de estas lesiones que pueden conducir a la amputación digital. La extensión de la infección a la articulación interfalángica distal (IFD) por contigüidad es difícil de diferenciar sobre el plano clínico de un panadizo hiperálgico, porque la región está globalmente dolorosa. Se debe buscar un dolor a la presión lateral de la articulación y a la movilización

Necrosis y fistulización cutánea

La necrosis y la fistulización cutánea comprometen habitualmente el perímetro ungueal y corresponden a la evolución natural de un panadizo sin tratamiento. La falsa mejoría observada luego del drenaje espontáneo, no debe hacer desistir de la planificación de un desbridamiento correcto. El riesgo de recaída luego de la oclusión del orificio fistuloso, o la cronificación de la lesión están siempre presente.

Tratamiento

El tratamiento médico

El tratamiento médico se justifica a la espera de una evolución hacia el estado de madurez con abscedación[9]. Se realizarán curaciones húmedas a base de clorhexidina cada 24 h y rehumidificaciones varias veces por día si es necesario. Estas pueden lograr la remisión del panadizo en fase de invasión, pero no permiten la cura de un panadizo con colección. El control de la herida es realizado por el cirujano a más tardar a las 48 h, y la decisión de una eventual cirugía debe ser evaluada en ese momento. Nosotros no realizamos antibioticoterapia en este estado para no favorecer una evolución tórpida de la infección.

El tratamiento quirúrgico

El tratamiento quirúrgico es sistemático una vez que el panadizo ha formado una colección, ya que la necrosis grasa infectada debe ser escindida[9].

Panadizos del pulpejo

En el caso de los panadizos del pulpejo, nosotros preferimos una incisión lateral o en "boca de pescado" en función de la localización principal de la colección (Figura 19.2 a). Evitamos en la medida de lo posible las incisiones centrales del pulpejo que pueden ser fuente de hipersensibilidad de la cicatriz y conducir a una exclusión digital. En el momento del desbridamiento hay que abrir absolutamente todos los tabiques fibrosos del pulpejo y proceder a la escisión extensiva de la necrosis grasa. Un drenaje laminar o una pequeña tira de silicona pueden utilizarse las primeras 48 h en los casos más graves para limitar el riesgo de recaída precoz. En posoperatorio se indica una antibioticoterapia de amplio espectro.

Panadizos periungueales

En el caso de los panadizos periungueales, la uña actúa como un cuerpo extraño inerte que permite la adhesión bacteriana, por lo que debe ser retirada[9,15]. Efectivamente, la infección compromete el borde proximal y, a veces, el lateral de la tableta de la uña que "flota" en el seno de la necrosis infectada. Una resección económica que deja en su lugar esta parte de la uña, expone a un riesgo de recaída precoz. Nosotros procedemos sistemáticamente a la resección del borde proximal y lateral de la tableta ungueal (*v.* Figura 19.1) La uña es despegada con la ayuda de la hoja de una tijera, cara plana contra la tableta, en sus caras superior e inferior. Habitualmente la cavidad abscedada se drena, y se realiza una toma de muestra para bacteriología. Se reseca el borde infectado de la tableta y su parte proximal, 1 mm o 2 mm del lado del reborde eponiquial. Esto evita que el eponiquio se adhiera a la tableta restante y conduzca a una recidiva. La tableta sana restante contribuye a un mejor confort de las primeras curaciones posoperatorias.

En el caso de un panadizo que compromete más de un tercio del largo de la tableta ungueal visible, nosotros procedemos a retirarla en su totalidad. La matriz es inspeccionada y desinfectada prudentemente con la ayuda de una compresa. Procedemos a un curetaje del fondo de saco eponiquial, pero nunca de la matriz por el riesgo de generar una distrofia ungueal irreversible. Una vez completado el desbridamiento del granuloma infeccioso, buscamos sistemáticamente la presencia de alguna expansión lateral en "ojal" o lesiones del lecho ungueal. Una hoja de hidrocoloide de tipo Urgotul® se interpone entre la matriz y el eponiquio, y se cubre con un apósito compresivo. Este apósito se humidifica con clorhexidina en caso de inflamación cutánea mayor o de linfangitis debutante. Con un bolígrafo o algún lápiz marcador se trazan los límites de la zona inflamatoria para seguir su evolución. La antibioticoterapia solo será prescripta en caso de panadizo complicado.

Es el mismo cirujano quien efectúa la curación a las 48 h, luego al octavo o al décimo días, a fin de confirmar la regresión satisfactoria del proceso infeccioso. Las curaciones se interrumpen en ese momento, cuando se produce la epidermización del lecho ungueal expuesto. El crecimiento ungueal es lento y su vigilancia no es indispensable. Sin embargo, el paciente debe ser informado de los imperativos de un posible nuevo tratamiento quirúrgico y del riesgo de una distrofia de la uña, debido a la sola presencia de la infección.

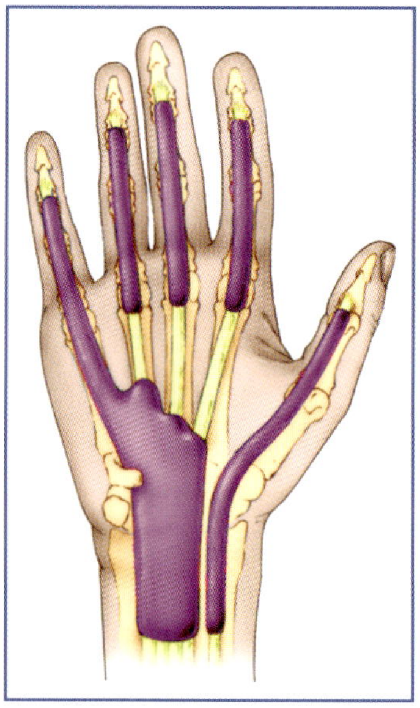

Figura 19.3 Anatomía de las vainas sinoviales de los flexores. El flexor del pulgar tiene una vaina específica; el meñique tiene una vaina común con los tendones flexores de los dedos largos. Estas dos vainas sobrepasan el pliegue de flexión de la muñeca.

Flemón de las vainas y tenosinovitis infecciosas

El flemón de las vainas

El flemón de las vainas de los tendones flexores es una urgencia quirúrgica absoluta. El pronóstico funcional del dedo está en juego, ya que una intervención tardía conduce a secuelas mayores[2]. Se trata, como habitualmente ocurre en la mano, de infecciones por *S. aureus*, *Streptococcus* o *Pasturella multocida*. La vaina sinovial es un medio nutritivo para el tendón flexor, pero muy expuesto, por lo tanto, propicio a la infección[6]. La aparición de un flemón expone a secuelas inflamatorias de la vaina sinovial, fuente de adherencias que van a comprometer la excursión tendinosa. Durante la infección, la presión aumenta de manera importante en la vaina, lo que conlleva a un dolor intenso y a una isquemia del tendón flexor que contribuye al riesgo de rotura necrótica[18].

La anatomía de las vainas de los tendones flexores ha sido bien estudiada por Doyle[3,4]. Esta ha sido bien detallada en el Capítulo 10. El flemón del pulgar y del quinto dedo conllevan un compromiso de la vaina dígito-carpiana y, a veces, desarrollan un flemón en "báscula" o en "herradura" si es que existe una comunicación proximal de las vainas en la muñeca (Figura 19.3).

La inoculación bacteriana puede producirse por una herida puntiforme o no, o por una mordida que provoque la efracción de la vaina fibrosa digital. La infección progresa en 24-72 h, muchas veces cuando la herida ya casi no es visible.

Kanavel[10,11] ha descrito los signos cardinales del flemón. El dedo presenta una actitud semiflexionada con un edema simétrico y fusiforme. La movilización activa en flexión y pasiva en extensión es muy dolorosa y, a veces, localizadora. El dolor a la presión en los fondos de saco de la vaina sinovial es típico y se extiende progresivamente sobre toda la longitud de la vaina digital. La aparición de estos dolores a distancia de la herida debe hacer sospechar el diagnóstico y desencadenar el tratamiento.

Cuando el flemón compromete la vaina dígito-carpiana, la movilización pasiva de los dedos largos puede ser dolorosa y puede encontrarse un dolor a la presión del pliegue de flexión de la muñeca. En esta zona, la vaina es puramente sinovial y frágil. Su dilatación limita el aumento de la presión, su debilidad conduce rápidamente a una necrosis con perforación y difusión de la infección en los espacios adyacentes, en particular el espacio de Parona[6]. Los signos clínicos son menos expresivos en la región proximal y deben ser investigados en caso de signos evidentes de flemón del pulgar o meñique.

Evolución natural del flemón

La evolución natural del flemón sigue los tres estados descritos por Michon[9,13]:

La fase de sinovitis congestiva: Donde las estructuras sinoviales todavía son flexibles y están preservadas, el líquido sinovial presenta un aspecto espeso, enrarecido o purulento. Se trata del momento ideal para el lavaje quirúrgico simple. Durante el mismo, la purga de la vaina es eficaz con un pasaje fácil y sin obstrucción del líquido de lavaje entre las incisiones realizadas en los extremos de la vaina.

La fase de sinovitis membranosa: Sigue rápidamente en algunas horas o días a la anterior. Se encuentra una hiperplasia sinovial con la formación de una seudomembrana infecciosa colonizada. El lavaje simple es acá insuficiente o imposible, ya que el líquido no circula libremente por el canal sinovial obstruido por la sinovitis. La reinfección es frecuente a partir de estos reservorios infecciosos, por lo que es imperativo realizar una tenosinovectomía de la vaina digital.

La fase de necrosis tendinosa infecciosa: Es dramática para el futuro funcional del dedo. La hiperpresión en la vaina que conduce a una isquemia tendinosa se conjuga a la agresión química para finalizar en una rotura tendinosa séptica[18]. La infiltración infecciosa de las estructuras fibrosas, tendones y poleas, obliga a su resección, bajo pena de asistir a recurrencias sépticas y fistulizaciones prolongadas. La reconstrucción ulterior es particularmente compleja por el tiempo que necesita, la mediocridad del resultado que se obtiene, y el riesgo de recidiva infecciosa en cada tiempo quirúrgico.

Diagnóstico diferencial

El diagnóstico diferencial busca esencialmente eliminar una artritis séptica IFP asociada, caracterizada por dolores a la movilización de la IFP y a la presión lateral de la articulación. La ausencia de noción de inoculación y los antecedentes harán el diagnóstico diferencial con una tenosinovitis inflamatoria reumática o por sobreuso. Las sinovitis reactivas a una picadura son mucho más difíciles de diferenciar por la presencia del evento de la inoculación inicial. Los erizos, palmeras y ciertos cactus pueden provocar estas sinovitis hiperplásicas y simular un flemón subagudo. En caso de duda, una tenosinovectomía con un análisis anatomopatológico y bacteriológico del producto de la exéresis hará el diagnóstico, calmará al paciente y evitará la aparición de una necrosis tendinosa si es que la infección finalmente era la causa.

El tratamiento de los flemones de la vaina digital

El tratamiento de los flemones de la vaina digital implica un lavaje eficaz de la vaina tendinosa y una antibioticoterapia endovenosa inicial, a fin de erradicar rápidamente el germen responsable y limitar las adherencias en el seno de la vaina. El tratamiento antibiótico empírico, el tratamiento antiinflamatorio y las curaciones húmedas, no harán más que retardar el tratamiento quirúrgico y exponen al paciente al riesgo de una complicación. La reeducación debe ser estricta y supervisada para limitar la importancia de las secuelas.

El lavaje simple de la vaina (Figura 19.4)

El lavaje simple de la vaina se realiza en las formas incipientes. Se procede al desbridamiento del sitio de la puerta de entrada que es escindido en "gajo de naranja" y suturado de manera laxa luego de la excéresis eventual de la necrosis grasa adyacente. Se realizan dos pequeñas incisiones en los extremos de la vaina digital del rayo afectado. La apertura de la vaina se hace con la ayuda de una tijera, cuidando de no ocasionar lesión epitendinosa suplementaria. Aparece frecuentemente un flujo de líquido espeso o purulento que confirma la infección. La toma de muestra bacteriológica es sistemática para adaptar posteriormente el tratamiento antibiótico.

Un catéter es introducido en la incisión proximal y se realiza un lavaje muy abundante para purgar la vaina del inóculo bacteriano. Para el pulgar y el meñique, las incisiones serán inicialmente practicadas en la cara palmar de la IFD y a la altura de la polea A1. En caso de confirmarse el flemón y ante la presencia de dolores a la presión proximal en la vaina dígito-carpiana, será necesaria una nueva incisión a la altura del pliegue de flexión de la muñeca.

Varios errores deben ser evitados cuando se purgan las vainas sionviales. No hay que usar agua oxigenada para esta desinfección, por la irritación que esta produce sobre la vaina sinovial y por los riesgos de síndrome compartimental del dedo, debido a la presión que genera la espuma. El cirujano debe vigilar, durante el lavaje, la ausencia de extravasación del suero fisiológico en los tejidos blandos por fuera de la vaina, que pueden producir un edema digital y una localización infecciosa potencial suplementaria. Finalmente, el lavaje debe permitir un drenaje libre y eficaz del suero fisiológico entre las incisiones de la vaina fibrosa digital. Todo drenaje lento debe hacer sospechar una sinovitis membranosa y conducir a un abordaje más amplio de la vaina digital.

La tenosinovectomía del flexor (Figura 19.5)

La tenosinovectomía del flexor, cuando es necesaria, se realiza de la misma manera que para una enfermedad reumática. La escisión es oncológica y se lleva a cabo respetando los elementos de mayor importancia funcional. La incisión se realiza en "bayoneta" o siguiendo la técnica de Brunner a lo

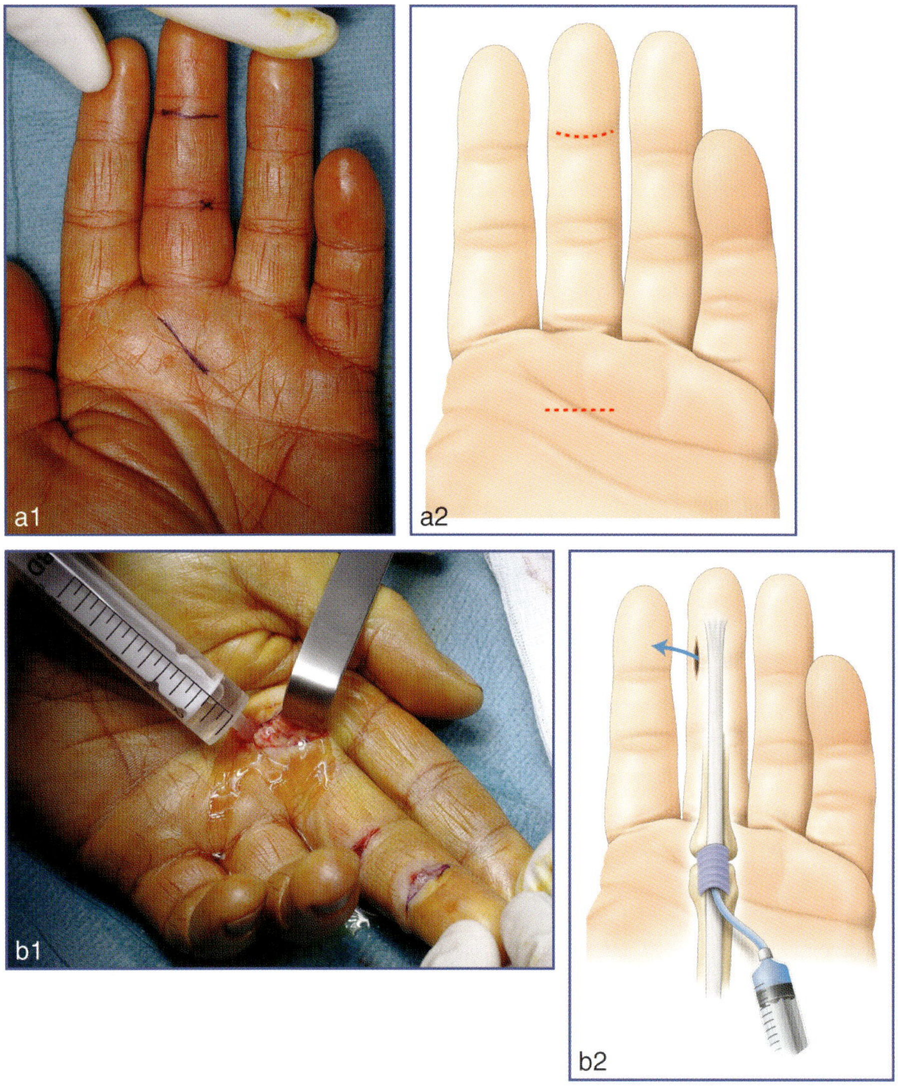

Figura 19.4 a Flemón de la vaina de los flexores del dedo mayor. La inoculación de la vaina fue producida sobre el pliegue de flexión de la IFP (x) lo que impone una escisión y un cierre laxo. **b** Lavado de la vaina de los flexores con ayuda de un catéter introducido en el pliegue palmar distal mediante una pequeña incisión transversal; la incisión transversal frente a la IFD permite la evacuación del líquido de lavado.

largo de toda la vaina. La realización de una ventana entre las poleas permite resecar todo el tejido infectado con la ayuda de una gubia fina y tijeras, tratando de preservar las víncluas. Si la vaina está degenerada a la altura de las poleas "débiles" cruciformes A3 y A5, estas serán económicamente resecadas para limitar los riesgos de recidiva infecciosa.

En caso de fístula o de necrosis sobre la puerta de entrada infecciosa, la cobertura cutánea estará garantizada con la realización de colgajos de Hueston levantados a partir de la incisión en "bayoneta". En caso de compromiso de la vaina dígito-carpiana, el abordaje deberá ser más amplio, con la apertura del canal carpiano. Antes de realizar una tenosinovectomía extensa, se debe identificar y proteger el nervio mediano, así como también sus ramas. La magnitud de la cirugía que se necesita en el estado membranoso y la difícil recuperación funcional en el seguimiento abogan sin lugar a duda en favor de una indicación quirúrgica precoz en el estado congestivo.

En caso de necrosis tendinosa (Figura 19.6)

En caso de necrosis tendinosa, la escisión es radical y se reseca el tendón roto y los tejidos degenerados. En los dedos largos hay que tratar de preservar, si es posible, el otro tendón flexor, ya que la reconstrucción es difícil. En efecto, es imposible colocar una varilla de silicona en este contexto, lo que va a conducir a un colapso de la vaina vacía.

Se comienza con un tratamiento antibiótico doble endovenoso en el quirófano luego de que se tomen las muestras bacteriológicas y se coloque una férula a titulo antiálgico dentro de un vendaje compresivo al final de la cirugía. Este tratamiento se continúa por 48 h, durante la hospitalización, y es en este período que el cirujano realiza la primera curación. El examen debe mostrar signos francos de mejoría clínica o de "cura" de la infección con desaparición del dolor a la presión en la vaina y en su extensión digital. Debemos investigar también cualquier "sufrimiento" de los bordes de la incisión.

La persistencia de dolores debe inducirnos a la realización de un nuevo acto quirúrgico (*second-look*)[9] para un nuevo lavado de la vaina digital y una escisión complementaria eventual. Es a este precio que se va a evitar la cronificación de la lesión y lograr la cura. La antibioticoterapia continuará por vía oral, según el antibiograma, durante quince días.

Para limitar las adherencias peritendinosas se debe realizar una movilización digital precoz desde el momento en que la fase edematosa y dolorosa desaparece entre los dos o tres primeros días. A partir del día quince del posoperatorio, el equipamiento con ortesis dinámicas en extensión y de enrollamiento digital se adaptará en función de los déficits y la reeducación debe seguirse bien supervisada[8]. El flexo de la IFP y las adherencias del flexor responsable de una pérdida de enrollamiento son frecuentes a pesar de un tratamiento precoz y adaptado[16]. En los casos donde fue necesaria una sinovectomía, los resultados clínicos fueron inferiores[16].

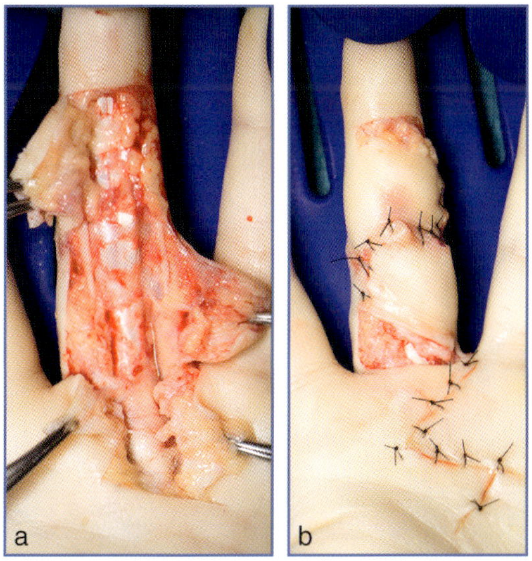

Figura 19.5 a Sinovectomía de los flexores. **b** El cierre cutáneo requiere de la confección de un colgajo de Hueston, utilizando la incisión inicial en "bayoneta".

Otras tenosinovitis infecciosas

Estas afectan frecuentemente a los tendones extensores de los dedos y de la muñeca, a la altura del retináculo dorsal. Habitualmente, la herida es puntiforme y es producida por la mordedura de un animal en la muñeca. El examen físico permite identificar la lesión sobre el retináculo de los extensores, y detecta dolores difusos a proximal y distal de la puerta de entrada. El edema es moderado, ya que el retináculo rígido evita la expansión sinovial. La movilización activa y pasiva de los tendones del compartimiento involucrado es dolorosa.

El desbridamiento quirúrgico de la puerta de entrada y la tenosinovectomía de los extensores son sistemáticos en los compartimientos involucrados. Cuando la herida está sobre el pliegue de extensión de la muñeca, hay que buscar sistemáticamente un compromiso articular a través de la cápsula articular, que puede evolucionar hacia una artritis séptica y a una lesión de los ligamentos interóseos de la muñeca.

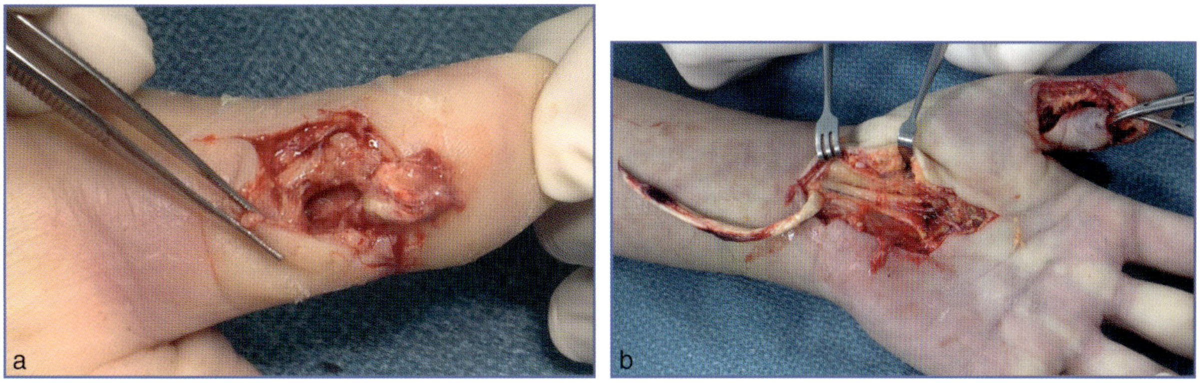

Figura 19.6 a Rotura del flexor largo del pulgar secundaria a un flemón tratado con antibióticos. **b** *Toilette*, desbridamiento y sinovectomía total de la vaina hasta la muñeca, resección del flexor largo y tratamiento de la artritis de la IF por medio de una artrodesis definitiva.

El manejo intraoperatorio de esta lesión es idéntico al del flemón de la vaina de los flexores.

Artritis sépticas de la mano

La inoculación es igualmente la causa más frecuente de las artritis sépticas de la mano. La herida puede ser puntiforme con una evolución rápida en 48-72 h hacia un cuadro típico. Esto justifica la exploración sistemática de las heridas dorsales en las zonas articulares, ya que el revestimiento cutáneo es allí muy delgado. Las infecciones hematógenas son raras y sobrevienen en un contexto de inmunodepresión o en caso de infección gonocócica.

La hiperpresión intraarticular secundaria a la inflamación, asociada a la liberación de enzimas y toxinas bacterianas va a conducir a una necrosis cartilaginosa rápida en algunos días. Hay una correlación entre la demora del tratamiento y el resultado funcional final. En ausencia de tratamiento, las fistulizaciones subcondrales van a inducir una osteoartritis séptica grave[6]. En caso de que el paciente tarde en consultar, la radiografía mostrará la presencia de un pinzamiento articular difuso y una osteopenia periarticular característica de estas osteoartritis evolucionadas.

Clínica

La clínica es típica con dolores a la presión lateral de la articulación y a la movilización activa y pasiva. Se encuentra frecuentemente un edema simétrico a la altura de la articulación, con un dedo en semiflexión. La palpación de la vaina digital es indolora. La ausencia de fiebre o de un síndrome inflamatorio, muy común, no debe en ningún caso retardar la cirugía, que debe ser realizada sin demora. A veces, es muy difícil distinguir una artritis séptica de una artritis por cristales o reumática. En caso de duda, la artritis debe ser tratada como una infección, ya que en esta el pronóstico es más serio.

Tratamiento quirúrgico mediante artrotomía

El tratamiento es quirúrgico, mediante artrotomía y lavaje articular con solución fisiológica. La inspección del cartílago reviste un carácter pronóstico, sobre todo si presenta ya un aspecto despulido o grisáceo. Es necesaria una sinovectomía articular con ayuda de bisturí y gubia en caso de sinovitis profusa membranosa.

Se utilizará una incisión de Beasley para la IFD y se realizará una capsulotomía a cada lado de la bandeleta terminal. En una de ellas se colocará un catéter de enjuague, y la otra servirá de orificio de salida a fin de crear una circulación intraarticular del líquido de lavaje (Figura 19.7 a). Hay que insistir con el lavado de la parte palmar de la articulación, sobre todo en el fondo de saco anterior de la placa palmar donde hay riesgo de estasis.

De igual forma se utilizará una vía arciforme dorsal para la interfalángica proximal, con una capsulotomía a cada lado de la bandeleta central del aparato extensor (*v.* Figura 19.7 b).

El compromiso de la articulación metacarpofalángica (MF) se produce habitualmente como consecuencia de "dar un golpe de puño". La incisión utilizada será curvilínea dorsolateral o en "bayoneta" por prolongación de la herida

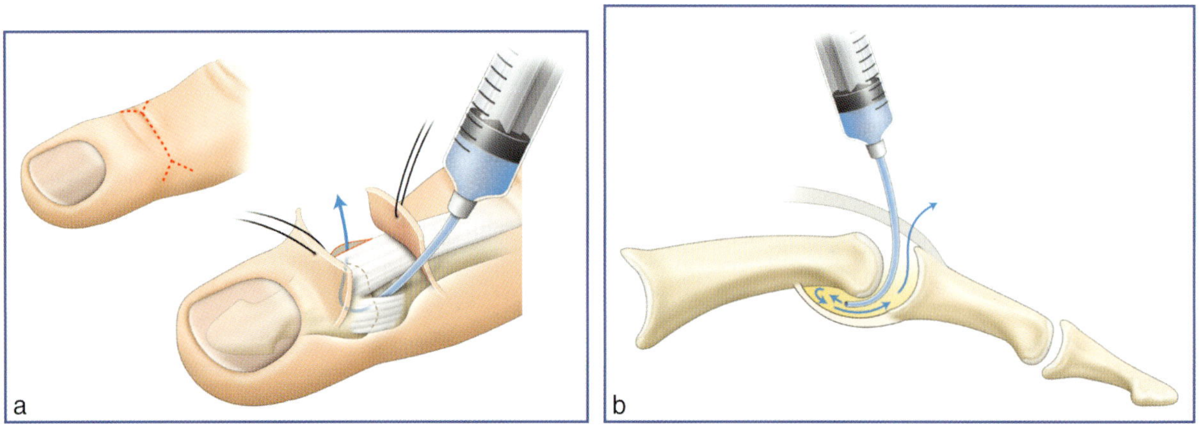

Figura 19.7 a Artritis de la IFD: mediante una vía de abordaje de Beasley, se efectúa un lavaje introduciendo un catéter entre el ligamento colateral y la bandeleta terminal del tendón extensor. **b** Artritis de la IFP: El catéter de lavaje es introducido entre la bandeleta mediana y lateral del tendón extensor para llegar al fondo de saco de la placa palmar.

original. La expansión aponeurótica de los interóseos se abrirá para acceder a la articulación y será cerrada al final de la intervención con puntos separados en X de PDS® 4/0. En este contexto debemos buscar absolutamente los impactos en el ápex de la cabeza metacarpiana, mediante la flexión de la articulación MF. Estas lesiones deben ser cureteadas y lavadas con cuidado y precaución, evitando aumentar el tamaño del déficit cartilaginoso, porque pueden ser puertas de entrada para una osteoartritis MF.

El manejo hospitalario posoperatorio es idéntico al del flemón, con los mismos criterios de reintervención precoz en caso en ausencia de curación a las 48 h. La duración del tratamiento antibiótico oral es de tres a seis semanas en función de las constataciones peroperatorias y del contexto[12]. Una antibioticoterapia endovenosa de varios días seguida de un tratamiento oral de tres semanas permite curar la mayoría de las infecciones de la mano y de la muñeca[12].

Complicaciones

Las complicaciones crónicas de las artritis sépticas son frecuentes, como la rigidez o los dolores articulares, en relación con la erosión cartilaginosa y a las secuelas cápsuloligamentarias. En agudo, la difusión de la infección es preferentemente dorsal, a través de la capsula articular, y se realiza una verdadera perforación purulenta del aparato extensor a la altura de la bandeleta central para la interfalángica proximal o de la bandeleta terminal para la interfalángica distal. Los ligamentos colaterales y la placa palmar son, efectivamente, más resistentes.

El tratamiento es difícil, con resultados mediocres, ya que la sutura es imposible y las plásticas no se pueden realizar en la urgencia. La conversión de una artritis séptica en una osteoartritis se debe a un hecho de negligencia asociado a una predisposición del huésped, principalmente diabetes. No es raro en este contexto tener que recurrir a una amputación.

Por el contrario, en un paciente joven y motivado, en presencia de una destrucción osteoarticular masiva, se puede proponer una artrodesis definitiva en dos tiempos. En un primer tiempo se realiza un desbridamiento amplio con interposición de un espaciador de cemento con antibióticos. Luego de un tratamiento con antibióticos prolongado de dos a tres meses, y un período ventana de observación, se realizará una artrodesis definitiva, con injerto óseo tomado del radio. El resultado será mejor en una lesión de la interfalángica distal que en la proximal.

Infección de los compartimientos de la mano

Las infecciones del compartimiento tenar, hipotenar y palmar medio de la mano son raras. Estos espacios están tabicados por verdaderas fascias rígidas que limitan la propagación de la infección, pero estos tabiques van a reducir de igual manera las posibilidades de expansión tisular edematosa (Figura 19.8). De esta forma, podemos encontrar al examen clínico un compartimiento tenso y doloroso en la palma y, a veces, un edema reactivo más importante pero blando en la cara dorsal de la mano.

La infección ocurre por inoculación bacteriana o sobreinfección por cuerpo extraño luego de una herida de la mano no explorada. También puede sobrevenir por propagación de un flemón o difusión de un absceso.

Infección del compartimiento tenar

La infección del compartimiento tenar se caracteriza por una posición de hiperabducción-antepulsión espontánea del pulgar, con presencia de dolor y tensión. Esta posición antálgica disminuye la tracción sobre los músculos y las fascias inflamadas. La aducción pasiva o la oposición resistida son dolorosas. La primera comisura está habitualmente tumefacta por la extensión de la infección en dirección posterior, alrededor del primer interóseo dorsal, a la cara profunda del aductor. El desbridamiento quirúrgico se realiza mediante una vía de abordaje en el pliegue tenariano, que se prolonga hacia la primera comisura, en caso de extensión dorsal del absceso (Figura 19.9).

Infección del compartimiento hipotenar

La afección del compartimiento hipotenar es siempre secundaria a inoculaciones indirectas, ya que el flemón del quinto dedo lleva a una difusión de la infección hasta el

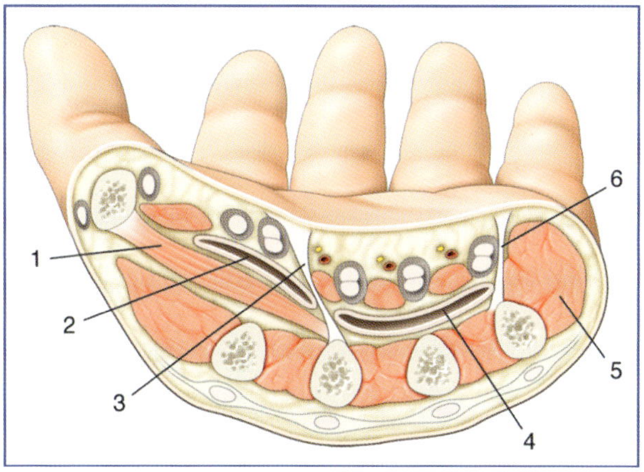

Figura 19.8 Organización anatómica de los compartimientos de la mano. En el compartimiento tenar el absceso (2) se ubica sobre el aductor del pulgar (1). Cada uno de los compartimientos tenar e hipotenar (5) están tabicados por una fascia rígida (3 y 6) y queda entremedio el compartimiento palmar medio (4).

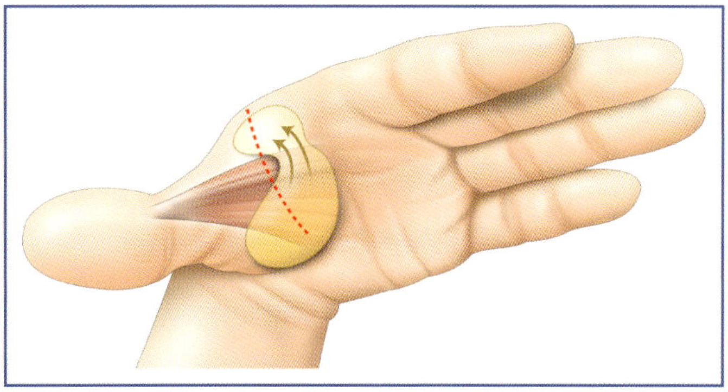

Figura 19.9 Absceso tenar en "ojal". El absceso alcanza la cara dorsal y contornea el aductor del pulgar. La incisión comienza en el pliegue tenar y se prolonga a través de la primera comisura.

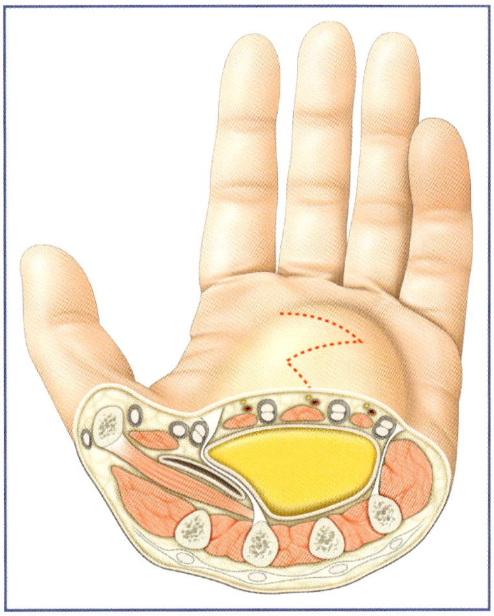

Figura 19.10 Absceso del compartimiento palmar medio. La colección es profunda y se ubica entre el plano de los metacarpianos y eleva los tendones flexores y los pedículos vasculonerviosos, lo que crea una deformación convexa de la palma de la mano.

canal carpiano. Los signos clínicos son similares, en espejo, a la afección del compartimiento tenar. La incisión de drenaje es equivalente a la que se usa para una neurolisis del nervio cubital en el canal de Guyon, pero más distal.

Infección del compartimiento palmar medio

La infección del compartimiento palmar medio es consecuencia de la extensión proximal de un flemón del tercer o cuarto dedo, o de una inoculación directa. El examen clínico muestra una pérdida de la concavidad de la palma de la mano que se encuentra tensa, convexa y dolorosa. El edema es a menudo masivo en la cara dorsal. La movilización de los dedos largos es difícil, pero menos dolorosa que en caso de flemón. La incisión se puede realizar longitudinal, en zigzag o transversa. Esta infección se puede propagar al antebrazo en el espacio de Parona, entre los flexores profundos y el pronador cuadrado (Figura 19.10).

Las infecciones comisurales

Las infecciones comisurales se presentan a menudo bajo el aspecto denominado en "ojal" y necesitan una exploración palmar y dorsal. Se observa una actitud en separación de los dedos adyacentes y un abombamiento de la comisura afectada. Las incisiones deben tender a limitar las secuelas retráctiles de las comisuras (Figura 19.11).

Mordeduras en la mano

Las mordeduras en la mano no son otra cosa que un modo de inoculación particular. Ya sean producidas por un animal o por un ser humano, requieren un control estricto, ya que son muy contaminantes. Los cuadros clínicos son muy variados, desde una simple raspadura a una pérdida de sustancia músculo-cutánea importante.

Mordeduras de animales

Las mordeduras de animales necesitan absolutamente la verificación del estado de vacunación antitetánica del paciente y antirrábica del animal, con derivación secundaria del paciente al centro antirrábico de referencia en caso de duda. Los gérmenes más frecuentes son el *S. aureus*, *Streptococcus viridans*, *Bacteroides* y sobre todo *Pasteurella multocida*. Esta última provoca infecciones de propagación rápida y explosiva.

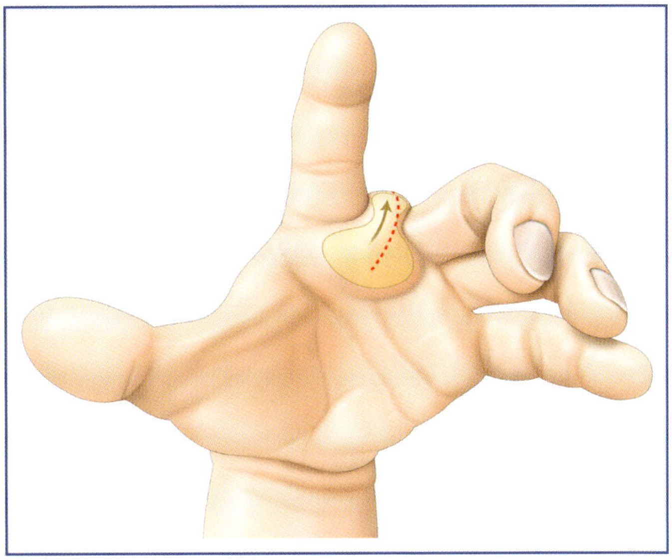

Figura 19.11 Absceso comisural en "ojal" entre dos dedos largos. La incisión es longitudinal, desde palmar hacia dorsal para limitar las secuelas cicatriciales retractiles.

La anatomía del diente del animal tiene un papel preponderante. El diente de gato, fino y largo, permite una inoculación en profundidad. El trayecto se cierra luego de que el animal suelta la mordida. Esto conduce a una infección profunda, rápida, con abscedación en algunas horas, sin drenaje hacia el exterior posible. Debido a la pequeñez de la herida, el paciente juzga que no es necesario consultar hasta que aparecen las complicaciones[17]. La penetración profunda de estos dientes finos inocula muy fácilmente hasta la vaina fibrosa digital. Por el contrario, los dientes de perro son más anchos y provocan un desgarro más importante, que permite un mayor drenaje espontáneo, por lo que la infección aparece más tardíamente y más raramente.

El tratamiento quirúrgico es para nosotros sistemático con la escisión de los puntos de entrada que quedan abiertos para una cicatrización por segunda. Del mismo modo, se procede a un desbridamiento de la necrosis grasa subyacente. Se indica una antibioticoterapia oral cuando la lesión de piel es limitada. Contrariamente, se debe hospitalizar al paciente para una antibioticoterapia endovenosa en caso de abscedación o linfangitis asociada. Esta última será igualmente tratada con curaciones húmedas a base de clorhexidina y los límites serán marcados con lápiz dermográfico para seguir la evolución local de manera objetiva. Algunos proponen un tratamiento antibiótico aislado para las mordeduras asistidas precozmente y alejadas de las articulaciones o vainas tendinosas, pero el seguimiento estricto es imperativo, ya que cerca del 15% a 20 % de los casos continúan agravándose[1]. Es por esto que nosotros preferimos sistemáticamente desbridar la puerta de entrada desde el ingreso en la urgencia.

Mordeduras humanas

Las mordeduras humanas sobrevienen en el contexto de riñas y afectan, sobre todo, la articulación metacarpofalángica. La infección es a menudo polimicrobiana, con bacilos Gram negativos, estafilococos, estreptococos y específicamente la presencia de *Eikeinella corrodens*. Los mecanismos de inoculación son múltiples: onicofagia o lamedura de una herida, mordedura digital profunda o golpe de puño en los dientes de un adversario. Este último es el modo más frecuente y el más grave. Se combina una lesión del tendón extensor asociada eventualmente a una lesión de la expansión aponeurótica de este, una artritis séptica MF, una perforación cartilaginosa asociada a veces con una osteítis de la cabeza del metacarpiano. Estas lesiones son vistas con retraso, debido al contexto y al hecho de que la sinovitis crónica con fistulización es común. El tratamiento es quirúrgico con una sinovectomía articular y curetaje óseo en caso de osteítis. Luego del desbridamiento de la fístula se realiza la sutura tendinosa y la cobertura plástica de la piel. El cierre de esta "sopapa" puede conducir en el posoperatorio a una reaparición aguda de la infección, lo que impone un seguimiento estricto, sobre todo en pacientes poco colaboradores.

Conclusiones

Las infecciones de la mano revisten múltiples aspectos, y tantos más desde que otros cuadros clínicos específicos pueden estar asociados a la propagación de la afección. El inicio del tratamiento precoz condiciona el resultado funcional final y las secuelas de rigidez no son raras incluso con un tratamiento correcto y a tiempo. El flemón y la artritis son verdaderas urgencias quirúrgicas. La experiencia del cirujano y la calidad del desbridamiento inicial participan innegablemente del éxito del tratamiento y el seguimiento debe ser estricto para descartar cualquier complicación. El nuevo acto quirúrgico es un elemento indispensable del tratamiento cuando la evolución inmediata no es favorable, y el paciente debe estar informado de esta eventualidad desde el comienzo.

Referencias

[1] Babovic N, Cayci C, Carlsen BT. Cat bite infections of the hand: assessment of morbidity and predictors of severe infection. J. Hand Surg. 2014;39:286–290.

[2] Dailiana ZH, Rigopoulos N, Varitimidis S, Hantes M, Bargiotas K, Malizos KN. Purulent flexor tenosynovitis: factors influencing the functional outcome. J. Hand Surg. Eur. Vol. 2008;33:280–285.

[3] Doyle JR, Blythe WF. Anatomy of the flexor tendon sheath and pulleys of the thumb. J. Hand Surg. 1977;2:149–151.

[4] Doyle JR, Blythe WF. Macroscopic and functional anatomy of the flexor tendon sheath. J Bone Jt. Surg 1974;56A:1094.

[5] Fowler JR, Ilyas AM. Epidemiology of adult acute hand infections at an urban medical center. J. Hand Surg. 2013;38:1189–1193.

[6] Green DP, Wolfe SW eds. Green's operative hand surgery. 6. ed. Philadelphia: Elsevier, Churchill Livingstone, 2011.

[7] Houshian S, Seyedipour S, Wedderkopp N. Epidemiology of bacterial hand infections. Int. J. Infect. Dis. IJID Off. Publ. Int. Soc. Infect. Dis. 2006;10:315–319.

[8] Isel M, Merle M. Orthèse de la Main et du Poignet. Protocoles de rééducation. Elsevier Masson, 2012.

[9] J.Michon, C.Bour. Les infections de la main. Ann. Médicales Nancy Est 1989:231–238.

[10] Kanavel A. Infections of the hand. 4th ed. Philadelphia: Lea & Febiger, 1921.

[11] Kanavel A. Infections of the hand. 7th ed. Philadelphia: Lea & Febiger, 1939.

[12] Kowalski TJ, Thompson LA, Gundrum JD. Antimicrobial management of septic arthritis of the hand and wrist. Infection 2014;42:379–384.

[13] Michon J. [Phlegmon of the tendon sheaths]. Ann. Chir. 1974;28:277–280.

[14] Morecraft R, Blair WF, Brown TD, Gable RH. Acute effects of smoking on digital artery blood flow in humans. J. Hand Surg. 1994;19:1–7.

[15] Osterman M, Draeger R, Stern P. Acute hand infections. J. Hand Surg. 2014;39:1628–1635; quiz 1635.

[16] Pang H-N, Teoh L-C, Yam AKT, Lee JY-L, Puhaindran ME, Tan AB-H. Factors affecting the prognosis of pyogenic flexor tenosynovitis. J. Bone Joint Surg. Am. 2007;89:1742–1748.

[17] Philipsen TEJ, Molderez C, Gys T. Cat and dog bites. What to do? Guidelines for the treatment of cat and dog bites in humans. Acta Chir. Belg. 2006;106:692–695.

[18] Schnall SB, Vu-Rose T, Holtom PD, Doyle B, Stevanovic M. Tissue pressures in pyogenic flexor tenosynovitis of the finger. Compartment syndrome and its management. J. Bone Joint Surg. Br. 1996;78:793–795.

Índice de términos

A

Aloinjertos
de mano, 483
nerviosos, 411
Alteraciones endoteliales, 40
Amputaciones, 34
de espera, 383
definitivas, 378
a la altura de F3, 378
a nivel de las metacarpofalángicas, 382
a través del segmento diafisario de F1, 382
a través del segmento diafisario de F2, 380
en la cabeza de F1, 382
en la cabeza de F2, 379
del pulgar, 382
metacarpianos, 382
polidigitales, 383
proximales de los
reglas generales, 378
revisión de un muñón, 381
técnica, 378
transmetacarpiana, 383
Amputaciones distales de los dedos, 178
Analgesia, 40
Anastomosis, 165
microquirúrgicas, 39
Anatomía
arteria intermetacarpiana dorsal, 235
nervio cutáneo medial, 13
ramo comisural, 235
red vascular dorsal, 235
Anestesia, 32
locorregional, 2, 8, 24
anatomía, 12, 13
bloqueo
axilar, 18
infraclavicular, 17
interdigital, 23
interescalénico, 13
supraclavicular, 15
troncular, 20 21, 22
contraindicaciones, 4
ficha de información, 25
técnicas, 5
ventajas, 3
Anestésicos locales, 4
adyuvantes, 4
demora y tiempo de acción, 5
intoxicación, 5
Anticoagulantes, utilización de, 41
Arco vascular
del pulpejo, 445, 446
palmar superficial, 172
Arteria (s)
central del pulpejo, 446, 447, 454
circunfleja escapular, 289
circunfleja ilíaca superficial, 262, 286
colaterales, 165
cubital, 278
cubitodorsal, 278
esencial del pulgar, 444
interósea posterior, 280
mamaria externa, 297
pedia, 292
temporal superficial, 300
toracodorsal, 297
tibial anterior, 292
Artritis, 507
séptica
de la mano, 512
de la IFD, 512
de la IFP, 512
metacarpofalángica (MF), 512
Artrotomía, 512
Autoinjerto nervioso, 411
Avulsión digital, 171

B

Biomateriales, 414

C

Cicatrización dirigida, 178, 255
Clamps
vasculares de baja presión, 31
Colgajos cruzados
utilización del colgajo *cross-finger, 217*
Colgajos libres
antebraquial, 288
braquial externo, 293, 294
de fascia, 300, 301
de pronador cuadrado, 257
de pulpejo, 202, 203
del dorso del pie, 292
del músculo serrato mayor, 298
escapular, 290
escapular y paraescapular, 289
inguinal, 285, 286
musculares del serrato mayor, 297
paraescapular, 291
tenar libre, 202, 219
Colgajos locales
artificio de Argamaso, 184
bipediculado de avance, 253
cerf-volant o en «barrilete», 200, 201, 234, 237
cerf-volant (Foucher), 218, 234
cross-finger o dedo cruzado, 216, 232
de Atasoy, 181
de Hueston, 183, 213, 214
de Joshi y Pho, 190
de Kutler, 183
de Möberg, 186
de O'Brien, 187, 188
de tejido celular subcutáneo homodigital, 229
de Venkataswami y Subramanian, 185
dorsocubital, 194, 196, 197
dorsocomisural, 246
en isla, 188, 198, 200, 214, 239, 248
con circulación invertida no sensible, 192, 194
del pulpejo heterodigital, 196
del pulpejo homodigital, 188
heterodigital de origen dorsal para la reconstrucción del pulpejo, 200
vascularizado por la arteria colateral palmar, con destino dorsal, 231
Hueston dorsal, 299
LLL (Dufourmentel), 254
laterodigital, 213
metacarpiano, 236, 241, 244
plastia de traslación del pulpejo, 191
Quaba y Davison (colgajo de), 246
técnica de Gaul, 201
Colgajos musculares, 256
libre del pronador cuadrado, 257
libre del serrato mayor, 299
Colgajos pediculados, 275
antebraquial, 267, 273
chino en isla, 268, 271, 272
cubitodorsal, 278
de Mac Gregor, 261
inguinal de Mac Gregor, 266
interóseo posterior, 280, 281, 283, 284
radial antebraquial «colgajo chino», 267
Complicaciones, 513
Cuidados posoperatorios, 481

D

Decontaminación, 259
Dedo amputado, acondicionamiento, 29
Dedo banco, 169, 202, 486
Desvascularización
isquemia arterial, 164
isquemia venosa, 164

E

Edema, 259
Enfundado venoso, 413
Entorsis MF del pulgar
artrodesis MF del pulgar, 75
del ligamento lateral externo (LLE), 70
del ligamento lateral interno (LLI), 64
laxitud crónica, 72
ligamentoplastia del LLE, 74
ligamnetoplastia del LLI, 72
ortesis, 67
técnica de Littler, 72
Entorsis IFP
anatomía IFP, 78
fisiología, 78
laterales, 80
placa palmar, 80
Espasmo vascular, 39
Estasis sanguínea, 39
Estrategia
cobertura cutánea, 58
estabilización del esqueleto 57
lesiones, 59
revascularización, 58
Evaluación
de las lesiones, 54
quirúrgica, 55
Exploración quirúrgica, 55
Extensores (*véase* Tendón)

F

Fascia temporal superficial, 300
Fistulización, 507
Flemón de las vainas, 508
Flexores (*véase* Tendón)
Fracturas de metacarpianos y falanges, 109
arcos de la mano, 111
articulares, 156
Bennett, 150
clasificación de London, 135
clasificación de Salter y Harris, 155
clasificación de Schenck, 137
clasificación de Weiss y Hastings, 130
clavijas, 111
axiales, 118
cruzadas, 118

en ramillete, 120
fasciculadas, 119
Iselin, 151
«torre Eiffel», 119
transversales, 119
Wiggins, 151
complicaciones, 157
despegamiento epifisario, 155, 156
examen clínico, 113
falange distal F3, 125
falange distal del pulgar, 125
falange F1-F2 de los dedos largos
base de F1, 134
base de F2, 137
condíleas de F2, 129
diafisarias de F1, 133
diafisarias de F2, 131
falange F1 del pulgar, 125
fijador externo, 23
infección, 157
interfalángica proximal (IFP)
base de F2, 137
bipolar, 141
cabeza de F1, 135
cuello de F1, 135
jersey finger, 129, 320
Ligamentotaxor®, 123, 141
maniobra de Jahss, 145
mecanismos de deformación, 111
metacarpianos
base del pulgar, 150
cabeza, 144
cuello,144
diafisarias, 149
espiroideas, 148
extraarticulares, 152
M2-M3, 145
M4-M5, 145
oblicuas cortas, 148
oblicuas largas, 148
Rolando, 152
unicortical, 147
niños, 155
osteosíntesis con placa y tornillos, 121
pseudoartrosis, 157
radiografía(s), 114
rigideces articulares,
ortesis dinámica, 116
Rolando, 152
técnica de Kapandji, 119
técnica de Thomine, 133
técnica «Torre Eiffel», 1919
teja dorsal, 126, 136
tornillo canulado, 118
tratamiento ortopédico, 116
yuxtaepifisaria de Seymour, 127
Fracturas luxaciones carpometacarpianas (CMC), 89-108
anatomía articulación CMC, 90
clasificación de las luxaciones, 91
diagnóstico, 95
lesiones asociadas,98
mecanismos de lesión, 92
tratamiento, 98
trapeciometacarpiana, 101

G

Grandes pérdidas de sustancia de la mano
abrasión, 258
aplastamiento, 257
avulsión, 258
lesiones por arma de fuego, 259
quemadura, 258

H

Herida de los nervios (*véase* Nervios 401-426)
Hipercoagulación, 41

I

Incisiones de descarga, 260
Indicaciones, 482
Infección de los compartimentos de la mano
del compartimento hipotenar, 513
del compartimento palmar medio, 514
del compartimento tenar, 513
infecciones comisurales, 514
injertos de piel, 252, 256, 260
compuestos, 180
de espesor intermedio, 179
de piel fina, 179, 181, 211
de piel total, 180, 211, 212
de pulpejos libres, 181
tipo de injertos y sitios dadores, 212
Instrumental microquirúrgico, 31, 428
Instrumental quirúrgico
específico, 50
para la cirugía ósea, 48
para uso corriente, 48
Inyección
de alta presión, 60
Isquemia
arterial, 164
en hipotermia (tiempo), 29
en normotermia (tiempo), 29

L

Lesiones vasculares
extensión, 40
Ligamentoplastia Eaton-Littler, 103, 105
Lupas binoculares, 52
Luxación
IFP, 83
MF de los dedos largos, 85, 86
MF del pulgar, 64, 76, 78

M

Manguito hemostático, complicaciones, 40
Material de sutura, 51
Microcirugía, 27
anestesia, 32
cirugía secundaria, 37
duración quirúrgica, 35
evaluación inicial del paciente, 32
Ganga Score, 36
paciente, 28

protocolo NUH Singapur, 43
reeducación, 37
reimplante, 36
resultados, 38
soporte técnico, 30, 49
instrumental, 30
lupas binoculares, 30, 52
microscopio quirúrgico, 30, 51
clamps de baja presión, 30
triada de Virchow, 38
vigilancia, 37
Mordeduras
animales, 514
en la mano, 13
humana, 515

N

Necrosis, 507
tendinosa, 509, 510
Nervio (s)
anatomía quirúrgica, 403
cuidados posoperatorios, 408
del serrato mayor, 297
evaluación de las lesiones, 405
facial, 300
fisiología, 402
interóseo posterior, 280
lesión de los troncos principales
avulsiones, 419
cubital, 416
mediano, 417
lesiones parciales, 418
lesiones contusas, 419
reimplante, 420
lesión de los pequeños nervios, 420
ortesis, 415
reeducación, 420
reparación primaria, 402
resultados, 424
técnicas quirúrgicas
aloinjerto, 411
autoinjerto, 411
biomateriales, 414
colgajos grasos, 414
de Medinaceli (técnica), 408
enfundado venoso, 413
neurotubos, 410
protección química, 409
recorte nervioso, 409
suturas epineurales, 406
suturas epiperineurales, 407
suturas interfasciculares, 407
suturas termino-laterales, 407
suturas V-Y, 409
Nivel de amputación, 380
Normotermia, 40

O

Osteítis, 507
Osteosíntesis, 259
de la uña, 39

P

Panadizo, 3
complicaciones tendinosas, 505
del pulpejo, 505
en *boutoniere*, 505
formas complicadas, 505
periungueal, 505
Pérdida de sustancia digital y de la mano (*véase* Colgajos)
Perionixis (*véase* Panadizo periungueal)
Profilaxis de la trombosis venosa, 40
Pulpejo
anatomía, 176
esqueleto del pulpejo, 176
vascularización, 177

R

Reeducación, 37
Reimplante
contraindicaciones, 34
indicaciones, 34
Reimplante de la mano, 468
amputación total, 476
condiciones de transporte, 474
cuidados posoperatorios, 469
evaluación, 469
indicaciones, 481
isquemia, 476
resultados, 482
técnica, 476, 477, 479, 481
Reimplantes digitales, 447, 454
acondicionamiento, 427-472
acortamiento óseo, 437
avulsión, 444
clavija de Kirschner, 446
cierre cutáneo, 439
colgajo «porta vena», 436
complicaciones, 468
contraindicaciones, 470
cuidados postoperatorios, 448
dedo banco, 465, 467
dedo de alianza (*ring-finger*), 445
desvió de arterias sanas, 442
diagnóstico, 469
distales, 445
en el niño, 456
equipo quirúrgico, 430
errores del reimplante, 449
espasmos arteriales, 468
heteroreimplante, 455, 456, 459
heterotópicos, 464
indicaciones, 468
injertos arteriales, 442
isquemia, 430
material, 402, 428, 429
medicación, 463
microscopio quirúrgico, 430
monitoreo, 467
muy distal, 445
neurotización sensitiva de contigüidad, 451
osteosíntesis, 436, 446
pérdida de sustancia

dorsal, 459
palmar, 461
puente, 439, 449, 463
pulgar, 439
preparación de la extremidad distal, 436
reconstrucción del pulgar, 465
redistribución digital, 469
reintervenciones, 468
reparación, 434, 437, 446
resultados, 451, 461
revascularización, 436, 444
sangrado dirigido, 449
sanguijuelas, 449
sutura venosa, 439
técnica microquirúrgica venosa, 431
técnica microquirúrgica arterial, 430, 431
vigilancia, 468
zona articular, 442
Reparación tendinosa, 259
Resultados, 482
Revascularización, 258, 163, 259
Revascularización digital
amputación subtotal, 170
avulsiones, 171
demora, 164
desvascularizaciones múltiples, 170
pérdida de sustancia cutánea, 170
puente,165, 168
principios del «dedo banco», 169
pulgar, 167
sutura arterial directa, 165
tiempos venosos, 172
Revascularizaciones proximales
palma, 172
muñeca, 172
Ribbon sign, 172
Ring-finger, 171, 457

S

Soporte técnico, 481
Sutura
hilos, 31, 51
nervio, 406
termino-lateral, 410
termino-terminal en V-Y, 409
tendones
extensores, 351
flexores, 310
vasos, 431
Sinovitis membranosa, 509

T

Tabaco,
detención, 40
tabaquismo, 41
Tendones extensores
anatomía
dedos largos, 350
pulgar, 352
quirúrgica, 352
cicatrización, 352
ortesis, 366
reeducación, 366
movilización protegida, 367
protocolo de Evans (SAM), 367
pulgar, 369
reparación
cincha metacarpofalángica, 355
indicaciones, 371
pérdida de sustancia
plastia de Burkhalter y Aiche, 361
plastia de Foucher, 361
plastia de Snow, 361
transferencia del extensor propio del índice, 361
pull-out, 358
quirúrgica, 357
reinserción, 359
resultados, 353
ruptura subcutánea, 354
sutura, 358
tratamiento ortopédico, 355
traumatismos abiertos, 355
vendaje, 364
vías de abordaje, 358
Tendones flexores
anatomía topográfica, 310
cicatrización, 316
equipamiento, 337, 344
dedos largos, 345
ortesis de protección tendinosa, 344
ortesis dinámica de Kleinert, 339, 345
ortesis pasiva de Duran, 338
ortesis pasiva de Elliot, 341
ortesis pasiva de Strickland, 341
ortesis dinámica del pulgar, 345
jersey-finger, 320
mecanismos, 317
nutrición, 314
poleas, 311
reconstrucción, 325
ruptura, 323
reeducación
en el niño, 344
protocolo de Duran, 338
protocolo de Elliot, 341
protocolo de Kleinert, 339
Protocolo de Strickland, 341
resultados, 252
ruptura subcutánea, 320
tratamiento
en el niño, 335
flexor largo del pulgar, 335
lesiones asociadas, 336
lesiones parciales, 335
pérdidas de sustancia, 335
reconstrucción de las poleas, 325
recuperación de los extremos, 325
reparación de los dedos largos, 329
técnicas de sutura, 326
vendaje, 337
vías de abordaje, 324
vainas sinoviales, 312
Tenosinovectomía, 509
Tenosinovitis infecciosa, 508, 511

Tratamiento
lavado simple, 509
médico, 507
quirúrgico, 507
Transferencia parcial de dedo del pie, 208
Traumatismos específicos
aplastamiento por rodillos, 59
herida por arma de fuego, 60
heridas agrícolas, 60
por explosión, 60
prensas calientes, 60
Triada de Virchow, 38

U

Uña traumática, 385-400, 397
amputaciones distales, 388
anatomía, 386
colgajo, 394
dedo de puerta, 391
fisiología, 386
fractura F3, 391
hematoma, 389
heridas y atrición, 388
luxación, 390
matriz, 395
mecanismo de lesiones, 387
pérdida de sustancia, 392
ruptura ungueal, 390
sustituto ungueal, 388
transferencias libres, 398
tratamiento, 388, 389, 392, 393, 395, 398
vascularización, 387

V

Vascularización
2ª arteria intermetacarpiana dorsal, 238
sistemas anastomóticos dorsopalmares comisurales, 243
tegumentaria del pulgar dorsal, 224
tegumentaria dorsal de los dedos largos, 225
Vendaje, 496
complicaciones, 40
Volemia, 39, 41